K.M. Beier, H.A.G. Bosinski, U. Hartmann, K. Loewit
Sexualmedizin

Beier • Bosinski • Hartmann • Loewit

Sexualmedizin

Grundlagen und Praxis

mit 73 Abbildungen, 37 Tabellen und 59 Übersichten

Unter Mitarbeit von
Armin Becker, Lutz Dadaniak, Kristina Heiser, Andreas Herter, Dieter Langer,
Arturo Peek, Claudia Rüffer-Hesse, Norbert Schlote, Michael Sohn,
Christian Stief, Hermann-Josef Vogt, Reinhard Wille

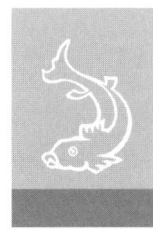

URBAN & FISCHER · München · Jena

Zuschriften und Kritik an:
Urban & Fischer Verlag, Lektorat Medizin, Karlstraße 45, 80333 München

Autoren:

Prof. Dr. med. Dr. phil. Klaus M. Beier
Institut für Sexualwissenschaft und Sexualmedizin
des Universitätsklinikums Charité
Zentrum für Human- und Gesundheitswissenschaften
der Freien und der Humboldt-Universität Berlin
Luisenstr. 57, 10115 Berlin

Priv.-Doz. Dr. med. Hartmut A. G. Bosinski
Sexualmedizinische Forschungs- und Beratungsstelle
Klinikum der Christian-Albrechts-Universität
Arnold-Heller-Str. 12, 24105 Kiel

Prof. Dr. phil. Dipl.-Psych. Uwe Hartmann
Arbeitsbereich Klinische Psychologie
der Abteilung für Klinische Psychiatrie und Psychotherapie
Zentrum für Psychologische Medizin
Medizinische Hochschule
Konstanty-Gutschow-Str. 8, 30623 Hannover

Prof. Dr. med. Kurt Loewit
Klinik für Medizinische Psychologie und Psychotherapie
Arbeitsgruppe Sexualmedizin
Leopold-Franzens-Universität
Sonnenburgstr. 9, A-6020 Innsbruck

Die Deutsche Bibliothek – CIP-Einheitsaufnahme
Ein Titeldatensatz für diese Publikation ist bei Der Deutschen Bibliothek erhältlich

ISBN: 3-437-51086-X

Programmleitung: Dr. Thomas Hopfe, München
Lektorat: Elke Klein, München
Redaktion: Dr. Thomas Laugstien, Dr. Margy Gerber, Berlin
Illustrationen: Michael Budowick, München
Herstellung und Satz: Rainer Alisch, Berlin
Umschlaggestaltung: prepress ulm GmbH, Ulm
Druck, Bindung: Franz Spiegel Buch GmbH, Ulm
Printed in Germany

Aktuelle Informationen finden Sie im Internet unter:
http://www.urbanfischer.de

Vorwort

In einer Zeit, in der zunehmend auf Zusammenarbeit der Fächer gesetzt wird, erscheint die Sexualmedizin geradezu als ein Musterbeispiel für Interdisziplinarität: Sexualmedizinische Störungsbilder haben sowohl biomedizinische als auch psychische bzw. psychosoziale Verursachungen, und die Abklärung dieses Ursachengefüges verlangt ein fächerübergreifendes Wissen (mit Kenntnissen aus den Gebieten der Allgemeinmedizin, der Gynäkologie, der Psychotherapie, der Urologie etc.). Hierin besteht zunächst eine Ähnlichkeit mit der Psychosomatik, hinzu kommt jedoch eine besondere Achtsamkeit der Sexualmedizin für die soziale Dimension menschlicher Geschlechtlichkeit. Sexualmedizin ist das einzige Fach der Medizin, das weniger den einzelnen Patienten als vielmehr das Paar in den Blick nimmt und daher auch sexuelle Störungen vor dem Hintergrund der jeweiligen partnerschaftlichen Beziehung oder Beziehungsfähigkeit betrachtet.

Zwischen den verschiedenen Dimensionen von Sexualität bestehen selbst komplexe Wechselwirkungen. Beim Einzelnen, innerhalb des Paares, aber auch beim Behandler stehen die beziehungsorientiert-kommunikative, die Fortpflanzungs- und die Lustdimension der Sexualität in einem jeweils unterschiedlichen Verhältnis. Für den Urologen, der fast ausschließlich die Männer ohne ihre Partnerin sieht und nur deren männliche Sichtweisen erfährt, könnte sich z.B. die Lustdimension als besonders bedeutungsvoll darstellen, während der Gynäkologe von seinen Patientinnen u.U. eine andere, stärker beziehungsorientierte Sicht vermittelt bekommt und der Paar- oder Sexualtherapeut zumeist die enge Verflechtung und gegenseitige Abhängigkeit im Erleben von Lust und Beziehungsqualität erfährt, ganz abgesehen davon, dass der jeweils gestörte Aspekt in der Regel zum wichtigsten wird (z.B. auch die Fortpflanzungsfähigkeit beim unerfüllten Kinderwunsch).

Dieses dynamische, der Sexualität innewohnende Spannungsverhältnis findet sich unvermeidlich auch in den Kapiteln dieses Buches.

Obwohl in der Approbationsordnung für Ärzte verstreut sexualmedizinische Inhalte in verschiedenen Fachgebieten angeführt werden, fehlt sowohl hier als auch in den psychologischen Studienordnungen und in den ärztlichen Weiterbildungsordnungen eine systematische Aufbereitung sexualmedizinischer Lehrinhalte, obwohl längst umfangreiche und wissenschaftlich fundierte Kenntnisse zur Diagnostik und zu adäquaten Therapiemöglichkeiten der sexuellen Störungen vorliegen. So entwickelt sich ein zunehmendes Missverhältnis zwischen Behandlungsbedarf und Behandlungsangebot. Insbesondere die Entwicklung neuer medikamentöser Therapieoptionen bei sexuellen Funktionsstörungen wird zu einer verstärkten Inanspruchnahme im primärärztlichen Bereich führen. Dies macht aus fachwissenschaftlicher Sicht eine Weiterqualifizierung der betreuenden Kolleg/inn/en erforderlich, zumal in der Diagnostik nach international gültigen Standards (DSM-IV) eine umfassende Abklärung sowohl psychischer als auch körperlicher Ursachen von sexuellen Funktionsstörungen verlangt wird. In gleichem Maße gilt für die Auswahl der geeigneten Therapieoption, dass stets der Ausschluss sowohl körperlicher wie auch psychischer Kontraindikationen geprüft werden muss. Vor diesem Hintergrund ist die seit 1997 curricular fundierte sexualmedizinische Fortbildung in Deutschland, an der sich Vertreter verschiedener medizinischer Fachgebiete ebenso wie klinische Psycholog/inn/en beteiligen können, gut geeignet, deutlich erkennbare Versorgungslücken zu verkleinern und den fächerübergreifenden Gedankenaustausch zu fördern.

Das vorliegende Lehrbuch für Sexualmedizin will dazu einen Beitrag leisten, indem es kompakt und übersichtlich den derzeitigen sexualmedizinischen Wissensstand vorstellt. Es dürfte ein Ergebnis der jahrhundertelangen Tabuierung von Sexualität sein, dass sie in allen Humanwissenschaften inklusive der Medizin permanent ausgeblendet wurde. Deshalb ist es in diesem Lehrbuch erforderlich, nicht nur – wie sonst allgemein üblich – Diagnostik und Therapie einzelner Störungsbilder darzustellen, sondern zunächst ausführlicher auf die Grundlagen der Sexualmedizin einzugehen. Dem trägt das Buch durch seine Unterteilung in „Grundlagen" (Teil I) und „Praxis" (Teil II) Rechnung.

Leitlinie dieses Buches – und der sexualmedizinischen Behandlung – ist die Tatsache, dass Sexualität am intensivsten Grundbedürfnisse nach Anerkennung und Angenommensein, Sicherheit, Geborgenheit und Nähe zu befriedigen vermag – Grundbedürfnisse, die jeder Mensch hat und die auf vielfache Weise unerfüllt bleiben können. In der Sexualmedizin steht dieser Daseinsaspekt im Zentrum und ist Gegenstand therapeutischer Bemühungen.

Das Gesamtkonzept und alle Texte wurden von den vier Autoren in vielen Diskussionen gemeinsam erarbeitet bzw. verabschiedet. Das Verbindende war dabei ihre feste Verwurzelung in klinischen Arbeitszusammenhängen der Sexualmedizin und die alltägliche Auseinandersetzung mit allen sexualmedizinisch relevanten sexuellen Störungen – allerdings mit unterschiedlichen Schwerpunkten, was sich entsprechend in der jeweiligen Ausarbeitung von Kapitelentwürfen niederschlug: Beier für die Paraphilien (Kap. 9) und die krankheitsbedingten Sexualstörungen (Kap. 11), Bosinski für die Geschlechtsidentitätsstörungen (Kap. 8) und die Viktimologie bei sexuellen Übergriffen (Kap. 10) und Hartmann sowie Loewit für die sexuellen Funktionsstörungen (Kap. 5, 6, 7) bzw. die Grundlagen sexualmedizinischer Behandlung (Kap. 3, 4). Die Eingangskapitel zur Gegenstandsbestimmung des Faches legten Beier und Loewit vor, die Kapitel zu den anthropologischen Grundlagen Loewit (Stammesgeschichte), Beier und Loewit (Kulturgeschichte; Liebesfähigkeit und Lebensalter) sowie Bosinski (Individualgeschichte). Die Themen Sexualität im Alter, Kontrazeptionsberatung und Infertilität hat wiederum Loewit bearbeitet.

Darüber hinaus war für einzelne Abschnitte der Kapitel weiterer Sachverstand erforderlich, um die Sexualmedizin in ihrer gesamten Breite adäquat darstellen zu können. Überaus hilfreich war in diesem Zusammenhang die stete Diskussionsbereitschaft und tatkräftige Unterstützung durch die Professoren Dr. med. Dipl.-Psych. Dieter Langer und Dr. med. Dr. jur. Reinhard Wille, welche für die Entwicklung der Sexualmedizin als universitäres Fach in Deutschland eine maßgebliche Rolle gespielt haben und nie zögerten, ihre umfangreichen Erfahrungen in dieses Lehrbuch einzubringen.

Das Kapitel zur sexualmedizinischen Befunderhebung bereicherte Prof. D. Langer um Ausführungen zur Erkennung und Relevanz psychischer Störungen. Im Kapitel über die sexuellen Funktionsstörungen des Mannes stammen die Ausarbeitungen zur Physiologie und Pathophysiologie sowie zu den somatischen Therapieoptionen von Prof. Dr. med. Christian Stief, Prof. Dr. D. Langer, Dr. med. Norbert Schlote und Dr. med. Armin J. Becker. Große Teile des Kapitels über die sexuellen Funktionsstörungen der Frau gehen auf Texte von Prof. Dr. D. Langer zurück; weitere Ausarbeitungen stellten für diesen Abschnitt Dr. phil. Dipl.-Psych. Kristina Heiser und Dr. med. Claudia Rüffer-Hesse zur Verfügung. Das Kapitel über Geschlechtsidentitätsstörungen haben Prof. Dr. med. Michael Sohn und Dr. med. Arturo Peek um die Darstellung zum gegenwärtigen Stand der geschlechtskorrigierenden Operationen ergänzt. An den Ausarbeitungen des Abschnitts zu den Paraphilien beteiligte sich maßgeblich Prof. R. Wille. In das Kapitel über krankheits- und behandlungsbedingte Sexualstörungen sind in großem Umfang Texte und Anregungen von Prof. Dr. D. Langer (insbesondere zu den neurologischen und psychiatrischen Erkrankungen, den Suchterkrankungen sowie auch zu den substanz-induzierten sexuellen Störungen) eingegangen. Dr. med. Lutz Dadaniak hat den Text zu den urogenitalen Erkrankungen und Fehlbildungen beigetragen. Prof. Dr. med. H.-J. Vogt hat dieses Kapitel um Ausführungen zu den endokrinologischen Krankheitsbildern ergänzt und einen weiteren Text über die Epidemiologie und sexualmedizinische Bedeutung von sexuell übertragbaren Krankheiten (incl. HIV und AIDS) beigesteuert. Praktische Fallbeispiele zur Beratung und Behandlung von Kinderwunschpaaren sind schließlich von Dr. phil. Andreas Herter zur Verfügung gestellt worden.

Im Anhang finden sich für die Sexualmedizin relevante Gesetzestexte und die Praxisleitlinien der Akademie für Sexualmedizin zur Diagnostik und Therapie von sexuellen Störungen. Die Leitlinien gehen auf verschiedene Entwürfe zurück: Die zur somatischen Diagnostik, zu den substanzinduzierten sexuellen Funktionsstörungen und zu den Paraphilien hat Beier erarbeitet; die Entwürfe zur psychosozialen Diagnostik stammen von Hartmann und die zu den paarbezogenen Interventionen von Loewit.

Das Buch wäre nicht zustande gekommen ohne die konstruktiv-fördernde und langfristig wohlwollende Unterstützung des Urban-Fischer-Verlags, namentlich von Herrn Dr. Thomas Hopfe und Frau Elke Klein, die die Entstehung, Planung und Realisierung mit nicht nachlassendem Engagement begleitet haben. Ihnen, allen Mitautoren sowie Dr. phil. Thomas Laugstien, Dr. Margy Gerber und Rainer Alisch, die Redaktion und Herstellung übernommen haben, gebührt größter Dank für die vertrauensvolle Zusammenarbeit.

Berlin, Kiel, Hannover, Innsbruck
im Oktober 2000

Klaus M. Beier
Hartmut A. G. Bosinski
Uwe Hartmann
Kurt Loewit

Inhaltsverzeichnis

Autorinnen und Autoren

Prof. Dr. med. Dr. phil. Klaus M. Beier
Institut für Sexualwissenschaft und Sexualmedizin
des Universitätsklinikums Charité
Zentrum für Human- und
Gesundheitswissenschaften der Freien und der
Humboldt-Universität Berlin
Luisenstr. 57, 10115 Berlin

Priv. Doz. Dr. med. Hartmut A. G. Bosinski
Sexualmedizinische Forschungs- u. Beratungsstelle
Klinikum der Christian-Albrechts-Universität
Arnold-Heller-Str. 12, 24105 Kiel

Prof. Dr. rer. hum. biol. Dipl.-Psych. Uwe Hartmann
Arbeitsbereich Klinische Psychologie der
Abt. für Klinische Psychiatrie und Psychotherapie
Zentrum für Psychologische Medizin
Medizinische Hochschule
Konstanty-Gutschow-Str. 8, 30623 Hannover

Prof. Dr. med. Kurt Loewit
Klinik für Medizinische Psychologie und
Psychotherapie, Arbeitsgruppe Sexualmedizin
Leopold-Franzens-Universität
Sonnenburgstr. 9, A-6020 Innsbruck

Mitautor/inn/en einzelner Kapitel:

Dr. med. Armin J. Becker
Urologische Klinik
Medizinische Hochschule
Konstanty-Gutschow-Str. 8
30623 Hannover

Dr. med. Lutz Dadaniak
Dreiecksplatz 5
24105 Kiel

Dr. phil. Dipl.-Psych. Kristina Heiser
Arbeitsbereich Klinische Psychologie der
Abt. für Klinische Psychiatrie und Psychotherapie
Zentrum für Psychologische Medizin
Medizinische Hochschule
Konstanty-Gutschow-Str. 8, 30623 Hannover

Dr. phil. Andreas Herter
Pasemannweg 8
30659 Hannover

Prof. em. Dr. med. Dipl.-Psych. Dieter Langer
Arbeitsbereich Klinische Psychologie der
Abt. für Klinische Psychiatrie und Psychotherapie
Zentrum für Psychologische Medizin
Medizinische Hochschule
Konstanty-Gutschow-Str. 8, 30623 Hannover

Dr. med. Arturo Peek
Klinik für Plastische u. Wiederherstellungschirurgie
St. Markus-Krankenhaus
Wilhelm-Ebstein-Str. 2
60431 Frankfurt/M.

Dr. med. Claudia Rüffer-Hesse
Arbeitsbereich Klinische Psychologie der
Abt. für Klinische Psychiatrie und Psychotherapie
Zentrum für Psychologische Medizin
Medizinische Hochschule
Konstanty-Gutschow-Str. 8, 30623 Hannover

Dr. med. Norbert Schlote
Urologische Klinik
Medizinische Hochschule
Konstanty-Gutschow-Str. 8
30623 Hannover

Prof. Dr. med. Michael Sohn
Klinik für Urologie
St. Markus-Krankenhaus
Wilhelm-Ebstein-Str. 2
60431 Frankfurt/M.

Prof. Dr. med. Christian Stief
Urologische Klinik
Medizinische Hochschule
Konstanty-Gutschow-Str. 8
30623 Hannover

Prof. em. Dr. med. Hermann-Josef Vogt
Klinik und Poliklinik für Dermatologie
und Allergologie am Biederstein
Technische Universität München
Biedersteiner Str. 29
80802 München

Prof. em. Dr. med. Dr. jur. Reinhard Wille
Sexualmedizinische Forschungs- u. Beratungsstelle
Klinikum der Christian-Albrechts-Universität
Arnold-Heller-Str. 12, 24105 Kiel

I

Grundlagen der Sexualmedizin

1
Fachbeschreibung

1.1 Was ist Sexualmedizin?

Es gibt kaum einen Fachbereich der Medizin und kaum ein Gebiet der klinischen Psychologie, in dem Ärzte oder Psychologen, aber auch Angehörige anderer Berufsgruppen, nicht mit sexuellen Problemen und Störungen konfrontiert werden. Dabei präsentieren sich Störungen der Sexualität in vielerlei Gestalt: teils als eigenständige (Haupt-)Problematik, teils im Kontext verschiedenster körperlicher oder psychischer Krankheiten und ihrer Behandlung (z.B. unerwünschte Wirkungen von Medikamenten, Folgen operativer Eingriffe etc.).

Entsprechend breit gefächert ist der Kreis der Betroffenen: Der Diabetiker, der im Zuge seiner chronischen Krankheit sexuelle Störungen zu beklagen hat (Erektionsprobleme bei Männern, Erregungs- und Orgasmusprobleme bei Frauen), der Hypertoniker, dessen Medikation sich negativ auf die sexuellen Reaktionen auswirkt, und der Patient mit einer Depression, der seine sexuelle Appetenz einbüßt (und durch die Antidepressiva zusätzlich noch Erregungs- und Orgasmusprobleme bekommen kann), gehören ebenso dazu wie der junge Mann mit sexueller Versagensangst, das Paar, dessen ungelöste Konflikte oder Machtkämpfe sich in sexuellen Symptomen ausdrücken, oder die Frau, die nach der Menopause durch mangelnde Lubrikation Schmerzen beim Koitus hat.

Aus neueren Studien lässt sich die hohe Verbreitung sexueller Störungen ablesen (z.B. Laumann et al. 1994) und die Schlussfolgerung ziehen, dass insbesondere die **sexuellen Funktionsstörungen** zu den häufigsten Krankheitsbildern unserer Zeit zählen. Es ist ferner absehbar, dass durch den altersdemographischen Wandel und die Zunahme von chronischen Erkrankungen die (sekundären) **Sexualstörungen aufgrund einer Erkrankung und/oder deren Behandlung** weiter zunehmen. Hinzu kommen die **Geschlechtsidentitätsstörungen** mit dem Begehren vieler Betroffener nach körperverändernden Maßnahmen (deren Indikation sorgfältig nach Standards zu prüfen ist) und schließlich die **sexuellen Verhaltensabweichungen (Paraphilien und Sexualdelinquenz)** mit hohen Anforderungen an die Qualität der Diagnostik und Therapie, da Begutachtungs- und Behandlungsfehler Fremdgefährdungen (d.h. Opfer von sexuellen Übergriffen) nach sich ziehen können. All dies sind Herausforderungen für die Heilberufe und wichtige Aufgaben für die Wissenschaften, die sich mit der körperlichen und seelischen Gesundheit befassen.

Erschwerend wirkt sich aber der interdisziplinäre Charakter des Untersuchungsgegenstands aus: Sexualität betrifft und berührt viele Fachbereiche und steht in gewisser Weise auch zwischen allen Disziplinen. Dies mag ein Grund dafür sein, dass die Sexualmedizin erst seit wenigen Jahren dabei ist, ihren „eigenen Ort" zu finden und sich ihrer Besonderheiten und Kernmerkmale zu besinnen. Obwohl die sexuellen Störungen zunehmend als wichtiges Gesundheitsproblem anerkannt sind und die letzten 20 Jahre von einem enormen Zuwachs des grundlagenwissenschaftlichen Verständnisses sowie der diagnostischen und therapeutischen Möglichkeiten geprägt sind, hat sie in der Heilkunde noch keineswegs den Stellenwert, der ihr zukommt. In diesem Kapitel werden die Grundlagen des Fachs benannt und seine Kernmerkmale beschrieben.

1.1.1 Programmatik des Fachs

Sexualmedizin ist ein Fach der klinischen Medizin, das sich mit der Sexualität des Menschen und ihren Störungen befasst. Sexualität meint sowohl die geschlechtliche Identität des Menschen als Frau- und Mannsein wie auch die Genitalität im engeren Sinn (die Funktionen der Genitalorgane) und die damit verknüpften Erlebnisabläufe und sozialen Aspekte. Sexualmedizin erfordet eine fächerübergreifende und ganzheitliche Beschäftigung mit dem sexuellen Erleben und Verhalten bei „Gesunden" und „Kranken". Sexualtherapeutische Tätigkeit setzt daher eine curricular festgelegte Zusatzausbildung voraus, wobei der Begriff **Sexualtherapie** im Folgenden nicht auf die **klassische** Form nach Masters & Johnson (1970) oder Kaplan (1974) eingeschränkt, sondern in einem allgemeineren Sinn der sexualmedizinischen Behandlung sexueller Störungen verwendet wird.

Sexualität weist unterschiedliche Dimensionen auf (**Multidimensionalität** der Sexualität) und kann verschiedene Funktionen erfüllen (**Multifunktionalität** der Sexualität), die allerdings in enger Wechselbeziehung stehen. Zu unterscheiden sind:

▸ Die beziehungsorientierte Dimension, d.h. ihre Bedeutung für die Befriedigung psychosozialer Grundbedürfnisse nach Akzeptanz, Nähe, Sicherheit und Geborgenheit durch sexuelle Kommunikation in Beziehungen. Man könnte auch von der sozial-kommunikativen oder der Bindungs-Funktion von Sexualität sprechen.

▸ Die reproduktive Dimension, d.h. ihre Bedeutung für die Fortpflanzung.

▸ Die Lustdimension, d.h. ihre Bedeutung für alle Möglichkeiten des Lustgewinns durch sexuelles Erleben.

Von diesen Dimensionen ist die **reproduktive** die phylogenetisch älteste. Sie ist beim Menschen auf die Zeit der Fortpflanzungsfähigkeit (von der Pubertät bis zur Menopause) beschränkt und zudem von biographischen Entscheidungen abhängig, also fakultativ. Durch die Verfügbarkeit zuverlässiger Kontrazeptionsmethoden einerseits und durch die Entwicklung der Reproduktionsmedizin andererseits ist heute erstmalig eine weitestgehende Entkopplung der beziehungsorientierten und der Lust-Dimension von der reproduktiven Dimension der Sexualität möglich geworden.

Die **beziehungsorientierte** Dimension tritt in der stammesgeschichtlichen Entwicklung später auf, ist aber für den heutigen Menschen ohne Zweifel ein integraler und wesentlicher Bestandteil der Sexualität. Ihre große Bedeutung resultiert aus der Tatsache, dass der Mensch ein Beziehungswesen ist und seine von Beginn des Lebens an bestehenden Grundbedürfnisse nach Annahme, Geborgenheit usw. nur in Beziehungen erfüllt werden können. Dies geschieht im Kindesalter durch körperliche Erfahrungen des Angenommenwerdens, z.B. das schützende Halten des Säuglings beim Stillen. Die interak-

tionelle und körpersprachliche Vermittlung von Gefühlen bestimmt von Geburt an die menschliche Entwicklung und bleibt ein Kernmerkmal der Beziehungsgestaltung. Sie ist zunächst nicht auf die Genitalien angewiesen, ermöglicht aber trotzdem eine tiefe Zufriedenheit, die sich durch Haut- und Blickkontakt, überhaupt Sinneseindrücke, ergibt. Darum ist sie – unter Berücksichtigung der nicht-genitalen Anteile der Sexualität – die erste „sexuelle" Erlebnisdimension, die später durch die Möglichkeiten der genitalsexuellen Kommunikation erweitert wird. Auch die genital-sexuellen Erfahrungsmöglichkeiten sind Teil interaktioneller körpersprachlicher Kommunikation, die durch Einbeziehung der Genitalien und der daraus resultierenden spezifischen sinnlichen Erfahrungsmöglichkeiten dieselben Grundbedürfnisse nach Annahme, Nähe und Geborgenheit verwirklichen und erfüllen kann.

Die **sexuelle Lustdimension** gibt der Sexualität durch das einzigartige sinnliche Erleben von sexueller Erregung und Orgasmus eine Qualität, die sie von anderen menschlichen Erfahrungsmöglichkeiten abhebt. Die sexuelle Lust begründet die motivationale Eigenschaft der Sexualität und stellt gleichsam den Antrieb und die Belohnung sexuellen Verhaltens dar. Die Lustdimension kann im subjektiven Erleben, in Autoerotik und in der Erfahrung von erotischer Anziehung, Leidenschaft und Ekstase ganz im Vordergrund stehen, lässt sich aber dennoch schwer isoliert betrachten, weil sie mit den anderen Funktionen eng verbunden ist: die genitale Lust an sich, die Lust und Freude an der Beziehung und an der Fähigkeit, Eltern werden zu können, verleihen ihr eine sehr komplexe Qualität.

Die Sexualmedizin hat grundsätzlich alle drei Dimensionen und ihre vielfältigen, individuellen und überindividuellen Funktionen im Blick. Dies bedeutet die Abkehr von dem die abendländische Tradition prägenden dualistischen Verständnis und erfordert grundsätzliche Überlegungen zu einem ganzheitlichen Verständnis menschlicher Sexualität, aus dem sich eine andere Gewichtung ihrer Kommunikations- und Fortpflanzungsaufgaben ergibt. Darüber hinaus geht es um konkrete Überschneidungen zwischen kommunikativen und reproduktiven Aspekten z.B. in Fragen von Kontrazeption und Familienplanung, aber auch bei unerfülltem Kinderwunsch, wo die partnerschaftlich-kommunikativen Aspekte gegenüber dem Ziel der

Fortpflanzung zum Nachteil der Beziehung in eine Schieflage geraten können.

Sexualität durchwirkt in ihrer **Multifunktionalität** alle Lebensbereiche und berührt fast alle medizinischen und humanwissenschaftlichen Fächer. Ihre Abhängigkeit von sich wandelnden soziokulturellen Gegebenheiten, ihre individuellen und interpersonalen Aspekte sowie nicht zuletzt die dadurch notwendigen interdiziplinären Überlappungen machen eine eigenständige fachliche Ausrichtung – einschließlich fachspezifischer Behandlungstechniken – erforderlich. Die Medizin befasste sich seit jeher vornehmlich mit den forensisch-psychiatrischen und mit den reproduktiven Aspekten von Sexualität, ignorierte jedoch weitgehend die beziehungsorientierte und die Lust-Dimension, was die Entwicklung eines ganzheitlichen Verständnisses eher verhinderte.

Trotz der skizzierten Komplexität des Feldes lassen sich die spezifischen Merkmale der Sexualmedizin klar aufzeigen, wobei diese vor allem in ihrer Verknüpfung untereinander die Besonderheiten dieser Disziplin gegenüber anderen medizinischen oder humanwissenschaftlichen Fächern verdeutlichen.

> **Besonderheiten des Faches**
> ▷ fächerübergreifende und ganzheitliche Befassung mit gestörter und nicht-gestörter Sexualität bei „Gesunden" und „Kranken"
> ▷ grundsätzliche und systematische Beachtung des Paar-/Beziehungsaspektes sexueller Störungen
> ▷ explizite Berücksichtigung der beziehungsorientierten Dimension von Sexualität
> ▷ spezifische sexualmedizinische Behandlungstechnik.

Aus diesen Merkmalen lässt sich eine Definition des Faches ableiten, die – basierend auf einem Vorschlag der Akademie für Sexualmedizin (Vogt et al. 1995) – in Abstimmung zwischen den sexualwissenschaftlichen Fachgesellschaften Deutschlands der Bundesärztekammer im Zusammenhang mit dem Antrag auf Einführung der Zusatzbezeichnung Sexualmedizin in die ärztliche Weiterbildungsordnung vorgelegt worden ist:

> **Definition des Faches**
> Die Sexualmedizin befasst sich mit der Sexualität des Menschen und ihren Störungen. Zu ihren Aufgaben gehört die Erkennung, Behandlung, Prävention und Rehabilitation von Störungen und Erkrankungen der Sexualität. Diese können die sexuellen Funk-

tionen, das sexuelle und/oder partnerschaftliche Erleben und Verhalten (auch infolge von Krankheiten und/oder deren Behandlung) sowie die geschlechtliche Identität betreffen und/oder mit sexuellen Traumatisierungen verbunden sein. Hinsichtlich Ätiologie, Diagnostik und Behandlung dieser Störung berücksichtigt die Sexualmedizin unter besonderer Einbeziehung der Paardimension sowohl die Erkenntnisse und Verfahren der medizinischen als auch der psychologischen und sozialwissenschaftlichen Disziplinen.

Biopsychosoziales Verständnis des Sexuellen

Sexualität entzieht sich einem einseitigen definitorischen Zugriff. Sie ist eine biologisch, psychologisch und sozial determinierte Erlebnisdimension des Menschen und in ihrer individuellen Ausgestaltung von biologischen Faktoren und der lebensgeschichtlichen Entwicklung abhängig. In diesem Zusammenhang ist ihre beziehungsorientierte Dimension von zentraler Bedeutung: Sexualität ist ein Erlebensbereich, in dem der Mensch – im Sinne seiner grundlegenden Bedürfnisse nach Akzeptanz, Nähe und Geborgenheit – auf eine intensive, unmittelbare und sinnlich einzigartige Weise mit anderen Menschen in Beziehung treten kann: Sie ist auf Partnerschaft, auf „Wir-Bildung" hin angelegt und bringt – selbst wenn dieses Ziel verfehlt wird – immer etwas Soziales zum Ausdruck. Die Sexualität des Menschen ist nur als biopsychosoziales Phänomen verstehbar.

Dass eine solche biopsychosoziale Sichtweise keine Floskel und keine modische Attitüde ist, wird zunehmend von der Psychoneuroendokrinologie und Psychoneuroimmunologie aufgezeigt, deren Forschungsergebnisse darüber hinaus die Bedeutung von Bindung und Beziehung für die menschliche Entwicklung sowie für die körperliche und seelische Gesundheit unterstreichen (Schedlowski & Tewes 1997). Diese noch relativ jungen Forschungsrichtungen demonstrieren, dass Emotionen und Affektzustände in vielfältiger Weise und auf verschiedenen Ebenen die physiologischen Abläufe, das Immunsystem und das Endokrinium beeinflussen. Soziale Unterstützung stärkt das Immunsystem, und beim Vorhandensein liebevoller, tragfähiger Intimbeziehungen schaltet der menschliche Organismus gleichsam auf eine „physiologische Dauerstimmung, die wir als ‚Glück' oder Zufriedenheit erfahren" (Pert 1999). Andere Studien belegen die protektive und kurative Kraft von menschlicher Nähe, sozialer Bindung und Intimität. So gehören zu den empirisch gesicherten „Schutzfaktoren" vor der Entstehung psychischer und psychosomatischer Störungen u.a. ein „sicheres Bindungsverhalten", eine „dauerhafte, gute Beziehung zu mindestens einer primären Bezugsperson", „soziale Förderung" und „verlässlich unterstützende Bezugsperson/en im Erwachsenenalter" (Egle et al. 1997a). In großen internationalen Untersuchungen wurde eindrucksvoll belegt, dass Mangel an menschlicher Nähe, Einsamkeit und soziale Introversion unabhängig von Alter, Geschlecht und sozioökonomischem Status die Entwicklung der verschiedensten Krankheiten fördert, während Nähe, Bindung und Liebe mächtige schützende Faktoren sind (Ornish 1999). Auch Deneke (1999) hebt in seinem Entwurf zu einer an neurobiologischen Grundlagen orientierten Strukturtheorie der Persönlichkeit die Bedeutung emotionaler Grunderfahrungen für die Selbstregulation und Selbstorganisation der Persönlichkeit und der ihr zugrunde liegenden neurobiologischen Strukturen hervor. So wirken Erlebnisse und Erfahrungen, die intensive Bedürfnisse und Gefühle mobilisieren, in besonderer Weise strukturbildend, weil sie übergeordnete Modulationssysteme beeinflussen. Strukturbildende Persönlichkeitsmerkmale sind **geronnene Erfahrung**, und zwar vor allem Erfahrung aus signifikanten Beziehungen, deren Einfluss keineswegs auf Kindheit und Jugend begrenzt ist. Die Erkenntnisse dieser aktuellen Forschungsrichtungen unterstreichen also den Stellenwert von Sexualität und Intimität und untermauern die Bedeutung sexueller Gesundheit.

Legt man diese Sichtweise zugrunde, stellt die menschliche Sexualität im Medizinstudium kein eigenes Schwerpunktthema dar. Sexualität kommt zwar im Rahmen der verschiedensten Fächer vor, d.h. sie wird am Rande, meist eher oberflächlich und bestenfalls unter dem speziellen Blickwinkel des betreffenden Faches erwähnt, aber nicht umfassend behandelt. Dabei wird sie häufig auf ihre genitale Dimension", fallweise auf ihre Fortpflanzungsfunktion verkürzt. Sie ist in keinem der etablierten Fächer als eigenständiges Thema verankert. Dementsprechend wird sie von der Medizin meist nicht in der Bedeutung gesehen und ernstgenommen, die ihr für die Lebensqualität des Einzelnen und des Paares zukommt. Dies um so weniger, als die im Alltag entscheidenden Fragen nach ihren psychosomatisch gesund- oder krankmachen-

den, individuellen und partnerschaftlichen Qualitäten und nach deren lebensgeschichtlichen Wurzeln weit über die unmittelbar naturwissenschaftlich orientierten medizinischen Sichtweisen hinausgehen.

Aufgrund dieser Gegebenheiten ist die Ärztin/der Arzt durch das Medizinstudium (dies gilt für andere humanwissenschaftliche Studiengänge, z.B. die Psychologie, in gleichem Maße) nur mangelhaft bis gar nicht auf Patienten/innen mit sexuellen Problemen vorbereitet. Das betrifft sowohl die organbezogenen, psychosozialen und anthropologischen sexualmedizinischen Kenntnisse als auch die persönliche und methodische Befähigung zu beraten und zu behandeln.

Paaraspekt

In der Sexualmedizin unterscheidet sich der „Patientenbegriff" deutlich von dem sonst üblichen Konzept in der klinischen Medizin: Durch die soziale Dimension der Sexualität sind auch sexuelle Störungen letztlich nur aus dieser (Paar-)Perspektive zu verstehen, weshalb der in der Medizin gewohnte Blick auf das „kranke" Individuum am Kern des Problems vorbeigeht. Hinzu kommt, dass – beispielsweise bei den besonders häufigen sexuellen Dysfunktionen – die Störung Ausdruck eines psychosomatischen Geschehens ist, weil im sexuellen Erleben und Verhalten psychosoziale und körperliche Faktoren stets zusammenwirken, auch wenn im herkömmlichen medizinischen Sinne fassbare organische oder psychisch auffällige Befunde (im Sinne von Erkrankungen) nicht festgestellt werden können.

Psychosomatische Zusammenhänge sind im Individuum schon schwer genug zu erfassen, wären aber aus sexualmedizinischer Sicht wiederum nur unvollständig, wenn man sie nicht mit dem Paaraspekt verkoppelt. Dies macht deutlich, warum die Auseinandersetzung mit sexuellen Funktionsstörungen nicht einfach einer der etablierten Disziplinen (z.B. Allgemeinmedizin, Andrologie, Gynäkologie, Innere Medizin, Neurologie, Psychiatrie, Urologie) zuzuordnen ist – obwohl sie dort eine Rolle spielen, nicht zuletzt weil zahlreiche körperliche und psychische Erkrankungen mit sexuellen Dysfunktionen verbunden sein können. Gerade weil sexuelle Störungen nicht im geläufig medizinischen Sinne als Störung innerhalb eines Individuums bzw. Organ-/Funktionssystem, sondern als Störung innerhalb einer Beziehung aufzufassen sind, lassen sie sich konsequenterweise nur biopsychosozial verstehen und behandeln – auch dann, wenn sie ihren Schwerpunkt in einem Fall mehr im intraindividuellen, im anderen Fall mehr im interpersonellen Bereich haben können.

Konkret bedeutet dies, dass die sexualmedizinische Behandlung gerade bei den für die Praxis wichtigsten Funktionsstörungen primär das Paar und nicht nur Individuen im Blick hat. Das Ganze ist gerade hier mehr als die Summe seiner Teile: Zwei isoliert betrachtete Individuen machen nicht die Besonderheit des Paares aus. Das trifft prinzipiell auch dort zu, wo der Partner nicht real, sondern nur in der Phantasie oder der Erinnerung vorhanden ist.

Kommunikativer Aspekt

Die Sexualität ist als wichtiger Bestandteil der Kommunikationsmöglichkeiten des Menschen zu verstehen. Hierbei gilt, dass es unmöglich ist, nicht zu kommunizieren (Watzlawick et al. 1969), da es unmöglich ist, sich nicht zu verhalten. Wenn also alles Verhalten Botschaften vermittelt, so trifft das auch ganz besonders auf Sexualverhalten zu. Es gibt kein „nichts-sagendes" (Sexual-)Verhalten. Es ist daher ganz konkret nach möglichen Inhalten der sexuellen Interaktion zu fragen, wie sie je nach positiv-liebevollen oder negativ-zerstörerischen Vorzeichen auf der Beziehungsebene aus der Körpersprache zu übersetzen sind (z.B. „aufeinander zugehen", „sich näher kommen", „sich zuwenden"). Sexuelles Verhalten kann so als körperlicher Ausdruck und als Regulationssystem wichtiger Bedeutungsgehalte und zentraler Bedürfnisqualitäten, z.B. nach Beziehung, Akzeptanz, Nähe, Geborgenheit, Einverständnis verstanden werden. Für das Beziehungswesen Mensch stellen diese Themen unverzichtbare Daseinsaspekte dar, die in hohem Maße über die Qualität der jeweiligen Beziehung und letztlich über die Lebensqualität insgesamt entscheiden.

> **Menschliche Kommunikation** umfasst alle sinnlich-körperlichen Wahrnehmungs- und Ausdrucksmöglichkeiten – somit auch die der Sexualität.
> **Sexuelle Kommunikation** kann besonders intensiv psychosoziale Grundbedürfnisse nach Akzeptanz, Nähe und Geborgenheit vermitteln und zugleich erfüllen. Ein Ausfall dieser Funktion ist oft die pathogenetische Basis sexueller Störungen.

Sexualmedizinische Behandlungstechnik

Leitlinie der sexualmedizinischen Beratung und Behandlung ist die Verknüpfung und systematische therapeutische Umsetzung der vorgenannten Fachmerkmale. Der Patient/die Patientin wird in seiner/ihrer individuellen Körperlichkeit, seelischen Verfassung und sozialen Integration wahrgenommen, sodass immer versucht wird, den/die Partner/in mit einzubeziehen. Therapeutische Interventionen fußen auf Erkenntnissen aus der somatischen, psychischen und sozialen (i.e. biopsychosozialen) Anamnese. Voraussetzung ist zugleich die grundsätzliche Befähigung des Therapeuten, über sexuelle Themen offen zu sprechen (was bei diesem wiederum eine Auseinandersetzung mit der eigenen Sexualität voraussetzt; s. Kap. 1.2).

Die Interventionen selbst können ein breites Spektrum körpermedizinischer oder psychotherapeutischer Optionen umfassen, basieren aber grundsätzlich auf der Berücksichtigung der biopsychosozialen Bezüge von Sexualität und auf der systematischen Einbeziehung des Paar- und Kommunikationsaspektes. Solche Modifikationen des gewohnten Patienten-Begriffs bedeuten auch Veränderungen im Therapieverständnis. Die übliche Therapeut-Patient-Beziehung erweitert sich speziell bei den sexuellen Funktionsstörungen zu einer Therapeut-Paar-Beziehung, die Parteinahme für den einzelnen Patienten zur Allparteilichkeit: für beide Partner und für ihre Beziehung, solange dies der therapeutische Auftrag des Paares an den Therapeuten ist. Im Sinne des Paracelsus-Wortes „Der Patient ist der Arzt und der Arzt ist sein Gehilfe" liegt die eigentliche, therapeutisch wirksame Arbeit beim Paar, der „Gehilfe" begleitet es durch seinen Blick aufs Paar – Anregungen gebend, klärend, stützend, konfrontierend, möglicherweise als Dolmetscher zwischen unterschiedlichen Persönlichkeiten und Geschlechtern. Ein wichtiges Ziel liegt darin, den Patienten bzw. das Paar dazu zu befähigen, neue Einsichten zu erlangen, vor allem neue Erfahrungen zu machen, d.h. mit ihren Problemen so umzugehen, dass ein Optimum an Lebensqualität erreicht werden kann. Das therapeutische Ziel ist also auf Beziehung und Sexualität fokussiert.

Sexuelle Kommunikation kann besonders intensiv die psychosozialen Grundbedürfnisse nach Akzeptanz, Nähe und Geborgenheit vermitteln und zugleich erfüllen. Diese Funktion ist daher bei sexuellen Störungen immer mit zu berücksichtigen und zwar als grundsätzliche Denkweise, die – einmal begriffen – nicht in jedem Einzelerleben bewusst zu sein braucht. Die beziehungsorientierte Dimension von Sexualität bzw. die psychosozialen Grundbedürfnisse können dabei den Rahmen für die unterschiedlichsten sexuellen Ausdrucksformen und Vorlieben abgeben – vergleichbar einem Bilderrahmen, ohne den sich Bilder nicht aufhängen lassen, der aber die vielfältigsten Sujets einrahmen kann, sofern sie prinzipiell hineinpassen.

Sexualmedizinische Behandlung heißt daher auch, Sexualität in ihren heilenden und gesunderhaltenden Funktionen zu sehen und zu vermitteln. Eine befriedigende Sexualität kann Selbstheilungskräfte mobilisieren, neu motivieren und andere Lebensbereiche positiv beeinflussen. Gerade wegen dieser Fokussierung auf die interpersonellen und kommunikativen Möglichkeiten der Sexualität sind auch bei kurzen Behandlungszeiten beträchtliche Erfolge erreichbar. Sexualmedizinische Behandlung besteht demnach auch in der Bereithaltung und Vermittlung einer Perspektive, die für das Paar eine neue Dimension eröffnen und Potenziale mobilisieren kann.

Darüber hinaus besteht ein weiteres typisches Merkmal sexualmedizinischer Therapie darin, dass Kenntnisse aus verschiedenen Fächern und Verfahren der Medizin (z.B. Allgemeinmedizin, Gynäkologie, Urologie; medikamentöse, operative, physikalische, technisch-prothetische Verfahren) einschließlich der Psychosomatik und Psychotherapie in die spezielle interpersonelle und interaktionelle Perspektive integriert werden. Sie können sich dabei nicht nur ergänzend unterstützen, sondern in ihrer Wirkung potenzieren. Auf der Basis einer paarzentrierten Grundhaltung werden die verschiedenen Elemente anderer Fachrichtungen (z.B. diagnostische Kenntnisse aus der Urologie, Gynäkologie, therapeutische Elemente aus der Psychotherapie und Psychosomatik) integriert, um dem Patienten(paar) die Möglichkeiten der Sexualität als Befriedigungs- und Begegnungsform wieder verfügbar zu machen.

Eine besondere Stellung nimmt die Konzeptions- und Kontrazeptionsberatung ein, sofern sie nicht nur mit Störungen der beziehungsorientierten und/oder der reproduktiven Dimension von Sexualität verknüpft sein muss, sondern präventiver oder sexualpädagogischer Art sein kann (s. Kap. 11).

1.1.2 Verhältnis zu anderen Disziplinen

Sexualmedizin und -therapie haben – wie bereits ausgeführt – Überschneidungen mit anderen Disziplinen innerhalb und außerhalb der Medizin. Sie werden von ihnen aber nicht gänzlich abgedeckt, woraus sich die Notwendigkeit eines eigenständigen Schwerpunktes ergibt.

Fachliche Nähe besteht zweifelsohne zur Psychotherapie. Dies hat in der Vergangenheit dazu geführt, sexualmedizinische Behandlung als Teil der Psychotherapie misszuverstehen; tatsächlich sind Sexualwissenschaft/Sexualmedizin und Psychoanalyse als wissenschaftsgeschichtliche Wurzeln heutiger sexualmedizinischer und psychotherapeutischer Behandlungstechniken im letzten Jahrhundert etwa zeitgleich entstanden und hatten viele Berührungspunkte. Wie die oben angeführten Fachmerkmale zeigen, bestehen aber deutliche Unterschiede zur Psychotherapie: etwa der biopsychosoziale Ansatz (s. auch Kap. 3), die grundsätzliche Fokussierung auf das Paar, die explizite Berücksichtigung der beziehungsorientierten Dimension der Sexualität und spezifische Behandlungstechniken, welche nicht nur Elemente psychotherapeutischer Verfahren (wie Psychoanalyse, Verhaltens-, Paar- und Kommunikationstherapie) zu einer neuen Therapieform **legieren**, sondern auch somatische Therapieoptionen umfassen.

Sexualmedizinische Behandlung meint insofern nicht die Behandlung aller Patienten, die sexuelle Störungen aufweisen, sondern die Behandlung sexueller Störungen auf eine besondere Weise, die weder die Psychotherapie noch die somatische Medizin allein erreichen kann. Sexualmedizinische Behandlung stößt dort an ihre Grenzen, wo eine tieferliegende Hintergrundproblematik bei einzelnen Patienten (etwa neurosenpsychologischen Ursprungs) oder eine schwer gestörte Partnerschaft zu viele Blockaden bedingt, um die Sexualität als soziale Kommunikationsform mit einem anderen Menschen innerlich positiv bewerten zu können. Die Behandlung dieser Patienten ist Domäne der Psychotherapie. Eine sexualmedizinische Behandlung ist einerseits pragmatisch und auf das sexuelle Symptom zentriert, versucht andererseits aber einen Rahmen zu schaffen, der dem Patienten(paar) die Freiheitsgrade gibt, die zur Entfaltung des Potenzials der Sexualität in ihren verschiedenen Funktionen und Dimensionen notwendig sind (Loewit & Beier 1998; Beier 1999).

1.2 Wie lernt man Sexualmedizin?

1.2.1 Ausbildung

Nur wenige Universitäten in Deutschland bieten sexualmedizinische/sexualtherapeutische Lehrveranstaltungen an, insbesondere diejenigen, an denen die Sexualmedizin als eigenständiges Fach vertreten ist (Berlin, Frankfurt, Hamburg, Kiel). Diese Lehrangebote sind fakultativ, und die Sexualmedizin ist bisher in keiner Studienordnung als Pflichtfach verankert. In der medizinischen Approbationsordnung sind sexualmedizinische Lehrinhalte über verschiedene Fächer verstreut (Dermatologie, Gynäkologie, Medizinpsychologie, Psychiatrie, Rechtsmedizin, Urologie etc. [s. nachfolgende Übersicht]). In den psychologischen Studienordnungen spielen sie überhaupt keine Rolle.

Sexualmedizinische Lehrinhalte in der ärztlichen Approbationsordnung

(§ 1) „Die Ausbildung soll grundlegende Kenntnisse, Fähigkeiten und Fertigkeiten in allen Fächern vermitteln, die für eine umfassende Gesundheitsversorgung der Bevölkerung erforderlich sind."

Gegenstandskatalog für die ärztliche Vorprüfung sowie den 1. und 2. Abschnitt der Ärztlichen Prüfung

Ärztliche Vorprüfung

▷ Medizinische Psychologie: „Psycho-biologischer Ansatz": Sexuelle Motive als primäre, nicht homöostatische Motive
▷ „Sexualität": Psychophysiologie und Psychoendokrinologie der Sexualität (sexuelle Reaktion)
▷ Emotionalität und sexuelles Verhalten
▷ Sexuelle Verhaltensstörungen (Defizite, abweichendes Verhalten)
▷ „Scham": Interkulturelle Unterschiede der körperlichen und seelischen Schamgrenzen, ärztliche Untersuchung und Scham

1. Abschnitt

▷ Pathophysiologie/-biochemie, Humangenetik: Innere Sekretion, insbes. „Störungen der sexuellen Differenzierung"; „Kriterien für die Geschlechtszuordnung u. die standesamtliche Eintragung des Geschlechts"
▷ Medizinische Mikrobiologie: „Treponema pallidum, Gonokokken: Krankheitsbilder, Pathogenese"
▷ Anamneseerhebung u. allg. Krankenuntersuchung: „Grundlagen der Beurteilung der Pubertätsentwicklung", „Genitalstatus-Erhebung"

2. Abschnitt

▷ Dermato-Venerologie: STD, Erkrankungen des äußeren Genitales (Balanitis, Vulvovaginitis, Condyloma accuminata,

---

Kraurosis etc.), Andrologie (Impotentia generandi et coeundi, testikuläre Störungen etc.)
▷ Urologie: Urologische Andrologie (Fertilitätsstörungen, Erektionsstörungen); Intersexualität, Entzündungen, Neu- und Fehlbildungen des äußeren Genitales
▷ Gynäkologie: „Sexuelle Differenzierung u. ihre Störungen"; „Sexualleben der Frau" (Sexualverhalten und Sexualakt, psychosexuelle Störungen), „Zusammenhänge zwischen Änderungen in der gesellschaftlichen Rolle der Frau und gynäkologischen-geburtshilflichen Aspekten" (Lebensgestaltung und spez. Probleme der Lebensphasen), Familienplanung; psychische Störungen in Folge von Abruptio, irreversibler Kontrazeption oder Geburt
▷ Nervenheilkundliches Stoffgebiet: sexuelle Funktionsstörungen („s.a. GK Gynäkologie, GK Urologie, GK Dermatologie und GK Innere Medizin"); abweichendes sexuelles Verhalten, Perversionen; homosexuelles Verhalten; Transsexualismus; Forensische Psychiatrie u. Begutachtung
▷ Innere Medizin: Störungen der inneren Sekretion (inkl. Diabetes mellitus), STD, psychosomatische Krankheitsbilder
▷ Pädiatrie: „Der Pubertät parallel laufende psychische Veränderungen", Intersexualität
▷ Allgemeinmedizin: Gesundheitsbildung u. -beratung; allgemeinärztliche Betreuung v. Patienten mit Sexualproblemen;
▷ Rechtsmedizin: Forensische Psychopathologie; Forensische Sexualmedizin.

Nur teilweise kommt es an den genannten Universitäten zum Angebot von sexualmedizinischen Seminaren, die zugleich als (Pflicht-) Praktika für ein approbationsrelevantes Fach anerkannt werden (in Berlin z.B. als Äquivalent für den Kurs Medizinische Psychologie). So haben bisher Medizinstudent/inn/en nur ausnahmsweise die Möglichkeit, Sexualmedizin als Teil ihres Studiums zu belegen. Dies ließe sich ändern, wenn das Fach zumindest im Wahlpflichtbereich in die Studienordnung aufgenommen würde. Durch die starke Verschulung des Medizinstudiums sind die meisten Studierenden fakultativen Lehrangeboten gegenüber kaum aufgeschlossen, sondern vor allem daran interessiert, ihre „Scheine" zu machen und die Pflichtprüfungen zu bestehen. In der engen Zeitstruktur des Medizinstudiums sind in der Regel für ein Pflichtfach 14 Doppelstunden vorgesehen, von denen zwei gefehlt werden dürfen, sodass eine realistische Stundenzahl im Rahmen des Medizinstudiums für ein Fach bei 25 Stunden (à 45 Min.) liegen dürfte. In diesem Zeitrahmen sind auf jeden Fall an sexualmedizinischen Lehrinhalten zu vermitteln:

A) die fachspezifischen Merkmale der Sexualmedizin

1. biopsychosoziales Verständnis menschlicher Sexualität
2. Paar-Beziehungsdimension bei sexuellen Störungen
3. Berücksichtigung sozial-kommunikativer Aspekte von Sexualität als Körpersprache.

B) Die theoretischen Grundlagen der Sexualmedizin

1. Stammesgeschichtliche Entwicklung der menschlichen Sexualität
2. Kulturgeschichtliche Entwicklung der Einstellung zur Sexualität im Abendland und damit verbunden des Fachverständnisses
3. Psychosexuelle Entwicklung über die Lebensspanne
a) Kenntnisse über das Zusammenwirken körperlicher, psychischer und sozialer Faktoren, z.B.
   ▷ Bedeutung entwicklungspsychologischer Phasen für die kindliche und Erwachsenensexualität, Geschlechtsunterschiede, Geschlechtsidentifikation und (im Wandel begriffene) Geschlechtsrollen
   ▷ Bedeutung des sexuellen Reaktionszyklus für das sexuelle Erleben und Verhalten sowie für die Entstehung und/oder Aufrechterhaltung von sexuellen Störungen
b) Kenntnisse über die verschiedenen Dimensionen menschlicher Sexualität und ihr Zusammenspiel:
   ▷ beziehungsorientierte Dimension, d.h. ihre Bedeutung für die Befriedigung basaler psychosozialer Grundbedürfnisse nach Akzeptanz, Nähe, Sicherheit und Geborgenheit durch sexuelle Kommunikation in Beziehungen
   ▷ reproduktive Dimension, d.h. ihre Bedeutung für die Fortpflanzung
   ▷ Sexuelle Lustdimension, d.h. ihre Bedeutung für alle Möglichkeiten des Lustgewinns aus dem Erleben von Sexualität.
4. Symptomatologie und Krankheitslehre der sexuellen Funktionsstörungen, der Geschlechtsidentitätsstörungen und sexuellen Verhaltensabweichungen sowie der sexuellen Störungen aufgrund von Erkrankungen und/oder deren Behandlung.
5. Prinzipien sexualmedizinischer Diagnostik und Behandlung:
   ▷ Fokussierung auf das Paar (Beziehungsentwicklung, Paardynamik und Kommunikationsweisen), Besonderheiten des Paargesprächs und der Anamneseerhebung
   ▷ Hinweise auf themenzentrierte Selbsterfahrung, Balintgruppe und Supervision als Voraussetzung für sexualmedizinische Behandlungtätigkeit.

1.2.2 Postgraduale Fort- und Weiterbildung

1995 hat die Akademie für Sexualmedizin ein sexualmedizinisches Curriculum vorgelegt (Vogt et al. 1995), um Ärzte/innen verschiedener Fachrichtungen für die eigenständige Erkennung und Behandlung sexueller Störungen zu qualifizieren (s. nachfolgende Übersicht). Dieses Curriculum liegt dem bei der Bundesärztekammer 1995 gestellten Antrag auf Einführung der Zusatzbezeichnung „Sexualmedizin" in die ärztliche Weiterbildungsordnung zugrunde und wird in verschiedenen Bundesländern mittler-

weile umgesetzt. Es umfasst die Vermittlung von theoretischen Kenntnissen (100 Stunden) sowie Haltungen und Fertigkeiten (120 Stunden).

100 h Theoretische Kenntnisse
Allgemein
   ▷ Stammesgeschichtliche Entwicklung der menschlichen Sexualität
   ▷ Verlauf der körperlichen Sexualentwicklung
   ▷ Verlauf der geschlechtstypischen psychosexuellen Entwicklung
   ▷ Entwicklung der Geschlechtsidentität und der sexuellen Orientierung
   ▷ Physiologie der sexuellen Reaktionen
   ▷ Soziosexualität und kulturelle Implikationen von Geschlechtsrollen
Speziell
Krankheitslehre und Differentialdiagnostik bei
   ▷ Sexuellen Funktionsstörungen
   ▷ Sexualstörungen aufgrund von Erkrankungen und/oder deren Behandlung
   ▷ Geschlechtsidentitätsstörungen
   ▷ Störungen des soziosexuellen Verhaltens (einschl. Sexualdelinquenz)
120 h Haltungen und Fertigkeiten, Einstellungen/
**   Erfahrungen**
40 h Balintgruppe (themenzentriert)
60 h Selbsterfahrung (themenzentriert)
20 h Supervision
   ▷ Sexualanamnese (Einzel/Paar)
   ▷ Sexualmedizinische Beratung und
   ▷ Behandlung (Einzel/Paar)

Das Besondere an dieser Fortbildung ist, dass die erworbene sexualmedizinische Kompetenz ganz unterschiedlich in die bisherige Tätigkeit integriert werden kann, so dass beispielsweise Gynäkologen auch sexualtherapeutische Angebote machen oder Psychotherapeuten die Behandlung von Patienten mit Geschlechtsidentitätsstörungen oder auch Sexualstraftätern übernehmen könnten. Es handelt sich daher um eine für alle Fortbildungsteilnehmer nach den Rahmenbedingungen gleiche Fortbildung, die aber – bedingt durch die fachspezifischen Voraussetzungen – unterschiedliche Perspektiven für die spätere Arbeit eröffnet wird.

Unumgänglich im Rahmen der Fortbildung ist darüber hinaus, sich mit anthropologischen, biomedizinischen, psychologischen und soziokulturellen Aspekten der Geschlechtlichkeit auseinanderzusetzen, da die **Sexualmedizin auf Interdisziplinarität hin angelegt ist** und disziplinäres Wissen aus unterschiedlichen medizini-

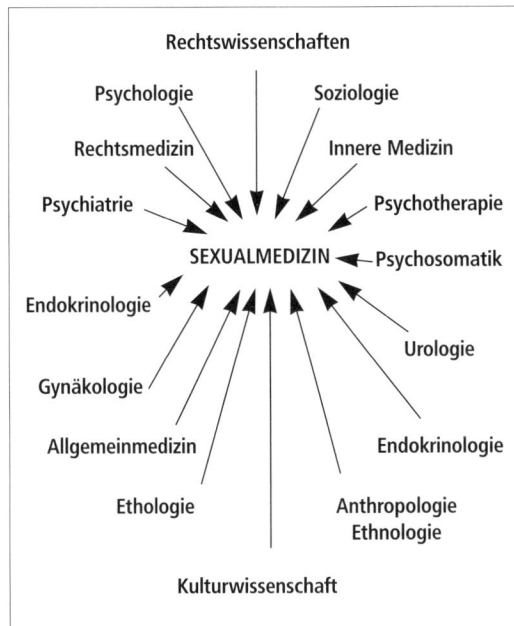

Abb. 1-1 Interdisziplinäre Bezüge der Sexualmedizin

schen Fachgebieten (insbesondere Allgemeinmedizin, Gynäkologie, Urologie, Dermatologie,
Endokrinologie, Psychiatrie, Psychosomatik,
Psychotherapie) sowie benachbarten Humanwissenschaften (insbesondere Biologie, Psychologie, Soziologie etc.) integriert (s. Abb. 1-1).

Für die praktische Tätigkeit und die eigenständige Durchführung sexualmedizinischer Behandlungen sind – neben theoretischen Kenntnissen – die drei Ausbildungselemente **themenzentrierte Selbsterfahrung, themenzentrierte
Balintgruppe und Supervision** von besonderer
Bedeutung (s. nachfolgende Übersicht).

Themenzentrierte Selbsterfahrung

Themenzentriert bedeutet in diesem Fall, sich mit der eigenen Sexualität und Partnerschaft zu befassen. Ziele sollen sein:

▷ die eigene psycho- und sozio-sexuelle Entwicklung und damit
die eigene sexuelle „Welt-Anschauung" besser kennen- bzw.
verstehen zu lernen

▷ Klarheit zu erlangen über die drei Dimensionen menschlicher
Sexualität (die beziehungsorientierte, die reproduktive, die
Lustdimension) im eigenen sexuellen Erleben und Verhalten,
somit auch über die eigene sexuelle Bedürfnisstruktur und
eigene spezifische Beziehungswünsche (konkrete Phantasien,
Praktiken etc.)

▷ über Sexuelles reden zu lernen (dafür Worte zu finden) und so
auch besser einschätzen zu können, was den Patienten abver-
langt wird, wenn eine Sexualanamnese erhoben wird.

Es geht also vorrangig nicht um Selbsterfahrung
als neue körperliche Sensitivität und auch nicht
um Konfliktaufarbeitung im psychoanalytisch-
therapeutischen Sinne. Dies müsste in entsprechenden Einzeltherapien geschehen.

Ein wichtiger Teil der Selbsterfahrung betrifft
den Umgang mit Scham beim Sprechen über
Sexuelles. In diesem Zusammenhang muss
bedacht werden, dass Sprache lebenslang er-
lernt wird und dass Sprechen über Sexuelles
vermutlich in jeder Kultur eine Sonderstellung
einnimmt – erkennbar nicht zuletzt an der Vielzahl von Begriffen, die sich für „Geschlechtsteile" herausgebildet haben, während andere
Körperteile meist nur mit einem einzigen und
zugleich auch eindeutigen Begriff benannt werden. Diese sprachliche Unsicherheit kann mit
den verschiedenen Dimensionen der menschlichen Sexualität zu tun haben (was verhindert,
einen Begriff für nur eine Funktion auszuwählen), dürfte aber in unserem Kulturkreis
auch damit zusammenhängen, dass unter diesen
Dimensionen de facto die Lustdimension (vorgeschoben vielleicht die Fortpflanzungsdimen-
sion) das Sprachverhalten beherrscht. So wäre
z.B. zu erklären, dass die Lustfeindlichkeit im
christlichen Abendland die Begriffsbildung
geprägt hat (Masturbation: mit der Hand
beflecken) und das Sprechen über Sexuelles
sofort Schuld- oder Schamgefühle weckt – die
nicht entstehen, wenn die beziehungsorientierte
Dimension angesprochen wird. So würde sich
anbieten, nicht von **Onanie, Masturbation** oder
Selbstbefriedigung zu sprechen, sondern von
**sexuell mit sich selbst in Beziehung treten
oder sich sexuell mit sich selbst befassen**.
Auch Begriffe wie **homosexuell** beinhalten
nicht den Beziehungsaspekt, so dass es hilfrei-
cher wäre, von **Beziehung zum gleichen Geschlecht** oder **sexuell auf das gleiche Geschlecht gerichtet** zu sprechen. Für die sexualmedizinisch Tätigen ergibt sich daraus die
Folgerung, aus den verschiedenen sexuellen
Sprachen (s. Buddeberg 1996: 38ff) eine
Sprachfähigkeit zu entwickeln, die vor allem die
soziale, beziehungsorientierte Dimension erkennen lässt und dem Patienten/Paar als Modell dienen kann, um die diesbezügliche
Sprachlosigkeit zu überwinden.

In diesem Zusammenhang ist es meistens
auch sinnvoll, die Patienten/Paare zur Benutzung ihrer eigenen (Privat-)Sprache zu ermun-
tern. Damit ist nicht gesagt, dass der Therapeut

die dargebotene Terminologie übernimmt, vor allem dann nicht, wenn er dies nicht authentisch tun könnte. Lohnenswert ist immer, wenn man sich vor Augen führt, welches Verständnis der Patient damit verbindet. Der Begriff, wie er vom Patienten verwendet wird, muss nicht die gleiche Bedeutung haben, die der Therapeut damit verbindet.

Themenzentrierte Balintgruppe

Auch die Balintarbeit muss themenzentriert erfolgen, d.h. sie muss bei der näheren Betrachtung der Therapeut-Patient-Beziehung auf die möglicherweise besonders mit Sexualität verbundenen Übertragungs- und Gegenübertragungsreaktionen (Übertragungsliebe, erotische Spannung, sexualisierte Atmosphäre, Abgestoßensein) fokussieren.

Dies ist in herkömmlichen Balintgruppen in der Regel nicht gegeben, bedarf aber systematischer Beachtung, um eine Förderung der emotionalen Eigen- und Fremdwahrnehmung in Therapeut-Patient-Beziehungen, in denen Sexualität zum Thema geworden ist, zu erreichen (Unbefangenheit von eigenen sexuellen Wünschen in der Interaktion mit dem Patienten bzw. dem Paar; Gefahr der Parteilichkeit aufgrund von Befangenheit in Paargesprächen). Dadurch erhöht sich die Aufmerksamkeit für eigene Gefühle, z.B. Feindseligkeit, Hoffnungslosigkeit, unerträgliche Spannung, Freude etc., die Ausdruck von Gefühlszuständen des Patienten/des Paares sein können und möglicherweise in der Genese der Störung und ihrer Behandlung eine Bedeutung haben. Zudem ermöglicht die themenzentrierte Balintgruppe vertiefte Einblicke in Patienten-/Paarschicksale und damit auch in die unendliche Vielfalt möglicher Ätiologien sexueller Störungen.

Supervision

In der themenzentrierten Supervision wird vor allem darauf geachtet, dass ein biopsychosoziales Verständnis menschlicher Sexualität für den Behandler Leitlinie ist und die drei Dimensionen menschlicher Geschlechtlichkeit stets mitgedacht und im Behandlungsplan berücksichtigt werden (s. Kap. 3.2).

Eingegangen werden muss vor allem auch auf die Besonderheiten sexualmedizinischer Interventionen hinsichtlich ihrer Vermittlung, Begründung und ihrer rationalen und emotionalen Akzeptanz beim Paar.

Am Ende des Curriculums erfolgt ein Abschlusskolloquium, in dem es darum geht, einen eigenen Behandlungsfall darzustellen (Erstkontakt, Ergebnisse der Sexualanamnese, Behandlungsplanung und Behandlungsverlauf), um dann fallbezogene sowie auch weitergehende fachbezogene Fragen zu beantworten.

Die erfolgreiche Teilnahme am Curriculum wird mit einem Qualifikationsnachweis von den veranstaltenden Institutionen bescheinigt (in Berlin z.B. von der Berliner Ärztekammer, der Akademie für Sexualmedizin und dem Institut für Sexualwissenschaft und Sexualmedizin).

1.2.3 Erfahrungen mit dem neuen Curriculum

Der bundesweit erste Kurs einer curricular fundierten sexualmedizinischen Fortbildung fand vom 1.11.97 bis 2.10.99 in Berlin an der Charité statt und wurde von der Berliner Ärztekammer, der Akademie für Sexualmedizin und dem Institut für Sexualwissenschaft und Sexualmedizin der Charité veranstaltet.

Die Teilnehmer kamen aus unterschiedlichen Facharztgebieten (30% Gynäkologie, 20% Urologie, 20% Allgemeinmedizin/Praktische Ärzte, 20% Nervenheilkunde, z.T. mit Zusatzbezeichnung Psychotherapie, 10% innere Medizin sowie klinische Psychologie). Die Gruppengröße war auf 30 bemessen; nicht mehr als 10% der verschiedenen Ausbildungsteile durften versäumt werden. Vor Zulassung zum Abschlusskolloquium mussten dokumentierte Erstinterviews und Behandlungsfälle eingereicht werden. Der Prüfungskommission gehörte ein Mitglied der Berliner Ärztekammer, als Vorsitzender ein Mitglied des Akademievorstandes und der Direktor des *Instituts für Sexualwissenschaft und Sexualmedizin* der Charité an.

Nach den zweijährigen Erfahrungen mit diesem ersten Kurs lässt sich sagen: Die angebotene sexualmedizinische Fortbildung ist geeignet, um die Kollegen/innen innerhalb ihrer Arbeitszusammenhänge für die Diagnostik und Therapie von sexuellen Störungen auszubilden. So ist es beispielsweise Gynäkologen/innen (auch ohne Zusatzbezeichnung Psychotherapie) möglich geworden, Patientinnen mit sexuellen Funktionsstörungen (z.B. Vaginismus) selbst zu behandeln, während Fachärzte für Nervenheilkunde die Betreuung von geschlechtsidentitätsgestörten Menschen übernehmen und solche mit Zusatzbezeichnung Psychotherapie sich auch die Behandlung von Patienten mit sexuellen Verhaltensabweichungen zutrauen.

Nach den Rückmeldungen der Kursteilnehmer hat das Curriculum eine ausreichende Sicherheit für den Umgang mit sexuellen Störungen vermittelt und durch das Miteinander der verschiedenen Fachdisziplinen dafür gesorgt, die eigenen Möglichkeiten und Grenzen besser zu erkennen. So haben die überwiegend somatisch tätigen Kollegen/innen von den überwiegend psychotherapeutisch tätigen genauso profitiert wie Letztere von Ersteren.

Im zweiten Kurs hat die Zahl der teilnehmenden psychologischen Fachkollegen/innen zugenommen (s. Übersicht).

Zusammensetzung des zweiten Berliner Kurses (1999-2001)

Fachgebiet	intendierter sexualmedizinischer Schwerpunkt	Anteil
Gynäkologie	Diagnostik und Therapie bei sex. Funktionsstörungen der Frau (einschl. der sex. Störungen aufgrund von Erkrankungen und/oder deren Behandlung)	15 %
Urologie	Diagnostik und Therapie bei sexuellen Funktionsstörungen des Mannes (einschl. der sex. Störungen aufgrund von Erkrankungen und/oder deren Behandlung)	10 %
andere: Allgemeinmedizin/ Dermatologie/ Innere Medizin	Diagnostik und Therapie bei sex. Funktionsstörungen bei beiden Geschlechtern (einschl. der sex. Störungen aufgrund von Erkrankungen und/oder deren Behandlung)	25 %
Nervenheilkunde (einschl. Forensische Psychiatrie)	sex. Funktionsstörungen, Geschlechtsidentitätsstörung und sex. Verhaltensabweichungen (einschl. Sexualstraftäter)	10 %
Psychotherapie (Ärzte/innen)		20 %*
Psychotherapie (Psychologen/innen)		20 %**

* 20 % planen spätere Therapie von Sexualstraftätern
** 80 % planen spätere Therapie von Sexualstraftätern

Die Teilnehmer/innen aus den verschiedenen medizinischen Fachgebieten sowie der klinischen Psychologie können somit insgesamt das Spektrum sexualmedizinisch relevanter Störungsbilder abdecken, wenn sie auch – je nach Arbeitsschwerpunkt – bestimmte sexualmedizinische Behandlungsoptionen bevorzugt bereithalten (s. Übersicht).

Behandlungsoptionen bei sexuellen Störungen

Sexuelle Funktionsstörungen: Verbesserungen partnerschaftlicher und sexueller Kommunikation ggf. unter Einsatz somatischer Therapieoptionen

Krankheitsbedingte Sexualstörungen: Unter Beachtung der Paar-Situation gezielte Verbesserung symptom- oder medikamenteninduzierter sexueller Beeinträchtigungen

Geschlechtsidentitätsstörungen: Gemäß Standards of care – körperverändernde Maßnahmen erst nach verlaufsbezogener Diagnosestellung

Sexuelle Verhaltensabweichungen: Sexualpädagogische, sozialstützende oder psychotherapeutische Schwerpunktsetzung ggf. in Verbindung mit medikamentösen Optionen (Antiandrogene wie Cyproteronacetat oder LH-RH-Analoga, Serotonin-Wiederaufnahmehemmer)

Auf diese Weise wird eine fachlich strukturwirksame Verbesserung der Versorgung betroffener Patient/inn/en resultieren. Ohne Frage bedarf es in diesem Zusammenhang mittelfristig auch einer adäquaten finanziellen Honorierung dieser speziellen Leistungen sowie der Einführung einer Zusatzbezeichnung (bzw. eines „Moduls") Sexualmedizin in die ärztliche Weiterbildungsordnung, denn nur so können die Kolleg/inn/en ihre sexualmedizinische Fachkompetenz für die Patienten (und Krankenkassen bzw. an den Leistungen interessierte Behörden wie z.B. Gerichte) nach außen sichtbar machen, wodurch eine gezieltere Inanspruchnahme erfolgen könnte.

Zusammenfassung

Im Gegensatz zum romanischen und angelsächsischen Sprachraum ist Sexualmedizin in den deutschsprachigen Ländern nur an wenigen Universitäten Lehrgegenstand und bislang nirgends als Pflichtfach in Studienordnungen der Medizin verankert.

Dabei zeigt sich in entsprechenden (fakultativen) sexualmedizinischen Kursen für Medizinstudenten, dass die theoretischen Grundlagen und die fachspezifischen Merkmale der Sexualmedizin innerhalb eines Semesters gut vermittelbar sind. Im Rahmen der seit 1997 angebotenen curricular fundierten sexualmedizinischen Fortbildung für Ärzte verschiedener Fachgebiete (Allgemeinmedizin, Gynäkologie, Nervenheilkunde, Psychotherapie, Urologie) und für klinische Psychologen können innerhalb von 2 Jahren praktische Fertigkeiten sowie durch Selbsterfahrung Einsichten in eigene Haltungen und Einstellungen vermittelt bzw. erworben und eingeübt werden. Eine begleitende Supervision für die sexualberaterische oder -therapeutische Tätigkeit ist dabei unverzichtbar.

1.3   Gesundheit und gestörte Sexualität?

1.3.1   Kulturen des Begehrens: Fakten aus Fiktionen

Die Geschichte der menschlichen Kultur war immer auch eine Geschichte des fortlaufenden Entwerfens von Welt- und Lebensanschauungen, in denen allerdings die einzelnen Begebenheiten des individuellen Daseins einen maßgeblichen Niederschlag finden.

Obschon zeit- und epochengebunden bestimmte Sichtweisen über die „Lebenswelt" vorherrschen, kommt es stets zu deren individueller Verarbeitung und Ausdichtung im Sinne einer „subjektiven Weltanschauung" einschließlich der darin verorteten Auffassungen zu Sexualität und Partnerschaft.

So leben wir in einer **Vielfalt von individuellen Welten**, die durch bestimmte Beschreibungsweisen der eigenen Einsichten, Interessen und vergangenen Erlebnisse erzeugt werden und eben nicht umstandslos auf andere Menschen übertragbar sind.

Diese Vielfalt von „Weltversionen" und Sichtweisen gilt auch für die Wissenschaft: Es existieren keine verbindlichen Regeln oder Bezugsrahmen, um beispielsweise Erkenntnisse der Physik, Biologie, Medizin, Psychologie, Philosophie usw. füreinander zu transformieren. Was sich statt dessen abzeichnet, sind disziplinäre Lehrmeinungen, die sich zum Teil gegenüberstehen und von denen jede in einem gegebenen System richtig sein dürfte – eben für die jeweilige Wissenschaft. Die vielen Stoffe, aus denen diese Welten erzeugt werden – all die Phänomene, die zur wissenschaftlichen Beschreibung und Analyse anstehen – **werden durch den Prozess selbst zusammen mit diesen Welten erzeugt**.

Indem sich ein Wissenschaftler über ein Thema Gedanken macht, dazu Untersuchungen anstellt und Ergebnisse vorlegt, fixiert er zunächst einmal das Thema selbst als untersuchungswürdig und ergebnisträchtig. Mit den wissenschaftlich untersuchten Phänomenen des sexuellen Erlebens und Verhaltens ist das nicht anders.

Es kommt also gar nicht so sehr darauf an, was sich nun an Erkenntnissen genau ergeben mag, sondern darauf, dass durch die bloße Thematisierung eine Welt erzeugt wird, in der die Geschlechtlichkeit des Menschen zum Faktum werden kann (Foucault 1976). Aber erzeugt woraus? Sicher aus den Vorgaben anderer „Weltversionen", denn Welterzeugen geht von bereits Vorhandenem aus, es ist ein Prozess, in dem für den Aufbau einer neuen Welt Material aus einer anderen zum Einsatz gebracht wird. Erkennen ist dann nicht die Bestimmung dessen, was **wahr** ist. Erkenntniszuwachs ist vielmehr eine Art Horizonterweiterung, indem Einsichten auf der Basis von vorbestehenden Erkennungs- und Verstehenslinien gewonnen oder vertieft werden. Wir finden demnach, was wir suchen oder was unsere Erwartungen enttäuscht: „Wenn Welten [...] ebensosehr geschaffen wie gefunden werden, dann ist doch das Erkennen ebensosehr ein Neuschaffen wie ein Berichten", sagt der amerikanische Philosoph Nelson Goodman (1984: 37).

Es gibt wohl keinen Bereich menschlichen Erlebens, der so dynamisch die individuelle Welterzeugung in Gang setzt wie die Sexualität. Dies hängt damit zusammen, dass die Körperempfindungen von Geburt an nicht nur die Genitalität mit einschließen, sondern dass spätestens ab der Geburt eine Zuweisung erfolgt, die um die Geschlechtlichkeit gruppiert ist: Junge oder Mädchen.

Die Selbst- und Fremdkategorisierung erfolgt u.a. entlang dieser Entscheidungslinie, und wenn es die eine Welt gibt (z.B. die **weibliche)** muss nicht nur hinzugefügt werden, was diese Welt ausmacht, sondern auch, was diese Welt nicht ist und was die andere ausmacht (nämlich die **männliche** Welt). Mit der täglich automatisch vorgenommenen Unterscheidung in Junge, Mädchen, Mann, Frau erzeugen wir auch täglich die Welt neu – als bevölkert von Menschen, die sich in ihrem Geschlecht unterscheiden. Wie die Fruchtbarkeitskulte aus den Anfängen der menschlichen Kultur belegen, waren die Geschlechtszugehörigkeitsmerkmale (Frauen werden schwanger und bekommen Kinder, Männer haben einen Phallus) stets „Arbeitsmaterial" für die Welterzeugung. Es entstanden Ordnungsgefüge für den Umgang der Geschlechter, Ordnungsgefüge, die in der menschlichen Kulturgeschichte zu Tausenden entstanden sind, Linien, in die die Individuen eingetreten sind mit ihren eigenen Versionen sexueller Begehrlichkeiten, zwar individuell produziert, aber eben doch aus dem vorfindlichen Material der verschiedenen wahrnehmbaren Welten.

Jahrhundertelang konnten sich diese Weisen der sexuellen Welterzeugung offenbar sehr gleichen und es kam nur zu geringfügig unterschiedlichen Betonungen, bis dann diese „Welten" auch in Widerstreit traten, insbesondere wenn gesellschaftliche Paradigmenwechsel die bisherigen Maßstäbe für „Richtigkeit" revolutionierten. Ein solches Paradigma war gewiss die Welterzeugung auf naturwissenschaftlicher Grundlage, verbunden mit der Überzeugung, alle Phänomene des Lebens – also auch der Geschlechtlichkeit – ohne Rückgriff auf „vorwissenschaftliche" Paradigmen (etwa das Wirken von Gottheiten) erklären zu können. Einen solchen Wendepunkt markiert beispielsweise die Arbeit von Tissot über die „hintergründigen Gefahren der Onanie" aus dem Jahre 1760, weil sie von der Überzeugung getragen ist, Phänomene sexuellen Erlebens und Verhaltens rein wissenschaftlich erklären zu können (s. Kap. 2.2). Tissot erzeugte damit die Welt (im oben ausgeführten Sinne) **neu** und schuf Anschlussstellen für die Welterzeugung anderer Menschen, denen diese „sexuelle Weltanschauung" plausibel vorkam.

> Für Menschen ist es offensichtlich notwendig, über ein System mit Erklärungswert zu verfügen, in welches das Begehren und die Lust integrierbar sind, um ihr Leben angepasst an die jeweiligen soziokulturellen Bedingungen führen zu können. **So werden aus Fiktionen Fakten, um das Begehren zu kultivieren**.

All das aber, so muss man hinzufügen, ist eben nicht **wirklich,** sondern eine erzeugte, konstruierte Welt, deren wichtigster Effekt darin besteht, Wirklichkeit zu konstituieren. Es ist ein Organisationsschema des Begehrens, das sich in zweierlei Weise wandelt – bedingt durch den kulturellen Wandel und bedingt durch die Spielarten der individuellen Welterzeugung. Für das Organisationsschema selbst braucht – ähnlich wie bei einem Kategoriensystem – nicht gezeigt werden, dass es wirklich ist, sondern was es leistet.

> Die „Wirklichkeit" der Schemata in der sexuellen Welterzeugung ergibt sich vor allem daraus, wie gut sie zu dem **passt**, worauf im soziokulturellen Kontext Bezug genommen werden muss. Es geht letztlich um das umstandslose Passen des Begehrens: Dieses muss mit den Gegebenheiten der sich wandelnden gesellschaftlichen Verhältnisse in Einklang zu bringen sein.

1.3.2 Gesundheit und Störung

In der Moderne sind die Vergesellschaftungsprozesse um Bereiche erweitert worden, die noch gar nicht richtig verstanden wurden, dennoch unser Leben bestimmen und völlig neue Formen der Interaktion erschlossen haben. Die Wirtschaft lebt davon, gleichermaßen Produkte und Konsumenten zu erzeugen, denn auch hier gilt: Allein die Thematisierung in ausreichender Effektstärke schafft bereits den Bedarf.

Die Frage, warum Männer in der zweiten Lebenshälfte nicht jederzeit eine Erektion haben können (sollten), bringt beispielsweise ein aktueller Diskurs hervor, der sich um das Altern dreht und auch hier seine Funktion vor allem in der grundsätzlichen Thematisierung erfüllt: er macht das Begehren des alternden Mannes zum Thema, das kultiviert werden muss. Bald wird der Mann über 50 sich verdächtig machen, wenn er **nicht** bei Bedarf zu einem Medikament greift, das die Schwellfähigkeit des Penis verbessert. Das Begehren muss eine Ordnungslinie vorfinden, es muss wissen, wo es unter den gegenwärtigen Aktualbedingungen passt. So gibt es immer einen Kanon von mehr oder weniger differenzierten Vorschriften, die das Gestörte definieren. Die aktuellen Klassifikationssysteme ICD-10 (WHO 1993) und DSM-IV (APA 1994) sind nichts weiter als ein Versuch, durch Kriteriologien Störungen zu definieren – einschließlich der sexuellen und Geschlechtsidentitätsstörungen. Im DSM-IV ist dabei zwingend darauf abgehoben, dass die Symptomatik bei dem Betroffenen „deutliches Leiden oder zwischenmenschliche Schwierigkeiten" verursachen muss, sonst ließe sich die Diagnose nicht stellen.

> Nach dem DSM-IV liegt selbst bei einer völlig aufgehobenen sexuellen Funktion (z.B. einer dauerhaften Unfähigkeit zur Gliedversteifung) keine Störung vor, wenn der Betroffene unter diesem Zustand nicht leidet oder hieraus nicht zwischenmenschliche Schwierigkeiten resultieren. Genau hier wird deutlich, dass das subjektive Unbehagen oder Probleme in zwischenmenschlichen Beziehungen gerade nicht von den Vorstellungen und Erwartungen des Zeitgeistes losgelöst werden können. Auch dieser subjektive Faktor also (der „Leidensdruck") ist durch den Diskurs erzeugt, hängt davon ab, welche Vorstellungen über (männliches und weibliches) sexuelles Begehren die Signatur der Zeit ausmachen.

Die eigentliche Funktion der Diskurse um die Sexualität liegt also darin, Ordnungslinien zu etablieren. Das gilt auch für das sexuell abweichende Verhalten: Die Sexualstraftat sensibilisiert uns für das Unpassende. Dafür ist der Diskurs selbst wichtig und nicht so sehr dessen Inhalt an sich. Im Zentrum steht vielmehr, dass sich die verschiedenen gesellschaftlichen Kräfte – aus ganz unterschiedlichen Interessen heraus – des Begehrens annehmen, in dem Vorgaben definiert werden (die je nach dem kulturellen Hintergrund ganz anders ausfallen können). Dies funktioniert offensichtlich gerade deshalb, weil es nicht ohne Anpassungen des Begehrens geht. Aber warum ist das so? Welches unabweisbare Bedürfnis ist der Motor für die vielgestaltigen Kulturen des Begehrens? Gibt es etwas, das nicht erzeugt werden muss, möglicherweise weil es aus einer Welt stammt, die noch ohne kulturelle Überformung auskam – eine Biologie des Begehrens? Gibt es einen sog. natürlichen Trieb? Man wird diese Frage deshalb nicht beantworten können, weil es nicht möglich ist, sich außerhalb der Diskurse zu positionieren, und schon gar nicht, etwas Nonverbales zu verbalisieren. Innerhalb dieser Diskurse sind aber zwei unterschiedliche Zugänge entstanden: die Betonung kultureller „Unausweichlichkeiten" (Konstruktionismus) und die Betonung „biologischer Vorbedingungen" (Essentialismus).

1.3.3 Konstruktionismus und Essentialismus

Die **konstruktionistische Sichtweise** geht davon aus, dass die Geschlechter und das Sexuelle in jeder Kultur, Gesellschaft und Epoche spezifische Formationen ausbilden. Solche „sexuellen Formationen" ließen sich nur durch (Mit-)Erfassung von Sinngehalt und Kontext wirklich verstehen – denn: **Gemacht** sind nicht nur die Deutungsmuster (die Vorstellungen in den Köpfen der Interpreten), sondern auch die dadurch geprägten Wirklichkeiten. Die sexuellen Realitäten zwischen Frau und Mann sind **konstruiert** und unter verschiedenen „Konstruktionen" nicht dieselben.

Die Hypothese lautet: Kein Merkmal – auch nicht die Geschlechtszugehörigkeit – konstituiert eine Sexualform, sondern diese entsteht auf der Grundlage eines soziokulturell bedingten „Ordnungsgefüges" des Begehrens. Einen geschlechtlichen Vorgang zu untersuchen verlangt daher aus konstruktionistischer Sicht, eine

Reihe komplexer Merkmale einzubeziehen: das Handeln der anwesenden Personen, die ablaufende Interaktion und den aktuellen Sinnbezug der Handlung (der wiederum historisch entstanden ist, kulturell ausgestaltet wird und eine hohe Variabilität im individuellen Lebenslauf aufweist), denn auf diese Weise entstehen Symbolsysteme, mit denen der Mensch durch die Zuweisung von Sinn seine Erfahrung **ordnet.** Dies würde für die Routine des Alltags genauso gelten wie für das Erleben von Liebe, Wollust und Zeugung. Alles bedarf demnach der Integration in eine symbolische Sinnwelt, die Ordnung stiftet, Widersprüche glättet und die Abfolge der Lebensphasen reguliert (s. Lautmann 1992).

Auch die Geschlechtlichkeit wäre demnach auf eine solche **konstruierte** Verfasstheit angewiesen, wenn sie lebbar werden soll. Nur so ist zu verstehen, dass sich der erotisch-sexuelle Kosmos völlig umbauen kann, wie Lautmann (1992) anhand der Masturbation (s. Tab. 1-1) und des weiblichen Begehrens (s. Tab. 1-2) zu zwei Zeitpunkten eindrucksvoll aufgezeigt hat.

Die **essentialistische Sichtweise** legt demgegenüber zugrunde, dass es einige **feste** Tatsachen im sexuellen Geschehen (im Begegnen der Körper, in den Persönlichkeiten der Anwesenden und ihrer Umwelt) gibt, die gewissermaßen „natürlich" sind und unveränderbare **essentials** darstellen.

Diese Tatsachen sind nach dieser Sicht ganz unabhängig von den Deutungen, mit denen sie in der jeweiligen persönlichen, aber auch kulturellen Situation bzw. historischen Epoche versehen sind: Die Fakten und Strukturen führen ein Dasein, das kulturell nicht beliebig überformt werden kann. Als ein solches essentielles Faktum gilt z.B. die unterschiedliche Gestalt der Genitalien beider Geschlechter, die Tatsache, dass Schwangerschaft und Geburt nur für Frauen möglich ist, oder auch die (person-, kultur- und epochenübergreifende) Physiologie der sexuellen Reaktion. „Konstruktionen" können sich nach der essentialistischen Sichtweise nur im Rahmen der anthropologischen Vorgaben entfalten.

Das primäre Forschungsinteresse liegt dann darin, diese anthropologischen Vorgaben zu erfassen. Diese Position läuft zwar einerseits Gefahr, vermeintlich „letzte Gewissheiten" zu liefern und so eine Idee des Richtigen, Normalen, Gesunden widerspiegeln zu wollen. Andererseits

Tab. 1-1 Konstruktion des Masturbierens zu zwei Zeitpunkten. Nach Lautmann (1992)

Dimension	Ende 19. Jhdt	Ende 20. Jhdt. (soziale Mittelschichten in Westeuropa)
Deutungsmuster	„Selbstbefleckung"; asozial-einsam	„Selbstbefriedigung"; individuell-autonom
Erste Onanie im Alter von …. Jahren	Frauen = 20; Männer = 16 (Geburtsjahrgänge 1906–1920)	Frauen = 14; Männer = 13 (Geburtsjahrgänge 1952–1958)
Anteil praktizierender Männer/Frauen	?	in den 70er Jahren für beide Geschlechter zunehmend; 1981: Männer über 90%, Frauen über 70%
Resultiert in Orgasmus	?	für Frauen der letzten Jahrzehnte zunehmend
Institutionalisierung für Lebensphase	Jugendliche in und nach der Pubertät; Erwachsene kehren in der Mehrzahl nur „dann und wann" dahin zurück	in sämtlichen Lebensaltern „möglich"
Kommunikation über masturbatorische Praxis	findet nicht statt	ist (in Maßen) möglich
Erregende Phantasien werden eingesetzt	(wahrscheinlich) oft nicht, insbesondere bei Frauen nicht	in aller Regel ja
Körperbezug	„Entleerung"	Orgasmus
Käufliche Apparaturen	zur Verhinderung der Masturbation	zur Durchführung der Masturbation
Verhältnis zum Koitus	„Ersatz"	Ergänzung
Risiken	bestehen in gesundheitlicher und moralischer Hinsicht; es drohen Sucht und Exzess	im allgemeinen keine; psychologischer Verdacht: vorlagengestützte Onaniephantasie wird durch Lustbelohnung verankert
Kindern angedrohtes Risiko	viele	Keines
Verhältnis zur „Normalsexualität"	Abgleiten in Homosexualität droht; Narzissmus wird unterstellt	es wird kein Problem gesehen
Ideologie	„Gefahr für die sexuelle und soziale Ordnung"	„harmloser Spaß"

Tab. 1-2 Konstruktion der weiblichen Sexualität zu zwei Zeitpunkten. Nach Lautmann (1992)

Dimension	Ende 19. Jhdt	Ende 20. Jhdt. (soziale Mittelschichten in Westeuropa)
Sexualform	ganz überwiegend Koitus	diverse heterosex. Begegnungsformen
Lebensphase	nur Erwachsenenalter, bis zur Menopause	Jugend bis zum Alter
Partnerschaft	Ehe	Freundschaft, Ehe, nichteheliche Lebensgemeinschaft
Deutung des weiblichen Begehrens	zwiegespalten: „anständige" Frauen empfinden nicht intensiv; „verderbte" Frauen sind „triebhaft"	einheitlich: alle Frauen können Lust empfinden
Leidenschaftliche Frau	droht sich und ihren Mann unglücklich zu machen	wird bewundert
Intellektuelle Beteiligung	nur intuitiv, weil das Wissen über physiologische und psychische Abläufe gering ist	beobachtend-kritisch, auf einem „mittleren" Stand der Kenntnisse
Szenarios für weibliche Initiative	für die „anständige" Frau nur über das Signal zu Verlöbnis und Heirat	indirektes Signalisieren der sexuellen Bereitschaft auf verschiedene Weise möglich
Abwehr sexueller Zumutungen	meist schwierig	oft schwierig
Bezüge zum anderen Geschlecht	dem Mann „zu Willen sein"; Pflicht innerhalb der ehelichen Lebensgemeinschaft	mit dem Mann „im Konsens"; der Mann ist nicht der einzige Zugang zur sexuellen Erfahrung
Attraktion an der Frau	„süß", sich hingebend	diverse Charakteristika sind attraktiv

Fortsetzung Tab. 1-2 Konstruktion der weiblichen Sexualität zu zwei Zeitpunkten. Nach Lautmann (1992)

Dimension	Ende 19. Jhdt	Ende 20. Jhdt. (soziale Mittelschichten in Westeuropa)
Attraktion am Mann	guter Ehemann: Sozialstatus, Vermögen, Gatte und Vater	zusätzlich werden erotische Qualitäten anerkannt
Stellenwert der Virginität	für Unverheiratete unabdingbar	gering
Bewertung sexuellen Erfahrenseins	macht Respektabilität zweifelhaft	wird begrüßt (wenn in Maßen)
Erotisches Raffinement	wird nicht erwartet und ist nicht vorhanden; kann vom Gatten vermittelt werden	wird nachgefragt und ist zunehmend vorhanden
Bezug zur Fortpflanzung	sehr eng; Kontrazeption stets unsicher	locker; durch „Pille" nahezu ausschließbar
Nichteheliche Mutterschaft	ruinös, wenn keine Ehe folgt	zuweilen gesucht, meist erträglich
Bild eines authentisch weiblichen Begehrens	nicht vorhanden	beginnt sich auszudifferenzieren

werden jedoch auch naturgegebene Grenzen für beliebige gesellschaftliche „Konstruktionen" (i.e. letztlich Verbiegungen) menschlichen Verhaltens und menschlicher Verhältnisse aufgezeigt.

1.3.4 Biopsychosoziales Modell des Sexuellen

Konstruktionistische Thesen beziehen sich auf die Ebene des Handelns, der Institution, der Ideen und Werke der Menschen. Essentialistische Thesen beziehen sich auf die Konstitution und die Persönlichkeit.

Beide Positionen stehen keineswegs im Widerspruch zueinander: Sexualität entsteht im Zusammenspiel der physischen Tatbestände mit dem, was Menschen daraus machen. Aber ist das Begehren ein physischer Tatbestand? Die Erkenntnisse der Biologie besagen, dass sozial organisierte Säugetiere (einschließlich des Menschen) ab der Geburt ein Grundbedürfnis nach Akzeptanz, Sicherheit und Geborgenheit aufweisen, welches in der Regel für die Neugeborenen durch den intensiven (Körper-)Kontakt zur Mutter erfüllt wird. Psychosoziale Grundbedürfnisse sind in der Intimität, dem Körperkontakt zwischen zwei vertrauten Menschen, besonders intensiv zu erfahren, und die Menschen sind lebenslang auf der Suche nach diesen tiefgehenden existentiellen Erfahrungen.

Dennoch ist klar, dass sich diese Prozesse in den jeweiligen Gemeinschaften etablieren. Mit der menschlichen Kulturentwicklung wurde aber die existentiell fundierende Bedeutung so-

zialer Bindungen und die Erfüllung von Grundbedürfnissen durch Intimität in Bindungen immer riskanter, und je größer die **Verunsicherung in sozialen Bindungen** wurde, um so notwendiger ist dann der Diskurs und die **Hervorbringung von sexuellen Weltanschauungen**, die sich bezeichnenderweise thematisch besonders auf die Felder von Fortpflanzung und Lust ausdehnen. Die Geschlechtlichkeit des Menschen und die Vielfalt der sexuellen Weltanschauungen, die in komplizierten Prozessen generiert werden, ist womöglich Ausdruck einer kaum entwirrbaren Vernetzung von biologischen Abläufen, die bereits auf das Soziale abzielen (im Sinne eines Bindungstriebes mit den verschiedenen dafür vorgesehenen Verhaltensprogrammen wie Greif- und Saugreflex, angeborene Mimik etc.) und den vielen Konstruktionen von Weltversionen als Ordnungslinien für das Begehren.

Problematisch wird es eigentlich nur dann, wenn eine konstruktionistische oder eine essentialistische Perspektive dogmatisiert wird – wenn etwa Biologie und Ethologie bestimmte Phänomene des Sexuellen ausschließlich biologisch erklären, oder wenn ein historisch-soziologischer Konstruktionismus Körper und Seele für schlechthin kulturvariabel und ausschließlich historisch geworden (mithin frei von biologischen Bezügen) interpretiert. Beide Positionen stehen dann einem Gesamtverständnis des Sexuellen nur im Wege.

2
Anthropologische Grundlegung

2.1 Stammesgeschichte

Alle heute lebenden Organismen sind Nachkommen gemeinsamer Vorfahren. Das wird durch die vielen Gemeinsamkeiten belegt, die sie aufweisen: durch ihren genetischen Code, ihren zellulären Aufbau, viele Übereinstimmungen der Zellphysiologie (Eibl-Eibesfeldt 1991) sowie auch durch viele Gemeinsamkeiten des Verhaltens – einschließlich des Sexualverhaltens. Ein wichtiger Schlüssel zum Verständnis der menschlichen Sexualität ist ihre stammesgeschichtliche Entwicklung. Auf der einen Seite weisen analoge sexuelle Funktions- und Verhaltensweisen bei verschiedenen Lebewesen auf das gemeinsame animalische Erbe hin, auf der anderen zeigen die Unterschiede zwischen tierischer und menschlicher Sexualität das spezifisch Menschliche auf. Dieser Doppelaspekt hilft uns, ein realitätsgerechteres Verständnis unserer Geschlechtlichkeit im Zusammenspiel von phylogenetisch ererbten Anlagen und gelerntem Verhalten zu gewinnen.

2.1.1 Gene

Das bekannteste Beispiel für den gemeinsamen Ursprung aller Lebensformen stellt die Universalität des genetischen Code dar: Bei allen Lebewesen sind die Nucleotidsequenzen, die eine bestimmte Aminosäure codieren, prinzipiell gleich. Abstammungslinien lassen sich anhand der genetischen Verwandtschaft (z.B. durch Sequenzvergleiche homologer DNA-Regionen, RNAs oder Proteine) bestimmen. Z.B. sind 98–99% der Gene beim Menschen und bei seinen nächsten Verwandten, den Schimpansen und Zwergschimpansen (Bonobos), identisch (Diamond 1998).

In der etwa 3,5 Milliarden Jahre alten Geschichte des Lebens auf der Erde ist die Zweigeschlechtlichkeit sehr jungen Ursprungs (s. Abb. 2-1).

Wickler schreibt dazu: „Wenn man einmal die 4,5 Milliarden Jahre lange Geschichte der Erde auf ein Kalenderjahr umrechnet, in dem jeder Tag dann 12,3 Millionen Jahre dauert", ergibt

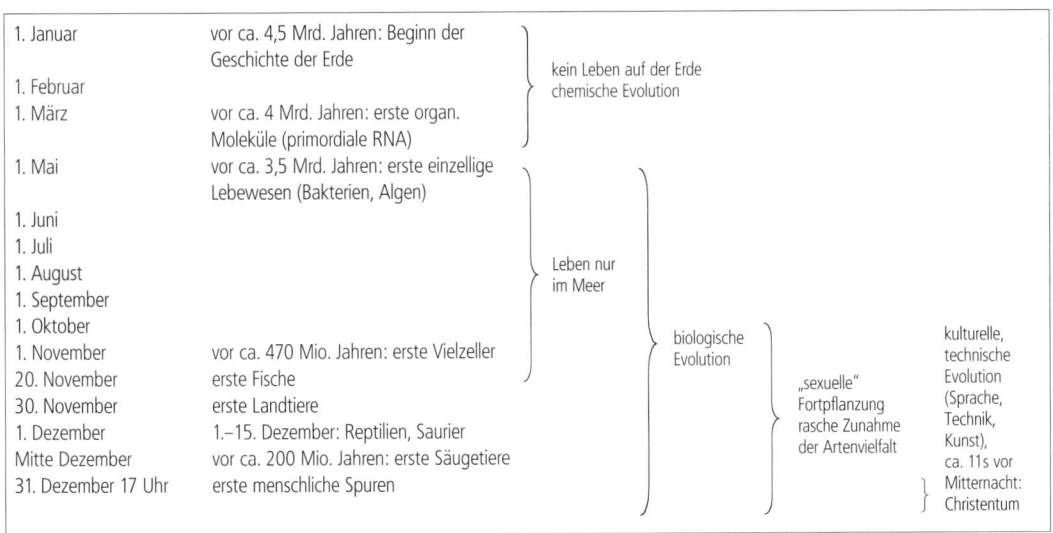

Abb. 2-1 Das „Weltjahr": 1 Tag = 12,33 Millionen Jahre. Nach: Wickler (1984).

sich folgende „Umrechnung": „Die ältesten bekannten Lebewesen, nämlich Bakterien und algenähnliche Einzeller, treten Anfang Mai auf, die ersten vielzelligen Lebewesen entwickeln sich erst Anfang November. Nun geht die Entwicklung rascher: Um den 20. November schwimmen Fische im Meer, und schon Ende November gehen die ersten Vierfüßlervorfahren an Land. Die erste Dezemberhälfte beherrschen an Land die Reptilien (vor allem die Saurier), Mitte Dezember treten die ersten Säugetiere auf. Die frühesten menschlichen Spuren finden wir am 31. Dezember gegen 17 Uhr, der echte Mensch entstand aber erst gegen 21 Uhr (das ist vor knapp 2 Millionen Jahren). Landwirbeltiere gibt es in unserem Modell ja erst seit den letzten 6 Wochen, den Menschen erst knapp 3 Stunden lang." (Wickler & Seibt 1984: 13) Dem wäre nur hinzuzufügen, dass die kulturell-technische Evolution des Menschen, verglichen mit der chemischen und biologischen Evolution, lediglich einen verschwindenden Bruchteil der Entwicklungsgeschichte insgesamt ausmacht: so gibt es das Christentum erst seit 11 Sekunden vor Mitternacht.

Die Fortpflanzung erfolgte über mehr als 2 Milliarden Jahre lang ungeschlechtlich, so wie sich auch heute noch zahlreiche niedrige Tiere oder Pflanzen vegetativ (d.h. ohne Keimzellen), z.B. durch Teilung, Sprossung, Sporenbildung, Regeneration usw., vermehren.

Später begannen Einzeller, genetisches Material von zwei „Eltern" zu kombinieren. Dieser Schritt stellt den Beginn der „sexuellen" (wenn auch noch nicht zweigeschlechtlichen) Reproduktion dar. Solche Konjugationen zwischen Einzellern, die wie „Paarungen" wirken, haben jedoch nichts mit Fortpflanzung und Vermehrung zu tun, sondern dienen ausschließlich der genetischen Durchmischung des Erbgutes. Im angeführten Beispiel der Konjugation von Wimper-Infusorien (s. Abb. 2-2) organisiert sich ein Teil des Genoms jeder Zelle zu einem kleinen Wanderkern und gelangt in das andere Individuum. Während dieser Zeit sind Vermehrungsvorgänge ausgeschlossen. Am Ende der Konjugation resultieren zwei Einzeller mit rekombiniertem Erbgut (s. Abb. 2-3). Diese genetische Rekombination liefert das „Rohmaterial" für die Evolution und erhöht die Chance dafür, dass lebenstüchtigere, im Endeffekt an ihre Umwelt

besser angepasste Individuen entstehen können. Die entsprechenden Vorgänge bei Bakterien bestehen in der Übertragung von Fertilitäts- oder Resistenzfaktoren. Man bezeichnet diese Vorgänge als „Parasexualität". Verhaltensweisen, die an späteres Sexualverhalten erinnern, dienen also zunächst nicht der Fortpflanzung, sondern der genetischen Weiterentwicklung.

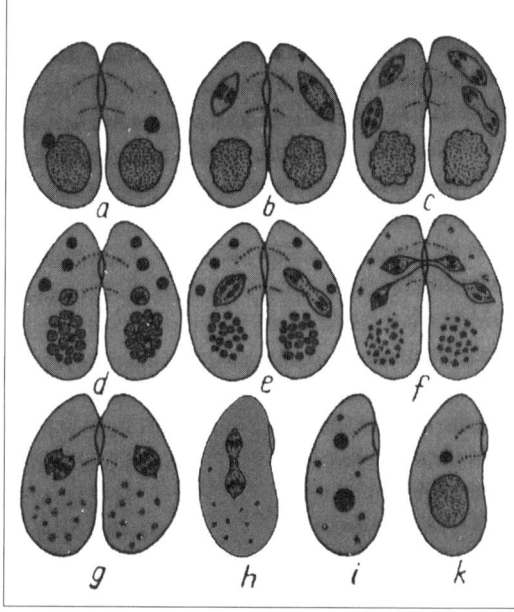

Abb. 2-2 Wimper-Infusorien bei der Konjugation

Erst bei mehrzelligen, höher entwickelten Organismen kommt es zur Zweigeschlechtlichkeit, wobei spezielle Keimzellen – Samen- und Eizellen –, in eigenen Organen (Hoden und Eierstock) gebildet und deren Träger als männlich oder weiblich bezeichnet werden. Auch hier kommt es zur genetischen Rekombination. Allerdings schließen sich diese und die Fortpflanzung nicht mehr gegenseitig aus, sondern sind miteinander verbunden: Während der meiotischen Reifeteilungen der Keimzellen erfolgt sowohl genetische Rekombination (beim crossing over, bei der Zufallsverteilung der Gene auf die Tochterzellen und beim zufälligen Zusammenfinden von Ei- und Samenzellen) als auch die Vorbereitung der späteren Zygotenbildung (s. Abb. 2-4) durch die Reduktion des Chromosomensatzes auf die Hälfte.

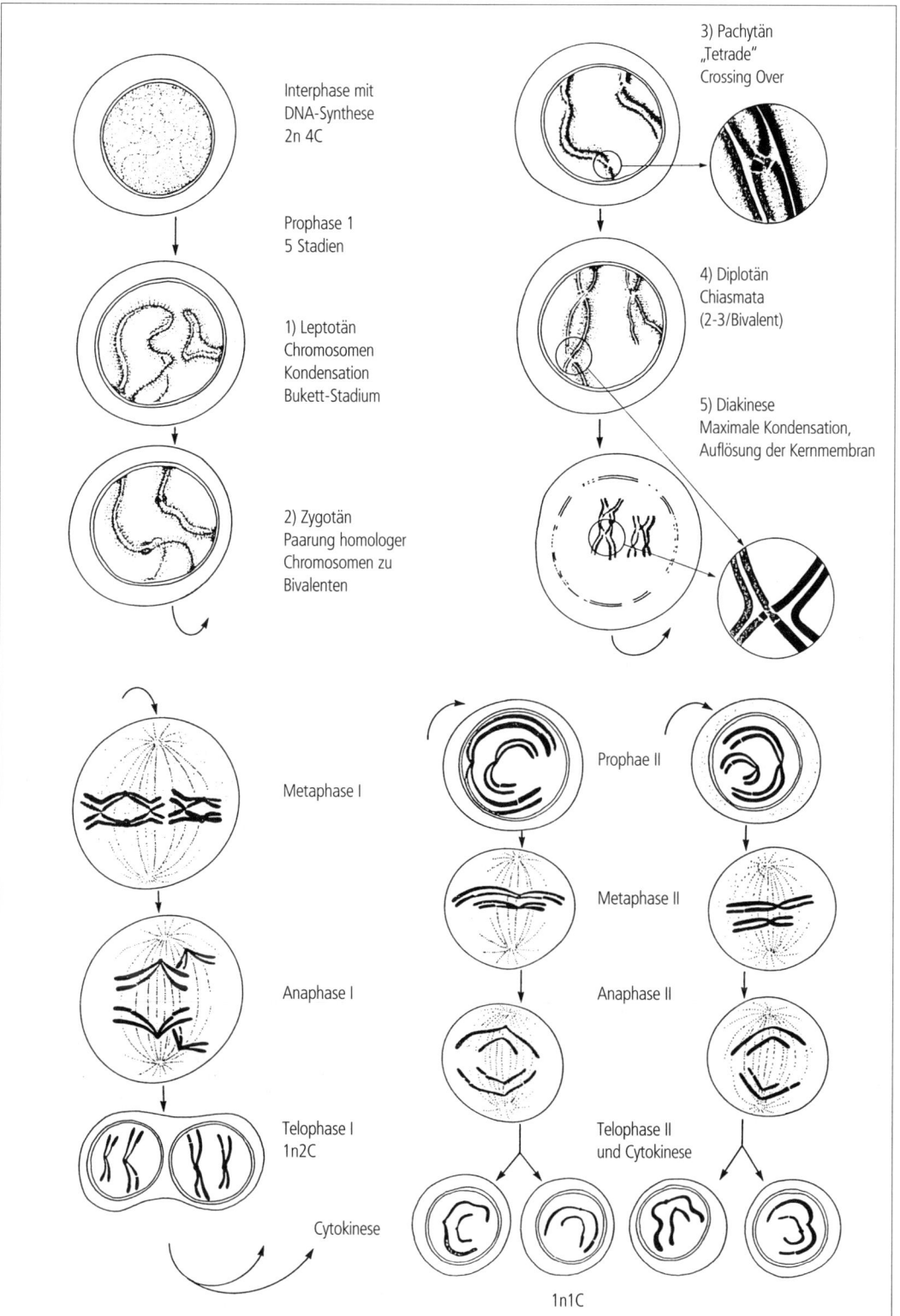

Abb. 2-3 Rekombination. Nach: Hirsch-Kauffmann & Schweiger (1992: 64f)

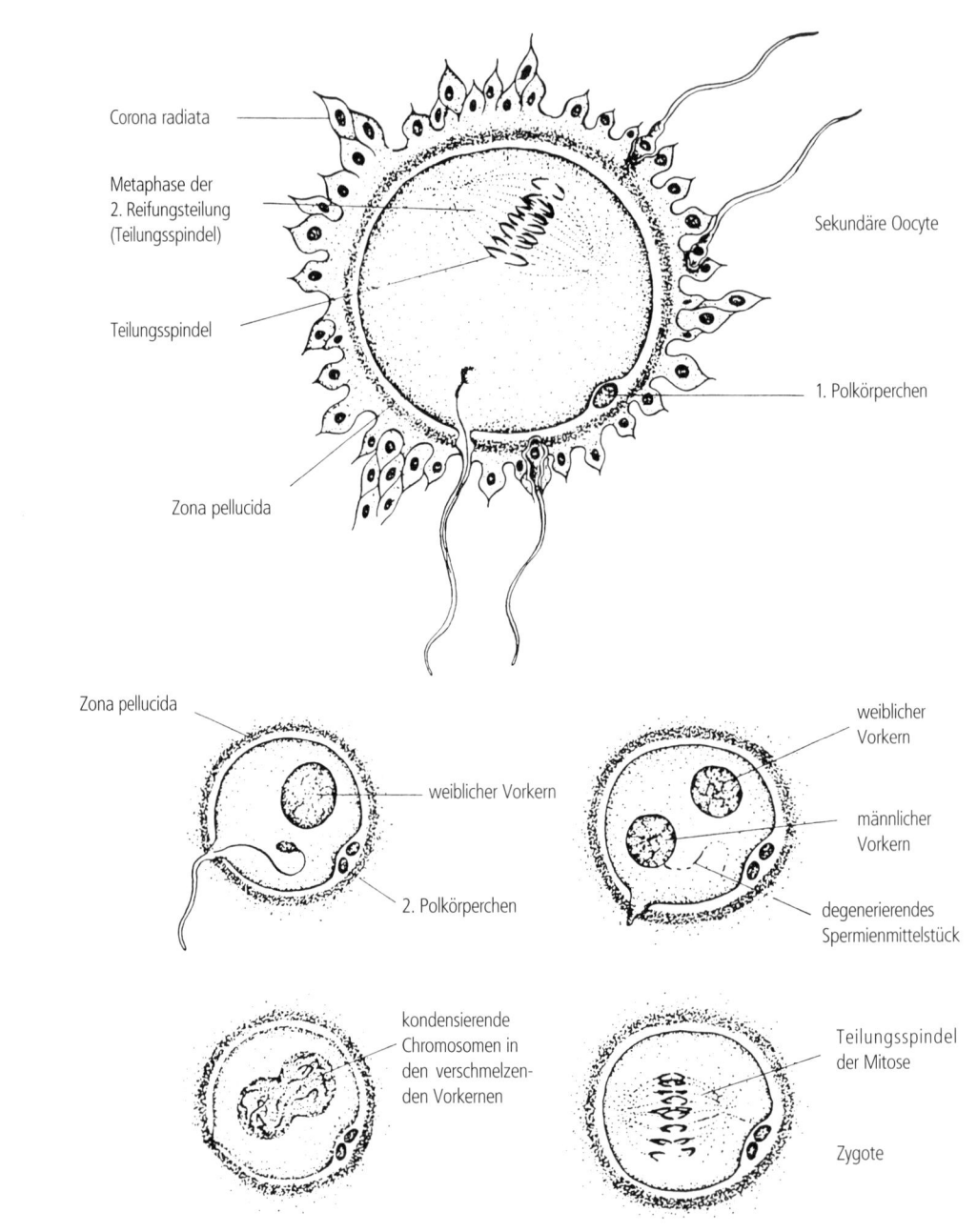

Corona radiata

Metaphase der
2. Reifungsteilung
(Teilungsspindel)

Teilungsspindel

Zona pellucida

Sekundäre Oocyte

1. Polkörperchen

Zona pellucida

weiblicher Vorkern

2. Polkörperchen

weiblicher
Vorkern

männlicher
Vorkern

degenerierendes
Spermienmittelstück

kondensierende
Chromosomen in
den verschmelzen-
den Vorkernen

Teilungsspindel
der Mitose

Zygote

Befruchtungsvorgang. Die Spermien gelangen im Eileiter auf die Corona-radiata-Zellen der befruchtungsfähigen Eizelle. Der Inhalt des Akrosoms löst die Desmosomen zwischen den Zellen auf und läßt das Spermium bis zur Zona pelucida vordringen. Auch diese Zona wird aufgelöst und das erste im Perivitelinraum angekommene Spermium veranlasst die Eizelle zur Ausbildung einer Befruchtungsmembran, die das Eindringen weiterer Spermien verhindert. Das Plasmalemma des erfolgreichen Spermiums vereinigt sich mit dem Plasmalemma der Oocyte und Kern- und Mittelstück der Spermiums dringen in die Oocyte ein. Hier wird das Chromatin des Spermiumkopfes zum männlichen Vorkern umgewandelt. Die männlichen Mitochondrien werden abgebaut. Nach Replikation des DNA-Materials des weiblichen und des männlichen Vorkerns vermischen sich die Chromosomen und es bildet sich eine Teilungsspindel aus. Die erste Furchungsteilung der Zygote kann stattfinden.

Abb. 2-4   Zygotenbildung. Nach: Hirsch-Kauffmann & Schweiger (1992: 267)

Innerhalb der geschlechtlichen Fortpflanzung gibt es wiederum verschiedene Wege und Möglichkeiten des Zusammenfindens männlicher und weiblicher Keimzellen bzw. der spontanen Weiterentwicklung von Eizellen, die den Mechanismen, die uns von höheren Lebewesen und vom Menschen her vertraut sind, nicht entsprechen. So finden sich z.B. die protandrische oder protogyne Geschlechtsumwandlung, welche bereits auf die Relativität von „männlich" und „weiblich" hinweist, der synchrone oder asynchrone Hermaphroditismus mit Selbst- oder Fremdbefruchtung, und die reine oder teilweise Parthenogenese, welche Klons ausschließlich weiblicher Individuen hervorbringt.

2.1.2 Verhalten

Alle diese Phänomene machen deutlich, dass das geläufige Schema, wonach die Geschlechtspartner sich paaren, um die Arterhaltung sicherzustellen, und beisammen bleiben, um bessere Brutpflege betreiben zu können, kein universell gültiges Naturgesetz darstellt. Die Verhaltensforschung konnte zeigen,

▷ dass Paarung und Fortpflanzung nicht zusammenhängen müssen und jeweils anderen Zwecken, nämlich der Evolution und der Arterhaltung dienen können,

▷ dass (speziell bei im Wasser lebenden Tieren, bei denen Samen und Eizellen auf vielen Wegen zusammenfinden), auch die geschlechtliche Fortpflanzung nicht unbedingt an Paarung gebunden ist,

▷ dass auch zwischen der Art der Paarbindung und dem Paarungsverhalten kein starrer Zusammenhang besteht (z.B. bei Vögeln: Einehen zunächst ohne Paarungen und umgekehrt Paarungen ohne feste Partnerbindungen),

▷ dass auch Paarbindung, Paarungsverhalten und Brutpflege voneinander unabhängig sein können. Brutpflege gibt es bereits bei niederen Tieren wie Seesternen, die anonym und ohne Partnerkontakt ihre Nachkommen zeugen. Andererseits fehlt bei in Einehe lebenden Paaren – wie dem Kuckuck – Brutpflege (Wickler 1969; Wickler & Seibt 1984).

Bei höheren Tieren und beim Menschen verbinden sich nicht nur Paarung und Vermehrung, die Partnerbindung steht auch im Dienst der Brutpflege bzw. Kinderaufzucht. Schließlich erhalten Komponenten aus dem Brutpflege- und Sexualverhalten soziale Bedeutung und werden zur Förderung der Partnerbindung bzw. des Gruppenzusammenhaltes eingesetzt. Die Verhaltensforscher sprechen generell von einem Bedeutungs- und Funktionswandel.

Dieser Bedeutungs- und Funktionswandel führte erstmals zu „freundlichen Verhaltensweisen", nachdem über die Beziehung zwischen Muttertier und Jungem bei Vögeln und Säugern individuelles Erkennen und fürsorglich-liebevolle Beziehungen sich entwickelt hatten, die dann auf andere Artgenossen bzw. auf das Verhalten erwachsener Tiere untereinander ausgedehnt wurden. Bis zu den Reptilien gab es derartiges Verhalten nicht; Sexualverhalten war, wie das übrige Verhalten, in erster Linie durch Dominanz und Submission bestimmt. Männlichem Aggressions-, Dominanz- und Imponierverhalten stand weibliche Wahlfreiheit, Flucht oder Submission gegenüber. Im Rahmen dieses Funktions- und Bedeutungswandels können ursprünglich eindeutige Brutpflegehandlungen zusätzlich soziale Bedeutung erhalten: Z.B. kann das Überreichen von Nestbaumaterial zu einer Balz- oder Begrüßungsgeste werden, das Futterbringen zu einem Element der Paarbindung und zur Kopulationsaufforderung, die Mund-zu-Mund-Fütterung zum Schnäbeln bzw. zum Kuss unter Erwachsenen usw. (s. Abb. 2-5).

Aus der kindlichen Bettelgebärde um Futter dürfte der Händedruck, aus dem Anklammern des Primatenjungen ans mütterliche Fell die Umarmung, aus der ursprünglichen Fellpflege bzw. dem Lausen der Jungen durch Mütter und „Tanten" das soziale grooming entstanden sein, welches angst- und aggressionsmindernde Körperkontakte vermitteln kann.

Naheliegend ist somit, dass auch menschliches Pettingverhalten nicht nur sexuelle, sondern auch psychosoziale Bedeutung hat. Denn die mütterliche Brust hat bei Säugetieren nicht nur Ernährungsfunktion, sondern auch soziale Bedeutung für die Jungen als Ort der Zuflucht, der Geborgenheit und des Trostes. Anteile dieser frühen emotionalen Bedeutung finden sich noch in der heutigen sexuellen Faszination durch die Brust. Allerdings ist die weibliche Brust nur beim Menschen beständig ausgebildet, also unabhängig von Schwangerschaft und Stillperiode zu einem dauerhaften „Signal" geworden, dem auch sexuelle Bedeutung unter Erwachsenen zukommt. Dafür scheint es im Tierreich keine Entsprechungen zu geben.

Für diesen Bedeutungs- und Funktionswandel eignet sich das eigentliche Sexualverhalten in besonderer Weise, da Sexualität mit Territorialität, mit offener Aggression bzw. Fluchttendenzen unvereinbar ist.

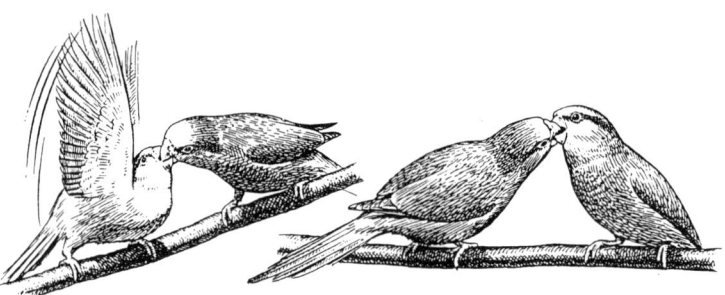

Füttern des Jungvogels (links) und Schnabelgruß zwischen Paar-Partnern (rechts) beim Mönchssittich

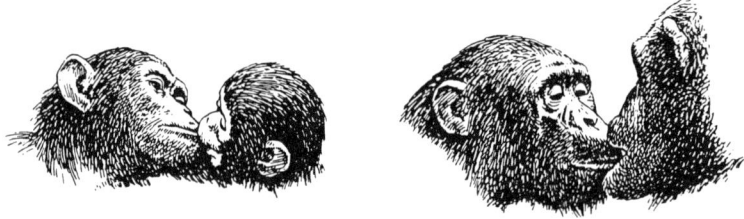

Baby-Fütterung von Mund zu Mund (links) und Begrüßungs- „Kuss" zwischen erwachsenen Schimpansen (rechts)

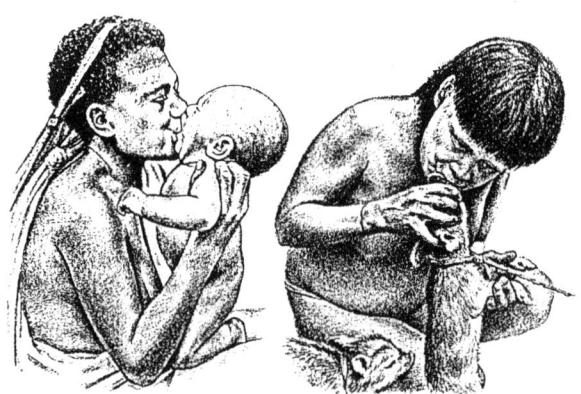

Papua-Mutter, ihr Kind von Mund zu Mund fütternd (links), und Urukú-Indianerin, ein Ferkel von Mund zu Mund fütternd

Abb. 2-5   Schnäbeln (Vögel), Mund-zu-Mund-Fütterung (Affe u. Mensch), Kuss. Aus: Winkler (1969: 133, 172, 231)

Zur Paarung müssen individuelle „Reviergrenzen" durchbrochen und überschritten, Rangunterschiede wie auch Aggressions- und Fluchtimpulse außer Kraft gesetzt und überwunden werden. Sexualität kann also den Paar- bzw. Gruppenzusammenhalt fördern und aggressionsmindernd wirken, was sich besonders bei Schimpansen und Bonobos als den nächsten Verwandten des Menschen zeigen lässt. Durch diese Übernahme zusätzlicher sozialer Funktionen wird Sexualverhalten aber auch mehrdeutig und missverständlich, d.h. es kann sowohl sozial als auch sexuell verstanden werden.

Dabei ist wichtig, dass sich am Verhalten selbst nichts ändert, damit das verlässliche und automatische Ansprechen auf sexuelle Auslöser auch für soziale Zwecke im Sinne der Förderung von Paarbindung und Gruppenzusammenhalt nützlich sein kann. Beispiele für derart umfunktioniertes Sexualverhalten sind das Präsentieren des weiblichen oder männlichen Genitales, allerdings mit unterschiedlicher Bedeutung. Das Präsentieren des weiblichen Genitales gegenüber einem Männchen war ursprünglich ein deutlich sexuelles Signal, eine Kopulationsaufforderung. Im sozialen Kontext bedeutet das Präsentieren ein Grußverhalten, die Anerkennung bestehender Rangordnungen. Es kann eine Unterwerfungsgeste sein, die beim Adres-

saten Aggressionshemmung bzw. wohlwollendes Verhalten auslöst. In dieser Bedeutung – und nur in dieser – wurde das Präsentieren des Hinterteils auch vom männlichen Geschlecht übernommen (s. Abb. 2-6).

Dagegen hatte das Präsentieren des männlichen Genitales ursprünglich keine sexuelle Bedeutung. Als Macht- und Drohzeichen, das schon bei geschlechtsunreifen Jungtieren zu beobachten ist, gehört es zum Imponierverhalten. Dieser Macht- und Drohcharakter des erigierten Penis ist bei wachesitzenden Primaten (Nasenaffe, Pavian) ebenso anzutreffen wie bei griechischen Hermen oder balinesischen Feld-, Haus- oder Dorfwächtern, die irdischen und überirdischen Feinden ihr erigiertes Genitale entgegenhalten. Dieselbe Funktion kommt den überdimensionierten Schamkapseln der Ritterrüstungen zu, ebenso den Landsknechtshosenlatzen oder Penisfutteralen und Penisstulpen als einer gewissermaßen „gefrorenen Dominanzerektion" (Schiefenhövel et al. 1993). In diesen Zusammenhängen hat also selbst das männliche Genitale eine nicht-sexuelle Bedeutung bekommen (s. Abb. 2-7 u. Abb. 2-8). Ähnliches gilt für Paarungen, bei denen das männliche Tier nicht ejakuliert und die somit nicht der Fortpflanzung, sondern ebenfalls sozialen Zielen dienen.

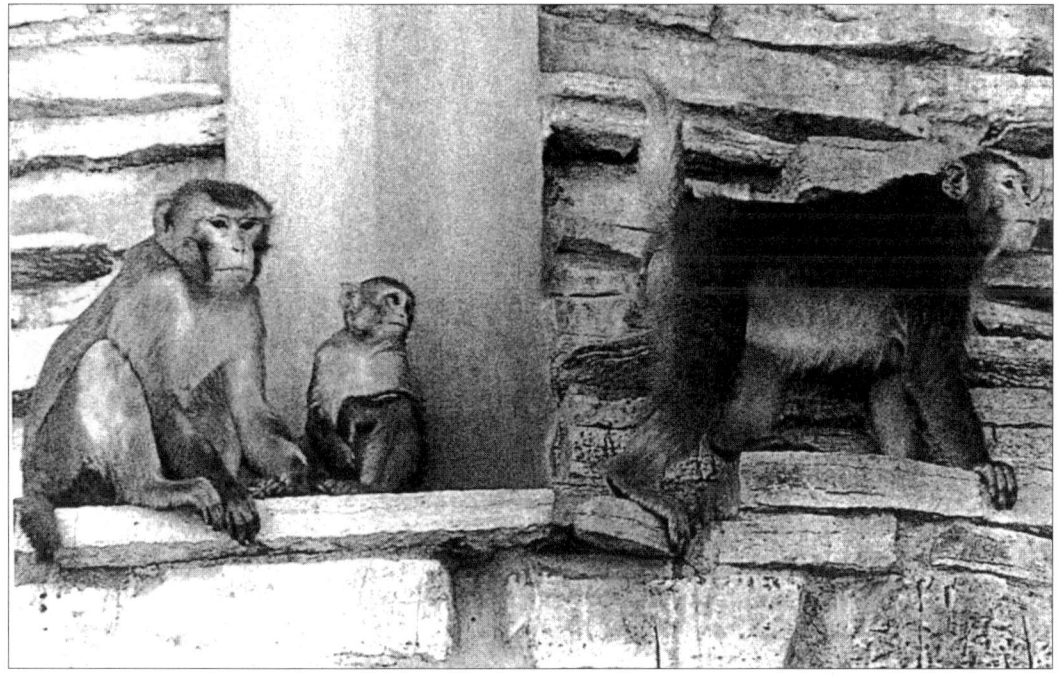

Abb. 2-6 Präsentieren des Hinterteils. Aus: De Waal (1991: 115)

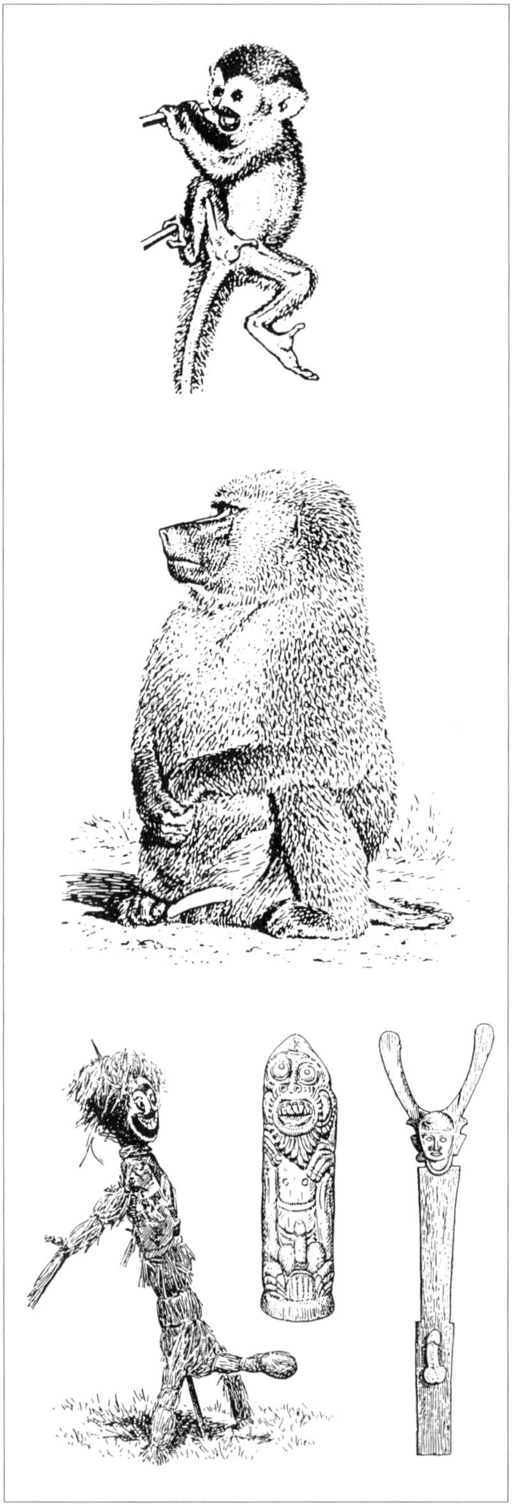

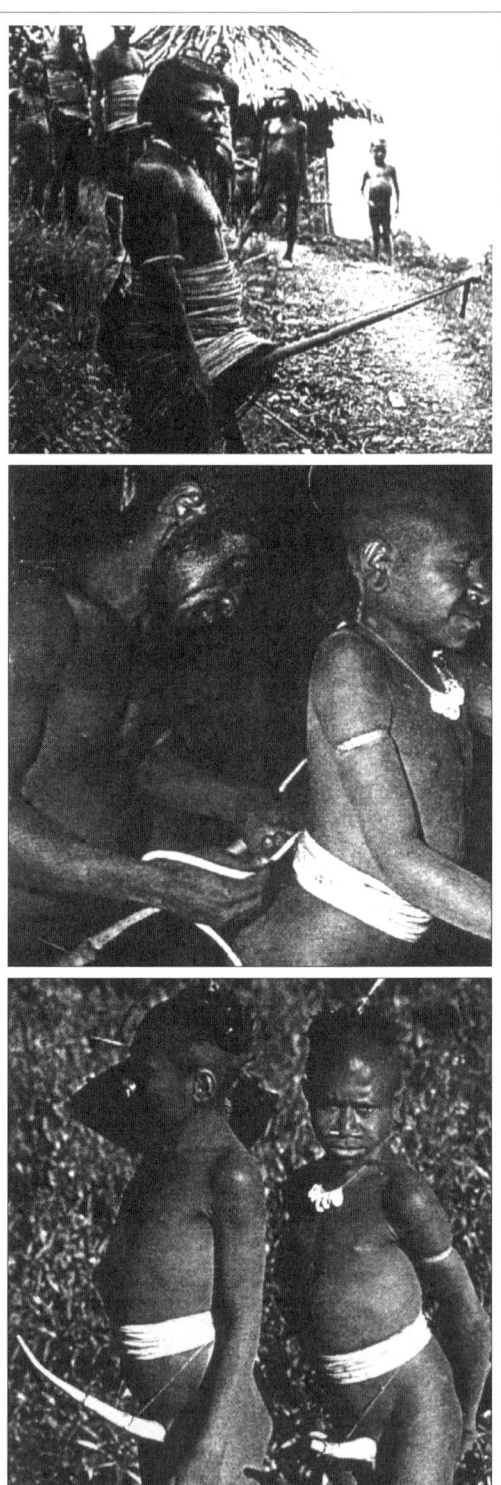

Abb. 2-7 Präsentieren des Penis: junges Totenkopfäffchen; Pavian; Wächterfiguren mit erigiertem Penis. Aus: Winkler (1969:73)

Abb. 2-8 Peniskalebassen und Verleihung des ersten Männergürtels. Aus: Schiefenhövel, Uher, Krell (1993: 148, 198)

Die stammesgeschichtlichen Vorläufer des menschlichen Sexualverhaltens werden besonders deutlich, wenn man die dem Menschen am nächsten verwandte Tierart, die Bonobos (auch Zwergschimpansen genannt), in ihrem Paar- und Sexualverhalten untersucht. Hierzu liegen einschlägige Freilandbeobachtungen und Studien aus zoologischen Gärten vor (de Waal 1989).

Die Bonobos sind eher scheue Primaten, leben in kleinen Gruppen (man findet sie nur in Zaire, südlich des Zaire-Flusses) und haben ein erstaunliches soziales Bindungssystem entwickelt, das vor allem den Muttertieren eine hervorragende Bedeutung einräumt. Dennoch ist für die Integration von Gruppenangehörigen gesorgt, die von Geburt oder als Waisen benachteiligt sind. Hierfür spielt die Nutzung sexueller Kontakte in ihrer bindungsstiftenden Funktion eine große Rolle, was daran erkennbar wird, dass die Häufigkeit von Kontakten in sozialen Spannungszuständen zunimmt. Auffällig ist ferner die Variabilität des sexuellen Verhaltens (autoerotische Gestaltung, gleichgeschlechtliche Kontakte, Kontakte zwischen Erwachsenen und Jungtieren). Die Trennung von Reproduktion und Sexualverhalten ist offensichtlich (keine Bindung an Ovulationszyklen, keine Ejakulation bei Kopulation mit nicht fruchtbaren Weibchen). Die Bonobos sind die erste Spezies, deren überwiegende Paarungsstellung die Kopulation von Angesicht zu Angesicht ist (die „Missionarsstellung" ist also keine Erfindung der Menschen, s. Abb. 2-9). Die nahe Verwandtschaft zu den Menschen zeigt sich auch dadurch, dass sie etwa die Hälfte ihres Lebens auf zwei Beinen verbringen.

Angesichts der stammesgeschichtlichen Verwandtschaft liegt es nahe, nach ähnlichen Verhaltensweisen beim Menschen zu suchen.

In der Tat ist unser animalisches Erbe in zahlreichen atavistischen Relikten manifest, die als angeborene Auslösemechanismen funktionieren und durch optische, akustische oder olfaktorische Reize aktiviert werden können. Am besten untersucht ist das Ansprechen auf visuelle Reize. Hier ist z.B. das „Kindchenschema" nach Konrad Lorenz zu nennen (s. Abb. 2-10): Eine runde Kopfform, eine gewölbte Stirn, ein unter der Mittellinie des Gesichtsschädels liegendes

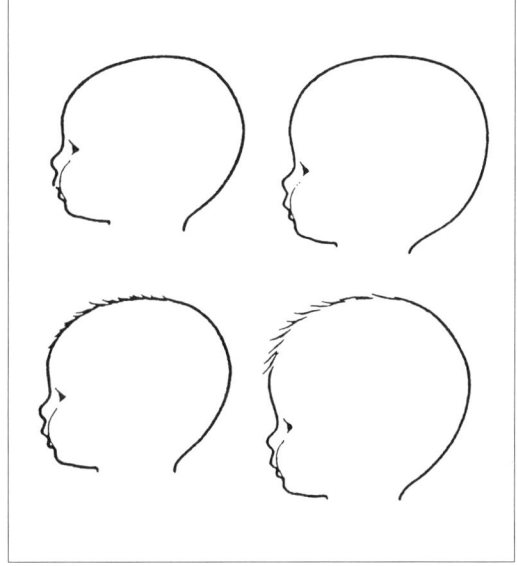

Abb. 2-10 Kindchenschema nach Konrad Lorenz. Die überzeichneten Merkmale (rechts oben, unten) werden bevorzugt

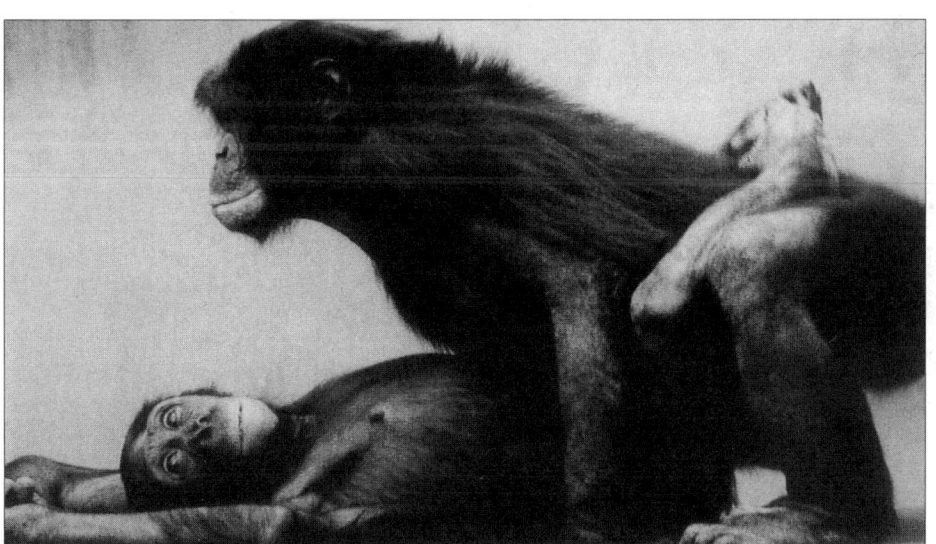

Abb. 2-9 Bonobos bei Kopulation von Angesicht zu Angesicht

Auge, Pausbacken sowie allgemein rundliche und putzige Formen auch der Extremitäten lösen Gefühle von „lieb", „herzig" oder „sympathisch" aus, dienen also wiederum der Aggressionshemmung und der Aktivierung von Beschützerinstinkten.

In ähnlicher Weise gibt es ein „Mann/Frau-Schema", d.h. männliche V-Form (breite Schultern/schmale Taille) und weibliche Kurven (Brust/Taille/Hüfte) entscheiden wesentlich über Attraktivität und sexuelle Anziehung, wobei erst ab der Pubertät die gegengeschlechtlichen Merkmale bevorzugt werden (Eibl-Eibesfeldt 1984). Unter diesen Merkmalen kommt dem Gesäß besondere Bedeutung zu. Beim Menschen betont der Lordoseknick der Wirbelsäule diese Signalfunktion vor allem des weiblichen Gesäßes zusätzlich und erinnert an das Phänomen des Präsentierens bei den Primaten: Bei 4-beinigem Gang wird das Genitale nicht nur sichtbar, sondern fungiert durch die im Östrus, also zur Zeit der Empfängnis- und Paarungsbereitschaft anschwellende, sich rot verfärbende und Duftstoffe abgebende Geschlechtshaut als unübersehbares Signal. Es zeigt dem Männchen schon auf Entfernung die

Anwesenheit eines kopulationsbereiten Weibchens an. Dieses aus der Sexualsphäre stammende Signal der (weiblichen) roten Kehrseite wurde z.B. beim Pavian anatomisch auch vom männlichen Geschlecht übernommen. Es hat dabei seine Bedeutung als soziales Signal behalten, obwohl es keine zyklischen Veränderungen bzw. keinerlei sexualphysiologische Funktionen mehr anzeigt und vom Männchen dafür genutzt wird, Aufmerksamkeit auf sich zu lenken.

Auch beim Menschen wurde den Rundungen des weiblichen Gesäßes zu allen Zeiten große Attraktivität beigemessen. Aphrodite, die Göttin der Schönheit in der griechischen Mythologie, hatte den Beinamen Kallipygos („die mit dem schönen Hintern"). Deutlich wird dies auch an der Evolution des „Hottentottensteißes" und an den verschiedenen modischen Betonungen und Überbetonungen des Gesäßes (s. Abb. 2-11).

Seit der Entstehung des aufrechten Ganges im Laufe der Evolution kommt das Gesäß bei den nun mehr frontalen Begegnungen nicht mehr in der bisherigen Weise zur Geltung. In diesem Zusammenhang ist möglicherweise auch die Sonderstellung der weiblichen Brust zu verstehen: Der Mensch ist das einzige Säugetier, bei

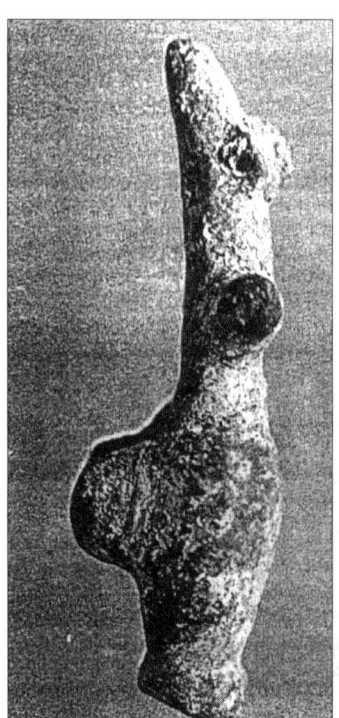 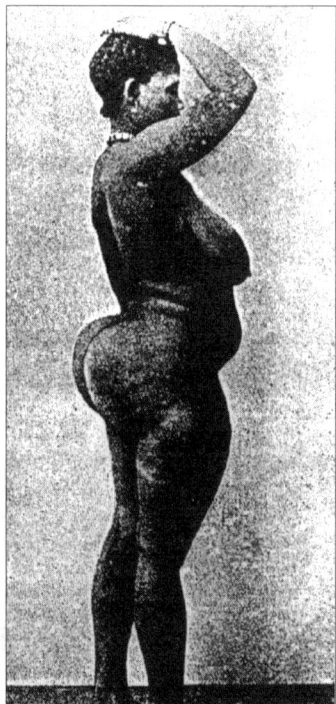 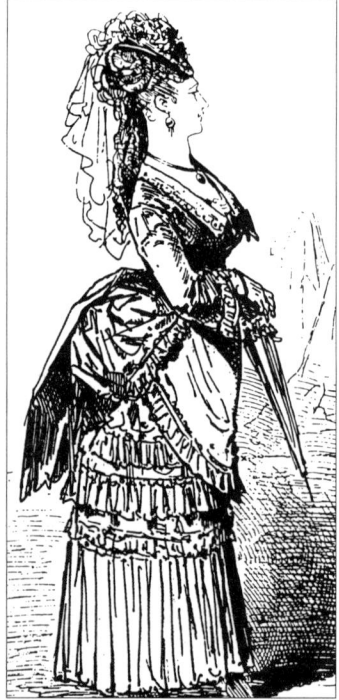

Abb. 2-11   Gesäßbetonungen Steinzeit, Ethnie, Mode. Aus: Morris (1978: 234)

dem sie auch außerhalb von Stillzeiten beständig als Formsignal entwickelt ist und zudem erotische Bedeutung beim Liebesspiel erhalten hat. Der „Busen" ist zum wesentlichen Attribut von Weiblichkeit geworden. Die Brust könnte sogar eine Gesäßmimikry darstellen, die ein dorsal verlorengegangenes Signal nach vorn verlagert (Morris 1978: 240). Sie ist nicht nur eine sehr empfindliche erogene Zone der Frau, ihre Berührung hat auch in jenen Kulturen, wo die Brust unverhüllt getragen wird, eindeutig sexuellen Aufforderungscharakter. Physiologisch und psychologisch spielt in diesem Zusammenhang das (ausschließlich bei Säugern vorkommende) Neuropeptid Oxytozin eine wichtige Rolle. Es wird sowohl beim Stillen als auch beim Liebesspiel durch die Stimulation der Brustwarzen freigesetzt und weist Höchstwerte während des Orgasmus auf. In jüngster Zeit wurde es bei beiden Geschlechtern als eine Art „soziales Bindungshormon" aufgefasst. Als solches hat es mit dem liebevollen Umgang, mit Elternverhalten, Partnerkontakt, Libido und Potenzsteigerung zu tun (Insel 1992). Mit diesem Hinweis auf physiologische Korrelate des Sexualverhaltens soll wiederum an die biopsychosoziale Einheit des Menschen und seiner Sexualität erinnert werden. Sie macht sich auch in der Wirkungsweise der Duftstoffe bzw. sexuellen Lockstoffe (Pheromone) bemerkbar, über die zunehmend mehr Erkenntnisse gewonnen werden (Monti-Bloch et al. 1994).

Wenn man das heutige Wissen über die Entwicklung der Sexualität im Tierreich zusammenfasst (hier wurden nur einige Beispiele erwähnt) so ergeben sich insgesamt mehr Gemeinsamkeiten als Unterschiede im Verhältnis zur menschlichen Sexualität.

Diese Gemeinsamkeiten betreffen jedoch vorwiegend die biologisch-physiologischen Abläufe und Funktionen, wie beispielsweise die Differenzierung der Geschlechter aus gemeinsamen Anlagen bei der Geschlechtsentwicklung, die Abhängigkeit von früher hormoneller Prägung auch der entsprechenden Sexualzentren im Gehirn (s. Kap. 3.2), die Bildung und Reifung der Keimzellen, Ablauf und Steuerung des weiblichen Zyklus sowie auch den reflektorischen Koitusablauf (Beckenstöße). Darüber hinaus gibt es hinsichtlich des Verhaltens zahlreiche Gemeinsamkeiten bzw. mehr graduelle als prinzipielle Unterschiede. Das betrifft geschlechtstypisch unterschiedlich verteilte sexuelle Verhaltensweisen (Unterschiede zwischen männlichem und weiblichem Sexualverhalten), das Vorkommen homo-, bi- und heterosexueller Orientierung, die Notwendigkeit, durch sexuelle Spiele in der Jugend zu lernen, das häufigere Vorkommen von Masturbation beim männlichen als beim weiblichen Geschlecht, individuelle Partnerwahlen und Vorlieben, verschiedenste soziale Beziehungsformen vom kontaktunfähigen Einzelgänger über die Einehe bis zum Harem, zur Gruppenehe und zur Promiskuität. Die prinzipiellen Gemeinsamkeiten beziehen sich auch auf die Phänomene der Brutpflege, der Mutterliebe und auf die Entkopplung von Fortpflanzungs- und Sozialfunktion der Sexualität, d.h. auf die Übernahme von Elementen der Brutpflege bzw. der Mutter-Kind-Beziehung in die Erwachsenensexualität oder andere Formen sozialer Interaktion.

In biologisch-physiologischer Sicht sind wesentliche Unterschiede zwischen Sexualität im Tierreich und beim Menschen nur an wenigen Stellen auszumachen: so bei der Reduzierung der Hormonabhängigkeit von Sexualverhalten und -funktion oder beim Verschwinden offensichtlicher „Brunstzeiten" (versteckter Eisprung). Der Mensch ist im Gegensatz zu den östrusabhängigen Tieren, bei welchen sich nicht-brünstige Weibchen weder sexuell interessiert noch kopulationsbereit zeigen, zu jeder Zeit sexuell ansprechbar und reaktionsbereit. Dementsprechend gibt es in größeren Statistiken keine besondere Häufung sexueller Aktivität oder Stimulierbarkeit in der Zeit des weiblichen Eisprungs.

Dieses Verschwinden der Brünstigkeit zeigt eine bedeutsame Entwicklungsrichtung hin zur menschlichen Sexualität an. Sie findet sich zumindest andeutungsweise bereits bei den dem Menschen am nächsten verwandten Primaten, den Schimpansen und Bonobos. Allerdings legen neuere Untersuchungen den Schluss nahe, dass es immer noch Reaktionsbereitschaften auf grobsinnlich nicht oder kaum wahrnehmbare und meist nicht bewusstwerdende Reize gibt, z.B. auf Geruchsstoffe oder Pheromone, die im Lauf des Zyklus unterschiedlich wahrgenommen und bewertet werden, oder auf subtile Verhaltensweisen wie etwa das Zeigen von mehr Haut in Diskotheken zur Zeit des Eisprungs (Grammer 1993). Auch für das lange Zeit als spezifisch menschlich angesehene Inzest-Tabu haben sich Vorläufer im Tierreich gefunden (Bischof 1972). Ebenso kommt die Einbeziehung des Vaters in die Familie (eher als Ausnahme) schon bei gewissen Tierarten vor, ist beim Menschen allerdings zur Regel geworden und typisch für die menschliche Familie. Hingegen gibt es nach heutigem Kenntnisstand im Tierreich vermutlich kein dem menschlichen vergleichbares Schamgefühl bei sexuellen Aktivitäten (versteckter Koitus). Schließlich bleibt als wesentlicher Unterschied die Kommunikationsfähigkeit: Tiere sind auf nonverbale – teils chemische, teils akustische, teils visuelle – Kommunikation beschränkt, während der Mensch die Möglichkeit der Sprache hat. Die Unterschiede zwischen tierischer und menschlicher Sexualität bzw. das spezifisch Menschliche sind also dort zu suchen, wo sich Tier und Mensch generell am meisten unterscheiden, in all jenen Fähigkeiten, die die Neuhirnentwicklung beim Menschen ermöglicht hat. Das betrifft z.B. die Befähigung zu Selbstbewusstsein, Introspektion, Phantasie, Sprach-, Denk- und Urteilsvermögen, Ethik und Moral etc. – Qualitäten, die allenfalls in Anfängen bei Schimpansen gefunden werden.

Somit kann letztlich in der Einbettung von Sexualität in Sprache und Kultur das spezifisch Menschliche gesehen werden. Ohne Frage liegen darin auch Gefahren. Durch diese kulturelle Überlagerung der Sexualität ist ihre soziale Funktion nicht mehr so umstandslos verfügbar wie bei den Primaten. Sie ist insgesamt störanfälliger geworden. Was bei den Primaten noch ausreichend in automatisch ablaufende Verhaltensprogramme eingebunden ist, muss beim Menschen durch die evolutiv bedingte erhöhte Komplexität seines Erlebens und Verhaltens auf einer neuen, spezifisch menschlichen Ebene erst erworben, „gelernt" werden. Das bedeutet, dass die Dimensionen der Sexualität und die damit verbundenen Funktionen (wie sie bei den Primaten grundsätzlich auch schon gegeben sind) in diese höhere Komplexität (Sinndimension und Bedeutungserteilung der Sexualität) integriert werden müssen. Konkret betrifft dies:

> ▹ ihre beziehungsorientierte Dimension, d.h. ihre Bedeutung für die Befriedigung basaler psychosozialer Grundbedürfnisse nach Akzeptanz, Nähe, Sicherheit und Geborgenheit,
> ▹ ihre reproduktive Dimension, d.h. ihre Bedeutung für die Fortpflanzung,
> ▹ die sexuelle Lustdimension, d.h. ihre Bedeutung für alle Möglichkeiten des Lustgewinns durch die Genitalorgane.

Dabei ist die harmonische Integration aller drei Dimensionen der Sexualität eine Entwicklungsaufgabe für jedes Individuum. Das stellt nicht nur die Notwendigkeit von Sexualerziehung heraus, sondern begründet auch den hier vertretenen sexualmedizinischen Ansatz und seine behandlungstechnische Umsetzung (s. Kap. 1) aus der Stammes- und Individualgeschichte des Menschen.

2.1.3 Wahrnehmung

Das Ausmaß der erwähnten Komplexität wird auch dadurch deutlich, dass die für Sinngebung, Bedeutungserteilung, Lernen usw. notwendigen Wahrnehmungsprozesse (Empfinden, Wahrnehmen, Klassifizieren) in der Stammes- und Individualgeschichte entstanden sind, d.h. auch von lebensgeschichtlichen Faktoren beeinflusst werden. Das menschliche Gehirn als morphologisch-anatomisches Substrat komplexer Verhaltensweisen vermittelt uns im Prozess der Wahrnehmung ein Bild der Wirklichkeit, in das verschiedene Faktoren eingehen:

> ▹ physiologische Faktoren (z.B. Reizschwellen, Vorgänge in der Netzhaut etc., ohne welche Signale nicht wahrgenommen werden können),
> ▹ gestaltbedingte Faktoren (automatisches Auffassen verschiedener Signale als zusammengehörig, z.B. Gesetz der Nähe, der Geschlossenheit etc.) (s. Abb. 2-12),
> ▹ persönliche und soziale Faktoren (Vorstellungen, Motive, Einstellungen, Werte, Erfahrungen/Gelerntes, Stimmungen/Gefühle/Affekte, Persönlichkeitseigenschaften, soziales Umfeld).

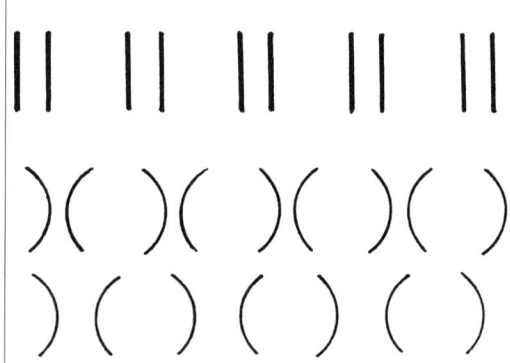

Näher zusammenstehende Wahrnehmungsgegenstände werden als zusammengehörig angesehen.

Abb. 2-12 Gesetz der Nähe. X-förmige Klammern oder Kugeln? Nach: Enke (Hrsg.) (1971: 53)

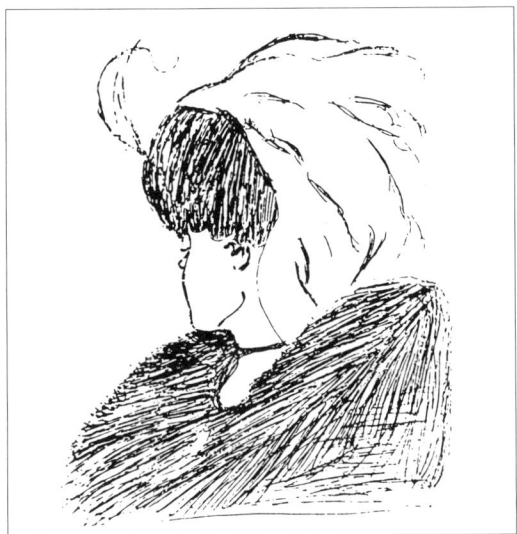

Abb. 2-13 Alte oder junge Frau? Aus: Enke (Hrsg.) (1971: 54)

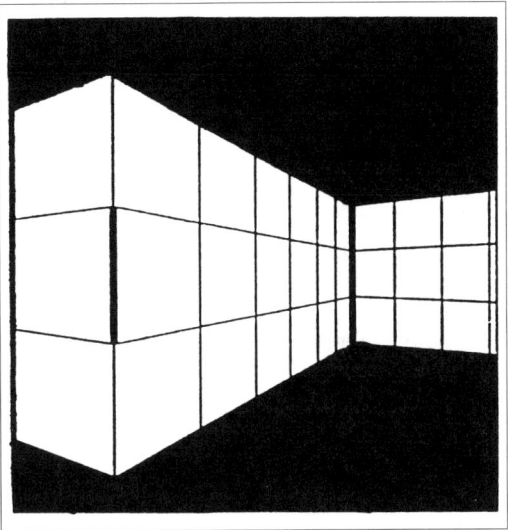

Abb. 2-14 Beispiel für eine Wahrnehmungsverzerrung: Die eine Linie wird kürzer wahrgenommen, daran ändert auch das Wissen um die gleiche Länge der beiden Linien nichts.

Darin liegt begründet, dass Dinge individuell verschieden wahrgenommen werden können (s. Abb. 2-13).

Das kommt besonders dann zum Tragen, wenn aus einer Vielfalt möglicher Wahrnehmungsinhalte ausgewählt werden muss. Das Gehirn versucht also zu abstrahieren, um Ordnung herzustellen. Dabei wird zum einen die unübersichtliche Umwelt in Muster gezwungen, zum anderen wird Fehlendes aus vorhandenem Material ergänzt.

> Diese Wahrnehmungsprozesse betreffen auch die Verarbeitung sexueller Signale. Von all den genannten Faktoren hängt also unsere **sexuelle Weltanschauung** ab.

Wie in der visuellen Wahrnehmung „Vor-Urteile" schwer zu korrigieren sind (s. Abb. 2-14), ist es auch im sexuellen Erleben schwer, sich von der subjektiven Lerngeschichte und Wahrnehmung abzulösen. Daraus ergibt sich die Notwendigkeit, sich diese individuelle Wahrnehmung beschreiben zu lassen, wenn man den anderen verstehen möchte. Aus diesen wahrnehmungsphysiologischen und -psychologischen Gesetzmäßigkeiten lassen sich daher Besonderheiten sexualmedizinischer Diagnostik und Therapie (Kennenlernen der anderen und Vermittlung der eigenen **sexuellen Weltanschauung** gegenüber dem Partner) genauso ableiten wie Voraussetzungen der sexualmedizinischen Ausbildung.

2.2 Kulturgeschichte

Sexuelles Erleben und Verhalten sind in hohem Maße durch die Kultur beeinflusst. Heutige Erscheinungsformen des Sexuellen sind daher nur vor dem Hintergrund der Geschichte und ihrer Auswirkungen auf die Biographien der Menschen verständlich. In den folgenden historischen Streiflichtern soll zunächst das Hauptaugenmerk auf die Anfänge der Geschichte der Sexualität im sog. christlichen Abendland – konkret auf den diesbezüglichen Einfluss der Spätantike auf das frühe Christentum – und sodann auf die Geschichte der Sexualmedizin in neuerer Zeit gelegt werden. Grundsätzlich ist vorauszuschicken, dass es in jeder Epoche stets gegensätzliche Bewertungen der Sexualität gegeben hat.

2.2.1 Rolle der Religion

„Menschliche Sexualität hat, seit man vom Menschen als Kulturwesen sprechen kann, theologische Relevanz besessen" (Hunger 1984: 9). In ihrem Verhältnis zur Sexualität unterscheiden sich Naturreligionen und Erlöserreligionen, wie Schubart in seinem Standardwerk *Religion und Eros* (1941/1978) aufzeigt.

In den frühen **Naturreligionen** mit ihren überwiegend weiblichen Gottheiten und deren männlichen Partnern geht es um einen ungezwungen-natürlichen, lustvollen Umgang mit der Sexualität: Die sexuelle Handlung an sich ist heilig, losgelöst von den individuellen Partnern, z.B. als symbolische Wiederholung der Kosmogonie oder als Fruchtbarkeitsritus.

Tempelprostitution ist zu dieser Zeit noch ein Sühneopfer an die Fruchtbarkeitsgöttin vor der Ehe, ein Opfer, das schließlich nicht mehr die unmittelbar Betroffenen, sondern Hierodulen stellvertretend darbringen. Solche Tempeldirnen sollten dafür sorgen, dass die Gunst der Liebesgötter erhalten bleibt.

In der Verfallszeit der Naturreligionen wird aus dem ursprünglichen Tempeldienst Prostitution um Geld. Vom anfänglichen Mysterium entarten die dionysischen Kulte zu sexuellen Ausschweifungen. Der Begriff der Orgie verändert seinen Sinn vom **Geheimkult** zur **Ausschreitung**. Geschlechtliche Liebe kann nun als anstößig und unrein gelten; sie wird zunehmend als unvereinbar mit dem Wesen des Heiligen erfahren.

Diese Anschauung wird hauptsächlich in Kulturen vertreten, in denen nicht mehr weibliche Gottheiten, sondern patriarchalische Strukturen und männliche Werte vorherrschen. Noch in Griechenland entwickelt sich der Übergang zur Vorherrschaft der Erlöserreligion (die für den heutigen Europäer die Religion schlechthin ist). In Rom sind Vesta und Diana bereits keusche Göttinnen; es geht nicht mehr um Weltschöpfung oder Fruchtbarkeit. Durch diese Entwicklung geraten Religion und Sexualität in einen Gegensatz, der in letzter Konsequenz die Forderung nach geschlechtlicher Askese zur Folge hat. Nach Schubart (1941/1978) sind es vier Wurzeln, die die Entzweiung von Religion und Eros bedingen:

▷ Das **Opfermotiv** – um den Zorn der Götter zu besänftigen.

▷ Das **Störungsmotiv** – die Religion will zur Gänze vom Menschen Besitz ergreifen und duldet keine Konkurrenten.

▷ Der **Weltekel** – wie er vor dem Hintergrund eines Körper-Geist-Dualismus, der um das 4. Jh. v. Chr. von Persien her nach Griechenland gelangte, etwa bei Platon zum Ausdruck kommt: „Der Leib ist eine Fessel, geradezu ein Übel für die Seele, also etwas, das nicht sein sollte und deshalb besser nicht wäre. Der Gebrauch des Körpers hat bei nahezu allen Menschen eine

Verunreinigung der Seele im Gefolge." (Zit. n. Denzler 1991). In prähellenistischer Zeit gab es noch keinen solchen Dualismus und daher keine Antinomie von Gott und Welt, Leib und Seele. Hier wird ein Weg der Entfremdung vom Körperlichen beschritten und sexuelle Askese im Sinne von Verzicht vorbereitet – eine Hypothek, die bis heute nachwirkt. Auf diesem Weg kann schließlich die Frau, als naturverbundenes Liebeswesen, anstelle der „Magna Mater" der Naturreligionen zur Gehilfin des Teufels in der christlichen Erlöserreligion werden (z.B. bei Tertullian und Hieronymus). Statt um Erlösung **durch** den Eros geht es nun um die Erlösung des Menschen **vom** Eros.

▷ Die **Geschlechtsfurcht** – des Mannes (die Frau ist auch nach heutigem Wissen sexuell potenter als der Mann), welche zur Frauenfeindlichkeit führt. Das Geschlechtliche wird in einer männlich dominierten Welt als unrein und unvereinbar mit religiösen Kulten gewertet.

Geschlechtliche Betätigung galt bei zahlreichen alten Kulturvölkern als Befleckung. Die Wiederherstellung der Reinheit (Reinheitsgesetze) erforderte rituelle Waschungen oder Opfer. Dementsprechend mussten sich Priester vor dem Kult sexuell enthalten. Geschlechtsverkehr und heilige Handlung schlossen sich aus.

Solche Enthaltungsgebote finden sich bei Azteken, Indern, Arabern, im Alten Testament und bei den frühen Christen. Ebenso im heidnischen Rom, wo die Jungfräulichkeit der Vestalinnen durch die Todesstrafe geschützt wurde. Vor diesem Hintergrund kann auch das Bild der Jungfrauengeburt in verschiedenen Kulturen und Religionen gesehen werden.

2.2.2 Rolle der antiken Medizin

In diesem Wandlungsprozess vom orgiastischen Mysterium zur Enthaltung von Unreinem hat wiederholt die Medizin eine wichtige Rolle gespielt. Sowohl der Dualismus wie der Sexualpessimismus der Spätantike leiten sich (auch) von medizinischen Vorstellungen her. So begründet etwa Pythagoras (der generell in seiner Lehre Askese, moralische Selbstkontrolle, Beherrschung, Mäßigkeit, vegetarische Ernährung, Reinigung der Seele vertritt) im 6. Jahrhundert v. Chr. die Empfehlung sexueller Enthaltsamkeit mit der Gefährlichkeit und Gesundheitsschädlichkeit der Sexualität. Auf die Frage, wann die beste Zeit für die Liebe sei, antwortete er: Wenn man sich schwächen will. Weil die Frauen nicht wie die Männer vom Energieverlust durch den Verlust des Samens betroffen seien, schade ihnen der Geschlechtsverkehr nicht. Diese Sichtweise findet sich auch bei Xenophon, Platon, Aristoteles und bei Hippokrates von Kos (ca. 460–370 v. Chr.), der als Begründer der wissenschaftlichen Medizin gilt. Er vertritt bereits die Meinung, übermäßiger Verlust des Samens führe zu Rückenmarkschwindsucht und zum Tod. Deswegen hält auch Soranus von Ephesus, der Leibarzt Kaiser Hadrians im 2. Jahrhundert n. Chr., sexuelle Enthaltsamkeit für gesundheitsfördernd.

> Bereits ab dem 6. Jahrhundert v. Chr. finden sich in der antiken Medizin Vorstellungen, die zumindest unterschwellig immer noch wirksam sind, z.B. über die angeblich schädlichen Folgen der Masturbation oder die Schwächung durch den Geschlechtsverkehr.

2.2.3 Spätantike und frühes Christentum

Jesus von Nazareth war nach der Überlieferung des Neuen Testamentes weder sexual- noch frauenfeindlich, das Christentum ursprünglich nicht asketisch. Es entwickelte sich dann aber patriarchalisch (Vatergott, Sohn Gottes) als reine Erlöserreligion im Milieu des römischen Vaterrechts und setzte den Ausschweifungen der „degenerierten" Naturreligion seine Askese entgegen – nicht zuletzt unter dem Aspekt der Erwartung des nahen Weltendes. Darin trifft es sich mit den Idealen der stoischen Philosophie (die auf den Lehren des Zenon von Kition im 4. Jh. v. Chr. basiert) und erwirbt sich Ansehen bei den Stoikern, wird aber auch von deren Leib- und Lustfeindlichkeit beeinflusst. Oberste stoische Maxime ist die Leidenschaftslosigkeit, und dementsprechend herrscht eine grundsätzliche Verdächtigung von Affekten aller Art, insbesondere von sexueller Lust und Leidenschaft, vor. Weitere Grundgedanken waren: Primat der Vernunft, Hochschätzung der Tugend, Freiheit vom Übermaß und die Vorstellung von der Natur als Richtschnur. Seneca vertrat den Grundsatz: Nichts um der Lust willen tun! Wohl hatten Aristippos v. Kyrene (ca. 400 v. Chr.) und Epikur (ca. 300 v. Chr.) in Athen eine lust- und lebensfreundliche (aber nicht im heutigen Sinne **hedonistische**) Philosophie vertreten, doch wurde sie nicht zur bestimmenden Weltsicht.

> Die Ächtung des Eros ist also aus der Antike ins Christentum gekommen, indem der dualistische Gegensatz zwischen Leib und Seele und die stoische Leidenschaftslosigkeit zur Verwerfung der Sexualität und mit ihr des Eros führten.

Hellenistisch-dualistische, gnostische Gedanken sind teilweise auch ins Judentum eingegangen, das der Sexualität gegenüber eine eher naturalistische Haltung einnahm. Hier ist vor allem Philon von Alexandria zu nennen, ein jüdisch-griechischer Theologe, stoischer Philosoph und Zeitgenosse Jesu, der unter anderem postulierte, dass ehelicher Geschlechtsverkehr nur in der Hoffnung auf Kindersegen, nicht um des Geschlechtsgenusses willen erfolgen sollte und dementsprechend Empfängnisverhütung, sowie Homosexualität scharf verurteilte. Seine Lehren haben die Sexualethik des frühen Christentums nachhaltig beeinflusst. Ähnliches Gedankengut findet sich beim einflussreichsten römischen Lehrer der Stoa im ersten nachchristlichen Jahrhundert, Musonius Rufus. Nach ihm ist ehelicher Geschlechtsverkehr nur moralisch gerechtfertigt, wenn er zum Zwecke der Fortpflanzung erfolgt; um der Lust willen ist er verwerflich. Daraus folgt auch die Verwerflichkeit von Kontrazeption: „Wie sollten wir nicht sündigen gegen unsere alten Götter, gegen Zeus, den Beschützer der Familie, wenn wir solche Dinge tun." (Noonan 1965: 69) Obwohl die Stoiker über den Zeugungszweck hinaus die Ehe auch als eine Vereinigung zur gegenseitigen Hilfe gewertet haben, trägt diese stoische Haltung wesentlich zur christlichen Überbetonung der Jungfräulichkeit bei.

> Wiederum aus den Auffassungen der antiken Medizin stammten die „Erkenntnisse" über die Rolle von Mann und Frau bei der Fortpflanzung: Der Mann galt als der entscheidende Träger des Lebens, und die Frau, die ja keinen Samen abgibt, sondern nur das „Bett" zu seiner Aufnahme zur Verfügung stellt, als der Acker, der vom Mann das Leben empfängt und für dessen Wachstum zu sorgen hat.

Im Einzelnen waren die Ansichten allerdings ungenau und unterschiedlich. Samenbildung und Hoden wurden noch in keinerlei Zusammenhang gesehen. Die fälschliche Gleichsetzung des menschlichen Samens mit dem pflanzlichen, den der Bauer aufs Feld streut, begründete die Annahme, dass im männlichen Samen bereits alles Leben enthalten sei. Das Missverständnis besteht darin, dass es sich beim menschlichen Samen um eine Keimzelle, beim pflanzlichen Samen, der ausgesät wird, aber um das Produkt einer Befruchtung durch zwei Keimzellen handelt – eben eine männliche und eine weibliche. Auf dieser Verwechslung beruht das immer wiederkehrende Gleichnis vom Landmann im Zusammenhang mit Fruchtbarkeit oder Empfängnisverhütung. So vergleichen z.B. der christliche Philosoph Athenagoras im 2. Jahrhundert, der im Jahr 254 verstorbene griechische Theologe Origenes und der Kirchenlehrer Ambrosius von Mailand den Koitus mit der Aussaat des Getreides. Clemens von Alexandria, der ca. von 150–220 gelebt hat, paraphrasiert direkt Musonius Rufus, wenn er schreibt: „Ehelicher Geschlechtsverkehr darf nur mit dem Ziel der Fortpflanzung geübt werden, nach der Zeit der Fruchtbarkeit müssen Mann und Frau wie Bruder und Schwester zusammenleben.[…] Es ist also nicht recht, wenn man dem Liebesgenuss frönt und lüstern auf die Erfüllung seiner Begierden aus ist, und ebensowenig wenn man sich der Erregung durch die unvernünftigen Leidenschaften hingibt und Verlangen danach trägt, unrein zu werden. Wie für einen Landmann ist es den Verheirateten nur dann gestattet, Samen auszustreuen, wenn es die Zeit der Aussaat zulässt. […] Mit seiner eigenen Frau treibt Ehebruch, wer mit ihr in der Ehe wie mit einer Dirne verkehrt." (Zit. n. Ranke-Heinemann 1988: 53)

> Solches Denken blieb jahrhundertelang einflussreich. Selbst nach der Erfindung des Mikroskops durch Leeuwenhoek sahen frühe Mikroskopierer in den von ihm entdeckten **Samentierchen**, die er 1677/78 als **animalcula in semine** beschreibt, gemäß der herrschenden Präformationslehre die Miniaturausgaben der jeweiligen Spezies. Im Falle des Menschen war es der „Homunkulus", der zusammengekauert im Kopf des Sperma sitzend wahrgenommen wurde. Die Rolle der Frau beschränkte sich demzufolge darauf, dieses „Menschlein" zu „empfangen". Die heute gebräuchlichen Worte Empfängnisregelung oder Empfängnisverhütung spiegeln immer noch dieses Gedankengut wider.

Im 4. Jahrhundert hat Bischof Gregor von Nissa (332–398) die Ansicht vertreten, dass erst durch den Sündenfall im Paradies die Fortpflanzung nach Art der Tiere auch den Menschen betroffen habe und dass durch die tierische Form der Zeugung auch die tierischen Leidenschaften in den Menschen gekommen seien. Als Ebenbild Gottes wäre der Mensch frei von Affekten

geblieben. Ähnlich meint Johannes Chrysostomus (ca. 350–407), im Paradies hätten die Menschen in reiner Jungfräulichkeit gelebt und erst der Sündenfall habe die Ehe gebracht. Deren Zweck sei einerseits die Fortpflanzung, andererseits sei sie notwendig, um das Feuer der Natur zu löschen, also ein Zugeständnis an die menschliche Begierde.

Auch die antike Geringschätzung der Frau findet wiederum Eingang ins Christentum, obwohl Jesus selbst die Frau als dem Mann gleichwertig angesehen hatte und auch keinerlei Berührungsängste gegenüber Frauen zeigte. Die eingangs erwähnte Ambivalenz in Bezug auf menschliche Geschlechtlichkeit gilt jedoch auch hier: Zu allen Zeiten gab es in der (frühen) Kirche auch angesehene Frauen, z.B. als Apostelin, Diakonin, Heilige und Mystikerin.

Der antike Sexualpessimismus und seine theologischen Begründungen erreichen ihren Höhepunkt bei Aurelius Augustinus (354–430), der als der größte abendländische Kirchenlehrer gilt. Zwischen seinem 18. und 29. Lebensjahr war er Manichäer (Anhänger der von Mani begründeten Weltreligion der Spätantike, die durch einen radikalen Dualismus zwischen göttlichem Lichtreich und teuflischer Finsternis gekennzeichnet war) und lebte mit einer Frau zusammen, mit der er auch einen Sohn hatte. Nach seiner Bekehrung bekämpfte er die Manichäer, weil sie die These von der Zeugung als alleinigem Zweck der Ehe ablehnten. Er versuchte dagegen, den ehelichen Verkehr nur von der Kinderzeugung her zu legitimieren (stoischer Einfluss), während er die geschlechtliche Lust weitgehend mit der sündhaften Begehrlichkeit gleichsetzte (manichäischer Einfluss): Ehelicher Verkehr und Unzucht sind nicht grundsätzlich verschieden, beide sind sündhaft. Diese Lehre wurde mehr als 150 Jahre später von Papst Gregor dem Großen (590–604) bekräftigt: „Ehelicher Geschlechtsverkehr ist immer sündhaft, weil die Lust ihn befleckt." Nach Augustinus können die drei Ehegüter der Nachkommenschaft, Treue und Unauflöslichkeit die mit dem Geschlechtsverkehr verbundene sündhafte Lust einigermaßen rechtfertigen. Ehelicher Verkehr ohne Zeugungsabsicht ist zumindest eine leichte Sünde, Jungfräulichkeit der Ehe vorzuziehen. Aber auch in der Ehe ist Enthaltsamkeit dem ehelichen Verkehr vorzuziehen. Am liebsten wäre ihm gewesen, die Nachkommenschaft würde „mit der Hand gesät wie das Korn" (zit. n. Kanitscheider 1998).

Die Lehren des Augustinus (354–430) sind für die nächsten Jahrhunderte bestimmend und wegweisend geblieben. Das gilt besonders für die verheerenden Auswirkungen seiner Deutung der Ursünde von Adam und Eva, die das vorher nicht existierende sexuelle Begehren zur Folge gehabt haben soll. Sie sei als Erbsünde an alle Nachkommen weitergegeben worden, so dass die böse Begehrlichkeit seither als Erbschuld alle Menschen befleckt.

Entsprechend legte auch der bedeutendste Theologe der Scholastik, Thomas von Aquin (ca. 1225–1274), den Hauptakzent seiner Ehelehre auf Zeugung und Erziehung. Den Koitus hielt er an sich für gut, aber: „Es gibt nur zwei Weisen, in denen die Eheleute ohne jede Sünde zusammenkommen können, nämlich um Nachkommenschaft zu zeugen und um Schuld zu büßen. Jeder andere Geschlechtsakt ist immer Sünde, zumindest lässliche." (*Summa theologiae* 49.5, zit. n. Denzler 1991: 64) Als Laster gegen die Natur galten ihm Onanie, Bestialität, Homosexualität und Akte, die der natürlichen Art, beieinander zu liegen, nicht entsprechen – was sich auf das Verbot der Empfängnisverhütung bezog. Gegen Ende des Mittelalters herrschte zudem Übereinstimmung unter den Theologen, „dass die Geschlechtskraft nicht sinnlos vergeudet werden dürfe. Aus diesem Grund bewerteten sie auch die Selbstbefriedigung [Masturbation] als Sünde." (Denzler 1991: 154)

Wenn sich die Moderne auch weitestgehend von kirchlicher Doktrin und Bevormundung in Fragen der Sexualität emanzipiert hat und das **christliche Abendland** in der damaligen Weise nicht mehr existiert, so liegt doch die Geschichte immer noch als schwere Hypothek auf allem, was mit Sexualität zu tun hat. Daran hat sich trotz aller sozialen, ökonomischen, politischen und weltanschaulichen Entwicklungen nichts Wesentliches geändert, seit Schubart vor fast 60 Jahren die heute prophetisch anmutenden Sätze schrieb:

„Mit Entsetzen gleitet der kundige Blick über das Trümmerfeld der Verwüstung, das die christliche Askese geschaffen hat. Er nötigt zur Erkenntnis, dass es neben Askese keine Erotik gibt, wohl aber Sexualität, keinen erotischen Idealismus, wohl aber geschlechtlichen Naturalismus. Dieser ist die Kehrseite der Askese, wer **sie** bejaht, muss auch **ihn** bejahen. Wer den Eros ächtet, verfällt dem Sexus [...] nichts macht von der Begierde abhängiger als der befohlene Kampf gegen sie [...] die Askese tötet nicht den Sexus, sondern den Eros, den Sexus kann sie

nicht töten; daher ist die Geschichte der Askese eine Geschichte sterbender Erotik und zugleich ein Verzeichnis schwelender Begierden." (Schubart 1941/1989: 250ff)

Diese Sätze scheinen nicht nur immer noch gültig, sie könnten auch den Weg zu einer ganzheitlichen, den Eros integrierenden Sexualität weisen: „Der Leib kann den Leib nicht lange bezaubern, deshalb fordert die echte Erotik: bevor sich die Leiber vereinigen, müssen die Seelen einig sein." (Ebd.)

2.2.4 Funktion der christlichen Beichte

In den Hauptrichtungen der christlichen Philosophie (Patristik und Scholastik) dominieren die philosophischen Anschauungen der Kirchenväter, die sich intensiv mit Fragen der „richtigen" Lebensführung auseinandersetzten. Es handelte sich letztlich um Auslegungen der christlichen Heilslehre durch Männer – eben Kirchen„väter" –, woraus besonders die Berechtigung der frühen feministischen Kritik (de Beauvoir 1951) erhellt:

Frauen waren von diesem Prozess der Produktion des Wissens um die „richtige" Lebensführung (und auch um die Produktion von Symbolen) ausgeschlossen; sie kamen allenfalls als „Produkte", nicht jedoch als Produzentinnen in Betracht.

Lebensführung betraf dabei immer auch die Regulierung sexueller Wünsche und Bedürfnisse, und es gab ein wichtiges (Herrschafts-) Instrument, um diese Regulierung vorzunehmen: das Geständnis, das in der Beichte institutionalisiert wurde. So gesteht der Kirchenlehrer Hieronymus (ca. 350–420), er habe sich in der syrischen Wüste, wo er als Einsiedler lebte, oft vorgestellt, er würde sich „inmitten der Lustbarkeiten Roms" befinden. „Ich, der ich mir selbst, aus Angst vor der Hölle, diese Gefangenschaft auferlegt hatte, wo Skorpione und wilde Tiere meine Gesellschaft waren, ich sah mich unter einem Schwarm junger Mädchen. Mein Gesicht war bleich und mein Gebein kalt vom Fasten, aber mein Geist brannte vor Begierde, und die Flammen der Lust loderten auf von meinem Fleisch, das wie das eines Leichnams war. Ich schäme mich nicht, meine Verworfenheit und mein Elend zu bekennen." (Zit. n. Taylor 1977: 201) Man sieht: Trotz der Askese, bei der ja bereits die Verbindung zu Gott gesucht wurde, mischen sich unliebsame Wünsche und Vorstellungen in die Gedankenwelt von Hieronymus, und über das Geständnis – „Ich schäme mich nicht, [...] zu bekennen." – führt der Weg wieder zu Gott. Der Kirchenvater Origenes (185–254) entschloss sich aus religiösen Motiven sogar zur Selbstkastration (um sein Begehren gewissermaßen Gott zu opfern), erkannte allerdings später, dass eine allzu kausale Vorstellung (ausschließlich die Hoden würden das sexuelle Erleben determinieren) nicht zutreffend war, da er auch nach der Kastration noch sexuelle Wünsche verspürte.

> Bedeutsam ist vor allem, dass über das Geständnis und die Anrufung übernatürlicher Kräfte (Gott) eine Erlösung von dem Übel angenommen wurde. Dem Geständnis von sexuellen Wünschen und Vorstellungen kam also eine funktionale Bedeutung für das individuelle Seelenheil zu.

Wie der Wissenschaftshistoriker Michel Foucault herausgearbeitet hat, war dies deshalb möglich, weil das Geständnis in allen Lebenszusammenhängen eine große Rolle spielt: „Auf jeden Fall ist das Geständnis [...] zu einer der höchstbewerteten Techniken der Wahrheitsproduktion geworden. Die Wirkungen des Geständnisses sind breit gestreut: in der Justiz, in der Medizin, in der Pädagogik, in der Familie – wie in den Liebesbeziehungen –, im Alltagsleben. Wie in den feierlichen Riten gesteht man seine Verbrechen, gesteht man seine Sünden, gesteht man seine Gedanken und Begehren, gesteht man seine Vergangenheit und seine Träume, gesteht man seine Kindheit, gesteht man seine Krankheiten und Leiden" (Foucault 1976: 76).

2.2.5 Medizin als „Geständnis"-Wissenschaft

Foucault hat darüber hinaus aufgezeigt, wie die Medizin begann, scheinbar wissenschaftliche Wahrheiten über das sexuelle Erleben und Verhalten zu produzieren. Ein Beispiel dafür ist Samuel Tissot (1728–1797), der eigentlich internistisch tätig war und sich mit Infektionskrankheiten beschäftigte, aber mit seinem Werk über *Die Onanie und ihre hintergründigen Gefahren* (1760) weltberühmt wurde. Dort heißt es: „Nichts entnervt so, wie diese ständige geistige Anstrengung, die sich immer nur mit dem gleichen Gegenstand beschäftigt. [...] Die bean

spruchte Gehirnpartie bewirkt – wie bei einem lange und stark angespannten Muskel – eine derartige Mobilität, dass man das Spiel dieser Partie des Körpers nicht mehr anhalten kann. [...] Erschöpft schließlich von der fortschreitenden Ermattung verfallen diese Kranken allen möglichen Hirnerkrankungen: Schwermut, Katalepsie, Geistesschwäche, Verlust der Sinnlichkeit, nervöse Störungen und ähnliche Leiden" (zit. n. Giese 1967: 11f).

> Foucault hat weiterhin plausibel machen können, dass hier – formal gesehen – eine „Wissenschaft vom Sex" entstand, die jedoch „mit einer zudringlichen und indiskreten medizinischen Praktik verbunden war, die wortgewandt ihren Abscheu hinausposaunte, stets bereit, dem Gesetz oder der Meinung Beistand zu leisten, den Ordnungsmächtigen williger ergeben als den Forderungen der Wahrheit" (1976: 70).

Bekannt geworden ist hierfür vor allem der österreichische Psychiater Richard von Krafft-Ebing (1840–1902), der 1892 Direktor der Psychiatrischen Universitätsklinik in Wien wurde. Sein Hauptwerk *Psychopathia sexualis* (1886) ist tatsächlich eine umfangreiche Sammlung von forensischen Fällen, die sexuelle Verhaltensabweichungen aufweisen. Eine detailreiche Phänomenologie (einschließlich der Vergabe neuer Bezeichnungen wie Sadismus und Masochismus) verbindet sich darin mit einer pathologisierenden Degenerationslehre.

> Wichtig ist in diesem Zusammenhang, dass nun die Medizin (anstelle der Kirchenväter) Erklärungsmodelle für diese Verhaltensabweichungen liefert. So heißt es bereits bei Tissot (1760): „Die Masturbation ist verderblicher als Exzesse mit Frauen. Diejenigen, welche überall eine besondere Vorsehung eingreifen lassen, werden sagen, der Grund hierfür sei der besondere Wille Gottes, dieses Verbrechen zu bestrafen. [...] Man kann hier aber alles sehr gut mit den Gesetzen vom Mechanismus des Körpers selbst erklären, d.h. von seiner Einheit mit der Seele her" (zit. n. Giese 1967: 10).

Hier kommt zum Ausdruck, dass die Medizin nun die Definitionsmacht im Bereich der Sexualität für sich beanspruchte – es bedarf keiner übernatürlichen Macht (Gott), um zu schlüssigen Erklärungen zu gelangen. Dies verband sich bestens mit den neu aufgekommenen methodischen Verfahren und Paradigmen der Medizin. Dazu gehören (Foucault 1976: 84ff):

▸ die klinische Kodifizierung des „Sprechen-Machens" (Fragebogen, Hypnose etc.),

▸ das Postulat einer allgemeinen und diffusen Kausalität (Sex als Ursache von allem und jedem),

▸ das Prinzip einer der Sexualität innewohnenden Latenz (es geht nicht nur um das, was das Subjekt verbergen möchte, sondern auch um das, was ihm selbst verborgen ist),

▸ die Methode der Interpretation (die „Wahrheit" konstituiert sich durch den Zuhörenden; seine Funktion ist hermeneutisch),

▸ die Medizinisierung der Wirkungen des Geständnisses (Sex als Feld hoher pathologischer Anfälligkeit, das Geständnis als Hintergrund der Krankheitsbeschreibung).

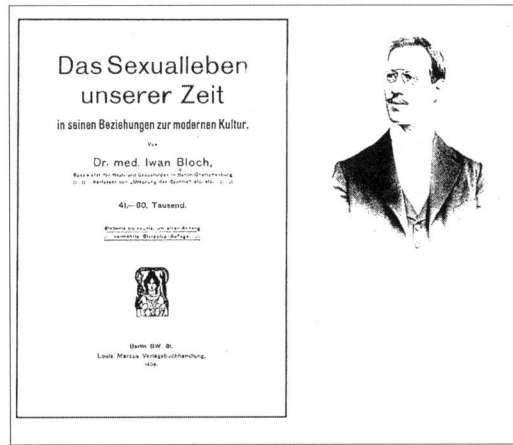

Abb. 2-15 Iwan Bloch umriss in seinem Buch *Das Sexualleben unserer Zeit* (1906) die Sexualwissenschaft erstmalig programmatisch. Aus: Haeberle (1983: 23)

2.2.6 Beginn der Sexualwissenschaft

Foucault hat eine Entwicklung beschrieben, in der sich die Medizin daran beteiligte, Wahrheitstechniken bereitzustellen, welche die Wahrheit über den Sex hervorbringen sollten. Damit hat er aber **nicht die Entwicklung der Sexualwissenschaft** beschrieben, die sich gerade in kritischer Auseinandersetzung mit dieser klinisch-pathologischen Auffassung sexueller „Abweichungen" herausbildete. Die Sexualwissenschaft betrachtet die menschliche Geschlechtlichkeit nicht mehr (wie die Psychiatrie) unter moralischen Aspekten, sondern will sie als **biologisches und soziokulturelles Phänomen** erforschen.

Dafür steht vor allem der englische Sexualwissenschaftler Havelock Ellis (1859–1939): „Wenn ich nun hier etwas Originelles geleistet habe, so ist es nur die Vereinigung von Tatsachen aus sehr verschiedenen Wissens- und Erfahrungsgebieten" heißt es in der Einleitung seiner Arbeit über *Das Geschlechtsgefühl* (1903). Er habe zeigen wollen, schreibt er im Blick auf die „sexuellen Perversionen", „wie diese Verirrungen zu erklären sind; wie sie mit gewissen Erscheinungen fundamentaler Art im Geschlechtsleben zusammenhängen, ja wie sie in ihrer elementaren Form als normal betrachtet werden können. In einem gewissen Grade finden sie sich in jedem Fall zu irgendeiner Zeit der sexuellen Entwicklung; ihre Fäden verschlingen sich mit dem gesamten psychisch-sexuellen Leben auf das Innigste." (1903: VIIf)

Auch bei Iwan Bloch (1872–1922) führt die kritische Auseinandersetzung mit der klinisch-pathologisierenden und moralisierenden Sichtweise zu der Überzeugung, dass disziplinäre Erkenntnisse aus verschiedenen Wissensgebie-

ten zusammengefasst werden müssen. Er habe versucht, schreibt er in seinem Werk über *Das Sexualleben unserer Zeit* (1907: 517), „das große Gebiet der sog. ‚Psychopathia sexualis', der geschlechtlichen Verirrungen, Ausartungen, Anomalien, Perversitäten und Perversionen systematisch vom Standpunkt des *Anthropologen* und *Ethnologen* zu betrachten. Ich ging dabei von der Ansicht aus, dass zunächst nicht einseitig der ‚*kranke Mensch*', sondern allseitig der ‚*Mensch als Mensch*', sowohl als *Kultur*- wie als *Natur*mensch ins Auge gefasst werden müsse, um neue Anschauungen über die Natur der Psychopathia sexualis zu bekommen [...]. Aus all diesen Tatsachen ergibt sich die *Unhaltbarkeit* einer rein *klinisch-pathologischen Auffassung* der geschlechtlichen Verirrungen und Perversionen. Es muss jetzt der Standpunkt eingenommen werden, dass zwar auch zahlreiche Kranke, Degenerierte und psychopathische Individuen geschlechtliche Anomalien aufweisen, dass aber dieselben Anomalien und Verirrungen außerordentlich häufig bei *gesunden* Personen vorkommen."

Iwan Bloch ging davon aus, „dass eine rein medizinische Auffassung des Geschlechtslebens, obgleich sie immer den Kern der Sexualwissenschaft bilden wird, nicht ausreiche, um den vielseitigen Beziehungen des Sexuellen zu allen Gebieten des menschlichen Lebens gerecht zu werden." Nachdem er hier den Begriff der Sexualwissenschaft eingeführt hat, erklärt er programmatisch: „Um die ganze Bedeutung der Liebe für das individuelle und soziale Leben und für die kulturelle Entwicklung des Menschen zu würdigen, muss sie [i.e. die Sexualwissenschaft] eingereiht werden in die Wissenschaft vom Menschen überhaupt, in der und zu der sich alle Wissenschaften vereinigen, die allgemeine Biologie, die Anthropologie und Völkerkunde, die Philosophie und Psychologie, die Medizin, die Geschichte der Literatur und diejenige der Kultur in ihrem ganzen Umfange" (Bloch 1907: V).

> Sexualwissenschaft erscheint hier als „Spezialfall" einer integrativen Anthropologie – und die Wurzeln für den von Bloch angestrebten interdisziplinären Zugang zur menschlichen Geschlechtlichkeit liegen gerade nicht in der Tradition pathologisierender Sexualitätskonzepte der frühen Psychiatrie, sondern in der Bündelung von geistesgeschichtlichen Traditionen, die sich aus der Medizin, Psychologie und Philosophie speisen.

Aus der **Medizin** stammt ein frühes psychosomatisches Denken, wie es etwa Ernst Platner im Vorwort seiner *Anthropologie für Ärzte und Weltweise* (1772) dargelegt hat: „Der Mensch ist weder Körper noch Seele allein; er ist die Harmonie von beyden, und der Arzt darf sich, wie mir dünkt, ebenso wenig auf jenen beschränken, als der Moralist auf diese." Er fordert eine „wissenschaftliche Anthropologie", um „Körper und Seele in ihren gegenseitigen Verhältnissen, Einschränkungen und Beziehungen zusammen betrachten zu können". Die Versuche, in der Nachfolge Platners eine derartige Anthropologie zu begründen, fallen in die Phase des Übergangs von der Psychophysiologie und Psychophysik zur experimentellen Psychologie, also in die **Gründungsgeschichte der klassischen Bewusstseinspsychologie**, die nur in enger Verbindung zur Medizin gedacht werden kann. Die Vertreter der Psychophysik, die den Zusammenhang von seelischen Vorgängen und physikalischen Reizen erforschten – Gustav Theodor Fechner (1801–1887), Ernst Heinrich Weber (1795–1878) –, waren ebenso Mediziner wie die Psychophysiologen, die durch experimentelle Untersuchungen Sinnesleistungen verstehbar machen wollten. Hierzu gehörten der an der Charité tätige Johannes Müller (1801–1850) sowie seine Schüler Hermann von Helmholtz (1821–1894) und Wilhelm Wundt (1832–1920), welcher der experimentellen Psychologie ihr fachwissenschaftliches Profil gab (Beier 1989). Experimentelles Vorgehen verbindet sich für Wundt stets mit natur- und entwicklungsge-

schichtlichen Betrachtungen. Das Individuum entwickelt sich und lebt in Gemeinschaften. Somit ist es für ihn unerlässlich, den individualpsychologischen mit dem völkerpsychologischen Ansatz zu verbinden (Wundt 1900–1920).

Aus der **Philosophie** wiederum wurde von Bloch ein Problemlösungsmodell entlehnt, das sich bereits in zwei genialen Aufsätzen Wilhelm von Humboldts (1767–1835) findet, die 1795 im ersten Band von Schillers *Horen* erschienen. Es handelt sich um den für die damalige Zeit gewagten Versuch, die Geschlechterdifferenz zum basalen Ausgangspunkt jedweder Anthropologie zu erklären und damit auch über Kant „hinauszudenken". Kant hatte in der Einleitung zu seiner *Kritik der reinen Vernunft* (2. Aufl. 1787) zwar ebenfalls „zwei Stämme der menschlichen Erkenntnis" angenommen, „die vielleicht aus einer gemeinschaftlichen, aber uns unbekannten Wurzel entspringen, nämlich Sinnlichkeit und Verstand", ging aber dieser unbekannten Wurzel nicht nach. Seine *Anthropologie in pragmatischer Hinsicht* (1798) hat die Geschlechterdifferenz in eine Anmerkung verbannt, in der sich die Befürchtung findet, die Vernunft könne sich in ein mächtiges „Dunkel" verlieren, wenn sie sich dieser Fragen annähme (König 1992: 50ff).

Wilhelm von Humboldt sucht nun Licht in dieses Dunkel zu bringen. Für seine philosophische Anthropologie ist die Geschlechterdifferenz grundlegend. Es bedürfe „nur einer mäßigen Anstrengung des Nachdenkens, um den Begriff des Geschlechts weit über die beschränkte Sphäre hinaus, in die man ihn einschließt, in ein unermessliches Feld zu versetzen", heißt es in seiner Abhandlung *Über den Geschlechtsunterschied und dessen Einfluss auf die organische Natur* (1795).

> Will der Mensch seine geistig moralische Natur verstehen, muss er nach Humboldt seine physische kennen. Bereits im Körperlichen zeige sich „mit unverkennbarer Schrift", was im geistigen sich vollziehe. Deshalb hält er es für „unläugbar, dass die physische Natur nur Ein grosses Ganzes mit der moralischen ausmacht, und die Erscheinungen in beiden nur einerlei Gesetzen gehorchen."

Jürgen Trabant sieht die Grundfrage des Humboldtschen Denkens – wie der Mensch Neues schafft – bereits in den *Horen*-Aufsätzen in einer Weise beantwortet, die bis zum Alterswerk gültig bleibt. Dort nämlich wird die „gemeinschaftliche, aber uns unbekannte Wurzel" von

Sinnlichkeit und Verstand (i.e. die Sexualität) als Ein-Bildungs-Kraft, als körperliche genetische Kraft gefasst. „Diese Kraft erscheint als Entzweiung, als Unterschied der Geschlechter, der alles in Gang setzt. Jede schöpferische Neuerung, jede Synthese, verdankt sich daher dem Grundgesetz des Lebens, die Entzweiung der Geschlechter durch ihre Vereinigung wieder aufzuheben", schreibt Trabant (1986: 19) und zitiert aus dem erwähnten Aufsatz *Über den Geschlechtsunterschied*: „Die Natur wäre ohne ihn nicht Natur, ihr Räderwerk stände still [...], wenn an die Stelle dieses Unterschiedes eine langweilige und erschlaffende Gleichheit träte". Die Geschlechter verrichten „die beiden grossen Operationen der Natur, die, ewig wiederkehrend, doch so oft in veränderter Gestalt erscheinen, Erzeugung und Ausbildung des Erzeugten". Demnach muss sich die Zeugungskraft, als die allem Erkennen zugrundeliegende Kraft, in zwei verschieden ausgerichtete Kräfte aufspalten: in die männliche und die weibliche. Nach den Vorstellungen Humboldts enthält jede der beiden Hälften des ursprünglichen Ganzen die Spuren der jeweils anderen. Weibliche **Empfänglichkeit** ist nicht nur ein Affiziertwerden, sondern auch aktiv ein Entgegen-Wirken. Umgekehrt ist männliche **Selbsttätigkeit** nicht reine Aktivität, sondern auch Re-Aktion. Die beiden genetischen Kräfte enthalten also jeweils in unterschiedlichem Mischungsverhältnis „Männliches" und „Weibliches", sie sind „androgyn". Gerade durch ihre komplementäre Verbundenheit kann das entstehen, was Humboldt den „Vermählungsakt" von Spontaneität und Rezeptivität nennt, wodurch in der „Arbeit" des Gebärens ein neues Wesen gezeugt wird (Trabant 1986: 22).

In Humboldts Problemlösungsmodell der Zeugungskraft findet auch der Sprachsinn eine entsprechende Interpretation. Er bringt als höchste Sublimationsform der Sexualität den „Gedanken" hervor, jenen „feinsten und letzten Sprössling der Sinnlichkeit", der in unauflöslicher Einheit mit dem materiellen Wort existiert. Es geht um die gemeinsame Erzeugung, Bildung und Geburt des Gedankens und des Wortes: Für Humboldt gibt es keine passive Erzeugung von Vorstellungen, kein „blosses Empfangen". Auch der Sprachsinn findet erst durch die Intersubjektivität seine Vollendung (Trabant 1986: 33).

Humboldt sieht im kommunikativen Austausch der Beziehungspersonen eine sublimierte sexuelle Vereinigung – indem im sprachlichen Dialog etwas Neues entsteht, das den Sprecher ebenso enthält wie den Hörer. Diese Perspektive der **Dialogik** ist für die moderne Sexualmedizin von besonderer Bedeutung, weil Sexualität selbst als (Körper-)Sprache verstanden wird: als verleiblichte Kommunikation der Beziehungspartner. In der Sexualmedizin ist daher der Begriff **Paardimension** eng mit der Vorstellung von Sexualität als Verleiblichung der Beziehung verbunden.

Beachtung verdient aus heutiger Sicht auch Humboldts These von der Verwurzelung des Intellektuellen im Sinnlichen – und basal in der Geschlechtlichkeit. Für ihn liegt der Ursprung aller Produktivität, und damit des Geistes, in der Geschlechtlichkeit. Das geistige Schaffen des Menschen entspringt seiner sinnlichen Natur. Humboldt nimmt hier Auffassungen vorweg, die Freud ein Jahrhundert später mit dem Begriff der **Sublimierung** verbindet – als der Vertauschung eines ursprünglich sexuellen Zieles mit einem anderen, nicht mehr sexuellen, aber psychisch mit ihm verwandten Bestreben (z.B. im künstlerischen Ausdruck).

Wie sehr Humboldts Interesse dem gesamten Spektrum menschlicher Geschlechtlichkeit galt, zeigen sein als Endzwanziger in den 90er Jahren des 18. Jahrhunderts gefasster Plan, eine Schrift über die Prostitution zu verfassen, und ein damit zusammenhängender Entwurf für eine „Geschichte der Abhängigkeit im Menschengeschlechte", der 1827 oder 1828, also gut 30 Jahre später, im reifen Lebensalter von 60 Jahren entstand.

Mit der philosophischen Anthropologie Humboldts war die spätere programmatische Ausformung der Sexualwissenschaft durch Bloch bereits vorbereitet. Hierdurch erst wurde dem

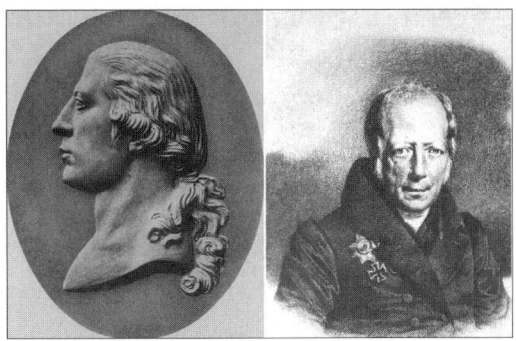

Abb. 2-16 Wilhelm von Humboldt im Jahre 1796 und im Jahre 1827. Aus: Scula (1985)

Fach seine maßgebliche Dimension verliehen, später dann ergänzt durch den sozial- und völkerpsychologischen Ansatz und durch die grundsätzlich psychosomatische Denkweise, die vor allem für die Arbeit der Sexualmedizin in ihrem heutigen Selbstverständnis als dem „klinischen Arm" der Sexualwissenschaft verbindlich ist.

Zu dem von Humboldt avisierten Thema der Prostitution hat Iwan Bloch die klassische sexualwissenschaftliche Untersuchung vorgelegt (1912). Interessanterweise ist er auf dem Titelblatt als „Spezialarzt für Sexualleiden" aufgeführt, während er im *Sexualleben unserer Zeit* (Erstausgabe 1906) noch als „Spezialarzt für Haut- und Sexualleiden" firmiert. In der Tat bestand im damaligen Berlin eine große Versorgungslücke für die Behandlung sexueller Störungen, so dass diese Spezialisierung nachvollziehbar scheint – auch wenn es einen Facharzt für Sexualmedizin damals (wie heute) nicht gab.

An dem 1919 von Magnus Hirschfeld (1868–1935) begründeten weltweit ersten Institut für Sexualwissenschaft wurden jährlich etwa 18 000 Konsultationstermine an Ratsuchende vergeben (Herzer 1992: 120ff). Es fiel 1933 – wie das gesamte Fach – der nationalsozialistischen Ära zum Opfer.

▷ Harry Benjamin beschreibt die Transsexualität und grenzt sie gegenüber Homosexualität und Transvestitismus ab;

▷ Wilhelm Reich entwickelt seine Vorstellungen von der „Sexuellen Revolution" und die Theorie der Orgon-Energie;

▷ Hans Lehfeldt arbeitet maßgeblich auf dem Gebiet der Kontrazeption/Familienplanung und wird Mitbegründer der renommierten Society for the Scientific Study of Sex;

▷ Alfred Ch. Kinsey wird in den 40er und 50er Jahren zum führenden Sexualforscher, gründet das nach ihm benannte Sex Research Institute und löst durch seine Reports über das Sexualverhalten der Amerikaner (1948) und Amerikanerinnen (1953) heftige Kontroversen aus. Kinsey schafft neue Normen, indem er z.B. aufgrund seiner empirischen Daten exklusive Hetero- und Homosexualität als Endpunkte eines Kontinuums darstellt;

▷ John Money befasst sich mit Intersexualität, untersucht die psychosexuelle Entwicklung, u.a. bei Patienten mit AGS (Adrenogenitales Syndrom), und differenziert die Begriffe von sex und gender, gender identity und gender role (er revidiert später seine These vom Überwiegen der Sozialisationseffekte über die biologischen Anlagen);

▷ William H. Masters u. Virginia Johnson leisten Pionierarbeit bei der Erforschung der normalen (*Human Sexual Response* 1966) und gestörten sexuellen Reaktion (*Human Sexual Inadequacy* 1967) u. führen grundlegend neue Formen der Sexualtherapie ein;

▷ Helen Singer Kaplan modifiziert diese zur *New Sex Therapy* (1974) als einer Kombination von analytischen und verhaltenstherapeutischen Elementen.

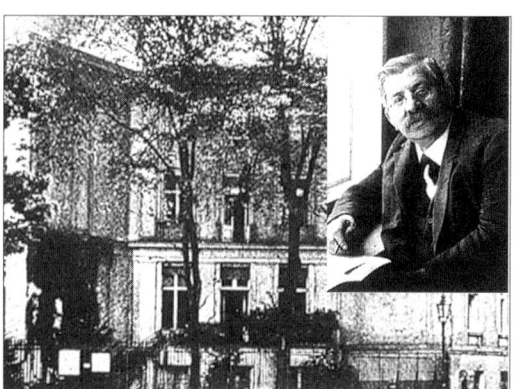

Abb. 2-17 Das von Magnus Hirschfeld gegründete Institut für Sexualwissenschaft in Berlin. Aus: Haeberle (1983: 23)

Die zumeist jüdischen Fachvertreter wurden ihrer Existenzgrundlagen beraubt und emigrierten, sofern ihnen dies möglich war. Bekanntlich hat die Sexualwissenschaft seitdem – wie viele andere Wissenschaften – in den USA ihr wichtigstes Zentrum gefunden.

Die weitere Entwicklung des Faches ist u.a. mit den folgenden Namen verbunden:

2.2.7 Entwicklung nach 1945

Aus den Vereinigten Staaten, wo sie Bestandteil jeder medizinischen Fakultät ist (*Program in Human Sexuality*), gelangt Sexualwissenschaft/Sexualmedizin erst nach Ende des 2. Weltkriegs zurück in den deutschsprachigen Raum. Hans Giese gründet 1949 die *Deutsche Gesellschaft für Sexualforschung*, aus der 1978 die klinisch orientierte *Gesellschaft für Praktische Sexualmedizin* hervorging. Von ihr kamen wesentliche Impulse zur Gründung der *Akademie für Sexualmedizin* (1993), um die curricular fundierte sexualmedizinische Fort- und Weiterbildung zu organisieren.

Bereits vor einem Vierteljahrhundert (1974) forderte eine Fachkonferenz der Weltgesundheitsorganisation zum Thema *Sexologische Aus- und Fortbildung* (an der Fachleute aus den Vereinigten Staaten, England, Frankreich, Belgien, den Niederlanden, Dänemark, CSSR, Italien, aber nicht aus Deutschland, der Schweiz oder Österreich teilnahmen): „Je nach örtlichen Gegebenheiten sollte Sexualwissenschaft gefördert und ermutigt werden, sich im Unterricht und in der Ausbildung der Heilberufe zu einer eigenständigen Disziplin zu entwickeln und zu einem anerkannten Zweig des allgemeinen Gesundheitswesens zu werden" (WHO 1975). Dementsprechend gibt es in den meisten europäischen Ländern (z.B. in Belgien, Frankreich, England, Italien, den Niederlanden, Norwegen, Polen, Schweden, frz. Schweiz, Spanien, Tschechien) universitäre Einrichtungen bzw. Ausbildungslehrgänge in Sexualmedizin/Sexologie mit anerkannten akademischen Graduierungen. In Deutschland gibt es in Frankfurt und Berlin entsprechende Institute innerhalb von Universitätskliniken sowie zwei Abteilungen in Hamburg und Kiel.

Im deutschsprachigen Raum fehlten jedoch vergleichbare Aus- und Weiterbildungscurricula, obwohl bereits 1976 von engagierten Ärzten die *Heidelberger Fortbildungstage für Praktische Sexualmedizin* ins Leben gerufen wurden. Die Akademie für Sexualmedizin, die seit 1994 die Fachzeitschrift *Sexuologie* herausgibt (Redaktion in Berlin, Kiel und Innsbruck), bietet seit Herbst 1997 die ersten postgradualen, curricular fundierten sexualmedizinischen Ausbildungen im deutschen Sprachraum an. Derzeit werden solche zweijährigen sexualmedizinischen Curricula in Berlin (in direkter Zusammenarbeit mit der Landesärztekammer, die den Kurs zertifiziert; s. Beier 1999), München, Düsseldorf und Hannover durchgeführt. Eine Integration in die ärztliche Weiterbildungsordnung steht bevor.

2.3 Individualgeschichte

2.3.1 Ebenen der Geschlechtlichkeit

Die Tatsache, dass die biologische Geschlechtszugehörigkeit das einzige phänomenologische Merkmal ist, welches über alle kulturellen, sozialen und Altersgrenzen hinweg die Menschheit in zwei annähernd gleich große Gruppen teilt, verleitet im Alltagsdenken häufig zu der Annahme, dass Jungen und Mädchen, Männer und Frauen überhaupt grundverschieden seien. Die nähere Betrachtung zeigt, dass es sich bei der Kategorie Geschlecht um ein außerordentlich vielschichtiges Phänomen handelt:

Schon auf somatischer Ebene lassen sich ein chromosomales, ein gonadales und endokrines, ein gonoduktales, ein genitales und mutmaßlich auch ein zerebrales Geschlecht unterscheiden. Betrachtet man die psychosoziale Entwicklung, so kommt ein Zuweisungs- und Erziehungsgeschlecht, ein Rollen- und ein Identifizierungsgeschlecht hinzu (s. Kasten). Die folgenden Ausführungen werden zeigen, dass die Konkordanz dieser verschiedenen Ebenen der Geschlechtlichkeit zwar die Regel, aber durchaus nicht zwingend ist.

Ebenen der Geschlechtszugehörigkeit

1. Chromosomales Geschlecht
XY-Chromosomen mit SRY = männlich
XX-Chromosomen ohne SRY = weiblich

2. Gonadales und endokrines Geschlecht
Androgen-produzierende Hoden = männlich
Östrogen-produzierende Eierstöcke = weiblich

3. Gonoduktales Geschlecht
Nebenhoden, Samenleiter, Samenbläschen, Prostata = männlich
Eileiter, Gebärmutter, Vagina = weiblich

4. Genitales Geschlecht
Skrotum, Penis = männlich
Große u. kleine Schamlippen, Klitoris = weiblich

5. Zerebrales Geschlecht ?
Zyklisch und tonisch funktionierendes Sexualhormonsekretionszentrum im Hypothalamus Sexualzentrum = weiblich
Nur tonisch funktionierendes Sexualhormonsekretionszentrum im Hypothalamus Sexualzentrum = männlich
Männliche bzw. weibliche **Erotisierungszentren**?
Lateralisierungsunterschiede?
Größere Lateralisierung = männlich ?
Geringere Lateralisierung = weiblich ?

6. Zuweisungsgeschlecht
Hebammengeschlecht – Geschlechtsfestlegung nach Genitalbefund

7. Erziehungsgeschlecht
Erziehung als Junge oder Mädchen entsprechend den kulturell üblichen geschlechtstypischen Rollenerwartungen, d.h. den Anforderungen, Normen und Regeln, wie Jungen und Mädchen bzw. Männer und Frauen sich in der jeweiligen Kultur zu verhalten haben. Darüber hinaus ist zumindest aus Indianerkulturen eine Trennung von biologischem und sozialem Geschlecht mit Konstruktion mehrerer **sozialer Geschlechterformen** bekannt.

8. Geschlechtsidentität
Tiefinnere und überdauernde Gewissheit und Erfahrung der eigenen Individualität, des eigenen Verhaltens und des eigenen Erlebens als eindeutig und uneingeschränkt männlich oder weiblich oder als irgendwo dazwischen befindlich.

Die oft undifferenziert als allumfassend und ubiquitär unterstellten **Geschlechtsunterschiede** haben sehr verschiedene Qualitäten und dementsprechend auch verschiedene Ausprägungen. Sie lassen sich unterteilen in:

▸ **geschlechtsspezifische** und
▸ **geschlechtstypische Unterschiede**

Geschlechtsspezifische Unterschiede

Diese finden sich einzig bei denjenigen Funktionen und/oder Strukturen, die unmittelbar mit den spezifischen Funktionen der Geschlechter im Prozess der biologischen Reproduktion verbunden sind, also mit der Tatsache, dass nur biologische Frauen menstruieren, Kinder empfangen, gebären und stillen können, während biologische Männer die hierfür notwendigen Strukturen bzw. Funktionen nicht haben, dafür aber diejenigen, die es ihnen ermöglichen, Kinder zu zeugen.

Geschlechtsspezifische Unterschiede sind **bipolar-dichotom** geteilt, d.h. im **Normalfall nur als männlich oder weiblich** möglich. Die Untersuchung eines einzelnen Menschen erlaubt bezüglich der Geschlechtsspezifik seine Zuordnung als **entweder weiblich oder männlich**. Übergänge kommen zwar vor, haben dann aber – als Intersex-Syndrome, die zu mehr oder weniger gravierenden Beeinträchtigungen der definitorisch benutzten Reproduktionsfunktion führen – den Charakter einer Störung bzw. Krankheit. Die Entwicklung der geschlechtsspezifischen Unterschiede (im Sinne dieser Definition) wird im Absatz 2.3.2 dargelegt.

Geschlechtstypische Unterschiede

Sie sind **statistisch-deskriptiver Natur** und ergeben sich nur im **Geschlechtergruppenvergleich**. Sie können körperliche, psychische oder soziale Eigenschaften, Funktionen und Verhaltensweisen betreffen, die innerhalb der einen Geschlechtergruppe häufiger und/oder intensiver auftreten als innerhalb der anderen und/oder bei denen die Differenzen der Mittelwerte innerhalb der Geschlechtergruppe kleiner sind als zwischen den beiden Gruppen. Die Abweichung vom Mittelwert und die Überlappung mit der Verteilung der Funktion, Eigenschaft etc. innerhalb der anderen Geschlechtergruppe ist konstituierend für diese Art von Unterschieden, somit nicht krankhaft, sondern die Regel.

2.3.2 Geschlechtsspezifische Unterschiede

Pränatale somatosexuelle Differenzierung

Im Prozess der Ausbildung geschlechtsspezifischer Unterschiede, also jener Strukturen und/oder Funktionen, die unmittelbar mit den verschiedenen Funktionen der Geschlechter in der biologischen Reproduktion verbunden sind, lassen sich vier Ebenen unterscheiden:

1. Die chromosomale Ebene – Determinierung des **genetischen Geschlechts**
2. Die gonadale Ebene – Determinierung des **Keimdrüsengeschlechts**

3. Die gonoduktale Ebene – Determinierung des **inneren Körpergeschlechts**, d.h. der internen Genitalstrukturen
4. Die genitale Ebene – Determinierung des **äußeren Körpergeschlechts**, d.h. der äußeren Genitalien

Die Entwicklung vollzieht sich in einem kaskadenartigen Prozess (s. Abb. 2-18):

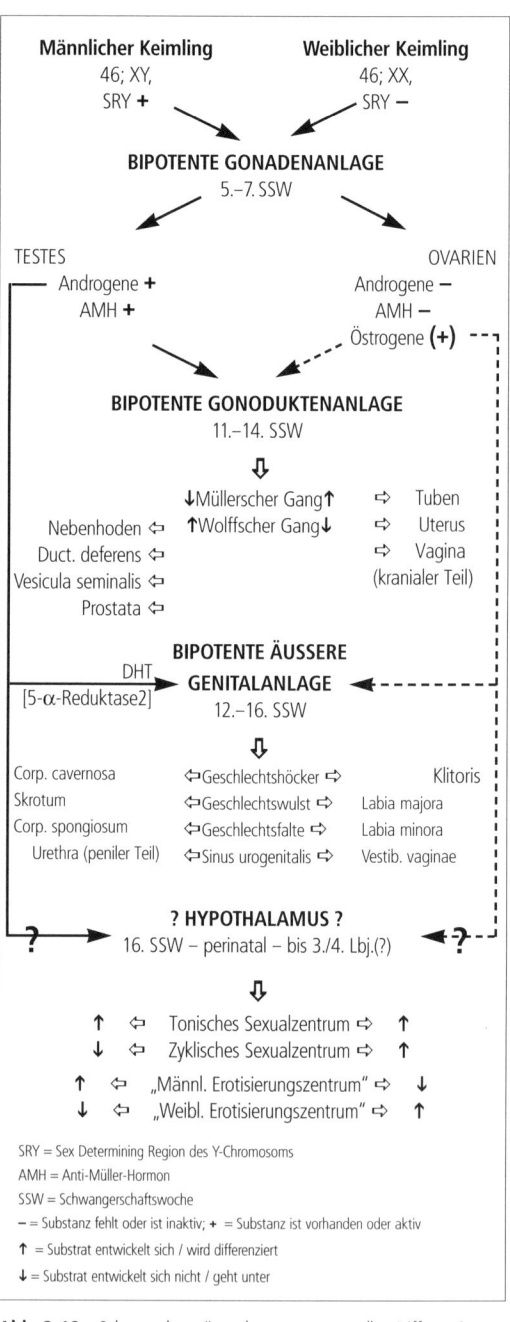

Abb. 2-18 Schema der pränatalen somatosexuellen Differenzierung

1. Die chromosomale Differenzierungsebene

Bei der Konzeption wird durch die Verschmelzung des haploiden Chromosomensatzes des Spermiums (22 Autosomen u. 1 Gonosom, entweder ein Y- oder ein X-Chromosom) mit dem der Eizelle (22 Autosomen und 1 Gonosom, stets ein X-Chromosom) das genetische Geschlecht des Keimlings festgelegt: Für das weibliche Geschlecht ist der diploide Chromosomensatz mit 44 Autosomen u. zwei X-Gonosomen (46,XX), für das männliche Geschlecht die Konstellation 46,XY kennzeichnend.

Die Kenntnisse über die Mechanismen der somatosexuellen Differenzierung nehmen derzeit zumal durch das *Human Genome Project* eine rasante Entwicklung. Nach dem gegenwärtigen Stand der Forschung wird die weitere Differenzierung des Keimlings davon bestimmt, ob ein Y-Chromosom mit einem funktionsfähigen sog. SRY-Gen („sex-determining region of the Y-chromosome", Sinclair et al. 1990; Su & Lau 1993) vorhanden ist. Fehlt das SRY-Gen, also üblicherweise **beim genetisch weiblichen Keimling**, aber auch bei Patienten mit bestimmten Intersex-Syndromen (s. nachfolgend), so geht die weitere Entwicklung in weibliche Richtung. Dieser Prozess ist offenbar auch unabhängig davon, ob (wie üblich) zwei X-Gonosomen vorhanden sind oder nur eines, wie beispielsweise die Entwicklung von Patientinnen mit Turner-Syndrom (45,X0-Konstellation) zeigt (s. gleichfalls nachfolgend).

In jüngster Zeit wurden darüber hinaus weitere Gene gefunden (SOX1, SOX9, DAX1, WT1; Malas et al. 1997; Scherer et al. 1998; Parker et al. 1999), die auch auf Autosomen gelegen sein können (z.B. auf Chromosom 9, Raymond et al. 1999, oder auf dem langen Arm des Chromosom 10, s. Mutoh et al. 1999; Suzuki et al. 1999) und die die Gonadendifferenzierung mit zu beeinflussen scheinen bzw. bei denen Mutationen zu Störungen der Gonadendifferenzierung führen.

Bei Existenz eines SRY-Gens – üblicherweise also **beim genetisch männlichen Keimling** mit einem Y-Chromosom, aber auch bei sog. XX-Männern – geht die weitere somatosexuelle Differenzierung der Urgonade in männliche Richtung (Meyers-Wallen et al. 1999).

2. Die gonadale Differenzierungsebene

Bis zur 5. Schwangerschaftswoche (SSW) ist die aus Urnierenzellen und Zölomepithel entstehende Gonadenanlage sexuell undifferenziert. Bei Vorhandensein und ungestörter Funktion des SRY-Gens (also im Regelfalle beim **gene-**

tisch männlichen Keimling**) differenzieren sich danach aus dem Mark dieser Anlage Testes (unter Umständen im Zusammenhang mit der Aktivierung eines „Testes determinierenden Faktors, TDF genannt)

Bei Fehlen von SRY (also im Regelfalle beim **genetisch weiblichen Keimling**) differenziert sich vor allem die Rinde dieser – mithin **bipotenten** – Gonadenanlage zu Ovarien. Bereits auf dieser Stufe der Entwicklung werden einige wesentliche Prinzipien der somatosexuellen Differenzierung deutlich:

Prinzipien der pränatalen somatosexuellen Differenzierung

1. Prinzip der Bipotenz einer Anlage: Erst durch die determinierende Wirkung bestimmter Substanzen wird diese in männliche oder weibliche Richtung entwickelt. Dabei laufen parallel Prozesse der **Maskulinisierung und Defeminisierung** (üblicherweise beim genetisch männlichen Keimling) bzw. **Feminisierung und Demaskulinisierung** (üblicherweise beim genetisch weiblichen Keimling) ab. Gerade die sog. Intersex-Syndrome, d.h. Störungen der somatosexuellen Differenzierung, zeigen jedoch, dass diese Prozesse auch voneinander abgekoppelt verlaufen können.

2. Prinzip der tendenziell größeren Aufwendungen für die männliche somatosexuelle Entwicklung: Es bedarf stets des Hinzufügens besonderer Substrate (SRY, Androgene, AMH etc.), um die Entwicklung in männliche Richtung zu leiten. Fehlen diese besonderen Substrate, so geht die Entwicklung in eher weibliche Richtung („Adam-Prinzip" nach Money, 1988a). Folgerichtig ist die männliche biologische Entwicklung störanfälliger, was in Anbetracht des geringeren Beitrags des männlichen Geschlechts zur biologischen Reproduktion evolutionsbiologisch auch verständlich ist.

3. Prinzip des partiellen Übergangs von sog. männlichen in sog. weibliche Hormone: Eine wesentliche intrazelluläre Wirkform des pränatal testikulär gebildeten Testosterons ist das durch Aromatisierung entstandene Sexualhormon Östrogen. Diese Testosteron-Aromatisierung (bei kaum nennenswerter fetaler Östrogenproduktion beim weiblichen Keimling) erklärt, warum auch die pränatale Zufuhr von Östrogen eine Maskulinisierung bewirken kann. Die Bezeichnung eines Hormons als männlich oder weiblich ist deshalb eigentlich falsch.

4. Prinzip der zeitlich begrenzten sensiblen (kritischen) Phasen: In diesen führt die Veränderung eines (ansonsten u.U. marginalen) Faktors (z.B. eines Hormons) zu einer irreversiblen **organisierenden** Wirkung auf die Differenzierung von Strukturen und/oder Funktionen. Diese Funktionen und/oder Strukturen werden erst später im postnatalen Leben (zumeist postpuberal) durch andere Hormonwirkungen **aktiviert**.

Die weitere somatosexuelle Entwicklung steht nun vorwiegend unter der Ägide der Keimdrüsen bzw. der dort gebildeten Hormone: Beim genetisch männlichen Keimling produzieren die Leydig-Zellen der Testes unter dem Einfluss des in der Plazenta gebildeten Choriongonadotropins bereits ab der 9. Schwangerschaftswoche (SSW) Androgene, vor allem Testosteron, die bis zur 18. SSW bezogen auf die Größe des Keimlings den Werten erwachsener Männer entsprechen (Badell 1982). Daneben wird in den Sertoli-Zellen der Testes das sog. Anti-Müller-Hormon (AMH) produziert (s.u.). Bei der Transkription des AMH-regulierenden Gens scheinen die mit SRY im Zusammenhang stehenden Proteine SOX9 und SF1 eine wesentliche Rolle zu spielen (De Santa Barbara et al. 1998).

> Beim **männlichen Geschlecht** lassen sich physiologisch in der Ontogenese (hier als Entwicklung von der Zygote an verstanden) **drei Gipfel in der Sekretion der Androgene** ausmachen: ein erster in der Pränatalzeit (ca. 9. bis 18. SSW; Badell 1982), ein zweiter, zweiphasiger Gipfel in der Neonatalperiode (in der 2. bis 4. Lebensstunde sowie zwischen dem 60. und 90. Lebenstag; s. Amendt et al. 1979) und schließlich der dritte Gipfel in der Pubertät. Danach unterliegen die Androgenwerte nur geringfügigen circadianen und jahreszeitlichen Schwankungen, und erst jenseits des 40. Lebensjahrs kommt es zu einem allmählichen, individuell sehr verschiedenen Abfall.

⯈ Der **erste, pränatale Gipfel** geht einher mit der oben beschriebenen Differenzierung der gonoduktalen und genitalen Strukturen. Störungen in dieser kritischen Phase können zu Intersex-Syndromen führen. Da der Gipfel über diese Zeit hinaus anhält, wird vermutet, dass im Anschluss daran die sexuelle Differenzierung des Hypothalamus erfolgt.

⯈ Die Funktion des **zweiten, neonatalen Gipfels** ist noch nicht vollständig bekannt. Sie besteht möglicherweise in der Organisation des hypothalamischen Gonadostaten, der dann das (aktivierende) Timing für den Beginn der Pubertät bestimmt. Ob und wie auch ein organisierender Einfluss auf die sexuelle Differenzierung postulierter Sexual- und Paarungszentren im Hypothalamus ausgeübt wird, ist gegenwärtig noch ungesichert. Zumindest bei der Ratte konnte gezeigt werden, dass diese Zeit wesentlich für eine Prägung der Partnerpräferenz ist (Brand et al. 1993). Auf die deutlichen Artunterschiede wird jedoch noch gesondert einzugehen sein (s. 2.3.5).

⯈ Der **dritte, puberale Gipfel** führt dann zu den bekannten extragenitalen körperlichen Geschlechtsunterschieden (s. 2.3.3) und aktiviert möglicherweise auch postulierte Sexual- und Paarungszentren im Gehirn.

Beim **genetisch weiblichen Keimling** produzieren die Ovarien hingegen in dieser Phase der Differenzierung kaum nennenswerte Hormonmengen.

Ob und inwieweit für die weibliche Differenzierung Hormone aus anderen Quellen – etwa der mütterlichen Plazenta – erforderlich sind, ist umstritten. Plazentare Hormone sind quantitativ unabhängig vom Geschlecht des Embryos bzw. Fetus und werden zumindest bei Nagern durch das α-Fetoprotein deaktiviert.

3. Die gonoduktale Differenzierungsebene

Auch die Differenzierung der inneren Geschlechtsgänge nimmt ihren Ausgang von einer bipotenten Anlage. Diese besteht aus dem Wolffschen und dem Müllerschen Gang (s. Abb. 2-19).

Adäquat differenzierte Testes vorausgesetzt, verkümmert **beim männlichen Keimling** ab der 10. bis 12. SSW unter dem Einfluss des testikulär gebildeten AMH der Müllersche Gang (als sein Rudiment bleibt die Appendix testis am oberen Hodenpol erhalten). Diese **Defeminisierung** wird ergänzt durch die testosteronabhängige **Maskulinisierung** des **Wolffschen Gangs**, aus dem sich Nebenhoden, Samenleiter, Bläschendrüse und Prostata entwickeln.

Da beim **weiblichen Keimling** sowohl Testosteron als auch AMH fehlen, verkümmert der Wolffsche Gang (= **Demaskulinisierung**) bis auf seine Rudimente Epoophoron und Paraophoron, der Müllersche Gang wird hingegen zu Eileiter, Gebärmutter und oberem Teil der Vagina differenziert (= **Feminisierung**). Dies scheint nach jetzigem Kenntnisstand ohne die Wirkung einer spezifischen Substanz vonstatten zu gehen.

4. Die genitale Differenzierungsebene

Die Differenzierung des äußeren Genitals, das bekanntlich bei der Geburt das Geschlechtszugehörigkeitsmerkmal *per se* ist (sog. Hebammengeschlecht, s. 2.3.6) vollzieht sich im Anschluss an die bislang besprochenen Entwicklungsschritte der somatosexuellen Differenzierung. Auch hier findet sich wiederum eine bipotente Anlage (s. Abb. 2-20) mit Geschlechtshöcker, Geschlechtswulst, Geschlechtsfalte und Sinus urogenitalis.

Beim **weiblichen Fetus** kommt es zur Differenzierung des Geschlechtshöckers zur Klitoris, der Geschlechtsfalten zu den Labia minora, der Geschlechtswulst zu den Labia majora und des

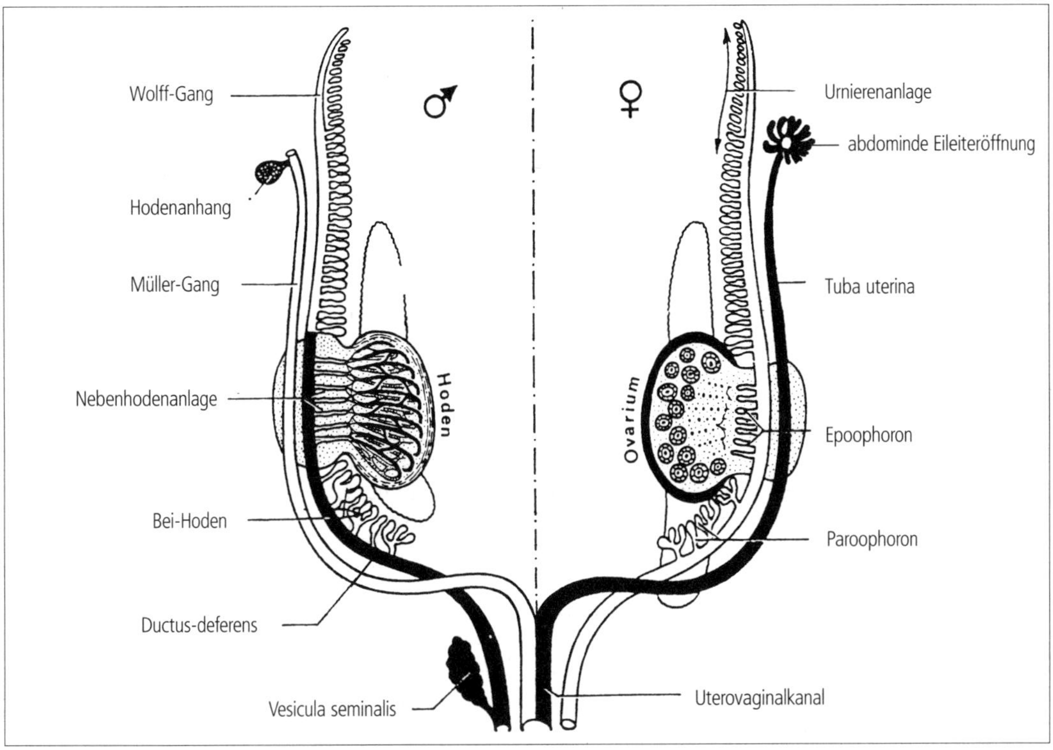

Abb. 2-19   Gonoduktendifferenzierung. Nach: Schumacher (1986: 203)

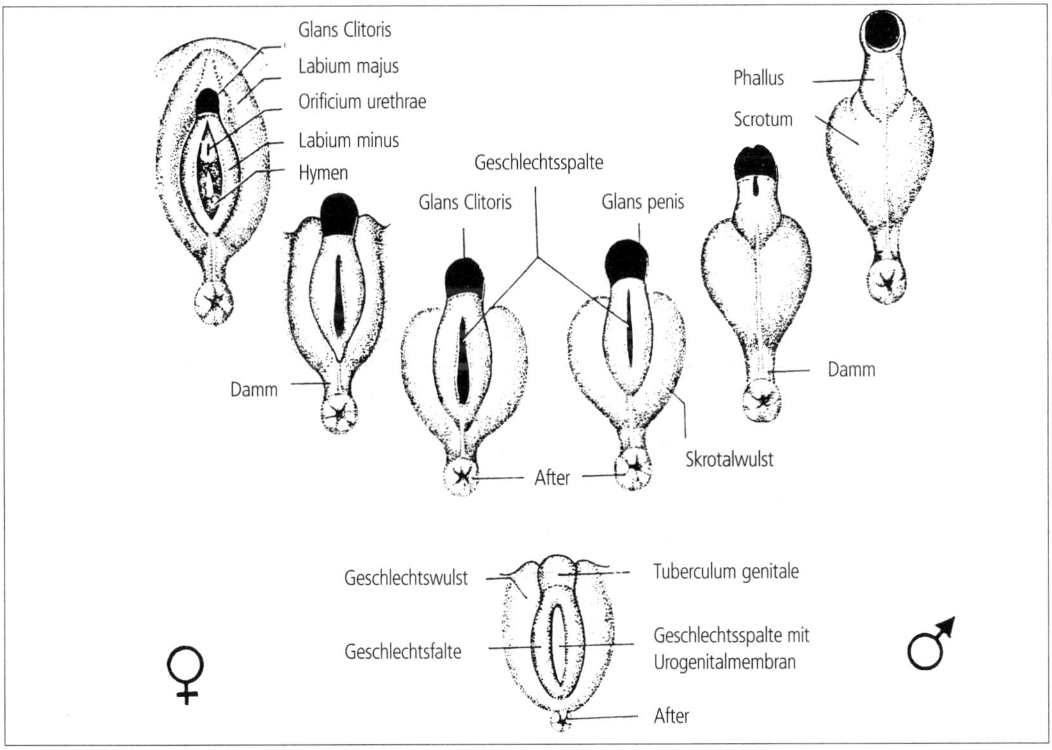

Abb. 2-20   Externe Genital-Differenzierung. Nach: Schumacher (1986: 205)

Sinus urogenitalis zum Vestibulum vaginae, ohne dass hierfür bislang spezifische Wirksubstanzen bekannt sind.

Die Entwicklung der äußeren Genitalanlage in **männliche Richtung** ist an mehrere Voraussetzungen gebunden:

▸ suffiziente testikuläre Testosteronproduktion,

▸ ausreichende Quantität und Qualität des Enzyms 5-α-Reduktase (Typ 2), welches Testosteron in die für diesen Entwicklungsschritt essentielle androgene Wirkform Dihydrotestosteron (DHT) überführt,

▸ ausreichende Quantität und Qualität von zellulären Androgen-Rezeptoren.

Sind diese Bedingungen gegeben, so kommt es zu einer Streckung des Geschlechtshöckers, der dann die Corpora cavernosa des Penis bildet. An dessen Unterseite befindet sich im durch die Verschmelzung und Streckung der Geschlechtsfalten gebildeten Corpus spongiosum die penile Pars der Urethra. Die Geschlechtswulst wird kaudal zum Skrotum ausgesackt, in welches um die Geburt herum die Hoden aus der Leibeshöhle deszendieren (um eine optimale, etwas unterhalb der normalen Körpertemperatur gelegene Temperatur für die Spermiogenese zu gewährleisten).

Die Kompliziertheit dieses Differenzierungsprozesses bringt auch eine höhere Störanfälligkeit mit sich, die sich in Form von Hypo- oder Epispadien manifestiert. Ebenso ist der ungenügende Deszensus testis (Kryptorchismus) eine relativ häufige Störung der männlichen somatosexuellen Entwicklung. Im Unterschied zu den massiveren Störungen der externen Genitaldifferenzierung im Sinne von Intersex-Syndromen finden sich bei diesen Entwicklungsstörungen keine Besonderheiten der psychosexuellen Entwicklung (Meyer-Bahlburg et al. 1974). Allerdings bestehen zwischen ausgeprägter Hypospadie und intersexuellem Genitale gelegentlich Abgrenzungsschwierigkeiten (Warne 1998).

Störungen der somatosexuellen Differenzierung: Intersex-Syndrome

Der Großteil unseres heutigen Kenntnisstandes über die oben beschriebenen Schritte der somatosexuellen (und teilweise auch psychosexuellen) Entwicklung verdankt sich dem Studium von klinisch relevanten Störungsbildern, den sog. Intersex-Syndromen.

Die ältere Bezeichnung **Hermaphroditismus** geht auf die griechische Mythologie zurück, wonach Hermes und Aphrodite ein gemeinsames Kind hatten, den Hermaphroditos, der beider Merkmale in sich vereinte (also männliches Genitale und weibliche Brüste hatte). Die vielfältigen Darstellungen von zweigeschlechtigen Wesen in der hellenistisch geprägten Kunst, die sich in ähnlicher Weise auch in der kretischen Kultur und im Alten Orient fanden, deuten auf eine Verehrung der Vereinigung des weiblichen und männlichen bzw. des väterlichen und des mütterlichen Elements als Urgrund allen Seins hin. Dieser religiös-ästhetischen Verklärung des Hermaphroditen stand indes in der Realität die Praxis gegenüber, bei Geburt **tatsächlicher** Hermaphroditen diese – gleich den Monstra – als böses Omen zu betrachten und unter Einhaltung eines Reinigungszeremoniells zu töten. Zwar schufen spätere Zeiten differenziertere und humanere Regeln (i. Überbl. Wacke 1989). Gleichwohl behielten betroffene Patienten mit Intersex-Syndromen ihr Stigma, was oft Anlass zu leidvollen Ausgrenzungserfahrungen war. Erst in jüngster Zeit organisieren sich Patienten mit Intersex-Syndromen in Selbsthilfegruppen (z.B. der Intersex Society of North America, ISNA; http://www.isna.org) und fordern die Berücksichtigung ihrer Individualität ein (s. Dreger 1998a, 1999; Chase 1999a). Dabei verweisen sie darauf, dass bis heute eine Fülle von irreversiblen Entscheidungen über die adäquate Geschlechtszuschreibung und die nachfolgenden hormonellen und chirurgischen Eingriffe im **Kindesalter**, ohne ausreichend sichere Prognose der psychosexuellen Entwicklungsmöglichkeiten der Betroffenen und ihrer Subjektivität, getroffen werden. Tatsächlich hat die Entwicklung der sexuologischen Psychoneuroendokrinologie gezeigt (s. 2.3.6), dass in vielen Fällen Voraussagen über die postpuberale psychosexuelle Adaptation nur mit großer Zurückhaltung möglich sind und deshalb in offener Diskussion mit den Eltern und – sobald wie möglich! – mit dem Kind eine schonende, spätere Korrekturen nicht verbauende Vorgehensweise gewählt werden sollte (Diamond 1997; Diamond & Sigmundsen 1997; Meyer-Bahlburg 1998; Warne 1998).

Eine mögliche Klassifikation der Intersex-Syndrome richtet sich primär nach dem Gonadenbefund. Ein **Hermaphroditismus verus** mit echten (uni- oder bilateralen) Ovotestes ist zumindest in Europa und Nordamerika ein äußerst seltener Befund; in Lateinamerika und Afrika wurden hingegen eine Reihe von Fällen beschrieben (Guerra Junior et al. 1998). Bei diesen Patienten überwog der Karyotyp 46,XX mit 70%, bei 22% fanden sich gonosomale Aberrationen verschiedenen Ausmaßes.

Bei eindeutig männlichen oder weiblichen Gonaden, jedoch intersexuellem Genital- und/oder Gonoduktenbefund wird von **Pseudohermaphroditismus masculinus** bzw. **femininus** gesprochen.

Die folgende Besprechung einiger Intersex-Syndrome orientiert sich an der betroffenen Störungsebene und kann hier nur orientierenden Charakter haben. Für ausführliche Darstellungen inkl. der Therapie sei auf einschlägige Handbücher der klinischen Genetik, der Pädiatrie, Gynäkologie etc. verwiesen. Hier sollen vor allem diejenigen Syndrome besprochen werden, deren Studium Einsichten in die somatosexuelle Entwicklung und deren Beziehung zur psychosexuellen Entwicklung vermittelt.

1. Gonosomale Aberrationen

▷ Das **Turner-Syndrom** ist zytogenetisch durch ein Fehlen des zweiten Gonosoms (45,X0), durch Mosaikformen (45,X0 / 46,XX) oder durch strukturelle Aberrationen eines der beiden X-Chromosomen gekennzeichnet. Trotz eines fehlenden Gonosoms kommt es zu einer primär weiblichen phänotypischen Entwicklung. Auf die Bedeutung zweier X-Chromosome für die ungestörte somatische und somatosexuelle Entwicklung verweist jedoch die Tatsache, dass die Ovarien nur dysplastisch angelegt sind (**streaks**) und die Patientinnen eine Reihe weiterer, extragenitaler Dysmorphiezeichen aufweisen können (Pterygium colli, Minderwuchs, Cubitus valgus, Brachymetacarpie, Fehlbildungen im kardiovaskulären oder urogenitalen System). Aufgrund des Östrogenmangels bleibt eine weibliche Pubertät aus, Genitalien und Uterus bleiben infantil, eine Mammae-Entwicklung fehlt oder ist spärlich, es besteht primäre Amenorrhoe. Die Inzidenz des Karyotyps 45,X0 bei Neugeborenen wird mit 1 : 10 000, die des Turner-Syndroms insgesamt (inkl. der Fälle mit Mosaikformen oder partiellen X-Deletionen) mit ca. 1 : 5000 angegeben (Boczkowski 1985). Durch eine den normalen weiblichen Zyklus imitierende hormonelle Substitutionstherapie ist eine Mammae-Entwicklung, Menstruation sowie eine Verbesserung der Endgröße erreichbar.

▷ **Klinefelter-Syndrom:** Aufgrund fehlerhafter meiotischer Teilung in der Oogenese oder Spermatogenese oder durch fehlerhafte mitotische Teilung der Zygote kommt es zu einem oder mehreren überzähligen X-Chromosomen (Karyotyp 47,XXY; 48,XXXY usw.). Aufgrund des Vorhandenseins des Y-Chromosoms (mit SRY) kommt es zur Entwicklung eines bis zur Pubertät nahezu unauffälligen männlichen Phänotyps mit unzweideutigem inneren und äußeren Genitalbefund. In der zunächst normalen Pubertät setzt die zunehmende Hyalinisierung des Hodengewebes mit Hodenatrophie und Rückgang der Testosteronproduktion ein. Häufig, aber nicht durchweg, findet sich eine eunuchoide Körperkonstitution, ca. in der Hälfte der Fälle entwickelt sich eine (ein- oder beidseitige) Gynäkomastie. Fakultativ sind weiterhin Adipositas und Intelligenzminderung unterschiedlichen Ausmaßes. Die Diagnose wird anhand des X-chromatin positiven Befundes im Wangenschleimhautausstrich und der nachfolgenden Chromosomenanalyse, der erhöhten Gonadotropinsekretion und der Hodenbiopsie gestellt. Die Häufigkeit des Klinefelter-Syndroms wird mit 0,2% der neugeborenen Knaben angegeben.

▷ **XYY-Männer** entwickeln sich – bis auf eine proportionierte überdurchschnittliche Körperhöhe – somatosexuell unauffällig.

▷ Bei **XXX-Frauen** (Triplo-X-Syndrom) finden sich gehäuft Störungen der Ovarialfunktionen bei ansonsten unauffälligem weiblichen Phänotyp. Die Häufigkeit beider Syndrome wird mit jeweils ca. 1 : 1000 Neugeborenen angegeben.

▷ **XX-Männer:** Die Untersuchung dieses mit ca. 1 : 20 000 bis 1 : 25 000 angegebenen Syndroms trug zur Strukturaufklärung des SRY bei: Die somatisch-klinische Symptomatik und die Gonadenhistologie entspricht im Wesentlichen dem Klinefelter-Syndrom. Im Unterschied zu diesem ist jedoch in der Mehrzahl der Fälle kein Y-Chromosom vorhanden, sondern die primär männliche Differenzierungsrichtung erfolgt durch Translokation eines Y-Chromosomenabschnitts (eben des SRY) auf ein X-Chromosom.

▷ **XY-Frauen (Swyer-Syndrom, Reine Gonadendysgenesie):** Ursache dieses heterogenen Störungsbildes ist in 10 bis 15% der Fälle das Fehlen des SRY-Gens (bzw. einzelner Bestandteile desselben) auf dem Y-Chromosom. In jüngster Zeit fanden sich aber auch – bei unbeeinträchtigtem SRY – Punktmutationen auf dem Chromosom 9, auf dem WT1-, dem SOX9- oder im FSH-Rezeptor-Gen, was auf das Kaskadenartige der SRY-Expression und damit der Testes-Differenzierung verweist (Imai et al. 1997; McDonald et al. 1997; Pfeiffer et al. 1999). Dadurch bleibt die bipotente Gonadenanlage rudimentär (**streaks**) und produziert keine Östrogene. Der Phänotypus zur Geburt ist in der Mehrzahl der Fälle unauffällig weiblich. Es kommen aber auch ambivalente Intersex-Genitalien oder stärker maskulinisierte Fälle vor – je nach Ausmaß und Ort des genetischen Defekts und der Störung der Gonadendifferenzierung (Berkovitz et al. 1991; Lopez-Lopez et al. 1998). Erst zum Zeitpunkt der Pubertät macht sich das Fehlen der Östrogene bemerkbar, d.h. Genitale und Gonodukte bleiben hypoplastisch, Menarche u. Thelarche bleiben aus. Wie beim Turner-Syndrom kann die Entwicklung der sekundären Geschlechtsmerkmale durch eine hormonelle Substitutionstherapie mit Östrogen-Gestagen-Sequenzkombination initiiert werden und soll dann sogar erfolgreicher sein, da die extragenitale körperliche Entwicklung und die Rezeptorentwicklung nicht betroffen ist. Es wurden sogar erfolgreiche Schwangerschaften (nach Invitro-Fertilisation) beschrieben (Kan et al. 1997).

2. Hormonell bedingte Entwicklungsstörungen

▷ **AMH-Mangelsyndrom (Müller-Gang-Persistenzsyndrom):** Am Beispiel dieses autosomal rezessiv vererbten Defekts der AMH-Synthese oder der AMH-Rezeptorbindung (Rey & Picard 1998) lässt sich die prinzipiell mögliche Unabhängigkeit von Defeminisierung und Maskulinisierung gut demonstrieren: Bei den genetisch und äußerlich unauffälligen Männern bestehen neben den männlichen Gangstrukturen Tuben und Uterus.

▷ **Androgen-Rezeptor-Defekt (AIS = Androgen-Insuffizienzsyndrom):** Bei diesem x-chromosomal vererbten Intersex-Syndrom kommt es, in Abhängigkeit von der Stärke des Androgen-Rezeptorgendefektes auf dem X-Chromosom, zu einer mehr oder weniger kompletten Feminisierung des externen Genitals bis hin zu einem äußerlich unauffälligen weiblichen Genitale (i. Überbl. Hiort et al. 1999). Beim **kompletten Androgen-Insuffizienzsyndrom (cAIS)** endet die Vagina blind, Uterus und Eileiter fehlen, da in den Hoden suffizientes AMH gebildet wird (und somit das Müllersche Gangsystem untergeht), die (atrophen) Hoden deszendieren in die Pseudo-Labien oder nur in die Canalis inguinalis. Letzteres kann gelegentlich zu operativen Eingriffen bei den als Mädchen aufgezogenen Patienten unter der Verdachtsdiagnose „Inguinalhernie" führen. Weiterer Vorstellungsgrund können die primäre Amenorrhoe oder auch frustrane Kohabitationsversuche (bei blind endender Vagina) sein. Der Tatsache einer äußerlich weiblichen Entwicklung (inkl. Entwicklung einer weiblichen Brust), die im Unterschied zum 5-α-Reduktase-2-Mangelsyndrom (s.u.) auch nach der Pubertät anhält, da die Patienten auf die – aus dem testikulär gebildeten Testosteron aromatisierten – Östrogene, aber eben nicht auf Androgene reagieren, verdankt sich die ältere Bezeichnung **testikuläre Feminisierung**, während die Bezeichnung *hairless women* auf die durch den Androgen-Rezeptor-Defekt bedingte geringe Ausbildung der Körperbehaarung zurückzuführen ist. Beim **inkompletten (partiellem) Androgen-Insuffizienzsyndrom (pAIS)** sind nicht alle Rezeptoren in gleicher Weise beeinträchtigt, wodurch es zu verschiedenen Ausprägungsgraden des dann auch äußerlich intersexuellen Genitales kommt.

Die verschiedenen Übergangsformen der (intersexuellen) Genitaldifferenzierung wurden von Prader (1954) in fünf Typen unterteilt. Für die Virilisierung des weiblichen Genitales hieße das: Typ I = bis auf Klitorisvergrößerung unauffälliges weibliches Genitale; Typ II = zusätzliche trichterförmige Erweiterung des Sinus urogenitalis; Typ III = erhebliche Klitorishypertrophie, der Sinus urogenitalis ist offen und kanalförmig eingeengt; Typ IV = an der Basis einer zu Phallusgröße virilisierten Megaloklitoris mündet der Sinus urogenitalis als kleine Öffnung; Typ V = entspricht phänotypisch einem normalen männlichen Penis, an dessen Spitze (Glans) die Öffnung des zur Pseudo-Urethra veränderten Sinus urogenitalis mündet.

▷ Inzwischen liegen Berichte über Männer mit einem (durch einen Defekt des CYP19 codierten Aromatase-Cytochrom P450 bedingten) **Mangel an Östrogen-Aromatase** oder mit **Östrogen-Rezeptormangel** vor (i. Überbl. Faustini-Fustini et al. 1999). Die somatosexuelle Differenzierung dieser Männer scheint unbeeinträchtigt zu sein (bis auf einige Berichte über eine verminderte Spermienzahl, jedoch ohne jegliche Hinweise auf ein intersexuelles Genitale). Auffällig waren bei diesen Männern die erheblichen Störungen der Knochenmineralisation und des Epiphysenschlusses.

▷ **5-α-Reduktase-2-Mangelsyndrom** (Imperato-McGinley et al. 1974): Bei diesem autosomal-rezessiv vererbten Intersex-Syndrom, dessen genetische Grundlage in einer Störung des auf dem Chromosom 2 gelegenen Genortes besteht, welcher die für die Umwandlung von

Testosteron zu DHT essentielle 5-α-Reduktase (genauer: deren Typ 2) codiert (Labrie et al. 1992; Forti et al. 1996), kommt es im Extremfall zu einer pseudo-femininen Entwicklung des äußeren Genitales: Der Geschlechtshöcker bleibt klein und bildet lediglich einen Mikropenis. Die Aussackung der Geschlechtswulst zum Skrotum unterbleibt, es entsteht ein Skrotum bifidum. Die Harnröhre mündet aufgrund der ausbleibenden Differenzierung der Geschlechtsfalte zum Corpus spongiosum am Fußpunkt des Mikropenis. Dieser morphologische Befund (s. Abb. 2-21a u. b im Farbtafelteil) wird oft als **weibliches Genitale** verkannt, wobei dann das gespaltene Skrotum als große Labien (in welche die Hoden oft erst später deszendieren) und der Mikropenis als vergrößerte Klitoris eingeordnet wird. Bleibt die Diagnose unentdeckt, so kommt es in der Pubertät unter Einfluss des suffizienten Testosterons zu einer männlichen Pubertät mit zunehmender **Klitorishypertrophie** (i.e. Peniswachstum), Erektionen und Ejakulationen, spärlichem männlichem Behaarungstyp und muskulöser Körpersilhouette. Ursache für diese Maskulinisierung ist die Tatsache, dass die Produktion des hierfür verantwortlichen Testosterons in den (inguinal oder in den Pseudolabien gelegenen Hoden) unbeeinträchtigt ist.

▷ **Adrenogenitales Syndrom (AGS):** Beim AGS handelt es sich um einen autosomal-rezessiv vererbten Enzymdefekt in der Steroidbiosynthese der Nebennierenrinde (NNR). Dadurch kommt es zu ungenügender Produktion von Kortisol. Innerhalb des Regelsystems NNR – Hypophysenvorderlappen (HVL) – Hypothalamus führt dies reaktiv zur erhöhten Ausschüttung des im HVL gebildeten und die NNR-Aktivität regulierenden adrenokortikotropen Hormons (ACTH). Dies bedingt neben der (diagnostisch genutzten) Erhöhung der proximal des Blocks gelegenen Kortisol- und Aldosteron-Präkursoren eine massive Überproduktion der adrenalen Androgene, da der Enzymdefekt des klassischen AGS die Androgensynthese nicht beeinträchtigt (s. Sippell & Knorr 1991; Abb. 2-22).

Diese Hyperandrogenisierung führt bei chromosomal, gonadal und gonoduktal unauffällig entwickelten weiblichen Feten zu einer genitalen Virilisierung bis hin zur Bildung eines „Pseudo-Penis" (als extreme Form der androgenbedingten Klitorishypertrophie) und Labienfusion (Abb. 2-23 im Farbtafelteil).

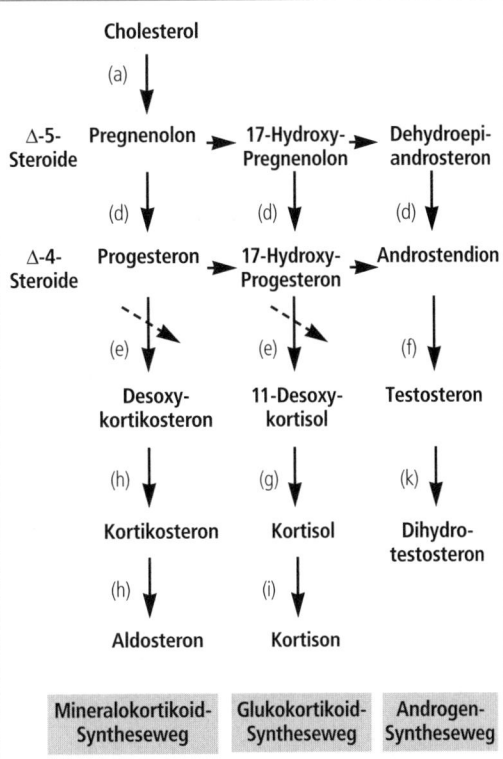

Die Buchstaben in Klammern stehen für die von den verschiedenen Genen kodierten Enzyme, welche die einzelnen Stufen der Synthese katalysieren. Enzyme [und kodierende Gene]:
(a) = Cholesterol-Desmolase [CYP11A]
(b) = 17α-Hydroxylase [CYP17]
(c) = 17,20-lyase [CYP17]
(d) = 3β-Hydroxysteroid Dehydrogenase [HSD3B1, HSD3B2] (gestört bei 3β-HSDD)
(e) = 21-Hydroxylase [CYP21], ----→ gestört bei 21-OHD
(f) = 17β-Hydroxysteroid Dehydrogenase
(g) = 11β-Hydroxylase [CYP11B1] (gestört bei 11β-OHD)
(h) = Aldosteron-Synthetase [CYP11B2]
(i) = 11β-Hydroxysteroid-Dehydrogenase
(k) = 5α-Reduktase.

Abb. 2-22 Adrenale Steroidbiosynthesestörung bei AGS

Neben der durch die Androgenerhöhung bedingten Virilisierung bei Mädchen verdient vor allem das Salzverlust-Syndrom klinische Aufmerksamkeit, weil es bei beiden Geschlechtern zu lebensgefährdenden Elektrolytverschiebungen im frühen Kindesalter führen kann. Zum Salzverlust-Syndrom kommt es bei Einbeziehung der Mineralokortikoid-Synthese in das Störungsbild.

Mit 95% aller AGS-Fälle hat vor allem der 21-Hydroxylase-Mangel (21-OHD) klinische Relevanz (Rappaport et al. 1985). Daneben treten 11β-Hydroxylase-Mangel (11β-OHD) und der

3β-Hydroxysteroid-Dehydrogenase-Mangel (3β-HSDD) auf. Es werden **klassische** von **nicht-klassischen** (**kryptischen** oder **late-onset**) AGS-Formen unterschieden. Personen mit nicht-klassischen AGS-Formen können asymptomatisch bleiben und nur unter ACTH-Stimulation typische Steroid-Deviationen zeigen. Sie können aber auch durch eine prämature Pubarche, Hirsutismus, Akne und/oder Menstruationsstörungen und durch Störungsbilder, die dem polyzystischen Ovarsyndrom (PCOS) ähneln, auffällig werden (Lucky et al. 1986; Temeck et al. 1987; Siegel et al. 1990).

In Deutschland liegt die Prävalenz des 21-OHD bei ca. 1 : 9800, die Häufigkeit heterozygoter Merkmalsträger wird mit 1 : 40 bis 1 : 50 angegeben (Mauthe et al. 1977). Hinweise für das Vorliegen eines nicht-klassischen 21-OHD fanden Speiser und Mitarbeiter (1985) sowie Zerah und Mitarbeiter (1990) bei ca. 1% der europoiden Normalbevölkerung. Der nicht-klassische 3β-HSDD ist in der Normalbevölkerung wahrscheinlich mindestens ebenso häufig wie der nicht-klassische 21-OHD (Zerah et al. 1990) und wird als Ursache des Hyperandrogenismus bei 10 bis 40% aller Frauen mit prämaturer Pubarche, Hirsutismus oder PCOS-ähnlichen Störungsbildern angenommen (Ammini et al. 1992).

Therapie der Wahl beim AGS ist die möglichst frühzeitig (ggf. pränatal) beginnende und lebenslang notwendige Substitution von Glukokortikoiden und ggf. Mineralokortikoiden. Dadurch kommt es zu einem Ausbleiben der erhöhten ACTH-Ausschüttung und somit auch zur Normalisierung der adrenalen Androgenproduktion. Die genitalen Virilisierungserscheinungen bei Mädchen bedürfen u.U. operativer Korrekturen, wobei sich mittlerweile ein schonendes, die psychosexuelle Entwicklung und Erlebnisfähigkeit der Mädchen berücksichtigendes Vorgehen unter Erhalt der Klitorissensibilität durchgesetzt haben sollte.

▶ **Iatrogene pränatale Hormonimbalancen** führen zwar nicht immer zu Intersex-Syndromen, können aber gleichwohl pränatale Differenzierungsprozesse beeinflussen und wurden insbesondere im Zusammenhang mit Fragen der psychosexuellen Entwicklung gut untersucht. So wiesen einige weibliche Neugeborene, deren Mütter in den fünfziger Jahren zum Zwecke der Abortverhinderung mit Progestin (zumeist C-19-Progesteron oder 19-Nor-Testosteron) behandelt wurden, je nach Beginn der Behandlung verschiedene Grade einer Genital-virilisierung (nach der 12. SSW lediglich eine leichte Klitorishypertrophie) auf (i. Überbl. Grumbach & Conte 1998). Bei Behandlung der Schwangeren mit dem synthetischen Östrogen Diethylstilbestrol (DES) kam es bei deren Töchtern zwar nicht zur somatischen Virilisierung, aber zu Strukturveränderungen an Cervix- und Vaginalepithel mit einer erhöhten Rate adenokarzinomatöser Entartungen. Bei Männern, deren Mütter in der Schwangerschaft mit DES behandelt wurden, fanden sich in erhöhtem Maße Malformationen des Genitales (Nebenhodenzysten, hypoplastische Testes, verminderte Spermienqualität), die entweder als Ausdruck der pränatalen Testosterondepression durch die östrogenähnliche Substanz oder durch toxische Effekte der Substanz selbst erklärt werden (Wilcox et al. 1995).

Die postnatale somatosexuelle Entwicklung

Reif (d.h. nach 40 SSW) geborene Knaben sind ca. 150–200 g schwerer als Mädchen (3612 vs. 3469 g; Weller & Jorch 1993); Länge und Kopfumfang unterscheiden sich im Geschlechtervergleich nicht. Die **sekundäre Sexualproportion**, d.h. das Verhältnis von Jungen- zu Mädchen-Lebendgeburten, beträgt seit Jahrzehnten kulturübergreifend ca. 106 zu 100 (Degenhardt 1980). Die **primäre Sexualproportion**, d.h. das Verhältnis männlicher zu weiblichen Zygoten nach der Implantation, kann naturgemäß nur aus der Untersuchung von Aborten oder Totgeburten kalkuliert werden und wird mit ca. 125 zu 100 angenommen. Zwar wurde dieses Zahlenverhältnis aufgrund seiner unsicheren Schätzung angezweifelt (Degenhardt, ebd.), unstrittig ist aber die insgesamt höhere peri- und postnatale Mortalität bei männlichen Feten bzw. Neonaten. Das Verhältnis der männlichen zu weiblichen Totgeburten liegt zwischen 111 bis 119 zu 100. Die sowohl in der Neonatalperiode als auch im Säuglings- und Kindesalter höhere Knabensterblichkeit (durch letal ausgehende neonatale Anpassungsstörungen, plötzlichen Kindstod, onkologische Erkrankungen sowie durch Unfälle) führt dazu, dass bereits um das 6. Lebensjahr herum die Sexualproportion ausgeglichen ist, also 100 zu 100 beträgt. So gilt beispielsweise die Zugehörigkeit zum männlichen Geschlecht als ein signifikanter Risikofaktor für den plötzlichen Kindstod im

Säuglingsalter (SIDS) (l'Hoir et al. 1998). Die höhere Knabensterblichkeit betrifft zumal Knaben mit zu niedrigem Geburtsgewicht und/oder unter-optimaler Gewichtsentwicklung und ist im übrigen keinesfalls so konstant wie die sekundäre Sexualproportion.

Die größere **biologische Stabilität** des weiblichen Geschlechts dokumentiert sich auch im stets vorhandenen relativen Entwicklungsvorsprung der Mädchen:

▷ Bei gleichem Geburtsgewicht sind Jungen etwas unreifer als Mädchen,

▷ Mädchen (zumal im städtischen Milieu) durchschreiten eher (4 Jahre, 7 Monate) als Jungen (zumal im ländlichen Milieu; 5 Jahre 10 Monate) den sog. **ersten kindlichen Gestaltwandel** (Zeller 1952; Grimm 1966).

Der kindliche Körper durchläuft dabei eine charakteristische Umgestaltung von der Kleinkind- zur Schulkindform. Dieser Prozess ist im Wesentlichen durch Streckung der Extremitäten, Vergrößerung des Kauapparates, Verringerung des Fettpolsters, Ausbildung eines deutlicheren Muskelreliefs, Abflachung des Rumpfquerschnitts und Gliederung des Rumpfes in Brust- und Bauchabschnitt gekennzeichnet; aus dem eher füllig-rundlichen Kleinkind mit trudelnden Bewegungen wird das gestreckte Schulkind mit gezielteren und besser koordinierten Bewegungen. Mit diesem Gestaltwandel geht eine Reihe von Veränderungen im verhaltensmäßigen und kognitiven Bereich einher (i. Überbl. Schmidt 1970: 302).

▷ Mädchen durchlaufen früher als Jungen den **zweiten Gestaltwandel**, d.h. die körperliche Pubertät.

Pubertät, Adoleszenz, Reife und Alterung

1. Pubertät und Adoleszenz
Während noch im frühen Schulalter keine wesentlichen extragenitalen körperlichen Geschlechtsunterschiede zu beobachten sind, ändert sich dies drastisch mit Beginn der Pubertät: Durch noch nicht gänzlich aufgeklärte Mechanismen, die durch das komplexe Zusammenspiel von prä-/perinatal **organisierenden** Faktoren (möglicherweise im Sinne eines Priming-Effektes des Androgenspiegels auf den hypothalamischen Gonadostaten) mit genetischen, körperlichen (insbesondere Fett-Körper-Relation), soziokulturellen (Ernährungs- und Lebensstandard), klimatischen, ethnischen und

nicht zuletzt intrafamiliären **aktivierenden** Entwicklungsbedingungen gekennzeichnet sind, kommt es relativ plötzlich zu einem deutlichen Anstieg der Gonadotropin-releasing-hormone-Sekretion. Die Interaktion der Gonadotropine (LH und FSH) mit den gonadal gebildeten Sexualhormonen sowie hormonähnlichen Substanzen wie Leptin und Inhibin führt dazu, dass eine Fülle somatischer Strukturen und Funktionen von der infantilen in die adoleszente und schließlich in die mature Form überführt werden (für eine Diskussion der verschiedenen Modelle s. Pickles et al. 1998; Quinton et al. 1999; Siegel et al. 1999).

Auch hier lässt sich ein **biopsychosoziales Bedingungsgefüge** beschreiben:
▷ die im Wortsinne „umwälzenden" hormonellen Veränderungen,
▷ die sich in dieser Phase ebenfalls drastisch verändernden Verhaltensanforderungen der Gesellschaft an den Jugendlichen
▷ und schließlich die „mentalen Abnabelungsprozesse" von den Eltern –
all dies macht es verständlich, warum die Pubertät zu den komplikationsreichsten Phasen der Ontogenese gehört.

Es kommt zu einem deutlichen Anstieg von Depressionen und Suizidversuchen, wobei Bezüge sowohl zu den in Umwälzung befindlichen biologischen Basisprozessen als auch zur tiefgreifenden Rollenkonfusion des Nicht-mehr-Kindes, aber Noch-nicht-Erwachsenen unübersehbar sind (Cyranowski et al. 2000). Wie eine Fülle von Untersuchungen zur psychosozialen Adaptation bei Früh- und Spätentwicklern (z.B. Kracke 1996; Kaiser & Gruzelier 1999; Williams & Dunlop 1999; Laitinen-Krispijn et al. 1999) gezeigt haben, bergen vor allem asynchrone Entwicklungsverläufe ein hohes Risiko für Fehlanpassungen und -verhaltensweisen (z.B. Substanzabusus). Der Anstieg der ovariellen bzw. testikulären Sexualhormon-Sekretion zeitigt bei beiden Geschlechtern typische körperliche Entwicklungssequenzen, die wiederum **geschlechtstypische Phasenunterschiede** der körperlichen Entwicklung bedingen (s. Tab. 2-1).

So tritt z.B der Längenwachstumsschub bei Mädchen früher auf, ist zeitlich kürzer als bei Jungen u. geht der Brust- u. Genitalreifung voraus. Auch herrschen bei Mädchen zwischen dem 8. und 12. Lebensjahr (d.h. nach der Adrenarche) adrenale Androgene im Vergleich zu den Östrogenen relativ vor (Sippell & Knorr

Tab. 2-1 Sequenz der puberalen Reifung (nach Bierich 1981)

Jungen	Jahre	Mädchen
	8–10	Beginnendes Uteruswachstum
	10–11	Thelarche (B2 = Brustknospe) Pubarche (P2)
Beginnendes Penis- u. Testeswachstum Akne Prostatawachstum	11–12	Beginn des Längenwachstumsschubes 1. Daumensesambein Akne Knospenbrust (B3) Wachstum d. inneren u. äußeren Genitalorgane Reifung des Vaginalepithels
Pubarche (P2) Beginn d. Längenwachstumsschubes 1. Daumensesambein	12–13	Brustrundung, Mamillenpigmentierung (B3/4) Beginnende Achselbehaarung (AH2)
Starkes Penis- u. Hodenwachstum Brustdrüsenvergrößerung	13–14	Menarche, zunächst anovulatorische Zyklen
Beginnende Achselbehaarung (AH2) P4 Stimmbruch Bartflaum d. Oberlippe	14–15	regelmäßige ovulatorische Zyklen B4/5 P5 Fertilität
P5 Reife Spermien	15–16	Epiphysenfugenschluss, Wachstumsstillstand
Epiphysenfugenschluss	> 17	

Tab. 2-2 Pubertätsstadien und Alterswerte jeweils 50. Perzentile, in Jahren (Werte für Mädchen nach Engelhardt et al. 1995; für Jungen nach Willers et al. 1996)

	Mädchen		Jungen	
	Beginn	Reife	Beginn	Reife
Genital	-	-	10,81	15,92
Brust	10,81	15,74	-	-
Pubes	11,15	14,60	11,48	15,68
Achselhaar	12,84	15,15	13,59	16,18
Menarche	-	13,46	-	-

2. Reife

Nach Abschluss der körperlichen Pubertät etablieren sich **geschlechtstypische Unterschiede im Körperbau**: Männer sind durchschnittlich größer und schwerer, bei ihnen ist das Muskel-Knochen-Fett-Verhältnis anders als bei Frauen, woraus eine eher kantige Körpersilhouette mit Betonung der Schulterpartien im Unterschied zur eher runden Silhouette mit Betonung der Beckenpartie bei Frauen resultiert (i. Überbl. Knussmann 1965). Diese Unterschiede sind indes fließend auf einem gynäkomorphen-andromorphen Kontinuum angeordnet (Stegemann & Knussmann 1984). Für die Wahrnehmung der Körperform als „typisch männlich" oder „typisch weiblich" sind weniger die absoluten Körpermaße (Schulterbreite, Körperhöhe, Beckenbreite etc.) ausschlaggebend als vielmehr die Proportionen, d.h. das Verhältnis der verschiedenen Körpermaße zueinander, welches sich in sog. Indices ausdrückt. So ist das Verhältnis von Taillen- zu Hüftumfang, die sog. Waist-to-Hip-ratio (WHR), in verschiedenen Kulturen als ausschlaggebendes Kriterium von Männern für die Bewertung weiblicher Attraktivität gefunden worden (Singh & Luis 1995; s.S. 28). Diese Indices weisen einen gewissen Zusammenhang zum freien Testosteron auf, ohne dass dieses jedoch die Ausbildung der Körpersilhouette prädiktieren würde; dies scheint eher von genetischen Voraussetzungen abhängig zu sein (Knussmann 1992). Nach Abschluss der Pubertät führen die Regulationsprozesse der Hypothalamus-Hypophysen-Gonaden-Achse zu einer relativ kontinuierlichen, nur geringfügigen cirkadianen u. jahreszeitlichen Schwankungen unterworfenen Androgenproduktion bei Männern (mit höchsten Werten am Morgen u. im Frühling), während es bei Frauen zu den bekannten Veränderungen der Östrogen- und Gestagenproduktion im Menstruationszyklus kommt.

1991), ein Phänomen, das naturgemäß keine Entsprechung beim männlichen Geschlecht findet u. dessen psychophysiologische Bedeutung noch weiterer Untersuchungen bedarf (Rieder & Coupey 1999). Der Pubertätsbeginn, das erste Auftreten der sekundären Geschlechtsmerkmale, liegt in Mitteleuropa bei Mädchen ca. im Alter von 8–14, bei Jungen von 10–16 Jahren. Tanner (1962) teilte die Schamhaarentwicklung (P) u. Achselbehaarung (AH) beider Geschlechter sowie die Genitalentwicklung (G) bei den Knaben und die Brustentwicklung (B) bei Mädchen in noch heute gebräuchliche Stadien ein (von P1 / AH1 / G1 / B1 = Vorpubertät bis zu PH5 / AH3 / G5 / B5 = maturer Status). Tab. 2-2 zeigt die aktuellen Entwicklungstermine in Deutschland. Die Pubertät dauert etwa 3–5 Jahre, das Ende (Erreichen der vollen Geschlechtsreife) liegt bei Mädchen im Alter von 14–18, bei Jungen von 16–20 Jahren.

Die Frage nach dem **Zusammenhang zwischen aktuellen Sexualhormonspiegeln und Sexualleben** ist vielfach untersucht worden (bei Frauen z.B. von Persky 1974; Rossi & Rossi 1980; Meuwissen & Over 1993; Bancroft 1995; van Goozen et al. 1997; Halpern et al. 1997; bei Männern z.B. von Knussmann et al. 1986; Kemper 1990; Bagatell et al. 1994; Halpern et al. 1998). Dabei zeigten sich bei Frauen Zusammenhänge zwischen sexueller Gestimmtheit, Zyklusphase, Vorhandensein von Menstruationsbeschwerden (bis hin zum prämenstruellen Syndrom, PMS) und Höhe des Testosterons: Frauen ohne PMS-Beschwerden haben ein ausgeglicheneres Verhältnis zwischen Östrogenen und Gestagenen und zeigen tendenziell einen prämenstruellen Libidoanstieg, während dies bei Frauen mit PMS-ähnlichen Beschwerden, bei denen das Maximum der sexuellen Interessiertheit um den Zeitpunkt der Ovulation lag, nicht der Fall war.

Das PMS ist ebenfalls Gegenstand einer Fülle biopsychologischer und biopsychiatrischer Untersuchungen geworden, auf die hier nur kursorisch verwiesen werden kann (i. Überbl. Mitchell & Woods 1996; Parry 1997; Henderson & Whissell 1997; Freeman & Halbreich 1998). Es zeigte sich eine komplexe – biopsychosoziale – Interaktion zwischen aktuellen Hormonspiegeln und Einstellungen sowohl zur Sexualität, zur Frauenrolle als auch speziell zur Menstruation. Unumstritten ist indes, dass die prämenstruelle Zyklusphase mit ihren hormonellen Veränderungen, dem deutlichen Abfall des neuroprotektiven Progesterons, einen ähnlichen locus minoris resistenciae für das Auftreten endokrin getriggerter Psychosyndrome bei Frauen darstellt wie die frühe Postpartalzeit.

Die Höhe des **Androgen-Spiegels** erweist sich in gewisser Weise als einflussreich für die **sexuelle Gestimmtheit**.

▹ Bei **Männern** führt ein Absinken unter den physiologischen Referenzbereich tendenziell zu einer Beeinträchtigung der Libido; hingegen kann eine Erhöhung des Testosteronspiegels innerhalb des männlichen Normbereichs gelegentlich eine Steigerung der sexuellen Phantasien, nicht aber der sexuellen Aktivität bedingen. Vielmehr zeigte sich, dass bei unphysiologischen Erhöhungen des Testosteronspiegels von Männern (etwa beim Anabolika-Doping) nicht nur die Gefahr vielfältiger somatischer Risiken – besonders für Leber, Herz und Prostata – besteht, sondern dass bei einem Teil der derart behandelten Männer aggressiv-dysphorische Entgleisungen, bis hin zu psychopathologisch relevanten Zustandsbildern, auftraten (Pope et al. 2000).

▹ Bei **Frauen** bewirkt eine kurzzeitige Erhöhung des Testosteronspiegels durch exogene Hormonzufuhr mit einer gewissen Zeitverzögerung eine deutliche Steigerung der Reaktion auf erotische Stimuli (gemessen durch Erhöhung der Vaginaldurchblutung) sowie ein subjektives Gefühl genitaler Sensationen (Tuiten et al. 2000). Der Effekt hält jedoch unter einer dauerhaften Erhöhung des Testosteronspiegels nur für max. sechs Wochen an.

---

3. Alterung

Stärker als bei Männern wird der Lebenszyklus von Frauen geprägt durch die Veränderungen der biologischen Reproduktionsfunktionen.

Morabia und Costanza (1998) haben auf der Grundlage der an 18 997 Frauen aus elf Ländern aller Kontinente erhobenen Daten einer WHO-Studie folgende Zeitangaben für den reproduktiven Zyklus von Frauen ermittelt:

▹ Das Welt-Durchschnittsalter für die Menarche lag bei 14 Jahren (Spannbreite 13 bis 16 Jahre),

▹ das erste Kind wurde durchschnittlich acht Jahre (Spannbreite 5 bis 11 Jahre) nach der Menarche geboren, wobei in einer großen Zahl der Länder eine Tendenz zur Verlängerung dieser Periode bestand,

▹ das Durchschnittsalter für die Menopause lag bei 50 Jahren (49 bis 52 Jahre).

Für Frauen stellt das **Klimakterium** und die **Menopause** eine weitere Zäsur der somatosexuellen Entwicklung über die Lebensspanne dar. In dieser Phase kommt es zu einem sukzessiven Abfall der ovariellen (und partiell auch adrenalen) Hormonproduktion (Östradiol um 85%, Östron um 58%, Androstendion um 67%, Testosteron um 29%; Longcope et al. 1981). Während die besonderen psychosexuellen und partnerschaftlichen Dimensionen der Sexualität im Alterungsprozess separat thematisiert werden (s. Kap. 2.3.8), sollen hier nur die somatosexuellen Veränderungen kursorisch angesprochen werden, die selbstverständlich Bezüge zum sexuellen Erleben aufweisen (i. Überbl. Kaplan 1990; McCoy 1997).

Sexualhormone haben bei Frauen Auswirkung

▹ auf die somatischen Strukturen der biologischen Reproduktion,

▹ auf die somatischen Strukturen des Lusterlebens und

▹ möglicherweise auch auf die Attraktivität.

Während **Östrogene** sich auf alle drei genannten Funktionskreise **förderlich** auszuwirken scheinen, bewirken **Androgene** eine Steigerung der Libido und wohl auch der gesamten Stimmungslage, wohingegen **Gestagene** die fördernden Effekte dieser beiden Hormongruppen für das sexuelle Erleben eher abzuschwächen oder zumindest zu moderieren scheinen. Der menopausale Rückgang der Östrogenproduktion kann demzufolge vulväre und vaginale Atrophien, einen Rückgang der vaginalen Vasokongestion und Lubrikation sowie der klitoralen Tumeszenz bewirken, was zur Minderung des Lusterlebens bis hin zur Dyspareunie führt. Der Androgenabfall bedingt u.U. ein Nachlassen der sexuellen Interessiertheit und der orgasmischen Kapazität, wobei auf die Interaktion aller hormonellen Faktoren mit partnerschaftlichen und auch übergreifenden soziokulturellen Faktoren (z.B. dem Bild der menopausalen Frau, der sog. Matrone, in der Kultur) nachdrücklich hingewiesen werden muss. Dies gilt auch für das Erleben sexueller Attraktivität, die bei einigen Frauen durch den Östrogenspiegel und die Zahl der Östrogenrezeptoren **mitbeeinflusst** zu sein scheint (Perrett et al. 1998).

Bei Männern sind die Zusammenhänge zwischen Hormonverhältnissen und Alterungsprozessen noch ungesicherter: So ist nach wie vor umstritten, ob es ein **Klimakterium virile** gibt, ob dies primär hormonelle Ursachen hat und ob diese wiederum auf die Sexualität des Mannes Auswirkungen haben, oder ob nicht vielmehr psychosomatische Faktoren (Selbstbild als alternder Mann, Midlife-Crisis) für Phänomene wie nachlassende Libido oder erektile und orgasmische Minderkapazität verantwortlich sind, ja ob diese überhaupt regelhaft beim Mann jenseits der vierzig zu beobachten sind (Kaplan 1990; Schiavi & Rehman 1995). Im Rahmen der *Massachusetts Male Aging Study*, die 1290 Männer über 40 in einer nicht-klinischen, repräsentativen Stichprobe untersuchte, wurde bei über der Hälfte der Probanden eine mehr oder minder ausgeprägte Störung, bei 9,6% ein vollständiger Ausfall der Erektion gefunden. Diese teilweise dramatischen Beeinträchtigungen standen indes in keinem Verhältnis zu den eher geringfügigen hormonellen Ausfällen in dieser Altersgruppe, so dass diese allein zur Erklärung unzureichend sind (Feldmann 1994; Schiavi et al. 1990).

2.3.3 Geschlechtstypische Unterschiede

Geschlechtstypische Unterschiede finden sich sowohl hinsichtlich somatischer Strukturen oder Funktionen als auch in bestimmten Verhaltensbereichen. Die Fülle körperlicher Geschlechtstypika drückt sich beispielsweise in der Tatsache aus, dass regelmäßig Laborreferenzwerte, Körpermaße etc. für beide Geschlechtergruppen getrennt aufgeführt werden. Ein klassischer geschlechtstypischer Unterschied auf

somatischer Ebene ist der der Körperhöhe (s. Abb. 2-24): Durchschnittlich (typischerweise) sind Männer in allen Kulturen ca. 8–10 cm größer als Frauen.

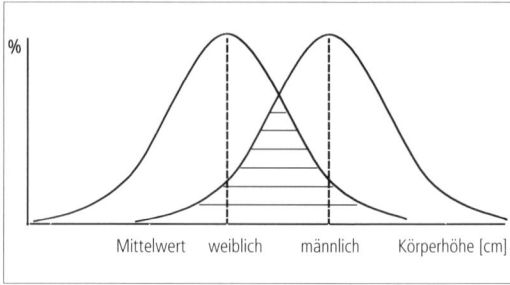

Abb. 2-24 Geschlechtstypische Verteilung der Körperhöhe, Überlappungsbereich schraffiert (schematisch)

Sicher käme niemand auf die Idee, einem Mann, der bezüglich der Körperhöhe deutlich unterhalb des Durchschnittswerts seiner Geschlechtergruppe liegt, nur deshalb seine Männlichkeit abzusprechen, weil er sich damit dem weiblichen Mittelwert annähert.

Ganz anders liegen die Verhältnisse bei **Verhaltensparametern**: Hier gibt es eine Fülle von Annahmen und Behauptungen darüber, was als „typisch männlich" oder „typisch weiblich" gelten soll. Gemeinsam ist diesen Annahmen, dass sie zumeist ungeprüft und unbewiesen sind, dass die unterstellten Unterschiede für naturbedingt gehalten werden, ein Abweichen somit nicht nur als „unmännlich" bzw. „unweiblich", sondern auch als „unnatürlich" betrachtet wird, und dass sie in der Mehrzahl von einer Höherbewertung vermeintlich typisch männlicher und/oder einer Abwertung vermeintlich typisch weiblicher Eigenschaften bzw. Verhaltensweisen geprägt sind. Auf die Entstehung und Funktion derartiger **Geschlechtsrollenklischees** soll weiter unten (2.3.6) eingegangen werden.

> Die empirische Literatur erlaubt die klare Feststellung, dass bei der überwiegenden Mehrheit von kognitiven Leistungen und anderen Verhaltensweisen des Menschen **keine** Unterschiede zwischen den Geschlechtern nachweisbar sind.

Während die Aufklärung der geschlechtsspezifischen somatosexuellen Entwicklung zwar noch immer Überraschungen bereithält, im Großen und Ganzen aber unstrittig ist, gehört die Frage des **Ob, Wie und Warum geschlechtstypischer**

Verhaltensweisen zu den spannendsten, aber auch umstrittensten Problemen humanwissenschaftlicher Forschung.

> Bei der Untersuchung geschlechtstypischer Unterschiede und Gemeinsamkeiten wird zugleich deutlich, dass die Erforschung menschlicher Sexualität und Geschlechtlichkeit über das eigentliche Themengebiet hinaus wesentliche Beiträge zum Verständnis des Menschen zu leisten vermag: Die Untersuchung des Zusammenhangs zwischen bekannten geschlechtsspezifischen Strukturen und Funktionen und beschreibbaren geschlechtstypischen Verhaltensunterschieden kann wie in einem Fokus jene Interaktionen zwischen **Natur** und **Kultur** aufzeigen, die für die Determinierung menschlichen Verhaltens **insgesamt** kennzeichnend sind.

In der Forschung bedient man sich heute der Technik der Meta-Analyse, um die Existenz oder Nicht-Existenz derartiger Unterschiede zu untersuchen: Die vorhandenen Studien gleicher Fragestellung werden nach Gruppengröße, Untersuchungsbedingungen und Ergebnissen verglichen und nach Effektstärken berechnet (i. Überbl. Hyde & Frost 1993; Knight et al. 1996).

Die erste Meta-Analyse zur Frage psychischer Geschlechtsunterschiede wurde von Maccoby und Jacklin (1974; Maccoby 1966) vorgelegt. Inzwischen gehören derartige Untersuchungen zum Standardrepertoire der Untersuchung geschlechtlicher Verhaltensweisen. Trotzdem lassen sich im Alltagsdenken wie auch in der wissenschaftlichen Literatur bis heute immer wieder folgende Probleme in der Betrachtung geschlechtstypischer Verhaltensweisen beobachten:

▷ Es besteht die Tendenz, ausbleibende Unterschiede nicht zu berichten (*avoidance of zero-hypothesis*) und somit die Unterschiede zu betonen – tatsächlich ist die Zahl der Nicht-Unterschiede wesentlich größer als die der Unterschiede.

▷ Vermeintliche Geschlechtsunterschiede sind nicht selten ein Nebenprodukt von Studien, die nicht eigentlich darauf aus waren, dies zu untersuchen, so dass mehr oder weniger ungesicherte Ergebnisse „weitergeschleppt" werden.

▷ Die Verhaltenskomplexität wird bei der Untersuchung oft ebenso vernachlässigt wie die situative Gebundenheit von Verhalten oder die Entwicklung eines Merkmals über die gesamte Lebensspanne.

▷ Schließlich werden **Korrelationen** zu **Kausalitäten** umgedeutet – ausgehend von der Annahme, dass ein Geschlechtsunterschied im Verhalten mehr oder weniger *a priori* biologisch bedingt sei.

▷ Mittlerweile deutet sich aber auch eine gegenläufige Tendenz an: Geschlechtstypische Unterschiede in Verhaltensparametern werden eher negiert, mit nicht vergleichbaren Methoden, die u.U. gänzlich anderes messen, wird das angebliche Verschwinden jeglicher Geschlechtsunterschiede vermeintlich belegt etc. (s. hierzu Eagly 1993; Knight et al. 1996; MacIntyre 1997).

Das Thema bleibt somit aufgrund seiner vermeintlich politischen Implikationen spannend. Denn beide Tendenzen – die Überbewertung wie auch das Negieren der Geschlechtsunterschiede – illustrieren die Zeitgeistabhängigkeit des Themas. Dabei sagt die Feststellung, ein Merkmal sei geschlechtstyisch verteilt, zunächst weder über seine Funktionalität, noch über seine Verursachung etwas aus. Letztere kann biologischer, psychosozialer oder soziokultureller Natur sein.

> Bevor auf die – **wenigen** – bislang nachgewiesenen geschlechtstypischen Verhaltens- bzw. Leistungsunterschiede eingegangen wird, soll nochmals darauf hingewiesen werden, dass diese *per definitionem* nur im Gruppenvergleich auffindbar und dann durch eine mehr oder weniger ausgeprägte Überlappung gekennzeichnet sind (s. 2.3.1).

Und schließlich muss klargestellt werden, dass die Ausprägung der verschiedenen Verhaltens- bzw. Leistungsmerkmale durchaus nicht konkordant sein muss: So wurde bis in die siebziger Jahre in der Differentiellen Psychologie der Geschlechter davon ausgegangen, dass „Maskulinität" und „Femininität" zwei einander ausschließende Pole eines unilinearen Kontinuums seien. Demnach bedeutete die Zunahme von Maskulinität automatisch eine Abnahme von Femininität und umgekehrt (s. Abb. 2-25a). Erst durch die Arbeiten von Psychologinnen (Spence & Helmreich 1978; Bem 1985; Bierhoff-Alfermann 1989; Alfermann 1992) kam man dazu, „Maskulinität" und „Femininität" auf zwei unabhängigen Skalen zu messen (s. Abb. 2-25b).

Dabei stellte man fest, dass es neben dem „typischen Mann" (hohe Maskulinitäts- und niedrige Femininitätswerte) und der „typischen Frau" (hohe Femininitäts- u. niedrige Maskuli-

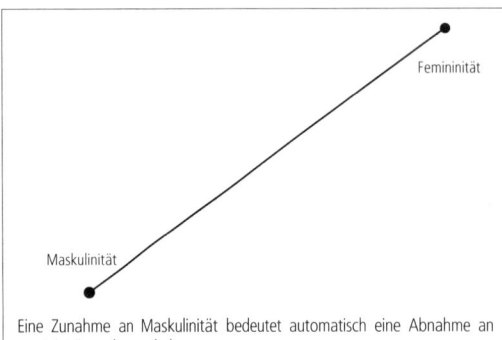

Eine Zunahme an Maskulinität bedeutet automatisch eine Abnahme an Femininität und umgekehrt.

Abb. 2-25a Bipolar-unilineare, „klassische" Messung von Maskulinität und Femininität

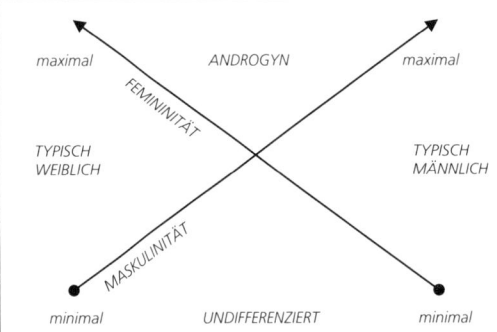

Hohe Werte auf beiden Skalen bedeuten Androgynie, niedrige Undifferenziertheit. Hohe Werte auf der Maskulinitäts-Skala und niedrige auf der Femininitäts-Skala entsprechen einer „typisch männlichen" Einordnung, hohe Werte auf der Femininitäts-Skala und niedrige auf der Maskulinitäts-Skala entsprechen einer „typisch weibliche" Einordnung.

Abb. 2-25b Unabhängige Skalierung der Maskulinität und Femininität

nitätswerte) Individuen gab, die durch die frühere Messmethodik nicht auffindbar waren, da sie auf beiden psychometrischen Skalen hohe Punktwerte erreichten. Sie wurden – in Anlehnung an den von Platon beschriebenen Androgynos, ein zweigeschlechtliches Doppelwesen – als „androgyn" bezeichnet. Interessanterweise erwiesen sich diese Menschen in vielen sozialen Bereichen als kompetenter (da flexibler). Sie zeigten auch größere Toleranz gegenüber ungewöhnlichen Sexualstilen und Personen mit homosexueller Orientierung (Walfish & Myerson 1980).

Im Ergebnis umfangreicher meta-analytischer Untersuchungen konnten beim Menschen lediglich folgende kognitive oder Verhaltensunterschiede als geschlechtstypisch nachgewiesen werden:
▷ **Spatial abilities**

▷ **Aggression**
▷ **Prosoziales Verhalten**
▷ **Verbal skills**
▷ **Interesse an okkasionellen Sexualkontakten**
▷ **Sexuelle Orientierung**

▷ **Spatial abilities:** Während in der Gesamtintelligenz keine Geschlechtsunterschiede nachweisbar sind, weisen Männer durchschnittlich bessere Leistungen in einigen Aspekten des räumlichen Vorstellungs- und Orientierungsvermögens (insbesondere beim sog. mental rotation) auf (i. Überbl. Voyer et al. 1995). Dieser Geschlechtsunterschied fand sich – bis auf eine interessante Ausnahme bei den Eskimos (s. 2.3.6) – in allen diesbezüglich untersuchten Ethnien.

Grön und Mitarbeiter (2000) haben erste Hinweise für das möglicherweise zugrundeliegende morphologische Korrelat gefunden: Sie konnten mittels funktioneller magnetresonanztomographischer Untersuchungen zeigen, dass bei männlichen Probanden in einem virtuellen Labyrinth-Orientierungsversuch linkslaterale hippocampale Strukturen aktiviert wurden, bei weiblichen Probandinnen hingegen der rechte parietale und präfrontale Kortex.

▷ **Aggression:** Männer zeigen durchschnittlich mehr unprovoziertes (!) fremdverletzendes Verhalten als Frauen (i. Überbl. Knight et al. 1996; Bettencourt et. al. 1996). Diese Geschlechtertypik ließ sich ebenfalls in einer Fülle von Kulturen verschiedener Entwicklungsniveaus nachweisen und besteht offenbar – hinsichtlich der individuellen Aggressivität – lebenslang. Frauen und Männer scheinen zudem andere Entwicklungsstile hinsichtlich aggressiven Verhaltens zu haben (Zumkley 1994). Im Unterschied zu den kognitiven Leistungsunterschieden finden sich Vorläufer geschlechtstypischer Aggressionsunterschiede bereits in der Kindheit: Jungen nehmen signifikant häufiger an Rauf- und Tobespielen teil als Mädchen und zeigen häufiger Disziplinschwierigkeiten. Dies ließ sich sowohl in Industriekulturen als auch in vorindustriellen Kulturen nachweisen (Sbrzesny 1976; Maccoby & Jacklin 1980).

▷ **Prosoziales Verhalten:** In Gruppenkooperationstests weisen Frauen durchschnittlich ein stärker gruppenzentriertes und „demokratisches", Männer hingegen ein stärker aufgabenzentriertes und „autokratisches" Verhalten auf (i. Überbl. Eagly 1993). Darüber hinaus sind Frauen durchschnittlich stärker auf soziale Interaktionen, die dem Wohlbefinden anderer –

zumal ihrer und anderer Kinder – dienen, orientiert (sog. *nurturing activities*), Männer hingegen auf solche, die der Leistungs- und Ansehensmaximierung dienen.

▶ **Verbal skills:** In Tests, welche die Sprachproduktion und Sprachflüssigkeit (verbal fluency) untersuchen, erzielen Frauen durchschnittlich bessere Ergebnisse als Männer (i. Überbl. Halpern 1992). Hyde und Linn (1988) deuten jedoch die vorliegenden Untersuchungen so, dass zumindest in hochentwickelten Industrieländern dieser Geschlechtsunterschied zu verschwinden scheint. Anfänglich euphorisch aufgenommene Berichte über die mittels MRT gefundene hirnmorphologische Basis im Sinne einer stärkeren Lateralisierung der Sprachproduktion bei Männern (Shaywitz et al. 1995) wurden inzwischen an größeren Stichproben widerlegt (Frost et al. 1999). Gleichwohl bleibt das Phänomen bestehen, dass sich Frauen von unilateralen Hirnläsionen mit Beeinträchtigung des Sprachvermögens schneller erholen als Männer – als würden die Sprachausfälle durch die kontraläsionale Hirnhälfte kompensiert (i. Überbl. Kimura 1987, 1992).

▶ **Interesse an okkasionellen Sexualkontakten** mit nicht oder nur flüchtig bekannten Personen: Auch wenn im Gefolge der sog. Sexuellen Revolution, der freien Verfügbarkeit von Kontrazeptiva für Frauen, dem deutlichen Anwachsen ihrer Teilhabe an Bildungs-, Produktions- und Leitungsprozessen zumindest in Industrieländern und der damit erstarkten Frauenbewegung die Rollen der Geschlechter nicht nur in der Arbeits- und Berufswelt, sondern auch in der Paarbegegnung ausbalancierter sind als noch vor etwa 50 Jahren, auch wenn das Leitbild der Frau in westlichen Industrieländern nicht mehr von vorehelicher Virginität, ausschließlich intrafamiliärer Verwirklichung und Submission unter den Mann geprägt ist, auch wenn es zur Vorverlagerung der psychosexuellen Entwicklungstermine (zumal der Kohabitarche, die heute zu allermeist vorehelich stattfindet) bei **beiden** Geschlechtern gekommen ist, hat dies offenbar nichts daran geändert, dass Männer deutlich eher bereit sind, Sexualkontakt in einer nicht personal geprägten, anonymen Begegnung aufzunehmen. Dies wird bereits durch die Tatsache verdeutlicht, dass auch heute – mangels Nachfrage – die Zahl der ihre sexuellen Dienste explizit für Frauen anbietenden *Dressmen* nicht ansatzweise das Ausmaß der weiblichen Prostitution für Männer erreicht hat.

Darüber hinaus haben empirische Untersuchungen diesen geschlechtstypischen Unterschied belegt, und bislang hat keine Studie das Gegenteil – also eine größere, wahllosere Akzeptanz von anonymen Sexualpartnern bei Frauen – gefunden.

Oliver und Hyde (1993) fanden in einer Meta-Analyse, dass die einzigen nachweisbaren geschlechtstypischen Unterschiede in der Häufigkeit der Masturbation sowie in der Einstellung zu Gelegenheitssex bestanden: Männer masturbierten häufiger (d = .96) und zeigten sich deutlich permissiver zum Gelegenheitssex (d = .81).

Clark und Hatfield (1989) ließen Studenten bzw. Studentinnen auf dem Campus ihnen unbekannte Studierende des jeweils anderen Geschlechts ansprechen („Ich habe Dich schon vor einer Weile hier auf dem Campus bemerkt, ich finde Dich sehr attraktiv") und ihnen dann eines von drei verschiedenen Angeboten machten: (a) „Würdest Du heute abend mit mir ausgehen?" oder (b) „Würdest Du mit auf mein Zimmer kommen?" oder (c) „Würdest Du heute nacht mit mir schlafen?" Bezüglich der ersten Anfrage ergaben sich keine Geschlechtsunterschiede: Sowohl 50 % der Männer als auch 50 % der Frauen stimmten einer Verabredung zu. Lediglich 6 % der Frauen, aber 69 % der Männer stimmten dem zweiten Angebot, auf das Zimmer mitzukommen, zu. Keine einzige Frau, aber 75 % der Männer stimmten der dritten Offerte zu, mit dem/der unbekannten Frager/in ins Bett zu gehen.

Regan (1998) konnte darüber hinaus anhand der Untersuchung von 72 Probanden zeigen, dass Frauen, wenn sie sich denn auf Gelegenheitssex (*casual sex*) einlassen, wesentlich weniger bereit sind, Abstriche hinsichtlich ihrer vorbestehenden Wertestandards (Erwartungen an die soziale Position des Partners, weniger an sein Aussehen) hinzunehmen als Männer, die zunächst in solchen Situationen das Aussehen der Gelegenheitspartnerin über deren soziale Position stellen (aber dabei auch deutliche Kompromisse einzugehen bereit sind).

Ein unkritscheres heterosexuelles Partnerverhalten von Männern im Vergleich zu Frauen wird auch in Studien zu AIDS-relevantem Risikoverhalten beschrieben (z.B. Castilla et al. 1998; Day et al. 1998) und findet im Übrigen seinen Ausdruck auf der Phantasieebene: Wilson (1997) befragte eine repräsentative Stichprobe von 788 Briten verschiedener Altersgruppen und beiderlei Geschlechts nach vorgegebenen Kategorien zu ihren Sexualphantasien. Er fand, dass die größten Geschlechtsunterschiede hinsichtlich der Phantasie des Zusammenseins mit einem anonymen Sexualpartner und mit mehreren Partnern (Gruppensex-Phantasie) auftraten. Männer hatten diese Phantasie 4,2 mal so häufig wie Frauen, die dafür tendenziell häufiger den Sexualkontakt mit einer Frau oder einem berühmten Mann phantasierten.

Diese größere Wahl- und Kritiklosigkeit von Männern bei der Wahrnehmung anonymer sexueller Gelegenheiten bedeutet jedoch keinesfalls, dass Frauen eine geringere Bereitschaft hätten, in auch nur vagen (freundschaftlichen) personalen Beziehungen sexuelle Kontakte aufzunehmen oder ggf. zu initiieren: Maticka und Mitarbeiter (1998) fragten bei Studenten beiderlei Geschlechts vor und nach einem Frühlingscamp zum einen nach der Bereitschaft, Gelegenheitssex aufzunehmen, und zum anderen nach den tatsächlich genutzten Gelegenheiten. Während vor dem Camp die männlichen Probanden deutlich häufiger die Frage nach der Bereitschaft bejahten, berichteten nach dem Camp Männer und Frauen gleich häufig über die Wahrnahme solcher sexuellen Gelegenheiten. Dabei zeigte sich, dass die Wahrnahme von Gelegenheitssex bei Männern von der Gruppennorm und der persönlichen Einstellung zu sozialen Erwartungen abhing, bei Frauen hingegen von der Möglichkeit, hierin eine Übereinstimmung mit engeren Freunden zu erzielen, und von deren aktiver Beteiligung an solchen Gelegenheiten.

▸ **Sexuelle Orientierung:** Typischerweise fühlen sich Frauen durch Männer und Männer durch Frauen sexuell-erotisch angezogen. Da dies zum zentralen Themenbereich sexualwissenschaftlicher Diskussion gehört, wird nachfolgend gesondert darauf eingegangen.

2.3.4 Die Entwicklung der sexuellen Orientierung

Im christlich-europäisch geprägten Kulturkreis gibt es eine unselige Tradition der Pönalisierung gleichgeschlechtlicher sexueller Akte (und überhaupt derjenigen Verhaltensweisen, die als typisch für das andere Geschlecht angesehen wurden) zumal bei Männern. Dies schloss ein:

▸ die Verdammnis als – mit dem Tode zu bestrafende – Todsünde,

▸ die – mit Zuchthaus geahndete – Kriminalisierung als „volksgefährdend" und schließlich

▸ „Heilungsversuche" als „widernatürliche/krankhafte Degeneration".

Bleibtreu-Ehrenberg (1981) hat die Wurzeln dieses Sanktionsverhaltens umfangreich analysiert. Erst in den 80er Jahren des 20. Jahrhunderts wurde in Deutschland der einschlägige § 175 StGB endgültig abgeschafft.

Es gehört zu den bleibenden Verdiensten des Begründers der nordamerikanischen Sexualforschung, Alfred C. Kinsey (1894-1956), in seinen Untersuchungen über das sexuelle Verhalten des Mannes (1948) und der Frau (1953) erstmals gezeigt zu haben, dass eine nennenswerte Zahl von Männern (nämlich 50% von 5 300 Probanden zwischen 16 und 55 Jahren) und Frauen (28% von 5 490 Probandinnen zwischen 12 und 45 Jahren) sich im Laufe ihres Lebens auch durch Angehörige des eigenen Geschlechts sexuell angezogen fühlte. Dabei hatten 37% bzw. 13% gleichgeschlechtliche Kontakte bis zum

Orgasmus, ohne ausschließlich homosexuell orientiert zu sein – dies traf nur für 4% der Männer und 1–3% der Frauen zu. Als „mehr oder weniger exklusiv homosexuell" ordnete Kinsey 10% der befragten Männer und 2–6% der befragten Frauen ein.

Kinsey zog aus seinen Ergebnissen den Schluss, dass „homosexuelle Partnerwahl" und „heterosexuelle Partnerwahl" nur die Endpunkte einer statistischen Verteilungskurve der sexuellen Attraktion innerhalb einer Geschlechtergruppe sind, und sprach von einem **homosexuell-heterosexuellen Kontinuum**. Er beschrieb eine siebengradige Verteilungskurve von „lebenslang ausschließlich sexuelle Interaktionen mit Angehörigen des anderen Geschlechts" (sog. Kinsey 0 = exklusiv heterosexuelles Verhalten) über „annähernd gleich häufige sexuelle Interaktion mit Angehörigen beider Geschlechter" (Kinsey 3 = bisexuelles Verhalten) bis hin zu „lebenslang ausschließlich sexuelle Interaktionen mit Angehörigen des eigenen Geschlechts" (Kinsey 6 = exklusiv homosexuelles Verhalten). Betrachtet man diese Verteilung für beide Geschlechtergruppen gemeinsam, so ergibt sich ein klassisches Beispiel für einen geschlechtstypischen Unterschied (Abb. 2-26).

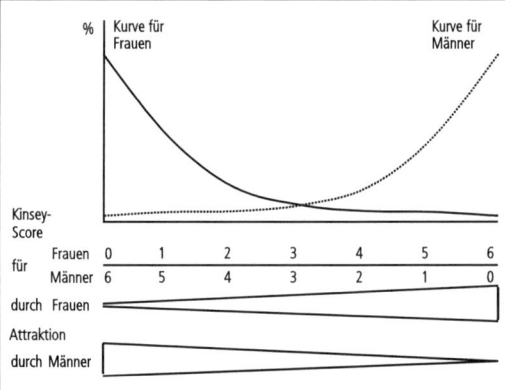

Erläuterung:
Kinsey 0: Ausschließlich gegengeschlechtliche, keinerlei gleichgeschlechtliche Attraktion
Kinsey 1: Vorwiegend gegengeschlechtliche, nur vereinzelte gleichgeschlechtliche Attraktion
Kinsey 2: Vorwiegend gegengeschlechtliche, stärkere gleichgeschlechtliche Attraktion
Kinsey 3: Gegengeschlechtliche und gleichgeschlechtliche Attraktion zu gleichen Teilen
Kinsey 4: Vorwiegend gleichgeschlechtliche, stärkere gegengeschlechtliche Attraktion
Kinsey 5: Vorwiegend gleichgeschlechtliche, nur vereinzelte gegengeschlechtliche Attraktion
Kinsey 6: Ausschließlich gleichgeschlechtliche, keinerlei gegengeschlechtliche Attraktion

Abb. 2-26 Geschlechtstypische Verteilung der sex. Orientierung

Kinsey wurde indes wegen seiner nicht-repräsentativen Stichprobe (mit einer Überrepräsentanz von problematischen – etwa inhaftierten – Probanden) kritisiert, und die Existenz eines solchen „homosexuell-heterosexuellen Kontinuums" ist ebenso wie das Vorkommen bisexueller Orientierungen aufgrund neuerer empirischer Untersuchungen bestritten worden (Diamond 1993). Tatsächlich hat die Kinseysche Annahme einer kontinuierlichen Verteilung der sexuellen Orientierung die logische Konsequenz, dass es mehr bisexuell orientierte als homosexuell orientierte Männer und Frauen geben muss. Dies ist in allen vorliegenden Untersuchungen (inklusive der von Kinsey) zumindest bezüglich der männlichen Probanden nicht der Fall. Vielmehr stehen ca. 90–95% vorwiegend bis ausschließlich heterosexuell (K0-K1) orientierten Männern ca. 5–8% mehr oder weniger exklusiv homosexuell orientierte (K5-K6) gegenüber. Die Zahl der bisexuell orientierten (K3 bzw. K2-K4) liegt stets unter der letztgenannten. Somit könnte zumindest für das männliche Geschlecht eine bimodale Verteilung der sexuellen Orientierung angenommen werden (Abb. 2-26).

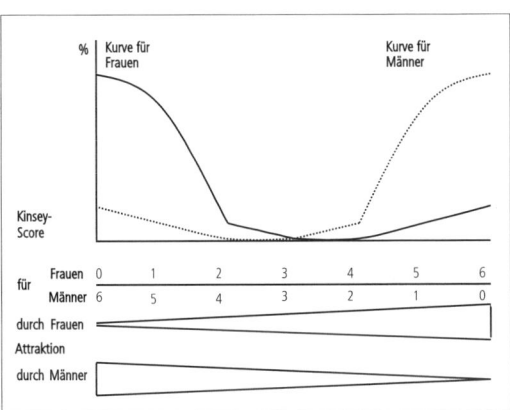

Abb. 2-27 Die sexuelle Orientierung als bimodale Verteilung

Ob die sexuelle Orientierung einer **bimodalen** oder einer **kontinuierlichen** Verteilung folgt, gehört auch heute noch zu den **ungelösten Fragen der Sexuologie** (Le Vay 1996; McConaghy 1999).

Dies hat vor allem zwei Ursachen:

1. Alle Befragungen zum Sexualverhalten leiden unter der Tabuierung dieses Themas.

So ist nicht verwunderlich, dass in persönlichen Interviews, die sich primär mit der Frage der AIDS-Prävention befassen, deutlich seltenere Angaben zu nicht-heterosexuellen (also homo- oder bisexuellen) Phantasien oder Verhaltensweisen gemacht werden als etwa in anonymen Fragebogenerhebungen. Auch ist die Repräsentativität der Respondenten bei Umfragen in der Sexualsphäre oft sehr unterschiedlich. Und schließlich ist die Trennung danach, ob es sich um **Probierhandlungen** (etwa in der Adoleszenz) oder um adulte **Sexualstile** handelt, äußerst schwierig. Hierfür bedürfte es tiefer strukturierter (klinischer) Befragungstechniken, deren Einsatz in großen Stichproben technisch außerordentlich schwierig, wenn nicht unmöglich ist.

2. Die sexuelle Orientierung lässt sich auf vier Ebenen beschreiben:

> **Ebenen der sexuellen Orientierung**
>
> **1. Ebene der physiologischen Reaktion:** Mittels Penisplethysmographie (Freund 1963) oder vaginaler Photoplethysmographie (Laan 1994) lässt sich schon eine relativ geringfügige Steigerung der genitalen Durchblutung als Ausdruck (beginnender) sexueller Erregung messen. Die visuelle Präsentation von gleich- und gegengeschlechtlichen erotischen Stimuli könnte die Ansprechbarkeit von Probanden hierauf – relativ unabhängig von ihrem Willen – feststellen. Allerdings verbieten der große technische Aufwand und die doch stets vorhandenen Fehlerquellen eine massenhafte Anwendung dieser Methode. Zudem ist bislang unklar, ob visuelle Stimuli überhaupt adäquat sind für das Hervorrufen einer sexuellen Reaktion; vielleicht müssten dies auch Stimuli sein, welche die personale Interaktion verlangen (etwa Gerüche oder Geräusche).
>
> **2. Ebene der Phantasie:** Hier äußert sich die sexuelle Orientierung in sexuell-erotischen Tagträumereien oder in Phantasien bei der Masturbation. Naturgemäß ist diese Ebene schwer zu erfassen, was auch dazu führt, dass sie dem geringsten Sanktionsdruck unterliegt.
>
> **3. Ebene des Verhaltens:** Diese bezieht sich auf die tatsächliche sexuelle Interaktion mit Angehörigen des eigenen und/oder des anderen Geschlechts. Die Verhaltensebene ist in hohem Maße dem normierenden Einfluss soziokultureller Bedingungen ausgesetzt, und zwar in beiden Richtungen: Unter dem Druck der Isolation (Bsp. Gefängnis), der sozioökonomischen Verhältnisse (Bsp. Strichjungen) oder eines Ritus (Bsp. *Rites du passage* zahlreicher melanesischer Kulturen; s.u.) kann prinzipiell jede/r auch gleichgeschlechtliche Interaktionen durchführen, wie umgekehrt die Pönalisierung gleichgeschlechtlichen Verhaltens dessen Äußerung zu unterdrücken vermag.
>
> **4. Ebene der Selbsteinordnung:** Die Selbsteinordnung eines Menschen als heterosexuell, bisexuell oder homosexuell setzt voraus, dass eine derartige Kategorisierung überhaupt existiert. Die begriffliche Scheidung von **Hetero- und Homosexualität** geht auf den österreichisch-ungarischen Arzt Karoly Maria Benkert alias Kerthbeny (1824-1882) zurück, der 1869 den Begriff Homosexualität prägte. Zuvor wurde jedes gleichgeschlechtliche erotisch-sexuelle Verhalten undifferenziert als „Sodomiterei", „widernatürliche Unzucht", „Effeminiertheit" oder auch als „conträre Sexualempfindung" bezeichnet.

Diese vier Ebenen können, müssen aber nicht zusammenfallen. So kann eine Person vorwiegend homosexuelle Wünsche und Phantasien haben, vor deren Verwirklichung aber zurückscheuen, so dass sie sich – der Konvention gehorchend – mit einem Angehörigen des anderen Geschlechts zusammentut und „der ehelichen Pflichten wegen" den heterosexuellen Sexualkontakt (oft unter Mobilisierung homosexueller Phantasien) ausführt. Diese Person bezeichnet sich als „heterosexuell", wäre dies aber nur auf der Verhaltens- und Selbstkategorisierungs-, nicht auf der Phantasieebene.

Je nachdem, welche Ebene erfragt wird, erhält man teilweise sehr verschiedene Ergebnisse für die Häufigkeit gleich- und/oder gegengeschlechtlicher Attraktion bzw. Aktivität. Schmidt und Mitarbeiter (1998) haben die mögliche Diskrepanz der verschiedenen Ebenen bei der Befragung von Studenten im Alter zwischen 20 und 30 Jahren in den Jahren 1966, 1981 u. 1996 demonstriert (s. Tab. 2-3; 2-4; 2-5).

Tab. 2-3 Sexuelle Attraktion durch gleiches Geschlecht, Angaben in % von N (nach Schmidt et al. 1998)

	Männer			Frauen		
Jahr	1966	1981	1996	1966	1981	1996
nie	88	66	68	82	42	44
selten	9	25	22	12	33	30
manchmal	2	7	7	4	21	23
oft	1	3	4	1	4	3

Tab. 2-4 Homosexuelles und bisexuelles Verhalten, Angaben in % von N (nach Schmidt et al. 1998)

	Männer			Frauen		
Jahr	1966	1981	1996	1966	1981	1996
nur homosexuell	1,5	1,9	3,0	0,3	0,6	1,0
bisexuell	1,9	3,4	1,7	0,6	2,7	1,2

Tab. 2-5 Selbsteinschätzung der homo-, bi- und heterosexuellen Orientierung, Angaben in % von N (nach Schmidt et al. 1998)

	Männer		Frauen	
Jahr	1981	1996	1981	1996
Ausschließlich heterosexuell	78	82	66	72
Vorwiegend heterosexuell	18	11	29	23
Bisexuell	1,7	1,6	3,7	1,6
Vorwiegend homosexuell	1,2	1,3	0,7	0,4
Ausschließlich homosexuell	1,0	2,7	0,6	0,5
Ablehnung d. Kategorisierung	-	1,1	-	1,9

Die Jahrhunderte während Betrachtung der Frau als „inferior" brachte es mit sich, dass ihre Sexualität, wenn zwar gelegentlich auch als „allgemein bedrohlich", so doch aber insgesamt als undifferenziert, bedeutungslos wie die Frau selbst, be- oder besser entwertet wurde. Dies führte dazu, dass Akte frau-fraulicher Sexualität keiner spezifischen Erörterung, aber auch keiner spezifischen Regularien für Wert befunden wurden. Die sich an mann-männliche Sexualität anheftenden Phantasmen von der „Bedrohung des Volksganzen" durch ausbleibenden Nachwuchs, fehlender Wehrhaftigkeit und dergleichen mehr (die selbstverständlich niemals der Wirklichkeit entsprachen) blieben bezüglich der lesbischen Liebe vielleicht auch deshalb aus, weil „man" meinte, dass für die Schwängerung einer Frau ihre sexuelle Interessiertheit sowieso marginal wäre, somit von ihrer lesbischen Orientierung (so sie denn überhaupt wahrgenommen und thematisiert wurde) keinerlei Gefahr für die Reproduktion der Bevölkerung ausginge. Dies alles führte dazu, dass homosexuelle Akte unter Frauen erst sehr spät – nämlich in der Mitte des 20. Jahrhunderts – zum Gegenstand eingehender wissenschaftlicher Forschungen wurden.

Die ausgrenzende Fokussierung auf **Homosexuelles** bezog sich also vor allem auf Verhaltensweisen von Männern und hat somit nicht nur das konkrete Verhalten der Individuen, sondern auch die wissenschaftliche Beschäftigung mit dieser Thematik nachhaltig beeinflusst. So kommt es, dass ausschließlich der eine Pol der hier als geschlechtstypisch verteilt beschriebenen sexuellen Orientierung betrachtet wurde und Homosexualität als eine monolithische Entität, als eine Abweichung *sui generis*, aufgefasst wurde.

> Lange Zeit wurde in der Forschung nicht danach gefragt, **wie** die menschliche sexuelle Orientierung **warum welche Richtung** nimmt – eine für das Verständnis menschlichen Verhaltens insgesamt ja interessante und wichtige Fragestellung – sondern man beschränkte sich auf die Untersuchung der Attraktion durch Angehörige des gleichen Geschlechts. Damit einher ging das Bestreben, die als „krankhaft" betrachtete homosexuelle Neigung möglichst zu kurieren (Bosinski 1992a; Le Vay 1996).

Tatsächlich kann *per definitionem* eine bestimmte (z.B. homosexuelle) Ausprägung der sexuellen Orientierung nicht krankhaft sein: Zum einen, weil die Abweichung vom Mittelwert zum Konstituens des geschlechtstypischen Unterschieds gehört; zum zweiten, weil – unabhängig von der Frage, ob die sexuelle Orientierung kontinuierlich oder bimodal verteilt ist –, der Indikator für eine Krankheit das „Leiden an einem regelwidrigen Geistes- oder körperlichen Zustand" ist. Menschen mit exklusiv homosexueller Orientierung leiden jedoch nicht an ihrer sexuellen Orientierung, sondern an den Folgen einer gesellschaftlichen Norm, nach der eine bestimmte sexuelle Orientierung „normal" und eine andere „sündhaft", „widernatürlich" oder „krankhaft" sein soll. Die Sexualität des Menschen aus einem kommunikativen Ansatz heraus verstehen bedeutet, nicht die Genitalität der Partner, sondern ihre Liebes- und Paarfähigkeit zu betrachten. Hierin unterscheiden sich Menschen mit homosexueller Orientierung nachweislich nicht von Menschen mit exklusiv heterosexueller Orientierung.

Die in älteren Untersuchungen beschriebene Koinzidenz einer homosexuellen Orientierung mit diversen psychopathologischen Auffälligkeiten erwies sich als Resultat eben dieser Ausgrenzung und nicht der sexuellen Orientierung selbst. Versuche, eine homosexuelle Orientierung in eine heterosexuelle umzukehren, scheiterten regelmäßig und erwiesen sich als ethisch fragwürdig. Evelyn Hooker hatte bereits 1957 darauf hingewiesen, dass es unverständlich ist, einen Menschen nur deshalb zum Patienten zu erklären, weil er Angehörige seines eigenen Geschlechts liebt und begehrt.

In dieser Hinsicht besteht eine Parallele zur Betrachtung der Händigkeit (Hamill 1995): Bis in die dreißiger Jahre des 20. Jahrhunderts wurde Linkshändigkeit (beispielsweise in den USA) als eine krankhafte Störung aufgefasst, da sich eine Vielzahl psychopathologischer Auffälligkeiten bei Linkshändern fand. Kinder wurden gezwungen, das „gute Händchen" zu benutzen. Als man erkannte, dass bezüglich der Händigkeit eine kontinuierliche Verteilung von ausschließlicher Rechtshändigkeit über Beidhändigkeit bis zur ausschließlichen Linkshändigkeit besteht, die zudem ihre Ursache in bestimmten Hirnfunktionsorganisationen hat, somit Linkshändigkeit eine per se problemlose Normvariante darstellt, die nicht zu „kurieren", sondern akzeptierend zu fördern ist, verschwanden auch die krankhaften Befunde bei Linkshändern – sie waren Ausdruck des Versuchs einer „Umpolung" gewesen. Heute kann bekanntlich ein Linkshänder Präsident der Vereinigten Staaten von Amerika werden.

Deshalb beschloss auch die American Psychiatric Association 1973, „Homosexualität" nicht mehr als psychische Krankheit oder Störung, sondern als Normvariante menschlicher Liebesfähigkeit zu betrachten und die entsprechende Diagnosenummer im DSM zu streichen (Bayer 1981). Ähnlich verfuhr später die WHO mit dem ICD-10.

Indes bleibt die – richtungsneutrale – Frage nach dem **Wie** und **Warum** der Entwicklung der sexuellen Orientierung. Diese gilt eigentlich für alle geschlechtstypisch verteilten Verhaltensunterschiede. Die Koinzidenz von biologischer Geschlechtszugehörigkeit und geschlechtstypischen Unterschieden verleitet im Alltagsdenken (von dem Wissenschaftler nicht frei sind) oft dazu, der Natur die erklärende Funktion für derartige Unterschiede zuzuweisen. Dies ist jedoch nicht zwingend: Beschränkt beispielsweise eine Kultur den Zugang des einen Geschlechts zu bestimmten Berufen, so kommt es aus sozialen Gründen zu einer geschlechtstypischen Berufswahl.

Die Annahme einer biologischen Mitverursachung geschlechtstypischer Unterschiede im Sinne einer Prädisposition (d.h. nicht im Sinne einer alles erklärenden Ursache) ist lediglich dann gerechtfertigt, wenn folgende Kriterien erfüllt sind:

Voraussetzungen für die Annahme biologischer Prädispositionen geschlechtstypischer Verhaltensunterschiede

1. Transkultureller Aspekt: Der Unterschied findet sich in gleicher Richtung (nicht aber unbedingt in gleicher Ausprägung) zu verschiedenen Zeiten, in Kulturen und Ethnien unterschiedlicher Entwicklungshöhe und mit verschiedenen kulturellen Regelungen für den Umgang der Geschlechter.

2. Sozialisations-Aspekt: Der Unterschied ist zwar in seiner Ausprägung durch psychosoziale Faktoren beeinflussbar, nicht aber durch einheitlich beschreibbare psychosoziale Faktoren produzierbar oder gar umkehrbar.

3. Artvergleichs-Aspekt: Der Unterschied findet sich in gleicher Richtung bei anderen Säugetierarten, insbesondere bei nichtmenschlichen Primaten und/oder er ist dort durch definierte biologische Variationen in seiner Ausprägung (bis hin zur Umkehr) veränderbar.

4. Intraspezifischer, humanbiologischer Aspekt: Es existieren beim Menschen biologische Veränderungen, die mit einer Veränderung der Unterschiedstendenz einhergehen.

5. Evolutionärer oder biologisch-funktionaler Aspekt (als fakultatives Kriterium): Der Unterschied hat in der Phylogenese einen evolutionsbiologischen „Sinn" gehabt.

Transkultureller Aspekt

Die beschriebene Fokussierung der Forschung auf den homosexuellen Pol der Verteilung brachte es mit sich, dass – wenn überhaupt – nur Angaben zum Auftreten oder zur Akzeptanz gleichgeschlechtlicher Sexualität gemacht wurden. Die Frage, inwiefern die sexuelle Orientierung insgesamt auch im interkulturellen Vergleich eher einem homosexuell-heterosexuellen Kontinuum oder einer bimodalen Verteilung folgt, ist bislang nur sehr vereinzelt gestellt worden. Die Frage nach sexuellen Verhaltensweisen war und ist überdies extrem geprägt von den ethnozentristischen Vorannahmen der Untersucher: Wenn überhaupt danach gefragt wird, fließt dieses Vorurteil in die Fragestellung ein (Bsp. „Wie verbreitet sind Akte widernatürlicher Sexualität?") und produziert entsprechende Antworten. Historiographisch und ethnologisch arbeitende Sexuologen (Boswell 1981, 1995; Carrier 1980; Whitam 1980, 1983; Whitam et al. 1998; Herdt 1984, 1997) oder die sehr wenigen sexuologisch interessierten Ethnologen (Karsch-Haack 1911; Sommer 1990) haben – basierend auf einer umfangreichen Analyse der ethnologischen Literatur und eigener Untersuchungen – folgendes gefunden:

▸ Gleichgeschlechtliche Sexualität hat es offenbar zu allen Zeiten und in Kulturen verschiedener Entwicklungshöhe gegeben.

▸ Die Angaben in der kulturvergleichenden Literatur beziehen sich fast ausschließlich auf die Verhaltensebene, die natürlich stark durch soziale Normen affiziert ist. Angaben über Wünsche und Phantasien fehlen fast völlig. Die Ebene der Selbsteinordnung schließlich verlangt, dass überhaupt eine derartige Kategorisierung (etwa als „schwul" oder „lesbisch") vorhanden ist, was keinesfalls mehrheitlich der Fall ist.

▸ Zumal in nativen Kulturen wird eine Koinzidenz der Berichte über homosexuelles Verhalten und (partiellen oder dauerhaften) Geschlechtsrollenwechsel beschrieben. Nicht selten haben solche Kulturen auch eigene Geschlechtsformen für gleichgeschlechtlich agierende Personen (s. 2.3.6), wobei soziales Geschlecht und sexuelle Orientierung aufgrund der Datenlage nicht immer sicher zuzuordnen sind. Derartige Berichte fokussieren sich mehrheitlich auf biologische Männer – entweder aufgrund des androzentristischen Blicks der Untersucher, oder weil männlich auftretende Frauen weniger Aufmerksamkeit in ihren Heimatkulturen erregen als ein effeminierter Mann, oder aber weil derartige Verhaltensweisen bei Frauen tatsächlich seltener sind.

▸ Des weiteren lassen sich in vielen Kulturen rituelle Regeln für altersübergreifende homo-sexuelle Interaktionen zwischen Knaben und Männern beschreiben. So finden sich Berichte (i. Überbl. Herdt 1989) über rituelle Samentransaktionen (per Fellatio oder Analkoitus) in zirkumskripten Altersphasen (zwischen adulten jungen Männern und präpuberalen Knaben) zum Zwecke der „Reifung als Mann" in melanesischen Kulturen, die erstaunlich an das „pädagogische Ideal" der *Pedicatio* im antiken Griechenland erinnern – als habe die Idee der besonderen, dem Sperma innewohnenden Kräfte zumal in Vorzeiten ubiquitäre Verbreitung gefunden. Hierzu passt der Befund, dass in einigen asiatischen Kulturen (z.B. in Sri Lanka) noch heute der „Samenverlust" als eine Hauptursache von vielerlei Gebresten gilt (Dewaraja & Sasaki 1991); eine Denkungsart, die sich – beginnend mit Tissot – auch in den Onaniedebatten vom späten 18. bis weit ins 19. Jahrhundert hinein wiederfindet (Money 1985).

▸ Zumal in Kulturen mit stark kriegerischem Männlichkeitsideal und Abwertung von Homosexualität besteht die Tendenz, dass die rezeptive Rolle im Akt mann-männlicher Sexualität deutlich negativer (als Verlust von Männlichkeit) bewertet wird als der des aktiv-penetrierenden Parts, der, wenn nicht geschätzt, so doch im Rahmen des noch Verständlichen gesehen wird.

▸ Kulturen lassen sich danach unterscheiden, ob sie für gleichgeschlechtliche Sexualität (u. in Verbindung damit für Verhaltensweisen, die insgesamt eher dem anderen Geschlecht zugeordnet werden) Akzeptanz und Toleranz, spezifische Regeln (wann ist wem was erlaubt) oder ein generelles Verbot bereithalten. Ein Verbot bzw. Tabu zeigt an, dass derartiges Verhalten existieren muss (anderenfalls wäre es nicht Gegenstand von Sanktionen) (s. Tab. 2-6).

▸ Anscheinend kulturunabhängig werden Vorläufer späteren homosexuellen Verhaltens bereits im Kindesalter – nämlich Effeminiertheit

Tab. 2-6 Einstellungen zur Homosexualität in verschiedenen Kulturen. Nach Broude & Greene (1976)

	Frequenz	Prozent
Akzeptiert oder ignoriert	9	21.4
Kein Konzept von Homosexualität	5	11.9
Verspottet, verachtet, aber nicht bestraft	6	14.3
Milde missbilligt, als unerwünscht betrachtet, aber nicht bestraft	5	11.9
Starke Ablehnung und Bestrafung	17	40.9
Hierzu untersuchte Kulturen	42	100

bei Knaben und *Tomboy*-Verhalten bei Mädchen – in sehr verschiedenen Gesellschaften gefunden (Whitam & Mathy 1991).

▷ Es existiert keine Kultur, in der die durchschnittlich größere sexuell-erotische Attraktion von Männern durch Frauen und von Frauen durch Männer aufgehoben oder gar umgekehrt ist.

Sozialisations-Aspekt

Eine Fülle von Untersuchungen hat gezeigt, dass es weder für die Entwicklung zur Heterosexualität noch für die Entwicklung zur Homosexualität spezifische Sozialisationsbedingungen gibt. Man kann weder zur Homosexualität noch zur Heterosexualität erzogen oder verführt werden.

Die in dieser Hinsicht umfangreichste und methodisch anspruchsvollste Untersuchung stammt von Bell und Mitarbeitern (dt. 1978). Die Autoren befragten in den siebziger Jahren in den USA 676 homosexuelle Männer und 292 homosexuelle Frauen sowie 337 heterosexuelle Männer und 140 heterosexuelle Frauen ausführlich zu ihrer Kindheit und Adoleszenz, zu Eltern-, Geschwister- und Familiensituation, dem Verhältnis zu Vater und Mutter, sozioökonomischen, religiösen, emotionalen Bedingungen etc. Die Daten wurden einem pfadanalytischen Modell unterworfen, das die einschlägigen psychogenetischen Theorien über die Entstehung sexueller Orientierung testete. Die Autoren – Soziologen und Psychologen – fanden in den retrospektiven Angaben kein Muster, das Aussagen über „typische" Sozialisations- oder Interaktionsbedingungen homosexueller Männer und Frauen erlauben würde. Sie kamen selbst zu dem Ergebnis, dass die Einbeziehung eines biologischen Erklärungsansatzes ihren Daten nicht nur nicht widersprechen, sondern diese möglicherweise plausibler machen könnte.

Umgekehrt gehört in einer Reihe pazifischer Kulturen (i. Überbl. Herdt 1984) die orale oder anale Aufnahme des Spermas erwachsener Männer durch präpubeszente Knaben zu den *Rites de passage* – nur so kann nach der magischen Vorstellung der Junge zum Manne werden. Trotz dieser „institutionalisierten Päderastie" werden Fälle von ausschließlich homosexueller Attraktion in diesen Kulturen kaum bzw. gar nicht berichtet.

Indes bezieht sich dieser fehlende Nachweis kausaler sozialisatorischer Einflüsse für die Ausbildung der sexuellen Orientierung einzig auf die Extrempole der skizzierten Verteilung, d.h. auf die Ausbildung exklusiver heterosexueller bzw. exklusiver homosexueller Orientierung. Es kann jedoch kein Zweifel bestehen, dass die Entäußerung der dazwischen liegenden, mehr oder weniger **bisexuellen** Orientierungen durchaus soziokulturellen Normierungen und sozialisationsbedingten psychischen Mechanismen unterliegt, die Steilheit der skizzierten Verteilung also durchaus davon beeinflusst wird, wie rigide mann-männliche Sexualität in einer Kultur abgelehnt wird. Dies wird in Kulturen mit ausgeprägtem Maskulinitätsideal stärker sein als in jenen, in denen das Männlichkeitsideal auch „weichere", sprich feminine Züge zulässt.

Bleibtreu-Ehrenburg (1981) hat historiographisch herausgearbeitet, wie derartige Kulturunterschiede (in der Kollision von ackerbauerlich-friedfertigen mit viehzüchterisch-kriegerischen Stämmen) auch in der europäischen Geschichte zur Unterdrückung männlicher Verhaltensweisen, die nicht jenem virilen Ideal entsprachen, und damit auch zur Unterdrückung und Pönalisierung mann-männlicher Sexualität geführt haben könnten.

Insofern wäre der fehlende Nachweis bisexueller Verhaltensweisen zumal bei Männern (und damit eine bimodale Verteilung der sexuellen Orientierung), wie in der empirischen Literatur immer wieder beschrieben, möglicherweise ein Beleg dafür, dass die Unterdrückung derartiger Strebungen gefordert und eben auch möglich ist, während eine exklusiv homosexuelle Orientierung – eben aufgrund ihrer Ausschließlichkeit – ebensowenig unterdrückbar ist wie eine exklusiv heterosexuelle Orientierung.

Artvergleichs-Aspekt

Das **spontane** Auftreten homosexueller Verhaltensweisen im Tierreich ist erst in jüngster Zeit Gegenstand systematischer Untersuchungen geworden (Bagemihl 1999). Dabei zeigt sich, dass auch bezüglich der Erforschung des Tierreichs bislang ein eher schamhaftes Verschweigen vorherrschte; die Zahl der Spezies, die gleichgeschlechtliche Interaktionen bis hin zu lebenslangen gleichgeschlechtlichen Partnerschaften aufweisen, ist tatsächlich enorm.

So tritt beim uns biologisch am nächsten stehenden Zwergschimpansen (Bonobo), mit dem wir ca. 99% unseres Erbguts und somit mehr gemein haben als dieser etwa mit dem Gorilla, gleichgeschlechtliche Sexualität regelhaft als

Verhalten zur Befriedung von Gruppenspannungen auf (de Waal 1987, 1991; s. Kap. 2.1).

Untersuchungen über den etwaigen Zusammenhang von biologischen Gegebenheiten und spontanem Auftreten lebenslanger gleichgeschlechtlicher Sexualpräferenz sind im Tierreich lediglich bei Schafböcken durchgeführt worden, bei denen eine solche (den Zuchterfolg vermindernde) „homosexuelle Objektwahl" nicht selten ist (Resko et al. 1996; Perkins & Fitzgerald 1997). Dabei fand sich bei denjenigen Schafböcken, die ausschließlich auf männliche Sexualpartner reagierten, eine signifikant herabgesetzte Aktivität der Androgen-Aromatase (welche die Überführung von Testosteron in die intrazelluläre Wirkform Östrogen katalysiert) in der Area präoptica des Hypothalamus sowie eine verminderte Fähigkeit der Testes zur Biosynthese von Testosteron.

Umgekehrt ermöglicht das **Tierexperiment** die Untersuchung des Einflusses der Variation biologischer und/oder sozialer (Aufzucht-) Bedingungen auf das später gezeigte Sexualverhalten. Dabei konnten folgende Befunde erhoben werden:

Durch Veränderung der hormonellen Situation (via chemische oder operative Kastration, Implantation von Hormonpellets, Zerstörung spezifischer Hypothalamuskerne oder Hormonapplikationen beim trächtigen Muttertier) in bestimmten, spezies-spezifisch sensiblen Phasen der Prä-/Perinatalzeit gelang es, das postpuberale Sexualverhalten bei verschiedenen Säuger-Spezies zu verändern (i. Überbl. Adkins-Regan 1988). Als Grundprinzip kann (ähnlich wie bei der pränatalen somatosexuellen Entwicklung) eine Maskulinisierung/Defeminisierung des Verhaltens durch erhöhte pränatale Androgenspiegel (oder auch erhöhte Östrogenspiegel) und eine Feminisierung/Demaskulinisierung durch herabgesetzte Androgenspiegel beschrieben werden. Dies drückt sich z.T. in morphologischen Veränderungen bestimmter hypothalamischer Kernregionen aus – besonders im Bereich des *Sexually Dimorphic Nucleus of the Preoptic Area* (SDN-POA) –, die bei männlichen und auch bei pränatal androgenisierten weiblichen Tieren deutlich größer war als bei weiblichen bzw. pränatal demaskulinisierten Tieren (i. Überbl. Gorski 1984, 1987).

Die meisten Untersuchungen wurden an Ratten durchgeführt. Wurden männliche Rattenfeten perinatal kastriert und puberal hormonell substituiert, so zeigten sie in Paarungssituationen die für Rattenweibchen typische Lendenlordose. Umgekehrt zeigten perinatal androgenisierte Rattenweibchen postpuberal männliches Aufsprungverhalten (Dörner 1972).

Es sei angemerkt, dass bei Ratten die perinatalen Hormonmanipulationen auch eine Maskulinisierung/Defeminisierung bzw. Feminisierung/Demaskulinisierung der spatial abilities (gemessen an der Orientierung im Labyrinth) sowie der Aggressivität (juvenile play-fighting-behavior) bewirkten.

Ähnliche Verhaltensveränderungen konnten durch vergleichbare Experimente mit Variation des prä- bzw. perinatalen Sexualhormonmusters auch bei verschiedenen anderen Nichtprimaten und bei nicht-menschlichen Primaten herbeigeführt werden (i. Überbl. Wallen 1996; Dixson 1998). Auch die maskulinisierende pränatale Wirkung von Östrogenen (in Form des nicht inaktivierten Diethylstilbestrols) bei Primaten wurde mittlerweile demonstriert (Goy & Deputte 1996), wobei hier eindrücklich die Interaktion der Hormonwirkung mit der Sozialisationsstruktur der (Rhesus-)Affengruppe gezeigt werden konnte (Deputte & Quris 1997).

Die **Grenzen der Übertragbarkeit** derartiger Befunde auf den Menschen sind allerdings bemerkenswert:

▷ Schon bei verschiedenen Tierspezies ist die morphologische hypothalamische Basis nicht derart eindeutig aufzufinden wie bei Ratten. Die durch hormonelle Manipulationen herbeigeführten Veränderungen des Sexual- und Sozialverhaltens weisen darüber hinaus spezies-spezifische Unterschiede auf.

▷ Bereits bei nicht-menschlichen Primaten ist die Entwicklung in erheblichem Maße von biosozialen Einflüssen, z.B. der Gruppenhierarchie, den Aufzuchtbedingungen, dem Mutter-Infant-Kontakt, der Geschlechterstruktur usw. mitbestimmt (Wallen 1996). Auch bei der Ratte konnte mittlerweile ein nivellierender Einfluss der Erfahrung auf die zuvor für unilinear gehaltene Wirkung der gonadalen Hormone demonstriert werden (Matuszczyk & Larsson 1991). Umso wahrscheinlicher ist die Offenheit dieser Entwicklung für psychosoziale Einflussfaktoren beim Menschen.

▷ Es ist wohl evident, dass sich der stereotype Paarungsakt der Ratte nicht 1 : 1 mit dem komplexen Partnersuch-, Werbungs- u. Gestaltungsverhalten des sich seiner selbst bewussten, wählenden, wägenden und wertenden Menschen gleichsetzen läßt. Dies schließt indes nicht die gemeinsame archaische Wurzel des Paarungsverhaltens bei Säugern aus; nur interagiert diese „zum Menschen hin" immer stärker mit biosozialen bzw. soziokulturellen Einflüssen (was auf deren evolutionär-adaptiven Wert verweist).

Humanbiologischer Aspekt

Der Zusammenhang zwischen der somatosexuellen, geschlechtsspezifischen Differenzierung und den geschlechtstypischen Unterschieden in der Ausprägung der sexuellen Orientierung beim Menschen kann in zweierlei Richtung untersucht werden:

1. Finden sich bei Personen mit bekannten biomedizinischen Veränderungen der somatosexuellen Differenzierung (z.B. bei Intersex-Syndromen) regelhafte Abweichungen vom Mittelwert der sexuellen Orientierung im Sinne einer stärker bi- oder homosexuellen Orientierung?

2. Finden sich bei Personen mit bekannten Abweichungen vom Mittelwert der sexuellen Orientierung im Sinne einer vorwiegend oder exklusiv homosexuellen Orientierung bestimmte biomedizinische Veränderungen (etwa im Hormonhaushalt)? Diese Frage kann erweitert werden auf diejenige nach Veränderungen bei Personen, bei denen nicht nur die sexuelle Orientierung, sondern darüber hinaus auch die Geschlechtsidentität, d.h. die innere Gewissheit der Zugehörigkeit zum einen oder zum anderen Geschlecht, von der Normalverteilung abweicht, also bei Personen mit transsexuellen Geschlechtsidentitätsstörungen (auf die im Kap. 8 eingegangen wird).

1. Sexuelle Orientierung bei bekannten biomedizinischen Veränderungen der somatosexuellen Differenzierung

Gonosomale Aberrationen scheinen ohne Einfluss auf die Entwicklung der sexuellen Orientierung zu sein: Bis auf eine Ausnahme (Fishbain & Vilasuso 1980) geben alle Berichte für Patienten mit **Turner-Syndrom** (45,X0) eine heterosexuelle Orientierung an. Dies gilt auch für **XY-Frauen mit Swyer-Syndrom** (Raboch et al. 1987). Bei Männern mit **XYY-Syndrom** wurden bezüglich der sexuellen Orientierung keine Abweichungen von der Normalverteilung berichtet, allerdings gerieten diese Männer zunächst wegen ihrer vermeintlich höheren Kriminalitätsbelastung (als *super males*) in die Diskussion (Griffiths et al. 1970). Die höhere Repräsentanz unter Gefängnisinsassen erwies sich jedoch als statistischer Effekt aufgrund der mit dem Syndrom vergesellschafteten intellektuellen Beeinträchtigungen (Meyer-Bahlburg 1974; Theilgaard 1984). Ob diese beiden Gründe auch für die höheren Angaben zu transvestitisch/transsexuellem Verhalten beim **Klinefelter-Syn**drom (47,XXY) (Überbl. bis 1979 bei Sigusch et al. 1979; danach Raboch & Starka 1979; Wyler et al. 1979; Theilgaard 1984) verantwortlich sind, ist noch unklar. Es könnte sich bei der Koinzidenz von Klinefelter-Syndrom und transvestitischem Verhalten entweder um ein zufälliges Ereignis handeln (Eicher 1992) oder um den Ausdruck eines **endokrinen Psychosyndroms** (Illchmann-Christ 1959).

Für die letztgenannte Annahme spricht die Tatsache, dass in der Literatur eine Reihe weiterer, zumal sexueller Verhaltensauffälligkeiten beim Klinefelter-Syndrom beschrieben wurden (Rasch 1959; Mosier et al. 1960; Sorensen & Nielsen 1977; Miller & Sulkes 1988; Sorensen 1992). Allerdings handelte es sich dabei stets um kasuistische Berichte. Schiavi und Mitarbeiter (1988) fanden hingegen in einer Doppel-Blindstudie, in der nicht-inhaftierte XYY-Männer sowie Männer mit Klinefelter-Syndrom mit männlichen Kontrollprobanden (gleichen Alters und sozioökonomischen Hintergrunds, gleichen Intelligenzwerten und gleicher Ausbildung) verglichen wurden, eine höhere sexuelle Aktivität (Masturbationsbeginn und -frequenz, Zahl der Sexualpartner, Alter beim ersten GV, Wunsch nach GV) der XYY-Männer und eine niedrigere der XXY-Männer, weiterhin ein höheres Maß „unkonventioneller" Masturbationsphantasien bei XYY-Männern, nicht aber bei XXY-Männern, bei denen sich dafür häufiger homosexuelle Aktivitäten fanden. Beide Gruppen (d.h. sowohl XYY- als auch XXY-Männer) hatten ein niedrigeres männliches Selbstwertgefühl, bei den XXY-Männern wiesen zudem auch testpsychologische Befunde auf eine geringere Maskulinität. Zwar fanden die Autoren durchschnittlich höhere Testosteronwerte bei den XYY-Männern und niedrigere bei den XXY-Männern (welche zugleich erhöhte Gonadotropin-Spiegel aufwiesen). Die Hormonspiegel zeigten jedoch keinerlei statistische Beziehungen zu den psychosexuellen Befunden.

Hormonell bedingte Entwicklungsstörungen der sexuellen Differenzierung entsprechen am ehesten jenen prä-/perinatalen Hormonveränderungen, wie sie im Tierexperiment hervorgerufen wurden. Sie werden deshalb im angloamerikanischen Schrifttum auch (sehr unschön) als „experiments of nature" bezeichnet. *Post hoc* wird dabei aus Verhaltensbeobachtungen bei Patienten mit bekannten pränatalen Hormonimbalancen (die zu **somatosexuellen** Veränderungen verschiedenen Ausmasses geführt haben) auf die Bedeutung dieser Hormone für die **psychosexuelle** Differenzierung geschlossen. Meyer-Bahlburg (1992, 1999a) hat ausführlich auf die Möglichkeiten und Grenzen dieses sog. Intersex-Modells hingewiesen: Wesentlich ist dabei, dass Intersex-Erkrankungen aufgrund ihrer Seltenheit und ihrer Diversität nur eine begrenzte Grundlage für die Evaluierung des

Einflusses der prä-/perinatalen Hormonspiegel auf die Ausbildung der sexuellen Orientierung bei körperlich Gesunden sein können. Die veränderten körperlichen Bedingungen im weiteren Sinne (Faktor der chronischen Krankheit, dadurch z.B. auch veränderte Eltern-Kind-Interaktionsmuster, das intersexuelle Genitale selbst usw.) sind in ihrer Wirkung schwer abzuschätzen. Nennenswert sind in diesem Zusammenhang die Befunde zur psychosexuellen Entwicklung bei folgenden Störungsbildern:

▸ Bei erwachsenen Frauen mit bereits in der (frühen) Kindheit diagnostiziertem und behandeltem **Adrenogenitalem Syndrom (AGS)** (d.h. bei denen bereits postnatal die Androgenerhöhung therapeutisch unterbunden worden war) fand sich eine deutlich erhöhte Rate bi- und homosexueller Phantasien und/oder Verhaltensweisen (i. Überbl. Zucker et al. 1996). Dies deutet darauf hin, dass eine pränatale Erhöhung des Androgens auch bei Frauen zu einer eher für das männliche Geschlecht typischen Ausrichtung der sexuellen Orientierung (also auf Frauen bzw. nicht exklusiv auf Männer) führt. Auch transsexuelle Geschlechtskonflikte (in Richtung auf eine männliche Geschlechtsidentität) waren bei (behandelten) Frauen mit AGS häufiger als statistisch erwartbar (Reiner 1997), zeigten aber auch einen Zusammenhang mit der Behandlungscompliance und dem Ergebnis der chirurgischen Genitalkorrektur (Meyer-Bahlburg 1996). Repräsentative Zahlen zur Häufigkeit eines transsexuellen Geschlechtsumwandlungswunsches bei Frauen mit AGS liegen jedoch nicht vor, da die Diagnose „Transsexualität" bei Vorliegen eines Intersex-Syndroms nicht gegeben werden kann (s. Kap. 8).

Die o.g. Arbeiten zur psychosexuellen Entwicklung von Frauen mit AGS beschreiben übereinstimmend eine mehr oder weniger ausgeprägte Verzögerung bei der Aufnahme sexueller Aktivitäten. Während dieser Befund auch durch die Tatsache der häufig durchgeführten Genitaloperationen und der damit verbundenen negativen Besetzung der Genitalsphäre erklärlich wäre, kann dies zur Erklärung für eine bi- oder homosexuelle Orientierung schwerlich herangezogen werden. Hier muss wohl der organisierende Einfluss der pränatalen Androgenerhöhung als wesentliche Prädisposition für die eher maskuline Verteilung der sexuellen Orientierung betrachtet werden.

Die anhand der psychosexuellen Entwicklung bei Frauen mit AGS aufgestellte Hypothese von der Bedeutung der pränatalen Androgenisierung des Gehirns erhält durch weitere Befunde Nahrung: Mädchen mit frühbehandeltem AGS zeigen in der Kindheit signifikant häufiger als gesunde gleichaltrige Mädchen und nichtbetroffene Schwestern sog. *Tomboy*-Verhalten, d.h. maskuline Verhaltensmuster mit Bevorzugung von jungentypischem Rauf- und Tobespiel, energieintensivem Spiel im Freien und Peergrouping mit Jungen im vorpubertären Alter bei gleichzeitig herabgesetztem Mädchenverhalten (Puppenspiel, Interesse für Babys, weibliche Rollen beim „Vater-Mutter-Kind"-Spiel) und geringem Interesse an romantischen Phantasien über die spätere Frauenrolle, an Kleidern, Schmuck und femininer Aufmachung (Ehrhardt & Baker, 1974; Money & Ehrhardt 1972; Ehrhardt & Meyer-Bahlburg 1981; Dittmann et al. 1990; Berenbaum & Hines 1992; Hines & Kaufmann 1994). Weiterhin fielen AGS-Patientinnen durch Leistungen im Bereich der *spatial abilities* auf, die eher den typischerweise bei Jungen erhebaren Parametern entsprachen (Baker & Ehrhardt 1974; Hines 1982; Resnick et al. 1986; Nass & Baker 1991). Die Stärke der Abweichung vom homotypischen Verhaltensprofil war im Übrigen auch abhängig vom Vorhandensein eines Salzverlust-Syndroms (Dittmann et al. 1990).

▸ Über Männer mit **AMH-Mangelsyndrom** wie auch über Männer mit **Östrogen-Aromatase-Mangel** oder **Östrogen-Rezeptordefekten** fehlen spezifische Berichte zur psychosexuellen Entwicklung. Faustini-Fustini und Mitarbeiter (1999) vermuten jedoch, dass Östrogenmangel keinen Einfluss auf die Ausbildung der sexuellen Orientierung oder der Geschlechtsidentität bei Männern hat. Insbesondere mit Blick auf die noch ungeklärte Rolle der Östrogene für die psychosexuelle Entwicklung beim Menschen bedürfen diese Untersuchungen weiterer Vertiefung, stehen sie doch im deutlichen Widerspruch zu den Befunden bei anderen Säugetierarten.

▸ Alle Untersuchungen bei Patienten mit **komplettem Androgen-Resistenz-Syndrom (cAIS)** haben gezeigt, dass deren sexuelle Orientierung wie auch ihre Geschlechtsidentität dem Phänotyp als äußerlich unauffällige Frau entspricht (i. Überbl. Money 1991). Dies ist insofern ein nicht ganz geklärter Befund, als er der pränatal maskulinisierenden Wirkung von

Östrogenen auf die Hirnentwicklung beim Menschen zu widersprechen scheint: Tatsächlich haben diese äußerlich phänotypisch weiblichen, genetisch, gonadal und gonoduktal aber männlichen Patienten zwar keine Rezeptoren für Testosteron, müssten in ihrer Fähigkeit zur Aromatisierung des (erhöhten, jedoch nicht wirksamen) Testosterons jedoch unbeeinträchtigt sein. Für die Ansprechbarkeit ihrer Körperzellen für Östrogen spricht die postpuberal unauffällige Brustentwicklung. Meyer-Bahlburg (1997: 48) diskutiert mögliche Ursachen für diesen bislang ungeklärten Widerspruch. Hingegen scheint es beim **inkompletten (partiellen) Androgen-Insuffizienzsyndrom (pAIS)** vorzukommen, dass aufgrund eines eher weiblich wirkenden intersexuellen Genitales zunächst die Erziehung zum Mädchen erfolgt, die Patienten dann aber in der Pubertät einen Rollenwechsel zum männlichen Geschlecht vollziehen (Slijper et al. 1998). Systematisch aufbereitete Fallberichte liegen aber bislang nicht vor (dazu auch die Kritik von Chase 1999b).

▶ Im Zusammenhang mit dem **5-α- Reductase-2-Mangel** kam es zu einer bis heute anhaltenden Diskussion über die Grundlegung der menschlichen Geschlechtsidentität und der sexuellen Orientierung: Die Krankheit tritt endemisch in Isolationsgebieten (Dominikanische Republik, Papua-Neuguinea) auf. Die Erstbeschreiberin (Imperato-McGinley et al. 1974) gab an, dass diese Kinder zunächst als weiblich betrachtet und „unzweifelhaft weiblich erzogen" würden. In der Pubertät würden sie jedoch parallel zur körperlichen Maskulinisierung (die durch das suffiziente Testosteron bewirkt wird) einen Wechsel zur männlichen Rolle vornehmen, was ein Beleg für den primären Einfluss der – in diesen Fällen ungestörten – Testosteronwirkung auf das Gehirn und damit auf das Geschlechtsrollenverhalten wäre. Das **puberale** Testosteron habe die durch **pränatale** Testosteronwirkung männlich organisierte hypothalamische *mating-center* aktiviert und damit eine männliche psychosexuelle Entwicklung eingeleitet, die stärker war als die am – aufgrund des DHT-Mangels eher weiblich aussehenden – äußeren Genitale orientierte Erziehung zum Mädchen. Diese Sicht wurde zustimmend aufgegriffen, aber auch angegriffen. Herdt (1990; Herdt & Davidson, 1988), der als Anthropologe ähnliche Fälle in archaischen Kulturen auf Papua-Neuguinea untersucht hat, wies darauf hin, dass sowohl bei den dominikanischen Fällen als auch auf Papua-Neuguinea die Erziehung durchaus nicht „eindeutig weiblich", sondern ambivalent im Sinne eines **dritten Geschlechts** gewesen sei. Dies drückte sich schon in der Bezeichnung der Eingeborenen für diese Kinder aus: „Guevedoche" (d.h. sinngemäß „Hoden mit 12 Jahren") auf Dominika, „kwoluaatmwol" (sinngemäß „das, was von weiblich zu männlich wird") auf Papua-Neuguinea. Damit wäre der singuläre Einfluss des Testosterons durch die Annahme widerlegt, die Sozialisation habe einen derartigen Wechsel vorbereitet. Imperato-McGinley und Mitarbeiter (1979) beschrieben indes die Erziehung der ersten Generation Betroffener – als das Störungsbild in der Population noch unbekannt war – als eindeutig weiblich, was einen (demnach „hormonell getriggerten") Rollenwechsel zum männlichen Geschlecht in bzw. nach der Pubertät nicht verhinderte. Auch gibt es bislang unseres Wissens nur zwei Berichte über eine ungestörte weibliche Entwicklung bei Kindern mit 5-α-Reduktase-2-Mangel: Wieacker und Mitarbeiter (1992) beschrieben einen derartigen Verlauf, ohne indes näher auf die psychosexuelle Entwicklung einzugehen. Mendonca und Mitarbeiter (1996) berichteten über 14 Patienten (aus zehn brasilianischen Familien), von denen 13 zunächst als Mädchen aufgezogen wurden und einer als Junge. Drei von ihnen behielten ihre weibliche Geschlechtsidentität, wurden gonadektomiert und mit Östrogenen substituiert, die verbleibenden zehn Patienten wechselten nach der Pubertät in die männliche Rolle und wurden mit Testosteron substituiert.

▶ **Iatrogene pränatale Hormonimbalancen** führten bei Mädchen, deren Mütter in der Zeit der Schwangerschaft mit dem synthetischen Östrogen Diethylstilbestrol (DES) behandelt wurden, im Kindesalter zu einer gewissen Maskulinisierung bestimmter kognitiver Leistungen (Hines & Shipley 1984), nicht aber der geschlechtstypisch verteilten allgemeinen Verhaltensweisen (Lish et al. 1992). Bei erwachsenen Frauen wurde eine höhere Rate an bi- bis homosexuellen Phantasien und Aktivitäten beschrieben (i. Überbl. Meyer-Bahlburg et al. 1995). Die Autoren dieser Studien diskutierten ausführlich die mögliche Wirkung anderer Einflüsse (volunteer-bias, Risikoschwangerschaft, self-labeling wegen bekannter DES-Exposition, Krankheitsangst), konnten diese aber minimieren und hielten deshalb ihre Befunde für einen Beleg, dass – ähnlich wie im Tierversuch – pränatal wirksame Östrogene das Sexualverhalten von Frauen (nicht aber andere Aspekte ihres Sozialverhaltens) im Sinne einer Maskulinisierung mitbeeinflussen können.

2. Biomedizinische Veränderungen bei homosexueller Orientierung und/oder transsexueller Geschlechtsidentität

Genetische Ebene

> Bislang waren keine konsistenten genetischen Auffälligkeiten bei Personen mit exklusiver homosexueller Orientierung nachweisbar.

▷   Die vielbeachteten Ergebnisse von Hamer u. Mitarbeitern (1993) zur Existenz eines **DNA-Markers** (Xq28) am X-Chromosom homosexueller Männer sind zwar in Stammbaumuntersuchungen von Turner (1995) unterstützt worden, bestätigt wurden sie bislang aber nur von der Gruppe der Erstbeschreiber (Hu et al. 1995), jedoch nicht von Rice und Mitarbeitern (1999).

▷   **Stammbaum- und Zwillingsuntersuchungen** erbrachten Hinweise auf die familiäre Häufung von Homosexualität (i. Überbl. Puterbaugh 1990; Zucker & Bradley 1995). Danach wiesen eineiige, gemeinsam oder getrennt aufgezogene Zwillinge eine überdurchschnittliche Konkordanz hinsichtlich der (homo-) sexuellen Orientierung auf, d.h. diese wurde in nicht unerheblichem Maße (statistisch) durch die genetische Gemeinsamkeit erklärt.

▷   Weiterhin haben die Untersuchungen der Arbeitsgruppe um Blanchard (i. Überbl. Blanchard & Bogaert 1997a,b) an verschiedenen, teilweise sehr großen Stichproben sichern können, dass homosexuelle Männer **signifikant mehr ältere Brüder** haben als nicht-homosexuelle Männer. Eine endgültige Erklärung hierfür liegt bislang nicht vor, von (psychologischen) Autoren werden jedoch eher biologisch fundierte Hypothesen (etwa hinsichtlich maternaler Antikörperbildung) ins Feld geführt.

Hormonelle Ebene

> Es finden sich in der Literatur keine konsistenten Belege für hormonelle Deviationen bzw. Funktionsstörungen bei Personen mit exklusiver homosexueller Orientierung oder transsexueller Geschlechtsidentitätsstörung. Dies gilt zumal für biologische Männer; bei biologischen Frauen mit homosexueller Orientierung und/oder transsexueller Geschlechtsidentitätsstörung mehren sich Hinweise

> auf hyperandrogenämische Störungen der Ovarial- und/oder Nebennierenrindenfunktion.

▷   **Befunde bei biologischen Männern:**
Die bis 1984 vorliegenden Untersuchungen zu aktuellen Sexualhormonspiegeln bei männlichen Homosexuellen und Mann-zu-Frau-Transsexuellen wurden in umfangreichen Meta-Analysen von Meyer-Bahlburg (1977, 1984) ausgewertet. Eine Aktualisierung legte Gladue (1990) vor. In 23 von insgesamt 29 Studien zum **basalen Testosteronspiegel** fanden sich keine Unterschiede zwischen homo- (oder auch trans-) sexuellen Männern einerseits und heterosexuellen Männern ohne Geschlechtsidentitätsstörung andererseits. Bosinski (1996b) fand bei biologischen Männern mit transsexuellen Geschlechtsidentitätsstörungen keine hormonellen Auffälligkeiten. Auch Untersuchungen anderer Autoren zum Transsexualismus unterschieden bislang nicht nach der sexuellen Orientierung. Ebenfalls ohne systematisierbare Unterschiede blieben die Untersuchungen zu basalen Östrogen-, Androstendion- oder Gonadotropinspiegeln (Goh et al. 1984; Goodman et al. 1985). Dörner und Mitarbeiter (1991), die bei einer Gruppe von 15 homosexuellen Männern eine Androstendionerhöhung fanden, deuten dies jedoch im Rahmen ihrer nachfolgend zu besprechenden Theorie mit dem möglichen Einfluss einer gestörten adrenalen Steroidbiosynthese.

Im Zusammenhang mit der Gonadotropinsekretion wurde auch die Auslösung eines **positiven Östrogen-Feedbacks** diskutiert: Nach einmaliger Injektion von Östrogen fand die Arbeitsgruppe um Dörner (1988) bei 12 sexuell auf Männer orientierten, also androphilen Mann-zu-Frau-Transsexuellen und bei 13 von 21 homosexuellen Männern nach einem anfänglichen (24 h) Abfall des LH-Spiegels – der auch bei den 25 heterosexuellen Männern der Vergleichsgruppe auftrat – einen deutlichen Anstieg des LH über den basalen Ausgangswert (nach 48 bis 72 h). Dieser Anstieg fehlte bei den Vergleichsprobanden und auch bei 16 gynäphilen Mann-zu-Frau-Transsexuellen, fand sich aber bei heterosexuellen Frauen. Die Autoren postulierten, dass das positive Östrogen-Feedback normalerweise nur bei Frauen auslösbar und Ausdruck eines zyklisch wirkenden, also dominant weiblich strukturierten hypothalamischen Sexualzentrums ist. Das Auftreten eines solchen positiven Östrogen-Feedbacks bei homosexuellen Männern belege somit, dass deren Hypothalamus weiblich differenziert sei. Der Befund eines positiven Östrogen-Feedbacks bei homosexuellen Männern konnte von Gladue und Mitarbeiter (1984) bei 17 und später (Gladue 1990) noch weiteren sechs Probanden repliziert werden. Göretzlehner und Mitarbeiter (1986) beschrieben bei chromosomal männlichen Patienten mit Androgenresistenz-Syndrom (AIS) ebenfalls ein positives Östrogen-Feedback, was für die ausbleibende Maskulinisierung/Defeminisierung des Sexualzentrums bei diesen Patienten spricht. Hendricks und Mitarbeiter (1989) fanden den positiven Östrogen-Feedback abhängig von der applizierten Östrogendosis. Gooren (1984; 1986a,b) fand in seinen Untersuchungen die LH-Reaktion als von der jeweiligen gonadalen und der daraus resultierenden hormonalen Gesamtsituation abhängig und schloss daraus auf deren Unabhängigkeit vom Geschlecht, von der sexuellen Orientierung, der Geschlechtsidentität bzw. von einer pränatalen Prägung hypothalamischer Strukturen. Die von Gooren angewendete Methodik wich jedoch von Vorgehen Dörners ab. Bei nicht-humanen Primaten scheint allerdings jene Geschlechtertypik des positiven Östrogen-Feedbacks, wie sie im Rattenmodell von Dörner überzeugend dargestellt wurde, nicht durchgängig vorhanden zu sein (Karsch et al. 1973; Baum et al. 1985).

Nach Dörner (1995) können auch Störungen der **adrenalen Steroidbiosynthese** bei der Mutter zu pränatalen Androgenimbalancen beim männlichen Fetus führen: Die partiell erhöhten Androgene der Mutter würden plazentar zu Östrogen umgewandelt und beim männlichen Fetus eine LH-Suppression bewirken, die wiederum zu einer Minderung der fetalen testikulären Testosteronproduktion und damit zu einem Ausbleiben der hypothalamischen Maskulinisierung/Defeminisierung führe. Dieser Prozess würde verstärkt durch pränatalen Stress, der (a) bei der Mutter zu einer adrenalen Stimulation (und damit einem Androgenanstieg) und (b) beim männlichen Fetus sekundär zu einer Senkung der testikulären Androgenspiegel führen würde. Dörner und Mitarbeiter (1991; s. a. Dörner 1995) fanden dann auch bei der Mehrzahl der Mütter von 15 homosexuellen Männern eine Erhöhung des 21-Desoxykortisol/Kortisol-Quotienten nach ACTH-Stimulation, was sie ebenso wie die Erhöhung dieses Quotienten bei den homosexuellen Probanden selbst als Beleg für eine erhöhte Inzidenz des (heterozygoten bzw. nicht-klassischen) 21-OHD werteten. Jüngste Ergebnisse molekularbiologischer Untersuchungen dieser Arbeitsgruppe an fünf homosexuellen Probanden sollen dies ebenfalls belegen.

▸ **Befunde bei biologischen Frauen:**
Die Meta-Analyse von Meyer-Bahlburg (1979, 1984) ergab, dass eine der zwei bis 1984 vorliegenden Studien zu den **basalen Testosteronspiegeln** bei homosexuellen Frauen und drei der sieben ebensolchen Untersuchungen bei Frau-zu-Mann-Transsexuellen eine Erhöhung des Testosteronspiegels bei ca. einem Drittel der Probanden gefunden hatten, während in den restlichen Studien unauffällige Werte erhoben wurden. Während Dancey (1990) keine hormonellen Unterschiede zwischen lesbischen Frauen mit heterosexuellen Vorerfahrungen und solchen mit ausschließlich homosexuellen Erfahrungen fand, replizierten Singh und Mitarbeiter (1999) jüngst den Befund von Pearcy et al. (1996), dass eher aktiv-maskulin agierende lesbische Frauen (*Butches*) im Vergleich zu eher passiv-feminin auftretenden (*Femmes*) signifikant erhöhte Testosteronwerte aufwiesen. Das größte Sample wurde von Sipova und Starka (1977) mit 50 unbehandelten Frau-zu-Mann-Transsexuellen (mit sexueller Orientierung auf Frauen, dem biologischen Geschlecht nach also mit homosexueller Orientierung) untersucht., bei denen ein doppelt so hoher Testosteron-Mittelwert wie in einer ebenso großen Vergleichsgruppe gefunden wurde.

Nach 1984 berichteten über eine basale Testosteronerhöhung bei unbehandelten Frau-zu-Mann-Transsexuellen (entweder im Vergleich zu einer weiblichen Kontroll-Stichprobe oder zu den normalen Referenzbereichen für Frauen) Futterweit und Mitarbeiter (1986) und Kula und Pawlikowski (1986).

Demgegenüber fand die Arbeitsgruppe um Gooren wiederholt normale Testosteronwerte bei Frau-zu-Mann-Transsexuellen (i. Überbl. Gooren 1990). Bosinski und Mitarbeiter (1997 a,b) fanden bei 10 von 16 unbehandelten Frau-zu-Mann Transsexuellen (FMT) signifikant erhöhte Androgenwerte. Darüber hinaus wies die Mehrheit der FMT PCOS-ähnliche Zustandsbilder und AGS-ähnliche Dysregulationen der adrenalen Steroidbiosynthese auf. Diese hormonellen Imbalancen gingen mit einer partiellen Maskulinisierung des Körperbaus der FMT im Vergleich zu einer gesunden Kontrollgruppe einher.

Zerebrale Ebene

Hirnorganische Forschungen, die nach einem Analogon für die im Tierversuch gefundenen hypothalamischen Geschlechtsunterschiede und deren Veränderung durch Hormonvariationen (s.o.) suchten, erbrachten Anzeichen für eine unzureichende Maskulinisierung/Defeminisierung hypothalamischer Kernregionen bei Mann-zu-Frau-Transsexuellen oder homosexuellen Männern im Bereich des **Sexually Dimorphic Nucleus of the Preoptic Area** (SDN-POA; Swaab & Hofman 1988), des **Nucleus suprachiasmaticus** (SCN) (Swaab & Hofman 1990; Swaab et al. 1987, 1993), des **Bed Nucleus of the Stria Terminalis, central subdivision** (BSTc) (Zhou et al. 1995) bzw. der posteromedialen Region dieses Kerngebietes (BNST-dspm) (Allen & Gorski 1990) und des **3. Interstitial Nucleus of the Anterior Hypothalamus** (INAH 3) (Le Vay 1991). Teilweise handelt es sich dabei um identische Kerngebiete, die nur verschieden bezeichnet werden. So ist der von Swaab und Fliers (1985) beschriebene geschlechtsdimorphe SDN wohl identisch mit dem von Allen und Mitarbeitern (1989) als INAH 1 bezeichneten Kern, in dem die letztgenannten allerdings keine Geschlechtsunterschiede fanden. Byne und Mitarbeiter (2000) konnten in umfangreichen Untersuchungen an 18 männlichen und 20 weiblichen Leichen (ohne AIDS-Erkrankungen in der Vorgeschichte) erneut bestätigen, dass der schon von Le Vay (1991) beschriebene INAH 3 der Kern mit den stärksten Geschlechtsunterschieden (signifikant höheres Volumen und größere Neuronenzahl beim männlichen Geschlecht) ist. Damit konnten die Autoren zwei wesentliche Methodenfehler früherer Untersucher minimieren, nämlich die kleine Stichprobengröße und die Tatsache, dass zumeist mit Gehirnen an AIDS verstorbener Patienten gearbeitet wurde. Allerdings fehlen auch bei ihnen ausreichende Angaben über die sexuelle Orientierung zu Lebzeiten.

Evolutionsbiologischer Aspekt

Die aus den bisherigen Ausführungen ableitbare Bejahung einer biologischen Prädisposition für die geschlechtstypische (kontinuierliche oder bimodale) Verteilung der sexuellen Orientierung wirft die Frage nach deren biologischem Sinn auf. Während dieser für die exklusiv heterosexuelle Orientierung unstrittig ist – nur so ist geschlechtliche Fortpflanzung und damit Weitergabe genetischer Information möglich – ist dies für exklusiv homosexuelle Orientierung umstritten: Wie wird die Anlage dazu vererbt, warum wird sie offenbar über Generationen weitergegeben, wenn doch ihre Fortpflanzungswahrscheinlichkeit deutlich geringer ist? Trivial gefragt: Was veranlasst die Evolution dazu, diese Eigenschaft zeit- und kulturunabhängig in einem nennenswerten Maße (bis zu fünf Prozent) zu konservieren? Wenn überhaupt diese Frage richtig gestellt ist, so bleiben die Antworten darauf doch bis heute hypothetisch.

Schon der evolutionsbiologisch denkende Kinsey hatte sich mit dieser Frage beschäftigt (Weinrich 1990). Nach der Entwicklung der Soziobiologie in den sechziger Jahren fragten zumal deren Exponenten nach dem evolutionär-adaptiven Wert der homosexuellen Orientierung (Wilson 1975, 1979; Ruse 1990; Weinrich 1987). Favorisiert wurde dabei die Annahme von der Erhöhung der sog. inklusiven Fitness, d.h. der Genweitergabe auf indirektem Wege, nämlich durch Blutsverwandte (via *kin-selection*): Der „altruistische" Verzicht auf eigenen Reproduktionserfolg würde demnach eine Erhöhung des Reproduktionserfolges naher Verwandter – und damit indirekt eine Reproduktion der eigenen Gene (die man bis zu einem gewissen Prozentsatz mit ihnen teilt) – befördern. Dies könnte unter bestimmten Umständen „effektiver" sein als direkte eigene Fortpflanzung. Allerdings wäre unter evolutionsbiologischen Gesichtspunkten angesichts der Risikofaktoren ausschließlich gleichgeschlechtlicher Sexualität eine asexuelle Orientierung weitaus effektiver, so dass dieses Erklärungsmodell inzwischen obsolet geworden sein dürfte (darauf verweist auch Le Vay 1996).

Bosinski (1992b) postuliert dagegen den Selektionsvorteil einer „bisexuellen Potenz" des Menschen im Prozess der Anthropogenese: Akte mann-männlicher Sexualität hätten demzufolge eine vermittelnde, befriedende Funktion im Spannungsfeld zwischen der für Jagd und Verteidigung erforderlichen Aggressivität einerseits und der für den Zusammenhalt der Gruppe notwendigen Kooperation andererseits. Dieser Zusammenhalt ist essentiell, da nur so die Überlebensfähigkeit der im Vergleich zu allen anderen Primatenarten extrem hilflosen menschlichen Neugeborenen gewährleistet wird.

In diese Richtung gehen auch jüngst vorgestellte Überlegungen von Miller (2000). Der Autor schließt die Existenz eines Gens ausschließlich für die homosexuelle Orientierung aus (da dies sich weder direkt noch indirekt – via inklusive Fitness – konserviert hätte; s.o.) und postuliert einen adaptiven Wert jener Eigenschaften, die nach seiner Meinung bei exklusiv homosexuell orientierten Männern stärker verbreitet sind als bei exklusiv heterosexuell orientierten, nämlich Sensitivität, Empathie, Einfühlungsvermögen und Nicht-Aggressivität (er lässt allerdings Belege für die Verbreitung dieser Eigenschaften vermissen). Diese Eigenschaften würden polygenetisch durch zwei Allele konserviert. Bei Heterozygoten (d.h. nur ein Allel trägt die Eigenschaften) wären die Männer heterosexuell bzw. potenziell bisexuell, die genannten Eigenschaften würden jedoch zugleich ihre heterosexuelle Paar-Qualität erhöhen (indem sie sie zu attraktiven Vätern in spe machten), wodurch sich die Fortpflanzungswahrscheinlichkeit dieser Männer erhöhen und das Allel konserviert würde. Einzig bei homozygoten Formen (beide Allele tragen diese Eigenschaften) käme es zur Ausbildung einer exklusiv homosexuellen Orientierung. Fehlten beide Allele, so entstünde exklusive Maskulinität inkl. exklusiver heterosexueller Orientierung. Miller kommt also zu einer ähnlichen geschlechtstypischen Darstellung wie Bosinski (1992b), bezieht diese aber auf das Merkmal Maskulinität nur bei Männern.

Allerdings erfordern diese Hypothesen von der „bisexuellen Potenz" der Gattung *Homo sapiens* ein häufigeres Auftreten bisexuellen Verhaltens bei Männern, als dies in der empirischen Literatur gefunden wurde (s.o.). Hierfür könnte die Tatsache verantwortlich sein, dass soziokulturelle Faktoren die Entäußerung derartiger bisexueller Strebungen verhindern. Möglicherweise ist die stark aversive, „homophobe" Besetzung mann-männlicher Sexualität (nicht aber weib-weiblicher Sexualität!) im Selbstkonzept der meisten Männer erklärbar durch die Angst vor dieser eigenen bisexuellen Potenz. Bemerkenswert ist, dass alle vorliegenden Untersuchungen (i. Überbl. Kite & Witley 1998) zeigen, dass Frauen, aber auch Männer mit eher androgynen Geschlechtsrollenkonzepten (Walfish & Myerson 1980) tolerantere Einstellungen gegenüber männlichen Homosexuellen haben als „normale" Männer, die umgekehrt umso aversiver (homophober) reagieren, je stärker sie sich maskulin identifizieren (Raja & Stokes 1998). Dies erklärte das geringere Auftreten bisexueller Akte bei Männern, während Frauen nicht derartige innerpsychische Energien aufbringen müssten, vielmehr sogar die o.g. Züge wie Empathie, Freundlichkeit oder Nicht-Aggressivität homosexuell orientierter Männer zu schätzen wüssten. Gingen diese mit einer nicht-exklusiv homosexuellen Orientierung einher, wären diese Männer potenzielle Liebespartner.

Versuch einer Synopsis

In Anbetracht der Datenlage kann an der Existenz einer starken biologischen Prädisposition für die je individuelle Ausprägung der sexuellen Orientierung kein vernünftiger Zweifel bestehen. (Für die Ausprägung der *spatial abilities* deuten die Befunde im Übrigen in eine ähnliche Richtung, während dies für die Ausbildung des Aggressions- oder des prosozialen Verhaltens durchaus noch unklar ist).

Die Ablehnung dieser Befundlage, ja sämtlicher Forschungen zu diesem Themenkomplex – etwa Schmidt 1984; Sigusch et al. 1982 – mit Verweis auf deren Missbrauchbarkeit im Sinne jener „Ausmerze" Homosexueller, wie sie in den widerlichen Menschenexperimenten an homosexuellen Männern in deutschen KZ zum Ausdruck kam, verkennt, dass jede wissenschaftliche Beschäftigung mit dem Thema missbrauchbar ist. Weinrich (1995) hat dies mit Verweis auf die behavioristischen „Heilungsversuche" (qua Elektroschock oder anderer aversiver Methoden) belegt und im Übrigen darauf hingewiesen, dass erst die biologische Forschung zur Genese der homosexuellen Orientierung deren adaptiv-funktionalen Wert befragt hat, während eine Argumentation, die von der Annahme einer „freien Wahl" der sexuellen Orientierung ausgeht, potenziell konservativen Kräften Material für die Bekämpfung Homosexueller als „bewusst abgeirrter Verführer der Jugend" an die Hand gibt.

Das strukturell-funktionelle Substrat dieser biologischen Prädisposition ist bislang noch ungesichert. Am ehesten scheint es zusammenzuhängen mit der geschlechtstypischen Organisation der Hirnstruktur, speziell des Hypothalamus, unter dem Einfluss der Sexualhormone, welche wiederum aufgrund noch unbekannter polygenetischer Voraussetzungen in bestimmter Weise und in bestimmten, sensiblen Phasen ausgeschüttet werden. Weitere Aufschlüsse zu den genetischen Mechanismen sind sicherlich vom *Human Genome Project* zu erwarten.

Es kann vermutet werden, dass die geschlechtstypische Entwicklung des Gehirns zeitlich an die Gonodukten- und Genitaliendifferenzierung anschließt, mutmaßlich aber über die Prä-/Perinatalzeit hinausgeht. Hierauf deuten hirnorganische Befunde von Swaab und Hofmann (1988), die einen Sexualdimorphismus des SDN-POA erst ab dem dritten Lebensjahr nachweisen konnten. Ob allerdings der SDN-POA überhaupt im Zusammenhang mit der sexuellen Orientierung beim Menschen steht, ob dies eher für INAH3 zutrifft oder ob beide Kerngebiete deckungsgleich sind, ist bislang ungeklärt (Byne et al. 2000).

Die oben zitierten Untersuchungen zeigen aber zugleich, dass die quantitativen und qualitativen Strukturunterschiede des Gehirns einer geschlechtstypischen (d.h. überlappenden) und keinesfalls einer geschlechtsspezifischen (Entweder-Oder-)Verteilung folgen. Das ZNS und insbesondere der Hypothalamus (und mit ihm das Limbische System) wäre demnach nicht nur die organische Schaltstelle der Emotionen, sondern würde zugleich die Vermittlung von geschlechtsspezifischen zu geschlechtstypischen Strukturen und Funktionen und in deren Gefolge zu geschlechtstypischen Verhaltensweisen markieren.

Sexuelle Orientierung als Praxisproblem

Auch wenn sich zumindest in Fachkreisen die Erkenntnis durchgesetzt haben müsste, dass es sich bei der homosexuellen Orientierung um eine **Normvariante menschlicher Liebesfähigkeit** handelt, resultieren doch aus ihrer Jahrhunderte während Marginalisierung, Pathologisierung und Kriminalisierung eine Reihe von teilweise gravierenden Problemen für die Betreffenden, die sexualmedizinische Beratungskompetenz erfordern.

Dabei sollte man sich stets der Tatsache bewußt sein, dass die sexuelle Orientierung nur eines von vielen Persönlichkeitsmerkmalen ist: Man ist ebensowenig oder ebensoviel „ein Homosexueller" wie „ein Heterosexueller", „ein Vegetarier", „ein Rothaariger" oder „ein Linkshänder". Die Kennzeichnung einer Person durch deren sexuelle Orientierung abstrahiert vom Gesamt ihrer Persönlichkeit und Individualität.

Das *Coming-out* – d.h. die Entwicklung von der ersten Ahnung, „anders als die Anderen" zu sein, bis hin zu der akzeptierenden Gewissheit, sexuell-erotisch auf Angehörige des eigenen Geschlechts („homosexuell") orientiert zu sein – ist trotz gestiegener Akzeptanz in der Bevölkerung immer noch ein schmerzhafter Prozess. Zu den Aufgaben der Sexualmedizin gehört es, Ratsuchenden dazu zu verhelfen, **ihre** sexuelle Orientierung zu finden und als integralen Bestandteil ihrer Individualität und Persönlichkeit zu akzeptieren. Dabei hoffen gelegentlich die Betreffenden, der Behandler möge sie „auf den rechten Weg bringen", sie „umpolen". Ein solches Beginnen wäre nicht nur ethisch fragwürdig, es wäre auch – wie die klinische Literatur der letzten 100 Jahre zeigt – unmöglich. Aufgabe der Beratung ist es, den Ursprung der Ängste vor einer homosexuellen Orientierung zu ergründen und im gemeinsamen Gespräch zu entkräften.

Sinnvollerweise wird man sich hierbei der oft äußerst kompetenten Unterstützung durch Selbsthilfegruppen für schwule Männer bzw. lesbische Frauen versichern.

Zumal bei Adoleszenten kann es hilfreich sein, auch den Eltern Beratung anzubieten (Lautmann 1995). Nicht selten finden sich hier Sorgen um die Zukunft ihres Kindes, Selbstvorwürfe, „etwas falsch gemacht zu haben", oder Enttäuschungen, dass ihr Kind „so etwas" tut und sie zudem ohne Enkelkinder lässt, verbunden oft mit der Auffassung, dies sei Ausdruck sittlichen Verfalls, ungenügender Selbstkontrolle, mangelnder heterosexueller Gelegenheit etc. Die Vermittlung eines einfach verständlichen biopsychosozialen Entstehungsmodells, das von der Normvariation menschlicher Liebesfähigkeit ausgeht, ist hier ebenso hilfreich wie die Kontaktanbahnung zu Eltern-Selbsthilfegruppen für schwule/lesbische Jugendliche. Denn wenn schon für den Adoleszenten mit heterosexuellem Coming-out die tragfähige, auf Akzeptanz und Toleranz gegründete Beziehung zur Herkunftsfamilie – bei allen „Abnabelungsbestrebungen" – eine wichtige Voraussetzung für eine gelungene Einfindung in die Welt der Erwachsenen ist, so kann dies für die Jugendlichen im schwulen oder lesbischen Coming-out überlebenswichtig werden: Wenn das Gefühl des „Andersseins", des Ausgegrenztwerdens und die Schwierigkeiten bei der adäquaten Partnerfindung – die für exklusiv homosexuell orientierte Menschen schon aus statistischen Gründen nachvollziehbar schwerer ist – potenziert wird durch das Gefühl des Alleingelassenwerdens, trägt dies zur nach wie vor erhöhten Suizidalität Jugendlicher im homosexuellen Coming-out mit bei.

Zur Beratung gehört, wie auch bei heterosexuellen Jugendlichen, eine Aufklärung über riskante und sichere Sexualpraktiken (Stichwort „Safer Sex") zur Vermeidung einer HIV-Infektion. Hierauf ist insofern besonderer Nachdruck zu legen – ohne dass dies zu einer „Abschreckungspädagogik" verkommen darf –, als unter anderem die begrenzten Möglichkeiten für Partnerwahl und Partnerschaftsgestaltung tendenziell anonyme Kontakte favorisieren. Auch hierbei ist die Herstellung eines Kontaktes zu schwulen/lesbischen Selbsthilfegruppen hilfreich, wobei sich dies nicht auf die Weitergabe einer Telefonnummer beschränken sollte. Vielmehr kann der Sexualmediziner – mit Einverständnis des Jugendlichen – selbst den Kontakt herstellen, ein erstes Gespräch vermitteln. Dabei ist es sicher sinnvoll, auch ohne das Vorliegen von „Akutfällen" mit den betreffenden Selbsthilfegruppen zu kooperieren. Dadurch signalisiert man auch die Ansprechbereitschaft in umgekehrter Richtung, wenn etwa in der dortigen Arbeit therapeutische Hilfe für nötig befunden wird.

Dies kann dann auch im Erwachsenenalter der Fall sein, wobei die ganze Palette der sexualmedizinisch relevanten partnerschaftlichen Kommunikationsstörungen wie bei primär heterosexuell orientierten Menschen auftreten kann, die dann entsprechender (paar-)therapeutischer Hilfe bedürfen.

Besonderer Beratungsbedarf – der ebenfalls durch die Kooperation von Sexualmedizin und Selbsthilfegruppen aufgefangen werden sollte – besteht gegenwärtig auch (noch?) für ältere homosexuell orientierte Menschen. Stärker noch als bei heterosexuell orientierten Menschen in der zweiten Lebenshälfte bestehen hier (oft nicht unbegründete) Ängste vor der Vereinsamung.

Wie sehr aber – trotz der AIDS-Pandemie – diese Situation im Wandel begriffen ist, zeigt die von Adler und Loewit (1998) vorgelegte empirische Untersuchung: Danach hängt ein positiver Umgang mit dem Altern in erster Linie nicht von der sexuellen Orientierung an sich ab, sondern von der erfolgreichen Bewältigung des Coming-out, d.h. der Selbstakzeptanz der eigenen Sexualität und der sozialen Akzeptanz im Umfeld. Und dies ist – auch durch das Engagement von Sexualmedizinern und Sexualwissenschaftlern – heute sicher leichter geworden als etwa noch vor 30 Jahren.

2.3.5 Geschlechtsidentität und Geschlechtsrolle

Entwicklungslinien

Ein Mann oder eine Frau **zu sein** bedeutet wesentlich mehr, als nur verschiedene Chromosomen, Gonaden, Gonodukte oder Genitalien zu haben. Es ist dies ein basales, zumeist unhinterfragtes Selbstverständnis, eine Seins- und Identitätsform.

Geschlechtsidentität und Geschlechtsrolle sind die übergeordneten Kategorien für Verhaltensweisen, Eigenschaften und Einstellungen im Zusammenhang mit dem Zugehörigkeitsgefühl

zu einem der beiden Geschlechter. John Money, der Nestor der US-amerikanischen psychoendokrinologischen Sexuologie, hatte in den fünfziger Jahren bei der Einordnung geschlechtlichen und sexuellen Verhaltens von Patienten mit Intersex-Syndromen terminologische Schwierigkeiten, deren Geschlecht zu benennen: Sollte er sich an – partiell divergierenden – somatischen Befunden orientieren, oder am inneren Zugehörigkeitsgefühl der Patienten zu dem einen oder dem anderen Geschlecht? Er nahm deshalb die begriffliche Unterscheidung von **sex** für das biologische Geschlecht und *gender* für das sozial eingenomme und psychosozial selbst wahrgenomme Geschlecht vor, wobei er stets darauf hinweist, dass *gender* nicht a-biologisch, sondern nur in der Interaktion mit *sex* verstanden werden kann (i. Überbl. Money 1994). Daraus leitete er dann die Begriffe der *gender identity* und *gender role* ab, die er wie folgt definierte:

Geschlechtsidentität (gender identity):
„Die überdauernde Erfahrung der eigenen Individualität, des eigenen Verhaltens und der eigenen Erlebnisweisen als eindeutig und uneingeschränkt männlich, als eindeutig und uneingeschränkt weiblich oder als in größerem bzw. kleinerem Grad ambivalent; die Geschlechtsidentität ist die eigene Erfahrung der Geschlechtsrolle, und die Geschlechtsrolle ist die Manifestation der Geschlechtsidentität nach außen."

Geschlechtsrolle (gender role):
„Alles das, was jemand sagt und tut, um anderen und sich selbst zu zeigen, dass er bzw. sie männlich, weiblich oder ambivalent ist; Geschlechtsrolle schließt sexuelle Attraktion und sexuelle Reaktion ein, ist hierauf aber nicht beschränkt; die Geschlechtsrolle ist die Manifestation der Geschlechtsidentität nach außen, und die Geschlechtsidentität ist die eigene Erfahrung der Geschlechtsrolle." (Money & Ehrhardt 1972: 16)

„Geschlecht" und „Geschlechtlichkeit" sind mittlerweile zu gewichtigen Topoi der empirischen Entwicklungspsychologie geworden. Nachdem Freud die Geschlechtszugehörigkeit, ihre Realisierung und Internalisierung als zentrale Entwicklungskategorie erkannt hatte und eine erste **psychoanalytische Phasentheorie** vorlegte, war es die **Lerntheorie**, die postulierte, dass Kinder im Zuge ihrer Entwicklung am Modell sowie durch nonverbale und verbale Bekräftigung bzw. Sanktionierung lernen, sich rollengerecht zu verhalten. Die **kognitive Wende** der Entwicklungspsychologie führte zu einer stärkeren Betonung des Kindes als **Subjekt** der geschlechtlichen Entwicklung.

Die Herausbildung von Geschlechtsidentität, von Geschlechtsrollenverhalten und -vorstellungen sind seit Jahren Gegenstand einer kaum überschaubaren Fülle von Untersuchungen und Publikationen der Sozialpsychologie, der Differentiellen Psychologie, der empirischen Entwicklungspsychologie usw. Es kann nicht Aufgabe dieses Lehrbuches sein, diesen immensen Korpus der Literatur (pro Jahr erscheinen hierzu ca. 600 neue Arbeiten allein in der psychologischen Literatur) umfassend darzustellen. Der interessierte Leser sei auf Überblicksarbeiten verwiesen (z.B. Ruble & Martin 1997; Maccoby 1998). Hier sollen lediglich einige Entwicklungslinien angedeutet werden:

Ein Mann resp. eine Frau zu sein gehört im Alltagsverständnis zu den unhinterfragten Gegebenheiten, derer sich alle Beteiligten – das Individuum wie auch seine soziale Umwelt – sicher sind. Die Angabe der Hebamme im Kreißsaal, „es ist ein Junge" oder „ein Mädchen" – die sich einzig auf den äußeren Genitalbefund stützt –, aktualisiert bei Mutter, Vater, Verwandten sogleich eine ganze Kaskade von Erwartungen und Vorstellungen, was für ein Kind es ist, wie es sich entwickeln und verhalten oder vielleicht sogar, was es einmal werden soll.

Solche **Geschlechtsrollenvorstellungen** abstrahieren zunächst von der Individualität des Kindes und beziehen sich einzig auf seine Zugehörigkeit zu einer **Gruppe** („den Jungen" bzw. „den Mädchen"). Geschlechtsrollenvorstellungen sind geprägt von den Normen, Regeln und Erwartungen der jeweiligen Kultur, wie sich ein Junge/ein Mann resp. ein Mädchen/eine Frau zu verhalten habe. Sie haben die große Tendenz, sowohl die Urteile als auch das Verhalten gleichförmig und regelhaft zu gestalten: „So sind Jungen/Mädchen eben."

Condry und Condry (1976) sowie Delk und Mitarbeiter (1986) haben dies experimentell demonstrieren können: Studierenden wurde ein Film mit einem in seiner Geschlechtszugehörigkeit nicht zuzuordnenden Kleinkind gezeigt. Sie sollten nach vorgegebenen Kriterien das Verhalten des Kindes beschreiben und bewerten. Während einer Gruppe gesagt wurde, es handle sich um einen Jungen, erhielten die anderen die Information, es sei ein Mädchen. Beschreibungen und Beurteilungen divergierten, je nachdem, von welcher Geschlechtszugehörigkeit die Beurteiler ausgingen.

Derartige Urteile über Menschen als Angehörige einer Gruppe finden sich im übrigen als **Sozialrollen** auch in anderen Bereichen: Berufsrollen oder auch Altersrollen beinhalten typische Erwartungen, die sich an das Verhalten des Arztes, der Lehrerin, des Teenager usw. richten.

Zunächst dienen derartige Rollenvorstellungen dem Urteilenden zur Orientierung in neuen sozialen Situationen, etwa bei der Begegnung mit Unbekannten: „Man weiß", was man von einem Arzt, Lehrer oder Teenager im Allgemeinen zu erwarten hat und wie man sich ihm gegenüber zunächst verhält. Je weniger jedoch diese Urteile auf der Wirklichkeit fußen und je weniger sie durch das personale Kennenlernen relativiert werden, umso dysfunktionaler werden sie: Als Klischees und Vorurteile belasten sie die Kommunikation, führen zu Fehldeutungen und können so zu Wert- oder Unwert-Urteilen über einen Menschen als Angehörigen einer Gruppe werden, die sein gesamtes So-Sein, Denken, Fühlen, Handeln oder Unterlassen betreffen. Als **Vorurteile** können sie zur Schaffung und Verstärkung kollektiver Feindbilder benutzt und geschürt werden: „Der Neger", „der Ausländer", „der Schwule".

Geschlechtsrollenvorstellungen werden im Verlauf der Ontogenese im Prozess der Sozialisation von frühester Kindheit an **aktiv** angeeignet. Als **Einstellungen** wirken sie für das Kind wie ein inneres Ordnungssystem, als Orientierungspläne in einer zunächst chaotischen und fremden Welt: Die Kategorien „Mann/Frau", „Junge/Mädchen" haben Kompassfunktion bei der Weltaneignung, ähnlich wie andere kindliche Urteilskategorien (z.B. „Gut und Böse").

Voraussetzung für den Erwerb solcher – das Verhalten mitbestimmender – Geschlechtsrollenvorstellungen ist zunächst, dass das Kind sich als Mitglied der Geschlechter**gruppe**, für die diese Rollenerwartungen gelten, begreift, d.h. um seine eigene Geschlechtszugehörigkeit (als Junge oder Mädchen) weiß.

Dies Wissen scheint schon vor dem 18. Lebensmonat vorhanden zu sein. Bereits im Säuglingsalter zeigen Jungen u. Mädchen differente Reaktionen, je nachdem, ob sich ihnen ein Mann oder eine Frau zuwendet. Im Alter von dreieinhalb Jahren wussten auch alle Kinder einer untersuchten Gruppe (Bosinski 1992a), dass sie einmal ein Mann bzw. eine Frau sein würden.

Das Wissen um die **Konstanz** der Geschlechtszugehörigkeit ist ebenfalls eine Vorbedingung, um sich die mit dieser Gruppenzugehörigkeit verbundenen Rollenvorstellungen aneignen zu können.

Das Wissen um die eigene Geschlechtszugehörigkeit und deren Konstanz führt zur aktiven

Auswahl bestärkender Reize und Informationen durch das Kind und wird wiederum auf dem Wege verbaler und vor allem non-verbaler Erziehung durch die soziale Umwelt verstärkt: Kosenamen, Stimmführung, Mimik, Gestik, Spielzeuggeschenke usw. vermitteln dem Kind, dass es „ihr Junge", „ihr Mädchen" sei. Bekräftigung rollenadäquater Verhaltensweisen und Nicht-Bekräftigung oder gar Sanktionierung inadäquater Verhaltensweisen tun ein übriges, um dem Kind ein „inneres Bild" zu vermitteln, was von einem Jungen/einem Mädchen erwartet wird. Es lernt also **aktiv**, sich als Junge/als Mädchen zu verhalten.

Mitglieder seiner Geschlechtergruppe bekommen in diesem Prozess zunehmend Modellcharakter. Ihr Verhalten wird im Rollenspiel – und im Alltag – nachgeahmt.

> Die in der kindlichen Tätigkeit angeeigneten Rollenvorstellungen bilden nicht nur einen inneren Anker für die Orientierung in der Welt, sie beeinflussen sukzessive Verhaltensweisen, kognitive, emotionale und selbst vegetative Prozesse.

So etwa das Weinen: Ein Student berichtete, dass sein Vater ihn, wenn er als Kind weinte, auf den Arm nahm und folgenden – tröstend gemeinten und auch so wirkenden – Dialog begann: Vater: „Was sind wir?!" Junge (unter Tränen): „Männer." Vater: „Was tun Männer nicht?!" Junge (schon weniger schluchzend, da sich aufgehoben und angenommen fühlend): „Männer weinen nicht!" Der permanente Hinweis, ein Junge weine nicht, führt letztlich dazu, dass im Erwachsenenalter Männer durchschnittlich stärker dazu neigen, keine Tränen zu zeigen – ob dies indes immer ein Entwicklungsgewinn ist, sei dahingestellt.

Dieser Prozess der Geschlechtsrollenaneignung ist spätestens bis zum Ende des Vorschulalters abgeschlossen: Jungen geben nun nicht nur an, lieber mit Jungen als mit Mädchen zu spielen, sie tun es auch tatsächlich (und Mädchen umgekehrt). Sie haben „typisch männliche" (Feuerwehrmann etc.) und Mädchen „typisch weibliche" (Lehrerin etc.) Berufswünsche und hochgradig stereotypisierte Urteile darüber, was Jungen können und Mädchen nicht und umgekehrt (Beispiele hierfür bei Bosinski 1986, 1992a).

Bis zu diesem Alter waren diese Rollenklischees noch funktional für die soziale Orientierung. Erfolgt nun jedoch keine Relativierung, d.h. unterbleibt die Vermittlung eines abwägenden, die Individualität des Selbst und des Gegenübers über die Geschlechtsgruppenzugehörigkeit stellenden Welt- und Geschlech-

terbildes – für welches das Kind von diesem Alter an aufgrund der Höherentwicklung seiner Denkstrukturen zunehmend empfänglich ist –, so entwickelt sich der zunächst nur seiner selbst gewisse Junge zum unangenehm-protzigen „Macho", das Mädchen zur submissiv-duldenden „Maus". Dass derartige Rollenklischees die Kommunikation in der späteren Geschlechterbegegnung, ja überhaupt das Miteinander in der Gesellschaft erheblich belasten, liegt auf der Hand.

> Der Ausweg aus den durch Missverständnisse, Selbstaufwertung und Fremdabwertung, Dominanz und Submission gekennzeichneten Geschlechterverhältnissen hin zur **Akzeptanz von Gleichwertigkeit bei Verschiedenartigkeit** wäre somit eine **Erziehung zur Individualität** und nicht etwa der Versuch, das Rollenverhalten umzukehren – was gar nicht, oder nur um den Preis von Rollenkonfusionen, möglich ist.

Nachdrücklich muss aber darauf hingewiesen werden, dass derartige Missverhältnisse durch ökonomische Abhängigkeiten – der verdienende Mann, die das Haus hütende, dafür jedoch ökonomisch abhängige Frau – eine erhebliche Bekräftigung und Konservierung erfahren. Umso begrüßenswerter erscheint die Fülle von Maßnahmen zur Chancengleichheit in der Berufswelt für Frauen und Männer. Es wäre zu fragen, ob sie nicht sinnvoll ergänzt werden sollten durch die (auch finanzielle) Gleichbewertung von ausserfamiliärer Berufsarbeit und – für die ungestörte Entwicklung von Kindern essentielle – Familienarbeit.

Ursprünge der Geschlechtsidentität

Die Frage, **warum** und **wie** eine Person zur Frau/zum Mann wird und sich auch derart fühlt, gehört zu den spannendsten, aber auch umstrittensten Problemen humanwissenschaftlicher Forschung. Wie so oft widerstreiten auch hier die Positionen „Anlage" versus „Erziehung", „Natur" versus „Kultur", „*nature*" versus „*nurture*".

Gern wird in diesem Zusammenhang als Protagonistin einer expliziten Soziogenese Simone de Beauvoir zitiert: „Man wird nicht als Frau geboren, man wird dazu gemacht." Klein (1999) weist darauf hin, dass man damit der Autorin nicht gerecht wird, die in ihrem 1949 erstmals erschienenen Opus *Das andere Geschlecht* bemerkenswert ausführlich auf den seinerzeitigen Kenntnisstand zur Biologie der Geschlechter einging. Tatsächlich sagte sie: „Man wird nicht als Frau geboren, man wird es." („On ne naît pas femme, on le devient.") Die Wandlung von der aktivischen in die passivische Form sagt sehr viel über die Intentionen der Beschäftigung mit dem Thema in den 50er und vor allem 60er Jahren aus.

In einer Fülle von sozialpsychologisch-historiographischen Untersuchungen konnte gezeigt werden, wie sehr Geschlechtsrollenbilder – etwa hinsichtlich der Berufstätigkeit der Frau (i. Überbl. z.B. Lehr 1969; Lloyd & Archer 1976) – soziokulturellen Schwankungen unterworfen sind. Und in jeder Kultur ist es eine Entwicklungsaufgabe des Kindes, zu lernen, sich entsprechend der durchschnittlichen Erwartungen an seine Zugehörigkeit zum männlichen oder weiblichen Geschlecht zu verhalten.

> **Jede** Kultur hat Vorstellungen, Regeln und Normen für das Verhalten der Geschlechter, und **jede** Kultur setzt mehr oder weniger große Energien daran, diese Normen für adäquates, geschlechtsrollenkonformes Verhalten durchzusetzen.

Mehr noch: Es gibt eine Anzahl von Kulturen, in denen neben der kategorialen Scheidung von Mann und Frau weitere **soziale** Geschlechterkategorien im Sinne eines (durch sozial-religiöse, aber auch soziosexuelle Positionen und Funktionen beschriebenen) „dritten" und gelegentlich auch „vierten" Geschlechts existieren.

> Bei den nordamerikanischen Indianern (i. Überbl. Roscoe 1994; Lang 1995) sind dies die *Berdache* (heute auch als *Two-spirit-people* bezeichnet), eine Institution, die vor allem für biologische Männer, aber auch für biologische Frauen beschrieben ist. Two-spirit-people können als weiblich und als männlich betrachtete Tätigkeiten ausüben; sie können sowohl mit Angehörigen des biologisch anderen als auch mit denen des eigenen biologischen Geschlechts sexuellen Umgang haben (letzteres scheint zumindest bei Männern, auch wenn Informationen darüber spärlich zu erlangen sind, zu überwiegen), und diese Personen auch heiraten, ohne dass dies in der Kultur als homosexuell betrachtet wird. Sie können als biologisch männliche Two-spirit-people Schwangerschaften vortäuschen und „Kinder" gebären, als biologisch weibliche Two-spirit-people Häuptlinge und anerkannte Krieger werden. Ihr Ansehen kann dem des Schamanen gleichen (dessen Rolle in einigen Stämmen von ihnen ausgefüllt wird), da sie die magischen Kräfte beider Geschlechter in sich tragen, es kann aber auch das einer eige-

nen, gleichwertigen Gruppe sein. Nicht selten treten sie als Vermittler in Geschlechterkonflikten (z.B. Ehezwisten) auf. Zum Berdache kann man offenbar auf verschiedenen Wegen werden: So berichtet Lang (1995), dass Navajo-Eltern, die bei ihrem Kind geschlechtsatypisches (*Tomboy*- oder *Sissy-*)Verhalten feststellen, annehmen, dass es sich wohl zum Berdache entwickelt, und es gewähren lassen. Sie reagieren damit vielleicht auf das, was im christlich-europäischen Kulturkreis eine „kindliche Geschlechtsidentitätsstörung" wäre (ICD-10: F64.2; DSM-IV: 302.6; s. Kap. 8). Bei Prärie-Stämmen ist eine Traumvision des Betreffenden (der er folgen **muss**) der Anlass für den Wechsel. Es scheint aber auch Stämme zu geben, bei denen die Eltern schon bei der Geburt des Kindes seine Bestimmung zum Berdache beschliessen.

> Bei den nordamerikanischen Eskimos (*Inuit*) kann es vorkommen, dass die Eltern bei der Geburt eines Mädchens meinen, sie bräuchten eigentlich dringender einen männlichen Jäger, und deshalb das Kind erfolgreich als „erklärten Jungen" aufwachsen lassen (Lang 1991).

> Nanda (1994) berichtet über die *Hijras* in Indien, die sich dem Dienst an der Muttergottheit Bahuchara Mata weihen, kastrieren und penektomieren lassen und in ihrer Religion ein „Drittes Geschlecht" konstituieren – heilige „Männer-ohne Mannsein", frei von Begierden und Lust, aber zugleich Frau und Mann in einem, also voll von Güte und Stärke. In christlich-europäisch geprägter Terminologie wären sie transvestitische Eunuchen. Die Orchidektomie wird als *nirvan* bezeichnet und damit als Befreiung von irdisch-menschlichem Bewusstsein und Aufstieg zu einer höheren Bewusstseinsform aufgefasst (ähnliche Anklänge finden sich bei den russischen Skopzen, die ihre Männlichkeit der christlichen Religion opferten; Money 1988b). Hijras assistieren bei Fruchtbarkeitsritualen, sorgen für männlichen Nachwuchs und gute Ehen. Entgegen dem deklarierten Keuschheitsideal gehen jedoch viele der homosexuellen Prostitution nach, eine zuvor eher tabuierte Praxis, die vor allem durch die AIDS-Pandemie evident wurde und zu erheblichen Problemen führt (Baqi et al. 1999). In der Minderzahl handelt es sich dabei um Personen mit echtem Intersex-Syndrom. Es finden sich darunter zuvor impotente Männer, die sich orchidektomieren und penektomieren ließen und zu

(sozial-religiös anerkannten) Hijras wurden, da ihre Männlichkeit „sowieso nutzlos sei." Es scheint aber auch vorzukommen, dass gesunde Kinder zu Hijras bestimmt werden.

Bedeutet diese interkulturelle Vielfalt der Geschlechterrollen – die im Übrigen durch eine intrakulturelle, also schichtspezifische Vielfalt ergänzt wird –, dass die Ausbildung der Geschlechtsidentität und des Geschlechtsrollenverhaltens ein ausschließlich soziokulturellen Normen und damit der Erziehung bzw. Sozialisation unterworfener Prozess ist?

Gegen diese Annahme sprechen folgende Befunde:

▷ Ethnographische Untersuchungen (Whiting 1979; Whiting & Whiting 1975; Sbrzesny 1976; Maccoby & Jacklin 1980) haben gezeigt, dass es trotz der teilweise erheblichen interkulturellen Varianz in den Tätigkeitszuschreibungen für die Geschlechter eine Reihe von kulturübergreifenden **Universalien** (Eibl-Eibesfeldt 1983) hinsichtlich **basaler** Verhaltensweisen wie Aggressivität, sexueller Orientierung und prosozialem Verhalten gibt, die in ihrer Qualität (nicht aber in ihrer Quantität) von Erziehungsstilen unabhängig sind. Die seinerzeit mit großem Enthusiasmus aufgenommenen Berichte von Margaret Mead (1979) über die angeblich **totale** kulturelle Relativität der Geschlechterrollen gelten inzwischen als **widerlegt** (Oranz 1996; Shankman 1996).

▷ Die oben beschriebenen – rituell bzw. kulturell angebahnten – Rollenwechsel in außereuropäischen Kulturen beziehen sich auf die Einnahme einer anderen **sozialen** Geschlechter-Funktion (im Sinne eines „dritten Geschlechts"), nicht auf den eindeutigen Wechsel vom männlichen in das weibliche Geschlecht oder umgekehrt. Hinzu kommt, dass zumindest im Falle der geschlechtskonträren Aufzucht bei den *Inuit* eine erstaunliche Koinzidenz mit dem gehäuften Auftreten intersexueller Zustandsbilder in der Population zu verzeichnen ist: So tritt das in Europa mit einer Prävalenz von ca. 1 : 10 000 angegebene AGS bei Eskimos mit einer Häufigkeit von ca. 1 : 500 auf (Hirschfeld & Fleshman 1969; Speiser et al. 1992). Interessanterweise sind Eskimos auch die einzige Ethnie der Welt, in welcher der ansonsten offenbar ubiquitäre (geschlechtstypische) Unterschied zwischen Männern und Frauen hinsichtlich der *spatial abilities* nicht nachweisbar war (s. 2.3.4). Wie aus Untersuchungen an Mädchen

und Frauen mit AGS bekannt ist, hängt dies sehr wahrscheinlich mit der prä-/perinatalen Hirnandrogenisierung zusammen. Es ist also nicht auszuschließen, dass der vollzogene Rollenwechsel insofern auch biologisch mitangebahnt ist.

▷ Zumal in christlich-europäisch dominierten hochentwickelten Industrieländern ist bislang kein Fall einer geglückten geschlechtskonträren Erziehung bei unauffälligem Sexualbefund bekannt geworden.

Bosinski und Wille (1999) bekamen Kenntnis vom Fall einer 17jährigen, äußerst erfolgreichen Leichtathletin, die in den dreißiger Jahren per Zufall in eine deutsche Passkontrolle geriet. Der Polizist zog einen Amtsarzt herbei und es wurde ein eindeutig männlicher Genitalbefund festgestellt. Ein eingeleitetes Verfahren wegen Täuschung wurde niedergeschlagen: alle Beteiligten waren bis dato nachweislich – aufgrund der post festum nicht nachvollziehbaren, gleichwohl aber wiederholten Zuordnung sowohl durch die Hebamme als auch durch den Kinderarzt – von der weiblichen Geschlechtszugehörigkeit ausgegangen. Der Proband hatte – trotz siebzehnjähriger „weiblicher Erziehung" (die auch durch heute noch lebende Zeugen belegt ist) – keinerlei Schwierigkeiten, vom selben Tage an als Mann aufzutreten und zu leben.

▷ Skepsis hinsichtlich des primären und alles dominierenden Einflusses der Erziehung rufen auch jene Verläufe hervor, bei denen zunächst gesunde Knaben aufgrund einer im frühesten Kindesalter erfolgten traumatischen Penisamputation einer feminisierenden Operation unterzogen und als Mädchen erzogen wurden. Diese Fälle wurden bislang als gelungene Belege für die Dominanz der Erziehung zum Jungen bzw. zum Mädchen angesehen (z.B. Supp 1998). Ihre nähere Betrachtung zeigt indes, dass dies keinesfalls so eindeutig festgestellt werden kann und die Befundlage vielmehr **gegen** eine beliebige Formung der Geschlechtsidentität durch Erziehung spricht:

Fallbeispiele

Money und Ehrhardt (1972) berichteten über den Fall eines eineiigen Zwillingsknaben, bei dem im Alter von sieben Monaten bei einem Zirkumzisionszwischenfall der Penis traumatisch amputiert wurde. Entsprechend dem damaligen Wissenstand, der von der überwiegenden Bedeutung der Erziehung ausging, und aufgrund der Tatsache, dass dies operationstechnisch wesentlich einfacher und auch die kosmetische sowie „sexuell-technische" Prognose besser schien, beschloss man, den Knaben im Alter von 17 Monaten zu orchidektomieren, einer feminisierenden Genitaloperation zu unterziehen und als Mädchen aufzuziehen. Die ersten Berichte im Alter von neun Jahren (Money

1975) sprachen von einem vollen Erfolg dieses Vorgehens. Dieser (in der Literatur als John/Joan-Case) eingegangene Fall wurde und wird teilweise noch heute als Paradebeispiel für die Bedeutungslosigkeit der pränatalen biologischen Anlagen für die Geschlechtsidentitäts-Entwicklung angeführt. Dabei ist sein deletärer Verlauf seit langem bekannt: Bereits 1982 teilte Diamond mit, dass der Patient schon mit 14 Jahren die Behandlung mit konträrgeschlechtlichen Hormonen ablehnte, sich als Junge empfand und ausschließlich zu Frauen hingezogen fühlte. Der mittlerweile 35jährige Patient hat sich zum Manne „rückumwandeln" lassen, heiratete mit 25 Jahren und adoptierte die Kinder seiner Ehefrau. Inzwischen ist das Schicksal dieses Menschen auch in den Populär-Medien ausführlich thematisiert worden und zum Anlass für bittere Vorwürfe gegen Money geworden (Colapinto 2000; Diamond 1996), die ein wenig den Prozesscharakter von Wissenschaftsentwicklung sowie die Tatsache vernachlässigen, dass in diesem Fall der Wechsel relativ spät vollzogen und von den Eltern – insbesondere vom Vater, der sich später von der Familie trennte – wohl nie recht akzeptiert worden ist (wobei die Frage offenbleibt, ob dies jemals von Eltern zu erwarten ist, zumal wenn sie einen zweiten gesunden Zwillingsbruder als Gegenbeispiel stets präsent haben).

Gearhart und Rock berichteten 1989 über die guten kosmetisch-chirurgischen Erfolge der feminisierenden Umwandlungsoperation, die bei vier Knaben (der jüngste 6 Monate, der älteste drei Jahre) nach traumatischem Penisverlust durchgeführt wurden. Ein Knabe wurde noch im Kreißsaal zirkumzisiert, wobei es zu einem Elektrocauter-Zwischenfall mit nachfolgender Penisdemarkation und – nach 14 Tagen – Penisamputation kam. Es wurde beschlossen, ihn als Mädchen aufzuziehen, die Orchidektomie und eine erste feminisierende Genitalplastik wurde im Alter von 23 Monaten durchgeführt. Mit 12 Jahren wurde die feminisierende Östrogensubstitution durchgeführt, im Alter von 17 Jahren die Vaginoplastik. Der Patient lebe nun (ohne Altersangabe) als „gut angepasste (*well adjusted*), sexuell aktive Frau". Beim zweiten Knaben kam es im Alter von zwei Monaten zum Zirkumzisionszwischenfall, im Alter von sieben Monaten wurde die Orchidektomie und die erste Feminisierungsoperation, im Alter von 16 Monaten eine Revision der externen Urethra, im Alter von 32 Monaten eine zweite Genitalfeminisierungsoperation durchgeführt. Mit 11 Jahren begann die orale Östrogensubstitution, mit 16 Jahren wurde die Vaginoplastik durchgeführt, wobei angegeben wird, dass der Patient zuvor psychologische Beratung gebraucht habe (ohne weitere Angaben). Der Patient sei nun (zum Zeitpunkt der Drucklegung) sexuell aktive Schülerin der Oberstufe einer High School (ohne Altersangabe). Im dritten und vierten Fall erfolgte die Ablatio penis bei Zirkumzision im Neugeborenalter, mit sechs Monaten Orchidektomie und im dritten Fall erste feminisierende Genitalplastik, die im vierten Fall erst mit 3 Jahren durchgeführt wurde. Beide Patienten würden nun der Östrogensubstitution im Alter von 11 Jahren und der Vaginoplastik mit 16 oder 17 entgegensehen (waren also zum Zeitpunkt des Berichts noch im Kindesalter). Nachfolgeberichte liegen leider nicht vor.

Ochoa (1998) berichtet hingegen von insgesamt sieben Knaben mit traumatischem Penisverlust infolge von Misshandlungen oder Autounfällen, davon in fünf Fällen innerhalb des ersten Lebensjahrs. Von diesen wurden – da die Eltern eine Geschlechtsumwandlung ablehnten – vier erfolgreich als Jungen (nach plastischer Penisrekonstruktion) und nur einer im Alter von 6 Monaten als Mädchen (nach feminisierender Umwandlungsoperation) aufgezogen. Beim letztgenannten Patienten wurde im Alter von 5 Jahren zunächst über eine geglückte Rollenadaptation an das weibliche Geschlecht berichtet, mit 14 Jahren verlangte das Kind jedoch die – dann auch vorgenommene – Rückumwandlung zum Jungen (obwohl ihm seine Vorgeschichte unbekannt war). Der Autor empfiehlt daher dringend, trotz der erheblichen operativen Schwierigkeiten bei der Penisrekonstruktion, stets diesen Weg zu wählen.

Bradley und Mitarbeiter (1998) berichten über einen Knaben, bei dem es im Alter von zwei Monaten zum Zirkumzisionszwischenfall gekommen war und im Alter von sieben Monaten beschlossen wurde, das Kind als Mädchen aufzuziehen, weshalb dann auch die Orchidektomie und die Entfernung des Penisrestes durchgeführt wurde. Im Alter von 11 Jahren wurde die Östrogensubstitution begonnen, im Alter von 16 Jahren die erste und im Alter von 26 – auf Wunsch des Patienten – die zweite (erweiternde) Vaginoplastik durchgeführt. Dieser Fall ist hinsichtlich der psychosexuellen Entwicklung am besten dokumentiert: Psychologische Evaluationen fanden anlässlich der vaginoplastischen Operationen mit 16 sowie zweimal im Alter von 26 Jahren statt. Außerdem wurde die Mutter ausführlich befragt, als das Kind 16 war. Der Patient war ein Wunschkind in einer durch langjährige Beziehungsprobleme belasteten Ehe und der Versuch, diese Ehe zu retten. Gleichwohl ließen sich die Eltern scheiden, als das Kind drei oder vier Jahre alt war, nicht nur wegen des Alkoholismus des Vaters, sondern weil dieser den Verlust seines „Sohnes" nicht verwinden konnte. Die Mutter wird als lebenspraktisch und resolut beschrieben. Mit 12 Jahren wurde dem Patienten von der Mutter seine Vorgeschichte eröffnet, da er nach dem Grund der Hormonsubstitution (ab dem 11. Lbj.) fragte. Mit 16 berichtete der Patient, dass ihn der noch verbliebene Penisstumpf störe, und wünschte die genitalfeminisierende Operation, damit das Genitale „wie bei anderen Mädchen aussähe" und sie „Geschlechtsverkehr mit Jungen haben könne." Mit 26 suchte der Patient um eine weitende Vaginoplastik nach, da die Vaginalöffnung für den GV mit dem festen Freund zu klein sei. Zu diesem Zeitpunkt berichtete der Patient auch, dass er bereits drei „signifikante" sexuelle Beziehungen zu Frauen und drei ebensolche zu Männern gehabt habe. Jetzt bestand eine Beziehung zu einem Mann. Der Patient gab an, Frauen körperlich attraktiver und männliche Genitalien „lustig (*funny*)" zu finden. Gleichwohl fände sie Männer sexuell attraktiv, wenn sie bekleidet oder in Unterwäsche wären. Von der leiblichen Erscheinung her wirkte der Patient mit 26 wie eine Frau. Er gab an, niemals gewünscht zu haben, ein Mann zu sein, hatte jedoch eine Reihe „männlicher Interessen" (inkl. Berufswahl als Mechaniker o.ä. *blue collar job*) und fühlte sich in der

Gemeinschaft von Männern wohl, mit denen er vor allem berufliche Interessen teilte. Das sexuelle Verhalten wurde – bezogen auf das soziale Geschlecht als Frau – mit Kinsey 3 (bisexuell; s. 2.3.5), die Phantasie mit Kinsey 5 (vorwiegend „homosexuelle" Attraktion durch Frauen) eingeordnet. Die Selbsteinordnung entsprach ebenfalls K 3. Nach der Operation kam es zur Ausbildung einer rektovaginalen Fistel. Unabhängig davon wurde eine Trennung vom Partner vollzogen. Zum Zeitpunkt der Drucklegung hatte der Patient eine Beziehung mit einer Frau.

▷ Ähnlich skeptisch hinsichtlich des alles entscheidenden Erziehungseinflusses stimmen die Berichte über die Entwicklung der Geschlechtsidentität bei Patienten mit Intersex-Syndromen: Bei der Mehrzahl der Personen mit 5-α-Reduktase-2-Mangel, aber auch bei einigen (zahlenmäßig nicht systematisch erfassten) Frauen mit AGS „versagte" die Erziehung zum Mädchen, d.h. die Betreffenden entwickelten ab der Pubertät eine männliche Geschlechtsidentität. Allerdings fand sich zumindest bei den betreffenden AGS-Patientinnen auch ein deutlicher Zusammenhang der Rollentransposition mit den Ergebnissen der genitalkorrigierenden Operation, und die Mehrheit der AGS-Patientinnen zeigt **keine** Abweichung von der weiblichen Geschlechtsidentität. Gerade die Betrachtung der Verläufe dieser – sehr heterogenen – Patientengruppe lehrt, mit einseitigen Zuschreibungen sowohl hinsichtlich der alles dominierenden Rolle der Erziehung als auch der Natur zurückhaltend zu sein.

▷ Gegen einseitige Ursachenzuschreibungen bei der Geschlechtsidentitätsentwicklung spricht auch die Fülle der Untersuchungen von Transsexuellen, d.h. von Personen mit irreversibler Transposition der Geschlechtsidentität **ohne** Intersex-Syndrom (Mann-zu-Frau bzw. Frau-zu-Mann-Transsexuelle; s. Kap. 8). Hier fanden sich weder typische Erziehungsmuster noch eindeutige biomedizinische Normabweichungen, die eine derartige konträre Entwicklung der Geschlechtsidentität bewirkt haben könnten.

Insgesamt muss aufgrund der vorliegenden Befunde davon ausgegangen werden, dass es für die Entwicklung der Geschlechtsidentität ebenfalls biologische Prädispositionen gibt. Sie scheinen allerdings stärker als diejenigen für die Entwicklung der sexuellen Orientierung den formenden Einflüssen soziokultureller, sozialisatorischer und psychogenetischer Faktoren unterworfen zu sein. Dies ist insofern auch erwartbar, als die Geschlechtsidentität eine evolutionär sehr junge, spezifisch menschliche Eigen-

schaft ist – Tiere haben keine reflektierende Gewissheit von sich selbst als Männchen oder Weibchen. Deshalb sind auch tierexperimentelle Befunde, die für eine Beeinflussung geschlechtstypischer Verhaltensweisen durch die prä-/perinatale Organisation bestimmter Hirnstrukturen und -funktionen im Sinne einer androgen- und östrogenabhängigen Maskulinisierung/Defeminisierung bzw. Feminisierung/Demaskulinisierung sprechen, nur begrenzt auf den Topos Geschlecht**identität** anzuwenden.

> Stärker noch, als dies bei der sexuellen Orientierung der Fall ist, sind die biologischen Prädispositionen der menschlichen Geschlechtsidentität ein **Möglichkeitsfeld**, dessen Potenzen sich erst durch je konkrete Bedingungen je verschieden realisieren. Je stärker die individuellen Ausgangsbedingungen – seien sie biologisch, innerpsychisch oder soziokulturell – an den Rändern des Möglichkeitsfeldes angesiedelt sind, also vom Durchschnitt abweichen, umso größer wird ihre Penetranz sein.

Mann und Frau sind somit weder ein Opfer ihrer „Biologie als Schicksal", noch sind sie eine *tabula rasa*, auf die erst die Gesellschaft ihre Texte schreibt. Die Interaktion von biologisch Möglichem und Notwendigem mit psychosozialen ermöglichenden oder behindernden Faktoren ist ein Spezifikum menschlicher Entwicklung. „Kultur und Natur", „Anlage und Erziehung" sind einander nicht ausschließende, sondern vielmehr notwendig ergänzende und bedingende Mechanismen.

2.3.6 Sexualwissen im Kindesalter

Da die Zweigeschlechtlichkeit zu den fundamentalen Tatsachen menschlichen Seins und Erlebens und zumal für Kinder zu den Grundmustern der Ordnung der Welt gehört, wäre es eigentlich erwartbar, dass die empirische Entwicklungspsychologie sich nicht nur dem Verlauf der geschlechtstypischen Verhaltensentwicklung im Kindesalter widmet, sondern auch der Frage zuwendet, **welches Wissen Kinder wann und wie** zu diesem Phänomen im weitesten Sinne – also zur Frage nach den genitalen Geschlechtsunterschieden, der Herkunft, Geburt und Zeugung der Babys – erlangen. Dies umso mehr, als die empirische Entwicklungspsychologie seit Jahrzehnten (seit Piagets Untersuchungen über die Denkentwicklung des Kindes in den zwanziger Jahren) in der Lage ist, differenzierte Angaben über den Zeitpunkt des

Auftretens bestimmter kindlicher Denkmuster für beispielsweise mathematische Prozesse oder bestimmter Fragen zum Verständnis der Welt (Was-Fragealter, Warum-Fragealter usw.) zu machen. Es ist Ausdruck der Tabuierung des Sexuellen, dass empirische Untersuchungen hierzu äußerst spärlich sind und erst in neuerer Zeit (i. Überbl. Volbert 1995) vorgelegt wurden.

Es ist das bleibende Verdienst Freuds, mit seinen *Drei Abhandlungen zur Sexualtheorie* bereits 1905 die Entwicklung der „kindlichen Sexualtheorien" in den Blick genommen zu haben. Tatsächlich erlangten sie für seine Vorstellungen und die gesamte Entwicklung der Psychoanalyse zentrale Bedeutung. Allerdings schöpften sie nicht aus der – von Freud selbst so bezeichneten – „lautersten Quelle", nämlich der Untersuchung/Befragung von Kindern, sondern aus den Angaben Erwachsener, die überdies nicht direkt zum Thema befragt wurden, sondern deren Träume, freie Assoziationen etc. gedeutet wurden. Eine empirische Untersuchung der Freudschen Postulate zur kindlichen Sexualentwicklung steht noch aus. Dass sie nicht durch Kinsey erfolgte, der auch eine Reihe von Kindern befragte und beobachtete, verwundert zunächst; hatte doch dieser empirische Sexualforscher bei Erwachsenen jedes nur denkbare Detail menschlicher Sexualität (521 Einzelmerkmale, geordnet nach 12 Kategorien) akribisch und standardisiert erfasst. Bei Kindern empfahl er hingegen den gänzlichen Verzicht auf systematische Befragung und setzte einzig auf spontane Äußerungen im freien Spiel bzw. auf Zufallsbeobachtungen.

Als Begründung für dieses Manko wird gelegentlich angeführt, derartige Befragungen könnten kindliche Neugierde wecken. Das ist falsch: Kinder sind *a priori* neugierig, auch und gerade wenn es um so rätselhafte Dinge wie beispielsweise die Geburt eines Babys geht. Nur ist diese Neugier nicht „sexuell" im erwachsenen Sinne, sondern zunächst eine wertfreie Frage im Zuge ihrer Erkundung und Eroberung der Welt. Eine Konnotation des Heimlichen, Abseitigen, Verbotenen bekommt dieser Problemkreis erst, wenn die sonst zu jeder Frage auskunftswilligen Erwachsenen verschämt, ausweichend oder gar empört reagieren. Es ist dies dieselbe Konnotation, die späterhin die Wurzel für die potenziell pathogene Abdrängung des Sexuellen in den Bereich des Tabus und der Zote bewirkt.

Die – rational nicht begründbare – forscherische Abstinenz in Bezug auf diesen Themenkomplex hat deletäre Folgen. Unter anderem die, dass zwar mittlerweile sog. „sexualisiertes Verhalten" von Kindern als wichtiger Indikator für stattgehabten sexuellen Missbrauch gilt (s. Kap. 10), tatsächlich aber niemand wirklich weiß, was das ist, da schon das normale kindliche Verhalten in *rebus sexualibus* weitgehend unbekannt ist.

Die wenigen vorliegenden Untersuchungen ergeben zusammengefasst folgendes (bislang lediglich auf moderne Industriestaaten beschränktes) Bild:

1. Kinder haben im Wesentlichen die folgenden Fragen zur Sexualität und Geschlechtlichkeit:

▸ „Wie und warum sehen Jungen und Mädchen nackt anders aus?" (ca. ab 3. Lebensjahr auftretend, nicht immer als Frage, sondern auch in Handlungen geäußert – Hosen herunterziehen, Röckchen heben, Zeigespielen).

▸ „Woher kommen die kleinen Babys?" (ca. ab 4. Lebensjahr)

▸ „Wie sind sie da (aus dem Bauch) herausgekommen?" (ca. 4.-5. Lebensjahr)

▸ „Wo waren sie vorher/wie sind sie da hineingekommen?" (ca. 5.-6. Lebensjahr)

Wenn solche Fragen früher auftauchen oder ausbleiben, ist dies kein Anzeichen einer Entwicklungsauffälligkeit. Dass nicht gestellte Fragen die Eltern und Erzieher nicht von ihrer Pflicht zur Aufklärung entbinden, versteht sich hier wie auch in anderen Problembereichen – etwa der Verkehrserziehung – von selbst.

2. Bis zum dritten Lebensjahr weiß die überwiegende Mehrheit der Kinder um die körperlichen Geschlechtsunterschiede.

Unbefangenen Umgang mit der Nacktheit in Familie oder Kindergarten vorausgesetzt, ziehen Kinder zunehmend die Genitalien zur Kennzeichnung der Geschlechtszugehörigkeit mit heran. Sie verwenden zum überwiegenden Teil kleinkindlich-unsachliche **Genital-Bezeichnungen** (Muschi, Pischer, Puller usw.; einschlägige, regionaltypische Listen umfassen eine außerordentliche Vielfalt der Ausdrücke). Sachliche Bezeichnungen (Penis/Glied, Scheide) sind in der Minderzahl. Vulgärsprachliche Ausdrücke – im Schulalter als „Kraftausdrücke" verbreitet – sollten bei Kindergartenkindern Anlass zur (zurückhaltenden) Ansprache der familiären Gegebenheiten sein. Die ubiquitäre Verwendung verniedlichender, unsachlicher Genitalbezeichnungen in der Kindererziehung wird zwar meist mit dem angeblich „klinischen", „unkindlichen" Charakter sachlicher Bezeichnungen begründet, ist aber ebenfalls Ausdruck einer Vermeidung und tabuierenden Besetzung der Sexualsphäre: Kein anderes Körperteil wird ansonsten nicht bei seinem richtigen Namen genannt. Die Verwendung der Ammensprache hat dann zur Folge, dass die Vermittlung sachlicher Informationen schwerer fällt. Untersuchungen haben gezeigt, dass diejenigen Kinder, die über sachliche Bezeichnungen verfügten, auch die besten, altersadäquaten Kenntnisse über Herkunft und Geburt der Babys hatten (Bosinski 1986). Zudem werden Kleinkinderbezeichnungen – da eben Ausdruck des Kleinkindhaften – in der Schule unter dem Einfluss älterer Kinder rasch durch „Kraftausdrücke" ersetzt.

3. Bezüglich der Herkunft der Babys sind Kinder im Vorschulalter weder zu Analogieschlüssen vom Tier auf den Menschen noch zur eigenen Deutung der Leibesumfangsänderungen bei Schwangeren in der Lage.

Es muss ihnen schon gesagt werden, dass die Babys aus dem Bauch der Mutter kommen. Das geschieht heute zumindest in Deutschland in der Mehrzahl der Familien. Der Klapperstorch, in den Fünfzigern und frühen Sechzigern noch bei bis zu 60% der Kinder der erste „Erklärungsversuch" (Hunger 1954; Brückner 1968) ist definitiv tot (Bosinski 1989).

4. Die Beantwortung der Frage nach dem Geburtsvorgang scheint den Eltern hingegen wesentlich schwerer zu fallen.

Noch immer finden sich (in je nach Stichprobe unterschiedlichem Ausmaß) wie schon zu Freuds Zeiten von den Kindern selbst gebildete „Geburtstheorien". Deren häufigste und zugleich problematischste ist die von der „Bauchentbindung" (via Aufschneiden oder Aufplatzen des Leibes der Schwangeren). Problematisch ist diese „Theorie" insofern, als sie den Gebärprozess mit Schmerz, Blut usw. in Verbindung bringt. Derartige frühzeitig erworbene Assoziationen können latent bleiben und in Zeiten emotionaler Anspannung – etwa bei der eigenen Entbindung – aktualisiert werden. Es dürfte dies mit ein Grund für gelegentlich dramatische Geburtsverläufe ohne Lageanomalie sein, die in nativen Kulturen, wo Entbindung ein zumindest für Frauen und Mädchen offen miterlebbarer Vorgang ist (Schiefenhövel 1988) nahezu unbekannt sind.

Allerdings zeigen einige Aussagen der hierzu untersuchten Vorschulkinder auch, dass die Vorstellungsfähigkeit der Kinder durch das Missverhältnis von Geburtskanal und Kindsgröße überfordert wird. Pädagogisch gekonnte „Aufklärungsbücher" vermitteln hier Hilfestellung.

5. Die Information über die Zeugung und die Rolle des Vaters dabei scheint das Abstraktionsvermögen des Fragealters (5.-6. Lbj.) gelegentlich zu überfordern.

Normal intelligente Kinder mit nachweislich erhaltener Information können zur Rekapitulation der diesbezüglichen Kenntnisse unfähig sein. Allerdings entbindet dies nicht von der „Aufklärungspflicht", nur sollte als Erklärung mit angeführt werden, dass die Babys „langsam im Bauch der Mutter heranwachsen" – dies wird von den Kindern meist behalten.

Gerade die letztgenannte Frage der Kinder nach der Zeugung bietet im Übrigen Gelegenheit, den kommunikativen Aspekt der leiblichen Begegnung von Mann und Frau, die Achtsamkeit für die heranwachsende Leibesfrucht und die Mutter-(Vater-)Kind Beziehung anzusprechen und damit **eine** Grundlage für ein Gelingen späterer eigener Beziehungen zu schaffen (Loewit 1998).

2.3.7 Liebesfähigkeit und Lebensalter

Nach dem biopsychosozialen Grundverständnis menschlicher Sexualität muss auch deren individuelle Entwicklungsgeschichte über die gesamte Lebensspanne in diesen drei Dimensionen erfasst werden:

▶ der **somatischen Geschlechtsentwicklung:** genetisches, gonadales, hormonales, inneres und äußeres morphologisches sowie zerebrales Geschlecht bis zur Geburt und nachfolgende physiologische oder auch krankheitsbedingte Veränderungen (Kap. 2.3.2),

▶ der **psychosexuellen Entwicklung:** alle Erfahrungen mit der eigenen Geschlechtlichkeit vom Zuweisungsgeschlecht bei der Geburt über die Geschlechtsidentifikation u. Fortpflanzungsfähigkeit bis zum Lebensende, einschließlich

▶ der **sozialen und soziosexuellen Entwicklung:** Beziehungserfahrungen vor dem Hintergrund der jeweiligen sozialen Rahmenbedingungen, Wertvorstellungen u. Normen (Kap. 2.2).

Es geht dabei immer um das Ganze einer vielschichtigen Wirklichkeit, auch wenn diese mit verschiedenen Methoden erforscht und unter verschiedenen Aspekten gesehen wird, also immer nur ausschnitthaft zugänglich ist. Was aus Gründen unserer Denkmöglichkeiten bzw. der Didaktik getrennt dargestellt wird, ist in der Realität ein System eng verflochtener und **rückkoppelnder Komponenten**. Die psychosexuelle und psychosoziale Entwicklung betrifft ein Individuum, welches von seiner genetischen Ausstattung, von seinem/ihrem Geschlecht, von der Familienkonstellation, -atmosphäre und -tradition, der sozialen Schichtzugehörigkeit und dem größeren kulturellen Umfeld bis hin zum jeweiligen „Zeitgeist" ebenso geprägt wird wie von allgemeinen Gesetzmäßigkeiten, wie sie z.B. dem körperlichen Wachstum zugrundeliegen.

In der Sexualmedizin wird von einer primären Angewiesenheit des Menschen auf Beziehung als dem ersten „Antreiber", also von einem **primären „Bindungstrieb"** ausgegangen. Andere „Antriebe" – wie z.B. die Libido, die für Freud (1905; Brenner 1976, 1994) primär war – sind nach dieser Betrachtungsweise sekundär: Der Säugling sucht sich primär Objekte, um eine Sicherheit gewährende Bindung zu erlangen, und besetzt diese dann (sekundär) libidinös (Bowlby 1959; 1969; 1973; 1980; Eagle 1988; Lichtenberg 1989). Bei diesem von vornherein auf Beziehung angelegten und von Beziehung abhängigen Reifungs- bzw. Entwicklungsprozess handelt es sich um ein komplexes Zusammenspiel verschiedener Einflussfaktoren, nicht um lineare Kausalzusammenhänge. Aus diesem Grund sind sehr häufig nur hypothetische oder statistische Aussagen anstelle eindeutiger Feststellungen oder Voraussagen möglich. Dies umso mehr, als nicht das einfache Faktum, sondern die Art und Weise, wie es erlebt wird, also weniger das **Was** als vielmehr das **Wie** von ausschlaggebender Bedeutung ist.

Bei der Entwicklung der **Geschlechtsidentität** werden die individuellen Erfahrungen aus den verschiedenen psychosexuellen Entwicklungsphasen jeweils einen Vorlauf für den darauffolgenden Abschnitt bilden und auf diese Weise ihren Niederschlag auch in der Erwachsenensexualität finden. Daher wird in der nachfolgenden Darstellung der Entwicklungsphasen hierauf besonders eingegangen. Für den sexualmedizinisch Tätigen ist es in zweifacher Weise sinnvoll, sich mit möglichen Auswirkungen kindlicher Entwicklungsphasen auf die Erwachsenensexualität zu befassen: prophylaktisch, um möglichst lebensgerecht die Weichen für eine realistische Sexualerziehung zu stellen (Loewit 1998), und therapeutisch, um Einblick in die Genese von Störungen erhalten zu können.

Säuglingsalter

Ultraschalluntersuchungen während der Schwangerschaft zeigen, dass es in der zweiten Hälfte der Gravidität bei männlichen Feten regelmäßige Spontanerektionen und ebenso Penis-Hand-Kontakte gibt (Calderone 1985). Auch bei weiblichen Feten wurden Hand-Genitale-Kontakte beobachtet. Man kann also annehmen, dass es neben z.B. Bewegung, Fruchtwassertrinken und Daumenlutschen bereits intrauterin auch genitalbezogene Lusterfahrungen gibt, das Neugeborene zumindest auch in dieser Hinsicht kein „unbeschriebenes Blatt" darstellt.

Im Phasen-Modell der psychoanalytisch orientierten Entwicklungspsychologie und ihrer Deutungen wird im ersten Lebensjahr die „Welteroberung durch Mund und Haut" in den Mittelpunkt der Betrachtungen gestellt, die erste Phase daher als **orale** oder **oral-kutane Phase** bezeichnet (obwohl auch andere Sinnesorgane wie Auge und Ohr Kontakt zur Welt vermitteln). Diese Betrachtungsweise vermag viele Beobachtungen bzw. Phänomene plausibel und schlüssig zu interpretieren, bleibt aber zunächst im Bereich von **Hypothesen**, die für den konkreten Einzelfall auf ihre Bedeutung zu prüfen sind. In diesem Sinne geht es in der oralen Phase mit ihren narzisstischen Anteilen um entscheidende Weichenstellungen für die Erwachsenensexualität. So bildet z.B. die Art der Bewältigung des phasenspezifischen Hauptthemas von **„Urvertrauen versus Misstrauen"** (Erikson 1976) die Basis für Selbstannahme und Selbstwertgefühl, für die Fähigkeit zur Selbstkommunikation bzw. Autoerotik, für Selbstvertrauen und Vertrauen in andere. Damit werden die **Fundamente für Beziehungs- und Kontaktfähigkeit** bzw. -freudigkeit an sich gelegt, für einen grundsätzlichen Optimismus, der auch den Glauben an das Gelingen von Beziehungen einschließt. Selbstwertgefühl und Ich-Stärke werden bei der Partnerwahl, beim Annehmen und Geltenlassen des Partners in seiner „Fremdheit", beim Vertrauen in die eigene sexuelle Potenz, bei der Fähigkeit zur orgastischen Regression (d.h. zur Aufgabe ängstlicher Selbstkontrolle) eine entscheidende Rolle spielen.

> Konkrete orale Verhaltens- und Erlebensweisen der Erwachsenensexualität wie die Lust am Küssen, Saugen, Lutschen, Schlecken, Beißen, Schmecken, Riechen leiten sich aus der frühen Oralität her und haben dort ihre emotionale Tönung erhalten.

Es geht also um wesentlich mehr als um „oralen Sex" (Fellatio, Cunnilingus), es geht im weitesten Sinn um die oralen Elemente der Erotik. Zu diesen gehört wesentlich die sogenannte **Hauterotik**, also das via Tastsinn vermittelte Erleben. Man hat daher nicht nur von einer oral-sensorischen, sondern auch von einer oral-kutanen Phase gesprochen.

> Über die Haut als dem ausgedehntesten „Geschlechtsorgan" wird Kontakt und Berührung, damit Nähe, Wärme, Wohlbefinden und Geborgenheit vermittelt, wenn die Beziehungsqualität diese Übersetzung der Körpersprache zulässt (es könnte auch Gewalt, Schmerz, Unter- oder Erdrücktwerden u.ä. empfunden werden). Hautkontakt kann beruhigen und entängstigen. Er ist nicht nur am Anfang des Lebens mit dem Aufbau des sogenannten Körper-Ich, mit Beziehungsfestigung und „Nestwärme" verbunden, sondern bleibt lebenslang in diesem Sinne bedeutungsvoll (Montagu 1987).

Auch in der Erwachsenensexualität geht es um Nähe, Wärme, Gehaltensein, Feinfühligkeit, Angstabbau durch Körperkontakt, um Vertrautwerden, Zärtlichkeit, „Streicheleinheiten" im weiten extragenitalen und im engeren genitalen Bereich zur sexuellen Erregung bzw. Lusterfahrung, um Nacktheit als Möglichkeit unverstellt-authentischer Begegnung. Somit spielt Hauterotik nicht nur im Vor- und Nach-Spiel und in der sexuellen Vereinigung, sondern als Zartheit und Zärtlichkeit in der Gesamtatmosphäre der Beziehung eine unverzichtbare Rolle. Darüber hinaus kann diese selbst „oral" dominiert sein: Symbiose und Verschmelzung, einander umsorgen, hegen und pflegen sind dann die vorherrschenden Themen (Willi 1975). Dagegen ist die **Auflösung der Anfangssymbiose** zwischen Mutter und Kind die Voraussetzung von Individuation und der Beginn von Liebes- und Beziehungsfähigkeit bis hin zur späteren Partnerbeziehung. Die Aufhebung der ursprünglichen Spaltung in gute Mutter/böse Mutter, ihre Integration in ein und dieselbe Person wiederum begründet das Ertragen von Ambivalenzen: auch der Partner/die Partnerin darf gut und böse in einem sein; gute und schlechte Eigenschaften müssen nicht spaltend auf verschiedene Personen, z.B. Gattin und Freundin, aufgeteilt werden.

Als Folge **gestörter oraler Entwicklung** könnte das Fehlen eines menschlichen Partners wie beim Fetischismus oder Transvestitismus betrachtet werden (Becker 1996). Auch exzessive mechanische Onanie ohne Gefühlsbeteiligung und ohne einen zumindest phantasierten Partner wäre hier zu nennen. Grenzwertig kann es in narzisstischen Beziehungen zu einer Art „Übersehen" des Partners in seiner Eigenheit kommen; er dient dem Narzissten bloß als schmückendes Beiwerk zur Bestätigung der eigenen „Größe". Als „oral verhaftet" müsste ein Sexualverhalten verstanden werden, das primär nur Nestwärme sucht und über „Kuscheln" und „Streicheln" nicht hinauskommt. Ebenso eines, welches unersättlich-gierig die Partner „vernascht", verschlingt, ausbeutet und aussaugt. Auch die entsprechenden Ängste vor dem Verschlungenwerden, Verschmelzen und dem Verlust des eigenen – wie eine Patientin sagte: „bisschen" – Ich, somit vor der Dominanz des Partners, sowie große Verlustängste (Verlust des Partners und/oder seiner Liebe) gehören in diesen Kontext, ebenso die sexuelle Hörigkeit als Versuch der Angstabwehr durch Anklammern oder als eine Form von Suchtverhalten.

Kleinkindalter

Im psychoanalytischen Ansatz der Entwicklungspsychologie wird die nächste Phase nach der durch die Reifung der quergestreiften Muskulatur ermöglichten willentlichen Betätigung der Schließmuskeln von Darm und Blase als **anale Phase** bezeichnet. Nach Erikson (1976) bildet die Spannung zwischen Autonomie versus Zweifel und Scham das zentrale Thema.

> Autonomie meint größere Selbstständigkeit, wie sie durch Reifung der Willkürmotorik, durch die Kontrolle der Sphinkteren von Darm und Blase (Sauberwerden), durch den Gebrauch der Extremitäten (Laufen lernen, Festhalten – Loslassen, Herholen – Wegwerfen), im weiteren Sinn auch durch den Beginn des Spracherwerbs ermöglicht wird und dem eigenen Willen größeren Spielraum eröffnet (Trotzalter). Autonomie ist die Weiterführung des Urvertrauens, sie wird um das zweite Lebensjahr herum durch Selbstbeherrschung ohne Verlust des Selbstwertgefühls und durch den Stolz auf die eigene Leistung erreicht bzw. befördert.

Zweifel und Scham beziehen sich auf die (Selbst-)Zweifel am eigenen Können, am Erbringen der geforderten oder angestrebten Leistung und auf die Geltungsscham, das Sich-schämen wegen seines Versagens: „Es ist wieder in die Hose gegangen". Zahlreiche Themen, die in dieser Phase wichtig sind, haben Auswirkungen auf die Erwachsenensexualität. Zunächst geht es um die **Analerotik** als die Entdeckung einer neuen Lustquelle und – durch die Verbindung von Lust und Schmerz (bei der Defäkation) – einer neuen Lustqualität. Dabei ist die anale Sexualität (Analmasturbation, Analverkehr) wesentlich stärker tabuiert als die genitale. Hier liegen wohl auch die Wurzeln des Sado-Masochismus und von Paraphilien (Perversionen) wie Koprophilie, Koprolalie, Analfetischismus etc.

> Der Autonomie- bzw. Trotz-Aspekt aus dieser Phase kann die Sexualität zum Austragungsfeld von Anpassungskonflikten zwischen ewigem Rebellentum und Überangepasstheit machen. Die Besitz-Thematik kann das Partnerschaftsverständnis prägen: der Partner als Eigentum, über welches verfügt, das kontrolliert werden kann: „Du gehörst mir" (anstatt „zu mir").

Eng damit verbunden sind die Themen **Macht und Aggression**, die via destruktive Sexualität (Unterwerfung, Missbrauch, Belohnung und Bestrafung) ausgelebt werden können, aber zugleich auch Bestandteile der normalen Sexualität darstellen: Potenz (bei beiden Geschlechtern!) hat mit Macht, Impotenz mit Ohnmacht zu tun; Aggression im ursprünglichen Sinn von „angehen", Zupacken, in Angriff nehmen, Anfassen, Eindringen, Entgegenkommen ist unverzichtbar – eine in diesem Sinne „aggressionslose" Sexualität wäre zugleich eine leidenschafts- und leblose, sofern sie überhaupt denkbar ist. Mit der **Kulturanforderung des Sauber-Werdens** in der analen Phase wird es erstmals nötig oder möglich, sich die bis dahin „gratis" gewährte Liebe der Mutter/Eltern durch eine Gegenleistung verdienen zu müssen oder zu können. Von hier aus können verhängnisvolles Leistungsdenken und Leistungsdruck bzw. „vorauseilender Gehorsam" und Unterwürfigkeit in die Erwachsenensexualität Eingang finden, sie zum Leistungssport oder zur Prüfungssituation schlechthin werden lassen. Dieser Leistungsdruck, z.B. als Potenz- und Orgasmuszwang, mobilisiert seinerseits entsprechende (Potenz-)Ängste und könnte eine Mitursache der zunehmend verbreiteten sexuellen Inappetenz und Lustlosigkeit sein. Versagensängste können auch aus den Anforderungen der Sauberkeits-Erziehung resultieren, wenn zu früh und zu streng zu viel verlangt wurde: misslungene Leistung führt in der Regel zu Unsicherheit und Zweifel am eigenen Können, vertieft die Geltungs-Scham. Zwar scheint diese Gefahr heute

durch die Verwendung von „Pampers" anstelle von Windeln wesentlich geringer zu sein, doch sind je nach Milieu und Umwelt auch andere Kulturanforderungen hinzugekommen (z.B. das Verbot zu lärmen, zu rennen oder zu springen, auf der Straße zu spielen, den Rasen zu betreten usw.). Welche Auswirkungen die „Pampers-Kultur" mit ihrer Entlastung der Mütter und einer großzügigen „laissez-faire"-Haltung einerseits, möglicherweise aber auch mit weniger Zuwendung und Hautkontakt als beim herkömmlichen Wickeln andererseits auf die Sexualität haben wird, ist noch nicht untersucht worden. Eng mit dem Reinheitsaspekt verbunden ist die **Tabuierung der Sexualität**, indem das anale Tabu und „Pfui" auf die Genitalsphäre überspringen kann, weil Kinder nicht zwischen Ausscheidungs- und Geschlechtsorganen unterscheiden: „da unten" ist Pfui. Dasselbe gilt für Ekel und Scham, die auf diese Weise auch die Sexualität unsauber, unappetitlich, unrein, schmutzig, ekelhaft werden lassen. Schmutzige oder dreckige Witze handeln nicht von Kot, sondern von Sexualität. Ganz allgemein ist zu fragen, inwieweit die Kardinaltugenden unserer anal geprägten Leistungsgesellschaft wie z.B. Sauberkeit, Ordnungsliebe, Pflichtbewusstsein, Pünktlichkeit, Strenge und Disziplin, Normen- und Gesetzestreue, Berechenbarkeit, Absicherung etc. nicht (potentielle) Gegenspieler von kreativer Natürlichkeit, Phantasie, Spontanität, Risikobereitschaft, Zeitlosigkeit etc. darstellen, die aus Erotik und Liebe nicht wegzudenken sind. Ähnliches gilt für die verhängnisvollen Gleichungen von sauber = rein = brav und lieb(enswert) = gut (mit ihrer Fortführung: = oben = heilig) und für ihr Gegenteil, die in dieser Phase ihre Wurzeln haben und als sogenanntes **anales Gewissen** am Beginn der Gewissensbildung stehen können.

Vorschulalter

In der nach psychoanalytischer Terminologie nun folgenden **primär genitalen** oder **phallischen (auch ödipalen) Phase** besteht nach Erikson (1976) ein Spannungsfeld zwischen Initiative und Schuldgefühl. Zurückgeholte, abgewertete oder verbotene Initiative fördert lähmende Schuldgefühle, Schüchternheit, Selbstunsicherheit und Ängste, besonders was die Sexualität betrifft, die nun ins Zentrum des Interesses tritt. Das Verbieten von Zeigelust, Schaulust, Neugier bzw. der kindlichen „Sexualforschung" (Borneman 1981) kann eine bereits in der analen Phase angelegte Tabuierung des Sexuellen verstärken. Die Situation kann sich in der Pubertät durch Aktualisierung der Masturbationsproblematik drastisch verschärfen und die Isolierung und Abspaltung der Sexualität fördern bzw. verfestigen. Hiermit können u.U. spätere sexuelle Funktionsstörungen, aber auch Verhaltensabweichungen wie z.B. Exhibitionismus oder Voyeurismus, angebahnt werden.

> Entscheidende Themen dieser Phase, die z.T. in der Pubertät (und im weiteren Leben) fortgeführt werden, betreffen die spätere Partnerfähigkeit und die eigene Geschlechtsidentität. Das Freiwerden für spätere Partner setzt die Aufgabe des gegengeschlechtlichen Elternteils als „Liebespartner" voraus. Andernfalls können Mutter oder Vater der unerreichbare Maßstab bleiben, an dem jede/r andere Partner/in gemessen wird und versagen muss: die Enttäuschung ist vorprogrammiert (zu den Begriffen des „Mutter-Sohnes" und der „Vater-Tochter" s. Jellouschek 1991; Kast 1994; Onken 1993).

Im genitalen Bereich der späteren Erwachsenensexualität kommt noch die **Inzestschranke** – das Verbot sexueller Kontakte mit den Eltern – hinzu und kann zu sexuellen Funktionsstörungen beitragen. Die eigene **Geschlechtsidentität** soll durch **Identifikation** mit dem geliebten und zugleich störenden Rivalen erreicht werden. In diesem Zusammenhang muss auch das Thema des Neides, u.U. sogar des Hasses auf das andere Geschlecht (Penisneid, Gebär- und Stillneid) und damit verbunden der Entmächtigung (Depotenzierung) oder „Kastration" des Partners erwähnt werden, ebenso der Begriff der „ödipalen Schuld" gegenüber dem „verwünschten Rivalen" und der entsprechenden **Bestrafungsängste** (Kastrationsangst) – schließlich geht es um die Entwicklung des sog. „Über-Ich" zum persönlichen Gewissen. Alle diese Themen sind im alltäglichen Umgang (oder eben Kampf) der Geschlechter von größter Bedeutung.

Wichtig ist in diesem Zusammenhang das Austragen früherer Konflikte bzw. **die Wiederholung früherer Beziehungen** mit dem gegen- und gleichgeschlechtlichen Elternteil in der Partnerschaft, ebenso das „Dreiecksverhältnis" bzw. die Faszination durch „unerreichbare" Partner. Dabei geht es eigentlich um den Sieg über den Rivalen, um das Erlangen des Unmöglichen, weshalb der faszinierende Reiz mit der Erreichung des Zieles schlagartig erlöschen kann. Die Gefahr solcher (neurotischen) Wiederholungen wird besonders dort gegeben sein, wo die **ödipale Situation** nicht befriedigend durchlebt und aufgelöst worden ist. Diese Auflösung kann erschwert oder verunmöglicht werden durch „verführerische" Elternteile, die ein Kind in die Rolle des Ersatzpartners bringen, durch den Verlust eines Elternteils (Tod, Trennung oder Scheidung) oder durch Familienstrukturen, welche von vornherein die ödipale Liebe und ihre Auflösung nicht zulassen. Borneman (1981) spricht von einer „präödipalen Sozialisation", die ich- und beziehungsschwache Menschen hervorbringt. Der Zusammenhang zwischen den Entwicklungsphasen des Kindes und der Erwachsenensexualität ist nachfolgend noch einmal dargestellt.

Tab. 2-7 Entwicklungsphasen des Kindes mit Bezug zur sexuellen Organisation im Erwachsenenalter

Entwicklungsphasen und -konflikte	Anteile in der Sexualität des Erwachsenen
Orale Phase, ca. 1. Lebensjahr	
Konflikt: Urvertrauen gegen Urmisstrauen	Hauterotik: Nestwärme (Nähe, Gehaltensein)
Im Erleben des Kindes werden alle Bedürfnisse automatisch und wie von selbst befriedigt.	Sexuelle Erfahrungen über den Mund (Küssen, Saugen etc.)
	Vertrauen in andere (Vertrauen in das Gelingen von Beziehungen)
Anale Phase, ca. 2. – 3. Lebensj.	
Konflikt: Autonomie gegen Abhängigkeit	Aggressive Komponenten im Sinne von Anfassen, Eindringen, Entgegenkommen
Das Kind registriert, was es alles (auch zerstören) kann und worüber es Kontrolle hat (Ausscheidungsfunktion).	Sauberkeits-/Reinheitsaspekt; Ekel und Scham (Genitalien und Sexualität = unsauber)
	Analerotik, Lust-/Schmerzambivalenz bei Analmasturbation und -verkehr
Phallische Phase, ca. 3. – 6. Lebensjahr	
Konflikt: Initiative gegen Schuldgefühl	Sexuelle Initiative: Neugierde, Schaulust, Zeigelust, Experimentierfreudigkeit
Konflikt: Das Kind wendet seinen Genitalien ein besonderes Interesse zu und muss seine Zuneigung gegenüber Mutter und Vater mit seinen Ängsten in Einklang bringen.	Potenz im Sinne von Vordringen, Eindringen, Gestalten, Dominanzstreben Freiwerden für einen eigenen Partner (versus „Muttersöhnchen" oder „Vatertochter")

Zwischenresümee

Betrachtet man die psychosexuelle Entwicklung bis zum Vorschulalter, so fällt auf, dass diese von der frühen Geborgenheit (oral-kutane Phase) über eine zunehmende Tabuisierung (anale

Phase) bis hin zur Orientierung an **Kodierungen** für männliche bzw. weibliche Geschlechtsrollen (genitale oder ödipale Phase) verläuft. Dies erfolgt parallel zur **kognitiven Entwicklung** des Menschen, die im Säuglingsalter noch ganz auf die „sensomotorische Intelligenz" abhebt, bis dann im zweiten Lebensjahr die Möglichkeit zur „Symbolisierung" und zu einem „vorbegrifflichen Denken" auftritt, die ab dem 4. bis 5. Lebensjahr um das anschauliche Denken ergänzt wird (entspricht den ersten drei Intelligenzstufen nach Piaget). Kinder in der genitalen/ödipalen Phase können sich also ein Vorverständnis über die Geschlechterrollen bilden und tun dies nach den Möglichkeiten ihrer kognitiven Entwicklung ganz „anschaulich" (und nicht abstrakt). Vor diesem Hintergrund sind vor allem vier Komponenten der psychischen Geschlechtsidentitätsentwicklung hervorzuheben, die phasenübergreifend wirksam werden (s. hierzu auch Mertens 1996):

1. Körperempfindungen und psychosexuelle Erfahrungen
Körperlich-genitale Empfindungen und körperbezogene Phantasien sind für den Aufbau eines differenzierten **Körperbildes** eminent bedeutsam. Erst wenn sich ein Mensch selbst annehmen kann, ist er in der Lage, andere anzunehmen und sexuelle Interaktionen einzugehen. Er benötigt also ein sicheres Konzept über die eigene genitale Funktionalität und genügend Selbstvertrauen, um sich der weniger vertrauten Genitalität des Sexualpartners zuzuwenden.

2. Interaktionen mit Mutter und Vater bzw. mütterlichen und väterlichen Kodierungen
In der familiären Realität kommt es zu vielfältigen verbalen und körpersprachlichen Interaktionen zwischen Eltern und Kind, die diesem auf mehr oder weniger subtile Weise mütterliche und väterliche (bewusste und unbewusste) Erwartungen auch bezüglich seiner Geschlechtsidentität/Geschlechtsrolle vermitteln. Eine große Rolle spielt dabei zweifellos

▷   die Einstellung des Vaters zu sich selbst und zur Männlichkeit seines Sohnes bzw. die Einstellung der Mutter zu sich selbst und zur Weiblichkeit ihrer Tochter;

▷   die Einstellung der Mutter zu sich selbst als Frau und zur Männlichkeit ihres Sohnes bzw. die Einstellung des Vaters zu sich selbst als Mann und zur Weiblichkeit seiner Tochter;

▷   die Einstellung der Eltern zu sich selbst als Paar und zur Männlichkeit ihres Sohnes bzw. zur Weiblichkeit ihrer Tochter.

Insbesondere die Auseinandersetzung mit der „**Paardimension**" der Eltern prägt die Vorstellungen über Mann-Frau-Beziehungen sowie die Geschlechtsstereotypien über Männer und Frauen.

3. Identifikation mit Mutter- und Vater(-bild)
Diese dienen dem Kind vor allem dazu, sich die begehrten, bewunderten und für die Selbstregulierung dringend benötigten Verhaltensweisen und Einstellungen der Eltern anzueignen. Gleichzeitig werden diese Identifizierungsprozesse auch benötigt, um sich von den Elternfiguren abzugrenzen. Auch die Einstellung des Vaters zur Mutter bzw. der Mutter zum Vater ist bedeutsam, um ein Konzept über Männlichkeit und Weiblichkeit zu erhalten, das dann in die Selbstkategorisierung und in das Lernen der Geschlechtsrolle eingeht.

4. Selbstkategorisierungsprozesse und Lernen der Geschlechtsrolle
Durch die genannten Identifizierungsprozesse werden Jungen und Mädchen auch normative Konzepte im Hinblick auf ihr eigenes geschlechtsspezifisches Erleben und Verhalten erlernen. Die Elternfiguren vermitteln **Geschlechtsrollenkonstruktionen**, die maßgeblich Einfluss auf die Selbstdefinitions- und Selbstkategorisierungsprozesse des Kindes nehmen. Es benützt diese Rollenzuschreibungen, um zu kodieren, was es ist oder sein möchte (ein Mann oder eine Frau), und um Sicherheit darüber zu erlangen, was es nicht ist und nicht sein möchte (eine Frau oder ein Mann). Das Erlernen der Geschlechtsrolle induziert auch ein Programm oder Schema darüber, was sexuell von einem Inhaber dieser Geschlechtsrolle erwartet werden kann oder von diesem selbst erwartet wird. Es muss an dieser Stelle deutlich hervorgehoben werden, dass diese Prozesse in hohem Maße kulturabhängig sind. Während der primäre „Bindungstrieb" wohl kulturübergreifend die Anfangsphase der menschlichen Individuation bestimmt, sind Interaktionsprozesse mit Männern und Frauen bzw. Identifizierungsprozesse mit Müttern und Vätern bis hin zur Selbstkategorisierung in den vorfindlichen Geschlechtsrollen durch **kulturbedingte Ausformungen** geprägt. Man wird daher kaum über die allgemeine (kulturübergreifende) Aussage hinauskommen, dass es im Wesentlichen um die Interaktion bzw. Identifizierung mit Kodierungen des männlichen bzw. weiblichen Prinzips geht und dass es vermutlich keine Kultur gibt, in der diese Kodierungen nicht vorzufinden wä-

ren. Dann ist allerdings die im westeuropäischen Kulturraum vorherrschende Familienkonstellation (Vater-Mutter-Kind) mit dem (selten erreichten) Ideal einer gleichberechtigten Verteilung von Elternaufgaben, in der sich die Kinder mit Vater und Mutter in gleichem Maße identifizieren können, nur eine von vielen Kodierungen für Männlichkeit und Weiblichkeit. In anderen Ethnien sind andere Formen entwickelt. Damit ist zugleich gesagt, dass eine andere Erziehungskonstellation (z.B. alleinerziehende Mütter oder Väter) ebenfalls dazu führen kann, Identifizierungsmaterial mit gleich- und gegengeschlechtlichen Kodierungen (ggf. über andere Bezugspersonen) zu vermitteln. Dies ist etwa dann der Fall, wenn alleinerziehende Mütter ihren Kindern ein negatives Vaterbild als männliches Identifizierungsmuster anbieten.

Schulalter

Zwischen dem 6. und 11. Lebensjahr (Schulalter) erwirbt das Kind zunehmendes **Selbstvertrauen** durch Lernerfolge und **praktisches Können**. Es wird jetzt mehr und mehr außerhalb der Familie sozialisiert (z.B. in Sportvereinen), beschäftigt sich in seiner Phantasie aber intensiv weiter mit den Elternfiguren (einschließlich ihrer Geschlechtlichkeit), weshalb die klassisch-psychoanalytische Auffassung von der „Latenzperiode" wenig zutreffend erscheint. Vermutlich findet auch der Ödipuskomplex erst in dieser Phase eine Auflösung, indem sich das Kind mehr mit dem gleichgeschlechtlichen Elternteil identifiziert. Es hat seine Position in der Familie nun meist gefunden (Abschluss der primären Sozialisation) und ist weniger mit den Körperfunktionen beschäftigt bzw. bekommt diesbezüglich weniger sinnliche Gratifikation durch die Eltern. Es verlegt sein Interesse auf die Bewältigung der Realität und die Entwicklung seiner Fähigkeiten und verschafft sich auf diesem Wege durch erfolgreiches und sinnvolles Handeln elterliche Gratifikationen. Das Bedürfnis, in einer Gruppe integriert zu sein und dort akzeptiert zu werden (sekundäre Sozialisation) fällt ebenfalls in diese Phase. In gleicher Weise werden die moralischen Urteile ausgereifter.

Jugendalter

Eines der wichtigsten Entwicklungsziele des Jugendalters liegt in der **Festlegung der endgültigen sexuellen Organisation**, zu der – was die

Körperrepräsentationen angeht – jetzt auch der zur Reife gelangte Genitalapparat gehören muss. Dabei umfasst der Entwicklungsabschnitt der „Pubertät" – in seinem Zusammenspiel von biologischen, psychologischen und sozialen Prozessen – unterschiedliche **Subphasen**, die bei weiblichen Jugendlichen etwa 1-2 Jahre vor den Jungen durchlebt werden: Präadoleszenz, frühe Adoleszenz und späte Adoleszenz (s. Tab. 2-8). Neben den biologischen Veränderungen mit Auftreten der Schambehaarung (Pubarche bei Jungen in der Präadoleszenz), dem ersten Samenerguss (in der frühen Adoleszenz) bis zum „Epiphysenschluss" (späte Adoleszenz) werden erste sozio-sexuelle Erfahrungen gemacht („dating" und „kissing" in der frühen Adoleszenz) bis hin zu aktivem und passivem Genitalpetting und schließlich dem Geschlechtsverkehr, den im Alter von 18 Jahren etwa 50 % der männlichen Jugendlichen hatten.

> Für die Jugendlichen ist es erforderlich, ein neues Verhältnis zum eigenen Körper zu definieren, im Ablösungsprozess von den Eltern eine neue Einstellung zu diesen zu finden und sich an außerfamiliäre Bezugspersonen adaptieren zu können. Jugendliche sind daher sowohl in ihrer psycho-sexuellen als auch in ihrer psychosozialen Selbst- und Fremdwahrnehmung verunsichert und verunsicherbar (Laufer 1994). Sie befinden sich in einem Prozess der Reorganisation und schließlich der Integration der bisherigen psychischen Entwicklung in den neuen Kontext der physisch-sexuellen Möglichkeiten.

Durch die körperlichen Veränderungen müssen nun die neu hinzugekommenen Funktionen (Ejakularche, Menarche) der Genitalorgane auch psychisch integriert werden. Die vorpubertären Wünsche und Phantasien waren vor Eintritt der physisch-sexuellen Reife gefahrlos zu durchleben (da körperlich kaum umsetzbar), aber von nun an sind diese gleichen Wünsche und Phantasien mit einer neuen Bedeutung befrachtet: Mit den physisch (zunehmend) ausgereiften Genitalien wird der Körper zum Träger von Bedürfnissen und Wünschen, die aktiv realisierbar werden. Dadurch bekommen auch **„Über-Ich"-Forderungen eine neue Dimension:** Der Kompromiss zwischen Erwünschtem und Zulässigem muss für diese „hinzugekommene" Körperlichkeit neu festgelegt werden.

Gerade bei Jugendlichen treten gesellschaftliche **Veränderungen der Sexualität** besonders schnell und unmittelbar in Erscheinung, weil neue soziale Einflüsse weniger mit alten Struk-

Tab. 2-8   Stadien der Entwicklung im Jugendalter (w. = weibliche Jugendliche, m. = männliche Jugendliche)

	Präadoleszenz		Frühe Adoleszenz		Späte Adoleszenz	
	w. = ~ 10-12 Jahre	m. = ~ 11-13 Jahre	w. = ~ 12-14 Jahre	m. = ~ 13-15 Jahre	w. = ~ 14-17 Jahre	m. = ~ 15-18 Jahre
Biologische Prozesse	Wachstumsschub		Auftreten der Axillarbehaarung (Adrenarche)		Epiphysenschluß	
	Aufreten der Schambehaarung (Pubarche)		Apokrine Schweißdrüsensekretion		Ausbildung der Akne möglich	
	Vergrößerung der Brüste	Vergrößerung des Penis, der Testes, des Skrotums	Erste Monatsblutung (Menarche)	Erste Ejakulation (Ejakularche)	Erste Ovulation	Reife Spermatozoen
	LH und Östradiol im Blut steigen	LH und Testosteron im Blut steigen	Pigmentation der Brustwarzen	Prostataaktivität	Abschluss der weiblichen Beckenformung	Zunahme der Körperbehaarung
Psychologische Prozesse	Bedürfnis nach interpersonaler Intimität (bei w. > m.)		Schwerpunktverlagerung im Intimitätsbedürfnis		Ausgestaltung des Intimitätsbedürfnisses	
	Homophile Objektwahl		Heterophile Objektwahl		Aufnahme genitalsexueller Aktivitäten	
	Erfahrung der Einsamkeit u. deren Kompensation		„Dating", „Kissing"		Ausbildung des Selbstkonzeptes im „Sozialen Netzwerk"	
	Gemeinsame Aktivitäten mit Gleichaltrigen („Peergroup")				Multiple Gleichaltrigen-Beziehungen: Unabhängigkeit wird angestrebt	
	Gemeinsame Verarbeitung des neuen Körpergefühls					

turen und Vorerfahrungen konkurrieren müssen. Die Jugendlichen der 90er Jahre zeigen eine **stärkere Betonung von Liebe und Treue** im Vergleich zu den Jugendlichen der 70er Jahre, und dies ist im Übrigen gekoppelt mit einer deutlichen Ablehnung traditioneller Geschlechtsrollen: die herkömmliche Arbeitsteilung in der Familie findet heute kaum noch Anhänger. Entsprechend gehen Mädchen davon aus, dass Ehe bzw. Mutterschaft ihre diesbezüglichen Entwicklungsmöglichkeiten schwächen könne. Auffällig ist aber auch, dass Jungen und Mädchen der 90er Jahre ihre **Sexualität als weniger drang- und impulshaft** erleben als die Jugendlichen noch vor 20 Jahren. Mädchen übernehmen häufiger die Kontrolle in heterosexuellen Situationen und fordern überhaupt mehr Autonomie in Beziehungen. Diese Veränderung der Jugendsexualität könnte durchaus mit veränderten Geschlechtsrollenerwartungen bzw. realen Veränderungen im Geschlechterverhältnis zusammenhängen.

Weiterhin wird deutlich, dass sich das Verhütungsverhalten der Jugendlichen in den letzten 20 Jahren verbessert hat. Insbesondere ist die Akzeptanz des Kondoms gestiegen, was allerdings weniger auf umgesetzte Präventionsempfehlungen gegen Aids, sondern möglicherweise auf ein generell verbessertes Verhütungsverhalten zurückzuführen ist (Schmidt et al. 1993).

Erwachsenenalter

Das Erwachsenenalter lässt sich in Anlehnung an Willi (1975) in verschiedene Phasen unterteilen. Mit dem Ausklingen **jugendlicher Partnerbeziehungsmuster** (noch inkonstant, schwärmerisch und selbstbezogen – Partner/innen als Präsentier- und Schmuckstück) generiert sich bei den jungen Erwachsenen zunehmend eine Selbstdefinition, die zu weitgehend konstanten Rollenübernahmen und -festlegungen für das Leben führen und vor allem Berufswahl und Partnerschaft betreffen.

Die Entscheidung für eine dauerhafte Paarbeziehung bedeutet gleichzeitig einen Verzicht auf andere Beziehungsmöglichkeiten und ist erst möglich, wenn man grundlegende Entscheidungen über sich selbst getroffen hat.

In einer **ersten Phase** der Paarfestigung (meist im frühen Erwachsenenalter) kommt es zu einer gewissen internen Funktionsteilung, weil zwar die Abgrenzung nach außen erfolgt ist, aber Rollen innerhalb der Paargemeinschaft noch nicht fixiert worden sind.

In einer **zweiten Phase** der Paarbindung kann es zu deren Erweiterung durch Kinder kommen, wodurch eine tiefgehende Veränderung der Paarbeziehung stattfindet:

▷ Die Partner sind nicht mehr allein für sich und aufeinander ausgerichtet.

▷ Die frühere exklusive Zweisamkeit wird zeitlich limitiert, was zu Eifersuchtsgefühlen gegenüber den Kindern führen kann, weil sie einen Teil der Zuwendung des Partners wegnehmen.

▷ Die Rollen (Partner/Eltern) müssen neu definiert, die Aufgaben neu verteilt werden (Babypflege, Haushalt, Beruf usw.)

▷ Auch das Sexualleben des Paares kann

davon betroffen sein: das Zärtlichkeitsbedürfnis der Mutter (viel seltener des Vaters) kann durch das Kind abgedeckt werden, das „sonst nichts von ihr will".

Umgekehrt kann aber auch die stärkere Aufgabenorientierung der Paarbeziehung auf die Erziehung von Kindern begrüßt werden, wie auch weithin Kinder als wesentlicher Bestandteil von Familienglück betrachtet werden (vgl. die subjektive Bedeutung ungewollter Kinderlosigkeit). Die gemeinsame Aufgabe außerhalb der Paarbeziehung kann diese stabilisieren (oder belasten, wenn die gemeinsame Lösung misslingt).

In jedem Fall ist dies eine Phase der Umorientierung, die in Abhängigkeit vom Lebensalter des Kindes/der Kinder fortschreitet und mit dem „Entwachsen" der Kinder aus der Familie wiederum eine neue Dimension erhält.

In der **dritte Phase** der Partnerschaft ist der soziale Status der Familie und deren finanzieller Rahmen abgesteckt, und es bestehen kaum noch äußere Ziele von einiger Relevanz, worauf das Paar hinlebt und wodurch es zusammengehalten und strukturiert wird. Insbesondere wenn die Kinder ausgezogen sind, können die unmittelbaren Begründungen für die Identifikationen mit der Paarbeziehung schwinden und es kann zu einer Krise kommen. Der Nachholbedarf in Bezug auf verpasste oder geopferte Lebensmöglichkeiten wird durch das bevorstehende Alter gewaltig gesteigert und kann zu einem Aufbrechen von persönlichen Interessen führen, die nun nicht mehr der Familie untergeordnet werden wollen (sogenannte „zweite Pubertät"). Der Stellenwert des „gemeinsamen Selbst" reduziert sich also, und nicht selten werden jetzt gleichgeschlechtliche Freundschaften wichtiger, um sich in diesem Kreis über die verbindende Thematik der unglücklichen Ehe auszutauschen.

Die Partnerschaft im Alter (vierte Phase) ist für viele gekennzeichnet durch den Rückzug aus dem aktiven Leben ins Ghetto der Rentner und Witwen, Gebrechlichkeit, Krankheit und nahenden Todes. Die Partner hängen wieder mehr aneinander, blicken auf ein gemeinsames Leben zurück, sitzen im gleichen Boot, haben gemeinsame Feinde (Krankheit etc.).

Dies betrifft auch die bindungsfestigende Bedeutung gemeinsamer Enttäuschungen und Kränkungen seitens der Kinder und die neuen Aufgaben als Großeltern – das Einspringen für die berufstätigen Eltern oder die Funktion als

ausgleichende Ansprechpartner für die Enkel, evtl. innerhalb einer Mehrgenerationenfamilie.

2.3.8 Sexualität im Alter

Diese Themenstellung beinhaltet bereits eine gegenüber früheren Zeiten völlig andere Auffassung vom Alter. Es wird nicht mehr bloß negativ als ein unaufhaltsamer Abstieg und Abbau körperlicher und geistiger Kräfte und Fähigkeiten betrachtet, sondern positiv als eine **weitere Lebensphase mit spezifischen Chancen**, die es zu nutzen gilt, um Abbauprozessen entgegenzuwirken und Begonnenes aktiv weiterzuführen. Auch diesbezüglich lässt sich eine grundlegende Veränderung in der Einstellung zur Sexualität feststellen, in welcher der schon mehrfach angesprochene Wandel im Menschenbild und in der Sichtweise von Sexualität (Kap. 1.1) sehr deutlich zum Ausdruck kommt: In der traditionell-dualistischen Betrachtung des Menschen kommt dem Geist der Vorrang über „das Fleisch" zu; die Sexualität ist ein zur Fortpflanzung nötiges Attribut, welches mit zunehmender Reife, Weisheit und Unabhängigkeit von „niederen" Bedürfnissen und mit dem Ende der biologischen Fortpflanzungsfähigkeit immer weniger Bedeutung haben sollte. Als Frucht lebenslanger Bemühungen um „Vergeistigung" sollte genitale Sexualität im Alter nicht mehr nötig und überwunden sein. Alte – wie auch Kinder – wurden daher vorwiegend als a-sexuelle Menschen betrachtet, Sexualität als ein (zweifelhaftes) Vorrecht der Jugend. **Manifestes Sexualverhalten im Alter** erscheint heute noch vielen als unangebracht, peinlich oder lächerlich. Neben den ursprünglich antiken, dann aber durch das Christentum tradierten dualistischen Philosophien, die die Sexualität auf die Reproduktionsfunktion einengten, spielte auch die kurze Lebenserwartung von 30 bis 40 Jahren bei der jahrhundertelangen Aufrechterhaltung dieser Ansichten eine Rolle. Das Problem existierte noch nicht in großem Maßstab. Darüber hinaus vermutet die psychoanalytische Theorie mit gutem Grund, dass hinter dem Phänomen auch die Abwehr der Vorstellung von den eigenen – alten – Eltern als sexuellen bzw. sexuell immer noch aktiven Wesen steht. Diese Abwehr scheint die weibliche Sexualität und hier besonders die der älteren Frau stärker zu betreffen, als die männliche (Zank 1999). Hinzu kommt die Tendenz der Jugend, die Unausweichlichkeit des eigenen Alterns zu verleugnen. Solche Hintergründe haben auch für die Arzt-Patient-Beziehung Bedeutung, weil ältere Patienten meist (z.T. wesentlich) jüngeren Ärzten gegenüberstehen. Die bekannten Schwierigkeiten, das Thema Sexualität bei alten Menschen anzusprechen, haben also auch solche Wurzeln (Fervers-Schorre 1996). Selbst die Wissenschaft ist gegen diese **Verleugnung** nicht immun, denn das epidemiologische Wissen über Sexualität im Alter beruht „auf sehr wenigen Studien" (Zank 1999). Sogar die große repräsentative Studie von Laumann und Mitarbeitern (1994) über sexuelle Praktiken in den USA bezog nur Probanden im Alter von 18 – 59 Jahren ein.

Heute steht dem dualistischen ein ganzheitliches Menschenbild entgegen: der Mensch als ein biopsychosoziales Beziehungswesen, ein Körper-Geist-Wesen in seiner spezifischen Umwelt, mit seinen sozialen Einbindungen und seiner **Angewiesenheit auf Beziehung**. Die Qualität dieser Beziehungen hängt von der Qualität der in ihnen stattfindenden und sie aufrechterhaltenden Kommunikation ab. Zugleich wird Sexualität **multifunktional**, also neben ihrer reproduktiven v.a. auch in ihrer sozialen, beziehungsorientierten oder kommunikativen Dimension gesehen. Damit kann sie zur intimsten Form von (körpersprachlicher) Kommunikation werden und dabei jene Inhalte bzw. Werte verkörpern, d.h. sinnlich erfahrbar machen und mitteilen, welche in Beziehungen unverzichtbar sind (Kap. 3.2). Dadurch wird die genitale Sexualität nicht bloß vom „Feind des Geistes" zum Kronzeugen der „leib-seelischen" Einheit des Menschen, sie kann auch **lebenslang** als das **persönlichste Kommunikationsmittel in partnerschaftlichen Beziehungen** erlebt werden.

> Gerade im Alter mit seinen vielfachen Belastungen, Veränderungen und Verlusten sind angesichts der Bedrohung durch das nahende Lebensende die Botschaften von Annahme, Zuwendung, Nähe und Geborgenheit in der non-verbalen Sprache der Sexualität umso lebenswichtiger und auf das Engste mit Selbstachtung, Selbstwertgefühl, Sinnfindung und Lebensfreude verbunden.

Schiavi und Mitarbeiter (1990: 770) fanden bei den von ihnen untersuchten Männern, dass sich die Freude an der ehelichen Sexualität trotz u.U. nachlassender genitaler Funktion mit dem Alter nicht verändert hatte. Das ist erst recht für die sexuelle Zufriedenheit der Frau anzunehmen, die immer schon stärker als von genital-physiologischen von nicht strikt „sexuellen"

Komponenten wie Vertrauen, Intimität, Respekt, Kommunikation, Zuneigung und Freude an Zärtlichkeit bestimmt ist, so dass Basson (2000: 52) ein eigenes Modell der weiblichen Sexualität postuliert.

Die Einstellung gegenüber Sexualität im Alter ändert sich also nicht nur deswegen, weil sich heutige und zukünftige „Alte" ihr sexuelles Leben nicht mehr wegnehmen lassen wollen und zugleich dank steigender Lebenserwartung ein immer **größer werdendes Segment der Bevölkerung** darstellen, sondern v.a. deshalb, weil die sozial-kommunikative Dimension der Sexualität ihre Sinnhaftigkeit gerade für den letzten Lebensabschnitt bewusst werden lässt. Das setzt allerdings voraus, dass partnerschaftliche Beziehungen gelingen, als befriedigend erlebt werden und Sexualität in ihrer kommunikativen Funktion gesehen werden kann.

> Es gibt keine Alterssexualität an sich. Jeder wird mit seiner Form von Sexualität alt.

Das Gesagte gilt prinzipiell unabhängig von der sexuellen Orientierung, also auch für die Beziehungen von älteren Homosexuellen. Allerdings hängt die Annahme der eigenen Sexualität und die sexuelle Zufriedenheit deutlich von der Toleranz des Umfeldes und einem gelungenen Coming-out ab. Studien aus den USA zeigen, dass Lesben im Gegensatz zu homosexuellen Männern kaum an unpersönlichen sexuellen Kontakten interessiert sind, sondern emotional verbindliche und über Jahre beständige Beziehungen unterhalten (Sydow 1997). Insgesamt ergibt sich, dass auch bei gleichgeschlechtlicher Neigung eine befriedigende Sexualität im Alter erlebt werden kann und dass sich die Lebensqualität älterer Homosexueller nicht von derjenigen der heterosexuellen Mehrheit unterscheiden muss (Cruikshank 1990; Adler & Loewit 1998).

Der **biologische Alterungsprozess der sexuellen Funktionen** erfolgt vergleichsweise sehr **langsam**. Er ist aber oft nur schwer von den Folgen altersbedingter Ko-Morbidität (gelegentlich Multimorbidität), welche zu Hilfsbedürftigkeit bis Abhängigkeit führen können, und ihrer Behandlung zu differenzieren, z.B. bei kardiovaskulären Erkrankungen/Operationen, Hypertonie, Diabetes, chronischen Leber- und Nierenleiden, Einschränkungen der Beweglichkeit im Rahmen rheumatischer Erkrankungen, on-

kologischen Prozessen wie Mamma-, Gebär-
mutter-, Prostata-Carzinom (mit u.U. entstel-
lenden Eingriffen, Uro- oder Colostomien),
Depressionen, Medikamenten-Nebenwirkun-
gen, Demenz, Heim-Einweisung etc.

> Im Vergleich zu anderen Körperfunktionen altert die Sexualfunk-
> tion sehr langsam. Durch altersbedingte Komorbidität und biogra-
> phische Veränderungen kann das Sexualleben jedoch massiv in
> Mitleidenschaft gezogen werden.

Hier überschneiden sich bereits schwerpunktmäßig organische und psychosozial-biographi-
sche Veränderungen, von „Midlife-crisis" und
„Empty-nest"-Syndrom über Pensionierung bis
hin zum Verlust wichtiger Bezugspersonen, in
erster Linie des Lebenspartners, welche das Sexualleben massiv beeinflussen bzw. beenden
können. Dabei sind Männer mit zunehmendem
Alter in der Regel stärker von schwerpunktmäßig organisch bedingten Störungen betroffen
als Frauen.

> Da ältere Patienten sexuelle Probleme selten von sich aus anspre-
> chen (Frauen noch weniger als Männer), muss der Arzt das Thema
> „zur Sprache bringen", d.h. die oft beim Einzelnen und innerhalb
> des Paares herrschende „Sprachlosigkeit" überwinden helfen. Es
> dürfte auch bei älteren Patienten keine Anamnese geben, in die
> der Bereich des Sexuellen nicht selbstverständlich mit eingeschlos-
> sen ist.

Altersbedingte Veränderungen der Sexual-
funktion bei Frauen

Bei der älter werdenden Frau stellt die **Menopause** bzw. die dahinter stehende **hormonelle
Umstellung** mit dem endgültigen Verlust der
Fruchtbarkeit ein einschneidendes Ereignis dar.
Zwar sind Sexualfunktionen wie Appetenz,
Kohabitations- und Orgasmusfähigkeit an sich
(d.h. innerhalb der normalen Schwankungs-
breite von Hormonspiegeln) stärker von **psychosozialen** als von hormonellen Faktoren beeinflusst, dennoch können sie indirekt über kli-
makterische Hormonmangelzustände, in erster
Linie den Abfall von 17β-Östradiol, in Mitleidenschaft gezogen werden. So kann ein
Schwund des Fettgewebes (unter dem Scham-
hügel und in den großen und kleinen Schamlippen) und ein Schrumpfen der Genitalorgane
beobachtet werden.

> Die Scheide verliert einen Teil ihrer Ausdehnungsfähigkeit und
> kann in Länge und Breite etwas schrumpfen. Vor allem vermindert
> sich ihre Wandstärke und Elastizität, es kann zur Scheidenatrophie
> und Alters-Kolpitis kommen. Auch die Durchblutung der Vaginal-
> wände wird schwächer und damit die Lubrikation, welche auch
> zeitlich um einige Minuten verzögert sein kann. Insgesamt resul-
> tiert eine erhöhte Verletzlichkeit und verminderte Gleitfähigkeit der
> Scheide, wodurch sich die Gefahr einer Dyspareunie ergibt.

Zugleich können die dünner gewordenen Vagi-
nalwände Urethra und Blase nicht mehr so gut
wie früher vor mechanischer Irritation durch
den Penis schützen. Es kann deshalb (wie vielleicht schon einmal bei der sog. Flitterwochen-
Zystitis) zur Entwicklung einer Reizblase kommen, z.B. zu Harninkontinenz, Harndrang oder
einem Nachträufeln bei der Miktion im Zusammenhang mit Geschlechtsverkehr.

> Die Anzahl der Kontraktionen der orgastischen Manschette verrin-
> gert sich etwa um die Hälfte, die Orgasmusfähigkeit an sich bleibt
> jedoch voll erhalten. Gelegentlich kommt es beim Koitus zu
> schmerzhaften spastischen Uteruskontraktionen.

Die geringere Vasokongestion bei sexueller Erregung zeigt sich an den kleinen Schamlippen,
am verringerten Auseinanderweichen der großen Labien, der begrenzteren Ausbreitung des
„sex flush" wie auch am Ausbleiben oder an der
Verringerung der bei jüngeren Frauen typischen
Brustvergrößerung, wobei auch die Erektion
der Brustwarzen fehlen kann. Die **anatomischen Altersveränderungen** der Brust resultieren ebenfalls aus der Kombination von Östrogenmangel und Verlust der Gewebselastizität.
Diese beiden Faktoren sind auch an den altersbedingten Veränderungen der Haut und ihrer
Sensibilität maßgeblich beteiligt. Kuscheln,
Küssen und das Streicheln der Brust können
weniger lustvoll empfunden werden, als vor der
Menopause.
Über solche Veränderungen und über ihre allgemein tonisierende und stimmungshebende
Wirkung sind die Östrogene wiederum mit der
sexuellen Attraktivität verbunden, die ihrerseits
die sexuelle Aktivität quantitativ wie qualitativ
beeinflusst. Dabei geht es nicht nur um die Attraktivität für den Partner, sondern wesentlich
um das eigene Körperbild und die **Selbsteinschätzung der eigenen Attraktivität:** überwiegen Hemmungen wegen der (vermeintlichen)
Unansehnlichkeit oder Hässlichkeit oder er-

möglicht eine positive Selbsteinschätzung mehr Freiheit und Aktivität? Diesen Fragen kommt im Falle verändernder oder (vermeintlich?) entstellender operativer Eingriffe zusätzliche Bedeutung zu.

> Bereits die normalen menopausalen Umstellungen führen in der Regel zu Gewichtszunahme und zu einer Änderung der Körperproportionen, v.a. vermehrter subkutaner Fettablagerung nicht nur an Hüften und Gesäß, sondern auch am Abdomen, was gängigen Schönheitsidealen unserer auf Jugendlichkeit fixierten Kultur widerspricht und von vielen Frauen nicht akzeptiert werden kann. Dieser subjektiv empfundene Attraktivitätsverlust kann zu einer Abnahme oder dem Verlust sexuellen Interesses in der Menopause führen (LoPiccolo 1991a, Kirchengast et al. 1996).

Aus den skizzierten Altersveränderungen der sexuellen Reaktion ergeben sich auch die **häufigsten sexuellen Dysfunktionen** in der Peri-/Menopause: Verlust der Appetenz, fehlendes sexuelles Interesse, erschwerte sexuelle Erregbarkeit, zu geringe bis fehlende Lubrikation, Dyspareunie, Anorgasmie und Abnahme genital-sexueller Aktivität. Hinzu kommen die Auswirkungen eventuell **gleichzeitig bestehender Krankheiten** (Komorbidität) bzw. ihrer Behandlung und natürlich Wechselwirkungen mit alters- und/oder krankheitsbedingten Veränderungen oder Störungen der sexuellen Funktionen des (in der Regel älteren) männlichen Partners.

> Die Häufigkeit sexueller Dysfunktionen bei alternden Frauen wird in verschiedenen Studien zwischen 31% und 87% angegeben (Bachmann 1993). Der Arzt muss also auch nach der sexuellen Gesundheit fragen. Auch wenn es nicht zu eigentlichen Funktionsstörungen kommt, lässt sich bei der älter werdenden Frau eine Verlangsamung und Intensitätsabschwächung der sexuellen Reaktion feststellen, welche eine entsprechend stärkere Stimulation und ausreichende Dauer des Koitus verlangt.

Durch eine adäquate **Hormonsubstitution** (Hormone Replacement Therapy) lassen sich die beschriebenen Hormonmangelzustände und ihre direkten wie indirekten Folgen beseitigen, ohne aber die sexuelle Appetenz an sich zu verändern (Cawood 1996; Dennerstein et al. 1997). Eine nicht zu unterschätzende **prophylaktische Wirkung** kommt auch einem regelmäßigen Geschlechtsleben zu, umgekehrt kann dessen Fehlen die genannten Veränderungen beschleunigen und verstärken (Masters & Johnson 1966;

Kolodny 1979; Hertoft 1989; Cyran & Halhuber 1990; Bachmann & Leiblum 1991; Eicher 1991; LoPiccolo 1991a; Pearce et al. 1995; Borruto et al. 1996; Springer-Kremser & Leithner 1997; Zank 1999).

Altersbedingte Veränderungen der Sexualfunktion bei Männern

Beim Mann äußern sich altersbedingte Veränderungen, was die Fruchtbarkeit oder das immer noch **umstrittene Klimakterium virile** (Vogt 1980; McKinlay et al. 1989) betrifft, anders als bei der Frau: die Spermatogenese bleibt, wenn auch vermindert, bis ins hohe Alter erhalten, und die hormonelle Umstellung – vor allem die allmähliche Abnahme des freien, bioverfügbaren Testosteron – erfolgt sehr langsam. Was die sexuelle Reaktion angeht, verlaufen die **Altersveränderungen ähnlich wie bei der Frau**, die sexuellen Funktionen des älter werdenden Mannes sind aber **störanfälliger** als die der älteren Frau. Generell verlangsamt sich auch beim Mann die Reaktionsgeschwindigkeit, und die Intensität des Erlebens verringert sich. Das Kurvenbild des sexuellen Reaktionszyklus nach Masters und Johnson kommt dem durchschnittlichen Verlauf bei der Frau näher, was von Vorteil sein kann.

> Während Appetenz und Phantasie nicht altern, können Erektionen langsamer und nur nach stärkerer und direkt-genitaler Stimulation zustande kommen und schneller wieder verloren gehen. Auch ihre Rigidität kann nachlassen, z.B. während des Koitus, wobei gelegentlich eine verringerte taktile Sensibilität des erigierten Penis feststellbar ist.

Andererseits können solche schwächeren Erektionen in der Plateauphase länger aufrechterhalten werden, ist die Ejakulation besser kontrollierbar, gelegentlich verzögert und lässt auch das Bedürfnis nach, (möglichst rasch) den Samenerguss zu erreichen, was sich vorteilhaft auswirken kann. Die beiden Phasen der Ejakulation bzw. des Orgasmus, die Bereitstellung und die Abgabe des Ejakulats, verlaufen weniger intensiv und sind nicht so deutlich unterscheidbar wie in jüngeren Jahren. Die Menge des Ejakulats nimmt ab und die Muskelkontraktionen werden schwächer, der „sex-flush" kann fehlen. Die Erschlaffung des Gliedes in der Rückbildungsphase erfolgt rascher, zudem **verlängert sich die Refraktärzeit** deutlich mit zunehmendem Alter und kann Stunden bis Tage dauern. Auch die spontanen nächtlichen Erektionen (NPT: nocturnal penile tumescence) werden, bei großer individueller Variationsbreite, mit zunehmendem Alter seltener und schwächer. Da zugleich Schlafstörungen, im besonderen das Schlaf-Apnoe-Syndrom, mit dem Altern zunehmen, ergab sich die Frage nach eventuellen Zusammenhängen, zumal erfolgreiche Therapie der Schlafapnoe fallweise auch die begleitenden sexuellen Funktionsstörungen beheben konnte. Bei ansonsten gesunden Männern scheint jedoch kein kausaler Zusammenhang zwischen Schlafapnoe, NPT und sexuellen Funktionsstörungen zu bestehen (Rosen 1991a; Schiavi et al. 1990, 1991).

> Angesichts der qualitativen und quantitativen Veränderungen durch den normalen Alterungsprozess ist rechtzeitige Information bzw. Sexualberatung äußerst wichtig, damit nicht aus Unkenntnis des Normalen pathologisierende Fehlinterpretationen erfolgen, die dann über entsprechende Potenz- und Versagensängste tatsächlich zum Verlust der Sexualfunktion führen können, ohne dass dies aus Altersgründen notwendig wäre. Solche Informationen sind auch für die Partnerin wichtig, damit sie die Ursachen der Veränderung nicht bei sich sucht und ihr Verhalten den neuen Gegebenheiten anpassen kann.

Eine entscheidende Rolle spielt zudem immer die **Qualität der Beziehung**, die erotische Gesamtsituation, **der Grad der Vertrautheit** zwischen den Partnern usw. Von Masters und Johnson stammt der Ausdruck vom „use it or lose it", d.h. das beste potenzerhaltende bzw. -stärkende Mittel ist für den Mann ein befriedigendes regelmäßiges Geschlechtsleben, welches von den physiologischen Voraussetzungen her bis ins hohe Alter als eine Quelle von Gesundheit und Lebensfreude möglich ist. Umgekehrt kann der Nichtgebrauch der sexuellen Funktion zu ihrem Verschwinden führen, z.B. als sogenanntes Witwer-Syndrom nach dem Verlust der Partnerin oder als Ausdruck partnerschaftlicher Probleme oder großer Potenzängste, die zur Beendigung des Geschlechtslebens durch den Mann führen, wobei die letztgenannten Beispiele sehr deutlich die biopsychosoziale Mehrfachdeterminierung der Sexualfunktion illustrieren (Masters & Johnson 1966; Kolodny 1979; v. Schumann 1980; Hertoft 1989; Cyran & Halhuber 1990; LoPiccolo 1991a; Schiavi 1996; Masters et al. 1996; Kockott 1997; Zank 1999).

Das alternde Paar

Aus den altersgemäßen Veränderungen bei Frau und Mann ergeben sich auch Besonderheiten für das alternde Paar. Es ist hier zu unterscheiden (1) **zwischen „jungen Alten"**, welche relativ gesund und mobil sind, ausgestattet mit Zeit und Geld, (2) **„alten Alten"**, die zwar immer noch wesentlich „jünger" sind als Gleichaltrige vor einigen Generationen, aber doch schon eingeschränkter in ihrem Lebenskreis und (3) denjenigen, die im häuslichen Milieu oder in Heimen pflegebedürftig sind. Naturgemäß lassen sich hierfür keine Altersgrenzen festsetzen, und entsprechend unterschiedlich sind die Möglichkeiten für ein befriedigendes Sexualleben. Untersuchungen bestätigen immer wieder, dass **die sexuelle Aktivität im Alter hoch bleibt**, wo dies möglich ist (Sydow 1997; Kockott 1997).

> In Studien aus den 80er und 90er Jahren bezeichneten sich 70 – 90% der befragten Frauen zwischen 60 und 90 Jahren als sexuell aktiv (Koitus und/oder Masturbation), ebenso 60 – 90% der über 60jährigen und 48 – 79% der über 70jährigen Männer. Koitale Aktivität gaben zwischen 64 und 89% über 60jähriger Männer an, davon 24 – 69% ein- oder mehrmals pro Woche (s. die Übersicht bei Zank 1999).

Trotz aller Einwände, die gegen solche Studien bzw. ihre methodologischen und konzeptuellen Schwächen erhoben wurden, ist die Tendenz der Aussagen doch eindeutig. Allen „Alten" ist uneingeschränkt gemeinsam, dass sie **dieselben Grundbedürfnisse haben wie bisher** und dass auch sexuelle Phantasien, Wünsche und Empfindungen nicht erloschen sind, auch wenn sie nur mehr gelegentlich, autoerotisch oder gar nicht mehr realisierbar sind. Ebenso sind aber alte Vorurteile und Erziehungsdressate immer noch wirksam und schwer veränderbar. In der sexualmedizinischen Sprechstunde fragt z.B. eine 68jährige Frau, die mit ihrem 72jährigen Mann wegen sexueller Probleme nach 44 Ehejahren zur Beratung kommt, ob es nicht dumm oder lächerlich sei, wenn sich so alte Leute noch Gedanken über ihre Sexualität machen.

> Männer und Frauen müssen über normale quantitative und qualitative Veränderungen der Sexualfunktionen im Alter aufgeklärt werden, um diese nicht als pathologisch überzubewerten und um gleichzeitig auch deren Vorteile wahrnehmen zu können. Da viele Betroffene sich scheuen, das Thema zur Sprache zu bringen, muss es der Arzt mit Feingefühl von sich aus ansprechen.

An dieser Stelle sei kurz auf den Problemkreis der **Sexualität in Alten- oder Pflegeheimen** hingewiesen, wo die Diskrepanz zwischen weiterbestehenden sexuellen Phantasien und Wünschen auf der einen Seite und den (Un-)Möglichkeiten ihrer Realisierbarkeit auf der anderen als besonders belastend empfunden werden kann. Dabei ist die **sexuelle Zufriedenheit** immer noch ein **Indikator für die Lebensqualität** insgesamt: eine Untersuchung in amerikanischen Seniorenresidenzen hat gezeigt, dass subjektives Wohlbefinden und Zufriedenheit positiv mit der sexuellen Zufriedenheit korreliert (Spector & Fremeth 1996). Es ist eine bekannte Erfahrung, dass Heimbewohner/innen aufblühen, wieder mehr Lebenslust und Aktivität entwickeln, mehr Selbstbewusstsein zeigen, sich besser pflegen usw., wenn sie sich verlieben bzw. wiederum einen Partner gefunden haben (was durch den Männermangel bzw. Frauenüberschuss in den meisten Seniorenheimen zusätzlich erschwert wird). Es sind also ganz unterschiedliche äußere und innere Faktoren am Erlangen sexueller Zufriedenheit beteiligt. Zusammengefasst wirken sich folgende Gegebenheiten besonders hemmend und negativ aus: das Fehlen einer **ausreichenden Privatsphäre**, bestehende chronische Krankheiten bzw. Pflegebedürftigkeit, das Fehlen eines Partners, negative Einstellungen und Haltungen von Ärzten, Heimleitung und Personal, das Gefühl eigener Unattraktivität und mangelndes Wissen über Sexualität sowie Missgunst und Eifersucht bei den (übrigen/übriggebliebenen) Heimbewohnern. Entsprechend wurden Verbesserungsvorschläge gemacht: Mehr Privatsphäre ermöglichen („Bitte nicht stören"-Tafel, anklopfen, Türen absperren können etc.), **Weiterbildung des Personals**, um über Sexualität im Alter Bescheid zu wissen und darüber auch sprechen zu können, Besuche von Partnern, Heimurlaub, Sexualberatung (um z.B. zum Austausch von Zärtlichkeiten und zu nicht-koitaler Sexualität zu ermutigen) oder Therapie von sexuellen Funktionsstörungen usw. Nicht selten kommen Unverständnis und Ablehnung nicht von Seiten der **Institutionen**, sondern der **Angehörigen**: Kinder und Enkel, die schockiert sind oder um ihr Erbe fürchten, müssen u.U. in die „Aufklärungsarbeit" einbezogen werden. Es versteht sich von selbst, dass es bei alledem nur um die – allerdings oft verborgenen – Wünsche und Bedürfnisse der Betroffenen gehen kann, nicht um irgendeine Form von „Zwangsbeglückung" (Richardson & Lazur 1995; Spector & Fremeth 1996; Landerer-Hock 1997b; Zank 1999).

Bekanntlich schränken nicht nur in Senioren-Heimen die soziodemographischen Gegebenheiten mit zunehmendem Alter die Chance, noch einen Partner zu haben (oder wiederum zu finden), enorm ein, wobei Männer gegenüber Frauen deutlich im Vorteil sind.

> 70- bis 79jährige Männer haben noch zu 62-79% einen Partner, Frauen derselben Altersgruppe nur noch zu 18-46%. Noch deutlicher ist das Ungleichgewicht bei den über 80jährigen: 55% der Männer, aber bloß 8-10% der Frauen haben noch einen Partner. Insgesamt sind z.B. in Deutschland drei Viertel der über 65jährigen Männer verheiratet, während knapp drei Viertel der gleichaltrigen Frauen nicht (mehr) verheiratet sind (s. die Übersicht bei Sydow 1997).

Überhaupt herrscht in Sachen Altern eine Art **doppelter Standard**: Während Falten und graue Haare Männer interessanter machen, werden Frauen unansehnlicher. Für einen älteren Mann ist es ein Zeichen von Vitalität, sich eine junge Partnerin zu nehmen; eine ältere Frau mit einem jugendlichen Liebhaber wird eher skeptisch betrachtet. Hingegen nimmt der Wunsch, nicht allein zu sein, bei beiden Geschlechtern den ersten Rang unter den Gründen für eine Partnerbeziehung oder Heirat im Alter ein, gefolgt von „Liebe und Zuneigung" sowie „Sorgen und Umsorgtwerden" auf Rang 2 und 3. Innerhalb der Beziehung dreht sich die größte Sorge der Männer um ihre Potenz: Erektionsstörungen, gar ein Verlust der Erektionsfähigkeit, wird als totale Entwertung erlebt. Die größte Sorge der Frauen betrifft die Frage, ob sie noch geliebt werden – die Ängste ihrer Männer sind für sie oft nicht nachvollziehbar. Allerdings können sich auch Frauen durch die erektile Dysfunktion ihrer Partner persönlich abgewertet oder abgelehnt fühlen. Häufig scheinen sie männliches – durch Versagensängste bedingtes – Vermeidungsverhalten als mangelndes Interesse an der Sexualität fehlzudeuten: 51% der Befragten aus einer Gruppe 60 – 70jähriger Frauen gaben u.a. vermindertes sexuelles Interesse ihrer Partner an; diese selbst erwähnten wohl Probleme mit Erektion und Ejakulation, Mangel an Privatsphäre, auch Gelangweiltsein mit dem Partner, aber kein Nachlassen des sexuellen Interesses (Bachmann & Leiblum 1991). In Untersuchungen bei allein lebenden Frauen wünscht sich ungefähr die Hälfte nur einen männlichen Begleiter im Sinne einer Kameradschaft für gemeinsame Unternehmungen ohne sexuelle Beziehung, die andere Hälfte doch eine sexuell-erotische Partnerschaft, was allerdings nicht Zusammenleben oder Heirat bedeuten muss (Sydow 1997).

Auch bei Paaren, welche gemeinsam alt werden, ergeben sich neue Gesichtspunkte: es sind mehr individuelle Freiräume möglich mit der Chance, bisher Zurückgestelltes oder Versäumtes nachzuholen, neue Kreativität zu entwickeln, neue Aufgaben in Familie oder Gesellschaft zu übernehmen, alte und neue Freundschaften oder gemeinsame Hobbies zu pflegen, zu reisen usw. Es kann mehr Offenheit und Vertrauen vorherrschen, die Partner können sich gegenseitig eine Stütze gegenüber gemeinsamen Problemen sein, usw. Das alles kann eine **vertiefte Intimität** ermöglichen, sofern es dem Paar gelungen ist, ihre Beziehung trotz familiärer, beruflicher und gesellschaftlicher Anforderungen vital zu erhalten und die **partnerschaftliche Kommunikation** nie abreißen zu lassen. Im Sexuellen kann der Wegfall früherer Hemmungen und die größere gegenseitige Vertrautheit neue (und auch altersbedingt neu notwendige) Formen erotisch-sexueller Stimulation ermöglichen. Das Ende der Menstruation macht kontrazeptive Maßnahmen bzw. entsprechende Ängste überflüssig, sodass insgesamt mehr Freiheit und größere Spontaneität entstehen könn(t)en. In allen Altersstufen ist die sexuelle Aktivität bezüglich Koitus und Masturbation bei Männern größer als bei Frauen. Dieser Unterschied kann sich aber innerhalb von Paarbeziehungen verringern. Zank & Baltes (1997) diskutieren die Fragwürdigkeit von Geschlechtsunterschieden in bezug auf das Interesse an sexueller Aktivität und betonen die Bedeutung **lebenslang unterschiedlicher Genuss- und Orgasmuserfahrungen** der Geschlechter. Allgemein kann bei intakter sexuell-körpersprachlicher Kommunikation mit zunehmendem Alter eine Akzentverschiebung vom Koitus zu mehr Zärtlichkeit und nicht-genitaler Intimität beobachtet werden. Starr (1985) berichtet, dass 75% der von ihm untersuchten über 60jährigen ihr Sexualleben im Vergleich zu früheren Jahren als gleichwertig oder sogar besser einstuften. Dementsprechend sind Sexualberatung und Sexualtherapie auf die spezifischen Gegebenheiten und Bedürfnisse des Alters abzustimmen. Allgemein lässt sich sagen, dass die z.B. von Fervers-Schorre (1996: 775) genannten zentralen seelischen Leistungen des alternden Menschen,

nämlich „Abschiednehmen von einem Teil des Lebens ohne Verlust des Engagements für das Leben, Loslassen und Neuorientierung", auch ein Programm für die (Neu-?)Gestaltung des Sexuallebens darstellen können.

> Männern muss insbesondere geholfen werden, vom „Phallozentrismus" loszukommen, d.h. ihren Selbstwert nicht nur an ihrer „Verkehrstüchtigkeit" zu messen und sich nicht wegen der altersbedingten physiologischen Veränderungen der sexuellen Reaktion durch negatives Denken herabzusetzen (Schiavi 1996). Für beide Partner kann eine kommunikationszentrierte Sexualberatung bzw. -therapie (Loewit 1994) die bereits mehrfach erwähnte kommunikative Sinndimension eröffnen oder vertiefen. Dadurch kann auch der Gefahr vorgebeugt werden, dass mit dem Erlöschen koitaler Aktivität im Sinne eines „Alles oder Nichts"-Phänomens auch jede andere Form körpersprachlich-zärtlichen Austausches endet.

Natürlich gibt es neben der vertieften Intimität einer gelingenden Beziehung im Alter auch das Aufbrechen alter Wunden, quasi der **Summe der Lebenskonflikte,** und daraus resultierend einen endlosen Kleinkrieg, in dem Streitrituale (mit Erregungs-/Plateauphase, Höhepunkt/Erschöpfung?) wie Orgasmus-Äquivalente an die Stelle liebevoll-zärtlicher Begegnungen treten.

Sexuelle Funktionsstörungen im Alter unterscheiden sich in Genese und Therapie nicht grundsätzlich von denen in jüngeren Jahren. Unterschiede bestehen durch zusätzlich beeinflussende Faktoren lebensgeschichtlicher Art, Zweifel an der eigenen Attraktivität, Schmerzen, Bewegungseinschränkungen die Auswirkungen verschiedener Grunderkrankungen und ihrer Behandlung können weitaus schwerer wiegen als altersbedingte Veränderungen der Sexualfunktion. Umgekehrt liegen in einem harmonischen Sexualleben ganz besondere **Ressourcen** zur Bewältigung ebendieser Probleme. Hier verzichtet die Medizin bis heute weitestgehend auf die Ausschöpfung des **salutogenen Potentials sexueller Kommunikation** und damit auf eine der wichtigsten Kraftquellen für Lebensfreude und Lebensqualität. Dementsprechend ist Sexualberatung/Therapie auch bei älteren und alten Paaren angebracht (Landerer-Hock 1997a). Dies umso mehr, als es bei beiden Geschlechtern **keine altersbedingte Abnahme** der sexuellen Zufriedenheit und Freude gibt. Vielmehr werden „Mann und Frau durch die Liebe im Alter glücklicher, harmonischer und gesünder an Leib und Seele" (Cyran & Halhuber 1990).

II
Praxis der Sexualmedizin

3

Vom Befund zur Behandlung

3.1 Prinzipien sexualmedizinischer Diagnostik

3.1.1 Ausgangspunkte

Biopsychosoziale Sichtweise

Im sexuellen Erleben und Verhalten kommt es stets zu einem Zusammenspiel biologischer, psychologischer und sozialer Faktoren, deren individuelle Gewichtung und Vernetzung bei sexuellen Störungen im Einzelfall zu klären sind.

> **Somatopsychische Störung:** Liegt der Störung eine schwerpunktmäßig/hauptsächlich somatische Ursache zugrunde? Wie wirkt sie sich auf das eigene Erleben, auf die Beziehung und auf das soziale Umfeld aus – welche Reaktionen bewirkt sie wiederum von dort?

> **Psychosomatische Störung:** Liegt der Störung eine schwerpunktmäßig/hauptsächlich psychische Ursache zugrunde? (Wie) wirkt sie sich auch somatisch aus: indirekte oder direkte sexuelle Funktionsstörung als „funktionale Dysfunktion"? Welche Auswirkungen hat die psychische Komponente auf das (familiäre, berufliche) Umfeld?

> **Soziosomatische/soziopsychische Störung:** Liegt der Störung eine schwerpunktmäßig/hauptsächlich soziale Ursache zugrunde? Wirkt sie sich direkt oder indirekt auch somatisch aus (Belastungen, Überforderung von außen)? Wie wirken sich Einflüsse/Veränderungen des Umfeldes auf das eigene Erleben und auf die Beziehung aus (z.B. „mitgeheiratete" Familie, Wohnverhältnisse, Berufs- und Verdienstsituation, Schwangerschaft und Geburt(en), Trennung, Todesfälle)?

Subjektive Bedeutung von Sexualität

Nicht Fakten über Sexualität und Partnerschaft, sondern ihre **subjektive Bedeutung** für die Partner bestimmen die Auswirkungen und das „Gewicht" von Ereignissen und Erlebnissen in der Intimbeziehung.

Paar-Zentrierung

Im Unterschied zu den in Medizin und Psychotherapie meist auf den individuellen Patienten ausgerichteten therapeutischen Interventionen bzw. zu der Arzt(Therapeut)-Patient-Zweierbeziehung gilt es in der Sexualtherapie prinzipiell Ursachen und Auswirkungen des jeweiligen Problems nicht nur aus der Sicht der einzelnen Partner, sondern in ihrer Bedeutung für das Paar und die Paardynamik zu sehen. Dies verlangt in der Regel nach Paar-(und eben nicht nur Einzel-)Gesprächen. **Dadurch wird die Arzt-Patient-Beziehung in der Regel zu einer Arzt(Therapeut)-Paar-Beziehung.**

Erfüllung psychosozialer Grundbedürfnisse

Psychosoziale Grundbedürfnisse nach Angenommen-Sein, Nähe, Schutz, Geborgenheit und Sicherheit sind kulturübergreifend bei allen Menschen vorhanden und lassen sich am intensivsten in intimen Beziehungen erfüllen.

Sexualität als Form von Intimität

Intimität kann durch verschiedenste Gemeinsamkeiten (z.B. gemeinsame Hobbies, Interessen, Ziele, Aufgaben etc.) zum Ausdruck kommen. Eine besondere Form, Gemeinsamkeit herzustellen und auszudrücken, besteht im körperlichen Kontakt, der von der Umarmung bis zum Koitus reichen kann.

Dimensionen der Sexualität

Die verschiedenen Funktionen von Sexualität lassen sich in drei Dimensionen betrachten:

> Die **beziehungsorientierte Dimension** ist die umfassendste, sie bezeichnet die **Bedeutung der Sexualität für die Erfüllung psychosozialer Grundbedürfnisse** und vertieft dadurch Bindungen.

▶ Die **reproduktive Dimension** verweist auf die Bedeutung der Sexualität für die **Fortpflanzung**, während

▶ die **Lustdimension** alle Möglichkeiten des Lustgewinns durch sexuelles Erleben umfasst.

Zusammenspiel der Dimensionen

Ähnlich wie beim vorhandenen Zusammenspiel von körperlichen, psychischen und sozialen Faktoren im menschlichen Erleben und Verhalten sind sowohl beim Gesunden als auch beim Kranken immer alle drei Dimensionen der Sexualität beteiligt. Die Sexualmedizin geht dabei von der Annahme aus, dass sie sich nicht nur ergänzen, sondern dass im Störungsfall eine Dimension durch die erhöhte innerpsychische Besetzung überproportionales Gewicht erhalten kann (z.B. die reproduktive Dimension bei überwertigem Kinderwunsch oder die Lustdimension beim „Don Juanismus"). Der Leidensdruck kann sich dadurch verstärken, dass diese Gewichtung beim Partner/bei der Partnerin nicht gegeben ist, sodass innerhalb des Paares diesbezüglich ein Ungleichgewicht besteht.

Zielorientierung

Die psychosozialen Grundbedürfnisse des Patienten/Paares sollen durch die (neugestaltete) sexuelle Beziehung (wieder) befriedigt werden können. Diesem Ziel dient auch die Nutzung somatischer Therapieoptionen.

3.1.2 Umsetzung

Aus dem individuellen und paarbezogenen Zusammenspiel der verschiedenen Dimensionen von Sexualität ergeben sich nicht nur Gefahren (durch das „Überwuchern" einer Dimension), sondern auch Chancen durch die therapeutische Nutzung der beziehungsorientierten Dimension in ihrem Zusammenhang mit den anderen Dimensionen. Leitlinie der sexualmedizinischen Behandlung ist die Wiederherstellung eines Gleichgewichts innerhalb der Sichtweisen und Bedürfnisse beider Partner. Der Arzt muss daher die Verteilung der drei Dimensionen im Sexualitätsverständnis der einzelnen Partner kennen. Bezogen auf das sexuelle Problem des Patienten bzw. Paares – möglicherweise auch vor dem Hintergrund einer Grunderkrankung (s. Kap. 11) – sind dann paarbezogen Lösungsstrategien zu entwickeln (s. Kap. 3.2).

Grundsätzliche Thematisierung

Der Therapeut/die Therapeutin gibt ein **Modell** für die Möglichkeit ab, offen über Sexualität als integralen Bestandteil menschlichen Lebens zu sprechen. Dies ist eine der wichtigsten Grundlagen sexualmedizinischen Handelns und wirkt sich bereits therapeutisch aus. Seit langem ist belegt, dass Patienten auf entsprechende Signale warten (Vincent 1964; Buddeberg 1996; Buddeberg et al. 1991; Zettl & Hartlapp 1997; Fröhlich 1998). Z.B. kann der Arzt/die Ärztin bei der Verschreibung neuer Medikation ein solches Signal in Form eines Gesprächsangebots geben („Sollte sich durch die Erkrankung oder die Behandlung etwas in Ihrem sexuellen Erleben verändern oder sollten Probleme auftreten, können wir gerne darüber sprechen und nach Lösungsmöglichkeiten suchen"). Dabei ist zu beachten, dass der Behandler sich nicht auf die Rolle des Experten zurückziehen kann, sondern immer auch mit subjektiven Bedeutungen – der Patienten und der eigenen – konfrontiert wird und daher persönliche Anteilnahme nicht umgehen kann.

Situationsklärung

Auf dieser Ebene geht es um die biopsychosoziale Anamneseerhebung beim Patienten bzw. Paar. Es bietet sich an, diese so zu strukturieren, dass die wichtigsten Informationen geordnet und übersichtlich zur Darstellung kommen, wie dies in der folgenden **Gliederung von Erstinterview bzw. Sexualanamnese** beschrieben wird. Natürlich geht es nicht um das mechanische „Abarbeiten" der einzelnen Punkte. Je besser ein solches Schema internalisiert ist, um so freier kann die (in der Regel mehrere Gespräche umfassende) Anamneseerhebung erfolgen.

Besonders wichtig ist die Exploration der subjektiven Bedeutung von Sexualität beim Patienten/Paar: Wie wird die **sexuelle „Weltanschauung"** beschrieben? („Was bedeutet Sexualität für Sie?") Kennen die Partner ihre diesbezüglichen Anschauungen und stimmen sie darin überein? Ferner muss in diesem Zusammenhang geklärt werden, wie die drei Dimensionen der Sexualität verteilt sind, insbesondere inwieweit die Grundbedürfnisse (nach Akzeptanz, Nähe, Geborgenheit etc.) in der Beziehung verwirklicht sind und auch über die sexuelle Körpersprache kommuniziert werden können. (Sind z.B. Zärtlichkeiten oder andere sexuelle Vollzüge Ausdruck vorhandener Nähe und Akzeptanz zwischen den Partnern?) Dies führt sehr häufig zu der Feststellung, dass die beziehungsorientierte Dimension der Sexualität vielen Patienten und deren Partnern zunächst nicht präsent ist, aber schnell nachvollzogen werden kann, weil sie ja tatsächlich in ihnen angelegt ist und darum sehr rasch ein **Evidenzerlebnis** entstehen kann.

1. Spontanangaben des Patienten/der Patientin

Wie wird die Symptomatik geschildert, welche Klagen werden vorgebracht? Was wird als erstes berichtet, was steht im Vordergrund? Gerade die **ersten Sätze** können „Schlüsselsätze" sein. Es empfiehlt sich, möglichst wörtliche Zitate festzuhalten, ggf. auch die Darlegungen des Beziehungspartners.

Was ist der unmittelbare Anlass oder Auslöser für die Konsultation: warum kommt der Patient/das Paar gerade jetzt – durch wen oder wodurch veranlasst – und wieso zu mir? Mit welcher Zielvorstellung oder welchen Wünschen kommen sie? Was wurde bisher zur Lösung des Problems unternommen? Welche Hypothesen oder Erklärungen der Situation wurden erwogen? Welche Schuldzuweisungen sind erfolgt?

2. Exploration der sexuellen Störung

Um welche Art von Störung handelt es sich (z.B. indirekte oder direkte sexuelle Funktionsstörung; Geschlechtsidentitätsstörung), und unter welchen Umständen oder Bedingungen tritt sie auf (z.B. primär oder sekundär; generalisiert oder situativ)?

Welche Einstellung hat der Partner/die Partnerin zur beklagten Störung? Wer ergreift im Sexuellen die Initiative? Was gibt es für Differenzen, wie und wo äußern sie sich? Welche Vorlieben oder Abneigungen bestehen und wie wird damit umgegangen? Vor allem: wie steht es um die **Kommunikation** in der Beziehung **im allgemeinen** und speziell **im Sexuellen**? Können eigene Gefühle, Bedürfnisse und Wünsche mitgeteilt werden, und geschieht dies auch? Werden Grenzen respektiert?

Gibt es Selbstverstärkungsmechanismen, „Teufelskreise", sich selbst erfüllende Prophezeiungen und wie wirken sie sich aus? Könnten (unerkannte) Missverständnisse aufgrund von Fehldeutungen, falscher Interpretation des Verhaltens des Partners eine Rolle spielen?

3. Exploration der drei Dimensionen von Sexualität

Was bedeutet für den Patienten/das Paar Sexualität? („Was heißt es für Sie, wenn Sie miteinander schlafen?")

Beziehungsorientierte Dimension

Wird (und wie wird) ein Zusammenhang zwischen Sexualität und Beziehung gesehen? Welche Inhalte oder Werte sind innerhalb der Beziehung unverzichtbar? Wie weit gelingt die Erfüllung solcher menschlichen Grundbedürfnisse (z.B. nach Akzeptanz, Nähe, Geborgenheit) in der Paarbeziehung? Wie weit wird Sexualität als eine **körpersprachliche Kommunikationsmöglichkeit** begriffen, die diese Grundbedürfnisse zugleich mitteilen und verwirklichen kann, so dass Zärtlichkeiten, Kuscheln oder Koitus als „Mimik und Gestik" der Beziehung erlebt werden können? Ist also z.B. die im Koitus realisierte physische Nähe und Annahme des Partners auch Ausdruck und Realisierung psychosozial oder partnerschaftlich vorhandener Nähe und Akzeptanz? Ist diese kommunikative Sichtweise bewusst, wird sie implizit gelebt oder ist sie weder faktisch noch gedanklich gegeben?

Reproduktive Dimension

Welche Bedeutung hat die Fortpflanzungsfähigkeit, welchen Stellenwert hat das Kind (haben die Kinder) in der Beziehung? Unterscheiden sich diesbezüglich die Ansichten und Einstellungen der Partner? Bestehen Probleme, die z.B. einen überwertigen Kinderwunsch zur Folge haben?

Lustdimension

Welche Bedeutung, welcher Stellenwert und welcher Platz innerhalb der drei Dimensionen wird der genital-sexuellen Lust eingeräumt? Gibt es störende Diskrepanzen zwischen den Partnern?

Individuelles und paarbezogenes Zusammenspiel dieser drei Dimensionen

Sind bei den individuellen Partnern oder innerhalb des Paares Ungleichgewichte auszumachen, die mit der vorliegenden sexuellen Störung zu tun haben könnten? Zu denken ist hierbei sowohl an Diskrepanzen zwischen phantasierter und tatsächlich gelebter Sexualität als auch an das Überwiegen einer Dimension auf Kosten der anderen oder an ganz unterschiedliche Verteilungen zwischen den Partnern.

4. Lebensgeschichtliche und soziosexuelle Entwicklung

Zunächst ist eine ausführliche Familienanamnese nach den üblichen Kriterien zu erheben. Für die psychosexuelle Entwicklung ist darüber hinaus die Bedeutung der Familienform zu klären (Teilfamilie, Kernfamilie, Großfamilie). Dabei ist nicht nur auf Fakten, sondern auf das subjektive Erleben zu achten.

Besondere Bedeutung (allgemein und in Bezug auf die Sexualität) kommt der **Gesamtatmosphäre** in der Familie zu: Welche Vorbild-Rolle hatten die Eltern? Wie wurde mit Gefühlen, Körperlichkeit, Zärtlichkeit, Nacktheit umgegangen? Wie wurde über Sexuelles gesprochen? Worin bestand de facto die „Sexualerziehung"? Welchen Einfluss hatten eventuell vorhandene Miterzieher (Großeltern, Verwandte, Religion, Schule, die Gleichaltrigengruppe etc.)? Gab es spezielle Belastungen (z.B. Armut, Alkoholismus, Drogenprobleme, Gewalt und/oder sexuellen Missbrauch, chronische Krankheit, Behinderung, Scheidung, Tod eines Elternteils, Probleme mit Schwieger- bzw. Großeltern)?

In diesem Zusammenhang stellt die Frage nach Inzest- oder **Missbrauchserfahrungen** ein besonders sensibles Thema dar, das eine sehr behutsame Exploration erfordert. Dabei ist wiederum das subjektive Erleben der Betroffenen bedeutsamer als „objektive Fakten".

Welche Erinnerungen oder nachwirkenden Erfahrungen bezüglich sexueller Aufklärung und dem Erleben der Pubertät (Menarche, Ejakularche, Selbstbefriedigung, Kohabitarche) werden angegeben? Wie steht es um die (besondere) Bedeutung aller **Ersterlebnisse**?

Im weiteren Lebensverlauf können sich sogenannte **Schwellensituationen** (wie Heirat, Schwangerschaft und Geburt, Trennung oder Verlust des Partners, Klimakterium, Wegzug der Kinder, Pensionierung) deutlich auf das Sexualleben auswirken. Dasselbe gilt für die soziale Entwicklung mit besonderer Berücksichtigung der familiären und beruflichen Situation.

5. Beziehungsentwicklung

Es geht um Fragen nach der ersten (evtl. früheren) und der jetzigen Beziehung: Wie war die Situation des Kennenlernens? Worin bestand die **ursprüngliche Faszination**? Welche (unausgesprochenen?) Erwartungen bzw. Versprechungen bilden die integrierenden Bestandteile des (unbewussten?) „Beziehungs-Vertrags"?

Wie hat sich die Beziehung weiter entwickelt? Wer dominiert, wie sind die Rollen verteilt, sind sie starr polarisiert oder flexibel? Wie steht es um die innere und äußere Abgrenzung? Welche Kommunikations- bzw. Auseinandersetzungsformen herrschen vor? Wie wirken sich Enttäuschungen und Verletzungen aus? Bestehen oder bestanden Außenbeziehungen, und wie wurden sie verarbeitet?

Welche Einflüsse ergeben sich aus der Reproduktionsfunktion der Sexualität: durch Antikonzeptions-Methoden, Schwangerschaft, Geburt und Stillen, durch Fehlgeburten, Schwangerschaftsabbruch, unerfüllten Kinderwunsch? Welche Rolle spielen Kinder für die Entwicklung der Beziehung?

Was charakterisiert die aktuelle Beziehungssituation? Was ist gemeinsam, was trennend, was konflikthaft? („Was schätzen Sie aneinander? Was vermissen Sie"?)

6. Krankheitsanamnese

Es sollen möglichst alle wesentlichen Erkrankungen, die ärztlicher Behandlung bedurften oder bedürfen, erwähnt werden, besonders diejenigen, die in einem Zusammenhang mit der sexuellen Störung stehen könnten. Dies umfasst alle urologischen, gynäkologischen oder psychosomatischen Erkrankungen und Eingriffe sowie ggf. Medikamenteneinnahme und/oder Substanzmittelmissbrauch oder -abhängigkeit. Ebenso sollte die Anamnese einen Überblick über bisherige Schwangerschaften geben. Darüber hinaus müssen alle die sexuelle Störung betreffenden **Behandlungsversuche** sowie frühere Psychotherapien Erwähnung finden.

7. Somatischer Befund

Bei der biopsychosozialen Anamnese ist die Erhebung des somatischen Befundes mit eingeschlossen. Sie betrifft

▷ die Sexualfunktionen: Liegen aktuelle gynäkologische oder urologische Untersuchungsbefunde vor?

▷ die allgemeinen Körperfunktionen: Liegen aktuelle körperliche Untersuchungsbefunde vor, oder werden abklärungsbedürftige allgemeine Beschwerden beklagt?

In der Praxis ergeben sich dann drei mögliche Szenarien:

▷ Der Sexualmediziner/Therapeut ist aufgrund seiner fachlichen Kompetenz oder spezieller Zusatzausbildungen in der Lage, den somatischen Befund selbst zu erheben.

▷ Der Sexualbehandler überweist den Patienten/das Paar konsiliarisch zur Erhebung eines internistischen, urologischen, gynäkologischen oder psychiatrischen Befundes an entsprechende Fachleute.

▷ Ein somatischer Befund wurde bereits anderweitig erhoben oder es liegt – nach den Befunden der Anamneseerhebung – derzeit keine ersichtliche Indikation zu einer speziellen Befunderhebung vor; sie kann also entfallen. Diese Entscheidung hat natürlich wieder mit der fachlichen Kompetenz des Behandlers zu tun (s. den ersten Punkt).

8. Psychischer Befund und eigene Gefühlsregungen

Der Arzt sollte versuchen, sich ein Bild von der psychischen Verfassung des/der Betroffenen zu machen. Das betrifft den äußeren Eindruck und die Art des emotionalen Kontakts, die Differenziertheit der Persönlichkeit, die Krankheitseinsicht und die Motivation für eine sexualmedizinische Behandlung (unter Einbeziehung des Partners).

Sind psychopathologische Auffälligkeiten festzustellen, die einer fachärztlichen Abklärung bedürfen oder eine sexualmedizinische Behandlung ausschließen?

Nicht zuletzt geht es um die Wahrnehmung und Reflexion eigener (unspezifischer und/oder erotischer) Gefühlsregungen, welche der Patient/das Paar im Behandler auslöst, also um Übertragung und **Gegenübertragung** als wesentliche Wirkfaktoren in der Arzt-Patient/Paar-Beziehung. Was könnte dadurch über die Patienten ausgesagt werden, welches ist der eigene Anteil des Behandlers?

9. Sozialer Befund

Wie ist die aktuelle soziale Situation mit der sexuellen Störung verbunden? Wie sieht das soziale Netz des Paares aus, wie die Wohnsituation, das berufliche Umfeld (einschließlich eventueller Arbeitslosigkeit), die finanzielle Lage, der Zustand der Partnerschaft? Welche Rolle spielt das Vorhandensein oder Fehlen von Kindern? Bestehen besondere Belastungen (s.o.)?

10. Arbeitsdiagnose

Welche Diagnose nach DSM-IV oder ICD-10 ist zu stellen? Wie ist der Status der Partnerschaft zu beurteilen? Wie ist die sexuelle Störung mutmaßlich zu erklären?

11. Behandlungsplan und Zielsetzung

Welche Vorstellungen bestehen beim Patienten/Paar und welche Ideen haben Sie als Behandler dazu?

Geht es mehr um die Abklärung gegenseitiger Vorstellungen und um die Ermutigung zur Wiederaufnahme noch möglicher sexueller Kontaktformen, stehen also Lerndefizite im Vordergrund, so ist primär die Indikation zur **Beratung** gestellt.

Oder bedarf es des Einsatzes strukturierter Übungen (verschriebener Erfahrungen s. Kaplan 1999), um die Partner aneinander anzunähern und negative Verstärkungsmechanismen abzubauen, so ist die Indikation zur sexualmedizinischen **Behandlung** (oder zur Paartherapie) zu stellen.

Ist keinerlei positiv-liebevolle Beziehung mehr vorhanden, können die Grenzen sexualtherapeutischer Bemühungen erreicht sein, so dass die Trennung anstünde. Allerdings dokumentiert die bloße Tatsache, dass sich ein Paar gemeinsam in Sexualtherapie begibt, dass ihnen noch an ihrer Beziehung gelegen ist, was als „Behandlungsauftrag" verstanden werden kann. Selbstverständlich entscheidet das Paar über die Trennung oder Fortführung der Beziehung, nicht der Therapeut!

12. Prognose

Sie hängt in erster Linie von der Qualität der Beziehung ab: Mögen sich die Partner? Wie klar sind Veränderungswille und Veränderungsbereitschaft? Wie tragfähig ist die Beziehung, wie sehr ist sie von Trennung bedroht?

Können die drei Dimensionen von Sexualität vom Patienten/Paar nachvollzogen werden? Geht es ihnen also mehr um die Wiederherstellung einer Funktion und überwiegt dabei die Lustdimension, oder ist (auch) eine Öffnung für die beziehungsorientierte Dimension möglich?

Wie ist dementsprechend die **Mitarbeit** des Paares? Ist sie kooperativ und eigeninitiativ, oder überwiegt der **Widerstand**? Ist er produktiv zu nutzen oder unüberwindlich?

3.2 Prinzipien sexualmedizinischer Therapie

Diagnose und Therapie bilden in der sexualmedizinischen Praxis eine sich wechselseitig ergänzende **Einheit**; ihre getrennte Darstellung erfolgt hier aus didaktischen Gründen.

3.2.1 Lösungsstrategien

Im Vordergrund steht die Aufgabe, dem Patienten/Paar die beziehungsorientierte Dimension von Sexualität bewusst zu machen und diese therapeutisch zu nutzen. Vielen Patienten/Paaren ist nicht klar, dass auch die genitale/koitale Sexualität eine von vielen Möglichkeiten ist, die in der Partnerschaft gesuchten Wünsche nach Geltung, Anerkennung, Zufriedenheit, Nähe, Geborgenheit etc. zu verwirklichen. Das kann z.B. bedeuten, dass ein junger Mann mit Orgasmus praecox durch die neu entstandene Aufmerksamkeit auf die Inhalte der sexuellen Kommunikation und damit auf seine Partnerin die gedankliche Einengung und ängstliche Fixierung auf seine Funktionsstörung abbaut. Es fällt auch auf, dass viele Paare die körpersprachliche Kommunikation und Verwirklichung dieser Wünsche wohl in Zärtlichkeiten sehen, die Verbindung zur koitalen Sexualität aber nicht herstellen können (typisch hierfür ist die Äußerung einer Patientin: „Zärtlichkeit könnte ich mehr gebrauchen, auf Sex könnte ich verzichten"). Unter dem Gesichtspunkt der beschriebenen drei Dimensionen der Sexualität bedeutet dies, dass die Lustdimension und die beziehungsorientierte Dimension nicht in Verbindung stehen, da genitale Sexualität scheinbar nichts mit der Erfüllung von Grundbedürfnissen zu tun hat.

Die sexualmedizinische Behandlung/Sexualtherapie wird man den spezifischen Bedürfnissen des Patienten/des Paares anpassen, wobei folgende Schwerpunkte für sich allein oder kombiniert eine Rolle spielen können:

Vermittlung von Wissen (bei erkennbaren Defiziten) über anatomische, physiologische oder psychologische Abläufe der sexuellen Reaktionen sowie auch Korrektur von Fehlvorstellungen im Sinne von sexuellen Mythen (z.B. vermeintlich schädliche Auswirkungen der Selbstbefriedigung) – ggf. bei beiden Partnern.

Abklärung gegenseitiger Vorstellungen und Erwartungen in Bezug auf Sexualität und Partnerschaft.

Vermittlung kommunikativer Strategien, sofern sich diagnostisch gezeigt hat, dass bereits allgemeine Kommunikationsschwierigkeiten für die Entwicklung oder Aufrechterhaltung der Funktionsstörung maßgeblich sein könnten.

Bei Grunderkrankungen gehören dazu auch konkrete Informationen

- etwa über den Zeitpunkt der Wiederaufnahme sexueller Kontakte nach einem operativen Eingriff (im allgemeinen ca. nach 6 Wochen) oder nach Abschluss einer Strahlentherapie (ca. nach 4 Wochen),
- zur Verwendung eines Gleitgels, wenn z.B. das Scheidenepithel durch eine Strahlen- oder Chemotherapie oder auch in der Menopause verändert ist,
- ggf. zur Verwendung von Hilfsmitteln (z.B. Erektionsring, Vakuumpumpe, oral-medikamentöse oder invasiv-medikamentöse Optionen), aber erst dann, wenn Diskrepanzen zwischen den Partnern hinsichtlich der Bedeutung der verschiedenen Dimensionen von Sexualität bearbeitet sind.

Wird Sexualität subjektiv überwiegend negativ erlebt (pathogene Bedeutungserteilung), so kann dies einen Nährboden für die Entstehung und Aufrechterhaltung von Sexualstörungen darstellen. Durch die (erstmalig – oder wiederum) bewusst gewordene Bedeutung der miteinander verbundenen drei Dimensionen von Sexualität kann es zu einer Neubelebung partnerschaftlicher Intimität kommen. Auf diese Weise kann die sexualmedizinische Behandlung zu neuen sexuellen Erfahrungen verhelfen, die das bisherige Intimitätserleben verändern. Dazu dienen die nun bewusst auch unter den beziehungsorientierten Gesichtspunkten **persönlicher körpersprachlicher Kommunikation** erlebten „Hausaufgaben", die im Sinne von verschriebenen Erfahrungen wirksam sind und deren Erleben durch detaillierte Besprechung mit dem Therapeuten/der Therapeutin bearbeitet werden. Sofern diese Bedeutungsverschiebung zentraler Gesichtspunkt der Behandlung ist, lassen sich auch somatische (pharmakologische, physikalische) Therapieoptionen sinnvoll in die Therapie einbeziehen. Dies macht zugleich klar, dass die alleinige – auf reine Funktionsverbesserung ausgerichtete – medikamentöse oder physikalische Behandlung die bei den Patienten vorliegende **pathogene Bedeutungs-**

erteilung nicht verändert. Das allgemeine Therapieziel, die menschlichen Grundbedürfnisse nach Akzeptanz, Nähe und Geborgenheit etc. durch die sexuelle Beziehung für beide Partner wieder erfüllbar zu machen, lässt sich in vielen Fällen erst auf dieser Stufe realisieren.

Behandlungstechnik

Im Folgenden soll möglichst praxisbezogen diskutiert werden, wie Fragen, die z.T. bereits bei der Anamneseerhebung angesprochen wurden, in der Behandlung konkret aufgegriffen werden können.

Zunächst sind die verschiedenen Aspekte der Therapeutenrolle – als Fachexperte und als Behandler mit eigener Persönlichkeit, Körperlichkeit und „sexueller Weltanschauung" – zu beachten:

▷ **Der Fachexperte** bietet medizinische, psychologische, natur- und geisteswissenschaftliche Kenntnisse und damit Fachwissen an, um mit größtmöglichem biopsychosozialem Blickwinkel zur realitätsgerechten psychosomatischen Abklärung beizutragen.

▷ **Der Behandler** bietet seine therapeutische Grundhaltung (Akzeptanz, Empathie und Wärme) an, um den benötigten atmosphärischen Raum zur Verfügung zu stellen. Dabei sind stets drei Ebenen im Gespräch zu beachten (s. Wesiack 1984, 1990; Schüßler 1995): die Ebene

der „objektiven Fakten"	**zuhören**
der subjektiven Bedeutung	**mitfühlen**
der szenischen Information	**beobachten**

1. Arbeitsbündnis herstellen

Wenn sich der Kontakt mit dem Patienten/Paar nicht auf ein einmaliges (z.B. Informations-) Gespräch beschränkt, muss am Beginn einer Behandlung Einverständnis über ihre Struktur, über eine vorläufige zeitliche Perspektive (es werden z.B. vorerst 5 Termine fixiert), über Art und Setting der Therapie und über ihre Finanzierung bestehen sowie ein formaler Willensentschluss zur Zusammenarbeit gefasst werden. In diesem Zusammenhang geht es um die bei der Anamneseerhebung bereits genannten Fragen, wie der Patient/das Paar hergekommen ist (überwiesen von Arzt, Psychotherapeut, oder Beratungsstelle? Aus eigenem Antrieb gekommen? Wieso zu mir? Auf wessen Empfehlung? Was war das auslösende Moment und welches – konkrete! – Ziel soll erreicht werden? Welche

Erwartungen, Befürchtungen bestehen, etc.). Nur wenn der Leidensdruck so groß und die Krise so akut ist, dass man sogleich zum Thema kommen muss, sind solche mit dem Schließen eines Arbeitsbündnisses verknüpften Fragen zu verschieben.

Wichtig ist auch, dass sich der Berater/ Therapeut in seiner Rolle vorstellt und klar macht, dass **„Beratung" nicht „Ratschläge erteilen"** heißt, sondern gemeinsam „beratschlagen", „zu Rate gehen" um die Situation zu klären und **eigene Lösungen** zu finden. Der Behandler ist weder „Mülldeponie" noch Richter oder letzte Instanz. Es geht nicht um ein Urteil (schuldig oder unschuldig), sondern um mehr Klarheit durch Verstehen der Zusammenhänge als Voraussetzung für Veränderung. Der Therapeut muss sich als außenstehender, nachfragender Begleiter, als Spiegel und Katalysator verstehen, nicht als „Macher" oder „Problemlöser", dem sich die Hilfesuchenden nur anzuvertrauen brauchen!

> Erfolg oder Misserfolg der Beratung oder Therapie hängen in erster Linie vom Engagement des Patienten/Paares selbst ab.

2. Allparteiliche Haltung gegenüber dem Paar

Es gilt keine **Koalitionen** einzugehen, sondern für beide Partner „Partei zu ergreifen" (s.o.). Falls Koalitionsverdacht seitens eines der Partner bestehen könnte (z.B. ein Mann sitzt zwei Frauen gegenüber oder einer der Partner war bereits Patient des Behandlers), muss dieses Thema angesprochen werden.

3. Abstand wahren, nicht mit-agieren, sich heraushalten

Nicht der Berater/Therapeut muss das Problem lösen, sondern das Paar (der Patient) selbst. Der Behandler darf sich also nicht unter Leistungsdruck setzen. Er darf sich vor allem nicht in Auseinandersetzungen hineinziehen lassen, sondern soll auf der (fragenden, deutenden) Ebene des Beobachters bleiben.

Wichtig ist, dem Paar **Zeit zu geben**, d.h. auch Schweigepausen auszuhalten: sie können eine Chance zum Nachdenken sein. In erster Linie soll das Paar miteinander sprechen, nicht mit dem Therapeuten. Dieser soll keinen wertenden Standpunkt einnehmen, wohl aber fragen, ob beide Partner der gleichen Ansicht sind.

4. Ressourcen- und zukunftsorientiert arbeiten

Für den Patienten/das Paar kann die Gefahr bestehen, über der notwendigen Auseinandersetzung mit Problemen, Defiziten, Störungen das Positive, Gelungene, die **eigenen Kräfte und Fähigkeiten** zu übersehen. Sie müssen bewusst gemacht und durch Anerkennung verstärkt werden.

Der Behandler soll (heftigen) Streit nicht sogleich schlichten wollen. Er kann aber z.B. fragen: „Verlaufen Ihre Auseinandersetzungen immer so?", „War es auch schon anders, und wie ist Ihnen das gelungen?", oder auch: „Wie würde es Ihnen gehen, wenn Sie so angesprochen würden? Welches Ziel wollen Sie damit erreichen? Wird das gelingen?"

Die Vergangenheit soll nur insoweit ins Spiel gebracht werden, wie es zum Verständnis der gegenwärtigen Situation bzw. für die Zukunft von Bedeutung ist.

5. Verständnis für lebensgeschichtliche (Hinter-) Gründe fördern

Sehr häufig ist es notwendig oder zumindest nützlich, nach möglichen Wurzeln oder Hintergründen der gegenwärtigen (Problem-) Situation zu fragen, da sich in der eigenen Partnerschaft oft Elemente aus der bisherigen **Lebensgeschichte wiederholen**. Besondere Beachtung verdienen lebensgeschichtlich bedingte unrealistische Idealvorstellungen bzw. Forderungen an den Partner/die Partnerin, weil sie der Realisierung der im Paar angelegten Möglichkeiten im Weg stehen können. Dadurch kann Bewusstheit als Voraussetzung für Veränderung und beim Partner mehr (auch emotionales) Verständnis für bisher oft Unbegreifliches und Ängstigendes angebahnt werden. Unter diesen Gesichtspunkten geht es um die Bedeutung der Herkunftsfamilie, im Besonderen der Tochter-Vater- oder Sohn-Mutter-Beziehung. Werden Kind-Eltern-Konflikte am Partner ausgetragen? Wird generell das subjektiv Gewohnte als das Allgemeingültige und (einzig?) Normale betrachtet und eingefordert? Fragen wie die folgenden können als Denkanstösse dienen: „Kennen Sie solche Situationen, solche Gefühle schon – oder sind die ganz neu?" „Wie reagierten, lobten, straften die Eltern?" „Woran erinnert Sie ein bestimmtes Verhalten des Partners?" „Kennen Sie das eventuell auch aus früheren Partnerbeziehungen?" „Woher könnte Ihre Empfindlichkeit/Allergie herrühren?"

6. Wahrnehmung der eigenen Gefühle und Befindlichkeit: Übertragung und Gegenübertragung

Wie in jeder Arzt-Patient-Beziehung kommt auch in der Arzt-Paar-Beziehung dem bewussten **Reflektieren eigener Gefühle** entscheidende Bedeutung zu, um nicht unreflektiert („spontan" und „aus dem Bauch heraus") zu (re-)agieren. Folgende Klärungen sind hilfreich:

Lassen sich die auftretenden Gefühle eindeutig benennen oder sind sie widersprüchlich, ambivalent oder nicht fassbar? Wie weit hängen sie als „eigene" Gefühle von der Persönlichkeit, Lebensgeschichte, momentanen Situation des Behandlers ab – wie weit sind sie vom Patienten/Paar initiiert und was könnten sie über dessen Probleme aussagen?

Möglichkeit 1: Die Gefühle sind hauptsächlich eigene Empfindungen des Behandlers („stammen von mir"): Erinnern die Probleme, das Verhalten des Patienten/Paares den Behandler an die eigene momentane Situation, an die eigene Partnerschaft, an eigenes Verhalten? Findet er sich selbst wieder und kann er sich daher „einfühlen"? Dann ist besondere Vorsicht vor Projektionen, Identifikation und Distanzverlust am Platz! Ansonsten könnten dem Paar die eigenen Lösungen verschrieben werden, die eigenen Gefühle, Reaktionen usw. auch beim Patienten/Paar angenommen und Themen vermieden werden, die einem selbst unangenehm sind; man könnte die Patienten wie sich selbst behandeln.

Möglichkeit 2: Die Gefühle werden hauptsächlich vom Patienten/Paar vermittelt: Die (reflektierten) eigenen Gefühle (z.B. Verwirrung, Unsicherheit, Nicht-weiter-wissen, Vorwürfe, Aggression, Gekränkt-sein, Trauer, Hoffnungslosigkeit, Freude, Hochstimmung etc.) können als Diagnostikum für die Befindlichkeit des Patienten/Paares dienen. Wenn es gelingt, die eigenen Empfindungen zu formulieren und dem Patienten/Paar als Frage anzubieten („Könnte es sein, dass ...?") so kann das Gefühl, verstanden zu werden, die therapeutische Beziehung stärken, so dass auch nötige Konfrontationen möglich werden. Als Grundsatz gilt: **Fragen statt sagen!** Der Therapeut kann primär nur vermuten, nicht behaupten.

Möglichkeit 3: Die Möglichkeiten 1 oder 2 sind nicht sicher zu entscheiden: Der Behandler muss weiter hellhörig sein, sich selbst und das Paar/den Patienten beobachten und „Befunde sammeln".

Besondere Erwähnung verlangen für den sexualmedizinisch/therapeutisch Tätigen **erotische Gefühle** und/oder eine **Sexualisierung der Situation** (wie sie eher bei Einzel- als bei Paar-Gesprächen eintreten kann). Kommt der Gedanke, der bessere Partner oder Liebhaber sein zu wollen, oder die Idee, der/die Patient/in könnte der richtige Partner sein, gibt es Impulse, zärtlich zu trösten, entstehen Spannung, Kribbeln, Knistern, Flirtsituationen usw.? Was könnte dadurch über die eigenen Anteile des Behandlers ausgesagt werden: Ist er auf Partnersuche? Selbst in einer unglücklicher Beziehung? Werden Signale über- oder fehlinterpretiert? Was könnte über die Situation des Patienten/ Paares zum Ausdruck kommen: Verführerisches Verhalten (z.B. ödipal/hysterische Verführungsangebote?), ambivalente und missverständliche Signale (nicht-bewusste Wirkung), „freie Valenzen" (die Intimsphäre des Paares ist nicht geschlossen, hat Lücken) usw.? Dabei ist auch an die Möglichkeit eines psychodynamischen Wiederholungszwangs, z.B. bei Missbrauchsopfern, zu denken. Grundsätzlich gilt: **Sexuelle Therapeut-Klient-Interaktion ist immer ein Kunstfehler!**

7. Die subjektive Bedeutung von Sexualität bei dem Patienten/Paar feststellen

Wie wurde Sexualität bisher gesehen, wie weit ist eventuell eine Änderung der bisherigen **pathogenen** in eine **salutogene** Sichtweise möglich? Gelingt dies durch eine Fokussierung auf die kommunikative Funktion der Sexualität? Um dies zu klären bzw. zu erreichen, kann es hilfreich sein:

1. Allgemein die Möglichkeiten verbaler und non-verbaler Kommunikation zu besprechen, oder nachzufragen,

▷ wie das Paar sich non-verbal Zuneigung, Nähe, Akzeptanz, Geborgenheit etc. mitteilt,

▷ oder umgekehrt, wie sich die Botschaft von Zärtlichkeiten, Umarmungen, Küssen etc. in Worte übersetzen lässt

▷ wie sich die Genitalien als weitere „Kommunikations-Organe" mit einbeziehen lassen,

▷ und allgemein: „Was heißt es für Sie, mit Ihrem Partner zu schlafen?"

2. Auch den Koitus als Mimik und Realisierung von Ansehen, Zuneigung, Nähe, Geborgenheit, Offenheit, tief-innerlicher Begegnung etc. sehen zu lernen. Dabei geht es um die Übersetzung der Körpersprache von der genital-sexuellen Verhaltensebene (sich ansehen, zunei-

gen, nahe sein usw.) in Bedeutungen oder umgekehrt von nicht-sexuellen Begriffen oder Werten der Beziehung (Grundbedürfnissen) in körperliche Sexualität. Am selbstverständlichsten gelingt dies, wenn man die Sprache des Patienten/Paares aufgreifen kann. Oft wird unbemerkt eine sehr plastisch-sinnenhafte Sprache verwendet, die nur bewusst gemacht werden muss: z.B. aufeinander eingehen, sich öffnen, (sich) einlassen, in den andern hineinversetzen, einfühlen, verbunden sein, erfüllt oder ausgefüllt sein, (sich) am Herzen liegen, etwas von jemandem halten, sich rundum spüren, (nicht) weit auseinander liegen u.ä.m.

3. Ganz konkret nachzufragen: worauf z.B. keine Lust besteht, wofür man/frau wirklich zu müde ist, was letztlich mit der Aussage, auf Sex verzichten zu können, gemeint ist, oder worauf nicht verzichtet werden könnte („Was ist in der Beziehung für Sie unverzichtbar – und wie könnte es körpersprachlich, auch genital, kommuniziert werden"?). Was genau „hoffentlich bald vorbei" ist, was auch länger dauern dürfte oder nie vorbei sein sollte? Dem Patienten/Paar soll klar werden, wogegen sich die Abneigung wirklich richtet bzw. welche die letzte als angenehm empfundene Zärtlichkeit ist und was sie bedeutet oder wo Liebe und Zärtlichkeit aufhören und Sex beginnt, was überhaupt Liebe und Sex miteinander zu tun haben.

4. Die sogenannten Hausaufgaben (Sensate Focus, „verschriebene Erfahrungen") bereits als bewusste körpersprachliche Kommunikation zu vermitteln.

3.2.2 „Hausaufgaben" bei sexuellen Funktionsstörungen

Das **Ziel** der „verschriebenen Erfahrungen" liegt in der **Verbesserung der Kommunikation** zwischen den Partnern. Diese kommt indirekt der Förderung der sexuellen Erregbarkeit oder Wiederherstellung der sexuellen Funktion zugute.

Allgemeine Kommunikation

▷ sich positive Gefühle mitteilen, Komplimente machen,

▷ allgemein über die eigenen Gefühle, die eigene Befindlichkeit sprechen,

▷ Gesprächszeiten einräumen, vereinbaren, ankündigen (nicht im falschen Moment „mit der Tür ins Haus fallen"),

▷ von sich erzählen (Biographien kennenlernen)

▷ Rückfragen: Habe ich Dich richtig verstanden? Fragen statt behaupten,

▷ Rückmeldung geben, z.B. über die Wirkung der Botschaft,

▷ übliche Gesprächsregeln beachten: konkrete und knappe Sätze, beim Thema bleiben, nicht ausufern; Ich-Botschaften, d.h. von sich selber sprechen (meine Gedanken, Gefühle, Wünsche, Phantasien, nicht: „man", „jeder", „alle", „es"), von der konkreten Situation sprechen, keine Verallgemeinerungen („immer", „nie"), kein Abstempeln, keine negativen Etikettierungen, nicht ins Wort fallen

▷ zuhören lernen, mitfühlen, anhören, nicht gleich in Verteidigungsposition gehen und Gegenargumente suchen.

Sexuelle Kommunikation

Die nachfolgend beschriebenen Sensate Focus-Übungen (Sensualitätstraining nach Masters & Johnson) sollen zunächst als **körpersprachliche Kommunikation** erarbeitet und begriffen werden, so dass sie von Anfang an mehr sind als ein Training aller Sinnesfunktionen, nämlich zugleich eine persönliche körpersprachliche Kommunikation und Begegnung. Bevor dies verstanden worden ist, sollte mit den Übungen nicht begonnen werden. Auch dann sollte diese Verschreibung neuer Erfahrungen nur in ständiger Rücksprache mit dem Paar erfolgen, um es nicht zu überfordern oder etwas anzuregen, was (derzeit? noch?) nicht geleistet werden kann. Hinweise in diese Richtung könnte **versteckter Widerstand** geben („keine Zeit gehabt", „nicht dazu gekommen", „ist uns zu künstlich", „man kann so etwas nicht auf Befehl machen, es müsste spontan entstehen" etc.). Beruflicher Stress, Besuch, Erkrankungen – auch der Kinder – können als Gründe genannt werden und zutreffen oder vorgeschoben sein. Erst allmählich erfolgt mit der Einübung in neue Erfahrungen die Überleitung zum Genital-Sexuellen, zur nun bewusst erlebten „Sprache der Sexualität". Dabei hat sich ein stufenweises Vorgehen bewährt:

1. Verbot der Berührung von Brust und Genitalien sowie striktes **Koitusverbot**. Die folgenden Übungen haben nicht den Zweck, beim andern etwas zu bewirken, sexuelle Erregung hervorzurufen oder auf Koitus und Orgasmus vorzubereiten. Sie dienen wie eine Entdeckungsreise dem besseren Kennenlernen des Partners/der Partnerin und zwar zum **eigenen Vergnügen!** Paradoxerweise kann der Partner/die Partnerin nur durch diesen „Egoismus" sicher sein, dass er/sie wirklich selber gemeint ist und nicht nur „ihm/ihr zuliebe" etwas ohne innere Beteiligung unternommen oder bloß die vom Therapeuten gestellte Aufgabe erfüllt wird. Dabei wird durch den kommunikativen Aspekt die Aufmerksamkeit von der sexuellen Funktion und Reaktion weg auf den Partner gelenkt und dadurch wie durch das Koitusverbot dem Leistungsdruck und der Versagensangst entgegengewirkt. So wird dazu angeregt, sich in entspannter Atmosphäre Zeit füreinander zu nehmen und einander mit allen Sinnen zu erforschen, sich z.B. durch das Führen der Hand des Partners zu zeigen, was als besonders angenehm (oder unangenehm) empfunden wird, aufeinander (wieder) neugierig zu werden und nachher über das Erlebte und Empfundene zu sprechen. Auf diese Weise wird **körperlicher und psychischer Kontakt** hergestellt bzw. eingeübt, was allerdings voraussetzt, dass sich die Partner noch „riechen" können. Diese erste Übung kann bei fehlendem Beziehungshintergrund bereits heftige Widerstände hervorrufen und an die **Grenzen** von Sexualtherapie führen, wenn keine prinzipiell liebevolle Beziehung mehr vorhanden ist. Gelegentlich muss sie mehrmals wiederholt werden, bis die intendierten Erfahrungen (z.B. dass der Weg das Ziel ist) wirklich gemacht werden. In der folgenden Therapiestunde wird dann **im Detail** von beiden Partnern über das Erlebte berichtet, werden besonders angenehm oder positiv erlebte Elemente besprochen oder es wird analysiert, wann und wobei Unlustgefühle aufgetreten sind, was für Assoziationen sie begleitet haben und so fort.

2. Einbeziehung der weiblichen **Brust** in das Erkunden und Streicheln, aber wiederum in einer lustvoll-exploratorischen und **nicht** auf sexuelle Erregung ausgerichteten Weise. Hierbei kann das erwähnte Führen der Hand des Partners besonders wichtig sein. Vor allem kann es leichter fallen, Ablehnung und Korrekturvorschläge non-verbal zu vermitteln als verbal zu äußern, wobei aber auch Zustimmung und Lob nicht vergessen werden sollten.

3. Einbeziehung der Genitalregion: Das Koitusverbot ist noch wirksam, aber nun können die Geschlechtsorgane in das **spielerische** Streicheln mit einbezogen werden. Inzwischen sollte die Unterscheidung zwischen zielgerichtetem „Mittel zum Zweck" (der sexuellen Erregung)

und „zwecklosem Spiel" im Rahmen der körpersprachlichen Kommunikation bewusst geworden sein, so dass beglückende Erfahrungen auch ohne Erektion und/oder Orgasmus gemacht werden können. Häufig sind aber bereits jetzt Libido und sexuelle Funktionen wieder zum Leben erwacht und das Koitusverbot ist einvernehmlich übertreten worden. Geschah dies „erfolgreich", so wird der Behandler versuchen, den Erfolg zu verstärken und dauerhaft werden zu lassen. Wurden wiederum die alten Schwierigkeiten erlebt, so muss auf dem Verbot bestanden und das Training nach Ausleuchten möglicher Hintergründe der Übertretung fortgesetzt werden. Dabei sollen Männer wieder Vertrauen in die Erreichbarkeit und Wiederholbarkeit von Erektionen gewinnen, ohne sich (wie vor der Therapie) auf die Sexualfunktion statt auf ihre Partnerin zu konzentrieren. Dem dient bei erektiler Impotenz auch die spezielle Form des sog. „Teasing", eines spielerischen Anregens und wieder Abklingenlassens von Erektionen durch die Partnerin. Für Frauen ist es meist hilfreich, sich die Inhalte der sexuellen Kommunikation bewusst zu machen und sich ganz auf diese bzw. den Partner einzustellen.

4. „Nicht-fordernder" Koitus: Als nächster Schritt kann die Aufnahme der geschlechtlichen Vereinigung erfolgen, aber immer noch zu dem Zweck, sich und die eigene Reaktionen besser kennenzulernen und mit dem Partner neue Erfahrungen zu machen: z.B. um die körpersprachlichen Botschaften der Vereinigung bewusst zu erleben, Ängste zu verlieren, Sicherheit zu gewinnen etc. Es geht also noch nicht um den spontanen vollen Verkehr.

5. Dieser ist das Ziel der letzten Trainingsstufe, welches von Anfang an nicht ein quasi „virtuelles Üben" für eine spätere Umsetzung, sondern immer schon **reale Paar-Kommunikation** ist. Dieses Programm darf niemals „kochbuchartig" verordnet, sondern muss individuell „maßgeschneidert" werden und kann dabei – unter Mitsprache des Paares – vielfältig variiert werden. Zudem gibt es:

6. Spezielle Behandlungsweisen für bestimmte Indikationen

6.1 Orgasmus (Ejaculatio) praecox: Zunächst geht es, wie bei allen sexuellen Funktionsstörungen um die Abklärung eventuell tieferliegender Hintergründe, jedenfalls um die Bearbeitung und Reduktion von Leistungsdruck, im besonderen von **Erwartungs- und Versagens-Ängsten.** Spezifisch kann dann unter Mitwir-

kung der Partnerin die „Stop-Start-" oder „Squeeze"-Technik zum Einsatz kommen. Der Mann soll lernen, den Moment der Unvermeidbarkeit des Orgasmus rechtzeitig zu erkennen und durch entsprechendes Verhalten hinauszuschieben. Seine Partnerin stimuliert ihn, bis er das Nahen der Unvermeidbarkeit des Samenergusses signalisiert. Dann hört sie sofort mit der Stimulation auf und lässt die Erektion abklingen. Das wird drei- bis viermal wiederholt, bevor die Ejakulation zugelassen wird. Anstelle des Stimulationsstops kann die Partnerin auch durch kräftigen Druck auf den Penisschaft (die glans penis) den Ejakulationsreflex unterbrechen. Die Intensität der Reizung kann durch die Verwendung von Gleitmitteln progredient gesteigert werden. Die Erfolgsrate der Methode ist hoch, sofern das Paar gut zusammenarbeitet. Gerade dies kann aber durch lange Frustration der Partnerin erschwert sein. Wenn sie sich weigert, die „Rolle der Therapeutin" zu übernehmen, muss man Modifikationen wählen, bei denen sie auch selbst zu sexueller Befriedigung kommen kann. Fehlt eine Partnerin oder ist sie zur Mithilfe nicht bereit, kann der Mann auch versuchen, durch Masturbationsübungen in begrenztem Maße eine bessere Kontrolle seines Orgasmus/seiner Ejakulation zu erlangen.

6.2 Beim Vaginismus geht es um die Überwindung der Angst vor der Einführung des scheinbar zu großen Penis in die vermeintlich zu enge Scheide (nicht um eine Scheidendehnung!). Die spezifische Methodik trainiert das Einführen immer größerer Gegenstände, beginnend evtl. mit einem Finger der Betroffenen, später des Partners, bis zur Überwindung des dabei vorhandenen Unlust- bis Panikgefühls. Auch hier kommt dem begleitenden Paargespräch für die Behandlung der Gesamtproblematik größte Bedeutung zu.

6.3 Bei der erektilen Dysfunktion und dem Orgasmus praecox können Masturbationsübungen eine gewisse Rolle spielen. Bei primärer Anorgasmie der Frau können sie mithelfen, dass die Betroffene sich selbst besser kennen und annehmen lernt. Dabei dient die „Masturbation" aber nicht der „Selbstbefriedigung" (wogegen oft Widerstände bestehen), sondern der Ermöglichung partnerschaftlicher sexueller Kommunikation. Anschauliche Darlegungen zu diesen verhaltenstherapeutischen Elementen in der Sexualtherapie finden sich bei Hertoft (1989).

▷ Die gemeinsamen Gespräche über die beim sog. Sensualitätstraining gemachten Erfahrungen dienen gleichzeitig als Übung zur Überwindung von Hemmungen, über sexuelle Gefühle, Wünsche, Phantasien, Störendes und Angenehmes usw. mit dem Partner zu sprechen, wobei dem Modell-Lernen am Therapeuten in der Therapiestunde große Bedeutung zukommt.

▷ Nicht zuletzt geht es um die Frage, ob durch die gemeinsame Erfahrung auch eine (grundsätzlich) gemeinsame sexuelle „Weltanschauung" erreichbar ist.

3.2.3 Bedeutung des Therapeuten

Bei direkten Fragen nach der Meinung des Therapeuten bzw. seinen persönlichen Lebensverhältnissen gilt es den Ball zurückzuspielen. Es ist wichtig, sich – außer bei Sachfragen (s.u.) – nicht in inhaltliche Auseinandersetzungen hineinziehen zu lassen. Möglichkeiten, um Fragen an den Patienten/das Paar zurückzugeben, wären z.B.:

▷ „Sie fragen **mich**, nicht Ihren Partner?"

▷ „Was nützt Ihnen meine Meinung/Lösung – für Sie ist Ihre eigene wichtig."

▷ „Was würde sich für Sie ändern, was würde es für Sie bedeuten, wenn ich zustimme oder nicht zustimme, Ja oder Nein sagen würde?"

▷ „Sie möchten mich zum Schiedsrichter machen, das bin ich nicht."

▷ „Sie hätten gerne einen Verbündeten?"

Dies gilt selbstverständlich nicht bei Sach-/ Fachfragen, welche vom Patienten/Paar nicht beantwortet werden können. Es gibt allerdings Scheinfragen, die auf versteckte Ängste oder Mythen hinweisen können (z.B. Fragen nach der durchschnittlichen Penisgröße).

Bei Fragen nach den persönlichen Verhältnissen des Behandlers (Wie alt? Verheiratet? Kinder?) muss jeweils mit Fingerspitzengefühl entschieden werden, wieviel Persönliches man einbringen will bzw. soll, ohne der narzisstischen Versuchung zu erliegen, sich in eine Guru- oder Vorbild-Rolle bringen zu lassen. Ist die gewünschte Auskunft für den Patienten wirklich wichtig oder eine distanzlose Grenzüberschreitung? Wonach wird eigentlich gefragt: nach der Vertrauenswürdigkeit, Erfahrung und Kompetenz des Behandlers? Grundsätzlich gilt: Möglichst **leere Projektionsfläche** bleiben und sich selbst heraushalten (man wirkt sowieso durch seine Persönlichkeit). Menschliche Nähe, Wärme, Akzeptanz ist trotzdem möglich – bzw. auch sonst nicht automatisch gegeben.

> **„Hebammenfunktion" des Behandlers**
> ▷ Es ist wichtiger, durch genaues Nachfragen Erkenntnisse beim Patienten/Paar zu fördern, als fertige Lösungen anzubieten.
> ▷ Die eigenen Hypothesen des Patienten/Paares sollten erfragt werden.
> ▷ Die Hausaufgaben kann man u.U. vom Patienten/Paar selbst entwerfen lassen.
> ▷ Der Therapeut kann durch eigene Zusammenfassung, eventuell karikaturhaftes Überzeichnen das Wesentliche (u.U. auch Unausgesprochenes) verdeutlichen.
> ▷ Durch Rollentausch zwischen Mann und Frau können neue Erfahrungen ermöglicht werden.

3.2.4 Besondere Situationen

Patient/in ohne Partner/in

Beklagt wird **erfolglose Partnersuche**: Es stellt sich in erster Linie die Frage nach der Beziehungsfähigkeit, Ich-Stärke, dem Selbstwertgefühl etc. Somit liegt keine sexualmedizinische Indikation im strengen Sinn vor, auch wenn sexuelle Probleme (z.B. Masturbation, erektile Dysfunktion, Orgasmus praecox) bestehen. Je nach Ausbildung des Beraters/Therapeuten muss primär an der Ich-Stärkung und Kontaktfähigkeit gearbeitet oder an einen Psychotherapeuten überwiesen werden.

Beklagt wird der **Verlust des Partners** wegen sexueller Funktionsstörungen:

▷ Zunächst ist zu klären, ob und wieweit wiederum obiger Hintergrund zutrifft.

▷ Kann ein Partner phantasiert werden, und wie? Was für bisherige Erfahrungen, Ängste, Leistungsdruck etc. können durchgearbeitet werden?

▷ Je nach Funktionsstörung kann masturbatorisches Training (nicht „Selbst-Befriedigung", sondern „Einübung für Partnerschaft") therapeutisch eingesetzt werden. Die Zweier-Situation wird aber anders sein, dadurch ist dies eine eher begrenzte Möglichkeit.

Partner kommt nicht mit

▷ Liegt es an der Art der Aufforderung?

▷ Will der Patient, will der Berater/Therapeut den Partner wirklich dabei haben (z.B. „störender Dritter", s.u.)?

▷ Glaubt der Therapeut daran, dass der Partner mitkommt, und vermittelt er diese Zuversicht?

▷ Lässt sich ein neuer Versuch starten, eventuell ein Einladungsgespräch mit dem Patienten durchspielen? Soll der Behandler u.U. mit Einverständnis des Patienten die Einladung selbst vornehmen?

▷ Der Partner verweigert sich tatsächlich: in diesem Fall ist keine sexualmedizinisch sinnvolle Hilfe möglich.

Partner soll nicht einbezogen werden

Was könnte es für Motive geben, den Partner fernzuhalten? Z.B. dissexuelles Verhalten wie Paraphilien, Straftaten oder **bloß** Peinlichkeits- und Schamgefühle, Ängste, mangelndes Vertrauen zwischen den Partnern, Fehleinschätzung der Reaktion der Partnerin? Was sind die Gründe, dass (um ein gerade aktuelles Beispiel zu wählen) ein Mann mit Potenzstörungen nur Medikamente verschrieben haben möchte, ohne dass seine Partnerin etwas davon erfährt? Welche Bedeutung hat für ihn, für seine Männlichkeit und seinen Selbstwert die Erektion, und wie steht es um die Kommunikation innerhalb des Paares? Lässt sich auch hier die Notwendigkeit des Paargesprächs als Voraussetzung der Verschreibung einsichtig machen („Viagra wirkt nur in einer erotischen Situation, bei sexueller Stimulierung – also ist Ihre Partnerin mitbeteiligt")? Es wird jedenfalls notwendig sein, Vertrauen und Offenheit in der Beziehung anzusprechen bzw. tiefer liegende Probleme zu eruieren. Dabei könnte spiegelbildlich die Arzt-Patient-Beziehung Hinweise liefern: Wie steht es z.B. hier um Vertrauen und Offenheit? Eventuell könnte die Partnerin in einem zweiten Schritt („Wie hat es zuhause geklappt?") mit einbezogen werden.

3.2.5 Grenzen sexualmedizinischer Behandlung

> Sexualmedizinische Behandlung ist keine Psychotherapie und keine Organotherapie, sondern integriert psychologische und somatische Therapieoptionen unter steter Berücksichtigung der Paardimension. Sie zielt vornehmlich auf die Erfüllung psychosozialer Grundbedürfnisse beider Partner (und nicht auf die bloße Wiederherstellung von sexuellen Funktionen).

Eine sexualmedizinische Beratung oder Behandlung ist nicht geeignet, diejenigen sexuellen Störungen zu behandeln, die Teil einer so tiefgreifenden Symptomatik sind, dass von den Betroffenen Sexualität als soziale Kommunika-

tionsform nicht positiv bewertet werden kann. Dies kommt insbesondere bei tieferliegenden psychischen Störungen, etwa **neurotischen Konfliktkonstellationen,** oder bei **fundamentalen Persönlichkeitsstörungen** (etwa im Sinne eines Borderline-Syndroms) vor. Hier können störungsimmanent im psychischen Erleben Bedingungen vorliegen, die es den Patienten zunächst nicht möglich machen, so viel Zutrauen und Hoffnung in einen anderen Menschen zu legen, dass er in der Beziehung eine Chance auf die Erfüllung der eigenen psychosozialen Grundbedürfnisse nach Nähe, Geborgenheit und Sicherheit durch die Beziehung sieht. Das Misstrauen und damit verbundene Befürchtungen sind zu groß. In gewissem Sinne gilt dies auch für **paraphile Erlebensmuster** wie den Fetischismus, weil hier ja symbolisch auch die Abdeckung psychosozialer Grundbedürfnisse über das im Fetisch verkörperte Liebesobjekt erfolgt und ein anderer realer Mensch nicht mit so viel Vertrauen wie der Fetisch ausgestattet werden kann. Auch **Geschlechtsidentitätsstörungen** können eine so fundamentale Irritation der Einschätzung anderer Menschen nach sich ziehen, dass eine vertrauensvolle Zuwendung nicht mehr möglich scheint: zunächst bedarf es ja auch der Selbstannahme, um einen anderen Menschen annehmen zu können, und es gibt Menschen mit einer Geschlechtsidentitätsstörung, die diese Problematik lösen, indem sie sich wünschen, zwei Geschlechter in einer Person zu sein (sog. Autogynäphilie). Grundsätzlich kann man sagen, dass bei diesen Störungsbildern eher einzelpsychotherapeutische Verfahren indiziert sind, aber es sollte darauf hingewiesen werden, dass der ressourcenorientierte sexualmedizinische Fokus auch bei schweren Störungen insofern **sinnvoll** ist, weil er nicht an den Defiziten der Persönlichkeit ansetzt, sondern an dem, was dem Betreffenden an Beziehungsaufnahme und sexueller Ausgestaltung geglückt ist (und sei es noch so wenig). Dies heißt nicht, die Patienten mit Aufgaben zu überfrachten, sondern ihnen an dem, was vorhanden ist, Entwicklungsmöglichkeiten aufzuzeigen, die eine Erfüllung psychosozialer Grundbedürfnisse erreichbarer werden lassen. So ist gerade dann, wenn das sexuelle Symptom beim Patienten/der Patientin den größten Leidensdruck verursacht – möglicherweise weil es die greifbarste Verkörperung der eigentlichen Problematik darstellt –, ein sexualmedizinisches Behandlungsangebot sinnvoll: insbesondere die sozial-bindende, beziehungsorientierte Dimension der Sexualität vermag ungeahnte Ressourcen freizusetzen und einen psychisch stabilisierenden Effekt auszuüben.

Insofern lässt sich **zusammenfassend** sagen, dass es zwar Patienten/Paare gibt, die mit diesem sexualmedizinischen Behandlungskonzept nicht erreicht werden können, dass aber andererseits keine Gefahr besteht, mit der Anwendung der genannten Behandlungsprinzipien gegen das oberste Prinzip des *nil nocere* zu verstoßen. Im Gegenteil wird in den allermeisten Fällen für den Patienten/das Paar ein Evidenzerlebnis ermöglicht und – mit relativ wenig Aufwand – eine wesentliche Hilfestellung gegeben.

Fallbeispiel: Sexuelle Aversion – akute Gefahr für den Fortbestand der Ehe und Familie

Das Fallbeispiel soll verdeutlichen, welche entscheidenden und weitreichenden Folgen für Partnerschaft und Lebensqualität auch eine kurzzeitige, gänzlich unspektakuläre sexualmedizinische Intervention mit begrenztem Focus haben kann, wenn es gelingt, die wirksamen (wirklichen) Hintergründe auf der Beziehungsebene aufzudecken, und wenn gleichzeitig ein genügend tragfähiger „Beziehungsrest" vorhanden ist. Das so „entbundene" salutogene Potential der neu bewerteten gemeinsamen Sexualität kann dann auch ohne (Einzel-) Psychotherapie eine psychotherapeutische Wirkung mit weitreichenden Folgen für die Lebensqualität ausüben bzw. eine heilende Psychodynamik in Gang setzen. Das trifft für viele Fälle sexueller Funktionsstörungen bei an sich „gesunden" Partnern zu.

Das seit 15 Jahren verheiratete Paar, Eltern dreier Kinder im Alter von 10 bis 13 Jahren, wurde von einer Eheberatungsstelle, an die sich die Frau gewandt hatte, an die sexualmedizinische Ambulanz der Klinik überwiesen. Das Paar scheint sich zu mögen, geht liebevoll miteinander um. Das Problem der attraktiven, zierlichen, gepflegten und introvertiert wirkenden 35jährigen Frau besteht in einer unüberwindbaren Abneigung gegen jede sexuelle Annäherung ihres Mannes. Deswegen sei der Geschlechtsverkehr immer seltener geworden und habe in den letzten Monaten überhaupt nicht mehr stattgefunden; ihr Mann dürfe sie nicht einmal mehr anfassen, es gebe auch keine nicht-sexuellen Zärtlichkeiten mehr, man gehe sich aus dem Weg, rede kaum noch miteinander, und sie wisse auch, dass es nur an ihr liege. Sie habe ihrem Mann schon nahegelegt, sich eine Freundin zu nehmen, fürchtet aber gleichzeitig, dass die Ehe zugrunde gehen werde, obwohl sie und ihr Mann sich mögen: „Lange wird es so nicht mehr gehen". Sie ist sehr verzweifelt und weint heftig. Ihr Mann – ein großgewachsener, kräftiger, geselliger 40jähriger Landwirt mit eigenem Schafzuchtbetrieb und einem Landmaschinenhandel – kommt von einem Bauernhof und hat noch drei Geschwister. Er ist tatkräftig und optimistisch, „mit Leib und Seele" Feuerwehrmann und

hat gern Leute um sich. In dieser Situation fühlt er sich hilflos und frustriert, stürzt sich in die Arbeit und zieht sich zurück. Insgesamt ist er unzufrieden, eher aggressiv und hat große Angst, seine Frau ganz zu verlieren – für ihn die Schreckensvorstellung schlechthin. Die Frau ist ein Einzelkind und war sehr viel allein, weil ihre Eltern ein Lebensmittelgeschäft und wenig Zeit für sie hatten. Der Vater war zudem Musikant und viel von zu Hause fort. Später wurde noch ein eigenes Haus gebaut, sodass sie sich selbst bzw. dem Fernseher überlassen blieb und „wenig gestreichelt" wurde. Sie hat sich immer einen Hund gewünscht, ihn aber nicht bekommen. Gern erinnert sie sich an die Zeit bei den Großeltern, aber auch dort gab es wenig Zärtlichkeit. Sexualität war ein Tabuthema. Sie hat diesbezüglich aber auch keine schlechten Erfahrungen gemacht. Ihr Selbstbewusstsein ist klein, sie ist ständig bereit, „alle Schuld auf sich zu nehmen". Ihr Mann war ihr erster Sexualpartner, und anfänglich hat auch alles normal geklappt. Im Laufe der Anamnese berichtet die Ehefrau, dass sie in letzter Zeit ein einziges Mal – „aus heiterem Himmel" – Lust auf Sex bekam und einen für sie sehr schönen Verkehr erlebte. Auf die Frage, wie denn der Himmel sonst beschaffen sei, antwortete sie ohne nachzudenken: „sehr bewölkt". Zusammengefasst klagt sie, dass sie sich von ihrem Mann, der im Schlafzimmer ein ganz anderer sei als ausserhalb, vernachlässigt fühle, dass sie das Gefühl haben möchte, „dass wir (die Kinder und sie) auch wichtig sind", dass sie tagsüber kleine Zeichen und Zärtlichkeiten vermisse.

Beiden wurde deutlich, wieviel das jeweilige Erleben in der Kindheit in die jetzige Situation hineinspielt: sie gewannen mehr Verständnis für die Gefühle und Verhaltensweisen des anderen. Nach der Bedeutung von Zärtlichkeiten gefragt, nannte sie das Verspüren seiner Nähe und Wärme, das Erleben von Geborgenheit („dass er da ist"). Im weiteren Gespräch wurde deutlich gemacht, dass dieselben Inhalte auch beim Miteinanderschlafen mitgeteilt und erfahren werden können, was beiden die kommunikative Funktion der Sexualität bewusst werden ließ. Bei den „Hausaufgaben" ging es darum, wie er versuchen könnte, auch ausserhalb des Schlafzimmers derselbe zu sein wie innerhalb, und wie sie von dem Gedanken loskommen könnte, dass nur sie allein verantwortlich sei. Nach eineinhalbstündigem Gespräch wurde ein weiterer Termin in drei Wochen vereinbart.

Hier berichteten sie freudig, dass die Spannung weg sei, wieder gesprochen werde, dass es auch während des Arbeitstages wiederum ein liebes Wort und eine Umarmung gebe, dass sie während der vergangenen Wochen häufig Verkehr und Spass miteinander gehabt hätten. „Es ist gewaltig schön, sie wieder in den Arm nehmen zu dürfen" formulierte der Mann, und sie sagte: „Wenn ich mich hingebe, dann tu ich es mit Haut und Haaren, da muss das ganze Drumherum stimmen, sonst komm ich mir ausgenutzt und ausgebeutet vor." Es sei ihnen in dieser Zeit sehr gut gegangen, aber bei ihr tauche die Angst auf, es könne wieder so werden wie früher. Es wurde eingehend über ihre ständigen Ängste („wenn die Sonne scheint, habe ich Angst vor dem Regen"), über wirtschaftliche Sorgen und über Probleme mit den Schwiegereltern gesprochen und vor allem über die Notwendigkeit, die neu belebte Intimität zu pflegen. Beide sahen sich in der

Lage, jetzt allein weiterzukommen. Weitere Hausaufgaben (etwa im Sinne des Sensate Focus) kamen nicht mehr zum Einsatz. Bei Bedarf wollten sie sich wieder melden – das ist bisher (in drei Monaten) nicht geschehen.

Eine scheinbar banale Geschichte – und doch sind alle Kriterien von DSM IV: 302.79 erfüllt: „Eine anhaltende extreme Aversion vom erworbenen und generalisierten Typ, aufgrund psychosozialer Faktoren, welche zu deutlichem Leiden und zwischenmenschlichen Problemen geführt hat und nicht besser durch eine andere organische oder psychopathologische Störung erklärbar ist". Es handelt sich also um eine eindeutig krankheitswertige Störung, welche die Medizin nicht einfach als „privates Problem" abtun und ignorieren kann. Die in diesem Fall besonders rasch erfolgreiche sexualmedizinische Intervention hat nicht nur heilend und vorbeugend – für das unmittelbar betroffene Paar und die ganze Familie – gewirkt, sondern auch kaum Kosten verursacht und vor allem Folgekosten vermieden. Insofern ist dieser Fall **typisch**, auch wenn sich der Erfolg keineswegs immer so prompt einstellt.

3.3 Psychische Befunderhebung und psychodiagnostische Verfahren

Dieses Kapitel will und kann nicht mehr intendieren, als dem „nicht-psychiatrischen" sexualmedizinischen Praktiker **Hinweise** zu geben, was bezüglich psycho(patho)logischer Befunderhebung und psychiatrischer Erkrankungen beachtet werden muss. Dies geschieht im größtmöglichen Bemühen um Praxisrelevanz: unter Beschränkung auf das wirklich Wichtige und dessen Umsetzbarkeit in der sexualmedizinisch orientierten diagnostisch-therapeutischen Situation. Ein psychiatrischer „Kurzlehrgang" ist nicht beabsichtigt und würde, so missverstanden, die berechtigte Kritik von Psychiatrie-Erfahrenen herausfordern.

Allerdings ist über Jahrzehnte mit Angehörigen verschiedener Berufsgruppen die Erfahrung gemacht worden, dass es sehr wohl in begrenzter Zeit gelingen kann, hinreichende Sensibilität für die Wahrnehmung ernsthafter psychischer

Störungen zu vermitteln. Zumindest zwei **Voraussetzungen** sollten erfüllt sein:

▷ Das Vertrautsein im professionellen Umgang mit Patienten unter Einschluss der Fähigkeit zur Herstellung einer vertrauensvollen Beziehung, Offenheit für Wahrnehmung von Erleben und Verhalten bei sich selbst wie bei Patienten und ständige Vergegenwärtigung der Integration von diagnostischen und therapeutischen Interaktionen.

▷ Durcharbeitung (und Besitz) eines psychiatrisch-psychotherapeutischen Lehrbuchs. In Abweichung von dem ansonsten bewährten Rat, sich von repräsentativen aktuellen Texten anregen zu lassen, wird hier das Lehrbuch von Dilling & Reimer (1996) empfohlen. Es ist, alles Wesentliche enthaltend, sehr knapp gefasst, nimmt sehr direkten Bezug auf das inzwischen international verbindliche Diagnoseninventar ICD-10, enthält zahlreiche anschauliche Falldarstellungen und verweist auf gängige Fragebögen als Hilfsinstrumente ebenso wie auf weiterführende Literatur.

Ausgangspunkt sind folgende Sachverhalte:

▷ Sexuelle Funktionsstörungen haben eine ausgeprägte **Eigendynamik**. Es ist nicht gerechtfertigt, sie grundsätzlich als „neurotische Störungen" in dem Sinn zu betrachten, dass sich in ihnen stets eine umfassendere Persönlichkeitsstörung ausdrückt. Ein warnendes Beispiel ist das Gastro-duodenal-Ulcus, für dessen Genese jahrzehntelang psychoanalytisch relevante Phantasien geltend gemacht wurden, bevor der überragende (bakterielle) Stellenwert von Helicobacter und dessen Eradication durch gezielte Medikation entdeckt wurde. Die Feststellung, dass Personen mit sexuellen Funktionsstörungen oft bemerkenswert frei von sonstigen psychischen Störungen sind, gilt nicht in gleichem Maß für Paraphilien und Störungen der Geschlechtsidentität (und dementsprechend finden sich diese in ICD-10 unter „Persönlichkeitsstörungen").

▷ Nur scheinbar im Widerspruch zum Sachverhalt der Eigenständigkeit sexueller Funktionsstörungen steht die Vergegenwärtigung, dass diese stets im Kontext von Struktur und Psychodynamik der Betroffenen gesehen werden müssen. Das bedeutet fallabhängig, dass früher oder später – d.h. in der diagnostischen oder (sexual-)therapeutischen Phase – die Erhebung des psychopathologischen Befundes und die Berücksichtigung psychiatrischer Aspekte wichtig werden können. Bloße Komorbidität sexueller und anderer psychischer Probleme muss nicht unbedingt Konsequenzen für die angestrebte Behandlung des sexuellen Problems haben. Hingegen resultiert aus der Feststellung einer Überschneidung der Problemkreise die Notwendigkeit einer Klärung der Verursachungsrichtung.

▶ Alle Hinweise und Überlegungen dieses Kapitels gelten nicht nur für den „Symptomträger", sondern auch für den/die Partner/in – ein Erfordernis, das häufig nicht ernst genug genommen wird. Kaplan (1995a) widmet diesem Thema ein Kapitel für sich. Die Konstellationen mit möglicher psychischer Gestörtheit des Partners oder der Partnerin – bis hin zur eigentlichen Verursachung des sexuellen Problems bei den Betroffenen – sind äußerst vielfältig. Die folgenden Ausführungen zu Befunderhebung und psychiatrischen Aspekten sind also auf **beide Partner** zu beziehen. Ist der Einbezug des Partners in die diagnostische und/oder therapeutische Phase und damit eigene Eindrucksbildung nicht möglich, müssen sehr kritisch anhand Anamnese und Befund beim „Symptomträger" die Wahrscheinlichkeiten für tatsächliche Partnerpsychopathologie, „Schuldzuschreibungen", pathologische Partnerwahl(en) u.ä. geprüft werden. Der Vollständigkeit halber sei angemerkt, dass Beziehungsstörungen im eigentlichen, engeren Sinn („Pathologie der Beziehung") in diesem Kapitel nicht zur Diskussion stehen.

3.3.1 Befunderhebung

Zu beginnen ist mit einem Caveat, das eigentlich überflüssig sein sollte, dessen Nichtberücksichtigung jedoch weitverbreitet ist. Befund ist, was der Untersucher/Behandler aufgrund eigener Beobachtungen des Verhaltens und Wahrnehmungen des Erlebens feststellt und schriftlich festhält – letzteres zugleich unter Verwendung fachgerechter Terminologie wie anschaulich-prägnanter Formulierungen (durchaus auch unter Verwendung wörtlicher Patientenzitate), aber unter Vermeidung einer Aufzählung nicht vorfindbarer Symptome. Problemschilderung des Patienten, anamnestische Angaben oder diagnostische Vorwegnahmen gehören nicht in den dokumentierten psychischen Befund.

Es gibt Gemeinsamkeiten und Unterschiede bezüglich der psychologischen Befunderhebung im psychiatrischen und sexualmedizinischen

Bereich, wobei das soeben ausgesprochene Caveat bereits für beide Bereiche Gültigkeit besitzt. Gespräche zur Klärung des Problems, für das Hilfe gesucht wird, und zur Erhebung der Anamnese sind stets die wichtigsten Informationsquellen für den psychischen Befund. Auch die Fremdanamnese hat – wenn auch mit unterschiedlicher Zielrichtung – Bedeutung in beiden Bereichen. Da die Dimensionen des psychischen Befundes bzw. psychiatrischer Symptomatik einschließlich ihrer systematischen Erkundung in jedem psychiatrischen Lehrbuch dargestellt werden, können wir uns hier auf die wichtigsten Stichworte beschränken.

Von großer psychiatrischer wie sexualmedizinischer Bedeutung ist zunächst das **äußere Erscheinungsbild** (Kleidung, Körperpflege, Gestik und Mimik, Sprachverständnis und Verbalisierungsfähigkeit) sowie **Kontakt** und Wechselbeziehung zwischen Patient und Untersucher. Bewusstsein und **Vigilanz** sind Voraussetzungen für Aufmerksamkeit, Konzentration, Merkfähigkeit und Gedächtnis. **Wahrnehmungsstörungen** beinhalten (als Extremform) Halluzinationen – bei hirnorganischen Störungen häufiger im visuellen, bei Schizophrenien häufiger im verbal-akustischen Bereich – können aber sexualmedizinisch von subtiler Bedeutung hinsichtlich des eigenen Körpererlebens sein. Gröbere Störungen der Kohärenz des Denkens (sog. formale **Denkstörungen**) sind aus dem Sprachverhalten leicht festzustellen und so gut wie immer ein Hinweis auf schwerere (organische, schizophrene, manische) psychiatrische Störungen. Unter inhaltlichen Denkstörungen werden im wesentlichen Zwangs- und Wahnvorstellungen verstanden. **Zwanghaftigkeit**, Zwangsvorstellungen und Zwangshandlungen – vom Betroffenen meist als irrational, aber nicht unterdrückbar empfunden – sind in der sexualmedizinischen Situation bei Patient oder Partner nicht selten und oft ein Problem in der Behandlung. Die Anmutung des Untersuchers vom Vorliegen von **Wahn** mit seinem Charakteristikum fehlender Krankheitseinsicht ist ein Alarmsignal schlechthin. Die an sich separaten Dimensionen **Affektivität** und **Antrieb** manifestieren sich syndromatisch – und damit für den psychischen Befund – meist parallel: zu denken ist hier z.B. an die Konstellation von Depression auf seiten des einen, von (etwa manisch) gesteigertem Antrieb auf seiten des anderen Partners. Die zahlreichen Facetten des **Ich-Erlebens** erschließen sich meist erst im Verlauf einer

Psycho-/Sexual-Therapie, wenn es notwendig wird (und gelingt), zu etwaigen störungsrelevanten Persönlichkeitsstörungen vorzudringen. Brisant, weil schizophrenieverdächtig, sind hingegen Ich-Störungen in Form von Erleben des Entzugs, der Ausbreitung oder der Eingebung von Gedanken sowie körperlicher Beeinflussung. Wohl kaum besonderer Betonung bedarf die Tatsache, dass **Intelligenzminderungen**, seien sie angeboren oder erworben-hirnorganisch, von einschränkender Bedeutung für jede Form von Psychotherapie sind.

Die Unterschiede psychologischer Befunderhebung im psychiatrischen vs. sexualmedizinischen Bereich liegen auf der Hand. Die Sexualmedizin hat es ganz überwiegend mit **motivierten Patienten** zu tun, die Psychiatrie sehr häufig (außerdem) mit abwehrenden und/oder schwerkranken Patienten. Es darf aber nicht übersehen werden, dass abwehrendes Verhalten auch in der sexualmedizinischen Situation vorkommt – bekannt sind sogar einige (sexualmedizinische!) Notfallkonsultationen mit schwersten Angstzuständen teils phobischer, teils panischer Prägung. Ein weiterer Unterschied ist störungsbezogen, was für die psychiatrische Untersuchungssituation und -abfolge mit ihren oft notwendigen raschen diagnostischen und therapeutischen Konsequenzen wohl nicht der Explikation bedarf.

Die sexualmedizinische Untersuchung beginnt mit der Schilderung des sexuellen Hauptproblems und der Problementwicklung durch Patient und/oder Paar. Sie hat ihren Schwerpunkt in der **genauen Erhebung** des sexuellen Status. Danach erst folgen Sexualanamnese, Familienanamnese, Medikamentenanamnese, Beziehungsanamnese und (falls erforderlich) gezielte psychiatrische Anamneseerhebung. Letztere ist nicht gleichbedeutend mit psycho-(patho)logischer Befunderhebung, denn zu ihr besteht in der Sequenz der Untersuchungsschritte reichlich Gelegenheit. Sollten sich psychopathologische Auffälligkeiten schon im Vorfeld zeigen, so muss die psychiatrische Anamnese vorgezogen werden – man denke nur an den enormen Aussagewert vorausgegangener behandlungsbedürftiger depressiver Episoden bei aktuell nur milder depressiver Verstimmung, früherem psychotischen Erlebens bei derzeitiger bloßer affektarmer Anhedonie, Entzugsbehandlungen wegen Alkohol- oder Drogenabhängigkeit oder lebenslanger „multiform-neurotischer" Manifestationen.

3.3.2 Zusätzliche Informationsquellen

Als solche werden gesehen 1. **Fragebögen** bzw. Rating-Skalen (überwiegend zur Selbstbeurteilung durch den Patienten) und 2. die aktuellen psychiatrischen **Diagnoseinventare**: die (international gültige) ICD-10 (1996) und das (amerikanische) DSM-IV (1996).

▶ Wagener & Winkelhausen (1999) geben eine Auswahl psychologischer Tests „für den Psychiater", die auch für den Sexualmediziner interessant sind. Die Verfasser vermitteln eine äußerst kritische Wertung der einzelnen Selbstbeurteilungsverfahren. Auch ausdrückliche Mahnungen bezüglich ihres eingeschränkten Stellenwerts fehlen nicht: „Niemals sollte ein Test alleinige Grundlage der Diagnostik oder Beurteilung eines Patienten sein oder gar als Ersatz zum persönlichen Gespräch missbraucht werden." Von Interesse ist der zweite Teil der Veröffentlichung, der „störungsspezifische klinische Tests" vorstellt – zunächst allgemeine Tests, die ein Screening relevanter psychopathologischer Dimensionen ermöglichen, dann spezifische Tests, die sich auf Alkoholismus, Angst, Depressivität, Essstörungen, Zwang und Stress (bzw. Stressverarbeitung) beziehen und damit eine auch sexualmedizinisch relevante Zielorientierung haben. Einzelne psychodiagnostische Verfahren werden bezüglich ihrer konkreten Einsatzmöglichkeiten in der sexualmedizinischen Praxis im Kapitel 3.3.4 detaillierter beschrieben.

▶ Die Relevanz von ICD-10 und DSM-IV geht in mehrere Richtungen. Von eher **formaler Bedeutung** ist die im Psychotherapie-Antragsverfahren früher oder später notwendige Nennung der zutreffenden ICD-10-Diagnosen. **Inhaltlich** ist von Belang, dass der „nicht-psychiatrische" sexualmedizinische Praktiker einen Überblick über die aktuelle Klassifizierung psychischer Störungen (bei weitgehender Korrespondenz von ICD-10 und DSM-IV) gewinnt. Auch wenn man die von einer Minderheit von Autoren (vornehmlich psychoanalytischer Provenienz) vorgebrachte Kritik an diesen operationalisierten Klassifikationen in Rechnung stellt, überwiegt doch deren Nutzen hinsichtlich der notwendigen Operationalisierung. Diese bedeutet, dass jede Störung durch Kriterien – befundbegründete Symptome und z.T. Zeitdauer ihres Bestehens – spezifiziert wird. Mit aller Vorsicht gehandhabt, gibt dies dem zwar psychologisch-medizinisch Erfahrenen, aber nicht fachpsychiatrisch Versierten die Möglichkeit, einerseits das Instrument seiner Befunderhebung zu schärfen und sich andererseits Rückmeldung aus dem Versuch einer vorläufigen diagnostischen Zuordnung zu verschaffen.

3.3.3   Psychopathologisch-psychiatrische Aspekte

Das traditionelle triadische System der Psychiatrie vollzog eine (grobe) Einteilung in I. körperlich begründbare (organische), II. körperlich (noch) nicht begründbare, sog. endogene (schizophrene und manisch/depressive) Psychosen und III. Variationen normalen seelisch-geistigen Wesens (abnorme Erlebnisreaktionen, Neurosen, Psychosomatosen, Persönlichkeitsstörungen, intellektuelle Minderbegabung). Diese – eine Unterscheidung „großer" und „kleiner" Psychiatrie nahelegende – Aufteilung scheint heute unfunktional, nicht zuletzt durch die Vermischung von ätiologischen und deskriptiven Konzepten.

Nachfolgend wird eine Dreiteilung vorgeschlagen, die einerseits an ICD-10 und DSM-IV orientiert ist und andererseits eine für das vorliegende Lehrbuch nützlicher erscheinende Gruppierung nach folgenden pragmatischen Gesichtspunkten vornimmt:
1. nach (salopp formuliert) **„Brisanz"** für die sexualtherapeutische Situation,
2. nach **„nachbarschaftlicher Nähe"** zu sexuellen Funktionsstörungen,
3. nach **„Persönlichkeitsstörungen"**, die (s.o.) „Nähe" zu Paraphilien und Geschlechtsidentitätsstörungen haben, aber mit sexuellen Funktionsstörungen schwer in Beziehung zu setzen sind. Angeborene Intelligenzminderungen bleiben außer Betracht, da Kompetenz zur Beurteilung der Therapiefähigkeit vorausgesetzt werden kann.

1. Psychische Störungen als sexualmedizinisches Problem
Da akute (produktiv psychotische) organische Störungen (mit Verwirrtheit, Desorientiertheit etc.) ganz außer Betracht bleiben können, geht es um schleichend verlaufende Prozesse mit kognitiven und emotionalen Einbußen. Sie finden sich häufiger im Alter, beinhalten einerseits das Risiko sexueller Funktionsdefizite wie auch sexueller Entgleisungen und erfordern andererseits (so Behandlung gesucht wird) eine Abschätzung der Therapiefähigkeit, die keinesfalls grundsätzlich ausgeschlossen werden sollte. Organische Störungen im jüngeren Lebensalter, die durch eine Vielzahl von Krankheiten verursacht sein können, erfordern, da häufig medizinisch therapierbar, allerhöchste Wachsamkeit. Auch die Partner psychoorganisch Erkrankter können beratend-therapeutische Aufmerksamkeit erfordern.

Bei Schizophrenien (Männer erkranken früher als Frauen) stehen meist Beziehungsprobleme im Vordergrund, und Männer haben das größere Risiko, keine Partnerin zu finden. Es ist nicht ungewöhnlich, dass bei dieser schweren Störung die sexuelle Funktionsfähigkeit weitgehend erhalten bleiben kann – aber insgesamt ist sexuelle Funktionsgestörtheit, sofern nach ihr gefragt wird, bei psychotischen Patienten wesentlich häufiger anzutreffen als in der Normalbevölkerung, wobei vornehmlich (und multifaktoriell verursacht) das sexuelle Verlangen beeinträchtigt ist und ursächlich die psychotische Erkrankung bedeutsamer ist als die neuroleptische Medikation. Nicht selten entwickeln Partner von schizophrenen Patienten, zumal wenn ein Residuum (mit sog. Negativsymptomen) entstanden ist, sexuelle Funktionsstörungen, die meist schwer zu behandeln sind. In Einzelfällen gibt es bei schizophrenen wie organischen Störungen Chancen für eine Sexualtherapie, sofern der Behandler zu einer „Umgehung" der Grundkrankheit in der Lage ist.

Bei manifester Abhängigkeit von Alkohol oder anderen Drogen ist von einer **Kontraindikation** für eine sexualtherapeutische Behandlung auszugehen, obwohl oft erhebliche sexuelle Störungen vorhanden sind. Die hauptsächlichen Gründe für diese restriktive Haltung liegen in der süchtig eingeengten Stofforientiertheit, der Unzuverlässigkeit in der therapeutischen Kooperation und der familiären und sozialen Destruktivität. Absoluten Vorrang hat die Behandlung der Grundkrankheit. Erst danach mag sich die Chance ergeben, die Verursachungsrichtung zwischen (z.B.) depressiven und/oder Angststörungen und Abhängigkeit zu klären, wobei zu bedenken ist, dass auch nach Erreichen von Abstinenz das sexuelle Symptom noch längere Zeit bestehen kann. Plausibel ist außerdem, dass die hohe Scheidungsrate bei Abhängigkeit nicht nur sexuelle Gründe hat.

Auch bei Depressionen besteht „Brisanz" – vor allem dann, wenn sie als reaktiv (z.B. bei Appetenzverlust) auf die sexuelle Störung fehlinterpretiert werden, ihre Schwere (und damit das Suizidrisiko) unterschätzt wird und eine fachpsychiatrische (zumindest Ko-)Therapie mit antidepressiver Medikation unterbleibt. Unterschiedliche Quellen hat das Risiko der Entwicklung sexueller Probleme beim Partner.

2. Psychische und sexuelle Funktionsstörungen

Bei diesen Störungen, zu denen man auch milde Formen von Depressivität rechnen kann, darf wohl eine gewisse Vertrautheit des Sexualmediziners mit ihnen vorausgesetzt werden. Überragende Bedeutung haben **Angststörungen**, vor allem wenn sie sich als Sexualaversionen, Sexualphobien und Panikattacken manifestieren. Der Umgang mit diesen Störungen ist fester Bestandteil sexualtherapeutischer Strategien, die nicht selten, zumindest initial, eine Begleitmedikation erfordern, und zwar vorzugsweise mit selektiv Serotonin-Wiederaufnahme hemmenden Antidepressiva (SSRI), notwendigenfalls und kurzfristig auch mit (dem Benzodiazepin) Alprazolam oder mit Buspiron. Ein Problem bei den (vornehmlich Frauen betreffenden) Sexualaversionen liegt darin, dass der Partner (oft zu Unrecht) diese als gegen sich persönlich gerichtet empfindet. Von Zwangsstörungen war schon die Rede. Hier muss sich zeigen, welche Bedeutung sie – **bei beiden Partnern** – hinsichtlich Ätiologie und Behandlungsverlauf haben und ob eine gezielte (ebenfalls ggf. SSRI-unterstützte) Verhaltenstherapie indiziert ist. Bei den oft lebenslang bestehenden **Somatisierungsstörungen** sind sexualtherapeutische Interventionsversuche äußerst zweifelhaft. Bei hysterischen und Konversions-Störungen, die die Partner in die Verzweiflung treiben können, ist ein hohes Maß an reflektierter Persönlichkeitsstabilität des Behandlers erforderlich, um nicht in „Interaktionsspiele" verwickelt zu werden.

3. Persönlichkeitsstörungen

Hier können Paraphilien und Geschlechtsidentitätsstörungen außer Betracht bleiben, da sie in anderen Kapiteln des Buches thematisiert werden. Angesichts der großen Schwierigkeiten (auch für den Fachpsychiater), Persönlichkeitsstörungen mit ihrem lebenslangen Bestehen und kritischen lebensphasischen und situativen Zuspitzungen überhaupt zu diagnostizieren, und der Unmöglichkeit, sie im vorliegenden Rahmen detailliert zu besprechen, beschränken wir uns auf die Aufzählung der besonders „sexualriskanten" Persönlichkeitsstörungen. **Schizoide,**

narzisstische und **emotional instabile Störungen** (vom impulsiven wie Borderline-Typ) bereiten der Behandlung oft unüberwindliche Schwierigkeiten und induzieren (außer Beziehungsstörungen) beim Partner oft erhebliche sexuelle Probleme. **Dissozial Gestörte** entwickeln selten sexuelle Funktionsstörungen, können als weitestgehend therapieunfähig gelten und verhalten sich meist beziehungs- und sozialdestruktiv. **Histrionische** Persönlichkeitsstörungen entfalten Destruktivität oft durch Egozentrik, Dramatisierung der eigenen Person, übertriebene Gefühlshaftigkeit bei oberflächlicher Affektivität, Aufregungssuche und manipulative Tendenzen. Zur anankastischen **(zwanghaften)** Persönlichkeitsstörung ist zusätzlich auf die Vernachlässigung von Vergnügen und zwischenmenschlichen Beziehungen und auf die Unfähigkeit zum Ausdruck warmer Gefühle als Risikofaktoren hinzuweisen. Die noch relativ besten Chancen für psychotherapeutische sexualbezogene Modifikation bestehen bei **ängstlich-vermeidenden** und **abhängig-asthenischen** Persönlichkeitsstörungen.

Somatische Befunde und ihre Erhebung (wie auch Nebenwirkungen körpermedizinischer Medikation) sind zwar nicht Gegenstand dieses Kapitels, doch ist darauf hinzuweisen, dass die – dem Sexualmediziner oft nicht bekannt gemachte – Medikation, die für die unterschiedlichen psychischen Störungen verordnet worden ist und z.T. erhebliche Auswirkungen auf die sexuelle Funktionsfähigkeit haben kann, genauestens erfragt werden muss, damit – in Absprache mit dem Verordner – entweder ein Absetzversuch oder eine Umsetzung auf ein anderes Medikament vorgenommen werden kann. Ergänzend sei darauf hingewiesen, dass sich in den drei komprimiert-praxisbezogenen Bändchen von Kockott (1988a) Kapitel über sexuelle Störungen bei psychiatrischen Patienten finden. Nicht ganz leicht fallen abschließende Hinweise, auf welche Patienten mit psychischen Störungen man sich bei der Behandlung sexueller Probleme einlassen sollte und auf welche nicht.

An verschiedenen Stellen des vorliegenden Textes sind Warnsignale aufgezeigt worden. Als **Faustregel** kann gelten, dass mit Patienten dann sexualbezogen gearbeitet werden kann, wenn eine offene Klärung des sexuellen Problems, des sexuellen Status und der Sexualanamnese möglich ist und wenn sie in der Behandlung motiviert, aktiv und kooperativ sind. Nach allgemeiner sexualtherapeutischer Erfahrung können sich im Lauf der Behandlung Krisen aus patienten- oder partnereigenen psychischen Problemen ergeben, bei denen sich zeigen muss, ob ihre vorsichtige Ausklammerung oder Umgehung möglich und sinnvoll ist. Bei Überweisungen von Psychiatern, die für die Zukunft wünschenswert wären, sollte die sexualmedizinische Indikation trotz vorliegender psychischer Störungen reflektiert worden sein – es kann sich aber auch zeigen, dass das Sexualproblem eng mit diesen verwoben ist. Letzteres kann auch auf Überweisungen von Psychotherapeuten zutreffen, die andererseits eine weise Entscheidung sein können, wenn z.B. eine tiefenpsychologisch fundierte Therapie speziell das sexuelle (Teil-)Problem nicht zu lösen vermag.

3.3.7   Psychodiagnostische Verfahren

Die in der sexualmedizinischen Praxis verwendbaren psychodiagnostischen Verfahren und Fragebögen lassen sich in vier Gruppen unterteilen:

1. Standardisierte multidimensionale Persönlichkeitsfragebögen wie der MMPI (Minnesota-Multiphasic-Personality-Inventory)[1] oder der CPI, der 16PF, der NEO-FFI und im deutschen Sprachraum das FPI (Freiburger Persönlichkeitsinventar).

2. Standardisierte Fragebögen, die spezielle Bereiche der Persönlichkeit, bestimmte Symptombilder oder andere Einzelthemen adressieren. Beispiele: Narzissmusinventar, Inventar zur Erfassung interpersonaler Probleme (IIP), Fragebogen zur Partnerschaftsdiagnostik (FPD), Fragebogen zum Körperbild (FKB-20), State-Trait-Angstinventar (STAI), Beck Depressionsinventar (BDI) oder die Symptom-Checkliste von Derogatis (SCL-90-R).

3. Fragebögen, die spezieller auf den Bereich Sexualität zugeschnitten sind, wie der DSFI (Derogatis Sexual Functioning Inventory; s. Derogatis et al. 1979), die Sexual Experience Scales (SES), der Fragebogen zur sexuellen Zufriedenheit (FSZ; Christmann & Hoyndorf 1988) und das Sexual Interaction Inventory (SII; dt.: Fragebogen zur sexuellen Interaktion, Crombach-Seeber & Crombach 1977).

4. Untersuchungsinstrumente, die gezielt für sexuelle Funktionsstörungen entwickelt wurden, wie der Impotenzfragebogen (IFB; Langer & Hartmann 1992), der Fragebogen zum vorzeitigen Orgasmus (PEQUEST; Hartmann 1996b), der Kurzfragebogen für sexuelle Probleme (KFSP-M für Männer, KFSP-F für Frauen; Hartmann & Heiser, o.J.) oder der Internationale Index zur Erfassung der erektilen Funktion (IIEF; Rosen et al. 1996).

Die folgenden **Kommentare** zu den psychodiagnostischen Verfahren beziehen sich ausdrücklich auf deren Einsatzmöglichkeiten in der sexualmedizinischen Praxis. Unter Forschungsfragestellungen lassen sich viele Testverfahren sinnvoll einsetzen, was allerdings bei den meisten Instrumenten mit erheblichem Aufwand verbunden ist (sowohl für den Patienten bzw. Probanden als auch für den Untersucher). Für beide Varianten, Forschung wie Praxis, gilt, dass die Anwendung psychodiagnostischer Verfahren eine fundierte Kenntnis von Testtheorie und Testkonstruktion sowie von Statistik und Methodik verlangt, die in der Regel ein Studium der Psychologie voraussetzt. Keinesfalls ausreichend ist es, Testbefunde allein „nach Kochrezept", d.h. nach Durchblättern des Testmanuals zu bewerten und zu interpretieren. Wer die Ergebnisse standardisierter psychodiagnostischer Verfahren fachgerecht verwenden will, muss über die besonderen Konstruktionsmerkmale der Tests, die Auswahl der Items, die Zusammensetzung der Eichstichprobe, die Gütekriterien des Tests und die Tauglichkeit der Testnormen im Bilde sein und über entsprechende Erfahrung und Kenntnisse verfügen. Dies trifft umso mehr zu, je umfassender und komplexer die Konstrukte sind, die ein Test messen will (Beispiele: Intelligenz, die grundlegenden Faktoren der Persönlichkeit), während dies bei eindimensionalen Skalen (Depression, Angst) etwas weniger kritisch ist. Unproblematischer sind Fragebögen, die nicht normiert sind (aber auch keine Testgütekriterien erfüllen) und dem Kliniker nur bestimmte Informationen liefern sollen.

Von den Verfahren der **Gruppe 1** sind unter Praxisgesichtspunkten der MMPI und die anderen standardisierten multidimensionalen Persönlichkeitsfragebögen bei Paraphilien oder Störungen der Geschlechtsidentität am ehesten einsetzbar, wenn es darum geht, einen Überblick über wichtige Persönlichkeitsfaktoren bzw. Störungsbereiche zu erhalten und den ein-

---

[1] Die Auswahl konzentriert sich auf deutschsprachige Instrumente. Alle Verfahren, bei denen kein Autor und Erscheinungsjahr genannt ist, sind über die Testzentrale Göttingen, Robert-Bosch-Breite 25, 37079 Göttingen, erhältlich.

zelnen Patienten über die Normwerte mit einer bestimmten Referenzgruppe gleichen Alters und Geschlechts vergleichen zu können. Bei sexuellen Funktionsstörungen und speziell bei Erektionsstörungen wurden derartige Instrumente vorwiegend bezüglich ihrer Möglichkeiten zur Differentialdiagnose psychogen–organogen untersucht, wobei das Design dieser Studien meist sehr ähnlich war: die Patienten wurden zunächst – meist auf der Basis von Messungen der nächtlichen penilen Tumeszenz (NPT) – in die Gruppen „somatogen" und „psychogen" aufgeteilt, und dann wurde die Zuordnungsgenauigkeit des Fragebogens überprüft. Nachdem in einer Untersuchung Mitte der 70er Jahre mittels einer bestimmten Entscheidungsregel eine 70-80%ige Trefferquote für eine psychogene Verursachung erzielt werden konnte (Beutler et al. 1975), erschienen die differentialdiagnostischen Möglichkeiten des MMPI recht vielversprechend. Diese Zuordnungsregel von Beutler et al. hat eine Reihe von ähnlichen Untersuchungen nach sich gezogen, die alle zu demselben Ergebnis gelangten: Das Ergebnis von Beutler et al. ließ sich nicht replizieren, und der MMPI stellte sich im Hinblick auf die Differentialdiagnose „psychogen vs. organogen verursachte Impotenz" als untaugliches Instrument heraus (s. Marshall et al. 1980; Staples et al. 1980; Levenson et al. 1986; Jefferson et al. 1989).

Auch die vereinzelt untersuchten anderen standardisierten Fragebögen führten bei kritischer Durchsicht nicht zu besseren Ergebnissen: der von Martin et al. (1983) verwendete CPI (California Personality Inventory, ein aus dem MMPI abgeleitetes Verfahren) konnte zwischen den beiden Gruppen nicht trennen, und bei den von Segraves und Segraves (1986) überprüften EPQ (Eysenck Personality Questionnaire) und ISA (Inventory of Sexual Attitudes) war die einzige Variable, die auf einem allerdings sehr niedrigen Signifikanzniveau die beiden Gruppen trennte, die Extraversion, auf der die psychogene Gruppe stärker zur Introvertiertheit tendierte. Auch der MBHI (Milton Behavioral Health Inventory), mit dem Camic (1983) eine 81%ige Zuordnungsquote erzielte, erreichte in einer Replikationsuntersuchung von Lantinga et al. (1988) in verschiedenen Diskriminanzanalysen nur noch Quoten von 60-75 %.

Für die Praxis interessanter sind die Verfahren der **Gruppe 2**, die bestimmte Einzelbereiche der Psychodiagnostik erfassen. Sie können entweder für bestimmte Patientengruppen routinemäßig verwendet werden oder ad hoc, wenn sich im Untersuchungsgang herausstellt, dass ein bestimmter Bereich im Einzelfall besondere Bedeutung hat. Der Untersucher kann so seine Hypothese oder die Angaben des Patienten verifizieren und dessen Resultate mit den Normwerten vergleichen. Auf diese Weise lässt sich etwa feststellen, ob eine depressive Symptomatik leicht, mittelgradig oder schwer ausgeprägt ist (mit dem BDI), wie stark die generelle oder akute Angstneigung ist (mit dem STAI) oder auf welche Bereiche sich die psychische Symptombelastung in der letzten Zeit konzentriert hat (mit der SCL-90-R). Die Auswahl der psychodiagnostischen Instrumente wird wieder je nach Störungsgruppe unterschiedlich sein; bei den Paraphilien oder Geschlechtsidentitätsstörungen können erfahrungsgemäß das Narzissmusinventar (zu den wesentlichen Selbstregulationsmechanismen) sowie die SCL-90-R (zu den wichtigsten psychiatrischen Symptomen) wichtige ergänzende Befunde zur Anamnese und klinischen Untersuchung liefern. Der FKB-20 eignet sich bei Geschlechtsidentitätsstörungen, aber auch bei vielen Funktionsstörungen gut, um Probleme im Umgang mit dem eigenen Körper bzw. im Körpererleben zu erfassen. Für die sexualmedizinische Praxis mit ihrer Ausrichtung auf die Paarbeziehung bietet sich der Partnerschaftsfragebogen (PFB) aus dem Fragebogen zur Partnerschaftsdiagnostik (FPD) an, um relevante Aspekte der Paarbeziehung zu objektivieren.

Von den Untersuchungsinstrumenten der **Gruppe 3,** die international eine relativ weite Anwendung gefunden haben (insbesondere das von Derogatis et al. 1979 entwickelte DSFI) liegen in der Regel keine deutschen Übersetzungen vor (oder die vorliegenden sind nicht normiert und so nur von begrenztem Nutzen). Andere sind wie das Sexual Interaction Inventory (SII) umständlich und werden kaum noch verwendet. Für den Praktiker interessanter sind Instrumente wie der Fragebogen zur sexuellen Zufriedenheit (FSZ) oder der Sexualfragebogen für Frauen (Langer & Langer 1988), die nicht normiert sind, aber wichtige Zusatzinformationen liefern können.

In Anbetracht ihres Stellenwerts in der sexualmedizinischen Praxis sind die Untersuchungsverfahren der **Gruppe 4**, die speziell auf sexuelle Funktionsprobleme zugeschnitten sind, wohl am interessantesten. Die Fragebögen sind überwiegend selbst entwickelt, nicht normiert und häufig auch nicht publiziert. Man darf deshalb davon ausgehen, dass in vielen sexualtherapeutischen Zentren entsprechende Instrumente existieren, die nur dort verwendet werden. Die Spezialfragebögen können sinnvoll sein, um dem Behandler schon vor dem Erstgespräch Vorabinformationen zu geben, die eine Orientierung und Fokussierung des Gesprächs erlauben, sie können aber auch die Sexualanamnese ergänzen oder die im Gespräch gemachten Angaben modifizieren. Zu beiden Zwecken sind umfänglichere Fragebögen wie der *„Impotenzfragebogen"* (aktuelle Version: IFB 4.0) oder der PEQUEST, der detailliert das Problem des vorzeitigen Orgasmus erfasst, gut geeignet. Der Kliniker, der an einer kompakteren Information interessiert ist, kann zu den *Kurzfragebögen für sexuelle Probleme* (KFSP) greifen, die in Versionen für Frauen und Männer vorliegen und in verschiedenen Items wesentliche Angaben zu allen gängigen sexuellen Funktionsproblemen liefern. Für Erektionsstörungen hat der *Internationale Index zur Erfassung der erektilen Funktion* (IIEF, Rosen et al. 1996) weite Verbreitung gefunden. Dieses Instrument ist für klinische Pharmastudien entwickelt worden, um zuverlässige und vor allem international vergleichbare Indices für das Ausmaß einer erektilen Dysfunktion und die Effektivität eines Medikaments zu erhalten. Das Instrument liegt in einer „Langfassung" (16 Items) und in einer aus nur 5 Items bestehenden Kurzfassung[2] vor und ist in verschiedene Sprachen übersetzt worden. Der IIEF bietet einen Cut-Off-Wert an, d.h. wenn das Ergebnis eines Patienten über einem bestimmten Wert liegt, kann von einer signifikanten Erektionsstörung ausgegangen werden. Der Vorteil des IIEF ist seine Kompaktheit, die schnell einen Orientierungswert liefern kann, und seine Einsatzmöglichkeit in der Verlaufskontrolle. Nachteile sind die geringe Informationsdichte und die ausschließliche Orientierung am Koitus als dem „Endzweck" und maßgeblichen Kriterium der Sexualität.

Insgesamt gesehen ist der Nutzen psychometrischer Verfahren in der Evaluation sexueller Störungen, zumindest unter Praxisgesichtspunkten, als eher begrenzt einzustufen. Neben den speziellen Kenntnissen, die ihre Interpretation überwiegend erfordert, ist der oft hohe zeitliche Aufwand zu nennen, der für den Patienten und den Untersucher mit ihrer Anwendung verbunden ist. Zudem weisen viele Verfahren methodische Mängel auf, haben keine oder keine ausreichenden Normen oder andere Einschränkungen. Die speziellen Instrumente (Gruppe 2 und Gruppe 4) können für die klinische Diagnostik andererseits durchaus nützlich sein und dem Untersucher zur Vorabinformation hinsichtlich zu fokussierender Problembereiche für das Erstgespräch, zur therapiebezogenen Informationsgewinnung sowie zur Erfolgskontrolle dienen. Doch letztlich sind derartige Untersuchungsinstrumente in ihrem Kern dann nichts anderes als das strukturierte Extrakt einer gründlichen Anamnese, so dass letztlich die **subtile und kenntnisreiche Sexualanamnese** und entwicklungszentrierte Ergründung des Symptomverlaufs von entscheidender Bedeutung ist.

---

[2] Die Kurzfassung des IIEF ist über den Außendienst der deutschen Niederlassung Firma Pfizer erhältlich.

4
Nosologie und Epidemiologie sexueller Funktionsstörungen

Für die sexualmedizinische Praxis stellen die sexuellen Funktionsstörungen die mit Abstand **bedeutsamste Gruppe** der sexuellen Störungen dar. Die hohe Prävalenz dieser Sexualprobleme bei Männern und Frauen, die Verfügbarkeit einer Palette unterschiedlicher diagnostischer und therapeutischer Optionen und die zunehmende Inanspruchnahme professioneller Hilfe durch die betroffenen Patienten werden diesem Bereich zukünftig einen noch größeren Stellenwert geben. Mehr als bei den anderen Gruppen sexueller Störungen greifen bei den Funktionsstörungen organische und psychische Faktoren ineinander und machen einen **integrativen, biopsychosozialen Zugang** notwendig. Nach einem kurzen klassifikatorischen und epidemiologischen Überblick werden in den Kapiteln 5 und 6 aufgrund der ausgeprägten geschlechtsspezifischen Unterschiede in Verursachung, Symptomatologie und subjektivem Erleben die wichtigsten Störungsbilder von Frauen und Männern gesondert dargestellt. Während dort störungsspezifische Untersuchungs- und Behandlungsoptionen abgehandelt werden, stellt Kapitel 7 – anknüpfend an die Grundsätze sexualmedizinischer Interventionen (s. Kap. 3.2) – Konzepte der sexualmedizinischen Behandlung inklusive Sexualberatung und Sexualtherapie wieder störungsübergreifend dar.

4.1 Definition und Klassifikation

Seit **Masters & Johnson** (1966 u. 1970) ist es üblich geworden, die Klassifikation und Definition der sexuellen Funktionsstörungen an den sexuellen Reaktionszyklus anzulehnen, den Masters & Johnson als Ergebnis ihrer Studien zur Sexualphysiologie beschrieben haben (s. Kap. 5). Bald wurde allerdings deutlich, dass der ursprünglich in die vier Abschnitte Erregungs-, Plateau-, Orgasmus- und Rückbildungsphase

eingeteilte Reaktionsablauf zwar den physiologischen Ablauf widerspiegelt, aber nur bedingt dazu taugt, die Gesamtheit des sexuellen Erlebens und Verhaltens und damit auch der Probleme und Störungen abzubilden. Zum einen verdeckt die Parallelisierung der männlichen und weiblichen Reaktionsabläufe geschlechtsspezifische Besonderheiten, zum anderen wurde schon bald deutlich, dass eine „Phase" des sexuellen Verlangens fehlt, die keine einfache genitalphysiologische Entsprechung hat und in einer komplexen Beziehung zu den sexuellen Reaktionen und Funktionen steht. Ausgehend von der Ende der 70er Jahre deutlicher werdenden klinischen Beobachtung, dass sexuelle Funktionsstörungen zu einem erheblichen Teil tatsächlich Störungen der Lust und Appetenz sind, plädierte insbesondere die amerikanische Sexualtherapeutin **H.S. Kaplan** (1979, 1995a) dafür, den sexuellen Reaktionszyklus, der als Kernelemente Erregung und Orgasmus umfasst, durch eine Appetenzphase zu ergänzen. Ihr „triphasisches" Konzept hat sich rasch durchgesetzt und fand Eingang in die beiden Klassifikationssysteme ICD und DSM. In der aktuellen Version des DSM (DSM-IV, 1994) wird der Reaktionszyklus in **Appetenz-, Erregungs-, Orgasmus-** und **Entspannungsphase** eingeteilt, wobei letzterer keine Störungsbilder zuzuordnen sind. Das in Deutschland verbreitete Schema der Hamburger Arbeitsgruppe (Arentewicz & Schmidt 1993) orientiert sich nicht am sexuellen Reaktionszyklus, sondern am Ablauf der sexuellen Interaktion, eingeteilt in die **Abschnitte sexuelle Annäherung, sexuelle Stimulation, Einführung des Penis/Koitus, Orgasmus** und **nachorgastische Reaktion.** Auch wenn jede Unterteilung einer gewissen Willkür unterliegt, wird sich im folgenden an den maßgeblichen Klassifikationsmanualen orientiert, insbesondere am DSM-IV. Beide Klassifikationen sind in ihrer Konzeption **nicht-ätiologisch** ausgerichtet und mehr oder weniger streng **deskriptiv-symptomatologisch** aufgebaut.

Definition: Sexuelle Funktionsstörungen manifestieren sich in Beeinträchtigungen des sexuellen Erlebens und Verhaltens in Form von ausbleibenden, reduzierten oder unerwünschten genitalphysiologischen Reaktionen. Zu den sexuellen Funktionsstörungen werden auch Störungen der sexuellen Appetenz und Befriedigung sowie Schmerzen im Zusammenhang mit dem Geschlechtsverkehr gezählt.

Tab. 4-1   Kategorisierung der sexuellen Funktionsstörungen in DSM-IV und ICD-10

DSM-IV	ICD-10
Störungen der sexuellen Appetenz	
Störung mit verminderter sexueller Appetenz (302.71)	Mangel oder Verlust von sexuellem Verlangen (F52.0)
Störung mit sexueller Aversion (302.79)	Sexuelle Aversion (F52.10)
	Mangelnde sexuelle Befriedigung (F52.11)
Störungen der sexuellen Erregung	
Störung der sexuellen Erregung bei der Frau (302.72)	Versagen genitaler Reaktionen (F52.2);
Erektionsstörung beim Mann (302.72)	Männer: Erektionsstörungen; Frauen: Mangel oder Ausfall der vaginalen Lubrikation.
Orgasmusstörungen	
Weibliche Orgasmusstörung (302.73)	Orgasmusstörung (F52.3)
Männliche Orgasmusstörung (302.74)	
Ejaculatio praecox (302.75)	Ejaculatio praecox (F52.4)
Störungen mit sexuell bedingten Schmerzen	
Dyspareunie, nicht aufgrund eines medizinischen Krankheitsfaktors (302.76)	Nicht-organische Dyspareunie (F52.6)
Vaginismus, nicht aufgrund eines medizinischen Krankheitsfaktors (306.51)	Nicht-organischer Vaginismus (F52.5)
Sexuelle Funktionsstörung aufgrund einer körperlichen Erkrankung	
Substanzinduzierte sexuelle Funktionsstörung	
Nicht näher bezeichnete sexuelle Funktionsstörung (302.70)	

Tab. 4-1 lässt eine weitgehende Übereinstimmung der beiden Systeme in den drei Hauptgruppen der Appetenz-, Erregungs- und Orgasmusstörungen erkennen. Die im ICD-10 vorgesehene Kategorie der mangelnden sexuellen Befriedigung erscheint sinnvoll, nicht jedoch die Zuordnung zu den Appetenzstörungen, da eine derartige Problematik auch unabhängig von einem reduzierten Sexualverlangen sein kann.

DSM-IV gebührt das Verdienst, die für die sexualmedizinische Praxis sehr wichtigen Kategorien der substanzinduzierten und der durch körperliche Erkrankung bedingten sexuellen Funktionsstörung als neue Diagnosegruppen aufgenommen zu haben.

Neben der **diagnostischen Zuordnung** des Störungsbildes, deren Kriterien detailliert bei den einzelnen Funktionsstörungen dargestellt werden, ist es wichtig, die Störung nach **formalen Beschreibungsmerkmalen** weiter zu spezifizieren. Diese Merkmale bilden darüber hinaus einen wertvollen Orientierungsrahmen für die Sexualanamnese. DSM-IV schlägt als Subtypisierungs-Kriterien den Beginn, den Kontext des Auftretens sowie die bestimmenden ätiologischen Faktoren vor, deren jeweilige Unterteilungen in Tab. 4-2 zusammengefasst sind. Sie sind ergänzt um die Verlaufskriterien **akut eintretend** versus **chronisch einschleichend**, die für verschiedene Funktionsstörungen bedeutsam sind.

Tab. 4-2   Formale Einteilungskriterien für sexuelle Funktionsstörungen

Kriterium	Ausprägungsmöglichkeiten
Beginn	**Lebenslang** (primär): seit Beginn sexueller Erfahrungen bestehend
	Erworben (sekundär): erst nach symptomfreier Phase aufgetreten
Kontext des Auftretens	**Generalisierter** (bei allen Partnern und Praktiken) oder **situativer** Typus (partner-, praktik- bzw. situationsabhängig)
Ätiologische Faktoren	**Aufgrund psychischer Faktoren** oder **aufgrund kombinierter Faktoren** (bei Überwiegen medizinischer Faktoren wird entsprechende Kategorie kodiert)

Im klassifikatorischen Grundmuster des DSM-IV müssen zunächst die Kriterien der spezifischen **Funktionsstörung** erfüllt sein (Kriterium A). Darüber hinaus wird gefordert, dass die Störung einen deutlichen **Leidensdruck** oder zwischenmenschliche Schwierigkeiten verursacht (Kriterium B) und die Symptomatik nicht besser auf eine andere psychische Störung oder (ausschließlich) auf eine körperliche Krankheit oder auf substanzbedingte Wirkungen zurückzuführen ist (Kriterium C).

DSM-IV verzichtet bewusst auf die Angabe von (minimal erforderlichen) Häufigkeiten, Praktiken etc., bei denen eine gestörte sexuelle Funktion auftreten muss, um die diagnostischen Kategorien zu erfüllen. Die bei den einzelnen

Störungen jeweils geforderten Attribute **anhaltend** oder **wiederkehrend** sind vom Untersucher daher unter Einbeziehung von Informationen zum Lebensalter, zur sexuellen Erfahrung, zum Leidensdruck sowie weiterer symptomassoziierter und kultureller Aspekte in einer individuellen klinischen Beurteilung einzuschätzen. Die Spielräume, die dem Kliniker hier eingeräumt werden, sind grundsätzlich angemessen, doch hat etwa die aktuelle Diskussion um die Kostenerstattung der Behandlung erektiler Dysfunktionen gezeigt, dass klar definierte Kriterien, wann ein sexuelles Problem die Merkmale einer Störung erfüllt, in bestimmten Zusammenhängen wichtig sind. Von den Fachgesellschaften sind daher entsprechende Kriterien vorgeschlagen worden, die weiter unten aufgegriffen werden.

Ein weiterer Gesichtspunkt, den es bei der Klassifikation zu berücksichtigen gilt, ist die **Komorbidität**, und zwar sowohl zu anderen psychischen Störungen als auch insbesondere im Bereich der sexuellen Funktionsstörungen selbst. Die in der Praxis häufigste Kombination betrifft das Auftreten von Funktionsstörungen „im engeren Sinn" (Erektions-/Erregungsstörungen, Orgasmusstörungen) in Verbindung mit einer Appetenzstörung. In einer amerikanischen Untersuchung (Segraves & Segraves 1991) wiesen 41% der Patienten mehr als eine sexuelle Funktionsstörung auf, wobei der dichteste Zusammenhang zwischen Erregungs- und Appetenzstörungen bei den Frauen bestand. Die signifikante Komorbidität erfordert eine gezielte Untersuchung aller Aspekte der sexuellen Funktion, auch wenn ein Problem sich rasch in den Vordergrund zu schieben scheint. Sie verweist weiter auf gesunde und gestörte Sexualität als ein dynamisches Geschehen, das sich nur einer ganzheitlichen Sicht erschließt, und sie hat nicht zuletzt Implikationen für therapeutische Ansätze. Allerdings darf auch mit dem Komorbiditätsbegriff nicht inflationär umgegangen werden, und es ist zu beachten, dass die Kriterien jeder einzelnen Störung erfüllt sein müssen.

4.2 Epidemiologie

Der Kenntnisstand zur Prävalenz und Inzidenz sexueller Funktionsstörungen ist in den letzten Jahren besser geworden, im Vergleich zu anderen Bereichen der Medizin aber nach wie vor unbefriedigend. Solide Erhebungen zur Sexualität sind aufwendig, kostenintensiv und methodisch anspruchsvoll. Sie haben sich zudem mit den Besonderheiten dieses Gebiets auseinanderzusetzen, das die meisten Menschen als besonders privat und intim empfinden. In schriftlichen oder mündlichen Befragungen sind die Verweigerungsquoten daher relativ hoch, und es ist von einem schlecht abzuschätzenden „volunteer bias" auszugehen, der dazu führt, dass die Befragungsteilnehmer eher offener und liberaler eingestellt sind und wahrscheinlich auch weniger sexuelle Probleme aufweisen als die Verweigerer. Gleichwohl liegen heute eine Reihe von Daten vor, die ein recht einheitliches Bild ergeben. Sie stammen einerseits aus repräsentativen Stichproben und anderseits aus dem klinischen Bereich.

4.2.1 Daten aus repräsentativen Stichproben

Nach den berühmten *Kinsey-Reports* aus den späten 40er-Jahren sind erst in den 90er Jahren wieder Studien entstanden, die einen vergleichbaren Standard aufweisen und als reliabel anzusehen sind. Sowohl die US-amerikanische Befragung (Laumann et al. 1994) als auch die britische Studie (Johnson et al. 1994) ist allerdings in erster Linie soziologisch ausgerichtet; beide schenken klinischen Fragen sehr wenig Beachtung. Abb. 4-1 zeigt die Ergebnisse der amerikanischen Untersuchung auf die Frage, welche sexuellen Probleme in den letzten 12 Monaten vor der Befragung bestanden haben.

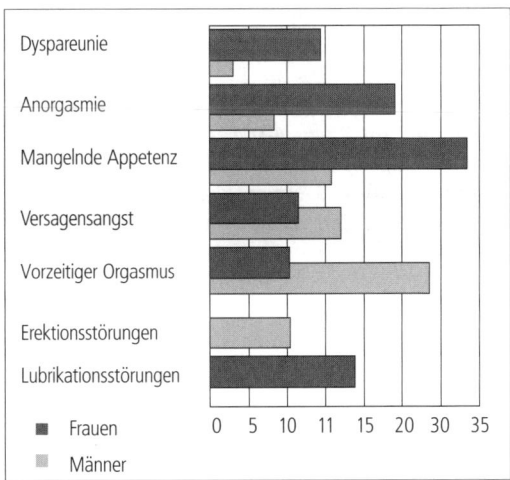

Abb. 4-1 Frequenz sexueller Probleme. Nach Laumann et al. 1994

Die Ergebnisse lassen insgesamt eine **hohe Prävalenz** sexueller Probleme mit deutlichen **Geschlechtsunterschieden** erkennen. Das häufigste Problem bei den Frauen ist ein Mangel an sexuellem Interesse (bei ca. einem Drittel), doch auch Orgasmusschwierigkeiten, Probleme mit der Genussfähigkeit, Lubrikationsstörungen und Schmerzen wurden jeweils von 15 bis 25% der Befragten genannt. Bei den Männern ist der vorzeitige Orgasmus mit einigem Abstand das häufigste Problem (bei knapp 30%), gefolgt von Versagensängsten und mangelndem sexuellen Interesse, über das immerhin 15% der Männer klagen. 10% der Männer berichten in dieser Studie über Erektionsprobleme. Insgesamt ergab sich eine hohe Prävalenz sexueller Störungen im untersuchten Altersbereich von 18-59 Jahren. 43% der Frauen und 31% der Männer gaben Probleme mit der sexuellen Appetenz, der Erregung oder dem Orgasmus an, wobei weniger als 20% der Männer und 30% der Frauen für ihre sexuellen Funktionsstörungen professionelle Hilfe suchen.

Der Prozentsatz erektionsgestörter Männer entspricht recht gut den Ergebnissen einer anderen amerikanischen Repräsentativerhebung (Massachussetts Male Aging Study = MMAS), die sich schwerpunktmäßig den Erektionsstörungen und dem Zusammenhang von Alter und Sexualität gewidmet hat und daher bei den männlichen Störungen ausführlicher dargestellt wird. In der MMAS (Feldman et al. 1994) berichteten 52% der Männer im Alter von 40-70 Jahren über eine zumindest leichtgradige Erektionsstörung, davon 25% über eine moderate und 10% über eine komplette erektile Dysfunktion. In ihrer Synopsis verschiedener Prävalenzstudien kamen Spector und Carey (1990) zu dem Ergebnis, dass in Studien an der Allgemeinbevölkerung 5-10% der Frauen Orgasmusprobleme angaben, 4-9% der Männer Erektionsstörungen, 4-10% der Männer einen verzögerten und 36-38% einen vorzeitigen Orgasmus. Gemessen an den Symptomen, die Anlass zur Inanspruchnahme professioneller Hilfe waren, haben Appetenzprobleme in der Zeit von 1970-1990 deutlich zugenommen (s.u.), wobei die Zahlen für die Männer in einigen Untersuchungen sogar höher als die für die Frauen lagen. Unklar bleibt hier allerdings, ob die Männer für ihr eigenes Appetenzproblem Hilfe suchten oder die mangelnde Lust der Partnerin Konsultationsanlass war.

1986 reanalysierte Nathan 22 Untersuchungen an nicht-klinischen Stichproben bezüglich der Prävalenz sexueller Dysfunktionen entsprechend den damals gültigen DSM-III-Kriterien. Bei allen methodischen Problemen der einzelnen Studien kam sie auf folgende Schätzungen der Prävalenz der einzelnen Störungsbilder, die ebenfalls die hohe Verbreitung sexueller Störungen bei beiden Geschlechtern belegen: Weibliche Orgasmusstörungen 5-30%; männliche Orgasmushemmungen 5%; vorzeitiger Orgasmus des Mannes 35%; Erektionsstörungen 10-20% (keine Schätzung für weibliche Erregungsstörungen möglich); männliche Appetenzstörungen 1-15%; weibliche Appetenzstörungen 1-35%.

4.2.2 Daten aus dem klinischen Bereich

Daten aus dem klinischen Bereich sind durch die Besonderheiten der jeweiligen Institution und die schwer einzuschätzenden Selektionsvariablen nur eingeschränkt interpretierbar und am ehesten geeignet, Veränderungen in der Verteilung der Störungsbilder zu erfassen. Tab. 4-3 zeigt eine Gegenüberstellung der Probleme, die in der Sexualberatungsstelle der Hamburger Abteilung für Sexualforschung Mitte der 70er und Anfang der 90er Jahre den Konsultationsanlass bildeten (Schmidt 1996). Bei den Patientinnen ist ein dramatischer Anstieg der Appetenzprobleme erkennbar, während der Anteil der Erregungs- und Orgasmusstörungen in einer gegenläufigen Entwicklung zurückgegangen ist.

Tab. 4-3 Veränderungen des Erscheinungsbildes sexueller Probleme in den letzten zwei Jahrzehnten.* Nach Schmidt 1996

Frauen	1975-77 (N = 384)	1992-94 (N = 251)	Männer	1975-77 (N = 431)	1992-94 (N = 349)
Lustlosigkeit	8 %	58 %	Lustlosigkeit	4 %	16 %
Erregungs- u. Orgasmus- störungen	80 %	29 %	Erektions- störungen	67 %	63 %
			vorzeitige Ejakulation	23 %	19 %
Vaginismus	12 %	13 %	ausblei- bende Ejakulation	6 %	3 %

* Patienten und Patientinnen, die die Poliklinik oder die Sexualberatungsstelle der Abteilung für Sexualforschung wegen sexueller Probleme (sexuelle Funktionsstörungen, Lustlosigkeit) konsultierten. Patienten mit anderen Problemen (z. B. Transsexualität, sexuelle Abweichungen) sind in der Tabelle nicht berücksichtigt. Für die Daten 1975-77 vgl. Brand 1980. Anteil der Patientinnen 1975-77: 47 %; 1992-94: 42 %.

Bei den Männern ist das Bild sehr viel konstanter. Die Erektionsstörungen sind bei weitem der häufigste Konsultationsanlass, in deutlichem Abstand gefolgt vom vorzeitigen Orgasmus. Auch bei den Männern ist ein Anstieg der „Lustlosigkeit" erkennbar, jedoch in einer ganz anderen Dimension als bei den Frauen.

Ähnliche Ergebnisse liegen aus anderen europäischen und amerikanischen Spezialeinrichtungen vor. Sie lassen eine Dominanz der **Erektionsstörungen** bei den **Männern** und der **Appetenzstörungen** bei den **Frauen** erkennen, die bei jeweils mehr als 50% die Hauptbeschwerde und den Konsultationsanlass ausmachen. Der Symptomwandel bei den weiblichen Funktionsstörungen ist ein komplexes Phänomen, das von mehreren Faktoren bestimmt wird. Nicht zuletzt hat sich die diagnostische Sichtweise und Störungsklassifikation verändert. Im Gefolge der Untersuchungen von Masters & Johnson zur Sexualphysiologie und ihrer Arbeit zur Behandlung sexueller Funktionsstörungen (s. Kap. 5 u. 6) wurden in den 70er und den frühen 80er-Jahren die Störungsbilder ganz im Sinne der verminderten genitalphysiologischen Reaktionen gesehen und als Erregungs- oder Orgasmusstörungen betrachtet. Erst Ende der 70er Jahre erkannte man v.a. unter dem Einfluss von Kaplan (1979 u. 1995a), dass ein erheblicher Teil der Problembilder auf einer verminderten Appetenz bzw. auf einer Sexualaversion beruht. So würde ein Teil der früher als Erregungs- oder Orgasmusstörungen klassifizierten Probleme heute den Appetenzstörungen zugeordnet. Der Symptomwandel erschöpft sich jedoch nicht in terminologischen Veränderungen, sondern beruht auf tatsächlichen Verschiebungen sexueller Erlebens- und Verhaltensmuster, die ihrerseits auf Veränderungen im **Geschlechterverhältnis**, auf eine sich wandelnde Bedeutung von Sexualität und auf andere gesellschaftlich-kulturelle Veränderungsprozesse zurückzuführen sind (Schmidt 1993 u. 1996).

Für die sexualmedizinische Praxis hat dieser Symptomwandel, der sich in abgeschwächter Form auch bei den Männern findet, wichtige Implikationen. Die Störungsbilder werden heute stärker durch Einschränkungen und Hemmungen im subjektiven Erleben von Lust und Befriedigung sowie von **intrapsychischen** und **partnerbezogenen Blockierungen** der Intimität und Paarbindung geprägt als durch Lerndefizite, Tabuisierungen und genitalphysiologische Reaktionsstörungen im engeren Sinne. Dies ist bei

der Untersuchung und Behandlung besonders zu beachten und unterstreicht die Bedeutung des beziehungs- und paarorientierten Ansatzes der Sexualtherapie (Kap. 7).

In der allgemeinärztlichen Praxis bestanden nach einer Schweizer Studie (Buddeberg et al. 1984) bei jedem dritten bis vierten Patienten **länger anhaltende** sexuelle Störungen. Eine noch höhere Rate fanden Schein et al. (1988) in einer amerikanischen Studie, in der ca. drei Viertel der Patienten zumindest einen sexuellen Problembereich benannten, aber nur 26% der Befragten ihr Sexualleben insgesamt als problematisch bewerteten. Ebenso berichteten in einer gynäkologischen Untersuchung (Rosen et al. 1993) 40% der Frauen über Ängste oder Hemmungen und knapp ein Drittel über Erregungsprobleme, wobei auch hier knapp 70% ihr Sexualleben insgesamt als befriedigend einschätzten.

Diese und ähnliche Ergebnisse zeigen zweierlei: (1) Sexuelle Probleme sind in der ärztlichen Praxis häufig und keineswegs ein Randthema; (2) Es besteht eine deutlche Diskrepanz zwischen der (durchweg hohen) Rate sexueller Probleme und der Inanspruchnahme ärztlicher Leistungen, die sich zum Teil durch die ebenfalls von verschiedenen Studien belegte Tatsache erklären lässt, dass nur ein geringer Teil der Patienten (selbst beim Vorliegen einschlägiger Risikofaktoren) ihren Arzt auf sexuelle Probleme anspricht und umgekehrt auch nur wenige Ärzte dies von sich aus tun.

Das unzureichende ärztliche Eingehen auf sexuelle Probleme ist allerdings nur ein Aspekt dieses Phänomens. Es verweist darüber hinaus auf die bereits thematisierte Unterscheidung zwischen einem **sexuellen Problem** und einer (krankheitswertigen) **sexuellen Störung**. Die durchgängig hohen Raten sexueller Probleme in den aufgeführten Studien sowie in den methodisch mehr oder minder adäquaten Umfragen zur Sexualität lassen ein hohes Maß **sexueller Unzufriedenheit** erkennen. So ließ eine Untersuchung zur sexuellen Imagination (Hartmann 1989) eine Diskrepanz zwischen den (in den sexuellen Phantasien zum Ausdruck kommenden) sexuellen Wünschen und dem tatsächlichen Sexualleben erkennen, das quantitativ als zu mager und qualitativ als zu begrenzt empfunden wurde. Häufig vorkommende Wünsche bestanden dementsprechend – aus der Sicht der Männer – in einer sexuellen Beziehung, die nicht an Bedeutung und Schwung verliert und in einer sexuell aktiven, ungehemmten Partnerin.

Die Diskrepanz zwischen sexuellen Problemen und sexuellen Störungen, für die tatsächlich Hilfe gesucht wird, spiegelt darüber hinaus einige Mechanismen wider, die für die sexualmedizinische Praxis sehr bedeutsam sind. Das Phänomen zeigt, dass vielen Menschen ein Arrangement mit einer nicht als voll zufriedenstellend erlebten Sexualität und mit Einschränkungen der sexuellen Funktionsfähigkeit gelingt. Es zeigt auch die Bedeutung von Kompensationsmechanismen, die es ermöglichen, etwa bei einem alters- oder krankheitsbedingten Nachlassen der sexuellen Reaktionen die sexuelle Interaktion befriedigend zu gestalten.

> In der Sexualmedizin ist eine Sichtweise unabdingbar, die nicht nur das Gestörte und den Mangel im Blick hat, sondern die **Ressourcen**, die noch nicht ausgeschöpften Erlebens- und Verhaltensmöglichkeiten des Patienten und der Paarbeziehung. Dies macht es notwendig, die subjektiven Beschwerden nicht vorschnell in eine „diagnostische Schublade" zu tun, sondern den individuellen Bezugsrahmen und die subjektive Welt von Patient und Paar zu verstehen, damit die Selbstheilungskräfte genutzt und gestärkt werden können. Dabei spielt es therapeutisch eine große Rolle, zwischen Sexualität und partnerschaftlicher Kommunikation eine Verbindung herzustellen.

Ein letzter Aspekt, der in diesem Zusammenhang zu bedenken ist, ist die bei sexuellen Funktionsstörungen nicht unerhebliche Rate sogenannter Spontan-Remissionen (Segraves et al. 1982), die ebenfalls ein überlegtes und gestuftes therapeutisches Handeln nahelegt.

4.3 Sexuelle Funktionsstörungen und Lebensqualität

Die Beziehung von sexueller Gesundheit und sexuellen Störungen zur Lebensqualität ist schon seit längerem bekannt (s. Loewit 1980, 1990), aber erst in den letzten Jahren breiter thematisiert worden. Bestärkt wurde diese Tendenz dadurch, dass in den klinischen Studien zur Überprüfung neuer Medikamente für erektile Dysfunktionen die Lebensqualität zunehmend Beachtung gefunden hat. Damit scheint sich die Erkenntnis durchzusetzen, dass therapeutisches Handeln nicht nur auf eine reine Symptombeseitigung und Wiederherstellung der sexuellen Funktion beschränkt sein darf, sondern sexuelle Gesundheit in ihrer Bedeutung für die allgemeine und sexualbezogene Lebensqualität als Zielgröße miteinbeziehen muss.

Explizit haben den Zusammenhang zwischen sexueller Gesundheit und allgemeinen **Lebenszufriedenheit** Studien wie die von Fugl-Meyer und Mitarbeiter (1997); McCabe (1997); Litwin und Mitarbeiter (1998) und Ventegodt (1998) gezeigt. Einige wichtige Resultate lassen sich wie folgt zusammenfassen:

▷ Personen, die nicht sexuell aktiv sind, haben eine deutlich niedrigere Lebensqualität, wobei dieser Zusammenhang von dem Fehlen eines geeigneten Sexualpartners mitbestimmt wird.

▷ Männer mit Sexualstörungen haben im Vergleich zu **nicht funktionsgestörten** Männern erhebliche Einbußen in den emotionalen, sozialen und sexuellen Qualitäten von Intimität und Paarverbundenheit, und die sexuelle Dysfunktion ist bei ihnen assoziiert mit einem Zusammenbruch der emotionalen und sexuellen Nähe in der Partnerschaft, einer Verminderung des gegenseitigen Austauschs sowie einem Rückgang der Teilnahme an sozialen und Freizeitaktivitäten.

▷ Auch bei den Frauen verbinden sich sexuelle Probleme mit verminderter Leistungsfähigkeit und Befriedigung im interpersonalen, beruflichen und emotionalen Bereich. Dabei scheint es den Frauen weniger als den Männern zu gelingen, die sexuellen Probleme z.B. durch eine „Flucht in die Arbeit" zu kompensieren bzw. zu verdrängen.

▷ In den klinischen Studien führte eine Reduktion der sexuellen Symptomatik zu signifikanten Verbesserungen der Lebenszufriedenheit sowie der seelischen Gesundheit, speziell zur Verminderung von Ängsten oder Depressionen und zur Verbesserung der interpersonalen Sensibilität und Selbstachtung.

Hiermit zeigt sich, dass Sexualmedizin sich nicht mit einem Randbereich, sondern mit einem **zentralen Erlebens- und Verhaltensbereich** des Menschen beschäftigt.

4.4 Modelle sexueller Funktionsstörungen

Eine allseits anerkannte, auf alle Symptombilder anwendbare Theorie der Verursachung sexueller Funktionsstörungen liegt bis heute nicht vor. Grundsätzlich gilt, dass die Verursachung sexueller Funktionsstörungen **multifaktoriell** ist, was sowohl das Zusammenwirken von psychischen und somatischen Faktoren betrifft als auch das Zusammenspiel verschiedener psychischer Einflüsse. Psychische Ursachen wirken sich nicht einzeln und linear aus, sondern in einem komplexen, dynamischen und individuellen Prozessgeschehen. So resultiert selbst aus einer sexuellen Traumatisierung nicht „automatisch" eine sexuelle Funktionsstörung, während andererseits eine Kumulation vergleichsweise milder Faktoren im Zusammenspiel zu einem sexuellen Symptom führen kann. Diese Umstände bedingen ein zweites Charakteristikum der Verursachung sexueller Funktionsstörungen, nämlich die Tatsache, dass sie möglichen Ursachen weitgehend **unspezifisch** sind. Sexuelle Störungen können grundsätzlich in jedem Stadium der sexuellen Entwicklung auftreten.

Die Ätiopathogenese aller sexuellen Funktionsstörungen bestimmt ein Zusammenspiel von biologischen und psychosozialen Faktoren, die im Einzelfall unterschiedlich gewichtet sind, wobei insgesamt und bei Betrachtung aller Störungsbilder die psychosozialen Ursachen im Vordergrund stehen. Die wichtigsten Faktoren und ihr dynamisches Zusammenwirken verdeutlicht das Verursachungsmodell von Kaplan (1979) gut.

Dieses duale Verursachungskonzept besagt, dass die Ursachen sexueller Funktionsstörungen zwei Ebenen zuzuordnen sind: einer Ebene **unmittelbar** wirkender Faktoren und einer der **tiefer** verwurzelten Faktoren. Das Modell trägt so

mit der klinischen Erfahrung Rechnung, dass nicht jede sexuelle Funktionsstörung Ausdruck einer tiefer liegenden Problematik sein muss,

---

Unmittelbare Ursachen

- unzureichendes sexuelles Verhaltensrepertoire
- destruktive Partnerinteraktionen u. Kommunikationsprobleme
- Tendenzen zur Selbstbeobachtung und übermäßigen Kontrolle
- Selbstverstärkungsmechanismus aus Versagensangst, Leistungsdruck und Vermeidungsverhalten

---

Tiefer liegende Ursachen

1. Intrapsychische:
   - alle „klassisch" neurotischen Konflikte, bei denen nach den Mechanismen der neurotischen Symptombildung das sexuelle Symptom als Kompromiss zwischen Triebimpulsen und Abwehr entsteht. Die damit verbundenen Ängste wurden unterteilt (Arentewicz & Schmidt 1993) in:
   - Triebängste (Angst vor Kontrollverlust, Schmutzängste, Angst vor Gewaltphantasien),
   - Beziehungsängste (Angst vor Nähe und Intimität, Angst vor Abhängigkeit und Selbstaufgabe sowie vor inzestuösen Wünschen),
   - Geschlechtsidentitätsängste und
   - Gewissensängste (Schuldgefühle und Strafdrohungen aus restriktiven, tabuisierenden Erziehungseinflüssen).
2. Partnerbezogene:
   - offen in Form von Feindseligkeit, Machtkämpfen oder Misstrauen oder subtiler in Form eines unbewussten Interesses an der Störung des Partners

---

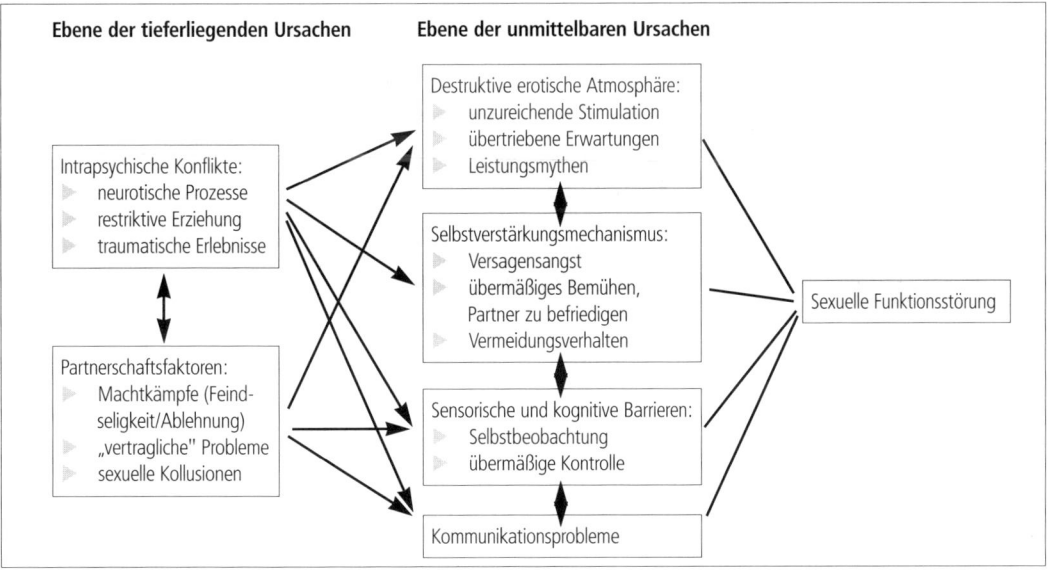

Abb. 4-2 Das Verursachungsmodell Kaplans (1981)

sieht aber zugleich vor, dass dies der Fall sein kann. Die unmittelbaren Ursachen sind grundsätzlich immer an der Entstehung der Störung beteiligt, müssen jedoch nicht notwendigerweise auf tiefer verwurzelten Problemen aufbauen.

Klassische Konzepte

Die Modellvorstellungen zur Ätiopathogenese sexueller Funktionsstörungen sind geprägt von den Annahmen der verschiedenen Denkschulen und -traditionen der Psychiatrie (später auch der klinischen Psychologie) bzw. seit Anfang des Jahrhunderts auch von spezielleren Denkansätzen der frühen Sexualwissenschaft (I. Bloch; H. Ellis; A. Moll; s. Kap. 2.2). Einflussreiche klassische Konzepte sind das psychoanalytische Modell Freuds und das auf den Arbeiten von Masters & Johnson beruhende und v.a. das von Kaplan ausgestaltete Modell der „neuen Sexualtherapie".

Psychoanalytische Konzepte

Das psychoanalytische Verständnis sexueller Erektionsstörungen folgt den Leitlinien der allgemeinen psychoanalytischen **Neurosenlehre**, nach der unaufgelöste Konflikte, die bestimmten kindlichen Entwicklungsphasen entstammen, zur Symptombildung führen, die ihrerseits durch einen aktuellen Konflikt ausgelöst wird, der dem ursprünglichen ähnelt. Für Freud war die „psychische Impotenz" des Mannes auf eine missglückte oder unvollständige Auflösung der ödipalen Konfliktkonstellation zurückzuführen, also der Entwicklungsphase, in der der Junge etwa zwischen dem dritten und sechsten Lebensjahr um die Mutter wirbt und mit dem Vater rivalisiert. In der normalen Entwicklung kommt es durch die Verdrängung dieser Wünsche (und der damit verbundenen Kastrationsängste) sowie durch die Identifikation mit dem Vater zu einer stabilen Auflösung der ödipalen Situation. Gelingt eine solche Bewältigung nicht, kann es zu einer dauerhaften Konfusion zwischen dem aktuellen Liebesobjekt und den inzestuösen Objekten der Kindheit kommen. Der sexuelle Kontakt mit der geliebten Partnerin wird dann zu einer gefährlichen, tabuisierten Handlung und die sexuelle Funktionsfähigkeit störungsanfällig oder ganz unmöglich. Ist die Fixierung an das inzestuöse frühkindliche Liebesobjekt zwar vorhanden, aber nicht vollständig, resultiert nach Freud ein bei erwachsenen Männern häufig vorfindbarer Zustand der **„Madonna-Hure-Spaltung"**. Mit der bekannten Formel „Wo sie lieben, begehren sie nicht, und wo sie begehren, können sie nicht lieben" hat Freud (1912) diese Spaltung umrissen, in der sexuelles Begehren und Potenz einerseits sowie partnerschaftlich-respektierende Liebe andererseits nicht in ein und derselben Frau gefunden werden können und sexuelle Funktion und Befriedigung nur bei einer Abwertung und Erniedrigung der Sexualpartnerin erreichbar sind. Freuds Erklärungsmodell besagt also, dass eine unbewusst fortbestehende Fixierung an das frühkindliche mütterliche Liebesobjekt beim sexuellen Kontakt mit der erwachsenen Sexualpartnerin eine Hemmung der Potenz bewirkt. Später hat Fenichel (1945) den Aspekt der Abwehr bei der Entstehung psychogener Erektionsstörungen noch stärker hervorgehoben: da sexuelle Aktivität unbewusst mit Gefahr und erheblicher Angst assoziiert ist, „verzichtet" das bewusste Ich auf sexuelle Lust, um die drohende Angst abzuwenden. Die Erektionsstörung tritt somit in den Dienst der psychischen **Abwehr**.

Die traditionelle Sichtweise ist von der modernen Psychoanalyse erweitert worden. Neben der beschriebenen ödipalen Dynamik können noch früher angelegte („prä-ödipale") Separations-Individuations-Konflikte den Grundstein einer erektilen Dysfunktion legen, aber auch Störfaktoren aus der Adoleszenz (nicht integrierbare Phantasien, traumatische Erfahrungen) oder starke Sexualängste aus verschiedenen Quellen. Nach wie vor wird der zentrale Mechanismus allerdings in einer **Hemmung** der sexuellen Funktion gesehen, die auftritt, wenn die psychische Abwehr versagt und das Individuum von Angst überschwemmt wird (Angsteinbruch), oder die selbst einen Abwehrmechanismus darstellt, der via sexuellen Funktionsverzicht das Individuum vor Gefahren schützen soll (Angstabwehr).

„Neue Sexualtherapie"

Der Faktor **Angst** stellte bereits ein bedeutsames Element der psychoanalytischen Verursachungskonzepte dar und wurde später in Gestalt der Versagensangst (*performance anxiety*) zur zentralen Dimension in den Konzepten der neuen Sexualtherapie. Für Kaplan, die in ihrem Buch *The New Sex Therapy* (1974) die eher pragmatisch-atheoretischen Überlegungen der

Pioniere Masters & Johnson strukturierte und um psychodynamische Elemente ergänzte, war sexualbezogene Angst „die gemeinsame Endstrecke, auf der vielfältige seelische Ursachen sexuelle Funktionsstörungen bewirken" (1981: 22). Diese Angst kann bewusst oder unbewusst, eher leichtgradig oder intensiv und tief verwurzelt sein, aber ihre physiologischen Begleiterscheinungen sind nach Kaplan immer die gleichen. Ihr bereits beschriebenes Zwei-Ebenen-Konzept der Entstehung sexueller Funktionsstörungen (s. Abb. 4-2) berücksichtigt die klinische Erfahrung, nach der nicht jede Erektionsstörung auf tiefer liegenden (neurotischen) Konflikten beruht, dies aber durchaus der Fall sein kann. Gegenüber psychoanalytischen Modellen weist dieses Konzept mehrere Vorteile auf:

1. Es führt die praktisch sehr bedeutsame Unterscheidung ein zwischen **unspezifischen tiefer liegenden Ursachen** (= Ebene 1) in Form von intrapsychischen und Paarkonflikten sowie **unmittelbaren Ursachen** (= Ebene 2), die in stärkerem Maße spezifisch für die einzelne Störung sind. Für die Pathogenese bedeutet das: nur wenn es den zugrundeliegenden Konflikten gelingt, über die Ebene der unmittelbaren Ursachen die physiologischen Abläufe der sexuellen Reaktion im Hier und Jetzt, also direkt während einer sexuellen Situation zu stören, kommt es zu einer sexuellen Funktionsstörung. Dies impliziert, dass eine Reihe von Personen mit tief verwurzelten sexuellen Problemen oder Paarkonflikten **keine** Funktionsstörungen entwickelt, weil es nicht zu einer Störung des sexuellen Reaktionsablaufs kommt, während gerade dies andererseits bei Personen passieren kann, die keine tiefer liegenden Probleme aufweisen.

2. Darüber hinaus betont das Modell von Kaplan die enorme Bedeutung von Versagensängsten, ablenkenden Gedanken und Vermeidungsverhalten als ätiopathogenetischen Faktoren, die auf einer eher „oberflächlicheren" Ebene operieren.

Neuere Ansätze

Neuere Modellvorstellungen zur Ätiopathogenese sexueller Dysfunktionen entstammen vorwiegend kognitions- und stresspsychologischen Forschungsrichtungen. Mit seinem kognitiven Interferenzmodell wandte sich Barlow (1986) dezidiert gegen die Vormachtstellung des Faktors Angst als zentraler Störungsursache: Angst könne die genitalphysiologisch messbare Erre-

gung sogar erhöhen und stünde wahrscheinlich in einer U-förmigen Beziehung zur sexuellen Erregung. In einer Reihe durchdachter und origineller Laboruntersuchungen versuchten Barlow und Mitarbeiter die Abfolge kognitiv-affektiver Prozesse herauszuarbeiten, die während sexueller Erregung bei sexuell gestörten und nicht gestörten Männern ablaufen. Als Ergebnis dieser Studien beschrieb Barlow fünf Unterschiede zwischen den beiden Gruppen:

1. Sexuell gestörte Männer erleben in sexuellen Situationen mehr negative Affekte;

2. Sexuell gestörte Männer unterschätzen den Grad ihrer Erektionen und erleben sich in geringerer Kontrolle über ihre sexuelle Erregung;

3. Sexuell gestörte Männer werden von neutralen, nicht-sexuellen Reizen in ihrer Erregung im Gegensatz zu nicht gestörten Männern **nicht** abgelenkt;

4. Reize, die mit sexuellen Anforderungen oder Erwartungen verbunden sind, **senken** die sexuelle Erregung von sexuell gestörten und **erhöhen** sie bei sexuell nicht gestörten Männern;

5. Angst hemmt die sexuelle Erregung bei sexuell gestörten u. erhöht sie – bis zu einem gewissen Grad – bei sexuell nicht gestörten Männern.

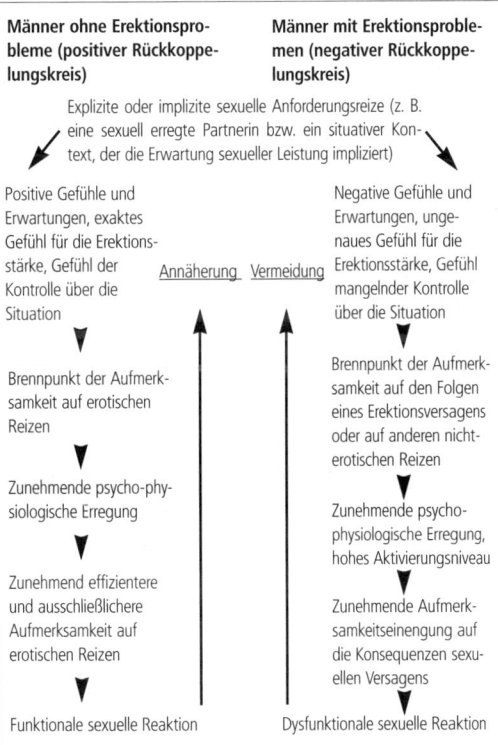

Abb. 4-3 Modell der gestörten sexuellen Erregung nach Barlow

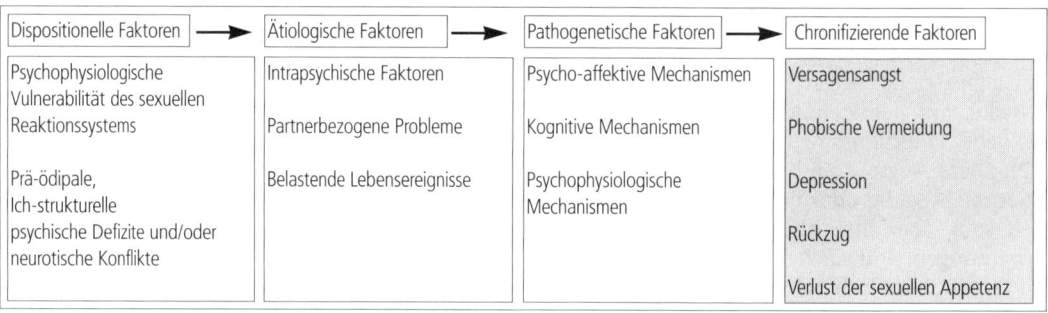

Dispositionelle Faktoren	⟶	Ätiologische Faktoren	⟶	Pathogenetische Faktoren	⟶	Chronifizierende Faktoren
Psychophysiologische Vulnerabilität des sexuellen Reaktionssystems		Intrapsychische Faktoren		Psycho-affektive Mechanismen		Versagensangst
		Partnerbezogene Probleme		Kognitive Mechanismen		Phobische Vermeidung
Prä-ödipale, Ich-strukturelle psychische Defizite und/oder neurotische Konflikte		Belastende Lebensereignisse		Psychophysiologische Mechanismen		Depression
						Rückzug
						Verlust der sexuellen Appetenz

Abb. 4-4 4-Ebenen-Modell sexueller Funktionsstörungen

Barlows Modell betont besonders das Zusammenspiel von autonomer Erregung und kognitiven Prozessen, deren Interaktion entscheidet, ob es zu einem positiven oder negativen Rückkopplungskreis und damit zu einer funktionalen oder dysfunktionalen Reaktion kommt (s. Langer & Hartmann 1992). In seinem Kern geht das Modell davon aus, dass eine sexuelle Dysfunktion durch einen **kognitiven Interferenzprozess** verursacht wird, der im wesentlichen bestimmt wird von Ablenkung, der mangelnden Aufmerksamkeit gegenüber sexuellen Reizen und der Verarbeitung irrelevanter Informationen. Die Ergebnisse sind für die sexualtherapeutische Praxis allerdings kaum direkt verwertbar. Zudem ist Kritik an den Schlussfolgerungen Barlows laut geworden. So stellte Bancroft (1994) in Frage, ob die gefundenen Unterschiede zwischen sexuell gestörten und nicht gestörten Männern tatsächlich kausal-ätiologische Faktoren repräsentieren oder eher Folgen der Dysfunktion bei den sexuell gestörten Männern darstellen. Darüber hinaus bezweifelte er, ob die von Barlow herausgearbeiteten Mechanismen ausreichend sind, um das weite Spektrum psychogener Erektionsstörungen zu erklären.

Aktuelle konzeptuelle Überlegungen stehen vor der Aufgabe, die klinischen und didaktischen Vorzüge der klassischen Ansätze mit den inzwischen kompilierten empirischen Ergebnissen zu verbinden. Das am Beispiel der erektilen Dysfunktion entwickelte Modell (Langer & Hartmann 1992; Hartmann 1994, 1997) kann jedoch auf alle sexuellen Funktionsstörungen Anwendung finden (s. Abb. 4-4).

▷ Anders als Kaplans Modell enthält es eine Ebene dispositioneller Faktoren, die der spezifischen Anfälligkeit des sexuellen Reaktionssystems auf Stressoren und der damit assoziierten Labilität der sexuellen Funktion Rechnung trägt. Die zweite Faktorengruppe fasst früh angelegte psychische Defizite und Konflikte zusammen, die ebenfalls zu einer Vulnerabilität des sexuellen Systems disponieren.

▷ Die folgende Ebene der ätiologischen Faktoren entspricht weitgehend den tiefer liegenden Ursachen des Kaplan-Modells, enthält aber zusätzlich die belastenden Lebensereignisse, deren Bedeutung als unmittelbare Vorläufer sexueller Dysfunktionen oft übersehen wird.

Die Ebene der pathogenetischen Faktoren unterscheidet sich dagegen deutlich von den anderen Ansätzen. Hier sind die kognitiven Mechanismen zu finden, die Barlow herausgearbeitet hat, aber auch die Angstabwehr, der Angsteinbruch sowie Konversion und Dissoziation, zusammengefasst unter dem Begriff der psycho-affektiven Mechanismen. Schließlich sind psychophysiologische Mechanismen von Bedeutung; so die häufig vorfindbare erhöhte Aktivierung von sympathikotoner Erregung.

Die letzte Ebene der chronifizierenden Faktoren enthält die Versagensangst, die nach unserer Auffassung häufiger als aufrechterhaltender denn als pathogenetischer Faktor wirkt, die Vermeidung sexueller Situationen, die Depression und den Verlust sexueller Appetenz.

Der Forschungsstand zur Verursachung sexueller Funktionsstörungen ist nach wie vor unbefriedigend, was heute weniger für die Erektionsstörungen als für die anderen Störungen bei Männern, vor allem jedoch für die weiblichen Störungen zutrifft. Für die Praxis ist dies allerdings von geringerer Bedeutung, da die auf einem biopsychosozialen Grundverständnis basierenden sexualmedizinischen Interventionen nur eine begrenzte Ursachenspezifik aufweisen und eher pragmatisch zugeschnitten sind. Dies enthebt den Kliniker jedoch nicht von der Verpflichtung zu einer sorgfältigen Diagnostik und Sexualanamnese und zur besonderen Beachtung der **Paardimension** und der **kommunikativen Bedeutung** von Sexualität bei der Behandlungsplanung.

5

Sexuelle Funktionsstörungen der Frau[*]

5.1 Physiologie der weiblichen Sexualreaktionen

Wenn wir heute über die gesicherte Erkenntnis verfügen, dass die sexuelle Reaktion sinnvoll in die Phasen **Appetenz, Erregung und Orgasmus** zu gliedern ist und jede dieser Phasen für sich gestört sein kann, so sollte man sich erinnern, dass noch vor 20 Jahren in ICD-9 nur Frigidität und Impotenz als sexuelle Funktionsstörungen aufgeführt waren: eine defensiv-aversive Empfindungslosigkeit bei der Frau und eine zu erbringende Funktion beim Mann, beides bezogen auf den Koitus. Vorwiegend waren es physiologische Forschungen, die die Phasen-Differenzierung ermöglicht haben (s. Abb. 5-1 im Farbtafelteil). Aber gerade bei einer Betrachtung der Physiologie der weiblichen wie auch der männlichen Sexualreaktionen muss man sich vergegenwärtigen, dass Appetenz, Erregung und Orgasmus zuallererst subjektive Erlebnisse sind.

So ist die Separierbarkeit der Phasen mühelos an psychischen Phänomenen nachzuvollziehen. Eine Frau, die ohne Lust oder aversiv in Bezug auf Sexualität ist, wird wenig sexuelle Erlebnis- und Reaktionschancen haben, es sei denn, Erregung entfaltet sich eher unerwartet. Andererseits kann vorangehendes sexuelles Verlangen in der Situation ebenso unerwartet verloren gehen. Unzureichende Erregung rückt den Orgasmus in weite Ferne, v. a. wenn die bevorzugte Stimulation nicht zur Verfügung steht. Letztlich gibt es, wenn auch seltener, das Erreichen hoher Grade von Erregung mit ausbleibendem Orgasmus trotz klitoraler oder koitaler Stimulation.

Sexuelle Motivation, die heute im Vordergrund klinischen und wissenschaftlichen Interesses steht, hat bei Frauen, auch generationsabhängig, ein breites Spektrum von Ausprägungsformen. Appetenz und Verlangen scheinen weder treffende noch umfassende Begriffe für weibliche Sexualität zu sein. Vielleicht sollte man davon ausgehen, dass Erregung die zentrale und unverwechselbare Dimension der Sexualität ist, und Appetenz als Erregbarkeit denken, die sich aus internen und externen Quellen speist.

Im Folgenden geht es um die Skizzierung einiger weniger physiologischer Aspekte des Systems zentraler und peripherer Prozesse, durch die sexuelles Erleben ermöglicht wird.

5.1.1 Klitoris-Vagina-Vulva-Komplex

Bei Betrachtung der Abbildungen in R.L. Dickinsons *Human Sex Anatomy* (1933) sieht man neben massiven Irrtümern, wie z.B. Inzisionen bei Vaginismus, ein detailliertes Bemühen um Erfassung der **funktionellen** Anatomie der weiblichen Geschlechtsorgane. Zum Beispiel wird vorgeschlagen, den Begriff „Erektion" so zu erweitern, dass er die folgenden Prozesse abdeckt: „Rigidität durch Rückflussstauung in einer elastisch umwandeten cavernösen Struktur wie beim Penis [...], weiche, blutfüllungsbedingte Anschwellung eines venösen Plexus wie beim Scheidenvorhof [...], congestionsbedingte Prononcierung und Dunkelfärbung wie bei Cervix und Vulva [...], verfestigendes Hervortreten durch Kontraktion glatter Muskelfasern wie bei den Brustwarzen". Weitere „vulvo-vaginale Veränderungen bei Erregung" werden als „aktiv oder erektil" angesehen, u.a. Sekretion vulvovaginaler Drüsen, Klitoriserektion und labiale „Erektion", Levatorenunruhe und rhythmische orgastische Kontraktionen.

In der Tat bedarf es gründlichen Studiums von sachgerechten Abbildungen, um ein plastisches Bild des Beckenbodens zu gewinnen. Unter Einschluss von Kreuz- und Steißbein ist

* Unter Mitarbeit von Prof. Dr. med. Dipl.-Psych. D. Langer, Dr. rer. biol. hum. K. Heiser und Dr. med. C. Rüffer-Hesse.

das Becken ein ringförmiges Gebilde. Das Darmbein (Os ilium) ist nach oben und hinten, das Sitzbein (Os ischii) nach unten und hinten, das Schambein (Os pubis) nach vorn und unten gerichtet. Nach unten (distal), mit schlingenförmigem Durchlass für Urethra, Vagina und Rektum, ist das Becken schüsselförmig durch die aus mehreren nach Ursprung und Ansatz benannten Muskeln abgeschlossen. Es sind diese Muskeln, die sich bei kräftiger Kontraktion der Sphinkteren, zumal des Afters, anspannen (und dies bei Vaginismus reflektorisch tun). Oberhalb des Beckenbodens befinden sich (abgesehen von Ovarien und Eileitern) Uterus, parametrische Gewebe und die proximalen zwei Drittel der Vagina, die alle, in unterschiedlicher Ausprägung, glatte Muskulatur (mit vegetativer Innervation, aber endogener Aktivität) enthalten. Unterhalb des Beckenbodens befinden sich komplexe Strukturen, die schenkel- bzw. schlingenförmig von der Klitoris ausgehen und Harnröhre sowie unteres Scheidendrittel umschließen. Die Klitoris selbst besteht aus der hochsensiblen, oberflächlich gelegenen Glans und dem an der Schambein-Symphyse fixierten Schaft. Den tiefer und lateral ausgespannten Ischiocavernosus-Muskeln an- und aufliegend sind die klitoralen Schwellkörper, funktionell den männlichen Corpora cavernosa entsprechend. Weiter nach medial folgen (innerhalb der Labia majora) die Spongiosa-Schwellkörper mit einer Verdickung (Bulbus) am Scheidenvorhof und das die Harnröhre umgebende Gewebe, beide Strukturen durchzogen und umschlossen von der Bulbo- bzw. Spongiosa-cavernosus-Muskulatur, die wie der Ischiocavernosus willkürlich innervierbar ist.

Der Klitoris-Vulvovaginal-Komplex hat folgende Komponenten:
▷ Relaxationsfähige vaskuläre Muskulatur für den Effekt der Durchblutungssteigerung, Lubrikation ermöglichend und in venöse Vasocongestion übergehend;
▷ gewebsbildende glatte Muskulatur in Schwellkörpern und Vaginalwand;
▷ vestibuläre Drüsen;
▷ quergestreifte (willkürliche) Muskulatur, die die vulvovaginalen cavernösen Strukturen durchwirkt und umgreift;
▷ Mechanorezeptoren mit besonderer Konzentration in der Klitoris-Glans sowie Dehnungsrezeptoren in der vulvovaginalen (und Levator-) Muskulatur.

Es spricht einiges dafür, dass dieser Komplex seine Funktionen nur bei hohen Graden der sexuellen Erregung voll entfaltet: Orgasmus kann auch ohne deren Mobilisierung durch optimale Klitorisstimulation erzielt werden, ebenso wie Ejakulation (oder Emission) unter bestimmten Umständen durch gezielte Stimulation auch ohne nennenswerte Erektion ausgelöst werden kann.

In der „Ära des Orgasmus" vor etwa 20 Jahren hat das wissenschaftliche Interesse vornehmlich den circumvaginalen Kontraktionen gegolten. Unter Rückgriff auf **Kegel**, der 1952 eine enge Beziehung zwischen pelvisch-muskulärer und orgastischer Funktionsfähigkeit sah, wurden Frauen die nach ihm benannten Übungen empfohlen. Diese sind zweifellos günstig zur Kräftigung eines defizitären Beckenbodens, zumal mit Kontinenzproblemen, und damit indirekt auch für die sexuelle Funktion. Eine direkte Förderung der Orgasmusfähigkeit hat sich jedoch als sehr zweifelhaft erwiesen. Andere Aspekte scheinen bei weitem wichtiger. So ist offenbar Orgasmuserleben ohne rhythmische Kontraktionen möglich. Wenn diese Kontraktionen auftreten, scheint ihnen mehr oder minder regelmäßig eine kurze tonische Kontraktion vorauszugehen. Weiterhin können sich die reflektorischen Kontraktionen ausweiten, nicht nur auf den Analsphinkter, sondern auch auf die Levatorenplatte. Dies sagt etwas über die Art und Intensität der Orgasmusreaktion, lässt aber offen, ob hohe Grade „cavernöser" Erregung oder andere Faktoren ausschlaggebend sind.

„G-Punkt"

Großes Aufsehen hat längere Zeit ein weiterer Themenbereich erregt: Die Wiederentdeckung des „**G-Punkts**", eines von Gräfenberg (1950) beschriebenen sexuell sensiblen Areals der vorderen Vaginalwand, und der „**weiblichen Ejakulation**", die eine sehr lange Geschichte hat. Die noch keineswegs abgeschlossene Kontroverse wurde geprägt von unterschiedlichen Befunden, Interpretationen und Argumentationsrichtungen. Einer Reihe von Autoren war wichtig, dass eine vaginale Struktur definiert schien, deren Stimulation Erregung und Orgasmus bewirken konnte. Anderen war die Anerkennung des Phänomens wichtiger, dass bei einem (letztlich schwer ermittelbaren) Anteil von Frauen nach hohen Graden der Erregung orgasmusassoziiert aus paraurethralen – als prostataanalog betrachteten – Drüsen Flüssigkeit entleert wird, die nicht Urin ist. Nicht nur von feministischer Seite werden beide Ideen für wichtig gehalten:

die Bestätigung, dass das männliche Vorrecht der Ejakulation zu Ende war und dass die offenbar vorhandenen Urängste, beim Orgasmus die Blasenkontrolle zu verlieren, unbegründet waren.

Wäre der „G-Punkt" vaginales Gewebe, dann müsste viel häufiger über sexuelle Störungen berichtet worden sein, die nach den oft mit Hysterektomien kombinierten Scheidenraffungen auftraten. Da die Harnröhre der Scheidenvorderwand unmittelbar benachbart ist, liegt der Gedanke nahe, dass sie das stimulierbare Organ ist. Dass es paraurethrales Drüsengewebe gibt, und zwar in unterschiedlicher Ausprägung, ist seit längerem ebenso belegt wie dessen zwei Ausführungsgänge, und es mag sich herausstellen, ob und nach welchen Kriterien dieses Gewebe und sein „Ejakulat" eine Beziehung zur Prostata hat. Periurethral und die Harnröhrenöffnung umgebend findet sich spongiöses Gewebe, das als „erektil" interpretiert werden kann. Diese Etablierung peri- und paraurethraler Strukturen als sexuelles Organ braucht nicht zu verwundern, wenn man die bei beiden Geschlechtern bekannten autoerotischen Manipulationen bedenkt. Sie würde den skizzierten Vulva-Komplex ergänzen und auch koital dadurch von Interesse sein, dass Klitoris und Vagina einander quasi noch näher kommen.

Was sicherlich aussteht, ist eine empirische Überprüfung der Homologie-Spekulationen. Embryologisch ist leicht nachvollziehbar, dass die beiden (ihrer Hülle entkleideten) Corpora cavernosa des Penis den Klitorisschenkeln entsprechen, nicht einmal mit großem Längenunterschied, und die circumpenile der circumvaginalen Muskulatur. Da auch der spongiöse, mit der Glans penis verbundene Harnröhrentubus eine Art Aufspaltung erfährt, könnte die Auffassung von Penis und Klitoris als homologen Organen aufrecht erhalten werden. Es wurde aber die Homologie-Forderung aufgestellt, dass die Glans penis ihre Entsprechung in einer weiblichen periurethralen Glans habe und dass die „männliche Klitoris" an der Spitze der Corpora cavernosa *unter* der Glans penis liege. Abgesehen davon, dass die urethrale Komplettierung des Vulva-Klitoris-Komplexes plausibel ist, scheint die – möglicherweise individuell unterschiedliche – Mobilisierung der „periurethralen Glans" beim Koitus bestätigt (Sevely 1987; zur Nieden 1994).

Wenn eine Streitfrage heute beigelegt werden kann, so ist es wahrscheinlich die um **klitoralen vs vaginalen Orgasmus**. Allein der Sachverhalt, dass Orgasmus ohne alle genitale Stimulation möglich ist, sollte sie von vornherein entschärft haben. Klitorale Stimulation bewirkt, quasi unter Kurzschließung des sexuellen Systems, Orgasmen. Im Partnerkontakt kann diese Art der Stimulation einfach als angenehmer empfunden werden, auch weil die Erregung besser steuerbar ist. Andererseits haben Frauen höchst unterschiedliche Erwartungen an den Koitus: Von der Partnergratifikation über lustvolle Intimität bis zu der Aussicht, präferentiell so die gewünschte Qualität von Erregung und Orgasmus zu erleben. Die verfügbaren Zahlen über die durchschnittliche Dauer von Vorspiel, bei dem weibliche Erregung oft sozusagen von unten aufgebaut werden muss, und Koitus, der für den Mann nicht selten ein Kampf um Erektion und gegen Ejakulation ist, werfen nicht viel mehr als die Frage auf, welche Chancen eine Frau hat oder sich nimmt, bei gegebener Körperlichkeit ihre sexuelle Erlebnisfähigkeit auszuloten.

5.1.2 Neuroendokrine Regulation

Hormonen und Neurotransmittern ist gemeinsam, dass sie auf Rezeptoren wirken. Viele Zielzellen haben unterschiedliche Rezeptoren, und an den Effekten sind häufig Kotransmitter und Neuromodulatoren beteiligt. Im Gegensatz zur schnellen synaptischen Neurotransmission vollziehen sich, mehr Zeit erfordernd, Hormonwirkungen typischerweise über die Blutbahn, aber die Übergänge sind fließend. Hinsichtlich des Zeitfaktors gibt es auch Unterschiede abhängig davon, ob die Signaltransduktion mehr an der Zelloberfläche (z.B. Ionenkanäle) oder im Zellkern (Transskriptionsprozesse) stattfindet. Hormone können auch lokale Effekte haben: Man spricht dann von Gewebshormonen bzw. parakriner Wirkung. Andererseits produzieren Nervenzellen in Bereichen des ZNS Neurohormone, die in hormontypischer Weise über die Blutbahn wirken. Größte Bedeutung haben die Neuropeptide – relativ kleine (gegenüber z.B. Steroiden), z.T. phylogenetisch sehr alte Moleküle, die peripher und zentral wirken und umfangreiche Verhaltenseffekte haben. Sie sind Gegenstand aktueller Forschung, die bisher über hundert dieser Moleküle und ihrer Rezeptoren identifiziert hat.

Hypothalamus-Hypophysenvorderlappen-Gonaden-System

Die Produktion von Keimzellen einerseits und von Sexualhormonen (Östrogen, Progesteron, Testosteron) andererseits wird im **Hypothalamus-Hypophysenvorderlappen (HVL)-Gonaden-System** geregelt, und zwar mit Rückkopplungsschleifen, wie sie z.B. auch für die Steuerung der Schilddrüsen- und Nebennierenrinden-Hormone existieren. Die integrativen hypothalamischen Funktionen sind ihrerseits integriert in übergeordnete zerebrale Systeme und Prozesse (s. Abb. 5-2 im Farbtafelteil).

Vom HVL, der Adenohypophyse, wird auch **Prolaktin** sezerniert, hypothalamisch überwiegend negativ (durch Dopamin) und ohne vergleichbar eindeutige negative Rückkopplung geregelt. Prolaktin bereitet die Laktation vor und wirkt außerdem immunmodulierend sowie (bei Männern mehr als bei Frauen) hypothalamisch-gonadal hemmend. Die Neurohypophyse sezerniert **Oxytozin und Vasopressin**, die im Hypothalamus produziert werden. Sie sind Neuropeptide, wie auch Prolaktin und die hypophysiotropen hypothalamischen Releasinghormone (RH). Oxytozin bindet an Rezeptoren in Uterus und Milchdrüse, beeinflusst Hypothalamusneurone mit vegetativ regulierender Funktion und ist durch Brust- und Vaginal-Stimulation auslösbar. Seine Hauptfunktionen sind die Auslösung der Wehen zu Geburtsbeginn und die des Milchejektionsreflexes. Vasopressin dient als antidiuretisches Hormon (ADH) dem organismischen Wasserhaushalt und komplexen weiteren Funktionen. Oxytozin (und wahrscheinlich auch Vasopressin) hat bedeutsame, aber noch nicht voll aufgeklärte modulierende und stimulierende Effekte auf das Sexual- und Bindungsverhalten. Vom HVL werden die **gonadotropen Hormone LH und FSH** sezerniert, was positiv durch das in etwa stündlichen Pulsen abgegebene hypothalamische Gonadotropin-Releasinghormon (GnRH, früher LHRH) und negativ über die Gonadenhormone sowie (FSH-selektiv) durch das gonadale Peptid Inhibin reguliert wird. Das (ebenfalls pulsatile) Sekretionsmuster von LH und FSH ist bei Frauen komplexer als bei Männern, da es den Menstruationszyklus steuert. Bezüglich der Gonadotropinwirkung besteht der jeweils übergeordnete Effekt darin, dass FSH das Follikelwachstum fördert und die Östrogensynthese stimuliert, während LH die Ovulation induziert und die Progesteronsynthese stimuliert. In der Zyklusmitte hat der sehr hohe Östradiolspiegel einen kurzen positiven Rückkopplungseffekt auf die Hypophyse und leitet die präovulatorischen Gipfel von LH und FSH ein, die wiederum Follikelruptur und Eisprung auslösen. Der geborstene Follikel wandelt sich in den Gelbkörper um, der unter LH-Einfluss während der zweiten Zyklushälfte große Mengen von Progesteron und Östrogen produziert, bis er nach durchschnittlich 14 Tagen seine Funktion verliert und durch Abfall der Steroidspiegel die Menstruation ausgelöst wird. Ein Aspekt des Antagonismus zwischen Östrogen und Progesteron zeigt sich darin, dass letzteres die Frequenz des hypothalamischen Pulsgenerators (und damit die LH-Pulsfrequenz) herabsetzt, aber durch Erhöhung der LH-Amplitude der Hemmung durch Östrogen entgegenwirkt. Auch Dopamin, GABA und Opioid wirkt hemmend auf den Pulsgenerator, Noradrenalin hingegen fördernd.

Bei menopausalem Nachlassen der Ovarialfunktion steigt die Gonadotropinsekretion (FSH > LH), bedingt durch Wegfall ihrer Hemmung, stark an. Ansonsten sprechen niedrige LH-/FSH-Spiegel für hypogonadotropen, also hypophysär oder hypothalamisch bedingten Hypogonadismus, hohe Spiegel für eine gonadale Störung.

Gonadotropine finden Anwendung zur Diagnose der Frühschwangerschaft durch Nachweis von Choriongonadotropin (CG) im Urin sowie zur Vorhersage des Eisprungs aufgrund des LH-Anstiegs und therapeutisch zur Auslösung des Eisprungs. GnRH, stoßweise verabfolgt, werden zur Zyklusnormalisierung verwendet, langwirksame GnRH-Analoga einerseits bei der assistierten Reproduktion zur Unterdrückung des präovulatorischen LH-Gipfels mit anschließender Ovulationsinduktion durch CG und andererseits zur Behandlung östrogenabhängiger Mammacarcinome sowie anderer auf Östrogenentzug ansprechender Störungen.

Östradiol (als das wichtigste der Östrogene), Testosteron (und Dihydrotestosteron mit stärkerer androgener Potenz) sowie Progesteron sind Steroidhormone, die allesamt Cholesterin als Vorläufer haben. Von diesem führt eine Transformationskette einerseits zu Progesteron, andererseits zu Testosteron, das wiederum zum Östradiol aromatisiert werden kann.

1. Östrogen

Hauptquelle des zirkulierenden Östrogens sind bis zur Menopause die Ovarien, danach das Fettgewebe. Die Wirkung von **Östrogen** gliedert sich in drei Komplexe. Seine Bedeutung zusammen mit Testosteron und anderen Hormonen für die Entwicklung des Mädchens zur Frau ist in Kap. 2.3 dargestellt. Im Rahmen der gezielten neuroendokrinen Kontrolle des Menstruationszyklus wirken die zyklischen Sexualsteroide auf das Fortpflanzungssystem. Schließlich haben Östrogene umfangreiche Wirkungen auf den Stoffwechsel, teils indirekt, teils aber auch direkt, wie Östrogenrezeptoren im Knochen, Gefäßendothel, Leber, ZNS und Herz nahelegen. Besonders sexualrelevant ist der östrogenabhängige Turgor der vulvär-vaginalen Strukturen. Besonders augenfällig wird die Östrogenabhängigkeit der Scheidenschleimhaut dadurch, dass eine operativ hergestellte Neovagina (bei Vaginalaplasie spaltlappenplastisch, bei Mann-zu-Frau-Transsexuellen aus Penishaut durch körpereigenes bzw. geschlechtstransformierend verabfolgtes systemisches und zusätzlich lokal angewendetes Östrogen) alle Merkmale einer natürlichen Vagina annimmt. Dementsprechend finden Östrogene Anwendung in der postmenopausalen Hormonsubstitutionstherapie. Antiöstrogene (wie Clomiphen und Tamoxifen) blockieren Östrogenrezeptoren: Sie werden verwendet zur Auslösung eines Eisprungs, indem sie der negativen Rückkopplung endogener Östrogene entgegenwirken und dadurch zu erhöhter Gonadotropinsekretion führen, sowie auch im Rahmen der Behandlung von Mammakarzinomen, die Östrogenrezeptoren aufweisen.

2. Gestagen

Progesteron und eine Vielzahl synthetischer Verbindungen gleichartiger Wirkung werden als **Gestagene** zusammengefasst. Über die neuroendokrinen Wirkungen (und solchen auf das Fortpflanzungssystem) hinaus ist Progesteron für die Erhaltung der Schwangerschaft wesentlich. Während der Schwangerschaft und in geringerem Ausmaß während der Lutealphase des Zyklus führt Progesteron im Zusammenspiel mit Östrogenen zu einer Proliferation der Brustdrüse. Auch Progesteron hat zahlreiche Wirkungen auf den Stoffwechsel. Von seinen Wirkungen auf das ZNS sind die (eine Feststellung des Eisprungs ermöglichende) Temperaturerhöhung und gewisse sedierende Effekte von Interesse. In vielen biologischen Systemen wir-

ken Gestagene den Östrogeneffekten entgegen: durch Verringerung der Östrogenrezeptoren, Steigerung des lokalen Östrogenmetabolismus oder Unterdrückung zellulärer Reaktionen auf Östrogen. Insgesamt ist also die Beziehung zwischen dem tendenziell sexuell hemmend wirkenden Progesteron und Östrogen synergistisch-antagonistisch. Die beiden häufigsten Anwendungen für Gestagene sind die Antikonzeption, zusammen mit Östradiol oder auch allein, und, ebenfalls in Kombination mit Östrogenen, zur Hormonsubstitutionstherapie. Das zur Beendigung der Frühschwangerschaft verwendete Antigestagen Mifepriston (Mifegyne) verursacht im Wesentlichen einen Zusammenbruch des proliferierten Endometriums durch Blockade der uterinen Progesteronrezeptoren.

3. Testosteron

Testosteron und andere Androgene werden bei der Frau von Ovarien und Nebennierenrinde sezerniert. Sie sind, wie auch Östrogen, im Blut an Proteine gebunden und nur zu einem kleinen Teil frei und aktiv. Ihr Blutspiegel ist in der Mitte des Zyklus am höchsten. Aber er ist im Mittel etwa zehn Mal niedriger als beim Mann. Für diesen ist Testosteron sowohl für die Organisation der körperlichen Entwicklung als auch für die Aktivierung der sexuellen Funktion von überragender Bedeutung. Testosteron beim Mann und Östrogen bei der Frau scheint gemeinsam zu sein, dass sie quasi im Überschuss produziert werden und klinische Auswirkungen eines Hormonmangels erst bei sehr niedrigen Spiegeln in Erscheinung treten. Umgekehrt haben bei der Frau schon geringe Abweichungen des Testosteronspiegels, seien sie konstitutionell oder situativ, Verhaltensauswirkungen. Androgene haben, abgesehen von ihren anabolen Wirkungen, bei der Frau ebenfalls organisierenden Einfluss auf die Körperentwicklung. Auch die weibliche Genitalhaut gehört zu den Zielgeweben der für die männliche Biologie so wichtigen Umwandlung von Testosteron in das aktivere Dihydrotestosteron. Insgesamt kann als hinreichend belegt gelten, dass Androgene auch bei Frauen, aber in einer für Frauen spezifischen Weise, Bedeutung für sexuelles Interesse und Erregbarkeit haben. Mit einigem Vorbehalt wird man also sagen können, dass Testosteron das „Libidohormon" für beide Geschlechter ist.

Jahrzehntelange Forschungsbemühungen haben der hormonalen Regulation der sexuellen Funktion gegolten, die (fast banal zu sagen) so

stark eingebettet ist in die Regulation von Fortpflanzungsfunktionen und in eine hochkomplexe Matrix psychosozialer Faktoren.

Nach einer Vielzahl von Untersuchungen mit
unterschiedlichen Methoden zu Schwankungen
von sexueller Aktivität und sexuellem Interesse
im Verlauf des Zyklus liegt deren Gipfel in der
follikulären Phase, in etwa übereinstimmend
mit dem allgemeinen Wohlergehen. Es ist interessant, dies mit der Verlaufskurve zu vergleichen, die Dickinson vor 70 Jahren in seiner
„Menschlichen Sexualanatomie" aufgezeichnet
hat: Von 200 Frauen hatten 106 ihr größtes
sexuelles Verlangen in der Woche vor und 82 in
der Woche nach Menstruation, beides bezüglich
der Empfängnis besonders sichere Zeiten. Auf
der anderen Seite nivellieren hormonale Anti-
konzeptiva das Zyklusprofil, und es sind wieder
andere, nur zum Teil hormonale Faktoren, die
eine Minderheit von Frauen in ihrer Sexualität
beeinträchtigen. Hormonal umwälzende Ereignisse finden in Schwangerschaft und Laktati-
onszeit statt, deren Risiken für die Sexualität
hier nicht thematisiert werden sollen, zumal
Geburt und Kindversorgung umwälzende Ereignisse auch für das Paar sind.

Vorläufig scheint sich die sexualmedizinische
Relevanz gestörter endokriner Regulation auf
den Ausfall der Ovarien zu reduzieren, sei es
durch deren menopausalen Funktionsverlust
oder ihre operative Entfernung. Das urogenitale
Östrogendefizienzsyndrom mit seiner Beeinträchtigung von Vasocongestion und Lubrikation kann den Aufbau sexueller Erregung erheblich behindern und den Koitus schmerzhaft
machen. In Fällen, wo systemische Östrogensubstitution kontraindiziert ist, können heute
Östrogenester lokal angewendet werden, die
kaum ein Risiko haben, durch Resorption systemisch zu wirken. Nun bedeutet (allmählicher)
menopausaler Funktionsausfall und (abrupter)
operativer Verlust der Ovarien auch eine erhebliche Reduktion der Testosteronproduktion, die
bei manchen Frauen zu deutlichen sexuellen
Störungen führt – in diesem Fall verursacht
durch den kombinierten Effekt eines zentral bedingten Appetenzverlustes und einer peripheren
Einbuße an klitoral-vulvärer Empfindungsfähigkeit. Hinzu kommt, dass Östrogen, allein
substituiert, das freie Testosteron durch Förderung seiner Bindung an Plasmaprotein weiter
reduziert. Daher wird in den letzten Jahren
zunehmend der Gedanke einer Testosteronsubstitution, so sie indiziert ist, ernst genommen.

5.1.3 Neuromuskuläre Organisation

Dieser Begriff scheint angemessen für die Physiologie peripherer, also nicht-zerebraler Prozesse bei sexueller Erregung und Orgasmus. Er
leuchtet ein, wenn man sich vergegenwärtigt,
dass die gesamte genitale sexuelle Reaktion von
muskulären Ereignissen bestimmt wird: von vegetativ innervierter Muskulatur der Blutgefäße
und anderer Gewebe (z.B. Uterus und Vagina)
und von willkürlich innervierbarer Muskulatur
(z.B. der in den Orgasmusreflex einbezogenen
pelvisch-circumvaginalen).

Die komplementär-synergistische Wirkung
sympathischer und parasympathischer Mechanismen macht es möglich, dass es bei sexueller
Erregung einerseits zu den systemischen Effekten der Steigerung von Herzfrequenz und Blutdruck (letzteres durch vasokonstriktive Erhöhung des peripheren Gefäßwiderstandes) und
andererseits lokal-genital zu Mehrdurchblutung
infolge Vasodilatation kommt.

Schon bei Dickinson (1933) findet man eine
Pulsfrequenz-Aufzeichnung, die ein Paar durch
seine sexuellen Interaktionen über 50 Minuten
Vorspiel und 25 Minuten Koitus begleitet. Während des Vorspiels sieht man interessante Fluktuationen von Di- und Konvergenz, bis mit Einführung bei beiden die Pulsfrequenz dramatisch
erhöht wird. Die Frau erreicht bei ihren insgesamt vier Orgasmen Spitzenwerte (um 150/
Min.), an denen der Mann nicht partizipiert, bis
er seinen Spitzenwert bei der Ejakulation erreicht, nach der die Pulsfrequenz bei der Frau
wesentlich rapider abfällt als beim Mann.

Demgegenüber wirkt bekanntlich extreme
Sympathikotonie vom Typ der Kampf-/Flucht-
Reaktion deletär auf die sexuelle Reaktion.
Diese Unterschiede erklären sich v.a. aus Menge
und Mischungsverhältnis der ausgeschütteten
Katecholamine Adrenalin und Noradrenalin
sowie aus deren unterschiedlicher Wirkung auf
die Adrenozeptor-Subtypen.

Die Innervationsstrukturen für die genital-
sexuellen Zielorgane sind sehr komplex. Man
kann zur Vereinfachung ausgehen von dem vegetativen Beckenplexus, heute meist **Plexus hypogastricus inferior** genannt, dem Blase, Uterus
und Vagina sowie Rektum (mit operativem
Schädigungsrisiko) dicht benachbart sind und
der seine Efferenzen in diesen Organen hat, von
ihnen aber auch **viscerale (cholinerge sympathische und parasympathische) Afferenzen** bekommt. Der Plexus erhält (cholinerge) sympa-

thische und parasympathische Zuflüsse. Erstere kommen einerseits über lange präganglionäre Fasern aus dem unterem Thorakalmark, andererseits aus dem präsakralen Ganglienstrang. Die parasympathischen Zuflüsse kommen aus dem 2. bis 4. spinalen Sakralsegment. Sie verlaufen zunächst ein Stück in den entsprechenden Spinalnerven und danach als Nerven, die früher Nervi erigentes genannt wurden. Diese in den Plexus einlaufenden präganglionären Efferenzen werden im Plexus auf postganglionäre Neurone umgeschaltet; nur ein Teil der parasympathischen Efferenzen durchläuft den Plexus, um erst im Zielgewebe eine Umschaltung zu erfahren (s. Abb. 5-3 im Farbtafelteil). Bezüglich dieser prä-postganglionären Übergänge ist zu vermerken, dass zahlreiche Kotransmitter und Neuromodulatoren auf sie Einfluss nehmen.

Diese visceralen Strukturen werden ergänzt durch **somatomotorische Nervenverbindungen**. Die sakralen Spinalnerven, die afferente (u.a. genital-)sensorische und efferente motorische Fasern (u.a. für die Beckenbodenmuskulatur) führen, bilden zunächst einen Plexus (pudendus), um sich dann in peripheren Nerven u.a. für die ano-uro-genitalen Strukturen zu verzweigen. Der Nervus pudendus, relativ geschützt unterhalb des Beckenbodens verlaufend, hat entscheidende Bedeutung für klitoral-vulväre Afferenz und für Sphinkteren- und circumvaginal-muskuläre Efferenz. Nur die Randbereiche der Genitalregion haben sensorische Afferenz auch zu höheren Spinalsegmenten(s. Abb. 5-4 im Farbtafelteil).

Eingebunden in die zentralnervöse Organisation der sexuellen Reaktion ist im **Sakralmark (S2-S4) ein parasympathisch-somatomotorisches Integrationszentrum**. Stimulation der Mechanorezeptoren in Klitoris und Vulva sowie der Dehnungsrezeptoren in circumvaginaler und Beckenbodenmuskulatur hat Afferenz hierher. Parasympathische Efferenz bewirkt durch Vasodilatation Durchblutungssteigerung von Vaginalhaut und cavernösen Geweben der Klitoris und des Scheidenvorhofs. Werden zur Ermöglichung von Blasenentleerung bei Querschnittsläsionen des Rückenmarks die Sakralnerven durch implantierte Elektroden stimuliert, so bewirkt das häufig auch Lubrikation. Die Vasodilatation selbst wird durch peptidische Kotransmitter, insbesondere wohl **vasoaktives Peptid** (VIP), und über das Gefäßendothel durch Freisetzung von **Stickstoffmonoxyd**

(NO) bewirkt. Die Mehrdurchblutung induziert Lubrikation als Transsudat und wird gefolgt von venöser Stauung, der Vasocongestion im engeren Sinn.

Die motorische sakrale Efferenz geht wie gesagt zu der circumvaginalen und Beckenbodenmuskulatur, die sich mit Beginn des Orgasmus erst tonisch und dann klonisch kontrahiert. Nicht so klar ist, was bei der Frau der männlichen Emission entsprechen könnte, die (wohl noradrenerg vermittelt) durch im unteren Thorakalmark initiierte glattmuskuläre Kontraktion der ableitenden Samenwege zustande kommt. Nicht-vaskuläre glatte Muskulatur gibt es auch im weiblichen Genitaltrakt, insbesondere im Uterus sowie in der Vaginalwand. Letztere ist wegen der benachbarten kräftigeren quergestreiften Muskulatur schwierig zu untersuchen, aber orgasmusassoziierte Uteruskontraktionen sind wohlbelegt, mitbedingt durch **Oxytozin**. Ihre Bedeutung für das Orgasmuserleben wird kontrovers beurteilt: Dem Hinweis auf Erhalt der Orgasmusfähigkeit nach Hysterektomie steht das Argument gegenüber, dass es nicht auf das Organ, sondern auf die nervalen Mechanismen ankommt. Wenn man annimmt, dass für vaskuläre und Gewebe bildende glatte Muskulatur die gleiche Neurotransmission gilt, so ist als vorläufige Hypothese plausibel, dass die erregungsassoziierte Relaxation, die an der Vasokongestion sowie an der Aufblähung der proximalen Vagina beteiligt ist, zu Beginn des Orgasmus durch kurzfristiges Überschießen sympathicotoner Neurotransmission in Kontraktionsphänomene umgewandelt wird.

Viele Phänomene der weiblichen Genitalreaktionen harren noch der Aufklärung im Detail. Aber auch offensichtlichere Sachverhalte sind noch unzureichend verstanden: von der Fähigkeit zu multiplen Orgasmen über die (im Gegensatz zu Männern) erhalten bleibende Fortpflanzungsfähigkeit nach spinalen Läsionen bis hin zu klinisch so bedeutsamen Vorgängen wie der HIV-Übertragung.

Das Zusammenspiel neuromuskulärer und neuroendokriner Regulation wird in neueren, hervorragend geplanten und kontrollierten Untersuchungen einer Forschergruppe aus Essen und Hannover (Krüger et al. 1998; Exton et al. 1999), zuerst an Männern, dann an Frauen, deutlich. Die sorgsam ausgewählten Versuchspersonen stimulierten sich, in einem Raum für sich allein, durch einen pornographischen Film angeregt, zum Orgasmus. Neben anderen registrierten Parametern wurden im Nebenraum in 10-minütigen Abständen Blutproben entnommen. Die Ergebnisse zeigten eine hohe Übereinstimmung der Geschlechter hinsichtlich des Erregungsablaufs. Signifikant und in etwa korrespondierend waren subjektive Einschätzung des Erregungsgrades, Anstieg von Pulsfrequenz und Blutdruck sowie (bei den Frauen) die photoplethysmographisch gemessene vaginale Pulsamplitude und schließlich eine Erhöhung von **Adrenalin** und **Noradrenalin**. Weder die Sexualhormone noch Kortisol und Wachstumshormon veränderten sich, aber orgasmusassoziiert zeigte sich eine ausgeprägte Erhöhung des **Prolaktin**spiegels, die postorgastisch längere Zeit erhalten blieb. Dieser Anstieg ist interessant, da Prolaktin ein eher sexualhemmendes Hormon ist. Vielleicht ist es nicht unplausibel, die Prolaktinerhöhung als Komponente im allgemeinen zentralnervösen Ablaufprinzip zu sehen, dass auf Exzitation stets Dämpfung erfolgt.

5.1.4   Aspekte zerebraler Organisation

Bei Betrachtung der Physiologie weiblicher (wie männlicher) sexueller Reaktionen stößt man häufig und zwangsläufig auf die Bedeutung zentralnervöser Prozesse. Leider liegt ein Verständnis der zerebralen **Regulation** der Sexualität der Menschen trotz enormer Fortschritte der Neurophysiologie und Biopsychologie noch in weiter Ferne. Dieser Abschnitt jedenfalls muss sich beschränken auf einige Aspekte zerebraler **Organisation**, die den Rahmen aktueller Forschungen abstecken.

Da die von Hirnkrankheiten und -läsionen zu erhaltenden Auskünfte sehr begrenzt sind und trotz der gemeinsamen Zielorientierung von psychopharmakologischer und Hirnforschung ist die Hauptinformationsquelle das Tierexperiment, insbesondere an Ratten. So ist die sexuelle (Lordose-) Reaktion der weiblichen Ratte bis ins Detail neuroendokriner Verschaltungen bekannt. Das ist schwerlich auf den Menschen zu übertragen, gleichwohl aber wichtig, weil ein Regulationsmechanismus zur Herstellung von Rezeptivität aufgezeigt wird. Aus der Tatsache, dass in phylogenetischer Aszendenz strukturelle und funktionale Komplexität des **gesamten** Gehirns zunehmen, ergibt sich die Schwierigkeit und vielleicht sogar Aussichtslosigkeit, beim Menschen nach entsprechenden Mechanismen zu suchen.

Zur Bedeutung des Hypothalamus, der zunächst einmal lebenswichtige Regulationsaufgaben zu erfüllen hat, sind weiter oben schon einige Sachverhalte vermittelt worden: Auf die Bildung und Sekretion hypothalamischer RH-Neuropeptide haben sowohl Hormone wie neuronale Transmission Einfluss; Reduktion hypothalamischer dopaminerger Neurotransmission sowie auch der Prozess sexueller Erregung bewirken Prolaktinerhöhung; Oxytozinausschüttung wird ausgelöst durch sensorische Afferenz (Brust- und Vaginalstimulation), aber auch auf neurochemischem Wege (z.B. durch Sexualhormone oder Katecholamine) und wirkt einerseits neuromuskulär-efferent (Orgasmus, Wehen, Milchejektion), andererseits (durch intrazerebrale Mechanismen) auf Verhaltensdispositionen, wobei letzterer Effekt auch den Sexualhormonen eigen ist.

> Der **Hypothalamus** ist sowohl ein endokrines als auch ein neuronales Regulationsorgan, integriert vegetative u. endokrine Funktionen sowie viscerale und somatosensorische Afferenzen und beeinflusst Verhalten. Bezüglich der Sexualität hat er organisierende wie koordinierende Funktion, letztere mit teils fördernden, teils hemmenden Einflüssen. In vielen Arealen gibt es Neurone, die in unterschiedlicher Dichte Testosteron oder Östrogen enthalten bzw. entsprechende Rezeptoren haben, wobei erstere eventuell mehr efferente, letztere mehr afferente Funktionen haben. Außerdem wirken in den Neuronen eine Vielzahl von Neurotransmittern und -modulatoren: z.B. waren in einem einzigen ventrikelnahen, insgesamt mehr metabolisch regulierenden Kern außer hypophysiotropen RH nachweisbar Somatostatin, VIP, Neurotensin, Substanz P, Cholezystokinin, Vasopressin, Oxytozin, Enkephalin, die beiden Angiotensine u. weitere Neuropeptide (**s. Abb. 5-5 im Farbtafelteil**).

Das Gesagte erweitert sich auf das **limbische System**, das eine Art Verbindung zwischen Hirnstamm- und neocortikalen Funktionen ist und u.a. den „emotional bewertenden" Mandelkern (Amygdala) und den Hippokampus als einen mnestischen Verknüpfungs- und Comparator-Apparat enthält.

Um sich die Lage des Hypothalamus in der schwierig zu erfassenden räumlichen Struktur des Gehirns besser vorstellen zu können, denke man sich das Endhirn (Neocortex, Basalganglien und limbisches System) und das Kleinhirn entfernt. Man sieht dann den „Stamm" des Gehirns, aus dessen Ende zwei knollenförmige Gebilde nach vorn-seitlich ragen, den Thalamus, eine sensomotorische Relaisstation zum Neocortex. Darunter befindet sich, wie der Name sagt, der Hypothalamus. Auf Frontalschnitten sieht man den Hypothalamus U-förmig den (nicht-paarigen) 3. Ventrikel von unten umgreifen, auf Paramedianschnitten als ungefähr trapezförmige Struktur oberhalb des zur Hypophyse führenden „Trichters" (Infundibulum). Eine Vorstellung von der räumlichen Erstreckung der limbischen, in die Tiefe der Schläfenlappen ziehenden Strukturen kann man sich machen, wenn man von der Nasenwurzel einen Dreiviertelkreis über die Stirn bis zum Wangenknochen beschreibt und diese Linie in die Mitte des Kopfes projiziert.

Der Hypothalamus wiegt etwa so viel wie drei 1-Pfennig-Münzen. Trotzdem enthält er mehr als zehn abgrenzbare Kerne, d.h. Gruppen von Nervenzellen. Es wird geschätzt, dass jedes Neuron etwa tausend synaptische Kontaktmöglichkeiten hat. Die Kerne werden benannt einerseits nach benachbarten Strukturen (supra- und praeopticus, infundibularis, paraventricularis), andererseits nach ihrer räumlichen Lage (anterior/posterior, dorsal/ventral, medial/lateral).

Experimente auch an höheren Spezies (Rhesusaffen) haben kein annähernd klares Bild vermittelt, das auf Menschen übertragbar wäre – auf Frauen noch weit weniger als auf Männer. Bedeutung (auch bei vielen anderen Säugetieren) wird dem vorderen (anterioren) Bereich des Hypothalamus gegeben, dem **medialen präoptischen Kern (MPOA)**. Bei Läsionen in diesem Bereich scheint das Rhesus-Männchen nicht genitale Reaktionsfähigkeit (das Weibchen nicht Rezeptivität), wohl aber Kopulationsbereitschaft (das Weibchen „sexuelle Appetenz" bzw. Prozeptivität) zu verlieren. Am in der Nähe liegenden sog. sexuell dimorphen Kern ist von Interesse, dass er beim Menschen nicht nur bei Männern größer als bei Frauen ist, sondern sich noch postpubertär verändert und im Alter verkleinert. Stimulation durch implantierte Elektroden haben außerdem dem lateralen und dem dorsomedialen Kern Bedeutung gegeben, da von hier aus beim Rhesusmännchen Kopulation einschließlich Ejakulation auslösbar waren, letztere jedoch nicht vom präoptischen Kern. Schon frühe Experimente an (narkotisierten) Affen hatten gezeigt, dass Erektion und/oder Ejakulation von mehreren Stellen im hypothalamisch-limbischen System auslösbar (und hemmbar) waren.

Nun ist nicht nur das Läsionsareal im vielzitierten präoptischen Experiment vergleichsweise riesig, sondern es besteht bei Läsions- wie Stimulationsstudien die grundsätzliche Schwierigkeit, dass nie genau bekannt sein kann, ob der Effekt durch den Kern oder über Leitungsbahnen ausgelöst wird. Neuronale Verschaltungen sind zahlreich und komplex. Sie liegen innerhalb von Hypothalamus, limbischen Strukturen und unterem Hirnstamm sowie bidirektional zwischen ihnen und zusätzlich Thalamus und Rückenmark.

Eine wichtige Ergänzung der morphologischen Strukturierung des Gehirns in Kernkomplexe und ihre Verschaltungen liegt darin, dass es auch eine chemische Strukturierung in Gestalt von Transmittersystemen gibt, d.h. abgrenzbaren Signaltransduktionswegen, die sich präferentiell bestimmter Neurotransmitter bedienen. Einem lokalen, dopaminergen (tuberohypophysären) Teilsystem, das die Prolaktinsekretion hemmt, sind wir bereits begegnet.

Transmitter haben **im ZNS** zum großen Teil ganz andere Wirkungen als in der Peripherie, aber wie dort kommen sie im Zielneuron unter Beteiligung von Kotransmittern zustande (s. 11.12). Mit dieser Einschränkung haben **Glutamat-Aspartat** überwiegend exzitatorische, **Gamma-Amino-Buttersäure** (GABA) und **Glycin** hemmende Wirkung, und zwar überwiegend durch (lokale und schnelle) Ionenkanal-Effektormechanismen. **Azetylcholin** hat ein weit – insbesondere in den Neocortex – ausstrahlendes System (s. Abb. 5-6 im Farbtafelteil) mit hauptsächlichem Ursprung in fronto-basalen, dem Hypothalamus dorso-lateral benachbarten Strukturen und überwiegend aktivierende Funktion. An der Funktion des **serotonergen Systems** (s. Abb. 5-7 im Farbtafelteil) ist eine Vielzahl von 5-HT-Subrezeptortypen beteiligt, was seine komplexen (u.a. psychopharmakologisch relevanten), bisher nur teilweise verstandenen Wirkungen erklärt. Es strahlt vom dorsal im Mittelhirn gelegenen Raphe-Kern in praktisch alle übergeordneten zerebralen Strukturen aus und wirkt insgesamt dämpfend. Weit verzweigte Systeme haben auch die Katecholamine, deren Synthese von Tyrosin ausgehend zu Dopa, Dopamin, Noradrenalin und Adrenalin erfolgt. Lässt man die deszendierenden und die lokalen Dopaminneuronen außer Betracht, so verbleiben zwei ebenfalls im Mittelhirn entspringende weitreichende **Dopamin-Systeme** (s. Abb. 5-8 im Farbtafelteil): das mesostriatale System mit ventralem und dorsalem (bei M. Parkinson degeneriertem) Teil und das mesolimbisch-corticale System, das sich hauptsächlich in Strukturen des Frontalhirns sowie des limbischen Systems verzweigt. Letzteres System verläuft über das mediale Vorderhirnbündel (MFB), das weiter unten Erwähnung finden wird. Bekannt ist das Dopaminsystem durch die rezeptorantagonistische Wirkung der Neuroleptika. Noradrenalin ist in relativ großen Mengen in hypothalamisch-limbischen Strukturen vorhanden – im Gegensatz zu Adrenalin, das sich in Neuronen mit begrenzten Verbindungen in der medullären Formatio reticularis (FR) findet. Das **Noradrenalin-System**, (s. Abb. 5-9 im Farbtafelteil) bekannt im Zusammenhang mit Antidepressiva-Wirkungen, strahlt praktisch in alle zerebralen Strukturen aus und hat wie Dopamin erhebliche Auswirkungen auf Motorik, Antrieb, Emotion und auch Kognition. Seine Signaltransduktion ist wie bei Serotonin komplex durch die Subtypen der Alpha- und Beta-Rezeptoren und die Stadienabhängigkeit der Effekte. Locus coeruleus (LC) in der Brücke (Pons) und laterale FR sind die Ursprungsorte der meisten noradrenergen Neurone. Unter den Afferenzen des LC sind besonders interessant Raphe-5-HT-Neurone (wegen der Systemkopplung) und hypothalamische Corticotropin-RH (wegen der Verbindung zur Stressreaktion). Stressreaktionen beteiligen das Noradrenalin-, Dopamin- und Serotonin-System, sind aber in ihren Wirkungen auf viele Prozesse, unter ihnen die Hemmung von Sexualität und Fortpflanzung, sehr viel umfassender.

Lohnend erscheint ein kurzer Blick auf einen weiteren Aspekt: die Unterscheidung von drei Emotionssystemen **Annäherung/Aktivierung**, **Kampf/Flucht** und **Verhaltenshemmung**. Diese waren zunächst psychologische Konstrukte, bei denen es aber nahe lag, nach korrespondierenden neuronalen Strukturen zu suchen. Bedeutung für die Sexualität sollte v.a. das Aktivierungssystem haben, das außer Annäherung auch **aktive** Vermeidung beinhaltet, beide im weiteren Sinn „belohnend". Weiterhin aber auch, wohl mehr oder anders für Frauen als für Männer, das Inhibierungssystem, das **passive** Vermeidung bewirkt. Große Bedeutung bezüglich des Aktivierungssystems hatte die Entwicklung der „belohnenden" Effekte durch repetitive intrakranielle Selbststimulation bei Ratten. Die bevorzugte Auslösung dieser Effekte im medialen Vorderhirnbündel (MFB) und lateralen Hypothalamus ließen schon bald darauf schließen, dass das (mesolimbische) Dopamin-

system beteiligt ist, und später wurde dann die Beteiligung endogener **Opioide** belegt. Dieses System positiver Verstärkung gibt Hinweise auf süchtige wie sexuelle „Lust", denen aber nicht weiter nachgegangen werden soll. Dies gilt auch für die Bedeutung des Systems der Verhaltenshemmung für Angststörungen und Depressionen, an denen wiederum das Noradrenalin- und das Serotonin-System beteiligt sind (s. Kap. 8.12 und 8.13).

Ein abschließender Blick richtet sich auf ein Phänomen ganz anderer Art: die **Bewusstseinsveränderung bei hohen Graden sexueller Erregung** und zumal beim Orgasmus, die erlebnismäßig eindeutig und ansatzweise durch veränderte Zeitwahrnehmung objektivierbar ist. Möglicherweise stehen die bei Frauen wohl typischeren (allerdings vielfach „missbrauchten") eskalierenden Vokalisationen mit ihr im Zusammenhang. Die Bewusstseinsveränderung ist mit den genitalen Muskelkontraktionen in neuroregulatorischen Zusammenhang gebracht worden. Dieser muss nicht unbedingt, wie von verschiedenen Autoren gesehen, eine Ähnlichkeit mit zerebralen Krampfanfällen nahelegen. Aber man könnte im Ablauf der sexuellen Reaktion einen zentralnervösen Prozess **spezifischer** sich steigernder Erregung sehen, der sich im **Orgasmus** selbst begrenzt. Diese Selbstbegrenzung durch Erregungsverlust scheint in der Regel an die männliche Emission gebunden. Ob und wie sie bei der Frau geschieht, scheint individuell höchst unterschiedlich zu sein und vorerst nicht verallgemeinerbar. Pöppel (1995) berichtet von Experimenten, die bei beiden Geschlechtern im EEG eine Dissoziation von rechter und linker Gehirnhälfte während des (im Labor durch Masturbation ausgelösten) Orgasmus nachgewiesen haben: während die linke Gehirnhälfte vom Orgasmus praktisch unbetroffen bleibt, verändert sich die elektrische Aktivität der rechten schlagartig. Es treten anstelle der Alpha- nun Theta-Wellen hoher Amplitude auf, was als Hinweis darauf gewertet wird, dass für den Zeitpunkt des Orgasmus eine Entkoppelung der Gehirnhälften vorhanden ist. Sollte es sich dabei nicht allein um ein laborbedingtes Artefakt halten, könnte man Geschlechtsunterschiede im Erleben des Orgasmus auch vor dem Hintergrund der Dissoziierbarkeit der Gehirnhälften diskutieren.

5.2 Psychologie und Pathopsychologie weiblicher Sexualität

Der Versuch, weibliche Sexualität und ihre Störungen nur aus dem beobachtbaren Ablauf genitalphysiologischer Vorgänge verstehen zu wollen, wird der Komplexität und Individualität des Erlebens von Sexualität nicht gerecht. Über die Bedeutung körperlicher Funktionen hinaus ist die weibliche Sexualentwicklung mit den **Sozialisationsbedingungen** der Frau eng verknüpft. Die sexuelle Erlebnisfähigkeit entwickelt sich in einem langen und komplizierten Prozess, geprägt durch primäre familiäre Beziehungserlebnisse und sexuelle Vorerfahrungen, eingebettet in die Persönlichkeitsstruktur der Frau. Eine ausgeprägte Abhängigkeit vom Lebenskontext der Frau und der **Qualität ihrer Partnerbeziehung** macht die weibliche sexuelle Erlebnisfähigkeit in vielen Dimensionen störungsanfällig.

5.2.1 Psychoanalytische Modelle

Freud (1905) und die Vertreter seiner Schule lieferten das umfassendste Modell psychosexueller Entwicklung und ihrer störanfälligen Bruchstellen von der frühen Kindheit bis zur Pubertät. Auch wenn Freuds Theoriegebäude die männliche sexuelle Entwicklung in den Vordergrund stellte, postulierte er auch einen komplementären Erklärungsansatz für die Sexualentwicklung der Frau. Freuds um 1905 aufgestelltes **Modell der psychosexuellen Entwicklung** (s. Kap. 2.3) postulierte, dass auch **Kleinkinder** bereits **sexuelle Wesen** sind und im Zuge der Reifung verschiedene Phasen der Triebentwicklung durchlaufen, in denen sinnliche Befriedigung durch das Stimulieren verschiedener empfindungsreicher Körperzonen (Mund, Enddarmbereich, Genitalien) erreicht wird. Diese Phasen der Triebentwicklung beschrieb er in ihrer Wechselwirkung mit den primären Objektbeziehungen des Kindes (Eltern). So stellte er drei aufeinander aufbauende psychosexuelle Entwicklungsphasen vor, wobei – nach zunächst ähnlichem Verlauf der männlichen und weiblichen Entwicklung – erst in der dritten Phase eine geschlechtstypische Differenzierung stattfindet. Die erste Objektbeziehung des männlichen und weiblichen Kindes, die Beziehung zur

Mutter, bestimmt die **orale** und **anale Phase**. Gute Erfahrungen in der Symbiose mit der Mutter mit gegenseitiger libidinöser Befriedigung bilden das positive Fundament für die weitere Entwicklung. Traumatische Erfahrungen oder kaltes, uneinfühlsames, überforderndes Elternverhalten führen zu einer Grundstörung in der Persönlichkeit des Kindes. In der primären Identifizierung mit der Mutter wird die weibliche Geschlechtsidentität geformt, wobei die Akzeptanz und Erwünschtheit des Geschlechts der Tochter durch die Mutter von großer Bedeutung sind. In der **phallischen** oder **ödipalen** Phase (4./5. Lebensjahr) gerät die Genitalregion in das Zentrum von Wahrnehmung und Betätigung. Die Entdeckung des körperlichen Geschlechtsunterschiedes durch das Kind resultiert in nunmehr sich differenzierenden weiblichen und männlichen Entwicklungswegen. Die primäre Liebesbeziehung der Tochter zur Mutter gerät nach psychoanalytischer Auffassung in eine Krise, und die bisherige Dyade entwickelt sich zu einer triadischen Beziehung, einem **ödipalen Dreiecksverhältnis**. Die Tochter interpretiert ihre eigene mangelhafte anatomische Ausstattung, für die sie der Mutter die Schuld gibt, als Kastration (mit Entwicklung des sog. Penisneides). Die Entdeckung resultiert in Abwendung von der Mutter und Hinwendung zum Vater (sog. weiblicher Ödipus-Komplex oder Elektra-Komplex), in der Hoffnung, ihn für sich zu erobern und von ihm ein Kind (= Phallus) zu erhalten. Die ödipale Konfliktsituation nimmt einen guten Verlauf, wenn der Vater das Werben der Tochter in angemessener Weise beantworten kann. Schuldgefühle gegenüber der Mutter und Verlustängste führen zum Aufgeben der ödipalen Rivalität, zur weiteren **Identifizierung** mit der Mutter und zur Ausbildung des **Gewissens**, allerdings auch von Gewissensängsten, die sexuelles Erleben mit Schuld, Angst oder Abwehr verbinden können. Nach Auflösung der ödipalen Konfliktsituation wird in der klassischen psychoanalytischen Theorie eine Phase der sexuellen Latenz bis zum Beginn der Pubertät postuliert, in der alle früheren erogenen Zonen erneut aktualisiert werden und unter dem **Primat der Genitalität** verschmelzen. Auf dem Wege zur reifen Weiblichkeit muss es der Frau gelingen, den Fokus ihrer sexuellen Reaktionen von der Klitoris auf die Vagina zu übertragen und durch Geschlechtsverkehr zum Orgasmus zu kommen. Das Misslingen dieses Transfers bewertete Freud als vaginale Frigidität und psychische Unreife. Als umstritten und teilweise überholt gelten heute in der Nachfolge Freuds besonders die Thesen, die vom anatomischen Geschlechtsunterschied abgeleitet sind. Die Idee des **Penisneides** bezieht sich eigentlich auf die bevorzugte gesellschaftliche Stellung und soziale Machtposition des Mannes, die auch für das kleine Mädchen in der Familienstruktur bereits spürbar wird. Nicht aufrechtzuerhalten ist die These Freuds von der Übertragung der klitoralen Erregbarkeit auf die Vagina. Masters & Johnson (1966) wiesen nach, dass es physiologisch nur eine Art von Orgasmus gibt, der immer durch klitorale Stimulation hervorgerufen wird (sei es direkt oder indirekt beim Koitus) – wobei diese physiologisch gleichen Orgasmen psychisch unterschiedlich erlebt werden können.

Das von Freud auf dem Organdefizit aufgebaute Weiblichkeitsverständnis (Minderwertigkeit, schwächeres Über-Ich, weibliche Scham und Eitelkeit), das in der Vorstellung eines vaginalen Orgasmus als Ausdruck psychosexueller Reife der Frau gipfelt, muss zeitgeschichtlich vor dem Hintergrund einer Epoche verstanden werden, in der eine eigenständige Sexualität und sexuelles Vergnügen für Frauen nicht „vorgesehen" waren, sondern weibliche Sexualität im Hinblick auf das Reproduktionsziel bewertet wurde.

Wenn die empirische Säuglingsforschung die Freudsche Annahme einer Blüte frühkindlicher Sexualität auch nicht bestätigen konnte und statt dessen die Bedürfnisse des Kleinkindes nach Schutz, Wärme, körperlicher Nähe und Bindung in den Vordergrund rückte, so stellen gerade diese **emotionalen Grunderfahrungen** mit den primären Bezugspersonen doch entscheidende Dimensionen für die Entwicklung von **Beziehungsfähigkeit** dar, d.h. der Möglichkeit, sich ohne Anklammerung oder übermäßige Distanzierungsbedürfnisse liebevoll anderen Menschen zuwenden und Intimität zulassen zu können. Eine familiäre Atmosphäre, die von Zuneigung geprägt ist, mit liebevollen Haut- und Körperkontakten zu den Bezugspersonen, und in der spielerische sexuelle Erkundigung nicht sanktioniert, sondern gefördert wird, gehört zu den Grundvoraussetzungen für eine spätere sexuelle Erlebnis- und Funktionsfähigkeit.

Kritische Überprüfung des Freudschen Weiblichkeitsverständnisses führte zu **neuen** Konzepten verschiedener Autorinnen über die weibliche Entwicklung, ohne jedoch die Sexualentwicklung explizit zu erfassen. Die amerikanische Soziologin Chodorow (1985) leitet aus der Tatsache, dass das erste Liebesobjekt des Mädchens gleichen Geschlechts ist, eine wesentlich engere Mutter-Tochter-Symbiose ab, als die zwischen Mutter und Sohn, wobei jedoch die Beziehung zum Sohn, dem anderen Geschlecht, sehr früh sexualisiert wird. Chodorow folgert, dass sich Frauen deshalb stärker in Beziehungen zu anderen definieren, Männer dagegen durch Abgrenzung. Die Psychoanalytikerin Olivier (1989) schließt aus der ähnlich bewerteten Konstellation, dass die Tochter als Kind zwar geliebt wird, aber ohne den erotischen Glanz im Auge der Mutter heranwächst, den das männliche Baby hervorruft. Die amerikanische Psychoanalytikerin Lerner (1977) vermutet, dass für das kleine Mädchen die bei der Aufklärung vorgenommene Reduktion der weiblichen Genitalien auf die Vagina – ohne Benennung von Schamlippen und Klitoris, die für Stimulation viel leichter zugänglich sind – negative psychologische Konsequenzen hat, da das Mädchen ein Organ des Vergnügens entdeckt, das von der Umwelt weder benannt noch anerkannt wird.

Aus der beziehungsmäßig und anatomisch enterotisierten Kindheit resultiert für Mädchen ein Gefühl des Ungenügens hinsichtlich des eigenen Körpers sowie ein ständiges Angewiesensein auf männliche Bestätigung der eigenen sexuellen Identität (Olivier 1989 nach Sydow 1993).

5.2.2 Sozialwissenschaftliche Theorien

Laws & Schwartz (1977) bezogen sich auf die **Scripttheorie** der amerikanischen Soziologen Gagnon und Simon, die Sexualität als soziokulturell geprägtes und gelerntes Phänomen beschreiben. Laws entwickelte das Konzept weiter im Hinblick auf die weibliche Sexualität. In ihrem Entwicklungsmodell der weiblichen sexuellen Identität stellt sie diese auf dem Hintergrund normativer gesellschaftlicher Vorgaben und sexueller Skripte dar, bezogen auf die gesamte menschliche Lebensspanne.

Auf der Grundlage von Laws Ansatz und ihrer eigenen Forschungsergebnisse entwickelte Sydow (1993) ein umfassendes Schema des weiblichen sexuellen Lebenszyklus. Auch sie betont die entscheidenden Erfahrungen mit Liebe und Körperkontakt in der Ursprungsfamilie und die Vorbildfunktion der Eltern für die Entwicklung der Geschlechtsrollen. Als Schwellensituationen der weiblichen Sexualentwicklung mit ihren spezifischen Entwicklungskrisen beschreibt sie die Pubertät/Adoleszenz mit erstem Koitus und Experimentieren mit Selbstbefriedigung, die Heirat und junge Ehe mit Schwangerschaft und Geburt, die Menopause mit dem Ende der generativen Fähigkeiten und das höhere Lebensalter.

> Es wirken eine Vielzahl unterschiedlicher Dimensionen zusammen, die ein geglücktes Sexualerleben und -verhalten der Frau bahnen oder beeinträchtigen können. Lässt man die somatischen Bedingungen außer Acht, so kann gestörte weibliche Sexualfunktion ihren Ursprung in der individuellen Entwicklungslinie mit ihren störanfälligen Bruchstellen und/oder in der partnerschaftlichen Beziehung mit ihrer facettenreichen bewussten und unbewussten Dynamik haben. Sexuelles Erleben und Verhalten der Frau findet typischerweise in der Zweierbeziehung statt, und auch wenn Symptombildung nur bei einem der Partner manifest wird, ist der andere doch existentiell mitbetroffen und trägt zur weiteren Gestaltung des Symptomumganges wesentlich bei.

5.2.3   Spezifische Sexualängste

Die Erkenntnis einer fehlenden Konfliktspezifität sexueller Funktionsstörungen und ihrer generellen multifaktoriellen Verursachung geht einher mit psychologischen Konzepten, die spezielle Mechanismen als auslösend im Vordergrund sehen, sei es „**Versagensangst**" (Masters & Johnson 1970), sei es „**Reaktionsangst**", d.h. Angst, nicht angemessen sexuell reagieren bzw. empfinden zu können (Apfelbaum 1988), oder seien es bewusste Ängste und negative Gedanken im Hier und Jetzt des Sexualkontakts und/ oder unbewusste Ängste hinsichtlich Sexualität und Partnerschaft auf tieferliegenden psychischen Ebenen (Kaplan 1979). Betrachtet man die spezifischen Sexualängste der Frau, so resultieren sie zum einen aus den individuellen Sozialisationserfahrungen mit ihren Krisen und Traumata (z.B. Gewissensängste, Angst vor genitaler Schädigung, Angst vor Selbstaufgabe und Selbstverlust, evtl. Missbrauchserlebnisse) sowie aus der Dynamik der Partnerbeziehung – korrespondierend mit der charakteristischen Beziehungsabhängigkeit weiblichen Sexualerlebens.

Die Funktion der Sexualproblematik innerhalb der Paardynamik ist bedürfnisabhängig geschlechtstypisch akzentuiert. In der Position der „Mitbetroffenen" neigen Frauen dazu, zunächst sich selbst die Schuld an Funktionsversagen

oder fehlender sexueller Lust des Partners zu geben. Sie geraten in Zweifel an ihrer Attraktivität und der partnerschaftlichen Zuneigung und fühlen sich entwertet – wobei sie andererseits auch gleichzeitig von eigenen Sexualängsten entlastet sein und sogar ein Gefühl innerer Überlegenheit genießen können, wenn sie sonst immer die Schwächeren sind.

Sexuelle Paarkonflikte können nach dem Modell der **Kollusion** (Willi 1975) verstanden werden, d.h. als unbewusstes Zusammenspiel beider Partner in einem gemeinsamen Grundkonflikt mit Polarisierung bestimmter Erlebens- und Verhaltensweisen (z.B. Distanzierung vs. Nähesuche, aktives Drängen nach Sexualität vs. passives Verweigern), wobei jeder Partner eine Seite des Konfliktes übernimmt und die andere Seite an sein Gegenüber delegiert – der eigenen Wahrnehmung entzogen.

5.3   Störungen der Appetenz

5.3.1   Erscheinungsbild, Kernmerkmale und Epidemiologie

Störungen der sexuellen Appetenz stehen heute als häufigste weibliche Sexualproblematik im Mittelpunkt. Sie sind nicht als genitale Funktionsstörungen zu verstehen; als wesentliches klinisches Merkmal imponiert vielmehr ein Defizit an **sexueller Motivation**. Wir unterscheiden zwei unterschiedliche Formen oder Ausprägungen der Störungseinheit: zum einen den **sexuellen Appetenzmangel** oder **Appetenzverlust**, zum anderen das Störungsbild der **Sexualaversion** oder **Sexualphobie**.

Störungen der sexuellen Appetenz sind erst Ende der 70er Jahre als umschriebene klinische Einheit erkannt und beschrieben worden. Gleichwohl rückten sie sehr schnell als zentrale Komponente weiblicher Sexualproblematik in den Mittelpunkt therapeutischer und wissenschaftlicher Bemühung. Erhebliche Misserfolge bei der Behandlung von Symptomen, die zuvor als Störungen der genitalen Reaktion betrachtet wurden, führten zu der wichtigen Entdeckung, dass die genitalen Funktionsstörungen der Patientinnen oftmals erst Folge waren von Mangel an sexueller Lust-Appetenz. 1979 beschrieb **Kaplan** in einem neuen Ansatz die Phase des Sexualverlangens als die erste wichtige Einheit des sexuellen Reaktionszyklus, welche der durch Masters & Johnson (1966) beschriebenen Erregungs- und Orgasmusphase vorausgeht. Es ist die Phase der sexuellen Einstimmung, in der die Lust zu Sexualität, das Begehren mit Phantasien und sexuellen Tagträumen aufkommt – oder eben nicht, wie bei vielen Patientinnen bei genauer diagnostischer Abklärung beobachtet. Diese Frauen leiden darunter, dass sie trotz Liebe und harmonischer Partnerschaft kein Verlangen nach sexuellen Kontakten entwickeln, sondern Sexualität als etwas Überflüssiges und Fremdes erleben, auf das sie problemlos verzichten könnten. Das Sexualinteresse erscheint gleichsam „abgeschaltet", erotische Phantasien und Tagträume kommen nicht auf, sexuelle Situationen werden als unangenehm oder lästig erlebt, und es besteht das Bestreben, sie möglichst schnell zu beenden. Bestenfalls das Erleben, dem Partner Lust bereiten zu können, und das Gefühl, von ihm begehrt zu werden, kann noch als positiver Aspekt sexueller Begegnung wahrgenommen werden. Einige dieser Patientinnen sind von der Funktion her durchaus fähig, Erregung und Orgasmus zu erleben, wenn die „Schwelle" der Abwehr einmal überwunden ist, doch die positive Erfahrung steigert keineswegs ihre sexuelle Bereitschaft beim nächsten Kontakt.

Kommt, könnte man fragen, wenn die Frau selbst sexuell nichts entbehrt, überhaupt Leidensdruck und Wunsch nach Behandlung auf? Die Patientin leidet durchaus, sei es darunter, sich nicht als „richtige" Frau zu fühlen und vom sexuellen Erleben wie abgeschnitten zu sein, oder indem sie sich schuldig fühlt, dem geliebten Partner körperlich nur Gefühle von Zärtlichkeit ohne sexuelles Begehren entgegenbringen zu können. Auch wenn die Frau nach außen – viel leichter als der Mann – ihr Problem kaschieren kann, spielt das Gefühl **sexueller Kompetenz** oder Inkompetenz für ihr weibliches Selbstwertgefühl eine bedeutende Rolle.

Die Feststellung, auf Sex problemlos verzichten zu können, wird so häufig vorgebracht, dass versucht werden muss, zwischen einer **primären** sexuellen **Inappetenz** und einer sekundären oder **reaktiven Form** zu differenzieren, bei der das Symptom heissen könnte: „Mir ist die Lust vergangen". Häufig sind hierfür Gründe **nicht** bewusst, aber unterschwellig vorhanden. Zur Klärung kann die Gegenfrage dienen, worauf denn nicht problemlos verzichtet werden könne. Die Antworten betreffen so gut wie immer die in der Beziehung unverzichtbaren Grundbedürfnisse bzw. deren Verletzung oder Frustrierung (Kap. 3.2). Dementsprechend ist auch die – oft zunächst nicht verstandene – Frage berechtigt, worauf denn eigentlich keine Lust bestünde. Sehr häufig zeigt sich, dass es im Grunde mehr um die subjektiv als notwendig erachteten **Voraussetzungen** für ein befriedigendes Erleben von Sexualität geht als um diese selbst. Mit anderen Worten: in sehr vielen Fällen von „Lustlosigkeit" lassen sich bei sorgfältiger Anamneseerhebung doch individuell empfundene Diskrepanzen zwischen den Inhalten der sexuellen Körpersprache und der partnerschaftlichen Wirklichkeit im Alltag finden, auch wenn diese Hintergründe und Zusammenhänge der Patientin/dem Paar erst allmählich bewusst werden. Dabei kann es sich um kleine und kleinste Kränkungen, Enttäuschungen, „geschluckte" Aggressionen usw. handeln, die aber in ihrer Summierung und Potenzierung über die Zeit die (gegenseitige oder einseitige) **Akzeptanz des Partners** unterminieren bis zerstören können. Ob dies zutrifft, sollte zunächst abgeklärt werden, damit die (Paar-)Therapie nicht an der falschen Stelle ansetzt.

Inappetente Frauen können im Gegensatz zu erektionsgestörten Männern Koitus durchführen, den sie auch häufig – aus nichtsexuellen Motiven – über sich ergehen lassen, z.B. um sich ihrer weiblichen Funktionsfähigkeit zu vergewissern, aus dem Gefühl partnerschaftlicher Liebe oder Verpflichtung oder um Konflikten mit dem Partner aus dem Wege zu gehen. Das Sich-Einlassen auf Sexualität ohne Lust oder innere Offenheit mündet allerdings vielfach früher oder später in einer **sexuellen Aversion**, bei der die Abwehrreaktion der Patientin immens gesteigert ist.

Die totale Abwehr sexueller Situationen kann aber auch schon seit Beginn der sexuellen Entwicklung bestehen. Das Erleben dieser Frauen ist beherrscht von Ekel und Abscheu vor Sexualität oder getönt von Wut und Aggression aufgrund von Sich-Benutzt-Fühlen. Das Vorherrschen von intensiver und irrationaler **Angst** bei realer oder antizipierter sexueller Situation, die sich auch als Furcht vor bestimmten Aspekten von Sexualität (Ejakulat, männlichen Geschlechtsteilen, Koitus) manifestieren kann, definiert die **Sexualphobie**. Diese kann mit irrationalen Panikattacken koinzidieren, begleitet von körperlichen Symptomen wie Übelkeit, Zittern, Herzrasen. Aus diesem Erfahrungshintergrund der Frau resultiert fast unvermeidlich früher oder später eine massive **Sexualvermeidung**.

Die beiden folgenden Fallvignetten sollen die unterschiedliche Tönung der beiden beschriebenen Störungsbilder veranschaulichen:

Fallbeispiel: Sexueller Appetenzverlust

Frau A. benennt als Auslöser für ihre Konsultation die Tatsache, dass sie seit einem Jahr kein Bedürfnis mehr empfindet, mit ihrem Freund zu schlafen. Für sie selbst stellt das eigentlich kein Problem dar, aber der Partner leidet und fragt sich, ob er etwas falsch macht. Sie glaubt inzwischen, dass es nicht an ihm liegt, da ihre sexuelle Lustlosigkeit bisher in allen ihren Partnerschaften nach ein bis zwei Jahren zufriedenstellender Sexualbeziehung aufgetreten ist. Früher hat sie dieses den Männern zugeschrieben, aber aufgrund des wiederholten Erlebens glaubt sie nunmehr, der Grund müsse in ihr selbst liegen – wobei sie vor einem Rätsel steht, da sie auf keinerlei schlechte Erfahrungen in ihrer Vorgeschichte zurückblickt. Sie selbst vermisst Sexualität in der Beziehung eigentlich nicht, obwohl sie schon wahrnimmt, dass der fehlende Körperkontakt die partnerschaftliche Harmonie zeitweise beeinträchtigt. Durch ihren Freund fühlt sie sich allerdings sexuell nicht bedrängt. So hat sie auch kein Schuldgefühl ihm gegenüber entwickelt. Dennoch belastet sie die Ungewissheit über ihre sexuelle Situation. Sie ist sich darüber im Klaren, dass eine Partnerschaft unter diesen Umständen nicht von Dauer sein kann, und möchte abklären, ob sie sich auf ein Leben allein einstellen sollte, das für sie auch vorstellbar ist.

Im Gegensatz zu dieser fast sachlich-neutralen Haltung steht das Erleben der folgenden Patientin:

Fallbeispiel: Sexuelle Aversion

Frau B. klagt über Ekel vor Sexualität. Sie hat Sexualkontakt in der Ehe jahrelang „aus Pflichtgefühl" und Angst vor Liebesverlust über sich ergehen lassen. Bei der körperlichen Annäherung ihres Mannes fühlt sie sich von „Krakenarmen" festgehalten und entwickelt „panische Angst wie vor einer Vergewaltigung" – trotz liebevoller Partnerschaft. Sie fühlt sich bedroht, „weil er mich in der Gewalt hat, weil er mit mir machen kann, was er will, ohne dass ich mich wehren kann. Wenn er auf mir liegt, kann ich ihn nicht mehr abwehren. Das ist wie eine Todesangst, die da kommt." Die Patientin erlebte mit vierzehn Jahren nach dem Tod der Mutter einen nächtlichen Übergriff des alkoholisierten Vaters, bei dem sie „nicht weglaufen konnte". Seitdem empfand sie Ekel vor dem Vater, wie heute vor anderen Männern. Einerseits wünscht sie sich Zärtlichkeit, andererseits wehrt sie diese total ab. Körperliche Sehnsucht nach ihrem Ehemann verspürt sie nur, wenn dieser nicht verfügbar ist.

Deutlich wird, dass der Sexualakt im Erleben der sexualaversiven Patientin mit Abwehr und Panik verknüpft ist, während die appetenzgestörte Patientin eher durch sexuelle Gefühlsleere imponiert – wobei beide Symptombilder in tiefer Selbstwert- und Partnerschaftskrise der Betroffenen resultieren können, mit hohem Leidensdruck für das Paar.

Nachdem für das Symptom der gestörten sexuellen Appetenz zunehmend um Behandlung nachgesucht wurde, führte die Notwendigkeit einer diagnostischen Kategorisierung bereits 1980 dazu, dass die „Störungen des Sexualverlangens" als „inhibited sexual desire" im amerikanischen DSM-III (APA 1980) als eigenständige diagnostische Einheit aufgenommen wurden. Die durch den Begriff „inhibited" (gehemmt) implizierte Annahme einer Verursachung führte allerdings schon bald zur Umwandlung in den ursachenneutralen Begriff „hypoactive sexual desire", um eine psychodynamische Vorannahme auszuschalten. Im neuesten DSM-IV (APA 1994) werden die Störungen der Appetenz als zwei Symptombilder definiert:

Störung mit verminderter sexueller Appetenz (302.71)

Dieses Symptombild beschreibt das verminderte Sexualverlangen als einen Mangel an oder ein Fehlen von sexuellen Phantasien und des Verlangens nach sexueller Aktivität.

Es wird dazu erläutert, dass eine geringe sexuelle Appetenz **generalisiert** sein und alle Formen sexueller Betätigung einschließen kann, oder aber **situativ** auftreten und **begrenzt** sein kann auf einen einzigen Partner oder eine spezielle sexuelle Aktivität (z.B. Geschlechtsverkehr, nicht aber Masturbation). Es besteht wenig Motivation, sexuelle Reize zu suchen, und es entsteht nur geringe Frustration, wenn die Möglichkeit zu sexueller Aktivität fehlt. Die betroffene Person übernimmt gewöhnlich nicht die Initiative für sexuelle Aktivität oder beteiligt sich nur widerwillig, wenn diese vom Partner initiiert wird. Obwohl die Häufigkeit sexueller Erfahrungen gewöhnlich niedrig ist, können Druck des Partners oder nichtsexuelle Bedürfnisse (z.B. nach körperlichem Wohlbefinden oder Intimität) die Häufigkeit sexueller Begegnungen erhöhen. Es ist erforderlich, beide Partner zu explorieren, wenn Diskrepanzen der sexuellen Appetenz Grund für die Konsultation sind. Anscheinend „geringe Appetenz" des einen Partners kann lediglich die Differenz zum exzessiven Wunsch nach sexueller Betätigung seitens des anderen Partners ausdrücken. Geringes sexuelles Interesse ist häufig verbunden mit Schwierigkeiten der sexuellen Erregung oder des Orgasmus. Der Mangel an sexueller Appetenz kann die primäre Funktionsstörung darstellen, oder eine Folge emotionalen Leidens sein, welches durch Störungen der Erregungs- oder Orgasmusfähigkeit ausgelöst wurde. Bei einigen Personen mit geringer sexueller Appetenz bleibt die Fähigkeit zu ausreichender sexueller Erregung und Orgasmus als Reaktion auf sexuelle Stimulierung erhalten.

Störung mit sexueller Aversion (302.79)

Dieses Symptombild beschreibt eine extreme Aversion gegenüber oder aktive Vermeidung von jeglichem genitalen Kontakt mit einem Sexualpartner.

Es wird dazu erläutert, dass die betroffene Person über Angst, Furcht oder Ekel berichtet, wenn sie mit der Möglichkeit zu sexueller Aktivität mit einem Partner konfrontiert wird. Die Aversion gegen genitalen Kontakt kann sich auf einen bestimmten Aspekt der sexuellen Erfahrung beziehen (z.B. genitale Sekretionen, vaginale Penetration), und die Abscheu kann generalisiert sein gegenüber allen sexuellen Stimuli einschließlich Küssen und Berührungen. Die Intensität der individuellen Reaktion gegenüber dem aversiv empfundenen Stimulus kann von mäßiger Angst und dem Fehlen jeder Lust bis zu extremem psychischen Leiden reichen. Bei Personen mit einem besonders schweren Ausprägungsgrad der Störung können bei Konfrontation mit sexuellen Situationen Panikattacken mit extremer Angst, Gefühlen des Schreckens, der Ohnmacht, Übelkeit, Herzklopfen, Schwindel und Atembeschwerden auftreten. Korrespondierend findet sich im neuesten ICD-10 (WHO 1993, 1994) die Klassifizierung in:

Mangel oder Verlust von sexuellem Verlangen (F 52.0)

Dieses sei das Grundproblem, beruhe nicht auf anderen sexuellen Schwierigkeiten, schließe sexuelle Befriedigung oder Erregung nicht aus, sondern bedeute, dass sexuelle Aktivitäten seltener initiiert werden.

Mangel oder Verlust des Sexualverlangens äußert sich demnach in einer Verminderung von: Suchen nach sexuellen Reizen, Denken an Sexualität mit Verlangen oder Lust, sexuellen Phantasien. Das Interesse an sexuellen Aktivitäten oder Masturbation bestehe seltener als nach Alter und Umständen zu erwarten, oder die Häufigkeit sei deutlich gesunken.

Sexuelle Aversion (F 52.10)

Die Vorstellung von einer sexuellen Partnerbeziehung sei stark mit negativen Gefühlen ver-

bunden und erzeuge soviel Furcht oder Angst, dass sexuelle Handlungen vermieden werden.

Mangelnde sexuelle Befriedigung (F 52.11)

Sexuelle Reaktionen verliefen normal, aber der Orgasmus werde ohne entsprechendes Lustgefühl erlebt. Dabei fehle deutliche und anhaltende Furcht oder Angst während der sexuellen Aktivität.

Seitdem die Lust – die Phase des sexuellen Verlangens – in den Mittelpunkt sexualtherapeutischen Interesses getreten ist, hat sich die Häufigkeit der Patienten, die über Appetenzstörungen klagen, dramatisch erhöht – ganz besonders beim weiblichen Geschlecht. Nach Kaplan (1995b) beklagen gegenwärtig ungefähr 30% aller Patienten, die in Kliniken um sexualmedizinische Hilfe nachsuchen, einen Mangel an sexueller Motivation oder Sexualverlangen. Rosen et al. (1987) diagnostizierten gehemmtes Sexualverlangen bei annähernd 40% ihrer Sexualpatienten, überwiegend bei Frauen. Hawton et al. (1986) benannten Prävalenzraten von 37% im Hinblick auf mangelndes Sexualverlangen bei Patientinnen. In der jüngsten Studie über Sexualität in den Neunzigern – über 3000 erwachsene Amerikaner wurden befragt – berichteten Michael et al. (1994), dass „eine von drei Frauen erklärte, nicht an Sex interessiert zu sein", und jeder fünften Frau „Sex keinen Spaß" (162) machte, bezogen auf einen Zeitraum von mehreren Monaten oder länger im letzten Jahr. Dass ein **Wandel** im klinischen Erscheinungsbild sexuellen Leidens bei Frauen stattgefunden hat, kann zahlenmäßig kaum deutlicher vermittelt werden als durch eine Erhebung der Sexualberatungsstelle der Universität Hamburg (Schmidt 1996). Ein Diagnosevergleich zwischen 1975/77 und 1992/94 zeigt, dass sich die Klagen der weiblichen Ratsuchenden über sexuelle Lustlosigkeit von 8% auf 58% erhöhten, während die Klagen über Erregungs-/Orgasmusstörungen von 80% auf 29% sanken.

Die seit zwei Jahrzehnten stattgefundene Neuorientierung bei der Klassifizierung weiblicher Sexualstörungen mit dem „Verschwinden" der weiblichen Funktionsstörungen und dem „Aufstieg" der Lustlosigkeit (Schmidt 1993) ist ein bemerkenswertes Phänomen, das in seiner Komplexität noch nicht endgültig erklärbar ist. Zumindest aber ist durch die differenziertere Sicht der verschiedenen Komponenten weiblichen Sexualerlebens der Gebrauch des Termi-

nus der „Frigidität" („Gefühlskälte") als anti-
quiert zu betrachten – auch wegen seines diskri-
minierenden Beigeschmacks.

5.3.2 Psychische und paarbezogene Ursachen

Die Frage nach den ursächlichen Zusammenhängen im Hinblick auf das Vorhandensein/
Nichtvorhandensein bzw. die Abnahme von sexueller Lust betrifft einen komplexen und
schwierigen Bereich. Die Zahl der Erklärungsansätze variiert mit der Vielfalt der theoretischen Ausrichtungen der Forscher und ihrer
wissenschaftlichen und psychotherapeutischen
Provenienz. Während bei männlichen Sexualstörungen heute deutlicher medizinische Faktoren fokussiert werden, wird bei weiblichen Störungen bisher weniger nach organischen Ursachen gesucht – mit noch inkonsistenten Ergebnissen. Geht man über Determinanten der
Libido durch physiologisch-medizinische Bedingungen hinaus (Kap. 4.3.3), so müssen zwei
Bereiche als mögliche Ursprünge oder Einflussquellen für Störungen des Sexualverlangens in
Betracht gezogen werden: 1. der **intrapsychische** Bereich: die Persönlichkeit, individuelle
Lebensgeschichte und Sexualentwicklung mit
ihren sozialen Einflussfaktoren; 2. der **interpersonale** Bereich: die Dynamik der Partnerschaft.
Im Hinblick auf die intrapsychische Ursachen-
ebene fand seit Ende der siebziger Jahre ein
Richtungswechsel statt von der früheren Betonung sexueller Leistungs- und Versagensängste hin zu komplexeren psychologischen Erklärungsansätzen.

Mit Kaplan (1979) lässt sich von dem Konzept
verschiedener sexueller Angststufen oder -tiefen
ausgehen. Als die unmittelbare und auslösende
Ursache der sexuellen Lusthemmung gilt der
sog. **„Abschalt"-Mechanismus** („Turn-Off"-Me-
chanismus), d.h. die aktive Unterdrückung des
Sexualverlangens durch negative Gedanken
und Vorstellungen, wodurch effektive sexuelle
Stimulation verhindert wird – wenn auch von
der Patientin ungewollt und unbewusst. Die
Konflikte, die Sexualität für die Frau bedrohlich
und unerwünscht machen und den „Abschalt"-
Mechanismus bei ihr auslösen, liegen auf verschiedenen psychischen Ebenen. Als eher harm-
lose Angstquellen gelten z.B. oberflächliche
Schuldgefühle, sexuelle Hemmungen und Vor-
sichtshaltungen – resultierend aus antisexuellen
Kindheitsverboten –, einfache sexuelle Leis-

tungsängste oder übermäßiges Bedürfnis, den
Partner zu befriedigen, bei gleichzeitiger Unfähigkeit, eigene Bedürfnisse zu artikulieren. Als
Ursachen auf „mittlerer" psychischer Ebene gelten unbewusste Ängste vor Erfolg und Lust in
der Liebe sowie vor enger und intimer Bindung.
Als die „tiefsten" unbewussten Wurzeln der
Lusthemmung gelten schwerwiegende Beziehungskonflikte und intrapsychische Konflikte,
die aus den psychoanalytischen Entwicklungs-
theorien ableitbar sind. Seit den neunziger
Jahren wurden darüber hinaus auch frühe sexuelle Missbrauchserfahrungen als pathogenetischer Ursachenfaktor herausgearbeitet, dem
besonders für sexuell aversive Reaktionen eine
hohe Bedeutung zugeschrieben wird.

In Anlehnung an das von Kaplan erarbeitete
Konzept untersuchte Radin (1989) die intrapsychischen Konfliktquellen aus der frühen Psy-
chogenese in Bezug zur primären und globalen
Appetenzstörung. Während sie die **ödipale
Phase** mit den Inzest-Quellen sexueller Konflikte verknüpfte, stellte sie die **präödipale Stufe**, in
der die Grundlage für Vertrauen/Misstrauen in
einer Beziehung gelegt wird, als Quelle von
Übertragungsreaktionen dar, welche die späteren Beziehungserfahrungen konstituieren und
die Einbindung von Sexualität in die partnerschaftliche Konstellation determinieren. So interpretiert sie Inappetenz als möglichen Schutz
davor, in einer Beziehung Verletzungen zu erleiden.

Auch unabhängig von primären Beziehungserfahrungen mit ihren unbewussten Übertra-
gungsmechanismen ist das Sexualverlangen bei
Frauen in starkem Maße in der aktuellen **Part-
nerschaftsdynamik** verankert. Quellen für das
„Abschalten" von sexuellem Interesse stellen bei
Frauen häufig offene oder latente Beziehungskonflikte dar, z.B. hinsichtlich Nähesuche/
Distanzierung, Dominanz/Unterwerfung, Auto-
nomiestreben/Abhängigkeit. Auch die Diskrepanz des sexuellen Interesses beider Partner
kann zum Ausgangspunkt für ein starres polari-
siertes Rollenverhalten werden, bei dem der
Mann immer fordernder drängt und die Frau
sich verweigert – oder dem Partner zuliebe
„mitmacht". Dieses resultiert fast immer in dem
Gefühl sexuellen Benutztwerdens und wachsender Sexualabwehr bis zur völligen Sexualvermeidung. Ärger, Zorn und Wut auf den Partner,
sei es auf bewusster Ebene aus leicht behebba-
ren Ursachen oder bis hin zu subtilen, aber tiefverwurzelten Beziehungskonflikten, können

das Sexualinteresse blockieren. Nach Kaplan (1979) hemmen sich Wut und Sexualität gegenseitig.

Dabei wird der Lustlose in der Beziehung – meist die Frau – als der „Täter" betrachtet, denn Medien und heutige gesellschaftliche Normen gestehen nicht zu, keine Lust zu haben, und verursachen vielfach überhöhte, unrealistische Erwartungen hinsichtlich sexueller Erlebnisfähigkeit. Ständiger Druck, sexuell verfügbar zu sein, macht spontanes Sexualverlangen fast unmöglich. Viele Partner können die Lustlosigkeit der Frau nicht tolerieren, verstehen sie als eigene Insuffizienz oder Nicht-Wollen der Frau und insistieren darauf, dass diese sich anstrengen solle, sexuell verfügbar zu sein. Unglücklicherweise zerstört konstanter Lustdruck häufig die Lust.

5.3.3 Organische Ursachen und ihre Diagnostik

In ihrem letzten Werk (1995a) akzentuiert Helen Singer Kaplan den Satz: „Ich möchte [...] die Behauptung aufstellen, dass Störungen gesteigerter und verminderter sexueller Appetenz das Resultat von Funktionsstörungen oder Fehlfunktionen des sexuellen Regulationsmechanismus darstellen, der normalerweise unser sexuelles Verlangen moduliert und dieses auf die Chancen und Gefahren der Umwelt abstimmt". An dieses substantielle Statement schließen sich, die organische Verursachung betreffend, eine Reihe von Gedanken und Fragen an:

▷ Wie schon mehrfach in diesem Buch betont, sind unsere Kenntnisse über das zerebrale Sex-Regulationssystem (und seine Beeinflussung durch periphere Faktoren) noch sehr begrenzt;

▷ es ist sehr wahrscheinlich, dass der grundlegenden Unterscheidung zwischen der „stillen" Form fehlenden sexuellen Verlangens und der phobisch-aversiven Sexualvermeidung unterschiedliche Regulationsmechanismen entsprechen;

▷ nicht zuletzt die weitgehende Ununterscheidbarkeit von offensichtlich organisch und ebenso klar psychisch bedingtem Appetenzverlust lässt für beide eine gemeinsame somatische „Endstrecke" vermuten;

▷ es darf nicht übersehen werden, dass es neben den wegen Appetenzstörungen Behandlung suchenden Frauen eine unbekannte Anzahl von Frauen gibt, die lebenslang keine Spur sexuellen Verlangens empfunden (und auch keine sexuellen Kontakte gesucht) haben;

▷ weiterhin scheint für die Somatik der sexuellen Appetenz von Belang, dass bei genuin lesbischen Frauen wie bei Frau-zu-Mann-Transsexuellen strukturelle oder funktionale zerebrale (Teil-)Komponenten zwar noch unbekannt, aber wahrscheinlich sind, wobei bekanntlich sexuelles Interesse bei ersteren für Männer fehlt.

Unter Verweis auf die Ausführungen in Kap. 5.1 kann davon ausgegangen werden, dass die **sexuellen Regulationsmechanismen** integriert in Funktionen des gesamten Gehirns in hypothalamisch-limbischen Strukturen zu lokalisieren sind. Auch ist wohlbegründet, dass die Regulation, zumindest bezüglich separater hypothalamischer Kerne, dual ist, d.h. entweder aktivierend oder hemmend. Ohne den Unterschied zwischen homöostatischen und nicht-homöostatischen Motiven zu vernachlässigen, lässt sich die sexuelle Motivation mit derjenigen der Nahrungsaufnahme vergleichen. Sowohl „Hunger"– wie „Sättigungs"-Zentren lassen sich durch äußere Einflüsse aktivieren und/oder unterdrücken. Nicht uninteressant ist – worauf auch Kaplan (1995a) hinweist – die Häufigkeit, mit der übermäßige Nahrungsaufnahme (gegenüber Anorexie) und Verminderung sexueller Appetenz (gegenüber deren Steigerung) bei Frauen vorkommen. Als die wichtigsten somatischen sexuell „supprimierenden" Faktoren können angesehen werden: hormonale Störungen, Nebenwirkungen von Pharmaka und Depression.

Als Hinweis auf die Komplexität der Verhältnisse seien einige Moleküle (klassische Hormone und Neuropeptide) genannt, die a) in Neuronen der genannten Regulationsstrukturen nachweisbar sind, b) als Neurotransmitter, Neurohormone und/oder Neuromodulatoren wirken und c) außer ihren metabolischen Funktionen Auswirkungen auf das Verhalten, z.T. auch das sexuelle, haben: A. Östrogen und Testosteron; B. Hypothalamische hypophysiotrope Hormone wie z.B. GH-RH (RH des Wachstumshormons), Somatostatin, CRH (RH für Corticotropin), TRH (RH für thyreotropes Hormon), GnRH; C. Adenohypophysenhormone wie Prolaktin und ACTH; D. Neurohypophysenhormone Oxytozin und Vasopressin; E. Endogene Opioide; F. Weitere Peptide wie vasoaktives intestinales Peptid (VIP), Cholezystokinin (CCK-8), Substanz P, Neurotensin, Insulin, Neuropeptid Y.

Daraus folgt, dass wir uns hinsichtlich **Ätiologie** und **Pathogenese** noch im Prozess der Annäherung an ein Verstehen befinden.

Diagnostisch ist das Vorgehen hinreichend klar und besteht in Ausschluss oder Nachweis (mit angemessener Behandlung) von Krankheiten oder Störungen, von denen bekannt ist, dass sie Appetenzstörungen (mit-)verursachen.

Schwere Allgemeinerkrankungen, die zu chronischen Schmerzen, Schwäche, seelischen Verstimmungen und kognitiven Beeinträchtigungen führen, gehen vielfach mit nachlassender sexueller Lust einher. Gründe dafür sind einerseits physische Schwäche und andererseits seelische Belastung und der Verlust von Unbefangenheit. Zu denken ist hier an fortgeschrittene Herz-, Nieren- und Atemwegserkrankungen, aber auch an chronisch entzündliche und infektiöse Erkrankungen sowie Stoffwechselstörungen und Schilddrüsendysfunktion. Gynäkologische Probleme können je nach Schweregrad und Lokalisation mehr spezifische oder unspezifische Auswirkungen haben. Zu sekundärem Verlust der sexuellen Appetenz können Systemerkrankungen führen, die den Vulvo-vaginal-Komplex in seiner Funktionsfähigkeit beeinträchtigen und damit eine genitale Dysfunktion hervorrufen, wie Diabetes mellitus oder generalisierte Arteriosklerose.

Eine besondere Rolle nehmen **neurologische Krankheitsbilder** und Allgemeinerkrankungen mit zerebraler Beteiligung ein, bei denen es zusätzlich zu einer primär hirnorganisch bedingten Appetenzminderung kommen kann (Encephalitis disseminata, Systematrophien, systemischer Lupus erythematodes, dementielle Entwicklungen).

Bei allen schweren körperlichen Erkrankungen wird eine Vielzahl von Behandlungsmaßnahmen einschließlich Arzneimitteln zum Einsatz kommen, die ihrerseits wieder Einfluss nehmen können auf die sexuelle Funktionsfähigkeit (Kap. 11).

Psychiatrische Störungen

Gibt es Hinweise auf Persönlichkeitsauffälligkeiten oder eine psychiatrisch-psychotherapeutische Vorgeschichte bei den Patientinnen, so sollte das diagnostische Gespräch auch eine psychiatrische Befunderhebung beinhalten. So können einerseits behandlungsbedürftige psychiatrische Erkrankungen herausgefiltert und andererseits ängstlich-labile Verfassungen erkannt werden, zumal letztere mit einer standardisierten Sexualtherapie überfordert wären und die psychische Integrität gefährdet würde.

Schizophrenien: Patientinnen in akuten schizophrenen Krankheitsphasen dürften bei der auffällig pathologischen Gesamtverfassung kaum in eine gezielte sexualtherapeutische Sprechstunde gelangen. Hier steht in jedem Fall die adäquate neuroleptische und sozialtherapeutische Behandlung im Vordergrund. Sexualstörungen bei akut psychotischen Patientinnen sind auch eher mit enthemmt-exhibitionistischen Verhaltensweisen und/oder Situationsbzw. Personenverkennung verbunden. Eine Appetenzstörung ist dagegen durchaus anzutreffen bei chronisch Kranken, wird jedoch deutlich seltener aktiv angesprochen als Erregungs- und Orgasmusstörungen. Bei chronisch schizophrenen Patientinnen kann die Appetenzstörung einerseits Teil des schizophrenen Defektsyndroms und andererseits Folge der neuroleptischen Behandlung sein. Hier kann eine Empfehlung an den behandelnden Psychiater hilfreich sein, ein weniger Dopamin-D_2-Rezeptor-antagonistisches Neuroleptikum einzusetzen.

Depressionen: Libidoverlust ist eines der Kernsymptome depressiver Störungen, auch bei leichteren oder subklinischen Ausprägungen. Bei Vorliegen einer depressiven Verfassung steht an erster Stelle eine Behandlung mit Antidepressiva und evtl. Psychotherapie. In vielen Fällen stellt sich die Libido nach Abklingen der Depression wieder in den Normalbereich ein. Bleibt eine Appetenzstörung aber bestehen, so sollten sich die Patientinnen etwa drei Wochen nach Absetzen der Antidepressiva wieder vorstellen. Die Latenzzeit ist sinnvoll, damit sexuell dysfunktionale Nebenwirkungen der Antidepressiva nicht mehr interferieren (s. Kap. 11).

> Aus sexualmedizinischer Sicht sollte man sich aber auch nicht zu rasch mit der Diagnose Depression als Erklärung für den Libidoverlust zufrieden geben und jedenfalls die Möglichkeit in Betracht ziehen, dass es sich um eine reaktive Depression aufgrund partnerschaftlich-sexueller Probleme handeln könnte. In diesem Fall würde sich nicht die Libido nach Abklingen der Depression wieder einstellen, sondern die Depression nach Behandlung der Libidostörung abklingen.

Angststörungen: Sexualaversive Störungen sind häufig Teilsymptom einer generalisierten Angst- oder Panikstörung. In einer Untersuchung von Kaplan (1995a) litten 35% der Patienten mit Sexualaversion an begleitenden Angststörungen und 10% der Gesamtpatienten mit sexuellen Dysfunktionen. In manchen Fällen kann die

Sexualtherapie nur oder sehr viel effektiver mit Unterstützung anxiolytischer Medikation durchgeführt werden.

Persönlichkeitsstörungen: Stellt sich beim diagnostischen Interview heraus, dass die Patientin an einer komplexen Persönlichkeitsstörung leidet, so muss sich der Behandler im Klaren sein, dass die Sexualtherapie in einem modifizierten und langfristigeren Setting als bei weitgehend gesunden Primärpersönlichkeiten gestaltet werden muss und dass der Behandlungserfolg geringer sein wird. Je schwerer die Grundstörung, desto schlechter ist die Prognose auch für die Libidoproblematik. Bei emotional labilen und selbstunsicheren Patientinnen wird man besonders behutsam und langsam vorgehen müssen, da sexualtherapeutische Hausaufgaben und erotische Situationen bedrohlich und destabilisierend wirken können. Auch können die sexualitätszentrierten Sitzungen in der Arzt-Patienten-Situation traumatisierend verarbeitet werden.

Stress- und Erschöpfungszustände: Eine häufige unterschwellige Ursache für eine niedrige Frequenz an sexuellen Aktivitäten in unserer modernen Leistungsgesellschaft sind anhaltende Stress- und Erschöpfungszustände. Wie unter 4.2.1 erläutert, wirken belastende, bedrohliche und zerrüttende Lebensumstände oder -situationen auch somatisch hemmend auf die Libido. Für diese Patientinnen steht im Vordergrund eine Unterstützung bei der Krisenbewältigung oder eine längerfristige psychotherapeutische Einflussnahme auf die persönliche Alltagsorganisation, Ressourcenmanagement u.ä. In vielen Fällen stellt sich nach Beruhigung der Lebensverhältnisse und Zulassen eines stärker genussorientierten Lebensstils auch die sexuelle Lust wieder ein.

Alkoholabhängigkeit: Zu dieser wichtigen Störung wird auf das Kap. 11.11 verwiesen.

Hormonelle Störungen

Die drei für die klinische Praxis relevantesten endokrinen Anomalien sind das **Östrogenmangelsyndrom** in der Postmenopause, **Androgenmangel** und **Hyperprolaktinämie**. Hyper- und Hypothyreoidismus können ebenfalls eine Abnahme der Libido zur Folge haben, wobei der primäre Hypothyreoidismus zum TRH-Anstieg und damit zu erhöhter Prolaktinsekretion führt. Diese Symptomatik tritt aber selten auf. Bei Verdacht auf hormonelle Störungen sind Se-

rumspiegelbestimmungen erforderlich, in erster Linie von Östradiol, Testosteron, Prolaktin, FSH und LH.

Das Östrogenmangel-Syndrom (s. Kap. 2.3.8) ist durch atrophische Veränderungen der Genitalien gekennzeichnet. Östrogenmangel hat zwar nicht per se einen Libidoverlust zur Folge, ist aber eine der häufigsten indirekten Ursachen. Der erschwerte und häufig schmerzhafte Sexualverkehr bei mangelnder Lubrikation und atrophischer Vaginalschleimhaut führt dann häufig sekundär zu Vermeidungsverhalten und Appetenzverlust. Lässt die Östrogensynthese in den Ovarien nach, ist die Folge ein Östrogenmangel im Organismus. Die Auswirkungen sind unabhängig davon, ob dieser infolge altersbedingter Atrophie der Ovarien, infolge chirurgischer beidseitiger Adnektomie oder als Folge einer chemotherapeutischen Schädigung mit zytotoxischen Substanzen oder durch Bestrahlung eintritt. Wenn Frauen nach der Menopause keine Östrogen-Substitution erhalten, entwickeln sie unterschiedlich schnell und ausgeprägt ein Östrogenmangelsyndrom.

Androgenmangel bei Frauen führt zu vergleichbaren sexuellen Defiziten wie bei Männern, wenngleich Frauen für eine normale Motivation sehr viel niedrigere physiologische Testosteronmengen benötigen. Einschneidend und destruktiv wirkt sich v.a. der abrupte Testosteronabfall infolge medizinischer Eingriffe aus. Beidseitig ovarektomierte Frauen können einen kompletten Libidoverlust und eine erhebliche Verminderung der sexuellen Reaktions- und Orgasmusfähigkeit aufweisen. Die Frequenz an sexuellen Aktivitäten nimmt ab, spontane Libidofluktuationen fehlen. Androgen-defiziente Frauen produzieren keine sexuellen Phantasien mehr und haben kein Interesse an Masturbation. Vormals erregende Szenarien und Phantasien verlieren ihre erotische Wirkung. Manche Patientinnen werden komplett orgasmusunfähig, andere erleben ihre Orgasmen weniger lustvoll und intensiv. Viele Frauen beklagen den Verlust der erotischen Sensibilität ihrer Brustwarzen und der Klitoris. Manche leiden stärker am Verlust ihrer erotischen Empfindsamkeit als an ihrer körperlichen Erkrankung, z.B. einer Krebsdiagnose. Sogar für die Partner kann der Libidoverlust der Frauen irritierender sein als das Fehlen einer Brust oder mangelnde Lubrikation.

Androgene werden bei der Frau zu etwa gleichen Teilen in den Ovarien und in den Nebennieren produziert. Von der Pubertät an bleibt der Spiegel bis auf kleinere Fluktuationen während des Menstruationszyklus konstant. Etwa 10 Jahre vor der Menopause beginnt ein leichter, fortschreitender Produktionsabfall in den Ovarien. Bei den meisten gesunden Frauen wird durch diesen geringen Testosteronabfall die Libido nicht beeinträchtigt, auch nicht bei Aussetzen des Zyklus. Ein signifikant niedrigeres Niveau des Testosteronspiegels stellt sich erst in weit fortgeschrittenem Alter ein.

Zum klinisch bedeutsamen Testosteronabfall bei Frauen kommt es hingegen nach medizinischen Eingriffen wie beidseitiger Adnektomie, zytotoxischer Chemotherapie, Radiotherapie oder unter Antiandrogentherapie und bei neuroendokrinen Erkrankungen wie hypothalamisch-hypophysären Störungen oder Morbus Addison.

Hyperprolaktinämie, der Anstieg des Serum-Prolaktins über den Normbereich, kann bei Männern und Frauen unabhängig vom Testosteronspiegel über eine Hemmung der Hypothalamus-Gonadenachse zum Libidoverlust führen. Ursachen für eine Hyperprolaktinämie können hypophysäre Tumoren, hypothalamische Störungen, Hypothyreoidismus, Stress, antidopaminerge Pharmaka (wie zahlreiche Neuroleptika) oder als gefährliches Erkrankungsbild das prolaktinproduzierende Hypophysenadenom sein. Bei letzterem kann der Libidoverlust das früheste klinische Symptom darstellen. Bei Frauen kann es weiterhin zu sekundärer Amenorrhoe und Anovulation sowie Galaktorrhoe kommen. Es gibt auch eine sogenannte idiopathische oder funktionelle Hyperprolaktinämie mit meist gering ausgeprägter klinischer Symptomatik.

Appetenzstörungen bei Pharmakotherapie

Wie in Kap. 11.12 ausführlich dargestellt, handelt es sich bei der Frage nach pharmakogenen sexuellen Funktionsstörungen um eine äußerst komplexe Problematik, die ebenso das körperliche Grundleiden mit seinen somatischen und psychoreaktiven Auswirkungen auf sexuelle Aktivität berücksichtigen muss wie auch den Stellenwert einer Medikation zwischen den Polen der Lebensnotwendigkeit und der Befindlichkeitsverbesserung. So gibt es bei der Malignombehandlung mit Chemotherapie keine ernsthaften Alternativen und kaum eine Wahl zwischen einem Leben mit oder ohne befriedigende Sexualität. Bei vielen schweren, zumal psychiatrischen Erkrankungen wird den Betroffenen erst mit Hilfe von Medikamenten wieder Lebensqualität und das Wiedererwachen sexueller Bedürfnisse ermöglicht. Hier gilt es abzuwägen, ob die erwünschte Hauptwirkung auch durch Wechsel auf eine Substanz mit anderer/höherer Rezeptorspezifität oder anderen pharmakodynamischen Wirkmechanismen erreicht werden kann, so dass die sexuellen Funktionen weniger berührt werden.

Eine spezifische Beeinträchtigung der sexuellen Lustkomponente durch bestimmte Medikamente kann bei der Komplexität pharmakogener Wirkmechanismen und den kaum überschaubaren Interaktionen nach dem heutigen Wissensstand nur für ganz wenige bekannte Substanzen fundiert begründet werden und auch nur dann, wenn der Beginn der sexuellen Problematik in unmittelbarem zeitlichem Zusammenhang mit der entsprechenden Medikation aufgetreten ist. Eine Appetenzhemmung rufen in erster Linie **Pharmaka mit neuroendokrinologischen Nebenwirkungen** hervor, die zu einem Anstieg des Serumprolaktins, einer ausgeprägten Testosteronspiegelsenkung, erhöhter Bindung an SHGB (also Verminderung der freien Sexualhormone) sowie unterschiedlichen Störungen der Neurotransmittersysteme führen. Die bekannteste Substanzgruppe, die dosisabhängig zum Anstieg der Prolaktinsekretion führen kann, ist die der **Neuroleptika** mit Blockade der Dopamin-D_2-Rezeptoren, wodurch die Hemmung der hypophysären Prolaktinsekretion aufgehoben wird. Als wichtigste sind hier zu nennen die klassischen hochpotenten **Butyrophenone** (Haloperidol, Benperidol, Bromperidol), aber auch einige der neuen sog. atypischen Neuroleptika wie Risperidon und Amisulprid. Kein Anstieg soll unter Quetiapin und erst bei sehr hohen Dosen unter Clozapin zu verzeichnen sein. Olanzapin und das inzwischen wieder vom Markt genommene Sertindol sollen nur einen leichten Prolaktinanstieg innerhalb des Normbereichs bewirken. Bei Frauen kann der Prolaktinanstieg unter Neuroleptika neben der Abnahme des sexuellen Verlangens zu Amenorrhoe und Galaktorrhoe führen.

Ebenfalls ein D_2-Antagonist ist das Antiemetikum Metoclopramid. Bei langfristiger Anwendung kann es neben antidopaminergen Effekten (diese auch akut) zu sexuellen Beeinträchtigungen führen. Auch das heute nur noch selten eingesetzte Antihypertonikum Methyldopa, ein zentrales Alpha-Sympathomimetikum, kann zusätzlich eine Hyperprolaktinämie induzieren. Cimetidin als H_2-Rezeptor-antagonistisches Antacidum kann ebenfalls vorübergehend eine Hyperprolaktinämie und eine kompetitive Besetzung von Androgenrezeptoren verursachen.

Antidepressiva, deren stimmungsaufhellende und antriebssteigernde Wirkung im Wesentlichen über eine Erhöhung der zerebralen Neurotransmitterkonzentrationen von Serotonin und Noradrenalin im synaptischen Spalt angestoßen wird, aber wohl u.a. durch Rezeptor-Downregulierung zustande kommt, können nach bisherigen klinischen Erfahrungen sowohl Einfluss auf die Appetenz als auch auf die genitalen Erregungsabläufe haben.

Jede langfristige Behandlung mit **Corticosteroiden**, die physiologische Substitutionsdosen überschreitet, greift in den hypothalamo-hypophysär-adrenalen Regelkreis ein und beeinflusst damit auch die Sexualhormonproduktion in der Nebennierenrinde. Je nach Überwiegen von Steroidhormonen mit östrogenen oder androgenen Eigenschaften kann es zur Libidoveränderung kommen, bei Frauen zu Virilisierung und Zyklusstörungen bis zur Amenorrhoe, bei Männern zu Gynäkomastie und Hodenatrophie. Auch die diuretisch wirksamen Aldosteron-Antagonisten können in seltenen Fällen hormonartige Effekte entwickeln.

Dass **antiandrogen wirkende Arzneimittel** appetenzmindernd wirken, ist eine notwendige Folge der erwünschten pharmakodynamischen Wirkung. Bei Frauen finden Antiandrogene Anwendung bei androgenabhängigen Erkrankungen wie Hirsutismus, schwerer Akne und Seborrhoe sowie ausgeprägter androgenetischer Alopezie. Der Wirkmechanismus einer Testosteronspiegelsenkung kann entweder in einer Hemmung der Biosynthese, einer Rezeptorblockade oder einer erhöhten Testosteroneiweißbindung begründet sein. Das bekannteste Antiandrogen ist Cyproteronazetat (Androcur®), ein Steroidhormon mit antiandrogener, gestagener und antigonadotroper Wirkung. Es verdrängt Testosteron bzw. dessen wirksamen Metaboliten Dihydrotestosteron von den Rezeptoren der Erfolgsorgane, zentral und peripher. Es ist beispielsweise in dem kontrazeptiven Kombinationspräparat Diane®-35 enthalten.

Appetenzverlust und sexueller Reaktionszyklus

Erregungs- oder Orgasmusstörungen: Zwischen Sexualverlangen und genitalem Funktionieren besteht eine dynamische Verbindung in Form funktionaler Rückkopplungsschleifen. Das Erleben guter Lubrikation und lustvoller Orgasmen wirkt luststeigernd, Ausbleiben der Lubrikation und Anorgasmie dämpft das Verlangen nach sexueller Betätigung. Liegt die Funktionsstörung primär in den Genitalphasen des Reaktionszyklus, muss die Behandlung auch zunächst dort ansetzen. Nach Behebung dieser Symptome kann sich auch bei diesen Patientinnen wieder ein normales sexuelles Verlangen einstellen.

Dyspareunie: Bei diesem Krankheitsbild (s. Kap. 5.6) stehen Schmerzen und körperliche Missempfindungen bei sexuellem Kontakt für die Frau im Vordergrund, wodurch es verständlicherweise zu einem Nachlassen der Appetenz kommt. Hier muss zunächst eine somatische Abklärung erfolgen, an die sich eine gezielte Behandlung der Primärstörung anschließt. Hinweise zu somatischer Verursachung und Diagnostik werden in Kap. 5.6 gegeben.

5.3.4 Psychologische und paarbezogene Diagnostik

Von allen sexuellen Dysfunktionen sind Appetenzstörungen am schwierigsten zu definieren und zu diagnostizieren. Sexuelles Verlangen oder fehlendes Sexualverlangen lässt sich weder eindeutig zählen oder messen noch eindeutig bewerten, da sexuelles Verhalten vielfach motiviert sein kann – keineswegs nur durch das Verlangen danach. Die Lust zu Sexualität als Erlebnisdimension lässt sich nur subjektiv beschreiben und bewerten. Und noch schwieriger stellt es sich dar, Verlangens-Defizit oder Verlangens-Exzess zu spezifizieren und damit die Bedürfnisdiskrepanzen eines Paares zu bewerten.

Welche Aufgaben müssen in der diagnostischen Phase erfüllt werden?

1. Erfassung der Ausprägung des Symptombildes:

▷ leidet die Frau unter einem sexuellen Lustmangel oder unter einer sexualaversiven oder sexualphobischen Reaktion mit ausgeprägter sexueller Vermeidungstendenz?

2. Abklärung der wichtigsten formalen Beschreibungsmerkmale:

▶ Beginn der Störung (primär, sekundär),
▶ Verlauf der Störung (akut, chronisch),
▶ Partner- oder Situationsabhängigkeit der Störung.

Hier beginnt bereits der Einstieg in die „Sexualgeschichte" der Patientin und in die Geschichte ihres Problems um abzuklären, ob z.B. ein sexueller Appetenzmangel bereits seit Beginn der sexuellen Aktivität besteht oder erst als Folge eines Lebensereignisses oder eines anderen sexuellen Funktionsproblems (Erregungsmangel, Orgasmusunfähigkeit, Schmerzen).

Die genannten Kriterien gelten genauso für die Diagnostik der sexuellen Aversion:
▶ Abklärung der wichtigsten formalen Beschreibungsmerkmale;
▶ Abklärung von Vorgeschichte, Beginn und Entwicklung der Problematik;
▶ Abklärung der Begleitsymptomatik: phobische Elemente, Panikattacken, körperlich-vegetative Symptome.

Die Exploration sollte von dem Wissen geleitet sein, dass weibliche Sexualprobleme zu Ausweitung und Progredienz neigen. Die hohe **Partner- und Liebesabhängigkeit** weiblichen Sexualerlebens macht es des weiteren unverzichtbar, Appetenzstörungen im Kontext der Partnerbeziehung zu betrachten:
▶ Gibt es emotionale Konflikte in der gegenwärtigen Partnerschaft, die das weibliche „Abschalten" von Sexualität oder sexuell aversives Vermeidungsverhalten erklärbar machen?
▶ Resultiert der Rückzug der Frau aus der Ablehnung eines bestimmten Partners oder stellt er eine unbewusste, gegen alle Männer gerichtete Abwehrhaltung dar?
▶ Erfüllt die weibliche sexuelle Passivität oder Verweigerung eine unverzichtbare Funktion in der Dynamik des Paares?

Die Klärung dieser Fragen setzt eine genaue Erfassung der Partnerdynamik voraus, bei der die Einbeziehung des Mannes in das diagnostische Gespräch eine wichtige, ja fast unverzichtbare Bedingung ausmacht.

5.3.5 Therapieoptionen

Die Grundsätze sexualmedizinischer Interventionen bei sexuellen Funktionsstörungen der Frau (s. Kap. 3.2) beruhen auf
▶ dem biopsychosozialen Verständnis von Geschlechtlichkeit;
▶ der Fokussierung auf die Paar-/Beziehungsdimension, d.h. der Einbeziehung des Partners in Anamnese und Therapie;
▶ der Zielsetzung, für beide Partner v.a. die Grundbedürfnisse

nach Akzeptanz, Nähe und Geborgenheit erfüllbar zu machen und damit die pathogene Fixierung auf die sexuelle **Funktion** auch durch sexuelle **Kommunikation** (wieder) aufzulösen;
▶ der möglichen Integration von psychotherapeutischen und somatischen Therapieoptionen.

Somatotherapeutischer Schwerpunkt

Primär durch körperliche Dysfunktionen bedingte Appetenzstörungen oder auch somatisch mitbedingte Luststörungen bedürfen vorrangig einer bestmöglichen Linderung oder Beseitigung der körperlichen Ursachen. Liegen **schwerwiegende Allgemeinerkrankungen** vor, so ist möglicherweise eine interdisziplinäre Abstimmung eines auf die besonderen Problembereiche der Patientin fokussierten Behandlungsregimes angezeigt, beispielsweise eine Umstellung auf Medikamente mit geringeren sexuellen Nebenwirkungen. Bei **Dyspareunie** gilt es äußerst sorgfältig und gewissenhaft nach gynäkologischen Ursachen zu suchen (s. Kap. 5.6.2). Bei allen sekundären Luststörungen, die auf **vulvovaginalen Defektzuständen** beruhen – wie postoperativen Vernarbungen oder Gewebsdystrophien –, sollte in jedem Fall neben psychologischer Führung die Anwendung eines Gleitgels und/oder östrogenhaltiger Salben empfohlen werden. Stenosierendes Narbengewebe kann mit einem Dilatator gedehnt werden; in Einzelfällen mag auch die Einfügung eines Hauttransplantates die Funktionsfähigkeit erhöhen.

Hat sich die Libidostörung als Folge einer Erregungs- oder Orgasmusstörung eingestellt, so ist primär diese Problematik zu behandeln.

Wird ein **psychiatrisches Störungsbild**, insbesondere eine Depression, diagnostiziert, das die Appetenzstörung beinhaltet, verstärkt oder möglicherweise auch pharmakogen beeinflusst, so steht an erster Stelle die bestmögliche gezielte Behandlung dieser Primärerkrankung. Bei phasenhaften Erkrankungen (wie affektiven Störungen) sollte das Abklingen der Krankheitsphase abgewartet werden und ggf. auch das Absetzen der Medikation. Ist längerfristige, auch prophylaktische Psychopharmakotherapie notwendig, sollten Präparate mit möglichst geringen sexuellen Nebenwirkungen gewählt werden.

Folgende Unterscheidungen müssen sorgsam getroffen werden:

▸ Wenn es sich um Depressionen oder auch Angststörungen handelt, bei denen Appetenzprobleme nur randständige Bedeutung haben, müssen diese psychiatrischen Störungen nach den „Regeln der (psychiatrischen) Kunst" behandelt werden.

▸ Wenn sich eine Depression als Libidoverlust „larviert" bzw. „konzentriert", ist ein – die Psychotherapie begleitender – Versuch mit einem Antidepressivum vertretbar.

▸ Wenn eine Sexualphobie, eventuell mit Panikattacken, vorliegt, kann eine **Initial**medikation nach derzeitigem Kenntnisstand einen sexualtherapeutischen Ansatz erst möglich machen mit Benzodiazepinen oder Antidepressiva (beide wohlgemerkt mit anderer, nämlich antipanischer, Indikation).

Benzodiazepine haben gegenüber Antidepressiva den großen Vorteil des raschen Wirkungseintritts und nahezu fehlender Nebenwirkungen, aber den großen Nachteil der Gewöhnung mit Dosissteigerung und Abhängigkeitsentwicklung. Benzodiazepine sollten daher möglichst nur kurzfristig in der initialen Behandlungsphase oder akut im Bedarfsfall verordnet werden. Am wirkungsvollsten haben sich Alprazolam, Clonazepam und Lorazepam erwiesen. Ebenfalls anxiolytisch über einen Serotoninantagonismus wirkt **Buspiron**.

Wissenschaftlich nachgewiesen ist eine antipanische und antiphobische Wirkung für das klassische tricyclische Antidepressivum **Imipramin** in einer Mindestdosis von 100 – 150 mg pro Tag, die ggf. auf bis zu 400 mg gesteigert werden kann. Mit der Höhe der Dosis steigen dann aber auch die unangenehmen anticholinergen Nebenwirkungen an. Wegen initial amphetaminähnlicher Symptome mit Unruhe, Zittern, Tachykardie u. Schlafstörungen empfiehlt es sich, mit einer niedrigen Tagesdosis von 10 mg zu beginnen und in kleinen Schritten zu steigern. Der anxiolytische Effekt tritt oft sehr viel früher ein als bei antidepressiver Behandlung. Alternativ zu Imipramin kann das tricyclische Antidepressivum Clomipramin angewendet werden.

Wegen geringerer Nebenwirkungen werden in den letzten Jahren immer häufiger selektive **Serotoninrückaufnahmehemmer (SSRI)** eingesetzt. Die Zulassung für die Indikation Angst- und Panikstörung haben in Deutschland Fluoxetin, Paroxetin und Citalopram. Auch bei dieser Substanzgruppe wird wegen der gerade zu Behandlungsbeginn auftretenden serotonergen Nebenwirkungen eine vorsichtig einschleichende Dosierung empfohlen, z.B. Initialdosis von 10 mg und Steigerung bis zu 60 mg am Tag. MAO-Hemmer und SSRI bergen bei höherer Dosierung jedoch das Risiko der Orgasmusverzögerung oder -verhinderung in sich.

Eine Appetenzstörung als Folge eines **Östrogenmangelsyndroms,** das durch atrophische Schleimhautveränderungen und mangelnde Lubrikation im Vulvo-Vaginal-Komplex zu Schmerzen beim Geschlechtsverkehr führt, ist, sofern keine medizinischen Kontraindikationen (östrogenabhängige Malignome) bestehen, mit **Östrogensubstitution** zu behandeln. Diese kann einerseits systemisch über orale Medikation oder transdermale Pflaster erfolgen, was viele Frauen wegen der Verbesserung des Allgemeinbefindens (Erhalt des Hautturgors, Osteoporoseprophylaxe u.a.) bevorzugen, sie kann aber auch durch lokale Applikation östrogenhaltiger Salben, durch Vaginaltabletten oder Vaginalringe erfolgen. Ob die Resorption des Östrogens durch die vulvo-vaginalen Schleimhäute zu unerwünschten systemischen Wirkungen führen kann, wird noch kontrovers diskutiert. Neu entwickelte Vaginaltabletten und -zäpfchen, die nur sehr geringe Mengen Östrogen enthalten und dies sehr langsam abgeben, lassen keine messbaren Blutspiegel nachweisen. Sie bewirken dennoch eine prämenopausale Scheidenphysiologie und können Dyspareunie-Probleme beseitigen. Vaginalringe werden in das hintere Scheidengewölbe eingelegt und geben dort über drei Monate konstant niedrige Mengen Östrogens ab, z.B. 7,5 mg Estradiol/24 h. Ein geringeres karzinogenes Risiko wird dem Östrogen-Metaboliten Estriol zugeschrieben, das ebenfalls in verschiedenen galenischen Zubereitungen auf dem Markt ist.

Bei **Kontraindikation** gegen östrogenhaltige Arzneimittel können als Alternative bei vulvovaginalen Östrogenmangelbeschwerden vaginale Gleitcremes oder -gels wie z.B. Femilind®, Gleitgelen® oder auch Vitamin-E-Öl angewendet werden. Die zusätzliche Verwendung vaginaler Dilatatoren kann Frauen nach der Menopause mit geringer Koitusfrequenz helfen, vaginale Verengungen und Muskelverspannungen zu lockern. Regelmäßige Scheidendilatation kann im fortgeschrittenen Alter als Prophylaxe einer zunehmenden Schrumpfung des Vaginaltraktes empfohlen werden. Auch die sog. „Kegel-Übungen" sollen den Tonus der Vaginalmuskulatur verbessern und aufrechterhalten helfen. Unterstützende Stimulation mit Vibratoren kann über eine Erregungssteigerung rückkoppelnd libidoverstärkend wirken.

Appetenzmangel infolge eines iatrogen induzierten **Androgenmangels**, also nach beidseitiger Ovarektomie, Strahlentherapie, Chemotherapie u.ä. oder bei hypothalamisch-hypophysäradrenalen Störungen, sollte wie bei Männern mit **Androgensubstitution** behandelt werden. Für Frauen gibt es leider in Deutschland noch keine Zulassung für diese Indikation, was sich bei guten Therapieerfahrungen im Ausland sicherlich im Laufe der nächsten Jahre ändern wird und derzeit nur im Rahmen eines Heilversuches mit ausdrücklicher Einwilligung der Patientinnen durchgeführt werden kann. Da der therapeutische Spielraum für Testosteron zwischen physiologischem Blutspiegel und Virilisierungserscheinungen bei Frauen äußerst gering ist, sollte eine Substitution nur bei deutlich unter dem unteren weiblichen Normwert liegenden Testosteronspiegeln durchgeführt werden, und dann auch nur in physiologischen Dosen. Letztere entsprechen etwa zehn Prozent der bei Männern verordneten Testosteronsubstitutionsdosen. Es können sowohl orale wie auch intramuskulär oder transdermal zu verabreichende Depotpräparate verwendet werden (z.B. Testoderm 15®, Fa. Ferring, Abgaberate 6 mg/24h). In den USA steht ein orales Kombinationspräparat für hormondefiziente Frauen in der Postmenopause zur Verfügung, das in niedriger, nicht-virilisierender Dosis Methyltestosteron und Östrogen enthält. Es wird dort für die Substitutionstherapie von Frauen nach der Menopause empfohlen und erfolgreich verschrieben. Auch hat sich die lokale Applikation einer ebenfalls nicht in Deutschland erhältlichen testosteronhaltigen Salbe auf Klitoris und Labien über eine Sensibilitätserhöhung als luststeigernd erwiesen.

Wurde eine **Hyperprolaktinämie** diagnostiziert, so ist zunächst zu differenzieren, ob ein prolaktinsezernierendes Hypophysenvorderlappenadenom oder eine Begleithyperprolaktinämie durch para- und suprasselläre Tumore vorliegt, die je nach Größe operativ, mittels Strahlentherapie oder medikamentös behandelt werden müssen. Ein situativer Prolaktinanstieg nach Mammauntersuchung wird kurzfristig wieder abklingen. Eine stressbedingte Hyperprolaktinämie wird abgewartet, kontrolliert und in der Regel nicht medikamentös behandelt.

Eine medikamenteninduzierte Hyperprolaktinämie durch Neuroleptika, Alpha-Methyl-dopa, Reserpin u.a. sollte man durch Umstellung auf weniger D_2-Rezeptor-antagonistische Substanzen zum Abklingen bringen. Die sog. idiopathische oder funktionelle Hyperprolaktinämie wird nur behandelt, wenn bedeutsame klinische Symptomatik vorliegt, wie Zyklusstörungen mit Amennorrhoe, Galaktorrhoe, Libidoverlust. Eine Indikation für die Behandlung mit Dopaminagonisten sind sonst nur Mikroprolaktinome und postoperativ fortbestehende Hyperprolaktinämien. Bei 95 % der Frauen normalisiert sich unter der Medikation der Serumprolaktinspiegel, so dass sich wieder ein normaler Zyklus mit Ovulation einstellen kann. Bei Gra-vidität sollte der Dopaminagonist abgesetzt werden und der Hypophysentumor engmaschig auf Größenzunahme unter Östrogeneinfluss kontrolliert werden. Als **Prolactinhemmer** werden eingesetzt: Bromocriptin (Pravidel®), Lisurid (Dopergin®), Metergolin (Liserdol®) u.a.

Appetenzstörungen unter Pharmakotherapie sollte, wann immer medizinisch vertretbar, durch **Umstellen** auf ein Arzneimittel ohne oder mit geringeren sexuellen Nebenwirkungen begegnet werden. So kann möglicherweise ein antihypertensiver Beta-Rezeptoren-Blocker, der nicht selten das sexuelle Verlangen deutlich reduziert, durch einen Calciumantagonisten ersetzt werden. Für manche Medikamente haben sich zur Aufhebung oder Reduzierung der sexuellen Nebenwirkung **Zusatzmedikationen** bewährt. Libidostörungen unter MAO-Hemmern und tricyclischen Antidepressiva können durch die Einnahme von 10 mg Yohimbin oder 5 mg Yohimbin plus 400 mg Pentoxyfyllin oder 50 mg (des für Frauen noch nicht zugelassenen) Sildenafil (Viagra®) eine halbe bis eine Stunde vor dem Geschlechtsverkehr deutlich abgemildert werden (sekundäre Libidosteigerung über eine genitale Mehrdurchblutung). In ähnlicher Weise können die Libido- und Erregungsprobleme unter verschiedensten Antihypertensiva und Kardiaka verbessert werden. Bei Anorgasmie infolge eines Serotoninüberangebotes bei Behandlung mit Clomipramin und SSRI, wodurch wahrscheinlich ein sexuelles Reflexzentrum im Hirnstamm gehemmt wird, wird die Einnahme eines Serotoninantagonisten ein bis zwei Stunden vor dem Geschlechtsverkehr empfohlen, z.B. Cyproheptadin (Peritol®). Auch das direkte Parasympathicomimetikum Bethanechol (Myocholine®) in einer Dosierung von 10 bis 20 mg, ein bis zwei Stunden vor dem Intimkontakt, kann die orgastische Potenz verbessern. Auf diesem Wege kann auch wieder eine reaktive Appetenzsteigerung erreicht werden.

Appetenzsteigerung durch Pharmaka

Bei Appetenzstörungen ohne hormonelle Dysregulation oder bei Kontraindikationen gegen Androgene oder unterstützend bei allen Formen des Libidomangels können unter Abwägung der jeweiligen pharmakogenen Risiken eine Reihe von Substanzen erprobt werden.

Yohimbin ist ein α_2-Rezeptoren-Blocker mit zentralem und peripherem Angriffspunkt, der u.a. über eine präsynaptische α_2-Blockade die Neurotransmitterfreisetzung aus den Gefäßendothelzellen erleichtert, z.B. von Stickstoffmonoxid (NO), das für die Schwellkörperrelaxation benötigt wird. Yohimbin kann also über eine Unterstützung der genitalen Erregungsmechanismen zu einer sekundären Libidosteigerung führen.

Bromocriptin als dopaminagonistische Substanz könnte über eine Unterdrückung der Prolaktinfreisetzung bei prolaktinbildenden Hypophysenadenomen lustfördernd wirken. Der Einsatz von **L-Dopa** wird trotz einiger positiver Fallbeschreibungen von Libidosteigerung bei Parkinson-Patienten wegen heftiger Nebenwirkungen doch auf diese Patientengruppe beschränkt bleiben. Auch **Selegilin**, ein den DOPA-Abbau hemmender selektiver MAO-Hemmer Typ B, der bei depressiven Patienten mit Parkinsonscher Krankheit eingesetzt wird, steigert die Libido. Diese Wirkung wurde gehäuft bei älteren Patienten beobachtet (s. Kap. 11.8).

Das in Deutschland leider nicht zugelassene **Bupropion**, ein Antidepressivum mit nachweislich libidosteigernder Wirkung bei Gesunden, wird in den USA bevorzugt Männern und Frauen mit mangelnder sexueller Appetenz verschrieben. Depressive Patienten mit sexuellen Problemen unter anderen Antidepressiva werden bevorzugt und erfolgreich auf Bupropion umgestellt. Die Antidepressiva Viloxazin (Vivalan®) und Moclobemid (Aurorix®) sollen das sexuelle Interesse am wenigsten beeinträchtigen oder sogar verbessern.

Trazodon (Thombran®), ein nicht-tricyclisches Antidepressivum mit fehlender anticholinerger Wirkung, hat bei Männern als Nebenwirkung eine Erektionsverbesserung (bis hin zu Priapismus), worüber eine sekundäre Appetenzsteigerung erreicht werden kann.

Eine kurzfristige Libidosteigerung und sexuelle Enthemmung wird zahlreichen dopaminerg wirkenden **Freizeit-Drogen** zugeschrieben, bei gelegentlicher Anwendung in geringen Mengen (Amphetamine, Cocain, Cannabinoide, Alkohol). Chronischer Gebrauch hoher Dosen dieser Substanzen führt zu einer Negativ-Regulation mit „Ausbrennen" der Dopamin-Rezeptoren.

Insgesamt ist die „aphrodisierende" Wirkung aller erwähnten Pharmaka wenig zuverlässig und überzeugend, keinesfalls mit der einer Testosteron-Substitution bei Hormonmangel vergleichbar. Dennoch kann der Einsatz im Einzelfall einen Versuch wert sein.

Psychotherapeutischer Schwerpunkt

Die in den vorangegangenen Kapiteln vorgenommene Vergegenwärtigung der vielfachen Einflussquellen auf das menschliche Sexualverlangen und die sorgfältige Diagnostik des Symptombildes dienen in erster Linie der Erarbeitung von sinnvollen und effektiven Behandlungsmaßnahmen bei der Störung dieser Erlebnisdimension.

Es stellt sich allerdings die Frage, ob fehlende Lust zu Sexualität überhaupt „Störung" und Behandlungsbedarf impliziert. Sicherlich keineswegs, solange das Empfinden von sexueller Neutralität in ein zufriedenes Lebens- und Selbstgefühl integriert ist. Therapeutischer Einsatz ist erst dann gefragt, wenn Patienten aufgrund von **Leidensdruck**, der aus unterschiedlichen Quellen stammen kann, zu einer Veränderung ihres Sexuallebens motiviert sind (Heiser & Christoff 1994). Wir müssen uns hüten vor **Pathologisierung** einer normalen Variationsbreite des Sexualinteresses und unnötiger Stigmatisierung betroffener Individuen. Andererseits stellt das niedrige Sexualverlangen für den sexualtherapeutisch Tätigen in der Praxis die am häufigsten benannte sexuelle Klage dar.

Trotz bisher fehlenden Konsenses über Ätiologie, Symptomatologie, Therapiemaßnahmen u. Prognose besteht Einigkeit darin, dass geringes Sexualverlangen die am schwersten zu behandelnde psychosexuelle Dysfunktion darstellt.

Klinische Erfahrung zeigte zunächst, dass nur geringe Therapieerfolge erzielt wurden, solange appetenzgestörte Patientinnen mit traditionellen sexualtherapeutischen Maßnahmen behandelt wurden, auch wenn diese sich für die Behandlung von sexuellen Funktionsstörungen deutlich bewährt hatten. Das von Masters &

Johnson 1970 eingeführte sexualtherapeutische Übungsvorgehen, das Leistungsangst und negative sexuelle Lernerfahrungen als Hauptursachenfaktor fokussierte, reichte zur Veränderung einer Appetenzproblematik nicht aus; es wurden intensivere, psychodynamisch verankerte Ansätze benötigt.

In ihrem wichtigen Buch *Disorders of Sexual Desire* entwickelte **Kaplan** (1979) als Behandlungsmaßnahme für die als äußerst therapieresistent erkannten Appetenzstörungen die Methode der **Psychosexualtherapie**, die das verhaltenstherapeutische Vorgehen der klassischen Sexualtherapie mit den psychoanalytischen Prinzipien der traditionellen Einsichtstherapien kombinierte. „Die Behandlung zielt, ganz einfach ausgedrückt, auf eine Modifizierung der Tendenz des Patienten, seine erotischen Impulse zu hemmen, und dadurch zu ermöglichen, dass diese Gefühle wieder wie bei gesunden konfliktfreien Menschen aufkommen können. [...] Um dahin zu gelangen, ist es meist notwendig, dass der Patient Einsicht in die unmittelbaren Auslöser des Symptoms gewinnt. [...] Außerdem müssen die meisten Patienten eine gewisse Einsicht in die zugrundeliegenden Ursachen dieses Mechanismus gewinnen. Um dieses Ziel zu erreichen, werden Übungsaufgaben mit psychotherapeutischen Sitzungen kombiniert" (1979: 84). Das von Kaplan vorgestellte Konzept stellt bis heute eine wichtige Basis im Umgang mit Patienten dar, die unter Mangel an Sexualverlangen leiden. Im folgenden Jahrzehnt bis heute wurden und werden immer weitere Therapiemethoden und Methodenkombinationen zur Behandlung entwickelt und eingesetzt.

Die Mehrzahl der Behandler trägt dabei der Tatsache Rechnung, dass Störungen des Sexualverlangens in der Regel nicht als individuelles Problem, sondern als Diskordanz des **Verlangenslevels zweier Partner** zu begreifen sind. So zielen viele Behandlungsverfahren direkt auf das sexuelle und nichtsexuelle **Interaktionsgeschehen** in der aktuellen Partnerschaft. Andere Ansätze, die auf die Individualentwicklung zentriert sind, betrachten den Interaktionsaspekt vor dem Hintergrund der intrapsychischen Konfliktdynamik der Frau. Dabei verwenden die Vertreter unterschiedlicher theoretischer Sichtweisen zum Sexualverhalten/zur Persönlichkeitsentwicklung/zur interpersonellen Dynamik/zur sexuellen Lerngeschichte unterschiedliche und zunehmend spezifischere Behandlungstechniken.

Der **kognitiv-behaviorale** Behandlungsansatz zielt auf Veränderung der lusthemmenden Gedankenprozesse, Einstellungen und Gefühle, mit denen die Patientin ihr Sexualverlangen „abschaltet". Gleichzeitige lustfördernde Verhaltensanweisungen als häusliches Übungsprogramm sollen die Neigung der Patientin stoppen, erotische Stimulierung zu vermeiden. Der **systemische** Ansatz fokussiert auf dem Hintergrund der Ursprungsfamilie die Beziehungsmuster in der aktuellen Partnerinteraktion. Einige Behandler wählten aufgrund der multifaktoriellen Verursachung des Symptoms ein eklektisches Vorgehen – sei es eine „Breitspektrum"-Behandlung mit der **Integration** von kognitiver, behavioraler und systemischer Therapie (LoPiccolo & Friedman 1988) oder einen „multimodalen" Therapieansatz (Lazarus 1988). In einem 1988 herausgegebenen Sammelwerk stellten Leiblum & Rosen eine Reihe unterschiedlicher Behandlungsansätze vor, die speziell auf die Therapie der Appetenzstörung zielen. Neben der angloamerikanischen Pionierarbeit in der Behandlung lustgestörter Patienten fand auch im deutschen Sprachraum eine Weiterentwicklung bisheriger Behandlungskonzepte statt, und zwar mit einer Akzentuierung der geschlechtsspezifischen Aspekte von Sexualität und der spezifisch weiblichen Perspektive in der Behandlung von appetenzgestörten Patientinnen, z.B. durch Stärkung der Selbstbestimmung der Frau in der Sexualität (Lange 1992; Hauch 1994).

Auch hinsichtlich der Behandlung der sexuellen Aversion oder **Sexualphobie** fand in den letzten Jahren eine Weiterentwicklung statt. Die Sexualtherapie verfolgt das Ziel, die pathologische Verbindung zwischen **Sexualität** und **Angst** – als unmittelbare Ursache des Symptoms – aufzulösen. Therapeutisch gesteuerte häusliche Verhaltensübungen zur in-vivo-Desensibilisierung der irrationalen Ängste in der Sexualsituation, kombiniert mit psychodynamisch orientierten Therapiesitzungen zur Bearbeitung der tieferliegenden Konflikte, bewährte sich bei sexualphobischen und sexualaversiven Patientinnen mit normalem Angstlevel. Kaplan (1987) fand jedoch heraus, dass bei der häufigen Koinzidenz der sexuellen Aversion/Phobie mit einem zugrundeliegenden **Paniksyndrom** vom sexualpsychotherapeutischen Ansatz aufgrund eines zu hohen Angst- und Paniklevels der Patientinnen nicht hinreichend profitiert werden konnte. Konfrontation mit den sexuellen

Übungssituationen verstärkte die Panik und intensivierte Widerstand und Sexualvermeidung. Kaplans innovative Behandlungsstrategie bei diesen Frauen bestand in sexualpsychotherapeutischer Behandlung kombiniert mit antipanischer Medikation, um die Patientinnen im Verlauf des Therapieprozesses vor Panikattacken zu schützen und ihnen dadurch zu ermöglichen, sich den Behandlungsmaßnahmen auszusetzen. Dass mit Medikation allein niemals empathische psychotherapeutische Interventionen ersetzt und innere Sexualkonflikte oder Partnerprobleme gelöst werden können, wird dabei keineswegs in Frage gestellt. Auch Gold & Gold (1993) empfehlen als angemessene Behandlung der sexuellen Aversion die Integration von biologischen, kognitiven, behavioralen und interpersonalen Ansätzen, da sich (nach Barlow 1986) die Angst – als allgemeines „Herzstück" der Sexualaversion – in allen Modalitäten ausdrückt.

> Medikation kann die zeitweisen somatischen Paniksensationen reduzieren; kognitive Therapie verhilft dazu, die Angstsituation rational umzuinterpretieren; behaviorale Strategien, d.h. therapeutische Angstexposition, dienen zur Desensibilisierung der Angststimuli; während paartherapeutische Interventionen zugrundeliegende interpersonale Konflikte auflösen können.

Die Autoren spekulieren hinsichtlich der Prognose bei Sexualaversionen ohne begleitende sexuelle Dysfunktionen eher optimistisch (80-85% Verbesserung), während sie koexistierende weitere Sexualprobleme als für die therapeutische Effektivität behindernd bewerten (60-70% Verbesserung).

Während die Behandlung der sexuellen Aversion/Sexualphobie also deutliche Fortschritte zu verzeichnen hat, stellt die Behandlung der verminderten sexuellen Appetenz bis heute für den sexualtherapeutisch Tätigen eine Herausforderung dar, zu deren Bewältigung wohl künftig noch intensive Zusammenarbeit von Psychologen, Sexualtherapeuten und Physiologen erforderlich ist, um das Rätsel sexuellen Motiviertseins weiter zu entschlüsseln.

5.4 Störungen der Erregung

5.4.1 Erscheinungsbild, Kernmerkmale und Epidemiologie

Störungen der sexuellen Erregungsphase bei Frauen wurden in den letzten 25 Jahren im klinischen Alltag erst schrittweise konzeptuell erfasst. Noch Masters & Johnson (1970) wiesen nur der männlichen Erregungsphase eine Störungskategorie (Impotenz oder mangelhafte erektile Funktion) zu, dagegen wurde eine Dysfunktion, die mit der weiblichen Erregungsphase verbunden ist, von den Forschern ursprünglich nicht benannt. Diese Ungleichheit erklärt sich möglicherweise durch die für beide Geschlechter unterschiedliche organische Ausstattung. Während männliche Erregung durch Erektionsstärke leicht bewertet werden kann, ist weibliche sexuelle Erregung der einfachen Beobachtung nicht zugänglich, so dass es auch schwer fällt, bei der Frau eine körperliche Erregungsveränderung im Vergleich zum Normalzustand zu identifizieren.

Störungen der sexuellen Erregung setzen diagnostisch voraus, dass ein Verlangen nach Sexualität erlebt werden kann. Es gelingt der Frau jedoch nicht, bei adäquater Stimulation sexuell erregt zu werden, oder ihre Erregung reicht an Dauer und Stärke bis zur Beendigung der sexuellen Aktivität nicht aus.

Morokoff (1993) beschrieb ein ausführliches Konzept weiblicher sexueller Erregung, die sich normalerweise beim sog. Vorspiel oder bei anderer sexueller Stimulation entwickelt. Sie ist durch zwei Komponenten beschreibbar: zum einen durch physiologische Reaktionen, zum anderen durch sexuell-lustvolle Empfindungen sowie Wahrnehmung der körperlichen Erregungssensationen. DSM-IV (APA 1994) beschreibt unter

Störung der sexuellen Erregung bei der Frau (302.72)

ein anhaltendes oder wiederkehrendes Versagen, die Lubrikation und ein Anschwellen der äußeren Genitalien als Zeichen genitaler Erregung zu erlangen oder bis zur Beendigung der sexuellen Aktivität aufrecht zu erhalten. Es wird dabei erläutert, dass das Symptom häufig in

Verbindung mit einer Störung der sexuellen Appetenz und des weiblichen Orgasmus auftritt. Die betroffene Frau kann wenig oder gar kein subjektives Empfinden für sexuelle Erregung verspüren, und die Störung kann zu schmerzhaftem Geschlechtsverkehr, einer Vermeidung sexueller Situationen und einer Beeinträchtigung von ehelichen oder sexuellen Beziehungen führen. Dem Problem zugrundeliegen kann auch eine bestimmte körperliche Erkrankung bzw. ein körperlicher Faktor.

Hinter dieser differenzierten Definition bleibt das gegenwärtige ICD-10 (WHO 1993, 1994) deutlich zurück. Es beschränkt sich auf die organische Sichtweise und beschreibt unter

Versagen genitaler Reaktionen (F 52.2)

„Bei Frauen Mangel oder Ausfall der vaginalen Lubrikation. Dies kann psychisch bedingt oder Folge einer lokalen Erkrankung (z.B. Infektion) oder eines Östrogenmangels (z.B. in der Postmenopause) sein. Frauen klagen selten über einen primären Mangel an vaginaler Lubrikation, außer im Rahmen eines Östrogenmangels in der Postmenopause" (1991: 203).

Es wird dazu erläutert, dass das Ausbleiben der vaginalen Lubrikation zusammen mit einer ungenügenden Tumeszenz der Labien auftreten könne.

Die subjektive Erregungsdimension wird von ICD-10 nicht aufgenommen. Die Psyche wird lediglich als möglicher ätiologischer Faktor in Betracht gezogen.

Mangel an sexueller Erregung manifestiert sich **genitalphysiologisch** in fehlender Lubrikations-Schwell-Reaktion, d.h. im Versagen des Feuchtwerdens der Scheide (vaginale Lubrikation) und des Anschwellens der Schamlippen und des die Scheide umgebenden Gewebes (genitale Vasokongestion) als Vorbereitung für koitale Aktivität. Im **subjektiven Erleben** fehlt, nach oft labilem und mühsamen Erregungsaufbau, eine Steigerung der Erregung, die durch einsetzende **Selbstbeobachtung** und Aufkommen negativer Gefühle beeinträchtigt wird. Die häufige Wahrnehmung eines Erregungsvorsprunges des Partners in Verbindung mit Orgasmus-Erwartung der Frau selbst oder des Partners an sie resultiert bei der Frau dann oft in dem enttäuschten Gefühl, unbefriedigt und ausgenutzt zu sein. Viele Patientinnen berichten im Explorationsgespräch: „Ich denke dann immer: ‚Hoffentlich ist es bald vorbei!'."

Dass die körperlich-seelischen Erregungskomponenten bei beiden Geschlechtern auch **dissoziiert** auftreten können, wird von Lief (1988) dargestellt. Er beschreibt z.B. bei Männern das Vorkommen von Erektionsmangel trotz hoher psychischer sexueller Erregung, während z.B. bei postmenopausalen Frauen aufgrund von Schleimhautdegeneration häufig eine mangelhafte Lubrikation trotz sexueller Erregungsgefühle auftreten kann. Manche Patientinnen berichten auch von fehlendem sexuellen Genießen trotz körperlicher Erregung/Orgasmus, oft aufgrund negativer Empfindungen gegenüber dem Partner oder der Situation, in die die sexuelle Aktivität stattfindet. Umgekehrt können Frauen auch hohe **emotionale Befriedigung** erreichen trotz mäßiger sexueller Erregung und fehlendem Orgasmus – häufig dann, wenn die Erfahrung von **Nähe und Intimität** in der sexuellen Begegnung die wesentliche Erlebniskomponente darstellt, wie es Patientinnen berichten, die dem emotionalen Aspekt weit mehr Bedeutung zumessen als der sexuellen Erfahrung selbst. Männer sind, nach Lief, meist stärker genital orientiert und neigen weniger zur Trennung von sexueller Erfahrung und emotionalem Erleben.

Die Schwierigkeit – sogar für die Frau selbst –, sexuelle Erregung wahrzunehmen, führte möglicherweise dazu, den Orgasmus als deutlicher differenzierbares Definitionskriterium für weibliche Sexualreaktion anzunehmen. Morokoff (1993) schließt nicht aus, dass es eine unausgesprochene kulturelle Annahme ist, einer Frau sexuelle Erregung zuzuschreiben, wenn sie zu Geschlechtsverkehr in der Lage ist (vergleichbar dem Mann, dessen koitale Kapazität äquivalent zu seiner sexuellen Erregung ist). Klinischer Erfahrung entspricht jedoch, dass sich viele Patientinnen, auch ohne sexuell erregt zu sein, auf Koitus einlassen – aus vielfachen Motiven, z.B. um dem geliebten Partner einen Gefallen zu tun oder um Disharmonie zu vermeiden. Da Mangel an sexueller Erregung bei Frauen nicht „sichtbar" ist, hat er per se keinen determinierenden Einfluss darauf, ob Geschlechtsverkehr stattfinden kann oder nicht.

Aus der Schwierigkeit, die Störungen der weiblichen sexuellen Erregungsphase genau bewerten und abgrenzen zu können, resultiert die Schwierigkeit, genaue Angaben über ihre **Verbreitung** machen zu können. Unterschiedliche Studien verwandten unterschiedliche Erhebungsmethoden und Messkriterien für sexuelle

Erregung, andere Studien fassten die Erregungsstörungen mit Appetenz- oder Orgasmusstörungen zusammen, so dass die Häufigkeitsschätzungen eine weite Bandbreite umfassen.

Frank et al. (1978) befragten Nichtpatientinnen: 48% gaben an „Schwierigkeit, erregt zu werden", 33% beschrieben auch Probleme, die Erregung aufrechterhalten zu können. Frank et al. (1976) berichteten, dass 57% einer Gruppe von Frauen, die um Sexualtherapie nachsuchten, über Erregungsstörungen klagten. Schover et al. (1987) untersuchten Krebspatientinnen. Vor der Erkrankung litten 11,7% unter Erregungsproblemen (3% unter subjektivem Erregungsmangel, 7% unter physiologischem Erregungsmangel, 1,4% unter beidem). Nach Diagnosestellung erfolgte ein starker Störungsanstieg – auf 36% bei Frauen mit physiologischem und auf 34% bei Frauen mit kombiniertem physiologischen und subjektiven Erregungsmangel. Kaplan (1979) schätzte aus ihrer klinischen Erfahrung das Vorkommen von weiblichem Erregungsmangel als eher selten ein (wenn, dann als Ergebnis physiologischer Faktoren wie Östrogenmangel). Buddeberg et al. (1988) gaben nur 3% Erregungsstörungen bei Patientinnen an. Michael et al. berichteten: „fast 20 Prozent der Frauen hatten Probleme bei der Lubrikation" (1994: 162). Diese Angabe bezog sich auf einen Zeitraum von mehreren Monaten oder länger im letzten Jahr in der Allgemeinbevölkerung.

Patientinnen mit sexuellen **Missbrauchserfahrungen** entwickeln generell häufiger Probleme mit ihrer Sexualität. In einer Studie von Becker et al. (1982) wurden sexuelle Erregungsprobleme (42%) nach „Angst vor Sexualität" (75%) als zweithäufigste Klage von Frauen mit sexuellen Missbrauchserfahrungen genannt. Jehu (1988) untersuchte sexuelle Störungsmuster bei sexuell missbrauchten Frauen und berichtete von 49% mit sexuellen Erregungsstörungen.

5.4.2 Psychische und paarbezogene Ursachen und ihre Diagnostik

In den Kapiteln 2.3 und 5.2 wurde bereits dargestellt, dass entsprechend der psychoanalytischen Entwicklungstheorie die primäre Beziehung des Kindes zu den Eltern als Grundlage zu betrachten ist für die spätere Beziehungsfähigkeit des Erwachsenen und damit für seine **sexuelle Beziehungsfähigkeit**, das Verlangen nach einem Partner und seine **sexuelle Reaktionsfähigkeit**. Sexualkonflikte auf tiefer psychischer Ebene können Ängste beim Aufkommen von sexueller Erregung auslösen. Die Patientin schützt sich und wehrt ihre Ängste ab, indem sie adäquate Stimulation vermeidet oder sich nicht erlaubt, ihre eventuellen Erregungsgefühle wahrzunehmen oder zu genießen. Auch Schuldgefühle, z.B. durch Verletzung innerer Normen oder aufgrund religiöser Restriktionen, können das Aufkommen sexueller Erregung blockieren. Die Psychoanalyse liefert in ihrer psychosexuellen Entwicklungstheorie viele Hypothesen für intrapsychische Konfliktkonstellationen, die mit dem Entstehen und dem Genuss sexueller Erregungsgefühle unvereinbar sind.

Darüber hinaus werden viele **zwischenmenschliche Faktoren** wirksam, die es der Frau erschweren können, im partnerschaftlichen Sexualkontakt mit sexueller Erregung zu reagieren. Dabei kann der Konflikt **dyadischen** Ursprungs sein, d.h. aus einer bestimmten Partnerschaft resultieren, oder – bei harmonisch-befriedigender Beziehung – unbewusst ein gegen **alle** Männer gerichtetes Abwehrpotential der Frau beinhalten. Nach psychoanalytischer Sicht kann z.B. die unbewusste Übertragung von negativen Vatererfahrungen auf den aktuellen Partner verhindern, dass die Frau imstande ist, in der Partnerbeziehung sexuelle Erregung/ Genuss zu entwickeln. Einen grundsätzlichen Hemmfaktor für das Aufkommen von Erregung bei der Frau stellt ein Partner dar, der nicht in der Lage ist, angemessene und ausreichende sexuelle Stimulierung anzubieten. Patientinnen beklagen nicht selten, dass der Partner unfähig oder unwillig sei, Zeit für den sexuellen Spannungsaufbau aufzuwenden, z.B. von erwünschtem nichtgenitalen Streicheln allmählich zu genitaler Stimulation überzugehen. Auch aktuelle Partnerschaftsbelastungen können die Frau behindern, sexuelle Erregung zu entwickeln, besonders **Angst** vor Zurückweisung oder **Ärger** über den Partner. Um Abgelehntwerden zu vermeiden, unterdrücken viele Frauen aggressive Impulse auf den Mann; eine emotionale Belastung, die eine Entfaltung sexueller Erregung verhindern kann. Die Bedeutung dieser emotionalen Faktoren wächst mit der Abhängigkeit der Frau von der Beziehung. Die traditionelle weibliche Rolle fordert eine gewisse Unterwerfung und Passivität, die verhindern kann, dass die Frau ihre Bedürfnisse zum Ausdruck bringt, um Verhalten zu vermeiden, das die Gefahr von Zurückweisung bergen könnte. Im sexuellen Gefühlsleben ist Anpassung/Ärger mit Erregtwerden schwer vereinbar, wie es auch Kaplan (1979) bei der Ätiologie der Verlangensstörung beschreibt.

Frauen, die versuchen, gleichzeitig die traditionelle passiv-rezeptive Rolle zu bewahren und sexuell zu reagieren, zeigen häufig eine gestörte sexuelle Reaktivität. Laut Morokoff (1993) ist der Versuch der Patientin, diese inkompatiblen Ziele zu erreichen, das Hauptproblem bei der Behandlung der weiblichen Erregungsstörung, da es nicht möglich ist, gleichzeitig auf die Bedürfnisse des Partners und die eigenen einzugehen. Sexuelle Erregung erfordert intensive selbstgerichtete Aufmerksamkeit, die von der traditionellen weiblichen Rolle, die auf den Partner ausgerichtet ist, differiert. Ständige Bereitschaft der Frau zu Sexualität impliziert, dass Sexualkontakt auch dann stattfindet, wenn die Frau nicht in sexueller Stimmung ist und ihn selbst nicht initiiert hätte. Sexuelle Missbrauchserfahrungen verstärken die geschilderten Effekte durch die körperlich-seelische Nötigung zu Sexualität, die der Frau jede **Freiwilligkeit** raubt und sie zur Unterwerfung zwingt. Das sich Fokussieren auf die eigenen Bedürfnisse setzt jedoch freiwillige Teilnahme am Sexualakt voraus.

Eine Verstärkung der traditionellen weiblichen **Geschlechtsrolle** geschieht zusätzlich durch soziale Erwartungen an weibliches Sexualverhalten. Morokoff beschreibt als soziale Determinante weiblicher Erregungsprobleme die immer noch vorherrschende sog. „Torhüter"-Rolle der Frau, die von dieser erwartet zu kontrollieren, ob Sexualität mit einem Mann stattfindet – als Regulativ, um unerwünschte sexuelle Aktivität zu verhindern. Die Erfüllung dieser Rolle verlangt von der Frau jedoch den Willen und die Fähigkeit, ihre sexuellen Gefühle „auszuschalten". Dieses erreicht sie z.B. dadurch, dass sie ständig ohne sexuelle Gefühle ist (in der Tat erleben einige Patientinnen niemals sexuelle Erregung) oder dass sie sich sexuell niemals voll hingibt, sondern immer ein wachsames Auge auf das Geschehen richtet – mit der Folge, dass sie wahrscheinlich niemals ausreichende Erregung aufbauen kann, um orgasmusfähig zu sein. Die gesellschaftlich erwartete „gatekeeper"-Rolle ist im Hinblick auf die weibliche Sexualfunktion als sehr bedenklich zu bewerten. Auch Kaplan (1987) hält weibliche sexuelle **Selbstaufopferung** in unserer männerorientierten Kultur für weit verbreitet. Frauen lernen von früher

Kindheit, dass sexueller Genuss dem Manne zusteht und dass die Frau sich so attraktiv und wohlgefällig wie möglich darzustellen hat – „aber eigentlich nur im Dienste seiner Lust" (32). Demgegenüber zeigt eine deutsche Studie zu Veränderungen der Jugendsexualität im Vergleich der Jahre 1970 und 1990 (Schmidt 1993) gegenwärtig eine Infragestellung der traditionellen Geschlechtsrollen bei beiden Geschlechtern (die Veränderungen betreffen allerdings stärker das männliche Geschlecht) sowie eine stärkere Initiative der Mädchen in heterosexuellen Situationen als zwanzig Jahre zuvor – ein Wandel, der auch im Gespräch mit Patientinnen verschiedener Altersgruppen deutlich wird, bei noch nicht eindeutig zu interpretierenden Folgen für das Sexualleben der jungen Generation.

Betrachtet man nun die **Diagnostik** der weiblichen sexuellen Erregungsstörung, so durchlief diese eine Reihe von Modifikationen, da ein Erregungsstörungskonzept anfangs nicht zur Verfügung stand. Frauen mit Erregungsmangel wurden zunächst häufig unter „orgasmusgestört" subsumiert, da unabhängig vom erreichten Erregungslevel nur der letztlich nicht erlebte Orgasmus objektivierbar war. Erst DSM-III (APA) 1980) begann zwischen Erregungs- und Orgasmus-Störung als zwei diagnostischen Kategorien zu unterscheiden, wobei allerdings nur die physiologische Komponente von Erregungsmangel beschrieben wurde. Das heutige **DSM-IV** (APA 1994) bezieht nunmehr, entsprechend gegenwärtiger Modellvorstellung, die psychische Erregungsseite mit ein.

Zur differenzialdiagnostischen Abklärung muss versucht werden, die zwei beschriebenen Erregungsaspekte (vaginale Vasokongestion/Lubrikation u. deren Wahrnehmung sowie subjektive Gefühle sexueller Erregung) genau zu erfassen. Diese Informationen sind von besonderer Wichtigkeit – zum einen, um das Erregungsproblem von Appetenz- und Orgasmusstörungen abgrenzen zu können, zum anderen, weil die objektive Messung physiologischer Erregungsvorgänge (als weitere Diagnoseabsicherung) im klinischen Alltag nicht durchgeführt wird.

Diagnostischen Aufschluss gibt schon die Art, wie die Patientin selbst ihr Problem darstellt: beschreibt sie vaginale Trockenheit, obwohl sie sich subjektiv stimuliert fühlt? Ist sie überhaupt in der Lage, körperliche Erregungssensationen zu bemerken? Viele Frauen können die Frage nach der Wahrnehmung von genitaler Vasokongestion kaum beantworten. Dagegen ist Mangel an vaginaler Lubrikation deutlicher spürbar an der Empfindung von Scheidentrockenheit sowie aufgrund von Reizung oder Schmerzen bei Einführung des Penis oder versuchtem Koitus. Die Wahrnehmung für das **Gefühl** sexueller Erregung kann durch die Empfindung körperlicher Sensationen verstärkt werden. Auch **Liebesgefühle** zum Partner oder Entfaltung sexueller Phantasien üben einen deutlich potenzierenden Effekt auf subjektive Erregungsgefühle aus.

Nach genauer Differenzierung des Beschwerdebildes werden die Subtypen der Symptomatik abgeklärt. Handelt es sich um eine **globale** sexuelle Erregungsstörung, die in jeder Situation, bei jeder Praktik und bei jedem Partner auftritt, oder ist das Problem **abhängig von bestimmten Bedingungen**? Besteht die Störung lebenslang (**primär**) oder tritt sie nach einer Phase besserer Funktionsfähigkeit auf (**sekundär**)? Findet sich ein Zusammenhang zu einer bestimmten Lebensspanne (z.B. Schwangerschaft, Geburt, Postmenopause) oder zu einem Lebensereignis (z.B. Heirat, Scheidung, Krankheit, Tod einer Bezugsperson)?

Informationen über die sexuelle Beziehung des Paares sind gut erfassbar durch die Schilderung einer typischen sexuellen Situation. Gerade bei der weiblichen sexuellen Erregungsstörung sind Länge und Art des Vorspiels bedeutsam. Erfährt die Frau ausreichende und zufriedenstellende sexuelle Stimulierung, oder muss die Behandlung nach effektiveren Stimulationsmöglichkeiten suchen? Ist die Frau in der Lage, ihre sexuellen Wünsche mitzuteilen? Einige Frauen nehmen ungenügende Stimulierung resigniert in Kauf und belasten sich mit Selbstvorwürfen, zur Erregung nicht in der Lage zu sein. Häufig ist das Erregungspotential der Frau auch praktikabhängig, d.h. sie benötigt zur Erregungssteigerung eine spezielle Anregung, z.B. manuelle oder orale Stimulation, weniger koitale Aktivität. Manche Frauen zeigen bei Selbstbefriedigung eine deutlich höhere Erregungsfähigkeit als im Partnerkontakt.

> Bei der Vermittlung von paarbezogenen Stimulationsmöglichkeiten ist darauf zu achten, dass diese nicht zu einer Fixierung auf die Funktionsstörung führen, sondern dass sie als Mittel dienen, um die Kommunikation zwischen den Partnern auch sexuell zu verbessern.

Selbstberichtete sexuelle Erregung stellt immer eine subjektive Beurteilung dar – mehr Zuver-

lässigkeit zeigen durch **physiologische Messung** ermittelte Werte, auch wenn Reliabilität und Validität physiologischer Messgeräte nicht als absolut zu betrachten sind. Studien berichten gelegentlich von einer geringen Korrelation zwischen subjektiven und physiologischen Messdaten, die im Einzelfall schwer interpretierbar ist. Dennoch kann für eine Frau, die subjektiv keinerlei Erregungsgefühl wahrnimmt und sich selbst als „falsch" empfindet, die Rückmeldung interessant sein, dass sie körperlich durchaus genitalphysiologische Reaktionen aufweist. Studien zeigten auch, dass einige Frauen physiologische Erregungsmerkmale leichter wahrnehmen konnten, wenn sie instruiert worden waren, auf körperliche Erregungsveränderungen zu achten. Bei Männern wurden höhere Korrelationen zwischen subjektiven und physiologischen Erregungsmaßen gefunden. Offenbar macht der anatomische Geschlechtsunterschied es Männern leichter, kinästhetische Sensationen sexueller Erregung wahrzunehmen. Interessanterweise ist die Korrelation zwischen beiden Maßen um so höher, je sexuell erfahrener Frauen sind (Morokoff 1985).

Die genaue Exploration in Form des klinischen Interviews – möglichst des Paares – ist unerlässlich, um die Faktoren zu eruieren, die mit der Entstehung von sexueller Erregung oder ihrem Mangel assoziiert sind.

> Die individuelle Geschichte kann intrapsychische Faktoren enthüllen, die sexuelle Erregung mit Angst verknüpfen können, ganz besonders jede Erfahrung mit sexuellem Missbrauch. Die Qualität der Partnerschaft sagt viel darüber aus, ob das Entstehen sexueller Erregung durch dyadische Spannungen und negative Gefühle (Ärger, Machtkämpfe) verhindert wird.

Auch im jetzigen klinischen Alltag ist die genaue Erfassung der Erregungskapazität der Patientin einer der am schwierigsten zu bestimmenden Fakten. Die Determinanten der übrigen sexuellen Reaktionen sind eindeutiger identifizierbar, während Erregungskomponenten und Appetenz oder Orgasmus sich wechselseitig bedingen und oft überlappen. Während beim Mann die Abgrenzung der erektilen Reaktion (Erregung) von der Ejakulation (Orgasmus) eindeutig „sichtbar" wird, ist die Diagnose der weiblichen Erregungsstörung oft begleitet von der Frage: Liegt nicht doch ein Appetenzmangel vor oder ist die Frau eigentlich als orgasmusgehemmt zu betrachten?

5.4.3 Organische Ursachen und ihre Diagnostik

Die „Erregungsphase" – oder besser: die sexuelle Erregung – der Frau verdient einiges Nachdenken. Sie scheint in der Literatur der letzten beiden Jahrzehnte (bis zu aktuellen neueren Ansätzen) gleichsam „verkümmert". Zugespitzt gesagt wurde einem grandiosen und hochkomplizierten Erektionsmechanismus ein relativ simpler (vaginaler) Apparat gegenübergestellt, der neben gewissen Schwellungsanpassungen hauptsächlich Lubrikation zur Verfügung zu stellen hatte. Die Situation hat sich – hier physiologisch betrachtet – grundlegend dadurch geändert, dass schrittweise der **klitoral-vaginale Komplex** als dem penilen System an Differenziertheit entsprechend erkannt worden ist.

Schon ältere **Untersuchungen** haben u.a. aufzeigen können: zyklische nächtliche Episoden klitoral-vaginaler Mehrdurchblutung; unerwartet starke Reaktionen von Frauen auf erotische visuelle Stimuli mit definierbaren Präferenzen und tendenzieller Diskrepanz zwischen eingeschätzter und vaginal registrierter Erregung; hochsignifikante Kovariation von Labialtemperatur und Vaginaldurchblutung bei taktiler (mehr als visueller) erotischer Stimulation. Neuere Untersuchungen haben sich mehr auf äußere Strukturen konzentriert und z.B. belegen können, dass stimulationsinduzierte Mehrdurchblutung der Klitoris und ihrer kavernösen Strukturen derjenigen beim Mann entsprechen und **koitale Synergie** mit gegenseitiger Verstärkung vaskulärer und muskulärer Reaktionen in Penis und Vagina besteht, aber auch, dass sich altersabhängig klitorales erektiles Gewebe bindegewebig umwandelt, ebenfalls penilen Veränderungen entsprechend.

Auch wenn man die geradezu sprichwörtliche größere Robustheit der weiblichen Genitalreaktion in Betracht zieht, ergibt sich aus diesen Befunden hinsichtlich der Somatik von weiblichen Erregungsstörungen eine klare Konsequenz: **die Notwendigkeit einer äußerst subtilen Diagnostik organischer Faktoren.** Andererseits scheint fraglich, ob das Dictum (z.B. Kaplan 1983) aufrecht zu erhalten ist, die psychogene Form weiblicher Erregungsstörungen sei ungewöhnlich.

Es gilt nun, Erregung (und Erregbarkeit) als **sozio-psycho-somatischen Prozess** zu bedenken. Außer Betracht bleiben muss hier die große Bedeutung des Partners und der Partnerkompatibilität. Desgleichen die kognitive Dimension, soweit sie zum Beispiel spezifische Phantasien (u.a. paraphiler oder homoerotischer Inhalte) betreffen, die mit bestimmten Partnerwahlen unvereinbar sind und überwiegend autoerotisch ausgelebt werden. Aber sexuelle Erregung die, wie man sagt, „zwischen den Ohren und nicht zwischen den Beinen" beginnt, kann zumindest bei jüngeren Frauen zu ausgeprägten genitalen Reaktionen führen, die wiederum eine positive Rückkopplung bewirken, soweit die Perzeption ungestört ist. Mit Fortschreiten der sexuellen Interaktion intensivieren sich diese weitgehend neuroendokrin vermittelten Rückkopplungen, und hieraus leiten sich Störungsquellen ab. Soweit diese zentralnervösen Ursprungs sind, wurden sie als hypothalamisch-limbische Läsionen, Hypophysentumoren, psychomotorische Epilepsie bereits im Appetenz-Abschnitt erwähnt, ergänzt durch pharmakogene Effekte, v.a. antihistaminerge und anticholinerge, die die vaginale Lubrikation vermindern können.

Über die zerebrale Organisation wissen wir, wie in 5.1.4 aufgezeigt, wenig, auch wenn die Bedeutung zentralnervöser Aktivierbarkeit und Aktiviertheit für sexuelle Erregung (und deren pharmakogene Dämpfung) einigermaßen plausibel ist. Die Betrachtung hat sich also im Wesentlichen auf mehr periphere Prozesse bzw. Störungen zu beschränken, obwohl auch diese der zentralen Verarbeitung unterliegen. Entscheidende Bedeutung wird der **atrophischen Vulvo-Vaginitis** gegeben, die ursächlich mit Östrogenmangel assoziiert wird.

Als typischer Befund der gynäkologischen Untersuchung wird angegeben: der trockene und oft gerötete Introitus; der verminderte circumvaginale Muskeltonus; trockene, blasse und verdünnte Vaginalwand mit gelegentlichen kleinen Hämorrhagien oder Fissuren; vorwiegend parabasale Zellen im Vaginalabstrich und v.a. der niedrige Östrogenspiegel bei erhöhtem LH und FSH. Das Syndrom kann im allgemeinen als ausgeschlossen gelten bei normalem Menstruationszyklus. Die hauptsächlichen Ursachen sind: die Menopause (ohne Substitution), beidseitige Ovarektomie, Bestrahlung im Beckenbereich sowie Chemotherapie oder unter Umständen Gestagene mit antiöstrogenem Effekt und ausgeprägtem hypoöstrogenem Verhältnis, wobei die Untersuchung keine Mucosaverdünnung und atypische Zellen im Abstrich zeigt.

Ob dies ist zur Pathogenese der Erregungsstörung der Weisheit letzter Schluss, muss sich zeigen, zumal bekannt ist, dass unsubstituierte postmenopausale Frauen mit **regelmäßigem Koitus** möglicherweise bei reduzierten „Ansprüchen" keine Erregungsbehinderung durch ein urogenitales Östrogendefizienzsyndrom verspüren. Klar ist, dass dieses Syndrom, wenn es erwiesen ist und Beschwerden hinsichtlich Erregung macht, der entsprechenden Östrogen (/Gestagen)-Substitution bedarf (soweit sie vertretbar ist hinsichtlich östrogenabhängiger Malignome).

Neurologische Erkrankungen und **Läsionen** haben eine nicht zu unterschätzende Bedeutung. Eigene Befragungen an radikal-gynäkologisch operierten Frauen sowie an operierten Frau-zu-Mann-Transsexuellen, bei denen eine Schädigung des Beckenplexus fast unvermeidlich ist, haben ergeben, dass keine Veränderung von Art der Erregung (und Orgasmus) empfunden wird. Anders ist die Situation, wenn bei gynäkologischen Malignomen im Zuge der Lymphknotenausräumung parasakrale Ganglien und sakrale parasympathische Phasen (zum Beckenplexus) irreparabel geschädigt werden. Bei der **Multiplen Sklerose** können zumindest im klinischen Schub schwerwiegende Beeinträchtigungen der Erregung verursacht werden, hauptsächlich durch quälende Missempfindungen im Vaginalbereich, Lubrikationsmangel, verminderte Klitorisempfindlichkeit und Unterbrechung spinaler Leitungsbahnen. **Spinale Querschnittsläsion**en beeinträchtigen den Erregungsaufbau (v.a. auch abhängig von ihrem Ausmaß) auf unterschiedliche Weise. Zunächst ist zu bedenken, dass unterhalb der Läsion Empfindungsfähigkeit und Sphinkterkontrolle aufgehoben oder schwer beeinträchtigt sind. Liegt die Läsion im Bereich des Sakralmarks, entfallen im allgemeinen vulvovaginale Erregungs- und Orgasmusreaktionen. Dennoch scheinen, vermittelt wohl über viscerale Afferenzen, (Phantom-)Orgasmen möglich zu sein, und auch „psychogene" Erregungsinitiation ist möglich. Bei cervikalen Läsionen entfällt (außer der gravierenden Beeinträchtigung der manuellen Motorik) meist letztere Möglichkeit, aber vaskuläre und muskuläre Erregungsreaktionen bleiben oft erhalten; (Phantom-)Orgasmus birgt jedoch die Gefahr erheblicher sympathikotoner Krisen. Im Rahmen allgemeiner Rehabilitation hat psychoedukative Wiederheranführung an Sexualität große Bedeutung. Auch **diabeti-**

sche und **alkoholische Neuropathien** können den Erregungsprozess durch Schädigung somatischer wie autonom/visceraler Nerven beeinträchtigen.

Endokrine und **metabolische Störungen** außer erheblicher Mangelernährung und Vitaminmangel können hier aus dem gleichen Grund außer Betracht bleiben und sind außerdem durch das Überwiegen allgemeiner schwerer Krankheitserscheinungen gekennzeichnet. **Lebererkrankungen** haben eine gewisse Bedeutung, da bei ihnen die Möglichkeit einer Neutralisation von Androgenen durch unzureichende Konjugation von Östrogenen besteht.

Abschließend sei vermerkt, dass dieser Abschnitt der Ergänzung und in gewisser Weise Fortsetzung durch die Besprechung von Dyspareunie und Vaginismus bedarf.

5.4.4 Therapieoptionen

Pointiert beklagt Morokoff (1993), dass die Behandlung von sexuellen Erregungsstörungen bei Frauen unter dem Mangel an Patientinnen mit dieser Diagnose leide, weil aus diesem Grund das Interesse der Kliniker an dem Störungsbild gering sei. Von der Vielzahl der Patientinnen, die wegen Orgasmusstörung behandelt wurden, litten wahrscheinlich einige Frauen in Wirklichkeit an Erregungsmangel. Dass dennoch hohe Therapieerfolge mit angeleiteten Masturbationsübungen erzielt wurden, erklärt sich wahrscheinlich damit, dass dieses Vorgehen bei beiden Symptomen therapeutisch effektiv ist.

Bei der Behandlung der Erregungsphase der sexuellen Reaktion wurden seit Beginn der 70er Jahre sowohl Ansätze der allgemeinen Sexualtherapie (z.B. das Behandlungskonzept von Masters & Johnson sowie das modifizierte Vorgehen von Kaplan) als auch gezielte Masturbationsübungen (LoPiccolo & Lobitz 1972) eingesetzt.

Kaplan präsentierte 1979 ein Behandlungsprogramm speziell für Störungen der Erregung bei Frauen mit dem Ziel, die in der Erregungsphase aufkommende und deren Ablauf hemmende Angst zu verringern. Sie empfiehlt „Desensibilisierungsübungen" (39) aus dem Programm von Masters & Johnson (1970), bei Bedarf ergänzt durch das Entfalten erotischer Vorstellungen, um von den Ängsten abzulenken.

Als therapeutische **Grundstrategie** beschreibt sie den Versuch, die „Sexualsituation so zu strukturieren, dass die Frau in der Lage ist, in einer entspannten, nicht-ängstlichen, auf Liebe eingestellten Verfassung auf adäquate und intensive sexuelle Stimulierung zu reagieren. In dieser Situation muss sie lernen, sich wieder für Empfindungen aufzuschließen, die sie abwehrend lange Zeit unterdrückt hat" (Kaplan 1987: 29). Die Durchführung eines sexualtherapeutischen Sensualitätstrainings benötigt natürlich einen kooperativen **Partner**, der über ein gewisses Maß an Erektionssicherheit und gute ejakulatorische Kontrolle verfügt. Viele Frauen mit sexuellen Hemmungen sind übermäßig besorgt, ihren Partner zufriedenzustellen. Sie stellen ihre eigenen Gefühle zwanghaft zurück. Dieses ist ein im Wesentlichen **masochistisches Beziehungsmuster**, geboren aus tiefer Angst und verbunden mit tiefverwurzelten Gefühlen der Insuffizienz und Selbstentwertung sowie mit Schwierigkeiten, sich zu entspannen, wohlzufühlen und sexuellen Lustempfindungen hinzugeben. Ihre seelisch masochistische Struktur erlaubt den sexuell unansprechbaren Frauen auch nicht, zu fordern oder zu nehmen. Wenn bei den strukturierten sexualtherapeutischen Verhaltensübungen, die der Frau gezielt die Kontrolle überlassen und sie veranlassen, die sexuellen Aktivitäten nach ihren Bedürfnissen zu steuern, das unbewusste masochistische Muster zutage tritt, löst dies Angst und Widerstandsmechanismen aus, die dann durch sexualtherapeutische (oder auch psychotherapeutische) Bearbeitung offengelegt und aufgelöst werden müssen, wobei insbesondere der zugrundeliegende **Selbstwertmangel** der Frau korrigiert werden muss. Als übergreifendes Therapieziel gilt die Reduktion der Angst, die sich entwickelt, wenn sexuelle Erregung aufkommt.

Die Fokussierung der Frau auf sich selbst und ihre eigenen sexuellen Bedürfnisse muss in den Mittelpunkt der therapeutischen Herangehensweise gestellt werden. Mit Verordnungen und „Hausaufgaben" soll sie ermutigt und befähigt werden, ihre Wünsche zu vertreten und – mit nicht-zurückweisenden Strategien – **Nein** zu sagen, wenn sie für Sexualität nicht offen ist. Gerade die Unfähigkeit, den Sexualakt abzulehnen, provoziert das Aufkommen passiv-aggressiver Tendenzen, die in Erregungshemmung resultieren. Eine Veränderung der übermäßigen Anpassung an die sexuellen Wünsche des Partners wird der Frau durch Rollenerwartungen zwar äußerst erschwert, aber erfahrungsgemäß trägt das Aufgeben der „dienenden Rolle" zu erheblichen Verbesserungen der weib-

lichen Erregungsfähigkeit bei (abgesehen davon, dass es auch insgeheimen Wünschen des männlichen Partners entgegenkommen kann).

Gerade bei Patientinnen mit sexuellen Missbrauchserfahrungen wird der Kontrolle über die sexuelle Aktivität höchste Wichtigkeit beigemessen. Als **therapeutische Grundregel** sollte gelten, dass Sexualität des Paares nur dann stattfindet, wenn die missbrauchte Frau sexuell bereit ist und selbst die Initiative ergreift. Dies kann der Frau erleichtert werden, wenn ihr bewusst wird, dass das traumatisierende Missbrauchsgeschehen von damals und der liebevolle Sexualakt von heute trotz äußerlicher Ähnlichkeiten grundverschiedene Ereignisse darstellen, sofern die Qualität der Beziehung diese Aussage zulässt. Der nun als **erwünschte Intimität** mit dem Partner erlebte Koitus kann **heilende Wirkung** haben, sozusagen „den alten Text überschreiben". Über diese Hilfestellung durch den Therapeuten hinaus sollte bei Missbrauchspatientinnen die direktive Rolle des Therapeuten, die er bei den Sensate-Focus-Übungen einnimmt, abgeschwächt und die sexuelle Aktivität solange wie nötig ganz unter der Kontrolle der Frau belassen werden.

5.5 Störungen des Orgasmus

5.5.1 Erscheinungsbild, Kernmerkmale und Phänomenologie

Wohl aufgrund guter Objektivierbarkeit des Orgasmusphänomens stand die Orgasmushemmung bei den weiblichen sexuellen Funktionsstörungen traditionell im Vordergrund sexualtherapeutischer Aktivität. Bei der reinen Form dieser Störung erlebt die Frau Lust zu Sexualität, genießt genitale Aktivität und entwickelt ausgeprägte sexuelle Erregung, doch reicht die Erregungssteigerung trotz ausreichender Intensität und Dauer der Stimulation nicht aus, um die individuell unterschiedliche Orgasmusschwelle zu überwinden. Häufig beklagen Patientinnen, dass ihre Erregung „auf einem Punkt stehenbleibt". Auffällig ist die große Bandbreite weiblicher Orgasmuskapazität: einige Frauen können bei keiner sexuellen Praktik einen Orgasmus erleben, andere sind zwar durchaus orgasmusfähig, meistens bei Selbstbefriedigung, nicht aber bei Koitus oder anderer Partnerstimulation – als würde die Anwesenheit des Partners den Höhepunkt blockieren. Die klinisch-diagnostischen Leitlinien des ICD-10 (WHO 1993) definieren unter

Orgasmusstörung (F 52.3)

„Der Orgasmus tritt nicht oder nur stark verzögert ein. Dies kann situativ, d.h. nur in bestimmten Situationen, mit psychogener Verursachung, oder ständig auftreten. Bei ständig vorhandener Orgasmusstörung können körperliche oder konstitutionelle Faktoren schwer ausgeschlossen werden, außer durch eine positive Reaktion auf eine psychologische Behandlung. Orgasmusstörungen finden sich bei Frauen häufiger als bei Männern" (203).
Als Ergänzung beschreiben die Forschungskriterien des ICD-10 (WHO 1994) folgende Variationen:
„1. Ein Orgasmus wurde niemals, in keiner Situation erlebt.
2. Die Orgasmusstörung ist nach einer Zeit relativ normaler sexueller Reaktionen aufgetreten
a. ‚generell': die Orgasmusstörung tritt in allen Situationen und mit jedem Partner auf
b. ‚situativ': bei *Frauen*: in bestimmten Situationen kommt es zum Orgasmus (z.B. bei der Masturbation oder mit bestimmten Partnern)" (145).
   Diese Kategorisierung geht (bis auf die Benennung hypothetischer Ursachenfaktoren als psychisch oder organisch) über die formalen Beschreibungsmerkmale „primär"/„sekundär" bzw. „global"/„situativ" kaum hinaus.
   Eine weit umfassendere diagnostische Beschreibung liefert das amerikanische DSM-III-R (APA 1987) und das nachfolgende DSM-IV (APA 1994). DSM-III-R beschreibt ausführlich unter 302.73 den **gehemmten Orgasmus bei der Frau** „als anhaltende oder wiederkehrende Verzögerung oder Fehlen des Orgasmus bei der Frau nach einer normalen sexuellen Erregungsphase, wobei die sexuelle Aktivität vom Kliniker hinsichtlich ihrer Zielrichtung, Intensität und Dauer als ausreichend beurteilt wird. Manche Frauen können bei nichtkoitaler Klitorisreizung einen Orgasmus erleben, erreichen diesen jedoch nicht beim Koitus ohne manuelle Stimulation der Klitoris. Bei den meisten dieser Frauen stellt dies eine normale Variation der weiblichen Sexualreaktion dar und rechtfertigt die Diagnose gehemmter Orgasmus bei der Frau nicht. Dennoch handelt es sich bei einigen dieser Frauen um eine psychische Hemmung, welche die Diagnose rechtfertigt. Diese schwierige Entscheidung wird erleichtert durch eine gründliche sexuelle Abklärung, die auch einen Behandlungsversuch erfordern kann." (dt. Ausgabe: 359)

   DSM-IV ergänzt, dass bei Frauen eine große **Variabilität** hinsichtlich Art oder Intensität der Stimulation besteht, die zum Orgasmus führt. Die Diagnose sollte auf der klinischen Einschätzung beruhen, dass die Orgasmusfähigkeit der Frau geringer ist als für Alter, sexuelle Erfahrungen und Stimulationsart zu erwarten. Da die Orgasmusfähigkeit bei Frauen mit dem Alter ansteigt, ist die weibliche Orgasmusstörung bei jungen Frauen wahrscheinlich häufiger. Die meisten weiblichen Orgasmusstörungen treten eher lebenslang als erworben auf: wenn eine Frau einmal gelernt hat, wie sie zum Höhepunkt kommen kann, dann ist es ungewöhnlich, dass sie diese Fähigkeit wieder verliert, wenn nicht die sexuelle Kommunikation verarmt oder ein Beziehungskonflikt, eine traumatische Erfahrung (z.B. Vergewaltigung), eine affektive Störung oder eine körperliche Erkrankung auftreten. Viele Frauen verbessern ihre Orgasmuskapazität, wenn sie eine breitere Stimulationsvielfalt erfahren und ihren Körper besser kennenlernen.

   Ein Blick in die Vergangenheit zeigt, dass die **westlichen Kulturen** historisch mehr am **Ergebnis** weiblichen Sexualverhaltens (Schwangerschaft) interessiert waren als an der sexuellen **Reaktionsfähigkeit** der Frau. Wohl um unwägbaren Faktoren, z.B. im Hinblick auf Geburt/unbekannten Vater, vorzubeugen, wurde weibliches Sexualverhalten strengen Regeln unterworfen (s. Heiman & Grafton-Becker 1989). Im viktorianischen Zeitalter des 19. Jahrhunderts hatten „gute" Frauen rein und asexuell zu sein. Starke sexuelle Aktivität bei Frauen galt als behandlungsbedürftig – im Gegensatz zur heutigen westlichen Kultur, in der sexuell gehemmtes Verhalten als therapiebedürftig bewertet wird. Erst die Jahrhundertwende brachte mit Freud (1905) eine Hinwendung zur weiblichen sexuellen Reaktionsfähigkeit. Wenn Freud auch das Vorhandensein des weiblichen Orgasmus anerkannte, so implizierte seine Präferierung des vaginalen über den klitoralen Orgasmus doch immerhin, dass die der Fortpflanzung dienende sexuelle Praktik kulturell von höherem Wert sei. Die **Praktikabhängigkeit** spielt gerade bei dieser sexuellen Funktion oder ihrer Dysfunktion im Rahmen von Diagnostik und Behandlung eine große Rolle – ist doch das Orgasmusproblem historisch mit eingreifenden **sexualideologischen Vorstellungen** befrachtet.

Seit Freud die Überlegenheit des „reifen" vaginalen Orgasmus über den minderwertigen und „unreifen" klitoralen Orgasmus postulierte, durchzieht die sexualideologische Kontroverse von klitoralem vs. vaginalem Orgasmus die psychoanalytische Theorie, die Literatur der Frauenbewegung und die empirische Sexualwissenschaft. Auch wenn die Forschung Freuds These **widerlegte** und Masters & Johnson (1966) anhand ihrer Ergebnisse nachwiesen, dass fast alle Orgasmen Ausdruck desselben neurophysiologischen Prozesses darstellen und durch klitorale Stimulation (direkt oder indirekt) ausgelöst werden, durchzieht die Forderung nach dem vaginalen Höhepunkt bis heute die gesellschaftlichen Vorstellungen und beschwert das Sexualleben auch vieler heutiger Paare. Da nützte es auch nichts, wenn z.B. Sichtermann (1986) polemisch formulierte: „Ein Orgasmus, wenn er zustandekommt, hat immer eine *Geschichte*, die Geschichte eines Begehrens und einer Erregung, und wenn eine solche Geschichte gelebt worden ist, dann ist es zweitrangig, wo die Stimulierung erfolgt; [...] dann *kommt* der Orgasmus, und sei es – ich übertreibe – der große Zeh, an dem die Frau stimuliert wird" (14).

> Allerdings geben Frauen an, dass sie den durch klitorale Stimulation erreichten Orgasmus als nicht so beglückend wie den koitalen Orgasmus erleben. Dies wird jedoch in stärkerem Maße mit der psychologisch unterschiedlichen Situation und Bewertung erklärt als mit der Technik der Stimulation.

Zwar gilt der in der Partnerschaft herbeigeführte Orgasmus gegenüber dem durch Selbstbefriedigung ausgelösten als höherwertig, doch muss der Partner über subtile Kenntnisse und Erfahrungen verfügen, damit die Frau den Orgasmus ohne Unterbrechung und Störung ihrer Erregungssteigerung erreichen kann (Mutke 1984).

Wir orientieren uns heute an dem Modell einer individuell unterschiedliche Orgasmusschwelle bei Frauen (Kaplan 1987), wobei neben taktiler Stimulation auch weitere Einflussfaktoren (psychologische Hemmungen, Drogen, emotionale Zustände) wirksam sind. Die Orgasmusfähigkeit gilt als verteilt in Form einer **Glockenkurve**: an dem einen Pol befinden sich

Frauen, die nie einen Orgasmus erlebten, gefolgt von Frauen, die nur vom Partner „ungestört", durch Selbstbefriedigung, einen Höhepunkt erreichen können; weiter zur Mitte liegen Frauen, die mit gezielter klitoraler Stimulierung in Gegenwart des Partners orgasmusfähig sind oder Frauen, die längere koitale Stimulation dazu benötigen; im höheren Bereich befinden sich Frauen, die durch Koitus schnell orgasmusfähig sind, und am Endpol Frauen, die allein Phantasietätigkeit oder Bruststimulation zur Auslösung des Höhepunktes benötigen. Bei Frauen, die an den Endpunkten der Skalen liegen, gilt die diagnostische Zuordnung zu gestört/ungestört als unstrittig. Eine kontroverse Bewertung ergibt sich bei den Frauen im mittleren Spektrum der Orgasmusschwellen je nach den zugrunde gelegten Orgasmuskriterien und der Bewertung, die der benötigten Stimulationsform zugeschrieben wird. Die heutige Forschung stellt in Zweifel, ob es pathologisch ist, wenn eine Frau klitorale Stimulation bevorzugt oder benötigt, um einen Orgasmus zu erreichen. Kaplan erklärt dezidiert, sie betrachte Frauen „als normal, die im Zusammensein mit ihren Partnern bei klitoraler Stimulierung orgastisch sind" (1987: 35).

Frauen benötigen im allgemeinen eine **längerdauernde Stimulation** hinsichtlich Vorspiel und Koitus als Männer, um zum Höhepunkt zu gelangen. Für Masturbation scheint dieses nicht zu gelten. Allerdings verfügen Frauen über eine viel größere **Variationsbreite** sexueller Stimuli, die zum Orgasmus führen. Sie benötigen jedoch oft eine jahrelange **Lernphase**, um die für ihren Erregungsaufbau adäquaten Stimulationstechniken zu erkunden. Frauen mit der Fähigkeit zu **multiplen** Orgasmen behalten diese Reaktionsmöglichkeit ein Leben lang. Für die weibliche reproduktive Rolle stellt der Orgasmus keine Voraussetzung dar, während der Mann für die Fortpflanzung auf Orgasmus/Ejakulation angewiesen ist (Hertoft 1989).

In der Regel wird der gelegentlich ausbleibende Orgasmus nicht als Problem erlebt, es sei denn, es kommen eigene oder fremde Normen, Erwartungen und **Orgasmus-Mythen** ins Spiel. Diese gehen oft einher mit Zweifeln der Frau an ihrer weiblichen und sexuellen Kompetenz, da sie sich anderen Frauen unterlegen fühlt, oder mit Hilflosigkeit des Partners, der sich in seiner Männlichkeit verunsichert fühlt, wenn trotz zärtlicher und geduldiger Mühegabe der Orgasmus der Frau ausbleibt. Und selbst wenn er der

Frau gelingt, sollte er zeitgleich mit dem des Partners eintreten – eine immer noch verbreitete Norm, die weiterhin das Sexualleben vieler Paare belastet. Leider resultiert daraus nicht selten, dass Frauen einen **Orgasmus vortäuschen** – eine kurzfristige Entlastung, welche die Frau jedoch ihrem eigenen Erleben entfremdet und ihre grundsätzlichen Probleme nicht löst. Darling & Davidson (1986) berichteten, dass 58% ihrer Versuchspersonen bereits einen Orgasmus vorgespielt hatten, sei es, um den Partner nicht zu enttäuschen, sei es aus Angst, als sexuell unfähig zu gelten, oder um unangenehmen Koitus abzukürzen. In der Tat haben Männer es schwer zu erkennen, ob die Frau beim Geschlechtsverkehr einen Orgasmus erlebt. Michael et al. (1994) berichteten, dass 44% ihrer männlichen Studienteilnehmer annahmen, die Partnerin sei immer zum Höhepunkt gelangt, während dies nur 29% der Frauen selbst angaben. Dagegen schätzten die Frauen ihre Partner korrekt ein.

Obwohl weibliche Sexualfunktion und Zufriedenheit in der Forschung häufig vom Orgasmuskriterium determiniert wird, scheinen viele Frauen eine Sexualität zu bevorzugen, die nicht unbedingt zum Orgasmus führt, wodurch sie in der heutigen orgasmuszentrierten Kultur leicht in Konflikt mit ihren eigentlichen Bedürfnissen geraten können. Masters & Johnson (1966) fanden zwar heraus, dass die physiologisch intensivsten Orgasmen durch **Selbstbefriedigung** entstanden, doch bewerten viele Frauen **Partneraktivitäten**, unabhängig vom Orgasmuserleben, als begehrteste und befriedigendste Aktivität. Die nicht partnerbezogene Selbstbefriedigung wird dagegen häufig als unnormal oder als nur halbwertiger Ersatz empfunden. Hite (1977) befragte Frauen nach ihrem größten Vergnügen beim Sex. Am häufigsten wurde benannt: „Emotionale Intimität, Zärtlichkeit, Nähe, Gemeinsamkeit, tiefe Gefühle mit einer geliebten Person" (597).

> Wenn auch im Hite-Report (1977) die meisten Frauen äußerten, dass ihnen beim Sex emotionale Intimität, Zärtlichkeit und tiefe Gefühle für eine geliebte Person am Wichtigsten seien, zeigen klinische Erfahrungen, dass viele Frauen diese Gefühle nicht durch Sexualität zu erfahren suchen. Die sexualmedizinische Behandlung zielt deshalb darauf ab, eine Verbindung zwischen diesen Grundbedürfnissen und der Sexualität herzustellen.

Michael und Mitarbeiter (1994) resümierten in ihrem amerikanischen Report über die *Liebe in*

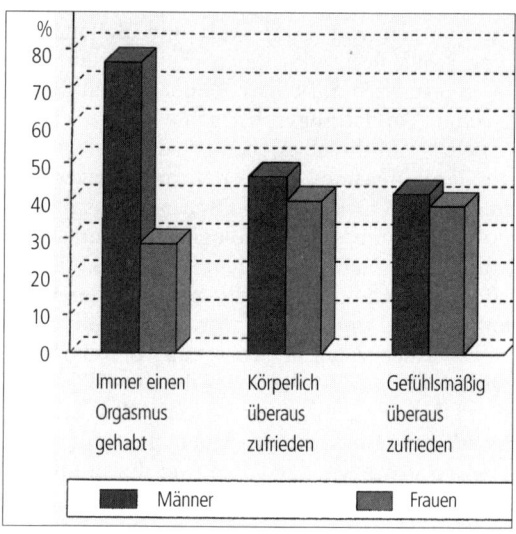

Abb. 5-10   Maßstäbe für sexuelle Befriedigung mit dem Sexualpartner. Nach Michael et al. (1994)

den 90ern ganz explizit: „Obwohl die meisten Frauen angeben, nicht immer zum Orgasmus zu gelangen, scheinen sie doch mit ihrem Sexualleben zufrieden zu sein" (159, s. Abb. 5-10)

Als für sie unerwartetes Ergebnis (angesichts des Medienkults um den Orgasmus, seine Erreichbarkeit und Bedeutung für die körperliche Befriedigung) wurde **kein eindeutiger Zusammenhang** zwischen dem Orgasmus und einem erfüllten Sexualleben gefunden. Obwohl nur 29% der Frauen bei jedem Sexualkontakt einen Orgasmus erlangten, berichteten 40% von außerordentlicher körperlicher und seelischer Zufriedenheit mit ihrem Sexualleben. Die Anzahl überaus zufriedener Männer betrug dagegen, trotz 75% immer erreichten Orgasmus, auch nur 40%. Die Autoren schließen: „Offenbar ist aber ein angenehmes Sexualleben mehr, als bei jedem Geschlechtsverkehr zum Orgasmus zu gelangen, und nicht jeder, der jedesmal zum Höhepunkt kommt, hat auch ein glückliches Sexualleben" (160).

Dennoch stellte die „Unfähigkeit zum Orgasmus" in der Untersuchung ein Hauptproblem der heutigen amerikanischen Frauen dar (nach „mangelndem Interesse an Sexualität"). Nur 29% der befragten Frauen gelangten beim Koitus „immer" zum Orgasmus, ca. 40% „meistens", rund 1/4 erlebten nur „manchmal" oder „selten" einen Höhepunkt, 4% „nie". Dabei gab es hinsichtlich Alter, Familienstand, Bildungsgrad, Konfession und Rasse/ethnischer Zugehörigkeit nur geringe Unterschiede (s. Tab. 5-1u.2).

Tab. 5-1 Häufigkeit des Orgasmus von Frauen beim Geschlechtsverkehr mit dem Hauptsexualpartner. Nach Michael et al. (1994)

Soziale Merkmale	immer	meistens	manchmal	selten	nie
Alter					
18-24	22	39	26	5	8
25-29	31	40	21	3	5
30-39	29	41	22	5	4
40-49	34	44	16	4	2
50-59	26	47	20	5	2
Familienstand/ Wohnstatus					
alleinlebend	30	32	24	6	8
nicht-eheliche Lebensgemeinschaft	24	44	28	2	2
verheiratet	29	46	18	4	2

Tab. 5-2 Häufigkeit des Orgasmus von Frauen beim Geschlechtsverkehr mit dem Hauptsexualpartner. Nach Michael et al. (1994)

Soziale Merkmale	immer	meistens	manchmal	selten	nie
Bildungsgrad					
weniger als High-School-Abschluss	30	35	27	6	2
High-School-Abschluss oder ähnliches	35	38	18	5	4
Collegeabschluss	25	45	21	4	5
Konfession					
konfessionslos	22	48	22	4	5
normal protestantisch	27	44	20	4	5
strenggläubig protestantisch	32	37	23	5	3
katholisch	26	43	20	6	4
Rasse/ethnische Zugehörigkeit					
Weiße	26	44	21	5	4
Schwarze	38	34	21	4	3
Latinos	34	34	23	5	4

Nach DSM-III-R (APA 1987) leiden ca. 30% aller Frauen unter einer Orgasmushemmung. Kaplan (1974) schätzte, dass ca. 8-10% der Frauen niemals einen Orgasmus erleben, so dass ca. 90% aller Frauen „irgendwie" orgasmusfähig zu sein scheinen. Ähnliche Zahlen nannte damals auch Barbach (1974), die von 5-10% völlig anorgastischer Frauen ausging.

Die Klage über globale, lebenslange Anorgasmie verringerte sich allerdings in den 80er Jahren, nicht zuletzt durch bessere Aufklärung über Anatomie und Physiologie weiblicher sexueller Reaktionen sowie durch die Enttabuisierung der Masturbation. Leiblum (1998) betonte den Nutzen sexuell permissiver Erziehung und sexueller Liberalisierung verbunden mit der Vermittlung effektiverer Techniken zur Selbststimulation sowie wachsender Ermutigung der Frauen, im sexuellen Partnerkontakt selbstbehauptender zu agieren. Viele Frauen erreichen heute ihren ersten Orgasmus durch Selbstbefriedigung, da es ihnen an notwendigen Partnerbedingungen mangelt, z.B. an ausreichendem Vorspiel oder intensivem und offenem kommunikativen Austausch über ihre Bedürfnisse. Dass Orgasmusfähigkeit nicht gleichgesetzt werden kann mit Orgasmusfähigkeit bei Partnersexualität demonstrierte eine ältere Studie: 46% „glücklich" verheirateter Frauen klagten über Orgasmusprobleme, obwohl nur 15% von Orgasmusunfähigkeit berichtet hatten (Frank et al. 1978). Für viele Frauen scheint es schwierig zu sein, ihr Orgasmuspotential in der Partnersexualität zu aktualisieren.

5.5.2 Psychische und paarbezogene Ursachen und ihre Diagnostik

Die Determinanten weiblicher Orgasmusfähigkeit und die Ursachen von Orgasmusproblemen sind trotz vieler Theorien nicht endgültig geklärt. Sicherlich handelt es sich um das **Zusammenwirken unterschiedlicher Variablen**, d.h. anatomisch/körperlicher, psychologischer und soziokultureller Faktoren.

Als globale psychische Beeinträchtigung für das Orgasmuserleben wurde **Angst** identifiziert (Masters & Johnson 1970; Kaplan 1974; Mutke 1984). Heiman & Grafton-Becker (1989) vermuten, dass es viele unterschiedliche Formen von Angst gibt, die mit unterschiedlichen Orgasmusmustern verknüpft sind. Die Angst kann auch von anderen Gefühlszuständen wie **Ärger**, **Ekel**, **Schuldgefühl** überlagert sein. Es sind bis heute keine konsistenten empirischen Befunde über Faktorenkonstellationen verfügbar, die zwischen Frauen mit und ohne Orgasmusfähigkeit trennen. Wahrscheinlich gibt es mehr Unterschiede als Ähnlichkeiten zwischen Frauen mit Orgasmusproblemen.

Psychoanalytisch betrachtet wird die Übertragung des klitoralen auf den vaginalen Orgasmus nicht mehr als „Reifeziel" betrachtet. Aus gegenwärtiger Sicht ist die Fähigkeit zum vaginalen Orgasmus verknüpft mit der Fähigkeit der Frau zu einer **intimen Beziehung** zu einer anderen Person. Diese Fähigkeit wird heute mit der **frühen Mutterbeziehung** in Verbindung gebracht. Eine emotional nahe Mutter-Tochterbeziehung formt eine Selbstidentität, die teilweise von Bezogenheit zu anderen Menschen bestimmt ist. Nach Stiver (1984) ist das Angewiesensein der Frauen auf Beziehungen nicht als ein pathologisches Abhängigkeitssyndrom, sondern als ein normaler Teil ihrer Selbstdefinition zu betrachten. Als „Fallstrick" resultiert für die erwachsene Sexualfunktion, dass intime Beziehungen auch bedrohlich erlebt werden können, weil sie die frühere Verschmelzung mit der Mutter wiederbeleben können – sei es z.B. in der Form, Bedürfnisse anderer (früher der Mutter, heute des Partners) erfüllen zu müssen. Da klare innere Grenzen notwendig sind, um Intimität tolerieren zu können, können Näheängste entstehen, resultierend in Feindseligkeit gegenüber dem Partner und einem gehemmten Orgasmus. Eine Frau muss sich in ihrer Selbstidentität sicher genug fühlen, um den Partner ohne **Angst vor Selbstverlust** körperlich „in sich aufnehmen" zu können.

Eine schon ältere Studie von Fisher (1973) liefert die bisher vollständigsten Aussagen über die Beziehung des weiblichen Orgasmus zu Persönlichkeitsvariablen und lebensgeschichtlichen Hintergrunddaten. Fisher hält die Qualität der frühen **Vater-Tochter-Beziehung** für eine signifikante Determinante der weiblichen Orgasmusfähigkeit. Sein Ergebnis besagt, dass anorgastische Frauen häufig die ersten Liebesobjekte (besonders Väter) als unzuverlässig erlebt und ihre Erfahrungen und Verlustängste auf spätere Liebesobjekte übertragen haben. Als Ergebnis ist ein höheres Bedürfnis entstanden, starke Erregungssituationen, die das Potential für Kontrollverlust beinhalten, zu kontrollieren. Trotz fehlender Replikation dieser Studienergebnisse gelten sie für die klinische Tätigkeit als nützliche Arbeitshypothese.

Die Determinante **Angst vor Kontrollverlust** wird auf unterschiedlichem theoretischen Hintergrund als wichtiger Ursachenfaktor für Orgasmusprobleme benannt. Aus psychoanalytischer Sicht können Orgasmusstörungen eintreten, wenn aufgrund der regressiven Komponenten von Hingabe und Loslassen ein Übermaß an Kontrolle der körperlichen Funktionen stattfindet. In einer Studie von Bridges et al. (1985) zeigten Frauen, die sich bei Alkoholgenuss gern „treiben lassen" und ihre Gedanken und Bewegungen bei Koitusende weniger kontrollieren konnten, eine höhere koitale Orgasmusfrequenz.

So ist zu vermuten, dass stark kontrollierte Frauen weniger orgasmusfähig sind – wie es bei sexuell missbrauchten Frauen, für die Kontrollverlust extrem bedrohlich ist, auch häufig deutlich wird. Diese Frauen mit traumatischen sexuellen Erfahrungen erleben das Sich-Gehen-Lassen beim Orgasmus, das eine Kontrollrücknahme erfordert, als besonders bedrohlich.

Als weiterer Hemmfaktor für den Orgasmus entwickelt sich oftmals bei fortschreitendem

Vorspiel und Koitus ein gedankliches Fixiertsein auf das Erreichen des Höhepunktes sowie eine ständige **Selbstbeobachtung** des Erregungslevels mit verstärkter Wahrnehmung ablenkender innerer und äußerer Reize, wodurch die Erregungssteigerung behindert wird.

Nach kognitiv-behavioralem Verständnis wird das Orgasmusproblem mit lerntheoretischen Überlegungen erklärt. Sexuelles Verhalten ist durch Angst oder Schmerz aversiv konditioniert, wodurch Entspannung, Erregung und Orgasmus gehemmt werden. Auch Mangel an angemessener Bestätigung für sexuelle Verhaltensweisen kann in gestörter Einstellung zu Sexualität und sexueller Vermeidung resultieren.

Als mit Anorgasmie verknüpfte Faktoren gelten weiterhin: schlechtes Selbstbild, Außenseitergefühl, Unfähigkeit, sexuelle Wünsche zu verbalisieren. Letzteres bestätigend fanden Kelly et al. (1990) in einer Studie heraus, dass die Frauen mit Orgasmusproblemen ein größeres Unwohlsein bei der Kommunikation über ihren Wunsch nach direkter klitoraler **Stimulation durch den Partner** und eine negativere Einstellung gegenüber **Selbstbefriedigung** zeigten. Des weiteren wiesen sie auch ein stärkeres sexuelles **Schuldgefühl** und Verhaftetsein in **Sexualmythen** auf.

Barbach (1980) führte als Ursachen für weiblichen Orgasmusmangel auch eine Reihe „nichtpathologischer" Faktoren an:
1. Informationsmangel,
2. Mythos vom „reifen" vaginalen und „unreifen" klitoralen Orgasmus,
3. Glaube an eine „richtige" sexuelle Reaktion,
4. Zuschreibung der weiblichen Rolle als passiv und angepasst,
5. Angst vor Kontrollverlust als Ergebnis kultureller Indoktrination, dass Frauen die damenhaft-zurückhaltende Rolle einzunehmen hätten. In der Tat ist es schwierig, die weibliche Orgasmushemmung vom **sozialen Kontext** zu trennen, in dem Frauen ihre Sexualität lernen und erfahren. Stock (1984) benannte weibliche **sexuelle Skripts** als typisch für anorgastische Frauen, z.B. das „good girl"-Skript (passiv, gehorsam, nett) oder das „sleeping beauty"-Skript (passiv auf den Mann wartend, der Erregung und Orgasmus erweckt). „Gute" Mädchen zügeln das sexuelle Drängen der Jungen, „lose" Mädchen erfreuen sich des Sexes (auf Kosten von Respekt und Ehepotential). Nach dem Unterdrücken ihrer Sexualität während der Adoleszenz haben viele Frauen es schwer, später im

Kontext einer legitimierten Beziehung sexuell „loszulassen". Auch bewerten manche Männer, die ihrerseits das „nice girl"-Skript internalisiert haben, sexuell ungehemmte Frauen als suspekt.

Die **diagnostische Einschätzung** der Orgasmusfähigkeit der Frau stellt den Kliniker vor keine leichte Aufgabe: „Die Definition der Orgasmus-Störung ist kontrovers, weil es bisher noch nicht gelungen ist, Spielbreite und Grenzen der weiblichen Orgasmus-Reaktion zu definieren" (Kaplan 1987: 35).

Frauen zeigen in der Tat eine hohe Bandbreite in Bezug auf ihre Orgasmuskapazität. Die Fähigkeit, den sexuellen Höhepunkt zu erreichen, variiert in Abhängigkeit von individuell unterschiedlich benötigten Stimulationsformen sowie von der individuell unterschiedlichen Schwelle des Orgasmusreflexes (um im Denkmodell von Kaplan zu bleiben). Die diagnostisch als „normal" zu betrachtenden Grenzen des Orgasmusreflexes sind bisher nicht bekannt, und die unterschiedlichen Stimulationsformen zur Erreichung des Orgasmus haben, wie schon ausführlich beschrieben, seit Freud zu heftigen Kontroversen in der Bewertung geführt.

Diagnostisch unterscheiden wir nach koitaler, Partner- und Selbststimulation, wobei Frauen, die mit klitoraler Stimulierung orgasmusfähig sind, als ungestört zu betrachten sind. Dem schließt sich auch Langer (1991) an, der empfiehlt, die Unfähigkeit zum koitalen Orgasmus, zumal ohne gleichzeitige klitorale Stimulation, nicht unbedingt als „Störung" zu sehen, „sondern im Kontext unterschiedlicher physiologischer Schwellen und psychologischer Bereitschaften" (179). Andere Therapeuten betrachten Frauen, die nicht koital orgasmusfähig sind, als „gestört", auch wenn sie bei klitoraler Stimulation multiple Orgasmen erleben können. Diese unterschiedliche Bewertung, die auch immer noch in der Bevölkerung verbreitet ist, macht die Diagnose der Orgasmusstörung schwierig und ihre Abhängigkeit von ideologischen Einflüssen deutlich.

Aus den vielfältigen Erscheinungsformen des Orgasmus ist abzuleiten, dass diagnostisch eine Reihe von Subtypen des Orgasmuskontinuums abzuklären sind. Die Bilder umfassen z.B.
▷ primär anorgastische Frauen, die bei keiner Praktik je einen Orgasmus erlebten,
▷ Frauen, die nur bei Selbststimulation orgasmusfähig sind, nicht aber bei Partnerkontakt,
▷ Frauen, die nie oder selten einen vaginalen Orgasmus erleben,

▶ Frauen, die koital nur bei gleichzeitiger klitoraler Stimulation einen Höhepunkt erreichen können, und andere Varianten.

Bei keiner Störung sexuellen Erlebens und Verhaltens erscheint die Abgrenzung zwischen normalem und pathologischem Verhalten als so willkürlich wie bei diesem Problembereich.

Die diagnostische Bewertung, ob es sich bei den obigen Orgasmusformen im Einzelfall um „psychische Hemmung", d.h. „Störung", handelt oder um Stimulationsdefizite, Erregungsmangel, partner- oder situationsbezogene Ursachenfaktoren, die bei eigentlich vorhandener Orgasmusfähigkeit der Frau den Höhepunkt verhindern, muss laut DSM-III-R und DSM-IV vom Kliniker vorgenommen werden. Allerdings erscheint das Kriterium des „klinischen Urteils" als kritisch, da es die Gefahr der Pathologisierung von normalen Variationen der Orgasmuskapazität beinhaltet. Ein sexuelles Reaktionsmuster, das auch ohne Orgasmus Erregung und Befriedigung vermittelt, kann auf dem weiblichen sexuellen Reaktionskontinuum eine normale Spielbreite darstellen. Die Grenzen des klinischen Urteils zeigen sich auch dann, wenn der Kliniker z.B. zwischen inadäquater Stimulation („ungestört") und Orgasmus-**Hemmung** („gestört") zu differenzieren hat oder individuell unterschiedliche Orgasmusschwellen bewerten muss. Tiefer (1988) schlägt vor, ein weiblich-definiertes Modell sexueller Störungen zu entwickeln, das auf den vielfältigen Erfahrungen, Präferenzen, Zielen und Lebenshintergründen von Frauen basiert. Auch Hertoft (1989) bezieht sich diagnostisch auf die Bewertung der Frauen selbst, indem er beschreibt, dass „viele Frauen, die bei objektiver Betrachtung nicht voll orgastisch potent sind, dies aber nicht als Mangel empfinden und deshalb nicht behandelt werden wollen, es sei denn, dass sie einem Druck, z.B. seitens ihres Partners, einer Gruppe, der Medien, anderer Frauen, ausgesetzt sind. Wie schon gesagt, muss der eigentliche Maßstab für die Befriedigung der Frau ihr eigenes Erleben sein und nicht die Überlegung, ob dies zu einem bestimmten von anderen vorgeschriebenen Muster passt, so wohlmeinend solche Vorschläge auch sein mögen" (151).

Das Diagnoseproblem der Orgasmusstörung muss auch unter dem Aspekt der Schwierigkeit beurteilt werden, ob die vorhergehende sexuelle Erregungsphase für das Orgasmuserleben ausreichend ist (Leiblum 1998). Während einige Frauen lediglich Phantasien oder Bruststimu-lation benötigen, ist für andere Frauen ausgedehnte klitorale Stimulation erforderlich, um die Erregung bis zur Orgasmusreaktion zu steigern. Angesichts der unterschiedlichen weiblichen Anatomie und Physiologie, der unterschiedlichen Orgasmusschwelle zu verschiedenen Zeiten und bei verschiedener Stimulation, wurde sogar angeregt, situative Anorgasmie überhaupt nicht als Sexualstörung zu betrachten.

Nichtsdestoweniger herrscht Einigkeit, dass bei der Diagnostik von Orgasmusproblemen eine detaillierte Erfassung nicht nur des **Sexualverhaltens** zu erfolgen hat, sondern auch des **Beziehungskontextes**, in dem sexuelle Aktivität stattfindet.

5.5.3 Organische Ursachen und ihre Diagnostik

Es empfiehlt sich, wie in ICD-10 (F 52.3) die weibliche Orgasmusstörung als Einheit zu betrachten und – bei Berücksichtigung der Ausführungen zu organischer Verursachung von Erregungsstörungen – nicht vorrangig nach DSM-IV (302.73) als verzögerten oder fehlenden Orgasmus „nach einer normalen sexuellen Erregungsphase" zu definieren.

Die für die Orgasmusreaktionen entscheidenden somatischen Strukturen und Mechanismen sind in Abschnitt 5.1 zur Physiologie der weiblichen Sexualreaktionen dargestellt worden. Im Gegensatz zu erregungsassoziierten vasoreaktiven Prozessen geht es beim Orgasmus schwerpunktmäßig um die **Aktivierung der circumvaginalen bzw. Beckenbodenmuskulatur**, die über den **Nervus pudendus** geleitet wird. Da dieser Nerv (außer seiner Afferenz-Funktion) auch für die Kontrolle der vesikalen und analen Sphinkteren „zuständig" ist, müssen bei deren Störung auch Orgasmusprobleme neuro-urologische Aufmerksamkeit finden.

Das Spektrum weiblicher Orgasmusfähigkeit bzw. -gestörtheit ist so bekannt, dass es an dieser Stelle keiner Erwähnung bedürfte, wenn es nicht in der Vergangenheit Spekulationen über organische Verursachungsfaktoren angestoßen hätte: 1. Orgasmusfähigkeit durch Phantasie oder zärtliche Interaktion allein; 2. die Fähigkeit von schätzungsweise 20 bis 30% der Frauen, Orgasmus durch Koitus ohne jede direkte klitorale Stimulation erreichen zu können; 3. koitale Orgasmusfähigkeit, die der Bahnung und/oder Begleitung durch klitorale Stimulation bedarf; 4. Frauen, die in Gegenwart eines Partners durch keinerlei Stimulation zum Orgasmus kommen können, wohl aber (phantasiebegleitet) durch Selbststimulation; 5. totale (lebenslange) Anorgasmie, die als **Störung** erlebt bzw. erlitten wird; 6. Frauen, die aus koitaler oder nicht-koitaler Zärtlichkeit Zufriedenheit gewinnen, ohne einen Orgasmus zu vermissen, dessen Fehlen also auch **nicht** als Störung empfinden.

Obwohl **theoretisch** jedwede Krankheit oder Nebenwirkung von Pharmaka, die die Intaktheit der orgasmusrelevanten Strukturen beeinträchtigt, Orgasmusstörungen verursachen kann, gelten diese zu Recht als im allgemeinen **psychisch** verursacht und – bei gegebener Indikation – sexualtherapeutisch behandelbar. Die erwähnten somatologischen Spekulationen galten der „Kräftigung" der Beckenbodenmuskulatur, der angeblichen Notwendigkeit der Lösung „klitoraler Adhäsionen", dem überbewerteten „Gräfenberg-Punkt". Sie gipfelten in (tatsächlich durchgeführten) Operationen zur „Verbesserung" der Beziehung zwischen Klitoris und Vagina – ausgehend von der Vorstellung einer anatomisch „falschen" Plazierung der Klitoris, die deshalb beim Koitus nicht die erforderliche Reibung erfahren würde (Burt & Burt 1975).

Sieht man von der Absurdität dieses Unterfangens ab und vergegenwärtigt sich die enorme Variationsbreite vulvärer Strukturen – was auch für ratsuchende Frauen therapeutische Bedeutung haben kann –, so bleibt die interessante Frage, ob diese von möglicher Relevanz für **die koitale Orgasmusschwelle** sein könnte.

Dem Versuch, eine kompakte Übersicht organischer Faktoren zu vermitteln, die mit einiger Wahrscheinlichkeit orgasmusbeeinträchtigend wirken, muss vorangestellt werden, dass in erster Linie dann nach solchen Faktoren gesucht werden muss, wenn eine früher orgasmusfähige Frau **anorgastisch wird** – vorausgesetzt, dass dies nicht durch psychologische Krisen gleich welcher Art ausgelöst wurde.

An erster Stelle sind **Beeinträchtigungen nervaler Strukturen** oder Mechanismen zu nennen, die den Orgasmusreflex vermitteln. Am häufigsten sind „chemische" Beeinträchtigungen, also solche durch **Pharmaka** (unter Einschluss von Drogen): Nebenwirkungen von Antidepressiva sowie Neuroleptika, wie sie bereits zuvor an mehreren Stellen besprochen wurden (diese sind stets in Bezug zur Grundkrankheit zu setzen, mitunter durch Umstellung auf ein anderes Präparat zu lindern, nicht selten aber leider zu akzeptieren); Substanzen (v.a. antihypertensive) mit Blockade von (zumal) Alpha-Adrenozeptoren; schließlich v.a. Sedativa, Narkotika und Alkohol in zu hoher Dosierung. Eher seltenere Verursacher von Orgasmusstörungen sind **neurologische Erkrankungen** oder Läsionen – so gut wie immer im Zusammenhang mit dem Gesamtbild des neurologischen Syndroms zu sehen: a) Unter den Erkrankungen des Rückenmarks hat die Multiple Sklerose größte Bedeutung; b) Schädigung peripherer Nerven hat Auswirkungen bei diabetischen oder alkoholischen Neuropathien (mit möglicher Schädigung der Klitorissensibilität), bei altersbedingten Fibrosierungen in der Klitoris, bei Spinalstenose (mit motorischen und/oder sensorischen Beeinträchtigungen) und bei Wurzelkompressionen, hier hauptsächlich schmerzbedingt; c) chirurgische Interventionen haben (selten) Bedeutung bei Läsionen sympathischer Strukturen thorako-lumbal, retroperitonealparavertebral und aorto-iliacal; d) Querschnittsläsionen des Rückenmarks können sich sakral durch Unterbrechung sensorischer Afferenz oder thorakal durch Blockierung sympathischer Efferenz auswirken.

Endokrine und metabolische Störungen wirken sich weitreichender als auf den Orgasmus aus. Hier ist zu erinnern an Testosterondefizienz, unterschiedliche Störungen der Neurotransmission, Schilddrüsenunterfunktion sowie an Störungen der Nebennierenrinden- und Hypophysenfunktion.

5.5.4 Therapieoptionen

Wie bereits verdeutlicht, gibt es heftige Kontroversen um die Bewertung der weiblichen Orgasmuskapazität als „gestört" oder „normal" und damit um eine Behandlungsnotwendigkeit. Unabhängig davon suchten und suchen jedoch auch heute viele Frauen therapeutische Hilfe, weil sie darunter leiden, dass sie gar nicht, zu selten oder zu mühsam bei sexuellen Aktivitäten zum Höhepunkt gelangen – oder nicht den „richtigen" (= koitalen) Orgasmus erreichen können.

Das Ziel der Behandlung von Störungen des Orgasmus besteht darin, die Neigung der Patientin, zwanghaft auf ihre präorgastischen Empfindungen zu achten, zu modifizieren und es ihr auf diese Weise zu erleichtern, sich erotischen Gefühlen hinzugeben, da dieses „eine notwendige Voraussetzung für das orgastische Loslassen ist" (Kaplan 1979: 35). Was den genitalen Bereich betrifft, ist die Situation so zu strukturieren, dass die Patientin unter Bedingungen vollständiger Ungestörtheit und Entspannung optimale Klitorisstimulation erhält. Gleichzeitig muss sie von zwanghafter Selbstbeobachtung abgelenkt werden. Für Patientinnen, welche diese Schritte allein durchführen, kann die Ablenkung durch erotische Phantasien, durch Lesen von erotischer Literatur oder durch Betrachten von Bildern oder Filmen (in der Regel keine für Männer gemachte Pornographie) erfolgen.

> Die sexualmedizinische Behandlung bleibt nicht auf einer vordergründig-genitalen und technischen Ebene stehen, sondern wird von Anfang an die Ebene der Beziehung im Blick haben und sexuelle Übungen in dieses größere Ganze integrieren.

Man unterscheidet zwischen der Behandlung der totalen Anorgasmie, der Anorgasmie im Partnerbezug sowie der koitalen Anorgasmie und bietet je spezifische Behandlungsmaßnahmen an.

Einige Frauen haben noch niemals einen Höhepunkt erlebt (totale Anorgasmie), vielleicht aus Mangel an richtiger Stimulation oder weil der Orgasmusreflex im Übermaß gehemmt ist. Übereinstimmend gilt bisher als effektivste Stimulationstechnik die Selbstbefriedigung, die der Frau erlaubt, die für sie **optimale Stimulierung** zu identifizieren und sie gleichzeitig von **Hemmungen** entlastet, die aufgrund von Beobachtung und Erwartungsdruck durch einen Partner behindernd vorhanden sein können. Voraussetzung ist, dass die Frau eventuelle Vorurteile und Schuldgefühle gegenüber Masturbation in den Therapiesitzungen abbauen kann. Für viele Frauen ist der Hinweis hilfreich, dass es sich hier ja nicht um die von ihnen abgelehnte „Selbst"-Befriedigung (als Selbstzweck oder vermeintliche „Ersatzhandlung") handelt, sondern um einen Weg, die **Beziehung zu sich selbst** als auch **zum Partner** zu verbessern. Des weiteren müssen unbewusste Orgasmushemmungen, deren Wurzeln häufig in Sexualverboten der **Kindheit** liegen, in den Therapiesitzungen durchgearbeitet werden – seien es Ängste um Bestrafung für sexuelle Lustempfindungen, seien es Schuldgefühle in Bezug auf Lust und Glück. Auch Informationsvermittlung zur Masturbationstechnik kann hilfreich sein, sowie die Ermuti-

gung der Patientin, die sie stimulierenden sexuellen Phantasien zu erkunden. Wie sehr tiefverwurzelte Sexualverbote die Entfaltung des Orgasmuserlebens behindern können, demonstriert die folgende Fallvignette:

Fallbeispiel: Primäre Anorgasmie

Die 24-jährige Frau C. leidet darunter, in der neunjährigen Beziehung zum Freund noch nie einen Orgasmus erlebt zu haben. Erst nachdem die Patientin jahrelang den Höhepunkt vorgespielt hatte, gelang es ihr, mit dem Partner über das Problem zu sprechen. Obwohl das Paar sexuell viel experimentiert (verschiedene Stellungen, variantenreiches Vorspiel), ist der Orgasmus bisher nicht gelungen. Der Freund fürchtet inzwischen, es liege an ihm, und leidet unter dem Mangel. Manchmal hat die Patientin schon ganz die Lust zu sexueller Aktivität verloren, die ihr sinnlos erscheint, „wenn ich zum Schluss doch nichts davon habe". Manchmal jedoch kann sie den Sexualkontakt genießen, auch wenn der Höhepunkt fehlt. Der verständnisvolle und bemühte Partner gibt ihr die von ihr gewünschte Stimulation, über die sie ohne Scheu mit ihm sprechen kann. Auch durch Selbststimulation kann sie hohe Erregungsstufen erreichen, jedoch nicht den Orgasmus. Eine Steigerung ihrer Erregung tritt auch ein durch „merkwürdige" anregende Gedanken und Phantasien „von brutalen Männern", die sie hinterher beunruhigen. „Ich verstehe mich selbst nicht." „In dem Moment kann ich die Phantasien genießen, hinterher denke ich: ʻOh Gott, das gehört sich nichtʼ." Wenn Frau C. erregt ist, bricht sie die Selbststimulation plötzlich ab, muss aufstehen und sich die Hände waschen. „Als habe ich mich beschmutzt und muss mich wieder reinwaschen." „Als wenn ich es mir selbst verbiete." „Ich breche es ab, wenn es besonders schön ist." Frau C. schämt sich auch wegen ihres Körpers, an dem sie viel auszusetzen hat. Sie hat große Hemmungen, sich dem Partner nackt zu zeigen. Auch FKK oder Sauna lehnt sie ab. „Man tut das nicht."

Es wird deutlich, dass bei dieser Patientin zunächst die Bearbeitung der tiefliegenden Sexualverbote bzw. ihrer „sexuellen Weltanschauung" in den Mittelpunkt der sexualtherapeutischen Maßnahme treten muss. Die Unfähigkeit, durch Koitus zum Höhepunkt zu kommen, ist bei Betrachtung der weiblichen Anatomie und Physiologie nicht überraschend, da der sensorischen Stimulation im Bereich der Klitoris in der Regel große Bedeutung für die Auslösung des Orgasmus zukommt. Dafür bietet der Geschlechtsverkehr mechanisch gesehen keine günstige Voraussetzung, wenn auch der Koitus psychologisch betrachtet eine stark erregende und emotional befriedigende Reizqualität beinhaltet. Wahrscheinlich können nur Frauen mit relativ niedriger Orgasmusschwelle durch Koitus allein (ohne klitorale Stimulation) zum Höhepunkt kommen – das sind nach Schätzungen nur ein Drittel bis die Hälfte der amerikanischen Frauen -, wobei die übrigen entweder intensivere klitorale Stimulierung benötigen (mit der Diagnose „nicht pathologisch gehemmt") oder aufgrund seelischer Hemmungen eine hohe orgastische Schwelle aufgebaut haben. Erstere profitieren von Bestätigung und Beratung, letztere benötigen sexualtherapeutische Maßnahmen. Als hilfreich erweist sich das sog. **„Brücken-Manöver"**, das darauf zielt, die Frau klitoral bis kurz **vor**, nicht hinein in den Orgasmus zu stimulieren und dann die koitalen Beckenbewegungen den Orgasmusreflex auslösen zu lassen. Dies ist eine „Brücke zwischen klitoraler Stimulierung und Koitus" (Kaplan 1987: 40).

Unabhängig von der Stimulationsform stellt jeder Orgasmus normalerweise eine lustvolle Erfahrung dar, vorausgesetzt, dass keiner der Partner den nicht-koitalen Orgasmus als das „Zweitbeste" ansieht. Das sexualtherapeutische Vorgehen besteht allerdings nicht nur aus mechanischen Übungen, sondern auch aus durchgreifenden Haltungsänderungen der Frau, um z.B. Verantwortung für die eigene Befriedigung zu übernehmen, sicherzustellen, ausreichend stimuliert zu werden und sich nicht gänzlich auf Sensibilität und Entgegenkommen des Partners zu verlassen. Dazu gehört auch, die eigenen sexuellen Bedürfnisse akzeptieren zu lernen statt Sexualität als Mittel zu betrachten, dem Mann zu gefallen.

Bei aller therapeutischen Vielfalt wird der „Kampf" um den weiblichen Orgasmus aber auch häufig in Frage gestellt. Jedenfalls ist der **Orgasmuszwang**, der seit der sog. sexuellen Revolution auch die Frauen erreicht hat, ebenso kritisch zu betrachten wie der schon ältere Potenzzwang auf Seiten der Männer. Auf jeden Fall ist es wichtig, den Frauen in der Therapie zu vermitteln, dass es keinen „einzig richtigen" oder „normalen" Orgasmus gibt, sondern dass dieser durch vielerlei Stimulierungsarten ausgelöst werden kann, die nicht auf Penis-Vagina Kontakt begrenzt sind. Es würde vielen Frauen zu größerer Befriedigung und vielleicht besserer Funktion verhelfen, wenn die große Bandbreite weiblicher sexueller Reaktionen mit verschiedenen Orgasmusarten und unterschiedlichen Formen von sexueller Stimulation akzeptiert würde und das Dogma von einem einzigen Orgasmus- oder Stimulationstyp aufgegeben würde.

5.6 Dyspareunie

5.6.1 Erscheinungsbild, Kernmerkmale und Epidemiologie

Dyspareunie (oder Algopareunie) bezeichnet schmerzhafte Missempfindungen vor, während oder persistierend nach Koitus, die nicht durch organpathologische Ursachen ausgelöst sind. Der Terminus findet nur dann Verwendung, wenn die Peniseinführung tatsächlich vollzogen werden kann, dabei jedoch schmerzhafte Sensationen ausgelöst werden. Die Qualität des Koitalschmerzes wird von den Patientinnen vielfältig beschrieben, z.B. als Reizung, Brennen, Stechen, Schmerz oder Druck von unterschiedlicher Dauer und Intensität. Als Ort des Schmerzes werden die Vaginalöffnung, das Innere oder die Tiefe der Vagina oder der Unterbauch benannt. Der Schmerz kann als so mild und vorübergehend empfunden werden, dass er Verlangen, Erregung und Orgasmus nicht beeinträchtigt. Daher wird das gelegentliche Auftreten einer koitalen Missempfindung, sei es z.B. aufgrund von Erregungsmangel mit anfänglich verringerter Lubrikation oder durch ausgedehnten Koitus, nicht als Störung betrachtet. Die Beschwerde bekommt erst Symptomcharakter, wenn der Schmerz als andauernd und heftig in Auftreten und Ausprägung erlebt wird.

DSM-IV (APA 1994) beschreibt unter 302.76 **Dyspareunie (nicht aufgrund einer körperlichen Erkrankung)** als wiederkehrende oder anhaltende genitale Schmerzen, die mit dem Geschlechtsverkehr einhergehen. Die Symptomatik ist nicht ausschließlich durch Vaginismus oder eine zu geringe Lubrikation verursacht und nicht besser erklärbar durch eine andere psychische Störung, Substanzgebrauch oder körperliche Erkrankung. Es wird erläutert, dass die Schmerzen meist während des Koitus erlebt werden, aber auch vor oder nach dem Geschlechtsverkehr auftreten können, und dass die Intensität der Symptome von leichtem Unbehagen bis zu starken Schmerzen reichen kann. Personen mit Dyspareunie suchen typischerweise ärztlichen Rat im Rahmen von allgemeinmedizinischen Konsultationen, wobei die körperliche Untersuchung keine auffälligen Genitalbefunde ergibt. Wiederholte Erfahrung vom Auftreten koitaler Schmerzen kann darin resultieren, Sexualität zu vermeiden, sexuelle Beziehungen aufgeben oder nur noch zögernd zu suchen. Bei Vorliegen von körperlichen Faktoren, die eine Dyspareunie verursachen können, wird als angemessene Diagnose „Sexuelle Funktionsstörung aufgrund einer körperlichen Erkrankung" vorgeschlagen.

ICD-10 (WHO 1994) definiert unter F 52.6 **nichtorganische Dyspareunie** „Schmerzen während des Geschlechtsverkehrs am Introitus der Vagina oder nur beim tiefen Eindringen des Penis" (146).

Eine Dyspareunie kann häufig einem lokalen krankhaften Geschehen zugeordnet werden und soll dann entsprechend klassifiziert werden. Wenn keine eindeutige Ursache vorhanden ist, dürften emotionale Faktoren eine Rolle spielen. Obige Kategorie ist nur zu verwenden, wenn nicht eine andere primäre Sexualstörung (z.B. Vaginismus oder Mangel/Ausfall vaginaler Lubrikation) vorliegt (WHO 1993).

Obwohl davon auszugehen ist, dass Dyspareunie ein häufiges weibliches Sexualproblem darstellt, wurde das Symptom in der Forschung eher stiefmütterlich behandelt. So mangelt es bis heute an zuverlässigen Häufigkeitsangaben. Daten von unselektierten Gruppen ergaben, dass 8-23% der Frauen über koitale Schmerzen klagten, wobei unklar war, wie oft organische Ursachen zugrunde lagen (Schover 1995). Leiblum (1998) benannte ein Vorkommen der Dyspareunie bei Frauen von 10-15%. In der Erhebung von Michael et al. (1994) gaben fast 15% der Frauen an, im letzten Jahr in einem Zeitraum von mehreren Monaten oder länger Schmerzen bei Sexualität erlebt zu haben, wobei sich interessanterweise dieser Anteil mit steigendem Alter verringerte. Werden sexuell aktive Frauen gezielt befragt, so haben wahrscheinlich die meisten von ihnen gelegentlich Schmerzen bei Immissio oder Koitus erlebt, ohne Folgen für sexuelle Lust und Befriedigung, beinhalten doch Reproduktionsphase und körperliche Entwicklung der Frau eine Reihe von Ereignissen, die zu Koitalschmerzen beitragen können: Entjungferung beim ersten Sexualkontakt, Geburt eines Kindes, Hormonveränderungen beim Stillen, Atrophie der Vaginalhaut in der Menopause (Schover 1995). Während Frauen sich z.B. mit Orgasmusmangel arrangieren können, werden sie durch ausgeprägte Koitusschmerzen in ihrer Fähigkeit zu sexueller Aktivität massiv eingeschränkt und zur Konsultation gezwungen. Dabei wird der Schmerz wahrscheinlich eher als medizinisches Problem betrachtet, das ärztlicher (statt sexualtherapeu-

tischer oder psychologischer) Hilfe bedarf. Zumindest wird in Sexualambulanzen Dyspareunie weniger als Klage benannt als Erregungs- und Orgasmusstörungen. Das Problem stellt aber einen hohen Anteil der Beschwerden z.B. in der gynäkologischen Praxis dar. Klinische Erfahrung zeigt oft einen Mangel an Übereinstimmung zwischen den berichteten Beschwerden der Patientin und dem objektiven körperlichen Befund: z.B. findet sich trotz Klage über heftige Schmerzsensationen kein somatopathologischer Befund; umgekehrt sind pathologische Organbefunde nicht immer von erwarteten, leidvollen Schmerzen begleitet.

5.6.2　Organische und psychische Ursachen

Bei keiner sexuellen Funktionsstörung der Frau steht die mögliche Beteiligung somatischer Faktoren so im Vordergrund wie bei **Koitalschmerzen**. Häufig handelt es sich um ein Zusammenspiel somatopsychischer Ursachen, d.h. um die psychische Überlagerung eines ursprünglichen Organdefektes, die fortbestehen kann, auch wenn die initiale Beschwerde ausgeheilt ist. Wird beispielsweise durch Infektion die Kohabitation als schmerzhaft erlebt, kann sich bei folgenden Sexualkontakten Erwartungsangst vor dem Wiederauftreten der Schmerzen einstellen. Diese kann sexuelle Erregung und damit die Lubrikation einschränken oder gar verhindern, was erneut Schmerzsensationen provozieren kann. Oder die Schmerzerwartung resultiert in Verkrampfungen der Frau, welche die genitalen Missempfindungen weiter intensivieren. Daraus kann Libidoverlust und letztendlich Vermeidung von Sexualität resultieren, u.U. mit gravierenden Konsequenzen für die partnerschaftliche Intimität.

Auch wenn es oft schwierig ist, die relative Bedeutung psychischer und/oder somatischer Faktoren zu bewerten, muss der Ausschluss somatopathologischer Ursachen und ihrer Folgen immer am Anfang stehen, bevor – entsprechend der Diagnose Dyspareunie – nach psychogener Verursachung gesucht wird.

Als psychologische Risikofaktoren für das Entstehen aller sexuellen Funktionsstörungen gelten z.B. sexueller Missbrauch, Sexualängste, Partnerkonflikte u.a., ohne als psychogener Ursprung speziell für das Entstehen einer Dyspareunie betrachtet zu werden. In vielen Fallgeschichten stehen Koitalschmerzen am Ende einer Kette, die beginnen kann mit mangelndem Interesse für den Partner, fehlender Bereitschaft zu Intimität oder Schuld- und Angstgefühlen bei sexueller Konfrontation. Resultierender fehlender Erregungsaufbau mit Lubrikationsmangel ist dann vielfach direkt oder indirekt mit Koitusbeschwerden verknüpft. Eine Dyspareunie gilt also häufig als Endpunkt eines sexuellen Interaktionsverlaufs, der durch vielfache psychogene Belastungen gestört werden kann. Rein psychologische Verursachungstheorien der Dyspareunie beziehen sich auf Faktoren wie Sexualängste, phobische oder sexuell aversive Reaktionen, Schuldgefühle, Partnerschaftskonflikte, Konversionsreaktionen. Die psychoanalytische Theorie versteht die Dyspareunie als hysterisches oder Konversionssymptom, d.h. als symbolischen Körperausdruck eines zugrundeliegenden unbewussten Konflikts. Die Lerntheorie postuliert sexuell dysfunktionale Lernerfahrungen, die durch jedes sexuelle Schmerzerleben verstärkt werden. Die Antizipation von Schmerzen bei Koitus als Ergebnis von sexueller Falschinformation kann eine Schmerzerwartung weiter manifestieren.

Als fundamentale psychologische Variable für die Dyspareunie wie auch für die übrigen sexuellen Funktionsstörungen gilt die basale Konstellation der Beziehung zwischen zwei Sexualpartnern, sowohl bezogen auf die emotionale Atmosphäre als auch auf die Sensibilität, Aufgeklärtheit, Erfahrung und Geschicklichkeit vs. Unbeholfenheit bei der sexuellen Interaktion selbst.

Resümiert man die Ergebnisse zur Ätiologie der Dyspareunie, stößt man insgesamt auf wenig Übereinstimmung. Eindeutig scheint zu sein, dass jede dichotome Einordnung als somatisch vs. psychogen verursacht für den Umgang mit der leidenden Patientin kontraproduktiv ist. Nur eine **integrierte Betrachtung**, die das mögliche Zusammenwirken psychogener und körperlicher Faktoren mit einbezieht, kann überhaupt adäquaten und effektiven Umgang mit der Beschwerde gewährleisten.

Dyspareunie kann ein Symptom sehr vielfältiger gynäkologischer und urologischer Störungen sein, die subtiler Diagnostik bedürfen, mit Konzentration auf Art und Lokalisation des Schmerzes sowie seines Auftretens und seiner Milderung. Wenn sich der Schmerz bei der gynäkologischen Untersuchung palpatorisch zuverlässig und wiederholbar von/an der gleichen Stelle auslösen lässt, liegt der Verdacht auf eine Organpathologie nahe. Irritierend kann sein, dass der Schmerz aus biologischen Gründen, wie z.B. bei Endometriose oder vaginalen Infektionen, fluktuiert. Die folgende Zusammenstellung ernsthafterer organischer Dyspareunie-Ursachen kann bestenfalls Überblicks- oder Hinweischarakter haben:

A. Schmerzen bei **Stimulation**: Entzündungen oder Verletzungen der Schamlippen sowie (gelegentlich) Klitorisprobleme; B. Schmerzen bei **Einführung** (außer Vaginismus und Vaginalaplasie): Vulvovaginitis durch Pilze (häufig), Trichomonaden (auffällig durch Ausfluss), Herpes (häufig), Östrogendefizienz-Atrophie, chemisch bedingte Irritationen; Zysten oder Infektionen der Bartholinischen oder Skene-Drüsen; Operationsfolgen durch Narbenbildung nach Episiotomie, Scheidenstraffung, Hysterektomie und durch Verwachsungen im kleinen Becken sowie als Bestrahlungsfolge; C. Schmerzen im **mittleren Scheidenbereich**: Durch Urethritis und Zystitis, seltener auch aufgrund einer kongenital verkürzten Scheide; D. Schmerzen bei **tiefen Penisbewegungen**: Entzündungen und Vasocongestionen im kleinen Becken, Endometriose, Endometritis und fixierte Uterusretroversion, Ovarialzysten und -tumoren, papapelvische Dyspareunie ("Pelvipathie") sowie auch extragenitale Schmerzsyndrome z.B. durch Coxarthrose oder Wurzelkompressionen; E. **Orgasmusassoziierte** Schmerzen: Durch uterine Kontraktionen (evtl. hypoöstrogen), zu heftige Koitusbewegungen, Spasmus der Abdominalmuskulatur (selten), post-orgastischen Kopfschmerz.

5.6.3 Diagnostik

Aufgrund der **komplexen Ursachenkonstellation** der Dyspareunie stellt ihre Diagnostik für den therapeutisch Tätigen eine besondere Herausforderung dar. Historisch wurde der Störungsbegriff der Dyspareunie zunächst mit inkonsistenten Bedeutungen verwandt, bis das Diagnostische und Statistische Manual (DSM) Psychischer Störungen der Amerikanischen Psychiatrievereinigung zumindest die Begriffsunklarheiten auflöste und einen klaren Rahmen für die Diagnose festlegte.

Einigkeit besteht heute darüber, dass zunächst das Vorliegen einer somatischen Schmerzverursachung ausgeschlossen werden muss, bevor die Diagnose Dyspareunie gestellt werden kann. **Differentialdiagnostisch** muss auch das ausschließliche Vorliegen einer vaginistischen Reaktion sowie eines Lubrikationsmangels (Erregungsstörung) abgeklärt werden. Da Dyspareunie häufig in Verbindung mit anderen sexuellen Funktionsstörungen auftritt, sollte aufgeschlüsselt werden, welche Störungen sich in welcher **Reihenfolge** entwickelt haben. Die Beschreibung der Dyspareunie nach den üblichen Kriterien (primär/sekundär; global/situationsabhängig) muss den Diagnoseprozess begleiten. Dieser ist häufig erschwert durch das komplexe ätiologische Bild (z.B. eine vorangehende somatopathologische Bedingung, die zu einer psychogenen Überlagerung führt, die nach Abklingen der Organkomponente persistiert). Auch die Art und Weise, in der um Abklärung nachgesucht wird, kann eine rasche sexualbezogene Diagnose erschweren. Da Frauen dazu neigen, bei Schmerzen um ärztliche Hilfe nachzusuchen, ohne freiwillig das sexuelle Problem anzusprechen, sind Einfühlung und Spürsinn des Arztes gefragt, um den Einfluss somatischer und psychogener Faktoren abzuklären. Ein ausführliches Interview einschließlich sexueller Vorgeschichte ist dazu erforderlich. Um der Patientin das Sprechen über Sexualität, das sie vielleicht nicht erwartet und nicht gewohnt ist, zu erleichtern, sollte Sinn und Absicht der Fragen erklärt und der Patientin Raum gegeben werden, mögliche Gefühle von Peinlichkeit und Verwirrung zu äußern.

5.6.4 Therapieoptionen

Aus dem zuvor Gesagten folgt zwingend, dass die sexualtherapeutische Behandlung der Dyspareunie zunächst die Abklärung der somatischen Befundlage erfordert. Danach kann sie mit ganz **pragmatischen Vorschlägen** beginnen, z.B. Verwendung von Gleitcremes oder Veränderung der Stellungen beim Sexualakt (Wechsel der Frau zur Position oben, um Zeitpunkt, Dauer und Tiefe der Penetration steuern zu können). Ebenso sollten Faktoren wie übermäßige genitale Hygienemaßnahmen oder zu stark beengende Kleidungsstücke hinterfragt werden. Auch der positive Einfluss sexualedukativer Informationen und der Verbesserung der sexuellen Fertigkeiten des Mannes/des Paares auf den störungsfreien Ablauf des Genitalverkehrs darf nicht unterschätzt werden.

Für die **spezielle** sexualtherapeutische **Behandlung** der Dyspareunie werden verschiedene Maßnahmen-Kombinationen empfohlen:

Angstreduktion durch Entspannungstraining oder systematische Desensibilisierung, vorübergehendes Koitusverbot, Erkundung der Vagina durch den eigenen Finger, später durch den Finger des Partners, Sensate-Focus-Übungen (s. Kap. 4.4), sog. Kegel-Übungen, Einführung des eigenen Fingers bis zum Gebrauch von Dilatoren verschiedener Größe, zusätzliche Behandlung häufig koexistierender weiterer Sexualprobleme (Quevillon 1993). Auch die Bearbeitung kognitiver Themen bewährte sich als effektive Behandlungsmaßnahme, z.B. Korrektur von sexuellen Fehleinstellungen (zu geringe genitale Kapazität) oder weiterer angstauslösender Phantasien.

Wie bei allen Symptombildern bestimmt die ätiologische Einstellung des Therapeuten die Fokussierung der therapeutischen Maßnahmen, wobei erfahrungsgemäß die Kombination verhaltensorientierten sexuellen Umlernens und Verlernens schmerzprovozierender Auslöser mit der Bearbeitung der identifizierten zugrundeliegenden individuellen und partnerschaftlichen Konflikte wertvolle Symptomverbesserungen erbringt.

5.7 Vaginismus

5.7.1 Erscheinungsbild, Kernmerkmale und Epidemiologie

Jeder Gynäkologe wird früher oder später mit einem Fall von sog. nichtvollzogener Ehe konfrontiert, d.h. der Tatsache, dass eine verheiratete Frau wegen einer vaginistischen Reaktion Koitus nicht ein einziges Mal erlebt hat. Hier handelt es sich in der Regel um das Vorliegen eines Vaginismus (Scheidenkrampf), d.h. um eine unwillkürliche Verkrampfung des äußeren Drittels der Scheide und der Beckenbodenmuskulatur bei normalen anatomischen Verhältnissen. Der spastische Reflex, der koitale Einführung verhindert, tritt auf bei dem Versuch, etwas in die Scheide einzuführen, sei es einen Finger, Tampon, Spekulum oder den Penis. Schon die Antizipation einer Penetration kann ausreichen, um den Vaginalreflex auszulösen. Die spastische Reaktion tritt in unterschiedlich starker Ausprägung auf. Manchen Frauen ist eine gynäkologische Untersuchung noch möglich, nicht aber der Koitus. Die Verkrampfung selbst ist nicht schmerzhaft. Schmerzempfindungen können allerdings resultieren bei dem Versuch, die

Einführung des Penis zu forcieren, was ohnehin kaum möglich ist und das Symptom eher verstärkt.

DSM-IV (APA 1994) beschreibt unter 306.51 **Vaginismus (nicht aufgrund einer körperlichen Erkrankung)** als wiederkehrende oder anhaltende unwillkürliche Spasmen der Muskulatur des äußeren Drittels der Vagina, wenn eine vaginale Penetration mit dem Penis, dem Finger, einem Tampon oder einem Spekulum versucht wird.

Es wird erläutert, dass bei einigen Frauen bereits die Erwartung einer vaginalen Einführung zu muskulären Spasmen führen kann. Die Kontraktion kann von leicht (verbunden mit einer gewissen Verengung und Unbehagen) bis schwer und penetrationsverhindernd reichen. Die sexuellen Reaktionen (z.B. Appetenz, Erregung, Orgasmus) können dabei unbeeinträchtigt sein, solange eine Penetration nicht versucht oder erwartet wird. Die körperliche Verengung aufgrund der muskulären Kontraktion verhindert gewöhnlich den Koitus. Dieser Zustand kann deshalb die Entwicklung sexueller Beziehungen begrenzen und zum Abbruch bestehender Partnerschaften führen. Fälle von nichtvollzogener Ehe oder Unfruchtbarkeit können mit einer vaginistischen Reaktion zusammenhängen. In einigen Fällen kann die Intensität der Kontraktion so heftig und langanhaltend sein, dass sie Schmerz verursacht. Bei einigen Frauen entsteht eine vaginistische Reaktion bei sexueller Aktivität, nicht aber bei einer gynäkologischen Untersuchung. Die Symptomatik wird häufiger bei jüngeren als bei älteren Frauen beobachtet, sodann auch häufiger bei Frauen mit einer negativen Einstellung zur Sexualität und bei Frauen, die früher sexuell missbraucht oder traumatisiert worden sind.

ICD-10 (WHO 1993) beschreibt unter F 52.5 den **nicht-organischen Vaginismus** als Spasmus der die Vagina umgebenden Beckenbodenmuskulatur, wodurch der Introitus vaginae verschlossen wird. Die Immissio sei unmöglich oder schmerzhaft. Wenn der Vaginismus eine sekundäre Reaktion auf lokale Schmerzen sei, soll diese Diagnose nicht verwendet werden.

Es wird ergänzt, dass die sexuellen Reaktionen normal verlaufen könnten, wenn eine vaginale Immissio nicht versucht wird, und dass jeder Versuch eines Geschlechtsverkehrs zu generalisierter Angst und zu dem Versuch führe, die vaginale Immissio zu verhindern (z.B. durch Oberschenkeladduktoren) (WHO 1994).

Entgegen allgemeiner Erwartung sind vaginistische Frauen in ihrer sexuellen **Reaktionsfähigkeit** häufig nicht beeinträchtigt, sieht man von ihrer Penetrationsabwehr einmal ab. Durch manuelle oder orale Stimulation können sie eine lustvolle und befriedigende Sexualität ohne Minderung ihrer Erregungs- und Orgasmusfähigkeit erleben. Die betroffenen Paare vollziehen häufig nicht-vaginalen Geschlechtsverkehr, wobei sich der Penis zwischen den Oberschenkeln der Frau befindet und beide einen Orgasmus erleben können. Auf diese Weise kann Vaginismus über viele Jahre unbehandelt bleiben, da er die eheliche Harmonie nicht unbedingt stören muss. Dabei überrascht auch immer wieder die **Geduld** der beteiligten **Partner** mit der Einschränkung ihres sexuellen Erlebnisspielraumes. So verwundert es nicht, dass betroffene Paare häufig erst spät um sexualtherapeutische Hilfe nachsuchen, und dies meist nicht wegen sexueller Unzufriedenheit, sondern häufig wegen **Kinderwunsches** und/oder weil die Frau die Kontrolle über ihren Scheideneingang und damit ein Stück sexueller Autonomie gewinnen will. Unbehandelt erfolgt meistens keine spontane Verbesserung dieser Störung, die sich, einmal vorhanden, als relativ stabil erweist. Im Gegensatz zu den übrigen sexuellen Funktionsstörungen führt die vaginistische Reaktion allerdings nicht zu einer generalisierten Beeinträchtigung anderer Bereiche sexuellen Erlebens.

Hinsichtlich der **Häufigkeit** des vaginistischen Symptoms in der Allgemeinbevölkerung sind nur ungenaue Daten verfügbar. Bis heute besteht ein gravierender Mangel an empirischen Untersuchungen, wobei auch durch Verwendung unterschiedlicher Diagnosekriterien die Vergleichbarkeit der vorliegenden Daten eingeschränkt ist. Masters und Johnson (1970) gaben die Zahl von 8,4% vaginistischer Frauen in ihrer Versuchsgruppe an. Leiblum (1998) sprach von 10-15%, Heiman & Meston (1997) berichteten von 12-17% vaginistischer Patientinnen, die sich in sexualtherapeutischen Institutionen vorstellten. Interessante Zahlen lieferte die Abteilung für Sexualforschung in Hamburg: ein Vergleich des Anteils der Patientinnen, die sich mit einer vaginistischen Reaktion vorstellten, ergab für den Zeitraum von 1975-77 12% und für 1992-94 13% (Schmidt 1996). Danach kann von einer relativen Konstanz im Auftreten des Symptoms bei sexualtherapiesuchenden Frauen ausgegangen werden, zumindest über die letzten zwei Jahrzehnte.

5.7.2 Psychische und paarbezogene Ursachen

Vaginismus wird als eine spezifische Form der Penetrationsabwehr verstanden. Dieser Koitusvermeidung werden je nach therapeutischem Ansatz unterschiedliche Ursachen zugeschrieben.

Vaginismus kann als **Reflex** aufgefasst werden, der entstand, weil die vaginale Penetration als etwas Gefährliches, Angsterregendes, Schmerzhaftes, Unangenehmes vorgestellt wird, unabhängig davon, ob die Frau eine Ursache für ihre Phantasie benennen kann oder nicht. Manchmal wird ein bestimmtes Erlebnis erinnert, ein traumatisierender physischer oder psychischer sexueller Übergriff, Schmerzen bei einem ungeschickten Koitusversuch oder bei einer gynäkologischen Untersuchung. Oftmals ist auch keine Erfahrung erinnerbar, sondern die Sexualangst entstammt einem repressiven Erziehungsstil, bei dem das sexuelle Lustempfinden tabuisiert und mit Schuldgefühlen beladen wurde. Frauen mit **primärer** vaginistischer Störung, die schon beim Einführen des Tampons oder bei ersten Koitusversuchen Schwierigkeiten erlebten, phantasieren häufig Angst vor Schmerzen oder diffuse Ängste vor inneren Verletzungen der Scheide. Dieses geschieht häufig vor dem Hintergrund eines sexualfeindlichen Erziehungsklimas kombiniert mit mangelhaftem Wissen über Körpervorgänge und Sexualität. Für die **sekundäre** vaginistische Reaktion können traumatische Erlebnisse, wie sexuelle Gewalterfahrungen, ursächlich sein, oder die spastische vaginale Verkrampfung entwickelt sich schleichend nach wiederholten schmerzhaften Koituserfahrungen.

Auch die verschiedenen Therapieschulen bieten entsprechend ihrer theoretischen Ansätze unterschiedliche Theorien zur Entstehung einer vaginistischen Reaktion an.

Aus **kognitiv-behavioraler** Sicht stellt der Spasmus einen konditionierten, also gelernten Reflex dar, der sich nach einer auslösenden, schmerzhaft erlebten Penetrationserfahrung rasch entwickeln kann. Aufrechterhaltender Faktor dieser reflektorischen Muskelreaktion ist dann die Vorstellung, dass Penetration in Schmerz resultiert, so dass sich aus Angst eine Koitusvermeidung manifestiert.

Die frühe **psychoanalytische Theorie** betrachtete die vaginistische Reaktion als ein Konversionssymptom. Sie erklärt die Störung als Verteidigung der Frau gegen reale oder phantasierte Inzest-Drohungen und als Abwehr gegen eigene Kastrationsphantasien der Vaterfigur gegenüber – aus ungelösten ödipalen Konflikten stammend. Um Feindseligkeit gegenüber Männern und unbewusste Rachewünsche wegen der eigenen Kastration aufzulösen, wurde eine lange psychoanalytische Behandlung empfohlen. Gegenwärtig betont man die kausale Rolle von unbewusster Angst und Ambivalenz der Frau in Bezug auf eine Zurückweisung der weiblichen Rolle und auf Widerstand gegen die sexuellen Vorrechte des Mannes.

Das expressive vaginistische Symptom hat auch Anlass gegeben zur Verknüpfung mit bestimmten Persönlichkeitsstrukturen der Frau. Balint (1968, nach Beck 1993) beschrieb drei Typen vaginistischer Frauen:

1. das Dornröschen (Sleeping Beauty) ist eine infantile Frau, die mit dem Ehemann in einem Bruder-Arrangement lebt;

2. der Brunhilde-Typ (Brunhilde type) versteht Sexualität als Geschlechterkampf und Weiblichkeit als ein Zeichen von Schwäche und Passivität;

3. die Bienenkönigin (Queen Bee) möchte ein Kind, verweigert jedoch Sexualität, die sie als erniedrigend und unangenehm erlebt.

Bei dem eindrucksvollen vaginistischen Symptom, das zunächst eindeutig ein weibliches Problem zu sein scheint, erschien es sinnvoll, den Partner in ätiologische Überlegungen mit einzubeziehen. Ihm werden bestimmte Merkmale zugesprochen, und es wird spekuliert, dass er für das Aufrechterhalten des Symptoms eine Rolle spielt. Häufig wird der Partner als schwach und passiv-abhängig beschrieben. Sein mangelhaftes Drängen auf Verbesserung der weiblichen Koitusvermeidung wird als eigene Furcht vor Sexualität gedeutet, die das Symptom aufrechterhält. Die Interaktion mit einem mitfühlenden, nicht-eindringenden Partner führt auch oft zu einer Kollusion im Finden eines sexuellen Umgangs ohne vaginale Penetration. Dass eine sexuell unsichere und ängstliche Frau nicht einen Partner wählt, der sich sexuell bedrängend verhält, scheint plausibel, wobei diese Partnerwahl sicherlich unterschiedlich bewusst oder unbewusst erfolgt. Einerseits wird spekuliert, dass ein zu verständnisvoller und schonender Partner die Koitalvermeidung der Frau unterstützt. Andererseits würde eine sexuell forcierende männliche Haltung die Abwehrsymptomatik manifestieren. Möglicherweise liegt die Ursache für den relativ hohen Anteil sexuell unsicherer Partner vaginistischer Frauen daran, dass diese Männer sich weniger zur Auflösung einer sexuell belasteten Partnerschaft entschließen, sondern eher auch an einer weniger befriedigenden Sexualbeziehung festhalten.

Trotz vieler möglicher Ursachen gelingt es allerdings häufig auch gar nicht, einen individuellen symptomauslösenden Faktor herauszuarbeiten, und die Einzelursache bleibt ein Geheimnis – was im übrigen eine schnelle und erfolgreiche Therapie des Symptoms nicht beeinträchtigen muss.

5.7.3 Diagnostik

Bevor die **Diagnose** eines Vaginismus erstellt werden kann, muss zunächst durch gründliche gynäkologische Abklärung (eine Speculum-Untersuchung ist allerdings oft nicht möglich) ein somatopathologischer Befund ausgeschlossen werden. Die Diagnose des Vaginismus ist durch die Abwesenheit somatischer Ursachen definiert.

Differentialdiagnostisch geht es um Abgrenzung des Vaginismus sowohl von der Dyspareunie als auch von der sog. Koitusphobie. Wie in Kap. 5.6.1 beschrieben, ist bei der Dyspareunie im Gegensatz zum Vaginismus die koitale Aktivität durchaus möglich, führt aber definitionsgemäß zu unangenehmen Schmerzsensationen.

Die Koitusphobie besteht in einer panischen Vermeidung der Peniseinführung aufgrund phobischer Ängste, obwohl die Einführung sowohl mechanisch als auch schmerzfrei möglich wäre. Als weiteres Beschreibungsmerkmal ist die primäre vaginistische Reaktion, bei der noch niemals vaginale Einführung möglich war, zu unterscheiden von der sekundären vaginistischen Reaktion, die nach einem symptomfreien Intervall reaktiv durch ein traumatisierendes Ereignis eingetreten ist. Zur diagnostischen Abklärung müssen Symptomgeschichte und Verlauf der Problematik mit detaillierter Erfassung der symptombegleitenden Kognitionen und Emotionen genau exploriert werden. Diese muss natürlich begleitet werden von sorgfältiger Erhebung der sexuellen Vorgeschichte der Patientin, möglichst auch des Partners.

5.7.4 Therapieoptionen

Die historisch schon seit dem 18. Jahrhundert bekannte vaginistische Störung wurde zunächst einer inadäquaten Vagina-Größe zugeschrieben und demzufolge mit chirurgischen Eingriffen behandelt. Diese Korrekturmaßnahmen, die abgeschwächt leider auch noch in jüngster Vergangenheit bei konservativen Behandlern zum Einsatz kamen, widersprachen nicht nur allen anatomischen Kenntnissen von der vaginalen Dehnungsfähigkeit, sondern waren auch in höchstem Maße kontraindiziert, da sie die Penetrationsängste der Patientinnen maximierten.

Seit drei Jahrzehnten stehen nunmehr sexualtherapeutische Vorgehensweisen zur Verfügung, aufgrund derer das vaginistische Symptom heute als die am **effektivsten** zu behandelnde weibliche sexuelle Funktionsstörung mit den kürzesten Behandlungszeiten gilt, empirisch nachgewiesen auch durch Langzeitkatamnesen.

Interessanterweise bezieht sich die Therapie des Vaginismus nicht in erster Linie auf die auslösenden Ursachenfaktoren – diese bleiben nicht selten unbehandelt oder gar völlig unentdeckt -, sondern im Vordergrund der therapeutischen Bemühung steht die Modifikation der den Muskelspasmus aufrechterhaltenden Bedingungen, d.h. die Auflösung der Penetrationsangst und des Vermeidungsverhaltens mit dem Ziel, Koitus durchführen zu können – wenn die Frau das möchte. Die heute verwandte sexualtherapeutische Strategie fußt auf dem von Masters & Johnson (1970) entwickelten und später modifizierten Behandlungsansatz, der die effektivsten Behandlungsergebnisse erbringt.

Betrachtet man die vaginistische Reaktion als einen unzweckmäßigen Reflex, der entstand, weil die vaginale Penetration von der Frau als etwas Schmerzvolles und Gefährliches vorgestellt wird, unabhängig von einer ihr bewussten Ursache, so zielt die Behandlung darauf, dass sie das Umgekehrte erlebt, dass nämlich vaginale Penetration ungefährlich, schmerzfrei und sogar lustvoll sein kann, ihre Angst also irrational und ihre Abwehrreaktion überflüssig ist.

Die Therapie zielt darauf, die spastische Vaginalreaktion abzubauen. Tiefer liegende Konflikte werden nur in dem Umfang behandelt, wie sie sich dem Behandlungsziel entgegenstellen. Das sexualtherapeutische Vorgehen besteht in häuslichen **Übungen** der Patientin, zunächst allein und unter entspannten Bedingungen Gegenstände allmählich zunehmender Größe in die Vaginalöffnung einzuführen, bis sie einen Gegenstand von der Größe eines Penis ohne Angst und reflektorische Verkrampfung tolerieren kann. Masters & Johnson empfahlen als Dilatoren **Hegarstäbe** zunehmender Größe. Kaplan zog es vor, statt Instrumenten, den **eigenen Finger**, dann mehrere Finger, später den Finger des Partners zu verwenden. Die folgenden Therapiesitzungen dienen dazu, die bei den Übungen erlebten Gefühle und Konflikte ausführlich zu bearbeiten, um auch unbewusste Kräfte, die in manchen Fällen zur Aufrechterhaltung des Spasmus beitragen, aufzudecken und aufzulösen. Die Patientin muss darauf vorbereitet werden, dass sie Gefühle von Angst und Unbehagen, aber keinen **Schmerz** erleben wird, wenn sie die Einführungsübungen vornimmt, sondern dass die negativen Empfindungen, wenn sie diese eine gewisse Zeit ertragen hat, nachlassen werden und dass sie selbst während der ganzen Zeit den Übungsablauf bestimmt. Auch das spätere Einbeziehen des Partners erfolgt unter der unbedingten Kontrolle der Patientin, z.B. indem sie selbst seinen Finger, später den Penis, in die Vagina einführt. Da viele vaginistische Frauen unter einer gleichzeitigen Koitusphobie leiden, muss vor Beginn der Dekonditionierungsübungen zunächst die phobische Vermeidung abgebaut werden. Dazu werden unterschiedliche Verfahren angewendet, z.B. Deutung der den phobischen Ängsten individuell zugrundeliegenden Konflikte und Schuldgefühle, Abstützung und Ermutigung, die ängstigenden Gefühle auszuhalten mit Aussicht auf ihren Rückgang bei fortschreitender Übung, systematische Desensibilisierung der Ängste durch wiederholte Imagination des Angstreizes bei Entspannung.

Bei der Behandlung des Vaginismus soll der Frau dazu verholfen werden, dass sich ihre Scheide schrittweise daran gewöhnen kann, einen Gegenstand von der Größe eines Penis zu umfassen, ohne aufgrund von panischen Ängsten mit dem Muskel zuzumachen. „Unbewusste archaische Ängste vor Verletzung physischer wie psychischer Integrität können dadurch, dass die Patientin selbständig die Stäbe in ihre Scheide einführt, über die neue Erfahrung der Nichtverletzung und des Zugewinns an sexueller Autonomie fallengelassen werden" (Brandenburg 1998: 101). Dem Vorwurf, dass eine Frau durch diese Art des verhaltentherapeutisch-technischen Übungsvorgehens an eine koitusfixierte, männer-bestimmte Sexualität

angepasst wird, steht ganz augenscheinlich die langjährige therapeutische Erfahrung entgegen, dass viele Patientinnen die Fähigkeit, Koitus haben zu können, als befreiend und als Zuwachs ihrer Autonomie erleben (Lange & Rethemeier 1997).

Fallbeispiel

Die 26-jährige Frau E. klagt, dass sie noch niemals Geschlechtsverkehr erlebt hat, weil das Eindringen in die Scheide nicht möglich ist. Seit zwei Jahren verheiratet, beschreibt sie ihren Ehemann als liebevoll, einfühlsam und als ihren „besten Freund". Schon als junges Mädchen hat sie bei der mühsamen gynäkologischen Untersuchung immer Schmerzen verspürt. Bei Menstruationsbeginn empfand sie es als schwierig, mit der Mutter zu sprechen, die Unwohlsein und Scheu beim Gespräch über den Genitalbereich vermittelte. Als Empfehlung der Mutter blieb haften, keinen Tampon zu verwenden, „dann kann das Blut nicht abfließen". Der Gebrauch eines Tampons war auch nicht möglich, weil die Scheide „zu" war. Sexualität blieb ein familiäres Tabuthema.

Als die Patientin mit sechzehn Jahren den späteren Ehemann kennenlernte und sich die Pille verschreiben lassen wollte, wehrte die Mutter ab. Als weitere Mahnung hörte Frau D.: „Wenn Du mit einem Kind ankommst, verstoße ich Dich!" Die Patientin erkennt, dass ihr Körper damals diesem Verbot gehorchte.

Durch den sexuell unkomplizierten Ehemann wurde ein Einstellungswandel in der Patientin in Gang gesetzt. Sie verlor ihre körperliche Scheu, konnte sich dem Partner allmählich unbekleidet zeigen und im Schlafzimmer Licht zulassen. Der Ehemann verhielt sich rücksichtsvoll und einfühlend, ohne zu sanktionieren, wenn sie körperliche Annäherung abwehrte. Die Patientin mutmaßte, ihre Scheide sei „zu klein für den erigierten Penis", und fürchtete sich vor Schmerzen. Das Paar kommunizierte offen über die Ängste der Patientin, und der Partner versuchte nicht, seine Frau zu Koitusversuchen zu überreden. Tatsächlich verringerte sich die körperliche Abwehr der Patientin, und sie entdeckte Lust an sexuellen Aktivitäten, die sie mit Orgasmus genießen konnte, da Koitus ausgespart blieb. Die Befürchtung, der Ehemann könne von ihrer Lust abgestoßen sein, konnte sie im vertrauten Gespräch mit ihm auflösen. Die Erkenntnis, dass sie Sexualität aufgrund ihrer sexualfeindlichen Erziehung lebenslang als schmutzig und verboten betrachtet hatte, machte ihr die rätselhafte vaginale Abwehrreaktion verständlich, wegen derer sie sich langjährig „nicht normal" gefühlt hatte.

In der Sexualtherapie lernte Frau D. in wenigen Wochen durch häusliche Übungen, den eigenen Finger, später den des Partners einzuführen. Die Behandlung endete, als die koitale Einführung leicht durchführbar war – die Patientin lebte auf mit dem Gefühl, ihre sexuellen Möglichkeiten erweitert zu haben.

6

Sexuelle Funktionsstörungen des Mannes[*]

6.1 Anatomie und Physiologie

Die Ausführungen zur weiblichen Sexualphysiologie (Kap. 5.1) haben zum großen Teil auch für den vorliegenden Abschnitt Bedeutung. Deshalb wird an die dort unterschiedenen Aspekte angeknüpft, bevor sich die weitere Darstellung auf Erektion und Orgasmus konzentriert (s. Abb. 6-1 im Farbtafelteil).

6.1.1 Struktur der männlichen Geschlechtsorgane

Man kann die männlichen Schwellkörper als Spezialisierung des bei der Frau vorfindbaren Grundmusters betrachten. Die wichtigste Spezialisierung besteht in den beiden gabelförmig an den Sitzbeinen (Os ischii) angehefteten **Corpora cavernosa**. Sie stellen ein Rigidität ermöglichendes System dar. In einer festen Hülle (Tunica albuginea) befindet sich schwammartiges Gewebe, das zum größten Teil aus **glatter Muskulatur** besteht. Im Ruhezustand wird diese Muskulatur kontrahiert gehalten, was arteriellen Zustrom und venösen Abstrom ermöglicht. Bei sexueller Erregung erschlafft diese Muskulatur, was erhöhten Blutzufluss und Drosselung der venösen Drainage zur Folge hat. Nervale Versorgung (über die Nn. Cavernosi), Arteriolen und Muskulatur bilden ein Funktionssystem, das für Schädigungen einheitlich vulnerabel ist. Der die Harnröhre umgebende, nur Tumeszenz ermöglichende Schwellkörper (**Corpus spongiosum**) ist mit der Glans penis verbunden und hat zwischen der Gabelung der Corpora cavernosa eine zwiebelförmige Verdickung (Bulbus urethrae).

Die Beckenbodenmuskulatur entspricht der bei der Frau, die perineale Muskulatur ist zur Umgreifung der Schwellkörper spezialisiert. Die Bezeichnungen der nicht immer separierbaren Muskeln ergibt sich aus deren Anheftungsstelle: der **M. pubococcygeus** verbindet als Teil der Levatorenplatte Scham- und Steißbein, der **M. ischiocavernosus** umgibt vom Sitzbein aus die Schwellkörper, die **Mm. bulbocavernosus** und **bulbospongiosus** umgeben sie vom Harnröhrenbulbus aus. Die rhythmischen Kontraktionen dieser Muskeln beim Orgasmus sowie der analen und urethralen Sphinkteren dienen der Expulsion des Ejakulats. Ihre Funktion bei der Entstehung der Erektion ist offenbar individuell unterschiedlich, aber wohl kein entscheidender Faktor für Rigidität.

Oberhalb des Beckenbodens bis zur Harnblase wird die Harnröhre umfasst von der **Prostata**, deren Sekret den größten Teil des Ejakulats liefert. Für letzteres bildet die Harnröhre im Bereich der Einmündung des Ejakulat-Transportweges zwischen internem und externem Blasenschließmuskel eine Druckkammer, deren Füllung mit dem Gefühl unvermeidbarer Ejakulation verbunden ist und die erste Phase der Ejakulation, die **Emission**, abschließt. Die Emission kommt zustande durch glattmuskuläre Kontraktion der ableitenden Samenwege, die von Hoden und Nebenhoden aus über die Samenleiter zu Prostata und Samenbläschen verlaufen.

Der Vollständigkeit halber sei erwähnt, dass der weiblichen Bartholinischen Drüse beim Mann die Cowpersche Drüse mit der erregungsassoziierten Sekretion einer Art Gleitflüssigkeit entspricht.

6.1.2 Neuromuskuläre Organisation

Die Annahme von zwei spinalen Zentren für den Ablauf der sexuellen Reaktion, eines **thorakolumbalen** und eines **sakralen**, ist eine Vereinfachung, die sich im Wesentlichen auf Information aus spinalen Läsionen gründet: aus tierexperimentellen und traumatischen beim Menschen. Für **Querschnittsläsionen** beim Mann gilt, dass je tiefer die Läsion, desto stärker die

* Unter Mitarbeit von Dr. med. Ch. Stief, Dr. med. D. Langer, Dr. med. N. Schlote und Dr. med. A. J. Becker.

Erektion beeinträchtigt ist, und je höher die Läsion, desto stärker die Ejakulation beeinträchtigt ist. Bei kompletten hohen Läsionen ist die sakrale Reflexaktivität erhalten, aber perineale Empfindungsfähigkeit und Muskelkontrolle sind verloren; die Mehrheit ist erektions-, aber nicht ejakulationsfähig. Bei kompletten tiefen Läsionen fallen sakrale Reflexaktivität, perineale Empfindungsfähigkeit sowie Muskelkontrolle aus, und nur eine Minderheit ist zu psychogenen, selten koitustauglichen, Erektionen und zu Ejakulationen imstande. Bei inkompletten Läsionen ergeben sich Mischbilder.

Tatsächlich unterliegen spinale Zentren der zerebralen Kontrolle, die sich nicht nur durch Faserverbindungen, sondern auch durch Transmission von zumindest Dopamin, Oxytocin und Vasopressin vollzieht. Nur mit dieser Einschränkung kann man den beiden spinalen Zentren folgende – jeweils zweifache – Funktionen zuschreiben: Im thorako-lumbalen Bereich entspringen **sympathische Fasern**, die über den Grenzstrang und den Beckenplexus (Plexus hypogastricus inferior) zu genitalen Strukturen verlaufen. Sie vermitteln einerseits Erektionen psychogen-zerebralen Ursprungs und andererseits den Emissionsprozess durch bis jetzt noch nicht voll aufgeklärte Mechanismen. Das sakrale Zentrum koordiniert einen Reflexbogen mit Input (über den N. pudendus) durch genitale Stimulation und zweierlei Output: **Erektionsvermittlung** durch **parasympathische**, ebenfalls über den Beckenplexus verlaufende Fasern und Vermittlung der Ejakulat-**Expulsion** durch rhythmische Kontraktionen der entsprechenden quergestreiften, über den N. pudendus innervierten Muskulatur.

6.1.3 Neuroendokrine Regulation

In dem entsprechend auf Frauen bezogenen Abschnitt wurden bereits die wesentlichen Mechanismen dargestellt, wobei auch die Funktion von Testosteron (und dem aktiveren Dihydrotestosteron) für das männliche Geschlecht verdeutlicht wurde. In den Hoden sind LH-(und CG-)Rezeptoren nur auf den sog. **Leydig-Zellen**, FSH-Rezeptoren nur auf den **Sertoli-Zellen** vorhanden. Anders als bei Frauen werden **LH** und **FSH** bei Männern lebenslang parallel sezerniert. LH stimuliert die Synthese von **Testosteron**, notwendig für die Erhaltung der sexuellen Appetenz und der sekundären Geschlechtsmerkmale, aber auch für die Keimzel-

lenentwicklung. FSH fördert die **Spermatogenese**. Die Mechanismen sind noch nicht genau verstanden, aber die Stimulation der Synthese von Nährstoffen sowie von androgenbindendem Protein spielt eine Rolle. Während also die Spermatogenese sowohl von FSH als auch von LH abhängt, ist die Produktion von Testosteron nur von LH abhängig. Testosteron hemmt die Sekretion sowohl von GnRH im Hypothalamus als auch der Gonadotropine in der Adenohypophyse.

Bei Männern mit **hypogonadotropem Hypogonadismus** kann eine Gonadotropinbehandlung zur Erlangung von Fertilität eingesetzt werden. Das ist langwierig, da die Keimzellenreifung ca. 10 Wochen und der Spermatozoentransport durch den Samenleiter weitere 2 Wochen dauert. Die Gonadotropinsekretion selbst kann durch GnRH-Langzeit **puls** Verabreichung stimuliert werden. Kontinuierliche Zufuhr von GnRH oder Agonisten senken die Plasmaspiegel von LH und Testosteron und bewirken – notwendig z.B. beim androgenabhängigen Prostatakarzinom – eine pharmakologische (reversible) Kastration. Diese kann auch durch Androgenrezeptor-Antagonisten (Finasterid, Cyproteronazetat, Flutamid) bewirkt werden.

Testosteronsubstitution ist indiziert bei hypergonadotropem Hypogonadismus. Dieser bewirkt deutliche Verminderung der sexuellen Appetenz. Auch die nächtlichen Erektionen sind vermindert, nicht aber die nach visueller erotischer Stimulation. Eine Reduktion erfahren auch Prostata, Samenbläschen und Ejakulatmenge.

Die früheren Ausführungen ergänzend sei ein Überblick über die **Hormone der Adenohypophyse** gegeben.

A. Zur Gruppe der somatotropen (Polypeptid-) Hormone gehört außer dem bereits thematisierten Prolaktin das Wachstumshormon (STH). Seine Freisetzung wird durch zwei hypothalamische Faktoren, das Wachstumshormon-Releasinghormon (GHRH) und das Somatostatin (SST) stimuliert bzw. gehemmt. Der insulinähnliche Wachstumsfaktor-1 (IGF-1) ist ein Ergebnis der Wirkung des STH auf periphere Gewebe und bewirkt selbst eine negative Rückkopplung auf Hypothalamus und Hypophyse.

B. LH, FSH, und CG sind Glykoproteinhormone wie außerdem das thyreotrope Hormon (TSH) mit dem Releasinghormon TRH und entsprechender negativer Rückkopplung.

C. Adrenokortikotropes Hormon (ACTH) oder Kortikotropin leitet sich neben anderen wichtigen Peptiden (wie z.B. Endorphin) von einem Vorläuferprotein ab, bewirkt in der Nebennierenrinde die Sekretion von Gluko- und Mineralokortikoiden und wird durch kortikotropes Releasinghormon (CRH) gesteuert.

Zahlreiche positive und negative Signale laufen in den hypothalamischen CRH-Neuronen zusammen. An der wichtigen hypothalamisch-hypophysär-adrenalen (HHA-)Achse ist bemerkenswert, dass außer der negativen Rückkopplung durch das Glukokortikoid Kortisol eine bidirektionale Kommunikation mit dem Immunsystem besteht, d.h. Kortisol ist ein negativer Regulator des Immunsystems, dessen Faktoren positive Wirkung auf Hypothalamus und Adenohypophyse haben. Weiterhin hebt Stress die negative Rückkopplung durch Kortisol auf.

6.1.4 Zerebrale Organisation

Hierzu bietet sich keine Erweiterung, sondern lediglich eine Akzentuierung an. Experimente, zumal mit männlichen Tieren, haben durch intrazerebrale Stimulation und Läsionen die Bedeutung bestimmter hypothalamischer und limbischer Strukturen für Appetenz, Erektion und Ejakulation aufzeigen können. Ihr Beitrag zu einem Verständnis der zerebralen Organisation der sexuellen Reaktion beim Menschen ist allerdings begrenzt.

Auch das interessante Orgasmusmodell von Davidson (1980), das die den pelvischen Muskelkontraktionen zugrundeliegenden neuralen Mechanismen mit dem lustvoll veränderten Bewusstsein und die für die Emission verantwortlichen Mechanismen mit Verlust von Erregung und Erregbarkeit verbindet, musste offen lassen, wo das „Orgasmusorgan" lokalisiert ist.

Forschungsbemühungen haben sich zunehmend auf neuronale und neurohumorale Transmission konzentriert. Das Konzept der Steuerung der Hypophyse von einzelnen hypothalamischen Releasinghormonen und das Erstaunen über die Vorfindbarkeit im Gehirn von Neuropeptiden peripherer Wirkung ist längst integriert in die Erkenntnis, dass in **Hypothalamus** und benachbarten **limbischen Strukturen** fast alle Neuropeptide und klassischen Hormone in vielfältige Transmissions- und Modulationsprozesse organisiert sind, wobei insbesondere spezialisierte Anteile des zerebralen Dopaminsystems eine wichtige Rolle spielen. Diese Forschung geht Hand in Hand mit pharmakologischen Bemühungen, Rezeptoren aufzuschlüsseln und Agonisten sowie Antagonisten zu entwickeln.

Aktuelle neuropsychologische Forschung bedient sich bildgebender Verfahren, insbesondere der funktionellen (d.h. Oxidationsunterschiede des zerebralen Blutflusses verwertenden) **Magnetresonanztomographie** (fMRT). Bezüglich der Erforschung sexueller Phänomene mit dieser Methode befindet man sich derzeit bestenfalls im Vorfeld sinnvoller Fragestellungen.

6.1.5 Anatomie und Neurochemie der Erektion

Die autonome Innervation des Schwellkörpergewebes erfolgt sympathisch und parasympathisch. Das spinale sympathische Erektionszentrum liegt thorakolumbal in Höhe Th11-L2. Das parasympathische Erektionszentrum ist im Sakralmark in Höhe S2-S4 lokalisiert. Die somatosensible Innervation des Penis wird über die Nervi pudendi gewährleistet. Der Nervus pudendus ist aus afferenten und efferenten Anteilen zusammengesetzt, die den Segmenten S2-S4 entspringen (de Groat & Steers 1988) (s. Abb. 6-2).

Die arterielle Versorgung der Corpora cavernosa erfolgt durch eine Endarterie der Arteria iliaca interna, die Arteria pudenda. Nach Abgabe der Arteria bulbi urethra verzweigt sich die Arteria pudenda in die Arteria urethralis, die Arteria profunda penis (hauptverantwortlich für die kavernöse arterielle Blutversorgung) und die Arteria dorsalis penis (die im Wesentlichen die Glans penis versorgt) (s. Abb. 6-3).

Der **venöse** Abstrom der Schwellkörper wird über drei verschiedene Drainagesysteme gewährleistet. Der überwiegende Teil des im Pars pendulans penis anfallenden Venenblutes (und damit der überwiegende Teil des im Schwellkörper befindlichen Blutes) wird über die schräg die Tunica albuginea durchlaufenden Venae perforantes in die Venae circumflexae geleitet. Diese drainieren ihrerseits in die Vena dorsalis penis profunda oder in oberflächliche dorsale Penisvenen, die in den Plexus vesiculoprostaticus oder die Venae pudendae münden (Breza et al. **1989**) (s. Abb. 6-4).

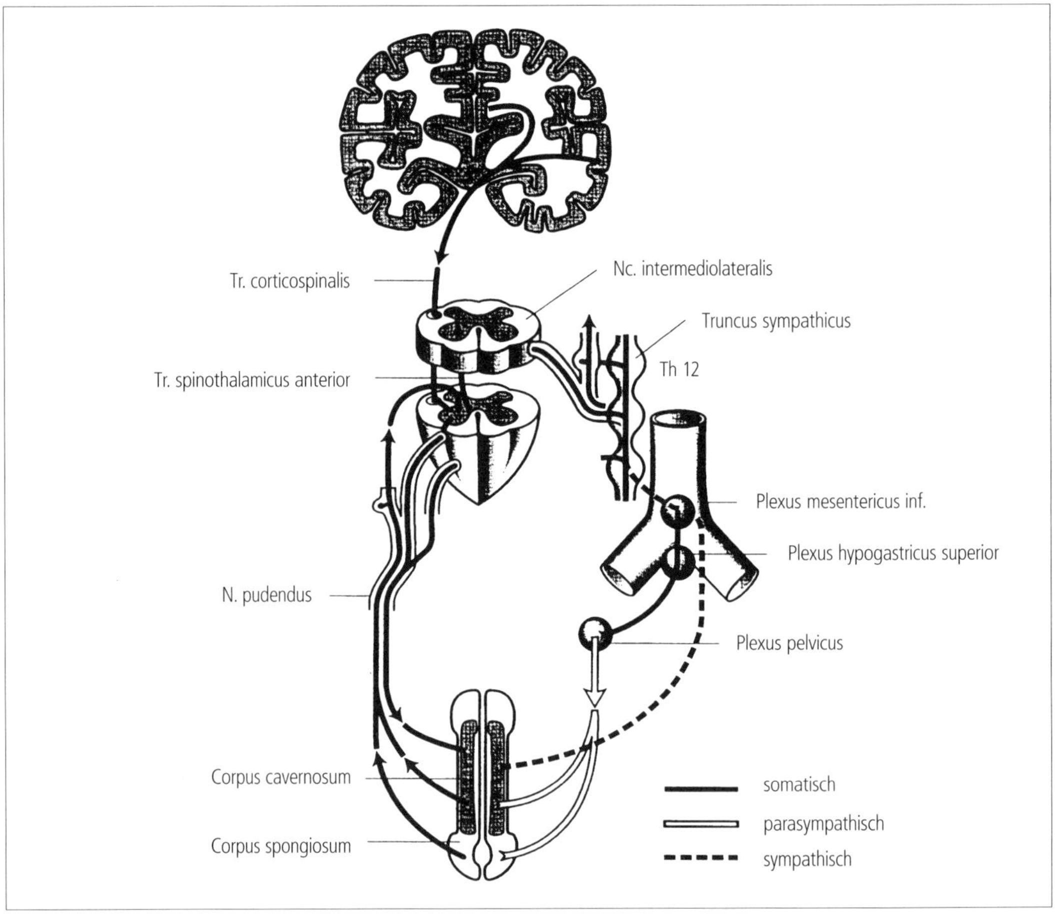

Tr. corticospinalis
Nc. intermediolateralis
Truncus sympathicus
Th 12
Tr. spinothalamicus anterior
Plexus mesentericus inf.
Plexus hypogastricus superior
N. pudendus
Plexus pelvicus
Corpus cavernosum
somatisch
parasympathisch
Corpus spongiosum
sympathisch

Abb. 6-2 Zentrale und periphere Innervation der Erektion

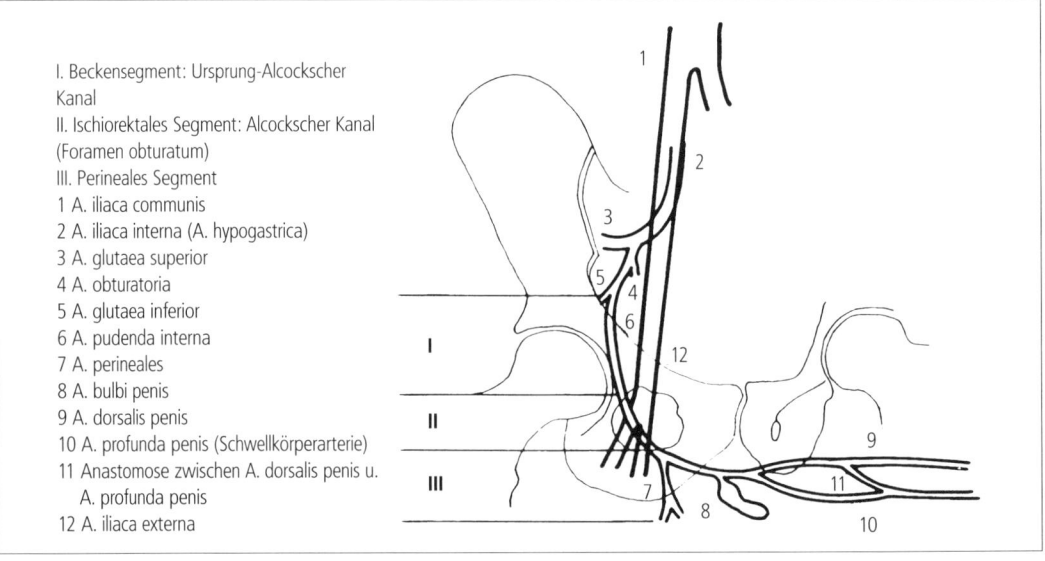

I. Beckensegment: Ursprung-Alcockscher Kanal
II. Ischiorektales Segment: Alcockscher Kanal (Foramen obturatum)
III. Perineales Segment
1 A. iliaca communis
2 A. iliaca interna (A. hypogastrica)
3 A. glutaea superior
4 A. obturatoria
5 A. glutaea inferior
6 A. pudenda interna
7 A. perineales
8 A. bulbi penis
9 A. dorsalis penis
10 A. profunda penis (Schwellkörperarterie)
11 Anastomose zwischen A. dorsalis penis u. A. profunda penis
12 A. iliaca externa
1
2
3
5
4
6
12
I
II
III
9
11
7
8
10

Abb. 6-3 Röntgenanatomie der Arteria pudenda interna (Schrägprojektion)

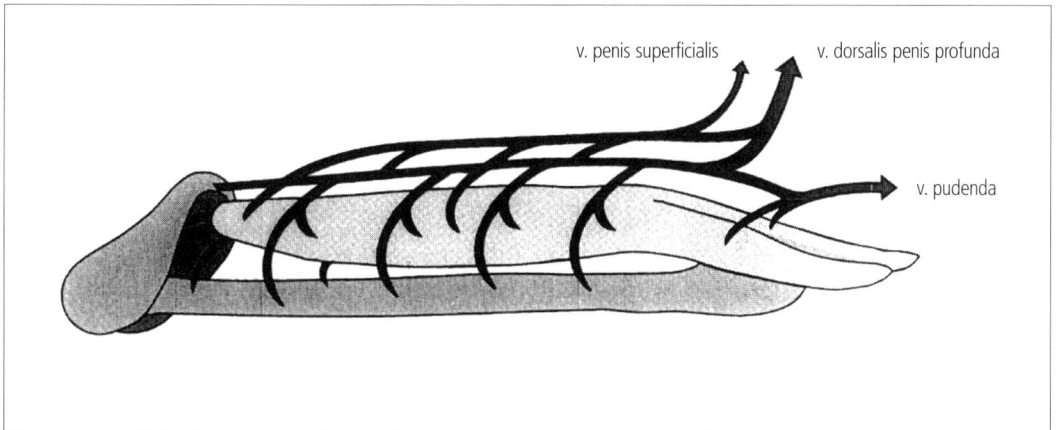

Abb. 6-4 Venöser Abstrom aus den Corpora cavernosa

Neurotransmitter

Nach dem gegenwärtigen Stand der Forschung wird die Kontraktion der kavernösen Muskulatur im flakziden Stadium durch die Freisetzung von **Norepinephrin** aufrechterhalten, das an α-Adrenorezeptoren der kavernösen und helicinen Arterien und der Schwellkörpermuskulatur bindet. Die intrakavernöse Injektion von α-Adrenorezeptor-Antagonisten wie Phentolamin und Phenoxybenzamin verursacht Tumeszenz und Erektion (Brindley 1983; Buvat et al. 1989). Im penilen Gewebe lassen sich zahlreiche **Acetylcholin**-Esterase enthaltende Nerven nachweisen (Dail et al. 1993). Die Gegenwart von **Muscarinrezeptoren** in humaner kavernöser Muskulatur konnte durch Bindungsstudien mit [^{3}H]Quinuclidinylbenzilat belegt und die Dichte der Rezeptoren im Gewebe quantifiziert werden (Traish et al. 1990). Wahrscheinlich vermittelt die parasympathische Aktivität durch drei kommunizierende Mechanismen, welche die Wirkung von Noradrenalin antagonisieren, die Entstehung der penilen Tumeszenz und die Erhaltung einer Erektion:

1. Die Freisetzung von Noradrenalin wird durch die Stimulation muscarinerger Rezeptoren auf terminalen adrenergen Nerven inhibiert.

2. Die postsynaptischen Effekte des Noradrenalins werden durch die von Muscarin-Rezeptoren vermittelte Freisetzung relaxierender endothelialer Faktoren antagonisiert.

3. Diese Antagonisierung erfolgt durch die Freisetzung von NO oder dilatierenden Peptiden aus parasympathischen Nerven.

Nonadrenerge – Noncholinerge Mechanismen

Experimentelle Studien zeigten, dass der eine Erektion einleitende Vorgang der Dilatation der Sinusoide und der kavernösen und helicinen Arterien, dem eine Zunahme des Blutstroms in die Lakunen der Corpora cavernosa folgt, auch durch die Freisetzung relaxierender nichtadrenerger, nicht-cholinerger **(NANC)** Neurotransmitter neuronalen und endothelialen Ursprungs vermittelt wird. Einer dieser Faktoren ist Stickoxid (NO), das enzymatisch aus L-Arginin synthetisiert wird. Die Quelle dieses NO kann sowohl im Endothelium als auch in den den Schwellkörper innervierenden Nerven liegen.

Die Demonstration der Anwesenheit verschiedener Peptide in Nervenendigungen, die die kavernöse Muskulatur und die penilen Gefäße innervieren, hat zu Spekulationen über deren funktionelle Bedeutung als exzitatorische oder inhibitorische Neurotransmitter geführt. In vitro-Studien mit Streifenpräparaten humaner Schwellkörpermuskulatur zeigten einen inhibitorischen, relaxierenden Effekt von **VIP** (Adaikan et al. 1986). Dass sich durch die intrakavernöse Injektion von VIP bei normalpotenten und impotenten Patienten zwar Tumeszenz, jedoch nur selten volle Rigidität erzeugen ließ, weist darauf hin, dass VIP nicht der wichtigste NANC-Mediator der penilen Erektion sein kann (Wagner & Gerstenberg 1987).

In kavernösen Nerven ließ sich Calcitonin Gene Related Peptide **(CGRP)** nachweisen, das als potenter Vasodilator bekannt ist. CGRP relaxiert in vitro Norepinephrin-kontrahierte

Streifen humaner Schwellkörpermuskulatur und induziert bei intrakavernöser Injektion deutliche erektile Reaktionen (Stief et al. 1991). Es wird allgemein akzeptiert, dass auch **Opioidpeptide und Opioide** das männliche Sexualverhalten beeinflussen. Bei normal-potenten Männern verursacht die Kombination des Opioid-Antagonisten Naloxon mit Yohimbin anhaltende Erektionen (Charney & Heninger 1986), was eine funktionelle Verbindung zwischen dem opioiden und dem noradrenergen System bei der Erektion vermuten lässt.

Androgene

Die Rolle von Androgenen, speziell des Testosterons, bei der Regulation der erektilen Funktion ist sehr komplex. **Testosteron** und **DHT** sind für die normale Entwicklung des Penis unerlässlich, ein Androgendefizit verursacht kongenitale Strukturanomalien. Nach einer chirurgischen oder chemischen Kastration männlicher Individuen, die zu einer 90%igen Reduzierung des Testosteronspiegels im Plasma führen kann, wird im Allgemeinen eine Verminderung der Libido sowie der erektilen Funktion beobachtet, die mit einer verminderten Response auf Apomorphin oder die intrakavernöse Injektion von Papaverin verbunden ist. Diese funktionellen Defizite korrelieren mit morphologischen Veränderungen des erektilen Gewebes, wie der Reduzierung NO-Synthase enthaltender Nervenfasern. Nach Zufügen von Testosteron sind diese Abweichungen reversibel.

Im Penis der Ratte induziert ein Entzug von Androgenen eine Apoptose kavernöser Muskelzellen; erst die Applikation von Testosteron führt zur Synthese neuer DNA (Shabsigh 1997). Beim Menschen sind neben diesen psychogenen Erektionen auch die nächtlichen Erektionen abhängig von Androgenen. Diese Beobachtungen legen nahe, dass Testosteron von entscheidender Bedeutung für die normale erektile Funktion ist. Es scheint zur Erhaltung einer intakten zentralen und peripheren Innervation des erektilen Gewebes sowie zur Aufrechterhaltung der funktionellen Kapazität der Corpora cavernosa unerlässlich.

6.1.6 Physiologie der Erektion

Die penile Erektion resultiert aus der Interaktion zentralnervöser, peripherer und lokaler Faktoren, die in ihrer Gesamtheit eine Relaxation der glatten Muskulatur der Corpora cavernosa und der sie versorgenden Gefäße, eine damit verbundene Steigerung des arteriellen Einstroms und eine Begrenzung des venösen Abflusses induzieren. Im flakziden Zustand des Penis dominiert die **sympathische** Innervation, die eine Kontraktion der terminalen Arteriolen und der sinusoidalen glatten Muskulatur verursacht. In diesem Zustand ist der Blutstrom durch die sinusoidalen Lakunen minimal und der Abstrom über die subtunicalen Venen kontinuierlich (Abb. 6-5).

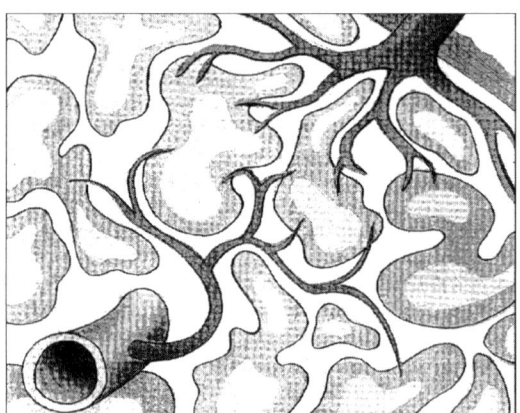

Abb. 6-5 Im nichterigierten Zustand sind die penilen und intrakavernösen Arterien englumig, die Schwellkörpermuskulatur ist maximal kontrahiert, bei freiem Blutefflux über die Vv. emissariae und Vv. circumflexae

Bei sexueller Erregung überwiegt die **parasympathische** nervöse Aktivität mit der Folge einer Herabsetzung des peripheren Strömungswiderstandes durch Dilatation der helicinen und kavernösen Arterien. Die Steigerung des arteriellen Einstroms in die expandierten Lakunen der nunmehr relaxierten Sinusoide und die Verringerung des venösen Abflusses durch die Kompression der subtunicalen Venen gegen die Tunica albuginea (veno-okklusiver Mechanismus) führt zu einer Zunahme der Rigidität und schließlich zur Erektion (s. Abb. 6-6).

Die Phase der Detumeszenz kennzeichnet Unterdrückung des parasympathischen Systems und Zunahme der sympathischen Aktivität, was zu einem steigenden Tonus der Arterien und zu einer Kontraktion der kavernösen Muskulatur führt. Durch die Verminderung des arteriellen Einstroms, die Reduktion des Volumens der Sinusoide und die Inaktivierung des veno-okklusiven Mechanismus kehrt der Penis in den flakziden Zustand zurück (Fournier et al. 1987).

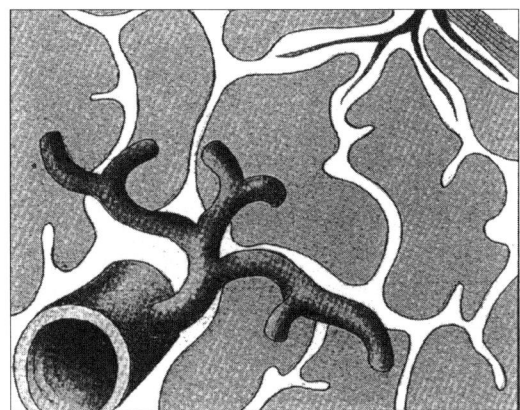

Abb. 6-6 Die arterielle Dilatation und die kavernöse Relaxation führen zu einem massiven Blutfluss in die Schwellkörper mit konsekutiver Volumen- und Druckzunahme, die wiederum zu einer venösen Okklusion des subtunikal gelegenen Venengeflechts führt

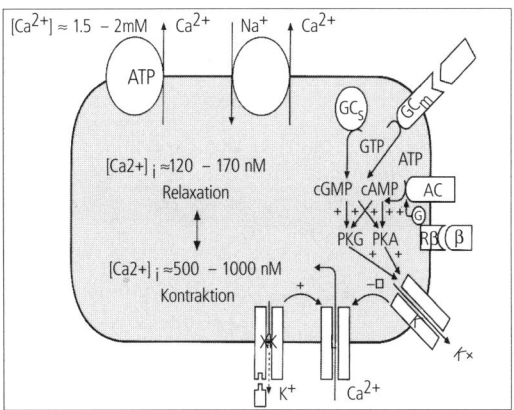

Abb. 6-7 Glatte Muskelzelle: intrazelluläre Regulationsmechanismen

Intrazelluläre Regulationsmechanismen

Wie bei der Erregung der Skelettmuskulatur wird auch der kontraktile Apparat glatter Muskelzellen durch eine Erhöhung der intrazellulären Konzentration **freien Ca^{2+}** über einen definierten Schwellenwert aktiviert. Im Ruhezustand liegt die Konzentration freien Ca^{2+} im Sarkoplasma zwischen 120 und 270 nM, die im extrazellulären Raum bei 1.5-2 µM. Dieser 10.000-fache Unterschied wird durch den aktiven ATP-abhängigen Na$^+$/Ca^{2+}-Austausch über membranständige Ionenkanäle aufrecht erhalten. Werden die Ca^{2+}-Kanäle durch einen neuronalen oder hormonalen Stimulus aktiviert („geöffnet"), strömt Ca^{2+} entlang des Konzentrationsgradienten in die Zelle ein. Ein relativ geringer Anstieg auf 550-700 nM triggert die Myosin-Phosphorylierung und löst damit eine Kontraktion der glatten Muskelzelle aus. Die transmembrane Ca^{2+}-Permeabilität wird durch zwei Typen von Ca^{2+}-Kanälen in der Membran reguliert, die in spannungsabhängige u. rezeptorgekoppelte Ca^{2+}-Kanäle unterschieden werden (s. Abb. 6-7).

Die Ca^{2+}-Wirkung wird durch Calmodulin, ein Ca^{2+}-bindendes Protein vermittelt. Der Komplex aus Ca^{2+} und Calmodulin aktiviert die Phosphorylierung der leichten 20 KD Kette des Myosins. Diese Phosphorylierung ist Voraussetzung für die Aktivierung der Mg^{2+}-abhängigen ATPase-Aktivität des Myosins durch Actin, die zur zyklischen ATP-Hydrolyse während der Muskelkontraktion führt.

Um eine Relaxation zu erreichen, muss die intrazelluläre Konzentration freien Ca^{2+} unter

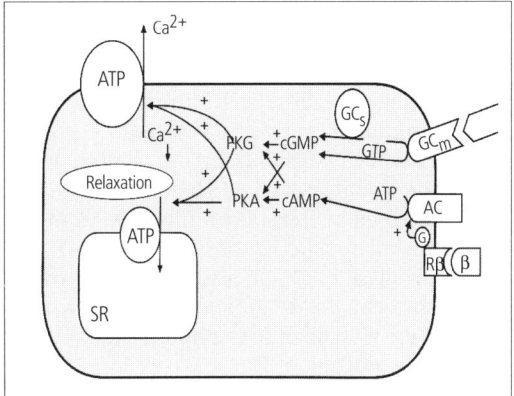

Abb. 6-8 Glatte Muskelzelle: Relaxation

0.1 µM sinken. Dazu wird zytosolisches Ca^{2+} innerhalb der Zelle an Proteine und Membranstrukturen gebunden, in zelluläre Kompartimente aufgenommen oder über Ionenkanäle der Zellmembran in den extrazellulären Raum verbracht. Der Transport von Ca^{2+} über die Zellmembran in den extrazellulären Raum erfolgt in der Regel gegen den elektrischen und chemischen Gradienten des Ions, ist also ein energieabhängiger Vorgang, der die Aktivität ATP-abhängiger Ca^{2+}-Pumpen benötigt. Als intrazelluläre Ca^{2+}-Speicher dienen das Sarcoplasmatische Reticulum (SR) und die Mitochondrien (s. Abb. 6-8).

Die zyklischen Nukleotidmonophoshate (cNMP) **cAMP** und **cGMP** sind als universelle intrazelluläre Second Messenger auch an der Regulation der Kontraktion und Relaxation glatter Muskulatur beteiligt. Die Bindung eines externen Liganden – dabei kann es sich um einen Neurotransmitter, ein Hormon oder einen anderen primären Botenstoff handeln – an einen Membranrezeptor bewirkt zunächst eine

Änderung der Konformation des Rezeptorproteins. Diese Konformationsänderung teilt sich einem rezeptorassozierten Bindungsprotein (G-Protein) mit, welches GTP bindet. Eine anschließende Dislokation des G-Proteins innerhalb der Membran und seine Assoziierung mit einer membrangebundenen Zyklase initiiert deren cNMP-Synthese.

cAMP vermittelt die durch β-Sympathomimetika oder andere Aktivatoren der AC (z.B. Forskolin) induzierte Relaxation, cGMP vermittelt die relaxierende Wirkung zahlreicher NO-freisetzender Vasodilatatoren (wie Natriumnitroprussid) und endogener Hormone und regulatorischer Substanzen wie Atrial Natriuretic Peptide (ANP) und des Endothelium Derived Relaxing Factor (EDRF). Die Effekte einer Erhöhung der intrazellulären cNMP-Konzentrationen und die funktionelle Bedeutung dieser Second Messenger für die Kontrolle physiologischer Reaktionen variieren innerhalb verschiedener Gewebe. Während in der glatten Muskulatur der Atemwege eine Erhöhung des cAMP-Gehaltes zu einer Relaxation führt, ist es in der Gefäßmuskulatur die Erhöhung des cGMP-Gehaltes, die diese Reaktion auslöst. Im Gegensatz dazu führt ein cAMP-Anstieg im Herzmuskel nicht zu einer Relaxation, sondern induziert einen positiv inotropen Effekt.

Von wesentlicher Bedeutung für die intrazelluläre Signalübertragung bei der Tonusregulation ist neben der AC/GC-cNMP-PK-Kaskade das Phosphatidylinositol (PI), ein Phospholipid der Membraninnenseite. Nach einem externen Signal wird PI zum Phosphatidylinositolbisphosphat (PIP_2) phosphoryliert und anschließend von einer Phospholipase zu Inositoltriphosphat (IP_3) und Diacylglycerin (DG) hydrolisiert. Das wasserlösliche IP_3 diffundiert ins Zytoplasma und bindet sich an Rezeptoren des SR, was einen Ca^{2+}-Efflux aus dem SR bewirkt (Ruegg 1995; Somlyo & Somlyo 1994; Walsh 1993; Stief et al. 1997).

Phosphodiesterase-Isoenzyme

Die intrazellulären Konzentrationen zyklischer Nukleotide werden durch das Verhältnis zwischen deren Synthese durch Adenylat- und Guanylatzyklasen und deren Degradierung durch Phosphodiesterasen (PDE) reguliert. Den Phosphodiesterasen kommt damit eine zentrale Rolle bei der Tonusregulation glatter Muskulatur zu. PDE-Isoenzyme werden nach ihren Substrataffinitäten für cAMP und cGMP und ihrer Sensitivität für allosterische Modulatoren in Familien eingeteilt, die innerhalb der Gewebe und Organsysteme einer Spezies eine spezifische Verteilung zeigen und divergierende funktionelle Relevanz haben. Diese Kenntnisse haben zur Entwicklung zahlreicher spezifischer PDE-Inhibitoren geführt, deren therapeutisches Potential in der selektiven pharmakologischen Beeinflussung von Organ- und Gewebefunktionen gesehen wird (Hall 1993).

Intrazelluläre Rezeptoren zyklischer Nukleotide: Proteinkinasen

Die wichtigsten intrazellulären Rezeptoren der zyklischen Nukleotide cAMP und cGMP sind cNMP-abhängige Proteinkinasen (PK). Wie die PDE, so sind auch die PK in den Geweben des Säugetierkörpers weit verbreitet. Studien mit ANP, Nitroverbindungen und Verbindungen, die eine Freisetzung endothelialer Vasodilatoren induzieren, haben gezeigt, dass ein selektiver Anstieg des intrazellulären cGMP-Gehaltes, eine Aktivierung cGMP-abhängiger PK und eine Erniedrigung der intrazellulären oder zytoplasmatischen Ca^{2+}-Konzentration mit dem mechanischen Effekt der Relaxation korrelierten.

6.1.7 Physiologie des Orgasmus

Trotz seiner kurzen Zeitdauer besteht der Orgasmus des Mannes aus einer komplexen Abfolge und Interaktion kortikaler, spinaler und peripherer Ereignisse. Während der Orgasmus eine integrale Reaktion des ganzen Körpers darstellt, lassen sich die peripheren Prozesse in eine Emissionsphase und eine Ejakulationsphase unterteilen. Als **Orgasmus** bezeichnet man das Zusammenwirken eines spezifischen zentralnervösen Erlebens mit den rhythmischen Kontraktionen der Beckenbodenmuskulatur sowie der glattmuskulären Strukturen der Sexualorgane. Als Höhepunkt der sexuellen Erregung ist der Orgasmus in der Regel mit einem intensiven Lusterleben, einer Bewusstseinsveränderung und einer Einengung der sonstigen Sinneswahrnehmungen verbunden. In der **Emissionsphase** erfolgt die Zusammenführung und der Transport der verschiedenen Bestandteile des Ejakulats in die Harnröhre, und die Expulsion des Ejakulats aus der Harnröhre geschieht dann in der **Ejakulationsphase**.

Neurophysiologisch bildet der **Sympathicus** die Hauptachse der Ejakulation. Die sympathischen Efferenzen werden aus dem Thoracolumbalmark (Th10-L2) über den Nervus hypogastricus transportiert (Braun & Jünemann 1998). Im thoracolumbalen Ejakulationszentrum werden afferente periphere Impulse (über den N. pudendus und den N. splanchnicus pelvinus ins Sakralmark und von dort über den Tractus spinothalamicus) mit deszendierenden zentralen Impulsen zusammengeführt. Von dort ziehen die Efferenzen zu den inneren Sexualorganen und induzieren die Kontraktion der glatten Muskulatur. Sympathische Efferenzen verlassen im Thoracolumbalmark das Rückenmark und erreichen (nach Umschaltung auf postsynaptische Fasern) als **Plexus hypogastricus** die Zielorgane. Ihre Erregung führt dann zur Kontraktion der Samenblasen, des Ductus deferens, der Prostata sowie zum Verschluss des Blasenhalses. Dadurch werden Spermatozoen aus den Nebenhoden in die Urethra interna befördert und dort mit verschiedenen Drüsensekreten vermischt. Gleichzeitig mit dem Einstrom der verschiedenen Ejakulatbestandteile in die Harnröhre beginnt sich der Blasenhals (Sphincter vesicae internus) zu verschließen, um so einen Rückfluss des Ejakulats in die Harnblase zu verhindern. Durch den kompletten Verschluss des Blasenhalses und die gleichzeitige Kontraktion des Sphincter externus bildet sich dann eine Druckkammer. Durch die Relaxation des Sphincter externus und die rhythmische Kontraktion des M. bulbospongiosus wird das Ejakulat schließlich in der Expulsionsphase aus der Harnröhre befördert. Die somatomotorische Innervation der Beckenbodenmuskulatur erfolgt über den N. pudendus und unterliegt normalerweise der willentlichen Kontrolle. Während der Ejakulationsphase erfolgt die Kontraktion der Muskulatur **unwillkürlich** über einen spinalen Reflex, der in der Emissionsphase durch Afferenzen von der Prostata und der Urethra interna getriggert wird und reflektorisch über das Sakralmark die tonisch-klonischen Kontraktionen der Beckenbodenmuskulatur und des M. bulbospougiosus hervorruft. Die Phänomene und **Mechanismen des Orgasmus**, zumal im Geschlechtervergleich, werfen Fragen auf, die noch keineswegs befriedigend beantwortet sind.

Zunächst ist zu vergegenwärtigen, dass (stimulationsinduzierte) Körperempfindungen ihre Bedeutung erst als Komponenten kognitiv-somatischer Interaktionen erlangen und sexuelle Erregung sowie Orgasmus auch weitgehend abgelöst von genitaler Stimulation erlebbar sind.

Orgasmus kann in Schlaf und Traum auftreten, zumindest bei Frauen von nicht-genitalen Zonen oder durch Phantasie allein ausgelöst werden und bei querschnittsgelähmten, genitaler Empfindungen beraubter Männer als Phantomorgasmus auftreten. Das Orgasmuserleben mit seinen Veränderungen der Extero- und Interozeption, des raum-zeitlichen und Identitätsgefühls und der Emotionalität imponiert als eine Art Destabilisierung des Bewusstseins. Die von Männern und Frauen gegebenen Schilderungen des Orgasmuserlebens sind einander ähnlich und beinhalten neben körperbezogenen Empfindungen ein Spektrum von Gefühlen des Kontrollverlusts. Interessanterweise ist nur für Frauen ein kaskadenartiges Vokalisationsmuster mit Annäherung an den Orgasmus belegt. Information über zerebrale Orgasmuskorrelate ist spärlich und reduziert sich auf den frühen Befund von Heath (1972), der an zwei zerebral gestörten Patienten, Spike-and-wave-Aktivität kurz vor und während des Orgasmus fand und eine Beziehung zum „Belohnungseffekt" intrakranieller Selbststimulation herstellte. Bezüglich genitaler Physiologie besteht Vergleichbarkeit der Geschlechter hinsichtlich der tonisch-klonischen Muskelkontraktionen, die allerdings erst kurz nach dem Beginn des Orgasmuserlebens einzusetzen scheinen. Sie sind beteiligt an der Ejakulation und an der Decongestion bei beiden Geschlechtern. Es gibt Hinweise darauf, dass die orgasmusassoziierte sympathisch-adrenerge Dominanz von einem neuroendokrinen Reflex begleitet wird, an dem **Oxytocin** und möglicherweise auch **Prolaktin** beteiligt sind. Die interindividuellen Unterschiede der Orgasmusreaktionen sind größer als die intraindividuellen, aber bei beiden sind sie um so intensiver (und befriedigender), je kontinuierlicher sich ein hohes präorgastisches Erregungsniveau aufgebaut hat.

Nach wie vor wirft die Gegenüberstellung der männlichen postorgastischen **Refraktärzeit** und der weiblichen Fähigkeit zu **multiplen** Orgasmen Fragen auf. Die Refraktärzeit beinhaltet einen Verlust sexueller Erregung wie auch Erregbarkeit. Einige Männer scheinen tatsächlich zu präejakulatorischen Orgasmen in der Lage zu sein, die nicht nur Erregungsspitzen sind, und es gibt Hinweise darauf, dass durch eine Art visceralen Lernens eine differentielle Hemmung des sympathisch innervierten Emissionmechanismus unter Erhalt des somatisch innervierten Kontraktionsmechanismus trainierbar ist, wie dies auch für Tantra- und Karezza-Praktiken beschrieben wird. Wie schon von Kinsey berichtet, sind präpubertär, vor Entwicklung der Ejakulationsfähigkeit, Orgasmen in rascher Folge erreichbar, aber auch postpubertär haben junge Männer eine postejakulatorisch sehr kurze Refraktärzeit, die sich mit zunehmendem Alter schließlich sehr erheblich verlängert. Weiter ist an an-emissorische Orgasmen – pharmakabedingt und nach Kastration (z.B. bei operierten Mann-zu-Frau-Transsexuellen) – zu denken. Somit ergibt sich zwar nicht eindeutig, aber doch überwiegend der Eindruck, dass „Sättigung" und Erregbarkeitsverlust durch die Vollständigkeit des neuralen Emissionsprozesses bedingt ist. Andererseits gibt es Emissionen auch ohne nennenswerte sexuelle Erregung, wie z.B. bei manchen nächtlichen oder vibratorinduzierten Emissionen und bei Elektroejakulation, angstinduziert oder im Opiatentzug. Dieses Phänomen hat offenbar keine Entsprechung bei der Frau, was aber nicht besagt, dass die sexuelle Reaktion bei ihr keine neuralen Prozesse beinhaltet, die denen der männlichen Emission entsprechen. Möglicherweise sind die Mechanismen unterschiedlich, die bei selbststimulatorischen und koitalen Orgasmen, aber auch bei solitären Orgasmen und vielleicht sogar bei anorgastischer koitaler Befriedigung zur „Sättigung" führen.

Wie weiter oben gesagt, ist die erste Phase sexueller Erregung parasympathisch geprägt, was bei sich steigernder Erregung, ablesbar aus kardiorespiratorischen Reaktionen, in nicht-reziproker Weise durch sympathikotone Aktivierung komplementiert wird. Anschließend erlangt die Sympathikotonie orgastische Dominanz, bis postorgastisch Parasympathikotonie beherrschend wird. Insofern kann man die Phase im Übergang zum Orgasmus als eine Phase vegetativer Dysbalance bezeichnen. Wenn bei den Sexualpartnern eine Erregungsdiskrepanz mit höherem Stimulationsbedürfnis der Frau besteht, ist es plausibel, dass früheres Auftreten dieser Dysbalance ein „Orgasmusrisiko" für den Mann bedeutet (s. Abb. 6-9 im Farbtafelteil).

6.2 Psychologie und Pathopsychologie

Grunderfahrungen und Entwicklungsphasen der menschlichen Sexualität sind im Kapitel zur Ontogenese ausführlich dargestellt. Als Ergänzung und zum besseren Verständnis der einzelnen Störungsbilder beim Mann sollen in diesem Abschnitt einige Gesichtspunkte zusammengetragen werden, die für die männlichen Funktionsstörungen pathognomonisch sind und gleichsam die „Sollbruchstellen" der männlichen Sexualität bilden. Eine umfassende Sexualpsychologie des Mannes kann hier nicht geleistet werden; es geht um typische psychologische Entwicklungslinien und Problembereiche männlicher Sexualität, die unter einer klinischen Perspektive in den Blick genommen werden, da diese Aspekte in der sexualmedizinischen und sexualtherapeutischen Praxis immer wieder von Bedeutung und in Diagnostik und Therapiewahl zu beachten sind. Die Problembereiche werden in vier Abschnitte unterteilt, die allerdings in einer dichten Interaktion stehen.

6.2.1 Angst und Unsicherheit

Es gibt kaum einen Patienten mit sexuellen Funktionsstörungen, bei dem der Kliniker keine Ängste und Unsicherheiten feststellen wird. Diese sind oftmals reaktiv und können als typische Begleit- und Folgeerscheinungen bei diesen Störungsbildern gelten. Die pathogenetisch wirksamen Ängste reichen von eher oberflächlichen bis hin zu biographisch früh verankerten und tief verwurzelten. Im Folgenden sollen die männlichen Ängste und Unsicherheiten in einem überindividuellen Zugang mit dem Fokus auf ihren entwicklungspsychologischen Grundlegungen und ihren Quellen im sich verändernden Geschlechterverhältnis betrachtet werden.

Viele Ängste und Unsicherheiten bei Männern, aber auch bestimmte Charakteristika der Geschlechterbeziehung, werden üblicherweise mit der **Desidentifizierungstheorie** der männlichen Identitätsentwicklung erklärt. Diese Theorie besagt, dass die frühe Identitätsentwicklung des Jungen im Vergleich zum Mädchen dadurch komplizierter und störanfälliger ist, dass er sich aus der Symbiose mit dem Primärobjekt Mutter **lösen** muss, um dadurch und durch Identifizierungen mit männlichen Bezugspersonen seine

Identität herausbilden zu können. Insbesondere von psychoanalytischen Theoretikern (z.B. Reiche 1990) wird angenommen, dass diese Loslösung schmerzhaft ist und in der Beziehung zur Frau beim Jungen oftmals ein Gefühlsgemisch aus Feindseligkeit und Wut einerseits und regressiven Sehnsüchten nach (Wieder-)Verschmelzung und Nähebedürfnissen zurücklässt. Die Desidentifizierungstheorie hat einen guten klinischen Erklärungswert, wenngleich ihre Implikation der „einfacheren" weiblichen Entwicklung heute umstritten ist (Schmauch 1996). Eine derartige Abwägung erscheint ohnehin wenig fruchtbar, da an beide Geschlechter jeweils spezifische Anforderungen gestellt werden, die sich nicht in eine Rangordnung bringen lassen.

Folgt man der Desidentifizierungstheorie, so ist zunächst festzuhalten, dass der Junge sich in der Regel in seinen frühen Erfahrungen „existentiell und körperlich via Frau" (Schmauch 1996) erlebt. Die männliche Identität entfaltet sich durch Abgrenzung und Loslösung vom Weiblichen, mit dem einerseits die lustvolle (Wieder-)Vereinigung ersehnt wird, das aber andererseits – gerade durch die Gefahr der Entgrenzung und Rückkehr in die alte Abhängigkeit – eine Quelle potenzieller Bedrohung der eigenen Identität bleibt. Die Unsicherheiten maskulinen Erlebens haben hier einen bedeutsamen Nährboden, unterliegen aber weiteren Entwicklungsvorgängen und vollziehen sich unter dem Einfluss der vorherrschenden Männlichkeits- und Weiblichkeitsbilder. Eine weitere wichtige Facette dieses Entwicklungsprozesses ist die sogenannte **Kastrationsangst**, ursprünglich in der psychoanalytischen Entwicklungslehre der ödipalen Konstellation in der phallischen Phase zugeordnet, heute eher metaphorisch als Angst vor dem Verlust der phallisch-narzisstischen Integrität verstanden. Wer mit sexuell gestörten Männern arbeitet, kennt die vielgestaltigen Verkleidungen dieser Ängste – und ihre Kompensationen. Die Basis männlicher Identität und Sexualität ist demnach häufig prekär, gefährdet und instabil und bedarf umfänglicher **Sicherungsmaßnahmen**. Eine der wichtigsten dieser Sicherungen ist die **sexuelle Potenz**. Mit dem funktionierenden Phallus kann Angst und Bedrohung gebannt und eine Art Sicherheitsabstand zur Frau hergestellt werden. Dem sexuell gestörten Mann geht dieses Distanz- oder Regulationsmittel verloren, aber auch die **Selbst-Erneuerung**, die Wieder-Auffüllung der

Männlichkeit, die durch eine gelingende Sexualität ermöglicht wird. Die seelische Bilanz gerät so grundlegend aus dem Gleichgewicht, was die oftmals weitreichenden psychosozialen Konsequenzen sexueller Störungen erklärt.

Die in der frühen Entwicklung angelegten Unsicherheiten und Bedrohungen erfahren in späteren Phasen weitere Ausformungen, die unter anderem durch starke Anpassungszwänge und die soziale Kontrolle durch die Peer-Group geprägt werden. Spätestens in diesen Entwicklungsphasen gewinnt das **Geschlechterverhältnis** in seinen zeit- und kulturabhängigen Ausformungen einen maßgeblichen Einfluss. Die vielschichtigen Veränderungsprozesse, welchen das Geschlechterverhältnis in den letzten Jahrzehnten unterworfen war, und deren Implikationen für die männliche Sexualität können hier nur schlaglichtartig aus der männlichen Perspektive heraus angesprochen werden (Schmidt 1993; Hartmann 1994, 1998).

Deutlich ist, dass durch das Verschwinden traditioneller männlicher Rollenbilder und Identitätsentwürfe eine Unsicherheit und Verletzbarkeit eingetreten ist. Die nachhaltigen Veränderungen im Verhältnis der Geschlechter wurden maßgeblich durch Frauen bewirkt und vorangetrieben. Die Männer haben die Definitionsmacht darüber verloren, **wie** Frauen und Männer sind. Aus männlicher Sicht ist das Verhältnis zu Frauen schwieriger geworden, gespickt mit Fallstricken und Risiken. Verschiedene Untersuchungen haben gezeigt, dass das Verschwinden der „gefälligen Frauen" (Cramer 1991) gerade auch jüngere Männer **verunsichert** und Frauen zu einer diffusen Quelle des Unbehagens werden lässt. In anderem Zusammenhang hat Simon (1990) darauf hingewiesen, dass es in sexuellen Interaktionen kaum noch Ungedeutetes, Uninterpretiertes mehr zu geben scheint, sondern ständig die Angemessenheit des Miteinander-Tuns überprüft wird. Es gibt verschiedene Anzeichen, die darauf hindeuten, dass Quantität und Qualität der Sexualität in Paarbeziehungen stärker von Frauen als von Männern reguliert wird, ein Zustand, der sich bei einer sexuellen Dysfunktion des Mannes umkehrt. Die negative Konnotierung männlicher Sexualität macht diese – mehr oder minder auch in der Selbstwahrnehmung der Männer – zum Problem, wenn nicht gar zur Gefahr. Zusammen mit dem viel stärker gewordenen Anspruch der Frauen auf sexuelle Selbstbestimmung, Initiative und der Bereitschaft, Wünsche und Abneigungen deutlich zu äußern, hat dies viele Männer in eine defensive Haltung geführt und ihr Selbstverständnis nachhaltig gestört. Schon vor Jahren hat Schorsch (1989) das problematische **Doppelgesicht** der oberflächlichen Pazifizierung der männlichen Sexualität mit der Ausgrenzung aggressiver Anteile aufgezeigt. Inzwischen sind derartige Spaltungstendenzen im Sinne einer zwischen den Sexualpartnern „ausgehandelten", einvernehmlich geregelten, „sauberen" Sexualität einerseits und der ab- und triebgründigen Nachtseite andererseits eher stärker geworden. Es hat den Anschein, als ob viele Männer ein sexuelles **Doppelleben** neuer Prägung führen – mit einem gleichsam politisch korrekten, eher vorsichtig-verzagten offenen Verhalten, aus dem die unerwünschten Anteile ausgefiltert sind und allenfalls „unter Männern", überwiegend aber in der Masturbation zum Zuge kommen. Die Selbstbefriedigung ist dabei immer weniger Ersatz für nicht verfügbare Partnersexualität, sondern Ausdrucksmöglichkeit für eine einfachere, weniger anstrengende und reglementierte Sexualität. Diese veränderte Spaltung der männlichen Sexualität, die nicht mehr primär – wie von Freud (1912) aufgezeigt – zwischen Liebe und Begehren verläuft, sondern zwischen einer verunsicherten „sauberen" (Partner-)Sexualität und den „unpassenden" inneren Bedürfnissen schafft neue Probleme, die sich etwa in der deutlich erhöhten Rate von männlichen **Appetenzproblemen** äußert. In einer neueren Untersuchung zur Sexualität Jugendlicher (Starke 1997) zeigte sich, dass schon 16- bis 17jährige Jungen im Zusammenhang mit sexuellen Themen von Versagens- und Kompetenzängsten geplagt werden, dass sie die sexuelle Begegnung mit einer Frau weniger herbeisehnen als oftmals geradezu fürchten, und dass sie die sexuelle Lust verlieren bzw. gar nicht entwickeln können. Hinter der vermeintlichen Gelassenheit oder gar Desinteressiertheit Jugendlicher bezüglich Sexualität dürfte sich demnach nicht selten eine profunde Verunsicherung und Angst verbergen, deren Masken und Erscheinungsformen lediglich zeitabhängig ihr Gesicht verändern. Hier liegt das Bindeglied zwischen den basalen Unsicherheiten und Ängsten, die uns in diesem Abschnitt beschäftigt haben, und den im folgenden Abschnitt erörterten Problemen, die aus dem Phantasiemodell der Sexualität erwachsen.

6.2.2 Versagensangst und Leistungsdruck

Der Problemkomplex aus sexuellem Leistungsdruck und Versagensängsten prägt die männliche Sexualität in einem hohen Maße und ist einer der bedeutsamsten prädisponierenden und chronifizierenden Faktoren bei sexuellen Funktionsstörungen. Die starke **Leistungsbezogenheit** der männlichen Sexualität scheint – sicher auch beeinflusst durch soziokulturelle Entwicklungen und durch die Verfügbarkeit medizinischer Behandlungsoptionen – eher auf dem Vormarsch (etwa in höhere Altergruppen) als auf dem Rückzug zu sein. Aus der Sicht des Mannes sind die sexuellen Leistungsanforderungen ubiquitär und unerbittlich. Sie werden verstärkt durch das Gefühl des im Vergleich zur Frau größeren Angewiesenseins auf die genitale Funktion und durch eine raschere **Störbarkeit** der genitalphysiologischen Reaktionen.

Stärker noch als durch diese Gesichtspunkte wird die Leistungsbezogenheit und die daran gekoppelte Störanfälligkeit der männlichen Sexualität durch das sogenannte **Phantasiemodell** der Sexualität bestimmt, das v.a. von dem amerikanischen Sexualtherapeuten Zilbergeld (1978, 1994) beschrieben und therapeutisch aufgegriffen wurde.

Dieses Phantasiemodell kommt am deutlichsten in den sog. Sexual-Mythen (s. Übersicht) zum Ausdruck, die das „sexuelle Drehbuch" der Männer (aber auch der Frauen) bestimmen.

Sexual-Mythen nach Zilbergeld (1994)

1. Wir sind aufgeklärte Leute und fühlen uns wohl beim Sex
2. Ein wirklicher Mann mag keinen „Weiberkram" wie Gefühle und dauernd reden
3. Jede Berührung ist sexuell oder sollte zu Sex führen
4. Männer können und wollen jederzeit
5. Beim Sex zeigt ein wirklicher Mann, was er kann
6. Beim Sex geht es um einen steifen Penis und was mit ihm gemacht wird
7. Sex ist gleich Geschlechtsverkehr
8. Ein Mann muß seine Partnerin ein Erdbeben erleben lassen
9. Zum guten Sex gehört ein Orgasmus
10. Beim Sex sollten Männer nicht auf Frauen hören
11. Guter Sex ist spontan, da gibt es nichts zu planen oder zu reden
12. Echte Männer haben keine sexuellen Probleme

In ihrer unverblümtesten Form finden sich viele dieser Sexual-Mythen in den Erzeugnissen der Pornoindustrie, deren Einfluss auf die sexuellen Phantasien und Wünsche nicht zu unterschätzen, aber auch nicht einseitig zu sehen ist, da umgekehrt die Sex-Industrie die Produkte anbietet, die den Wünschen der Konsumenten entsprechen.

Auch wenn die Mythen auf den ersten Blick amüsant erscheinen, kann ihre destruktive Wirkung aus sexualmedizinischer Sicht kaum überschätzt werden. Sie sind das Fundament von **Versagensangst** und **Leistungsdenken**, beschränken generell die Vielfalt sexuellen Erlebens und Genießens und tragen erheblich zur Entstehung und Chronifizierung sexueller Funktionsstörungen bei. Es ist daher besonders im Erstgespräch und in der Sexualanamnese wichtig, das Phantasiemodell im Blick zu haben und seine Rolle beim einzelnen Patienten bzw. Paar abzuschätzen. Schon in dieser Anamnese- und Beratungsphase können wertvolle korrigierende Informationen gegeben werden, und die jeweiligen „Leit-Mythen" sind dann wichtige Ansatzpunkte der Therapieplanung.

6.2.3 Blockierte Innenwahrnehmung

Die therapeutische Arbeit mit sexuell gestörten Männern ist oft schwierig und mühsam, da der Umgang der Männer mit ihrer Sexualität durch eine Von-Sich-Selbst-Entferntheit geprägt wird, die ihrerseits Ausdruck einer blockierten Innenwahrnehmung ist. Die bei vielen Patienten vorfindbaren Tendenzen zur **Externalisierung** erklären auch die Attraktivität medizinisch-technischer Erklärungs- und Behandlungsansätze, die von den meisten Männern einer psychologischen Verursachungshypothese und einer Psychotherapie vorgezogen werden. Es ist immer wieder beeindruckend, wenn in Erstgesprächen deutlich wird, welche seelischen Belastungen oder einschneidenden Lebensereignissen Patienten in direktem zeitlichen Zusammenhang mit ihrer Funktionsstörung erfahren haben, während die Männer zwischen beiden keineswegs einen Zusammenhang herstellen, sondern davon überzeugt sind, dass organische Faktoren vorliegen. Neben dem Mythos des unbeeindruckbaren Automatismus männlicher Sexualität manifestiert sich hier eine Abwehr eigener Verletzlichkeiten und Bedürftigkeiten, ja letztlich eine mangelnde Anerkennung der eigenen Subjektivität. Die eigenen Bedingungen für eine befriedigende Sexualität sind nur undeutlich erkennbar, eine Geschichte sexuellen Selbst-Bewusstseins ist allenfalls rudimentär vorhanden.

Dieser Problembereich steht mit den im vorherigen Abschnitt dargestellten Aspekten der männlichen Entwicklung in Zusammenhang, die zu einer Verleugnung der „inneren Genitalität" (Schmauch 1996) führen können, als Ergebnis einer Männlichkeitserziehung, die im Wesentlichen in einem Abhärtungsprozess und im Bekämpfen körperlich-seelischer Weichheit besteht und sich in der Adoleszenz in den rigiden Anpassungszwängen der Peer-Groups fortsetzt. Das Verschwinden der Pubertät als zweiter Chance einer Autonomie-Erlangung auch im sexuellen Bereich konfrontiert die Heranwachsenden ohne Übergangsraum mit den erwachsenen männlichen Rollenerwartungen und erschwert die Entwicklung der Innenwahrnehmung.

6.2.4 Mangel oder Verlust erotischer Welten

Der Verlust erotischer Welten ist neben dem Leistungsdruck und der Versagensangst das für die klinische Praxis bedeutsamste Grundproblem männlicher Sexualität. Die auf den Soziologen Davis (1983) zurückgehende Unterscheidung von **Alltagswelt** und **erotischer Welt** zielt auf den Sachverhalt, dass Menschen, die sich sexuell verhalten oder sexuelle Phantasien haben, die Welt in einer Weise erleben, die sich deutlich von der Alltagswahrnehmung unterscheidet. Sexuelle Erregung verändert unsere Wahrnehmung und ist eine realitätsgenerierende Aktivität. Die meisten Menschen erfahren Alltagswelt und erotische Welt als klar voneinander abgegrenzte Bereiche. Doch beide Welten durchmischen sich: bei einer langweiligen Alltagsbeschäftigung oder unter Anspannung können erotische Vorstellungen auftauchen, und auf der anderen Seite kann es vorkommen, dass man ungewollt aus der erotischen Welt herausfällt und an Alltagsprobleme denkt. Für viele Menschen ist der Grenzgang zwischen beiden Welten problematisch: der Übertritt in die erotische Welt kann als gefährlich empfunden werden und wird deshalb nicht zugelassen. Andere halten sich am liebsten in der erotischen Welt auf und suchen diese – ob in der Phantasie oder real – auf, wann immer sie können.

Nutzt man dieses Konzept zur Analyse der Probleme männlicher Sexualität, dann wird deutlich, dass unsere Patienten mit der Beziehung von Alltags- und erotischer Welt Schwierigkeiten haben. Grundsätzlich wollen sich viele Männer – v.a. in länger andauernden Beziehungen – den Übertritt in die erotische Welt am liebsten ersparen. Sexualität wird in der Alltagswelt gleichsam „**miterledigt**", der Aufbau einer erotischen Atmosphäre, der Grenzgang zwischen den Welten als überflüssig oder mühselig angesehen. Bei einem Teil der Patienten scheint die erotische Innenwelt verarmt. Der Kopf ist leer, alles muss extern zugeführt werden. Die Zunahme sexueller Appetenz- und Erregungsstörungen bei Männern – bedenken wir, dass auch erektile Dysfunktionen Störungen der sexuellen Erregung sind – ist in dieser Betrachtungsweise darin begründet, dass keine erotische Kodifizierung von Reizen und Interaktionen mehr gelingt. Eigentlich wäre alles möglich, aber nichts geht, kein Funke springt. Offenbar hat die naturalistische Modernisierung der Sexualität – oft einseitig als sexuelle Befreiung beschrieben – hieran ihren Anteil, da ihre Botschaft, nach der Sexualität kein „big deal" mehr, sondern ein Lüstchen wie andere auch ist, zusammen mit dem sexuellen Aktivitätsgebot die sexuelle Motivation eher geschwächt als gestärkt. Sicher üben auch andere Entwicklungen wie die immer stärkeren Zerstreuungen, die Informationsflut, der Freizeitstress und die entsinnlichende Wirkung der steten Beschleunigung der Lebensvollzüge entsprechende Wirkungen aus.

Darüber hinaus spielt bei dem Problem der Verfügbarkeit und des Zugangs zu erotischen Welten auch die in den letzten Jahren stärker gewordene **negative Konnotierung** männlicher Sexualität eine Rolle, die sich etwa in der erhitzten öffentlichen Diskussion zu Themen wie Sexualstraftaten, Gewalt gegen Frauen oder sexuellem Missbrauch manifestiert. Die Identifizierung männlicher Sexualität als Problem und (potenzielle) **Bedrohung** macht den Grenzgang, den Identitätswechsel, der für das erotische Erleben so zentral ist, für viele Männer zum Risiko. Kein „Walk on the wild side" mehr, sondern erstarrte Harmonie- und Symmetrie-Ideale mit dem Versuch, das Aggressive aus der Sexualität auszutreiben, was nach Schorsch (1989) zu einer „Strangulation" des Sexuellen führt, zu seiner Aushöhlung und Abtrennung von der Lebendigkeit. Da im Unbewussten Sexuelles und Aggressives nicht auseinander zu dividieren sind, resultieren daraus die oben angesprochenen neuen Spaltungen, durch welche die subjektive erotische Welt zu verkümmern droht und – zumindest für die partnerschaftliche Sexualität – unzugänglich wird.

6.3 Störungen der Appetenz

6.3.1 Erscheinungsbild, Kernmerkmale und Epidemiologie

Sowohl die vorhandenen epidemiologischen Daten als auch die klinischen Erfahrungen lassen eine Zunahme der Appetenzstörungen bei Männern in den vergangenen zwei Jahrzehnten erkennen. In der Hamburger Sexualberatungsstelle war von Mitte der 70er bis Mitte der 90er Jahre ein **Zuwachs** männlicher Inappetenz von 4% auf 16% zu verzeichnen, während der Prozentsatz in der sexualmedizinischen Sprechstunde des Universitätsspitals Zürich (Buddeberg et al. 1994) zwischen 1980 und 1990 gleichgeblieben ist, aber immerhin bei 12% aller Patienten liegt. In der amerikanischen Repräsentativerhebung von Laumann et al. (1994) berichteten 15% der Männer über ein mangelndes sexuelles Interesse in den zurückliegenden 12 Monaten. Trotz z.T. deutlicher Prävalenzunterschiede innerhalb der westlichen Industrieländer (Rosen & Leiblum 1995) – mit höheren Störungsraten in Nordamerika im Vergleich zu Europa – lassen die Daten den Schluss zu, dass es sich bei männlichen Appetenzstörungen nicht um ein Randphänomen handelt. Es steht zu erwarten, dass die zunehmende Verwendung oral applizierbarer Medikamente für erektile Dysfunktionen oder auch für den vorzeitigen Orgasmus dazu führen wird, dass die nicht selten hinter den Funktionsstörungen „verborgenen" Appetenzprobleme deutlicher zutage treten und in der Praxis noch größere Bedeutung gewinnen werden. Die Diagnose und Behandlung dieser **maskierten Appetenzstörungen** stellt den Kliniker oft vor besondere Probleme, auf die weiter unten eingegangen wird.

Im Vergleich zu den anderen Funktionsstörungen des Mannes zeichnen sich die Appetenzstörungen durch eine **besondere Heterogenität** aus, die sowohl das klinische Erscheinungsbild als auch die Ätiopathogenese betrifft.

Bei den Appetenzstörungen findet sich die für sexuelle Funktionsstörungen charakteristische Interaktion von somatischen, intrapsychischen und interpersonellen Faktoren in besonders ausgeprägter Form, da eine Vielzahl von möglichen Einflussgrößen in das Prozessgeschehen eingreifen kann. Das Fehlen eines allgemein akzeptierten Standards für den „Normalbereich" sexueller Appetenz macht die diagnostische Einordnung und Evaluation darüber hinaus schwierig und erfordert eine sorgfältige Abwägung. Der amerikanische Sexualtherapeut Levine (1995) hat ein für die klinische Praxis nützliches Modell aufgestellt, dem er vier Kernfragen im Zusammenhang mit dem sexuellen Verlangen zugrundelegt:

▸ Was ist die Natur des sexuellen Verlangens?
▸ Wie lässt sich das sexuelle Verlangen messen?
▸ Was sind die Quellen eines Mangels oder Übermaßes von sexuellem Verlangen?
▸ Wie lässt sich die Grenzlinie zwischen normalem und abnormalem Verlangen bestimmen?

Bei der Entwicklung seines Modells ist Levine davon ausgegangen, dass das sexuelle Verlangen eines Menschen keine monolithische Entität, sondern das Produkt der Synthese von drei Parametern ist, für die er die folgenden Begriffe gewählt hat:

1. Als **Trieb** wird ein androgen-rezeptor-abhängiger **physiologischer Prozess** charakterisiert, der an der Entstehung sexueller Phantasien, früher genitaler Erregung und erhöhter Aufmerksamkeit für sexuelle Reize und potenzielle Partner beteiligt ist. Dabei handelt es sich gleichsam um die neurobiologische „Hardware" des Sexualverlangens, um die Grundenergie, deren ultimativer Zweck die Reproduktion ist.

2. Die sexuelle **Motivation** kennzeichnet die **psychologische Dimension** und damit die Bereitschaft, sich in einer gegebenen Situation tatsächlich sexuell zu verhalten. Sie wird von vielen Faktoren wie etwa der Qualität der nicht-sexuellen Beziehung, der sexuellen Kompatibilität der Partner, maßgeblichen (sexuellen wie nicht-sexuellen) Erfahrungen und der kommunikativen Kompetenz des Paares beeinflusst.

3. Als **Wunsch** bezeichnet Levine die **sozialen** und **kulturellen Faktoren**, die die Wertvorstellungen, Erwartungen, Vorurteile und Stereotypen prägen und so das manifeste sexuelle Verhalten mitbestimmen. Sexuelles Verhalten findet in einem sozialen Umfeld statt, das sich vom Individuum über die Familie, das Paar und die Gemeinde bis hin zur Region oder Gesellschaft in einer bestimmten historischen Zeit erstreckt. Diese Dimension ist maßgeblich für unser sexuelles Selbstbild, für die Interpretation unserer Gefühle und Impulse und für ihre Umsetzung oder Nicht-Umsetzung in sexuelles Verhalten.

Das sexuelle Verlangen und seine Fluktuation im Lebenslauf ergibt sich damit aus dem Zusammenspiel der **drei Fundamente** menschlicher Existenz: ihrer biologischen, psychologischen und sozialen Grundlagen. Diese Sichtweise stellt den basalen Zugang nicht nur zur Appetenz, sondern zur menschlichen Sexualität überhaupt dar und konstituiert deshalb auch die Rahmenbedingungen sexualmedizinischen Tuns.

Während bei den Erregungs- und Orgasmusstörungen direkt die genitalphysiologischen Reaktionen betroffen sind, besteht das Kernmerkmal der Appetenzstörungen in einem Defizit der **sexuellen Motivation.** Typisch für einen Appetenzmangel ist, dass nur wenige Reize als erotisch kodifiziert werden und das spontane sexuelle Verlangen sehr gering ausgeprägt ist. Je nachdem, ob der Mangel der sexuellen Motivation mit einer sexuellen Aversion kombiniert ist, werden zwei unterschiedliche Störungsbilder unterschieden.

1. Für die **Störung mit verminderter sexueller Appetenz** wird im DSM-IV (302.71) als Kriterium A vorgegeben: „Ein anhaltender oder wiederkehrender Mangel an (oder ein Fehlen von) sexuellen Phantasien und des Verlangens nach sexueller Aktivität". Wie üblich wird in Kriterium B und C verlangt, dass die Störung zu deutlichem Leiden oder zwischenmenschlichen Schwierigkeiten führen muss und nicht besser durch eine andere psychische Störung, körperliche Erkrankung oder substanzbedingte Wirkung erklärt werden kann. Zur weiteren diagnostischen Erläuterung wird darauf hingewiesen, dass das geringe Sexualverlangen **global** (alle Formen sexueller Betätigung betreffend) oder **situativ** (nur bestimmte sexuelle Aktivitäten oder Partner betreffend) sein kann. Die betroffene Person übernimmt gewöhnlich nicht die Initiative oder beteiligt sich nur widerwillig an einer sexuellen Aktivität, wenn diese vom Partner initiiert wird. Eine geringe Appetenz ist häufig mit Schwierigkeiten der sexuellen Erregung oder des Orgasmus (als Ursache oder Folge) verbunden, die Fähigkeit zu sexueller Erregung oder Orgasmus als Reaktion auf sexuelle Stimulierung kann aber auch erhalten sein.

2. Für die **Störung mit sexueller Aversion** (302.79) gilt als Kriterium A: „Eine anhaltende oder wiederkehrende extreme Aversion gegenüber und Vermeidung von jeglichem (oder fast jeglichem) genitalen Kontakt mit einem Sexualpartner". Hier besteht Angst, Furcht oder Ekel, wenn die betroffene Person mit der Möglichkeit zu sexuellen Aktivitäten konfrontiert wird. Die Aversion kann sich auf bestimmte Aspekte (z.B. genitale Sekretionen, vaginale Penetration) beziehen oder generalisiert gegenüber allen sexuellen Stimuli bestehen. Die Intensität der aversiven Reaktion reicht von mäßiger Angst und dem Fehlen jeglicher Lust bis zu extremem psychischen Leiden. Schwere Ausprägungsgrade der Störung können in sexuellen Situationen zu Panikattacken mit extremer Angst, Gefühlen des Schreckens, der Ohnmacht, Übelkeit, Herzklopfen, Schwindel und Atembeschwerden führen. Eine ausgeprägte Sexualaversion führt zu erheblichen Störungen der zwischenmenschlichen Beziehungen und häufig zu verdeckten Vermeidungsstrategien (z.B. frühes Zubettgehen, Überengagement in anderen Lebensbereichen, Substanzmissbrauch, Vernachlässigung der äußeren Erscheinung).

6.3.2 Psychische und paarbezogene Ursachen und ihre Diagnostik

Die große Bandbreite der ätiopathogenetischen Faktoren und deren dichte Wechselwirkung macht die Isolierung der psychischen und paarbezogenen Ursachen von männlichen Appetenzstörungen kompliziert. Grundsätzlich gelten auch hier die in Kapitel 4.4 dargestellten Modelle der Verursachung sexueller Funktionsstörungen mit der Unterteilung in die verschiedenen Ebenen der Ätiopathogenese. In der Praxis ist es wichtig, sowohl auf die aktuellen Faktoren zu achten, die die Störung im Hier-und-Jetzt bedingen und aufrecht erhalten, als auch auf die tiefer verwurzelten Faktoren, die der Problematik im intrapsychischen und interpersonellen Bereich zugrunde liegen können. Dabei hat es sich in der klinischen Erfahrung als nützlich erwiesen, auf bestimmte Aspekte zu achten, die mit dem **Lebensalter** in Verbindung stehen.

Bei **jüngeren Männern** (bis ca. 45 Jahre) stellen sich Appetenzstörungen bei genauerer Exploration eher selten als das Hauptproblem heraus. Die sexuelle Motivation und der sexuelle Antrieb sind in dieser Lebensphase meist robust und weniger störanfällig als bei Frauen. Appetenzprobleme sind daher meist reaktiv auf Orgasmus- oder Erektionsstörungen, auf deren Symptome sorgfältig zu achten ist. Stellt sich ein Appetenzmangel auch nach sorgsamer Sexualanamnese als Hauptproblem heraus, sollte bei jüngeren Männern auf die folgenden Faktoren geachtet werden:

▸ **Deviante Sexualpräferenzen**. In einigen Fällen verbirgt sich hinter dem „Präsentationssymptom" Lustmangel eine meist abgewehrte und ich-dystone paraphile Präferenz, etwa in Gestalt eines Fetischismus oder einer pädophilen Strömung. Diese Impulse sind häufig auf Phantasien und die Masturbation begrenzt, bringen für den jungen Mann aber erhebliche Konflikte mit sich und versperren den Zugang zu einer partnerschaftlich orientierten Sexualität.

▸ **Massive Sexualängste**. Fast jeder jüngere Mann hat zu Beginn seiner sexuellen Partnererfahrungen mit Ängsten bezüglich der eigenen sexuellen Reaktionen oder den Erwartungen und Ansprüchen der Partnerin zu kämpfen. Bei einigen Männern sind diese Ängste jedoch extrem ausgeprägt und erscheinen als unüberwindlich. Es besteht das ausgeprägte Gefühl, in dem schwierigen, von Fallstricken durchzogenen Feld nicht bestehen zu können. Sexuelle Appetenz beschränkt sich auf die Masturbation, erscheint bisweilen aber auch „abgeschaltet". Die massiven Sexualängste verweisen auf früh angelegte intrapsychische Konflikte und/oder biographische Erfahrungen, die oft erst in einer längeren therapeutischen Beziehung deutlich werden.

▸ **Sexuelle Orientierungskonflikte**. In einigen Fällen verbirgt sich hinter einer Appetenzproblematik auch ein Konflikt hinsichtlich der eigenen sexuellen Orientierung **(Coming-Out-Problematik)**. Das Auftreten homoerotischer Impulse und Phantasien oder das Erleben einer gleichgeschlechtlichen Attraktion ist verwirrend, führt zu Konflikten oder wird „bekämpft", weil es in das Lebenskonzept nicht integrierbar scheint. Die Ablehnung durch Bezugspersonen und Umwelt wird gefürchtet. Auch passagere oder schwächer ausgeprägte homoerotische Impulse bei einer überwiegend heterosexuellen Orientierung können eine vergleichbare Konfliktlage bedingen und zu dem Symptom eines Mangels an sexueller Appetenz führen.

Bei **älteren Männern** sind Störungen der sexuellen Appetenz häufiger, werden aber selten eingestanden, da es mit dem sexuellen Selbstkonzept und den gängigen Geschlechtsrollenstereotypen männlicher Sexualität noch weniger vereinbar scheint, „keine Lust" zu haben, als Störungen der genitalphysiologischen Reaktionen zu beklagen. Dieser Umstand und die hohe Komorbidität von Appetenz- und Erektionsstörungen macht es notwendig, die Dimension des sexuellen Verlangens bei älteren Männern immer im Blick zu haben. Das gilt auch deshalb, weil somato-psychische Faktoren (Körperkrankheiten, Medikamentennebenwirkungen) meist stärker und früher die Appetenz als die genitale Funktion betreffen.

> Hier gilt die Faustregel, dass zuerst die sexuelle Appetenz, dann Orgasmus/Ejakulation und zuletzt die Erektionsfähigkeit beeinträchtigt werden.

Unabhängig vom Lebensalter sollte bei männlichen Appetenzproblemen noch auf folgende ursächliche Faktoren geachtet werden:

▶ **Sexuelle Traumatisierungen**. Die klinische Erfahrung und empirische Studien haben gezeigt, dass sexuelle **Missbrauchserfahrungen** auch bei Jungen keine Seltenheit sind. Derartige Erfahrungen können die sexuelle Selbstachtung untergraben, zu einem Verlust von Vertrauen und Intimität sowie einer konditionierten Angst vor sexuellen Annäherungen führen und Zweifel an der sexuellen Orientierung nach sich ziehen. Mehr noch als bei den anderen Funktionsstörungen sind sexuelle Traumatisierungen daher bei den Appetenzstörungen zu beachten. Zu beachten ist allerdings auch, dass es keinen Determinismus zwischen Missbrauchserfahrungen und reduzierter Appetenz gibt und dass nicht selten in einer „Missbrauchsspirale" aus den Opfern selbst Täter werden. Es ist daher notwendig, die Dynamik der Missbrauchserfahrung im Einzelfall genau zu klären.

▶ **Soziale Faktoren**. Soziale Faktoren werden bei sexuellen Funktionsstörungen meist weniger beachtet, sollten aber gerade bei den Appetenzproblemen angemessen berücksichtigt werden. Lange Arbeitslosigkeit, berufliche Zurücksetzung, aber auch nachlassende Leistungsfähigkeit und eine damit einhergehende Überforderung bei älteren Männern führen häufig zu ausgeprägten Selbstwertproblemen, Selbstzweifeln, einem Verlust von Energie und Lebensinteressen und gehen dann oft mit sexuellen Appetenzproblemen einher.

▶ **Depressionen**. Alle größeren psychiatrischen Krankheitsbilder (Psychosen, hirnorganische Syndrome, Substanzmissbrauch/-abhängigkeit, affektive Störungen) können zu einer Reduktion oder einem Verlust der sexuellen Appetenz führen. Ein besonders enger Zusammenhang besteht jedoch zu den Depressionen. In einer amerikanischen Studie (Schreiner-Engel & Schiavi 1986) war die Anamnese einer Depression bei den Patienten mit Appetenzproblemen verglichen mit einer Kontrollgruppe doppelt so häufig, und bei den männlichen Patienten berichteten fast 90%, dass die Appetenzstörung zeitgleich mit der initialen depressiven Episode aufgetreten ist. Bei Appetenzproblemen ist es daher immer angezeigt, das Vorhandensein depressiver Symptome abzuklären und möglichst die Ursache-Wirkungs-Beziehung zu klären. Gegebenenfalls ist zunächst die Depression psychotherapeutisch und/oder medikamentös zu behandeln, bevor die sexuelle Symptomatik (falls dann noch notwendig) therapiert werden kann. Zu bedenken ist dabei, dass viele Antidepressiva ihrerseits unerwünschte Wirkungen auf die Sexualität haben.

Wie alle anderen sexuellen Störungen auch erfordern die Appetenzstörungen des Mannes eine fachgerechte sexualmedizinische Untersuchung und Sexualanamnese, die in Kapitel 3.1.2 im Überblick beschrieben ist.

Nach der Sexual- und Krankheitsanamnese ist zu entscheiden, ob es sich um eine primäre/ globale oder um eine sekundäre/situative Appetenzminderung handelt oder aber um eine Problematik, die aus einer Diskrepanz des sexuellen Verlangens beider Partner resultiert. Je nach diagnostischer Zuordnung folgen weitere Schritte, die im Wesentlichen in der Überprüfung des gleichzeitigen Vorhandenseins von Erregungs- oder Orgasmusstörungen und in der Fokussierung intrapsychischer oder interpersoneller Störungsursachen bestehen, die in der Regel allerdings keine besondere Spezifität bei Appetenzstörungen aufweisen. Wichtig ist, dass neben der **Ebene des manifesten sexuellen Verhaltens** immer auch die **Phantasie-Ebene** mitbeachtet wird, da sich die Quellen und Hemmnisse der sexuellen Motivation hier meist deutlicher erkennen lassen. Im Hinblick auf die therapeutischen Optionen sollten nicht allein die Defizite und Hemmungen der sexuellen Appetenz beachtet werden, sondern auch die (noch vorhandenen) Ressourcen und Erlebnismöglichkeiten.

Besonders zu beachten ist die unterschiedliche **Tönung** der Symptomatik, die neben den beiden oben skizzierten und in den Diagnosesystemen klassifizierten Hauptvarianten der **Appetenzminderung** und sexuellen **Aversion** bei manchen Männern auch das Bild einer eher blanden Desinteressiertheit an Sexualität annehmen kann. Diese kann Ausdruck eines möglicherweise konstitutionell mitbedingten niedrigen Niveaus des sexuellen Antriebs sein, verdankt sich vielleicht aber auch dem in der Sexualmedizin bislang wenig beachteten Umstand, dass auch Männer sich in dem Ausmaß der Gratifikation, die aus sexueller Aktivität gezogen wird, unterscheiden. Eine Aussage, wonach man das ganze „Brimborium" um Sexualität nicht nachvollziehen könne, muss daher nicht unbedingt Anzeichen einer generellen Anhedonie oder spezifischer Konflikte sein. Gleichwohl fühlen sich diese Männer gegenüber der imaginären Norm abweichend und häufig nicht als „richtige" Männer, was dann wieder zur sozialen Isolierung, zur Resignation und zu Problemen in der Partnersuche führen kann. Ebenso häufig verbergen sich hinter der sexuellen Desinteressiertheit aber auch tiefer liegende Konflikte, meist im Gepräge von Näheängsten, von Abneigung oder Ekel gegenüber körperlichen Berührungen, Körpergerüchen oder -säften oder den weiblichen Geschlechtsteilen. Eine geduldige Differenzierung der Symptomatik zusammen mit dem Patienten und eine fachgerechte Sexualanamnese sind oft in der Lage, diese Unterscheidungen herauszuarbeiten.

Die folgende Fallvignette soll die unterschiedliche Tönung sowie das ebenso komplexe wie individuelle Erscheinungsbild männlicher Appetenzprobleme verdeutlichen.

Fallbeispiel

Der 55jährige freiberuflich tätige Ingenieur klagt über eine seit ca. 5 Jahren kontinuierlich nachlassende Appetenz. Er habe einfach „keinen Hunger" mehr und könne sich ein Leben ohne Sexualität durchaus vorstellen. Zur Vorgeschichte gibt der Patient an, dass er spät (vor 8 Jahren) geheiratet habe, und zwar eine 11 Jahre jüngere Italienerin. Die gemeinsame Tochter ist 5 Jahre alt. Nach beruflichen Umwälzungen seien beide dabei, sich mit erheblichem Energieaufwand neue Existenzen aufzubauen. Der Patient beschreibt massive Partnerschaftsprobleme, die er maßgeblich auf die Sexualität zurückführt. Seine Frau, ohnehin sehr temperamentvoll und direkt, sei durch seine mangelnde sexuelle Lust dünnhäutig, gereizt und aggressiv geworden und treffe ihn nicht selten „unter der Gürtellinie". Er sei in der Defensive, seine „preußisch-disziplinierte" Grundeinstellung verbiete es ihm, selbst an-

zugreifen. Am Anfang der Beziehung sei ihm die Sexualität schon wichtig gewesen, allerdings nie an erster Stelle. Jetzt habe er praktisch kein eigenes sexuelles Interesse mehr, auch keine Tagträume oder Phantasien, betreibe auch keine Selbstbefriedigung. Wenn es auf Initiative seiner Frau zu sexuellen Kontakten komme, sei er unsicher, ob es bei ihm „klappt". Doch selbst „geglückte" Kontakte motivieren ihn nicht, zu verstärkten sexuellen Aktivitäten. Medizinisch besteht ein Zustand nach Struma-Op. mit entsprechender medikamentöser Einstellung sowie leichten Herz-Rhythmusstörungen, die ebenfalls medikamentös behandelt werden. Die Androgenwerte sind grenzwertig, Prolaktin im oberen Durchschnittsbereich. Im gemeinsamen Gespräch mit der Ehefrau berichtet diese, das sexuelle Interesse ihres Mannes sei seit jeher eher begrenzt gewesen, die Sexualität früher „in Ordnung", wenn auch nie „berauschend". Für sie sei dagegen Sexualität sehr wichtig. Sie gibt weiter an, dass eine drastische Verschlechterung der sexuellen Beziehung während der Schwangerschaft eingetreten sei. Ihr Mann habe sie nicht mehr angerührt, sie sei tabu gewesen, manchmal habe sie das Gefühl gehabt, er ekle sich. Nach der Geburt habe ihr Mann seine ganze Liebe auf die Tochter übertragen, die Sexualität habe sich nie wieder richtig verbessert. Durch die sexuelle Problematik sei es zu einem Machtkampf gekommen, in dem er aber viel stärker sei, als er selbst glaube. Wegen der Eheprobleme haben beide eine Eheberatung begonnen, die neue Einsichten gebracht habe. Es wird vereinbart, zuerst diese Beratung zu einem Abschluss zu bringen, bevor eine Sexualtherapie begonnen wird. Beide melden sich nicht mehr.

Grundsätzlich unterscheidet sich das diagnostische Vorgehen danach, ob ein **einzelner Patient** Behandlung sucht oder ob die **Appetenzproblematik in einer Paarbeziehung** auftritt. Im Gegensatz zu Frauen, für die außerhalb einer Partnerschaft Quantität und Qualität des sexuellen Verlangens zumeist nicht hinterfragt und die sexuelle Appetenz tendenziell eher „abgeschaltet" wird, kommen häufiger Männer in die Sprechstunde, die sich – z.T. seit längerer Zeit ohne Partnerin lebend – Sorgen um ihre sexuelle Appetenz machen. In der Exploration dieser Patienten wird deutlich, dass das eigene sexuelle Verlangen mit einem bestimmten Standard verglichen wird, der eher intern durch Erinnerungen an persönlich erlebte Zeiten hoher sexueller Motivation oder eher extern, v.a. durch das in den Medien oder in Erotika vermittelte Bild männlicher Sexualität, geprägt sein kann. Im subjektiven Erleben des Mannes wird dieser Standard nicht erfüllt. Nicht selten ist der Mann davon überzeugt, mit einer geringeren „Libido", einem schwächeren sexuellen Antrieb ausgestattet zu sein. Dieses Gefühl wiederum beeinträchtigt das Selbstwertgefühl als Mann und führt bei den betroffenen Patienten oft zu einem diffusen Gefühl der **„Impotenz"**, verbunden mit Rückzugstendenzen und der Furcht, bezüglich einer Partnersuche zur Erfolglosigkeit verurteilt zu sein.

In der Diagnostik ist es wichtig, dass die dem Untersucher oft etwas merkwürdig oder überzogen vorkommenden Befürchtungen ernst genommen und aus dem Bezugsrahmen des Patienten heraus verstanden werden, um das Beschwerdebild einordnen und adäquate Hilfe anbieten zu können. Die individuellen Erlebnisqualitäten und verzerrten Standards lassen sich oft durch entsprechende Informationen und „Aufklärung" wirkungsvoll korrigieren. In anderen Fällen sind sie allerdings Indikatoren tiefer verwurzelter Ängste oder negativer Erfahrungen und benötigen weitergehende sexualmedizinische und/oder psychotherapeutische Interventionen.

In den meisten Fällen (s. die Fallvignetten) wird eine Appetenzproblematik **innerhalb einer Paarbeziehung** manifest, und zwar als Diskrepanz oder Gefälle im sexuellen Verlangen beider Partner. Ist diese Diskrepanz ausgeprägt oder besteht sie über lange Zeit, kommt es zu typischen Konstellationen, die man als Rückzug-Rückzug-Polarisierung oder als Rückzug-Vormarsch-Polarisierung bezeichnet.

▷ Bei der **Rückzug-Rückzug-Polarisierung** reagiert auch die Partnerin mit einem Rückzug. Das sexuelle Problem wird kaum zum Thema gemacht, und die Beziehung erscheint weniger konflikthaft und belastet. Tatsächlich kommt es aber zumeist zu einem Rückgang oder völligen Brachliegen nicht nur der Sexualität, sondern der Intimität in jeder Form, verbunden mit einem Erkalten und Erstarren der Beziehungsdynamik. Diese Konstellation prädestiniert zu einer plötzlichen, scheinbar unvermittelten Dekompensation des fragilen Gleichgewichts und zu Trennungen, die für Außenstehende kaum nachvollziehbar sind.

▷ Bei der **Rückzug-Vormarsch-Polarisierung**, in der sexualmedizinischen Praxis häufiger, weil in diesem Fall eher professionelle Hilfe gesucht wird, kommt es zu einer Verteilung von Drängen auf der einen und Verweigerung bzw. Vermeidung auf der anderen Seite. Das Appetenz-Gefälle wird zu einem dauerhaften Konfliktherd, der fast immer auf andere Beziehungsbereiche übergreift und dem eine Tendenz zur Eskalation eigen ist. Der Mann wird hier oft von der Partnerin zur Behandlung gedrängt oder sucht diese selbst aus Angst vor einem Zerbrechen der Beziehung.

In einer weiteren, in der Sprechstunde bisweilen auch vorkommenden Variante wird die untergeordnete Bedeutung der sexuellen Aktivität und die geringe Frequenz sexueller Kontakte von beiden Partnern beklagt. Beide geben an, „eigentlich" an Sexualität interessiert zu sein und keine Probleme in diesem Bereich zu haben, aber aufgrund starker beruflicher oder familiärer Belastung, ständiger Müdigkeit bei den wenigen Gelegenheiten oder wegen eines ganz unterschiedlichen Tag-Nacht-Rhythmus doch nicht zusammen zu kommen. Im Laufe der Zeit, und nachdem eigene Lösungsversuche fehlgeschlagen sind, verselbstständigt sich dieses Problem und wird von einem Partner oder von beiden als Manko der Beziehung wahrgenommen. Die Motivation zur Veränderung und Hinterfragung ist allerdings in diesen Fällen erfahrungsgemäß sehr ambivalent, und eine Behandlung kommt selten zustande.

Bei den paargebundenen Appetenzproblemen des Mannes ist eine diagnostische Einschätzung und v.a. eine erfolgversprechende Therapieplanung ohne Einbeziehung der Partnerin kaum möglich. Hat der Erstkontakt mit dem Mann allein stattgefunden, hat sich in der Praxis dabei ein Vorgehen bewährt, bei dem auch der Partnerin zunächst Gelegenheit gegeben wird, mit dem Behandler allein zu sprechen. Daran schließt sich unmittelbar ein Paargespräch an, in dem die Ergebnisse der Einzelgespräche zusammengetragen und offene Fragen gemeinsam geklärt werden können. Dieses Vorgehen und speziell die Paargespräche machen auf Seiten des Untersuchers gerade bei paargebundenen Appetenzproblemen ein hohes Maß an „therapeutischem Fingerspitzengefühl", empathischem Geschick und Verständnis der Systemdynamik der Paarbeziehung notwendig. Das ist deshalb der Fall, weil die sexuelle Appetenz von den Partnern meist als besonders heikles Feld empfunden wird und eine große Verletzlichkeit besteht. Fast immer geht es um die Frage, ob die eigene Attraktivität nachgelassen hat, Liebe und Zuneigung noch ausreichend besteht, das Fundament der Paarbindung noch tragfähig ist, eine andere Frau im Spiel ist etc. Diese Faktoren müssen im Blickfeld des Untersuchers sein, ohne seine Handlungsfähigkeit zu lähmen. Weitere Ausführungen zur Paarberatung und -therapie findet der Leser in Kap. 3.2 und 7.2.

Inhaltlich sollte in der Diagnostik paargebundener Appetenzprobleme auf folgende psychosoziale Faktoren besonders geachtet werden:

Unterschiede in den **Vorlieben** der Partner bezüglich der Frequenz sexueller Kontakte und des Ablaufs sexueller Interaktionen. Zilbergeld geht davon aus, dass die bevorzugte „Grundhäufigkeit" sexueller Aktivität eine relativ fest verankerte persönliche Größe ist, die im Lauf des Lebens eher geringen Schwankungen unterworfen ist (etwa in Phasen intensiver Verliebtheit oder in Zeiten von Krankheit bzw. Belastung). Die gewünschte Frequenz sexueller Aktivität kann sich in einer Paarbeziehung demnach unterscheiden, ohne dass dies Indikator eines Konflikts sein muss, der aus der Diskrepanz dann aber meistens entsteht.

Die Gründe für die bestehende **Unzufriedenheit** mit der Partnersexualität (neben dem Appetenzgefälle) sollten detailliert erfasst werden und von der – ebenfalls detailliert zu erfragenden – Unzufriedenheit mit der allgemeinen Beziehung abgegrenzt werden.

Da paargebundene Appetenzprobleme zumeist **sekundär** sind, ist zu eruieren, welche Faktoren zu der Veränderung geführt haben.

Ein besonders wichtiger Bereich, der möglichst frühzeitig geklärt werden sollte, betrifft die genauen **Wünsche und Erwartungen** der Partner aneinander. Die Angabe „mehr (bzw. weniger) Sexualität" ist viel zu pauschal und keine ausreichende Grundlage für die weitere Evaluation und Behandlungsplanung. Dabei gilt es auch die Motive und Gründe der drängenden oder unzufriedenen Partnerin für ihren Wunsch nach häufigeren sexuellen Kontakten zu hinterfragen. Im Drängen nach Sexualität kommen fast immer **Bedürfnisse nach Intimität**, Nähe, Austausch, Zusammengehörigkeit oder Bestätigung zum Ausdruck, die entweder von vornherein oder im Zuge der sich verschlechternden Paarbeziehung unbefriedigt bleiben. Die Benennung und Differenzierung dieser Motive im diagnostischen Prozess fördert das gegenseitige Verständnis, entlastet die sexuelle Beziehung und eröffnet Veränderungsräume (s. Zilbergeld 1994).

Schwieriger noch als die Untersuchung der bis hierhin aufgeführten inhaltlichen Bereiche ist die Klärung der **„verborgenen" Motive**, die an der Sexualvermeidung beteiligt sind. Levine (1995) verweist darauf, dass diese verborgenen Motive besonders beeinflusst werden von der **Qualität der nichtsexuellen Beziehung**, der Kompatibilität der sexuellen Identität beider Partner, dem Einfluss der Erfahrungen mit wichtigen Bezugspersonen und den Möglichkeiten, die dem Paar zum Aushandeln ihrer sexuellen Beziehung zur Verfügung stehen. In ihrer Tiefendimension betrachtet Levine Appetenzprobleme als eine Erotisierungs-Abwehr, die er durch drei Fragen zu spezifizieren versucht: (1) Beruht die übersteigerte Erotisierungs-Abwehr auf aktuellen Belastungsfaktoren (Depression, Verlust, Trauer u.a.)? (2) Richtet sich die übersteigerte Erotisierungs-Abwehr gegen anflutende Erinnerungen erlittener (physischer/sexueller) Missbrauchserfahrungen? (3) Beruht die Erotisierungs-Abwehr auf dem Unvermögen der Partner, ihre individuellen Bedürfnisse nach körperlicher Intimität zu verstehen und auszuhandeln?

Für Levine spiegelt das sexuelle Verlangen die persönliche Fähigkeit wider, die biologischen, psychologischen und sozialen Kräfte, die das sexuelle Erleben und Verhalten organisieren, sinnvoll zu integrieren. Vor dieser Aufgabe steht sowohl die einzelne Person als auch das Paar. Für den fortlaufenden Prozess der Integration und Justierung in der Dyade hat Levine den Begriff des **„sexuellen Equilibriums"** geprägt, mit dem er das komplexe und vielschichtige Ineinandergreifen der biographischen und sexuellen Merkmale der Partner umschreibt. Das möglichst weitgehende Erfassen und Reflektieren dieses Equilibriums ist Anspruch und Ziel sexualmedizinischer Diagnostik paargebundener Appetenzprobleme.

6.3.3 Organische Ursachen und ihre Diagnostik

Organische Faktoren bei verminderter sexueller Appetenz können ganz unterschiedlicher Natur sein und umfassen ein breites Spektrum möglicher Ursachen. Zu bedenken ist allerdings, dass Mangel an sexuellem Verlangen bei Männern seltener ist als bei Frauen und im Allgemeinen als alarmierender empfunden wird. Unterstellt man einmal, dass das männliche sexuelle Verlangen, ob trieb- und/oder sozialisationsbedingt, vergleichsweise stärker bzw. robuster ist, so kommt hinzu, dass Männer dazu neigen, sich sexuelle Appetenz abzuerwarten, wodurch diese Wunsch-Charakter erlangt. Wenn mangelndes sexuelles Verlangen zum Konsultationsgrund wird, ist zu beachten, ob und wodurch ein lebenslang eher geringes Verlangen Probleme bereitet oder ob es sich (und in Abhängigkeit wovon) um einen Appetenzverlust handelt.

Man kann davon ausgehen, dass sexuelle Appetenz in hypothalamisch-limbischen Strukturen und Funktionen geregelt wird. Weder die Kenntnis von krankheitsbedingten Faktoren, die nachweislich Appetenz beeinträchtigen, noch fortschreitende Erkenntnis der komplexen neuronalen und neurohumoralen Prozesse hat bisher entschlüsseln können, wie diese Regulation geschieht. Es bieten sich folgende Unterscheidungen an: Auf der einen Seite stehen rein **somatische Faktoren**, wie z.B. Testosterondefizit oder zerebrale Störungen, die die „Produktion" von sexueller Appetenz beeinträchtigen. Auf der anderen Seite stehen **Verfassungen**, die als psychische Phänomene imponieren, von denen man aber weiß, dass sie sich – wie z.B. schwerer Stress oder Depressionen – auch im Neuroendokrinium manifestieren. Eine mögliche weitere Gruppe könnte dadurch charakterisiert sein, dass der Appetenzverlust aus einem Zusammenbruch der gesamten sexuellen Funktion resultiert, verursacht durch anhaltendes Versagen der genital-sexuellen Reaktion, aber z.B. auch durch schmerzhafte oder das Allgemeinbefinden beeinträchtigende Krankheiten.

Globaler Verlust der männlichen sexuellen Appetenz mit einer definierbaren Entstehungsgeschichte erfordert im Allgemeinen eine gründliche somatische Diagnostik, u.U. auch dann, wenn sich anamnestisch Hinweise auf psychoreaktive Faktoren ergeben. Andererseits darf bei Nachweis moderater körperlicher Störungen nicht angenommen werden, dass psychoreaktive Faktoren keine Bedeutung hätten.

Seit langem ist bekannt, dass sexuelle Appetenz von adäquaten Testosteronspiegeln abhängt. Inzwischen weiß man auch, dass in hypothalamisch-limbischen Strukturen Testosteron-(wie auch Östradiol-)Moleküle und Rezeptoren vorhanden sind, wenn auch noch nicht genau bekannt ist, in welche Transmissionsprozesse sie integriert sind.

Mäßig ausgeprägten **Testosterondefiziten** begegnet man am häufigsten bei funktionellen endokrinen Dysbalancen und im Alter. Bei gravierendem Testosteronmangel spricht man von Hypogonadismus. Dieser kann durch (beidseitige) Schädigungen der Hoden bedingt sein, v.a. durch Verletzungen oder Entzündungen, Tumore, Strahlen- oder Chemotherapie-Schäden, Kryptorchismus, schließlich auch beim Klinefelter-Syndrom auftreten. In diesem Fall sind LH und FSH erhöht: es handelt sich also um einen **hypergonadotropen Hypogonadismus**.

Insgesamt weist er die folgenden Charakteristika auf: 1. Fehlen oder deutliche Verminderung von sexueller Appetenz und Phantasie sowie spontaner Libidofluktuation; 2. meist schließlicher Verlust der anfangs erhalten bleibenden Erektionsfähigkeit; 3. deutliche Verminderung der Ejakulation; 4. Verminderung der penilen erotischen Empfindungsfähigkeit; 5. Globalität der sexuellen Symptome; 6. Verbindung zwischen Beginn der sexuellen Probleme und körperlichen Ereignissen, die zu verminderter Produktion oder Bioverfügbarkeit von Androgenen führen; 7. Serum-Testosteronspiegel unter der normalen Spielbreite für Männer (3-10 ng/ml).

Hypogonadotroper Hypogonadismus verweist auf hypophysäre oder hypothalamische Störungen. Unter diesen haben Hypophysentumore, v.a. Prolaktinome, die größte Bedeutung. Diese führen zu **Hyperprolaktinämie**, die auch ohne Testosterondefizit sexuelle Inappetenz verursachen kann. Eine Magnetresonanztomographie (MRT) kann Hypophysen- (und andere intrazerebrale) Geschwülste zur Darstellung bringen. Hirntraumen, Hirninfarkte, Multiple Sklerose, Morbus Parkinson und Epilepsien können ebenfalls das sexuelle Verlangen beeinträchtigen. Bei Epilepsien spielen außer dem hirnorganischen Faktor einerseits Erlebnisse sozialer Stigmatisierung und andererseits Antiepileptika eine Rolle, die z.T. das freie Testosteron vermindern.

Eine Reihe von **chronischen Krankheiten** reduziert die sexuelle Appetenz. Chronisches **Nierenversagen** beeinträchtigt sowohl die Gonadotropinsekretion als auch die Hodenfunktion und erhöht den Prolaktinspiegel. **Leberzirrhose**, die häufig Gynäkomastie und Hodenatrophie verursacht, führt hauptsächlich zu erhöhter Globulinbindung des Testosterons und dadurch zu niedrigerem freien Testosteron, außerdem zur Erhöhung von Östradiol und Östron. Bei **Alkoholismus** kommt es außer zur Leber- (und zerebralen) Schädigung auch zu toxischer Wirkung auf die Hoden. Auch bei **Drogenabhängigkeit** werden niedrige Testosteronspiegel gefunden. Nebennierenrinden-Funktionsstörungen wie auch Glukokortikoidbehandlung bewirken Testosteronverminderung, wahrscheinlich durch Beeinträchtigung hypothalamischer, hypophysärer und testikulärer Funktionen. **Hypothyreoidismus** scheint im Wesentlichen durch TRH-Erhöhung Prolaktinämie zu bewirken. Diabetes bewirkt möglicherweise über

Erektionsstörungen hinaus Appetenzminderung durch noch unklare zentrale Mechanismen.

Über **psychiatrische Störungen**, die das sexuelle Verlangen beeinträchtigen, wird in Kapitel 5 sowie im Kapitel 8 ausführlich berichtet. An erster Stelle sind **Depressionen** zu nennen, bei denen Libidoverlust häufig ein Kardinalsymptom ist. **Angststörungen** sind nicht selten so beherrschend, dass sich intrapsychisch keine sexuelle Appetenz entfalten kann. Chronifiziertes Versagen der genital-sexuellen Reaktionen kann depressiv-ängstliche Mischbilder hervorbringen, aber auch schleichend und verursachungsunbewusst zu Verlangensverlust führen. **Sexualphobien** sind bei Männern selten, aber Appetenzstörungen können Ausdruck einer **partnerbezogenen Sexualaversion** sein, die sich in der Beziehung entwickelt hat. In den frühen Phasen der **Alkoholabhängigkeit** speist sich sexuelle Appetenz sozusagen aus dem Rauschzustand; die späteren Phasen werden beherrscht von den Komponenten der spezifischen somatischen Schäden (wie oben genannt), des Versagens genitaler Reaktionen und v.a. der süchtigen Fixierung auf den Stoff, der sexueller Appetenz keinen Raum mehr lässt. Diese süchtige Komponente kommt bei **Drogenabhängigkeit** noch weit früher ins Spiel. Obwohl einleuchtend ist, dass gravierende **Stresszustände** mit psychosomatischem Tiefgang sexuelle Appetenz versiegen lassen, können Männer sich das oft nicht vergegenwärtigen. Dasselbe gilt für stresshafte Lebensstile, die meist berufsbezogen entstehen. Schließlich muss an schwere **Persönlichkeitsstörungen** gedacht werden, die beinhalten können, dass im seelischen Haushalt sexuelle Appetenz gleichsam nicht vorgesehen ist.

Über **Pharmaka**, die das sexuelle Verlangen – oft zusammen mit genitalen Reaktionen – beeinträchtigen können, wird der Leser in Kapitel 5 informiert. Es geht hauptsächlich um Pharmaka mit kardiovaskulärer Indikation und zentralen Wirkungskomponenten, um Psychopharmaka mit ihrem Eingriff in die zerebralen Neurotransmissionssysteme und um unterschiedliche Pharmaka mit endokrinen Nebenwirkungen. Stets ist zu differenzieren, inwieweit die Appetenzstörung durch die Grundkrankheit oder die Medikation verursacht wird, und dies gilt für Körperkrankheiten, z.B. kardiovaskulärer Art, und für psychische Störungen gleichermaßen.

Zusammengefasst orientiert sich das **diagnostische Vorgehen** zunächst an der Anamnese.

Aus ihr mögen sich Hinweise ergeben auf a) **intrakranielle Erkrankungen**, zumal mit hypothalamisch-hypophysären Störungen oder wenn Kopfschmerzen, Sehstörungen und metabolische Auffälligkeiten berichtet werden, b) **gonadale Dysfunktionen** und Testosterondefizienz aus Veränderungen der Behaarungs- und Fettverteilung, der Hauttextur und des allgemeinen Energieniveaus, c) **chronische Krankheiten**, insbesondere Diabetes im Frühstadium, d) Missbrauch oder Abhängigkeit von **Suchtstoffen**. Die körperliche Untersuchung wird dann solchen Hinweisen nachgehen. Anhaltspunkte für Hypogonadismus ergeben sich oft schon aus der körperlichen Gesamtkonfiguration wie aus der Untersuchung der Hoden. Zusatzuntersuchungen orientieren sich an der Fragestellung, wenn sie nicht überhaupt eine internistische Befunderhebung einschließen müssen. Endokrinologische Untersuchungen umfassen die Bestimmung des (morgendlichen) Gesamt- und freien Testosterons, von LH und FSH, von Prolaktin sowie von T3 und T4 als Schilddrüsenparameter. Bei Verdacht auf intrakranielle Prozesse ist eine Magnetresonanztomographie (MRT) indiziert.

6.3.4 Therapieoptionen

Somatotherapeutischer Schwerpunkt

Es versteht sich, dass zuallererst bestehende Grundkrankheiten so gut wie möglich behandelt werden müssen. Das gilt für Körperkrankheiten wie für psychiatrische Störungen, und in beiden Fällen unter Berücksichtigung der appetenzbezogenen Auswirkungen der therapeutischen Maßnahmen. Wenn die Appetenzstörung als Ausweitung einer genital-sexuellen Störung, insbesondere einer erektilen Dysfunktion, aufzufassen ist, so stellt diese die „Grundkrankheit" mit dem Erfordernis einer primären Behandlung dar.

Sorgsamer Abwägung bedarf wegen der großen Variationsbreite der individuellen Testosteronspiegel die Indikation zu einer **Testosteronsubstitution**. Gegenindikationen sind Hypertrophie oder Karzinome der Prostata, aber auch kardiale und hämatologische Erkrankungen. Sowohl vor Beginn einer Testosteronsubstitution als auch in deren Verlauf sind rektale und transrektal-sonographische Untersuchungen der Prostata sowie Bestimmung des prostataspezifischen Antigens (PSA) erforderlich. Für die Substitution selbst steht Testosteronenanthat zur intramuskulären Injektion (250 mg alle 2-3 Wochen) zur Verfügung. Testosteronundecanoat zur oralen Anwendung hat aufgrund seiner kurzen Halbwertzeit den Nachteil der täglich 3-4maligen Einnahmenotwendigkeit. Transdermale Substitution hat den Vorteil der Nachahmung der zirkadianen Testosteronkinetik aber den Nachteil, dass die Pflaster (z.B. Testoderm 15 mit einer Abgaberate von 6 mg/24 Std.) täglich neu auf die (Skrotal-)Haut aufgeklebt werden müssen. Entscheidendes Kriterium der Substitutionsbehandlung ist, dass das Ziel der Appetenznormalisierung auch tatsächlich erreicht wird. Hierfür ist nicht nur die Kontrolle der Testosteronspiegel, sondern eine sorgsame symptomorientierte Betreuung notwendig.

Eine funktionelle **Hyperprolaktinämie** wird, soweit sie nicht durch Behandlung mit dopaminantagonistischen Pharmaka wie z.B. Neuroleptika verursacht ist, durch Dopaminagonisten (z.B. Bromocriptin) behandelt. Unter dieser Behandlung können sich sogar Prolaktinome zurückbilden, was sorgsam zu überwachen ist im Hinblick auf die oft doch notwendig werdende neurochirurgische Operation. Mit Hinweisen auf eine **Schilddrüsenstörung**, zumal eine Hypothyreose, ergibt sich die Notwendigkeit einer sachgerechten internistischen Behandlung.

Information zur Pharmakotherapie psychiatrischer Störungen wird ebenfalls in Kapitel 5 vermittelt, so dass an dieser Stelle nur nochmals auf die Notwendigkeit sorgsamer Differenzierung von Krankheitssymptomen und Arzneimittelnebenwirkungen hinzuweisen ist. Selbstverständlich ist der Verlust sexuellen Verlangens, der aus – bei den androgenabhängigen Prostatakarzinomen notwendiger – pharmakologischer Kastration durch gonadale, testosteronblockierende oder hypothalamische Einwirkungen resultiert, nicht als Nebenwirkung, sondern als unvermeidliche Begleiterscheinung einer kurativen Intervention zu betrachten.

Psychotherapeutischer Schwerpunkt

Erst Ende der 70er Jahre ist die Fachwelt auf die Störungen der Appetenz aufmerksam geworden, und seitdem hat man versucht, Konzepte und Modellvorstellungen für die Verursachung, Diagnostik und Behandlung zu entwickeln. Aufgrund der deutlichen geschlechtsabhängigen

Unterschiede in der Prävalenz der Störung haben sich diese Bemühungen überwiegend auf weibliche Probleme konzentriert (s. Kap. 5.3). Die Appetenzprobleme des Mannes haben erst in den letzten Jahren mehr Beachtung gefunden. Dieser Umstand ist allerdings nicht die einzige Erklärung dafür, dass es kaum ausgearbeitete Behandlungsprogramme für diese Störungsgruppe gibt. Gewichtigere Gründe sind die große Heterogenität dieser Problemklasse, das Fehlen von Orientierungsnormen sowie die inkonsistenten theoretischen Konzepte, die ein standardisiertes „Behandlungspaket" nicht zulassen. Hinzu kommt die Vielzahl biopsychosozialer Faktoren, die bei Appetenzproblemen von Bedeutung sein können, und die Tatsache, dass Appetenzstörungen oft Symptomstörungen sind und auf anderen – körperlichen und/oder psychischen – Krankheiten beruhen.

Die genannten Gesichtspunkte machen bei den Appetenzproblemen des Mannes ein flexibles und individualisiertes Vorgehen notwendig, bei dem ausgehend von der spezifischen, beim einzelnen Patienten vorfindbaren Konstellation eine Behandlungsstrategie entwickelt wird. Mehr noch als bei den anderen männlichen Funktionsstörungen sollte deshalb eine genaue Klärung der intrapsychischen, paarbezogenen und sozialen Faktoren Grundlage der Therapieplanung sein. Während es etwa bei einer Erektionsstörung vertretbar sein kann, das in Abschnitt 6.4.5 beschriebene sexualtherapeutische Programm zu beginnen, ohne dass das Gefüge verursachender und aufrechterhaltender Faktoren klarifiziert wurde, ist dies bei Appetenzproblemen nicht ratsam, da die Wahrscheinlichkeit von Misserfolgen, Widerständen oder unvorhersehbaren Auswirkungen groß ist und die ohnehin oft brüchige Motivation weiter unterhöhlt.

Für die Praxis bedeutet das, dass der diagnostischen Abklärung besondere Sorgfalt gewidmet werden sollte, was für die Feststellung etwaiger Grunderkrankungen ebenso gilt wie für die biographische und Sexualanamnese sowie für die oben aufgeführten speziellen Faktoren bei Appetenzstörungen.

Die schon mehrfach erwähnte subtile Anamneseerhebung sollte erkennen lassen, worauf denn „eigentlich" keine Lust besteht oder, umgekehrt, worauf sehr wohl Lust bestünde, die aber frustriert wird. Häufig entdeckt der Patient/das Paar erst bei solchen Fragen wesentliche Komponenten oder (Mit-)Ursachen der Appetenzlosigkeit – meist unerfüllte Grundbedürfnisse, wobei der Akzeptanz (dem Wahr- und Angenommenwerden) besondere Bedeutung zukommt. Für die Behandlung findet das gesamte Repertoire sexualmedizinischer und sexualtherapeutischer Basisstrategien Anwendung, das aber nicht selten ergänzt werden muss durch spezifische psychotherapeutische Techniken, etwa zur Modifizierung tiefer verwurzelter intrapsychischer Konflikte oder zur Beeinflussung der Partnerdynamik.

Wichtige Lernschritte für die initiale Phase der Therapie führt Zilbergeld (1994) auf:

▷ Zu klären sind die sexuellen und partnerorientierten Wünsche des Patienten und Wege, wie sie erfüllt werden können.

▷ Ein gerade auch bei Appetenzstörungen wichtiger Schritt ist die Herausarbeitung der persönlichen Rahmenbedingungen des Patienten für eine befriedigende und lustvolle Sexualität und die Konzeption von Möglichkeiten, diese Rahmenbedingungen auch zu schaffen. Die therapeutische Arbeit an den sexuellen Phantasien und dem inneren „erotischen Drehbuch" ist dabei sehr bedeutsam, um die Ursachen für Hemmungen oder Blockierungen aufzuspüren und noch unerschlossene oder durch negative Erfahrungen verschüttete Quellen sexuellen Verlangens zu erschließen (s. Hartmann 1994, 1997).

▷ In einer Reihe von Fällen geht es in der Anfangsphase der Therapie auch um scheinbar triviale Dinge wie Terminplanungen, Freizeitaktivitäten, Sondierung der Möglichkeiten, berufliche bzw. familiäre Belastungen (zumindest vorübergehend) zu verändern oder auch um eine Angleichung der Zeitplanungen beider Partner. Der Sexualität im persönlichen Leben und in der Partnerschaft wieder Raum zu geben, hat jedoch neben der praktischen auch eine nicht zu unterschätzende symbolische Bedeutung und aktualisiert oft Widerstände oder verborgene Motive, die dann wichtige Anknüpfungspunkte für die weitere therapeutische Arbeit sein können.

Eines der wenigen Behandlungsprogramme bei Appetenzstörungen, das sich spezifisch mit den Störungen des Mannes beschäftigt, stammt von **McCabe** (1992). In einem multimodalen Therapiekonzept wurde dabei versucht, intrapsychische Konflikte und Beziehungsfaktoren zu bearbeiten, das sexuelle Repertoire zu erweitern, Einstellungen zu verändern und die sexuelle Kommunikation zu verbessern. Dafür wurden im Wesentlichen drei therapeutische Strategien eingesetzt: **Kommunikationsübungen**, **Sensualitätsübungen** nach Masters & Johnson sowie die Technik der **angeleiteten erotischen Phantasie** (guided fantasy). McCabe macht angesichts der kleinen Stichprobe und des Pilotcharakters ihres Konzepts nur kasuistische Angaben zu den Behandlungsergebnissen. Sie berichtet, dass viele Männer die Therapie mit der Überzeugung begonnen haben, sie könnten ein stärkeres Interesse am Sexualität (wieder)gewinnen, ohne sich mit ihren persönlichen Einstellungen, Reaktionen und Verhaltensweisen außerhalb der sexuellen Funktion im engeren Sinne auseinandersetzen zu müssen. Die Therapie, in die **grundsätzlich die Partnerin einbezogen** wurde, führte zu Verbesserungen in der Kommunikation, sexuellen Erregung und Zufriedenheit mit der Partnerschaft, die auch im Follow-Up stabil blieben. Auch im Bereich der Versagensgefühle und sexuellen Ängste gab es Verbesserungen. Problematisch blieb die sexuelle Appetenz, das spontane sexuelle Interesse und die Initiierung sexueller Kontakte, wenngleich positive Trends auch dort feststellbar waren.

Die Erfahrungen aus der Studie von McCabe decken sich mit denen anderer Zentren und Therapeuten. Einstellungs- und Verhaltensaspekte, aber auch die Kommunikation und andere Beziehungsbereiche lassen sich leichter und nachhaltiger beeinflussen als das sexuelle Verlangen selbst. Viele Männer mit Appetenzproblemen weisen grundlegende **emotionale Defizite** auf, die u.a. dazu führen, dass ihnen die Kodifizierung innerer wie äußerer Reize in erotische Stimuli nicht oder nur eingeschränkt möglich ist. Das Therapieziel „learning to be sexual" lässt sich daher nicht isoliert erreichen, sondern nur als Teil eines umfassenderen Zugangs, gegen den allerdings oft eine starke Abwehr besteht. Gelingt es dennoch, hier ein Arbeitsbündnis mit dem Patienten aufzubauen, ist die Prognose nicht schlecht. Obwohl aus den oben genannten Gründen standardisierte Therapiekonzepte kaum möglich sein werden, ist es wichtig, die Grundlagen- und die klinische Forschung zu intensivieren, um innovative Behandlungsstrategien zu entwickeln.

6.4 Erektionsstörungen

6.4.1 Erscheinungsbild, Kernmerkmale und Epidemiologie

Erektionsstörungen sind zwar nicht das häufigste sexuelle Funktionsproblem des Mannes, stellen in der Praxis aber mit Abstand den **häufigsten Konsultationsanlass** dar. Hier kommen der enorme Leidensdruck und die erheblichen psychosozialen Auswirkungen zum Ausdruck, den Erektionsstörungen auf das Sexualleben, das Selbstwertgefühl und die gesamte psychophysische Befindlichkeit des Mannes nehmen. Durch den Verlust der erektilen Potenz wird das körperliche, seelische und soziale Selbstverständnis des Mannes, insbesondere des jungen Mannes, im Kern erschüttert. Patienten mit chronischer erektiler Dysfunktion sind in ihrem gesamten Verhalten stark verunsichert. Sie haben Angst, kein „richtiger Mann" mehr zu sein. Versagens- und Erwartungsängsten kommen bei diesem Phänomen auch bei eindeutig organogener Genese (z.B. nach Beckenfraktur) eine mitbedingende und aufrechterhaltende Rolle zu. Ein Arrangement mit einer signifikant gestörten Erektionsfähigkeit ist deshalb seltener möglich als mit einer reduzierten Appetenz oder einem vorzeitigen Orgasmus. Hinzu kommt, dass durch die vielen diagnostischen und therapeutischen Optionen, die v.a. von der Urologie in den vergangenen 20 Jahren entwickelt worden sind, und durch die extensive Berichterstattung in den Medien die Inanspruchnahme professioneller Hilfe gestiegen ist.

Grundlagenforschung und klinische Studien insbesondere des letzten Jahrzehnts haben zur wesentlichen Erweiterung unseres Wissens über Physiologie und Pathophysiologie des Erektionsvorganges geführt. Dieses vertiefte Verständnis des normalen und gestörten Erektionsablaufs, die wesentlich verfeinerten und erweiterten diagnostischen Möglichkeiten sowie die multidisziplinäre Abklärung des Patienten ergeben heute ein völlig neues Bild der ursächlichen Entstehung von Erektionsstörungen. Die Komplexität des Erektionsvorganges und die oft multifaktorielle Genese der manifesten Störung erfordern ein fein abgestimmtes Zusammenspiel der verschiedenen Fachdisziplinen. Die diagnostische Fragestellung, ob Soma oder Psyche ursächlich für die Erektionsstörung verantwortlich sind, wird heute nicht mehr **polarisiert** und

dichotom, sondern im Sinne einer **ätiologischen Synthese** aus Soma und Psyche formuliert.

Zur Terminologie ist anzumerken, dass sich in der internationalen Fachwelt der Begriff „erektile Dysfunktion" durchgesetzt hat, der dem alten Begriff der „Impotenz" mit seinen pejorativen Konnotationen vorzuziehen ist und hier synonym mit dem Begriff „Erektionsstörung" verwendet wird.

> Definition: Als Erektionsstörung bezeichnet man eine anhaltende oder wiederkehrende Unfähigkeit, eine Erektion zu erlangen oder aufrecht zu erhalten, die für eine befriedigende sexuelle Funktion ausreichend ist.

Diese Definition basiert auf einem Vorschlag der ISIR (International Society for Impotence Research), entspricht im Wesentlichen aber auch den DSM-IV-Kriterien. Die Angabe einer Mindestdauer der Störung – seien es drei (wie in der ISIR-Definition) oder sechs Monate – ist sowohl grundsätzlich als auch bezüglich der anzusetzenden Dauer umstritten (s. Kap. 4.1). Sie enthebt den Kliniker ohnehin nicht der Aufgabe, die Entscheidung, ob es sich erstens überhaupt um eine Erektionsstörung und zweitens um eine Störung mit Krankheitswert handelt, nach sorgfältiger Befunderhebung und Einzelfallwertung zu treffen. Da viele Männer passagere Potenzschwierigkeiten kennen und andere eine leichte, altersadäquate Minderung der Prallheit der Erektion bereits als Störung erleben, ist ein kritischer Umgang mit dem Kriterium der „anhaltenden oder wiederkehrenden Unfähigkeit" durchaus angezeigt.

Erektionsstörungen lassen sich nach verschiedenen Kriterien unterteilen, die teils rein deskriptiv, teils ätiologieorientiert sind. **DSM-IV** unterscheidet wie üblich den lebenslang vorliegenden vom erworbenen Typus, wobei in der Praxis allerdings häufiger die Begriffe „primär" und „sekundär" benutzt werden. Als **primäre erektile Dysfunktion** wird eine seit der Pubertät bestehende Erektionsstörung bezeichnet; diese wird mit einer Häufigkeit von 5-8% im Gesamtkollektiv der Patienten beobachtet. Die **sekundäre erektile Dysfunktion** tritt zumeist nach dem 40. Lebensjahr auf. Ein weiteres wichtiges Kriterium unterscheidet einen **generalisierten** oder **globalen** Typus vom **situativen** Typus der Erektionsstörung, bei dem in der Regel nicht-koitale Erektionen möglich sind. Für die Praxis besonders bedeutsam ist die Herausarbeitung des individuellen Musters der gestörten Erektionsfähigkeit, da sich daraus Rückschlüsse auf die Ätiologie und die einzusetzenden diagnostischen Methoden ziehen lassen. Wichtige Formen der Störung sind dadurch gekennzeichnet, ob der Mann im Laufe der sexuellen Stimulation gar keine Erektion erreichen kann, oder ob er eine einmal erreichte Erektion wieder verliert. Diese Grundmuster lassen sich weiter differenzieren, je nachdem, ob eine Erektion während des Vorspiels nur kurzfristig auftritt oder ob eine adäquate, länger anhaltende Gliedsteife im Moment der Einführung schlagartig oder auch erst beim Koitus allmählich zurückgeht. In der Praxis besteht in den meisten Fällen kein vollständiger Erektionsverlust, sondern die erforderliche Rigidität wird nur unzureichend bzw. nur ungenügend lange erreicht. Oft berichten die Patienten über morgendliche oder nächtliche Erektionen; diese sind aber auf Grund der unterschiedlichen autonom-neurogenen Verschaltung nicht notwendigerweise mit den Erektionen bei sexueller Simulation vergleichbar. Chronifizierte erektile Dysfunktionen führen sehr häufig zu starken Versagensgefühlen, Ängsten und Vermeidungsverhalten, und zwar unabhängig von den ätiopathogenetisch maßgeblichen Faktoren. Diese Mechanismen sind entscheidend an der Aufrechterhaltung der Störung beteiligt und müssen diagnostisch und therapeutisch besonders beachtet werden.

Das für Erektionsstörungen typische enge Ineinandergreifen von organischen und psychosozialen Faktoren macht eine exakte Zuordnung von „organisch" vs. „psychosozial" bedingt nur in den wenigsten Fällen möglich. Der unfruchtbare Streit um die jeweiligen Anteile an der Verursachung kann heute als obsolet gelten. In der Praxis wird üblicherweise nur eine Grobunterteilung vorgenommen in:

▷ **psychogenen Typus**
▷ **organogenen Typus**
▷ **gemischten Typus**.

Ein von der ISIR eingesetztes Nomenklatur-Komitee (Lizza & Rosen 1999) hat einen detaillierten Klassifikationsvorschlag erarbeitet, der v.a. den gemeinhin als „Restdiagnose" verwendeten psychogenen Typus sehr differenziert unterteilt und so einen guten Ansatz für die Diagnostik bietet (s. Übersicht).

Klassifikation erektiler Dysfunktionen. Nach Lizza & Rosen (1999)

Organogen

I. Vaskulär bedingt
  A. Arteriogen
  B. Kavernös
  C. Gemischt
II. Neurogen
III. Anatomisch
IV. Endokrinologisch

Psychogen

I. Generalisierter Typ
  A. Generalisierte Reaktionsunfähigkeit
    1. Primärer Mangel an sexueller Erregbarkeit
    2. Alterskorrelierter Rückgang der sexuellen Erregbarkeit
  B. Generalisierte Hemmung
    1. Chronische Störung der sexuellen Intimität
II. Situativer Typ
  A. Partnerbezogen
    1. Mangel an sexueller Erregbarkeit in einer spezifischen Partnerbeziehung
    2. Mangel an sexueller Erregbarkeit aufgrund einer sexuellen Objektpräferenz
    3. Starke zentrale Hemmung aufgrund Partnerkonflikt oder Bedrohungsgefühl
  B. Bedingt durch Leistungsanforderungen
    1. In Verbindung mit anderen sexuellen Dyfunktionen (z.B. vorzeitiger Orgasmus)
    2. Situative Leistungsangst (z.B. Angst zu versagen)
  C. Bedingt durch psychischen Disstress
    1. In Verbindung mit einer negativen Gemütsverfassung (z.B. einer Depression) oder einem belastenden Lebensereignis (z.B. Tod des Partners)

Das Klassifikationsmodell versucht rein deskriptive Kriterien (wie im DSM-IV) mit ätiologischen Konzepten zu verbinden, um so zu einer aussagekräftigeren Einteilung zu gelangen. Wie jedes ätiologieorientierte Schema ist es an die Vorzüge und Nachteile des zugrundeliegenden ätiologischen Modells gebunden, in diesem Fall des Modells der dualen Kontrolle sexueller Erregung von Bancroft & Janssen (1999). Es beruht auf der Hypothese, dass eine erhöhte Irritabilität des ansonsten recht robusten und automatisierten Erektionsmechanismus mit einer bei diesen Männern stärker ausgeprägten (zentralnervösen) Hemmungsseite zusammenhängt, die nach den Vorstellungen der Autoren mit der pro-erektilen, erregenden Seite im ständigen Wechselspiel steht. Während sich in einem Extrembereich einer durch dieses Merkmal aufgespannten Verteilung Männer befinden, die „automatisch" und mehr oder minder bei jeder Gelegenheit sexuell funktionieren können, sind auf der anderen Seite Männer zu finden, deren sexuelles System durch eine viel stärkere Anfälligkeit gegenüber hemmenden Einflüssen von vornherein irritierbarer und störungsdisponierter ist. Für dieses Modell sprechen Ergebnisse von Tierstudien, aber auch die klinische Erfahrung und erste empirische Resultate, doch es bleibt abzuwarten, ob dieses Modell nicht zu einfach ist, um die komplexen Regulationsvorgänge sexueller Erregung abzubilden. Unzureichend elaboriert ist sicherlich noch, was unter einer „chronischen Störung der sexuellen Intimität" (Punkt I.B.1) zu verstehen ist, oder auch, wie ein Partnerkonflikt eigentlich zu einer „starken zentralen Hemmung" führen kann (II.A.3). Gleichwohl ist dieser Klassifikationsvorschlag gut geeignet, um die unterschiedlichen Varianten psychosozial bedingter Erektionsstörungen aufzuzeigen und darauf aufbauend spezifischere Untersuchungs- und Behandlungsmethoden zu entwickeln.

Epidemiologie

Im Kinsey-Report (1948, 1953) betrug die Prävalenz erektiler Dysfunktionen weniger als 1% bei den unter 30jährigen, weniger als 3% bei den unter 45jährigen, knapp 7% bei den 45 bis 55jährigen, 25% bei den 65jährigen und bis zu 75% bei 80jährigen, wobei die Respräsentativität der Kinsey-Daten aufgrund der geringen Zahl der Befragten bei den über 55jährigen eingeschränkt ist (Benet & Melman 1995). Spector und Carey (1990) untersuchten insgesamt 23 Studien zur Prävalenz sexueller Dysfunktionen und fanden Prävalenzzahlen zwischen 4 und 9% für Erektionsstörungen. Lendorf et al. (1994) befragten eine Gruppe von 272 dänischen Männern im Alter von 30 bis 79 Jahren nach verschiedenen Dimensionen erektilen Versagens und fanden Impotenz (definiert als Unfähigkeit, den Geschlechtsverkehr zu beginnen oder zu vollenden) bei insgesamt 4% ihrer Stichprobe, wobei die Zahlen 11% bei den über 60jährigen und 10% bei den über 70jährigen betrugen. Ein subjektives Gefühl der erektilen Insuffizienz im Vergleich zu ihrer Altersgruppe hatten im Übrigen 20% der Stichprobe. Bei einer Studie an 331 holländischen Männern im Alter von 20 bis 65 Jahren kamen Diemont et al. (1996) auf eine Zahl von 2,7% Erektionsstörungen in der gesamten Stichprobe.

Die am häufigsten zitierte und ergiebigste neuere Untersuchung zur Prävalenz von Erektionsstörungen ist die **Massachusetts Male Aging Study** (MMAS, Feldman et al. 1994), bei der sich im Rahmen einer groß angelegten Studie zum Zusammenhang von Alter und Gesundheit bei Männern verschiedene Items eines Fragebogens, die von 1290 Männern beantwortet wurden, auf die sexuelle Aktivität und Funktion bezogen. Mit Hilfe einer **Kalibrierungs-Stichprobe** von 303 in einer urologischen Klinik untersuchten Patienten mit erektilen Dysfunktionen wurde der Grad der Erektionsstörung in der nicht-klinischen Hauptstichprobe berechnet. Die Ergebnisse zeigen, dass 52% der 40 bis 70 Jahre alten Männer eine zumindest leichtgradige Störung der Erektionsfähigkeit aufwiesen, und zwar 17% eine minimale, 25% eine moderate und 10% eine komplette Impotenz. Die Ergebnisse der MMAS bestätigten die starke **Altersabhängigkeit** erektiler Dysfunktionen: zwischen 40 und 70 Jahren verdreifachte sich der Prozentsatz kompletter Impotenz von 5 auf 15%, die Wahrscheinlichkeit moderater Impotenz stieg von 17 auf 34%, während der Anteil minimaler Impotenz mit 17% konstant blieb. Nur 32% der 70jährigen beschrieben sich als frei von Erektionsstörungen.

In den bezüglich des Faktors Alter kontrollierten Daten zeigten sich verglichen mit der Gesamtstichprobe (9.6%) signifikant höhere Prozentsätze kompletter erektiler Dysfunktionen bei Männern, die wegen Diabetes (28%), Herzkrankheit (39%) und Bluthochdruck (15%) in Behandlung waren. Entsprechend waren die Prozentsätze für komplette Impotenz bei Männern, die hypoglykämische Substanzen (26%), antihypertensive Medikamente (14%), Vasodilatatoren (36%) und Kardiaka (28%) einnahmen, ebenfalls signifikant erhöht.

Aus ihren Daten errechneten die Autoren, dass ca. 18 Millionen US-amerikanische Männer im Alter von 40 bis 70 Jahren unter Erektionsstörungen leiden, die daher ein ernsthaftes und quantitativ erhebliches Gesundheitsproblem darstellen. Versucht man, diese Daten auf bundesdeutsche Verhältnisse zu übertragen, müsste man von Zahlen ausgehen, die zwischen 4 und 6 Millionen aller Männer liegen dürften.

Bei der abschließenden Betrachtung einiger Zahlen, die an klinischen Stichproben erhoben wurden und Aussagen zur Inanspruchnahme professioneller Hilfe und zur Verteilung der verschiedenen Störungsbilder erlauben, ist der gerade bei sexuellen Dysfunktionen ausgeprägte Unterschied zu beachten zwischen einem als Problem beklagten **Zustand** und einer **Störung**, für die tatsächlich professionelle Hilfe gesucht wird. Diese **Diskrepanz** ist bei den Erektionsstörungen beträchtlich, aber wohl noch ausgeprägter bei der Ejaculatio praecox. In einer dänischen Untersuchung (Solstad & Hertoft 1993) an Männern um die 50 berichteten 40% über sexuelle Funktionsprobleme verschiedener Art, aber nur 7% fanden diese Probleme ungewöhnlich für ihr Alter und nur 5% waren willens, dafür Behandlung zu suchen. Bei der Interpretation dieser Daten sind wir weitgehend auf Mutmaßungen angewiesen, die von der Annahme, dass es sich bei Erektionsstörungen um ein ungenügend diagnostiziertes und therapiertes Gesundheitsproblem handelt (Shabsigh 1996), bis zu der Hypothese reichen, dass es vielen Männern und ihren Partnerinnen gelingt, sich mit minimalen oder moderaten Beeinträchtigungen der sexuellen Funktion zu arrangieren. Zahlen zur Inanspruchnahme aus den USA zeigen, dass 1985 525.000 ambulante Arztkontakte wegen erektiler Dysfunktionen berechnet wurden, das sind 0.2% aller ambulanten Arztbesuche. Aus diesen Zahlen und den Prävalenzdaten der MMAS ergibt sich nach Shabsigh (1996), dass jährlich zwischen 2.6 und 5.2% der betroffenen Männer professionelle Hilfe suchen. Schließlich lässt sich verschiedenen Veröffentlichungen entnehmen, dass Erektionsstörungen in den speziellen Behandlungseinrichtungen zur Diagnose und Behandlung sexueller Störungen den höchsten Anteil bei den männlichen Störungen, oft sogar der männlichen und weiblichen Störungen insgesamt, ausmachen (Rosen und Leiblum 1995). In der Sexualambulanz der Hamburger Abteilung für Sexualforschung stellten Erektionsstörungen sowohl Mitte der 70er als auch Anfang der 90er Jahre mit 67% bzw. 60% jeweils das häufigste Symptom bei den männlichen Ratsuchenden dar (Arentewicz & Schmidt 1993), und in der Sexualmedizinischen Sprechstunde des Universitätsspitals Zürich war erektile Dysfunktion mit 46% ebenfalls das häufigste Hauptsymptom, gefolgt von der Ejaculatio praecox mit 34% (Gnirss-Bormet et al. 1995). Alle heute verfügbaren Daten lassen somit erkennen, dass erektile Dysfunktionen sowohl in der Allgemeinbevölkerung als auch im klinischen Bereich sehr häufig sind und tatsächlich ein **signifikantes Gesundheitsproblem** darstellen.

6.4.2 Psychische und paarbezogene Ursachen und ihre Diagnostik

Für die Erektionsstörungen gelten die in Kapitel 4.1 dargestellten Grundprinzipien der Verursachung sexueller Funktionsstörungen in besonderem Maße. Das betrifft zum einen die geringe Spezifität der Ursachen, was speziell für die Ebene der tiefer verwurzelten Faktoren gilt, aber auch für die multifaktorielle Genese, und zwar sowohl hinsichtlich des Zusammenwirkens organischer und psychosozialer Faktoren als auch innerhalb der psychischen und paarbezogenen Faktoren selbst. An dieser Stelle soll nur ein knapper Abriss der Aspekte und Prozesse gegeben werden, die in der Praxis von vordringlicher Bedeutung sind (s. Langer & Hartmann 1992).

Psychosoziale Faktoren spielen bei praktisch allen Erektionsstörungen eine gewichtige Rolle als **reaktive Einflussgrößen**, die sich im Gefolge der Störung herausbilden und diese aufrechterhalten. Bei den als **psychogen** bezeichneten erektilen Dysfunktionen bestimmen sie die Ätiopathogenese und tragen ebenfalls zur Chronifizierung bei. Unabhängig von der Pathogenese beeinflussen psychosoziale Faktoren darüber hinaus die Auswirkungen der erektilen Dysfunktion auf die Lebensqualität, das psychische Befinden und die Partnerschaft, und sie sind von großer Bedeutung für die diagnostische Evaluation, die Entscheidung für eine Therapieoption und die Therapiezufriedenheit und Compliance des Patienten. Es ist deshalb für jede sexualmedizinische Behandlung einer Erektionsstörung wichtig, ein Verständnis der im Einzelfall maßgeblichen psychosozialen Einflussgrößen zu gewinnen.

Nach einem für die Praxis sehr nützlichen Konzept der Arbeitsgruppe um Levine (1992) und Althof (1989) lassen sich in der Pathogenese psychogener Erektionsstörungen drei Bereiche von Kausalfaktoren unterscheiden, die wiederum drei Zeitphasen bzw. biographischen Abschnitten im Leben des betroffenen Mannes zuzuordnen sind:

1. Die **Versagensangst**, die unmittelbar im Hier-und-Jetzt der sexuellen Begegnung wirkt;

2. Die **Lebensereignisse**, die der Erektionsstörung vorausgehen und die der „aktuelleren" Lebensgeschichte des Mannes, d.h. den letzten Monaten oder Jahren entstammen, und

3. **Entwicklungsbedingte Vulnerabilitäten**,

die der länger zurückliegenden Lebensgeschichte (Kindheit/Adoleszenz) zuzuordnen sind.

Diese drei Bereiche bilden gleichsam ein „Skelett", dessen „Fleisch" der Kliniker durch seine Untersuchung und Behandlung ergänzen muss. Das Gewicht der drei Bereiche ist bei sekundären und primären Erektionsstörungen unterschiedlich. Wie Abb. 6-9 zeigt, beruhen **sekundäre** erektile Dysfunktionen in erster Linie auf belastenden Lebensereignissen, deren emotional destruktiven oder zumindest störenden Auswirkungen auf die Sexualität sich der Mann nicht bewusst ist oder die er nicht wahrhaben will und die qua Versagensangst dann zum Erektionsversagen führen. Zwar kann es auch bei sekundären Erektionsstörungen entwicklungsbedingte Vulnerabilitäten geben, doch spielen diese bei den **primären** erektilen Dysfunktionen eine viel wichtigere Rolle. Hier führen diese früh angelegten Konflikte und Traumatisierungen nie zur Herausbildung einer stabilen sexuellen Funktionsfähigkeit und manifestieren sich ebenfalls in Form sexueller Versagensängste, während die „mittlere" Ebene der belastenden Lebensereignisse bei der Pathogenese kaum eine Rolle spielt.

Eine entscheidende Rolle in der Pathogenese und Chronifizierung erektiler Dysfunktionen spielt der **Selbstverstärkungsmechanismus** aus **Versagensangst**, **Leistungsdruck** und **Vermeidungsverhalten**, dessen Hauptkomponenten in Abb. 6-10 dargestellt sind. Die abgebildete Prozesskette erklärt, warum ein passageres – wie auch immer bedingtes – Versagen der Erektion oftmals in kurzer Zeit weitreichende Auswirkung auf das Erleben des Mannes und die partnerschaftliche Sexualität haben und zu einer Erektionsstörung führen kann, die sich in ihrem Leidensdruck von einer organisch bedingten Erektionsstörung nicht unterscheidet. Entgegen einem landläufigen Vorurteil sind psychogene Erektionsstörungen keineswegs so etwas wie eine Light-Version erektiler Dysfunktionen, wie überhaupt eine „Rangreihe" des Krankheitswerts wenig Sinn macht und gewiss nicht an der Ätiologie festzumachen ist. Für den Patienten ist eine psychogene Erektionsstörung oftmals subjektiv belastender, weil es keine „handfesten" Ursachen gibt und er sich die Störung nicht erklären kann. Auch in der Partnerbeziehung kann es zu ausgeprägteren Konflikten kommen, da es der Partnerin wie dem Patienten selbst geht und das Verständnis schwieriger ist als für eine organisch bedingte Störung.

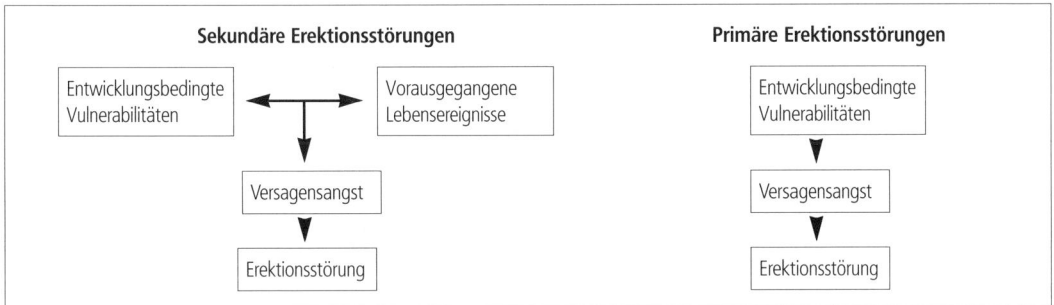

Abb. 6-9 Verursachung sekundärer und primärer Erektionsstörungen

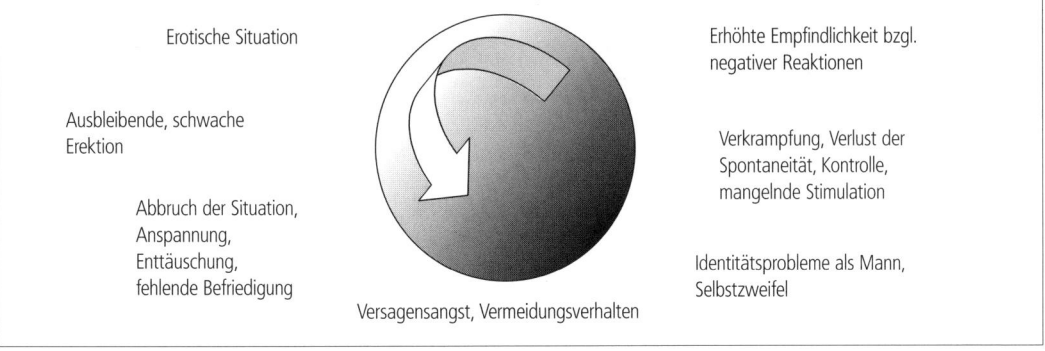

Abb. 6-10 Selbstverstärkungsmechanismus

Partnerbedingte Ursachen

Sexualität hat wichtige Funktionen für den seelischen Haushalt des einzelnen Menschen, ist aber untrennbar verwoben mit Partnerschaft, Paardynamik und Paarbindung. Daraus folgt, dass auch eine sexuelle Störung wie die erektile Dysfunktion nicht losgelöst von der Partnerbeziehung betrachtet werden kann, die bei einem Teil der Patienten maßgeblich an der Entstehung der Störung beteiligt ist oder diese durch destruktive Interaktionsprozesse aufrecht erhält. Paarbezogene Störungsursachen können in Form von tiefverwurzelten Ängsten vor Frauen bzw. weiblicher Sexualität beim Patienten selbst liegen, sie können aber auch direkt aus der Partnerbeziehung stammen. Letztere lassen sich nach Leiblum & Rosen (1991) unterteilen in:

▷ Konflikte um Status und Dominanz,
▷ Probleme mit Intimität und Vertrauen,
▷ Schwierigkeiten mit sexueller Attraktivität und sexuellem Verlangen.

Grundsätzlich gilt, dass die Sexualität ein bevorzugter Schauplatz für alle möglichen Paarkonflikte ist; das partnerschaftliche Gleichgewicht ist hier besonders störungsanfällig. Oft finden im Sexuellen subtile oder unbewusste paardynamische Tausch- oder Sabotageprozesse statt, die zur Manifestation der Störung beitragen, aber weder vom Paar noch vom Behandler ohne weiteres zu durchschauen sind. Zu bedenken ist, dass in einer sexuellen Partnerschaft zwei Personen mit ihrer je eigenen Persönlichkeit, ihrer biographischen und sexuellen Lerngeschichte, ihren Vorlieben, Wünschen und Phantasien zusammenfinden müssen und die Bildung dieses „sexuellen Equilibriums" eine so komplexe und vielschichtige Leistung ist, dass es fast verwundert, wenn sie in vielen Fällen doch gelingt.

Viele erektionsgestörte Männer weisen in ihrem sexuellen Verhalten gegenüber Frauen eine profunde Unsicherheit und Kompetenzangst auf und erleben sich in belastender Weise **alleinverantwortlich** für die sexuelle Befriedigung der Partnerin, ohne recht zu wissen, worin diese eigentlich besteht. Zusammen mit den verbreiteten überhöhten Vorstellungen bzgl. sexueller Leistungsfähigkeit und dem gestiegenen sexuellen Selbstbewusstsein der Frauen erleben sich viele Patienten in der Sexualität gefordert, unter Druck und in einer **defensiven Position**, in der es in erster Linie darum geht, „nichts falsch zu machen". Auf der anderen Seite darf nicht übersehen werden, dass eine tragfähige Partnerbeziehung und eine zugewandte Partnerin eine wichtige **Schutzfunktion** gegenüber sexuellen Störungen ausübt. Viele Paare finden auch mit einer durch bestimmte Faktoren beeinträchtigten Sexualität befriedigende Arrangements, und in verschiedenen Untersuchungen hat sich gezeigt, dass Männer in einer **längerfristigen Beziehung** mit ihrer Sexualität **zufriedener** sind und weniger Erektionsstörungen beklagen. Die skizzierten Gesichtspunkte zeigen, dass es in jedem Fall wichtig ist, partnerschaftliche Aspekte in der Diagnostik und Therapie erektiler Dysfunktionen zu berücksichtigen.

Fallbeispiel

Der 28jährige Mann berichtet im Erstkontakt über eine primäre und globale Erektionsstörung bei nur mäßig ausgeprägtem sexuellen Verlangen. Bislang habe es nur drei oder vier sexuelle Begegnungen gegeben, bei denen ein Geschlechtsverkehr möglich war. Auch bei der nur selten ausgeführten Masturbation sei keine vollständige Gliedsteife erreichbar, und nur ab und zu komme es zum Orgasmus. Gelegentlich treten nächtliche Pollutionen und morgendliche Erektionen auf. Der Pat. gibt weiter an, unter einer starken Versagensangst und Selbstbeobachtung zu leiden, die ihn sexuelle Kontakte ängstlich vermeiden lässt. Von ihm selbst wird eine mögliche homosexuelle Orientierung als Erklärung ins Spiel gebracht (er hat einige Zeit – ohne intime Kontakte – mit einem anderen Mann in einer Wohngemeinschaft gelebt), letztlich aber doch verneint.

Nach dem Erstgespräch kommt zunächst keine Therapie zustande; erst zwei Jahre später meldet sich der Pat. wieder und bittet erneut um eine Sexualtherapie. Er berichtet, dass seit 1 1/2 Jahren eine Partnerbeziehung zu einer sexuell unerfahrenen, 3 Jahre jüngeren Frau besteht, durch die die sexuellen Probleme drängender geworden seien. Bei den intimen Kontakten sei er sexuell nicht sehr erregt und die Gliedsteife reiche zum Koitus nicht aus.

Der Pat. ist als Einzelkind in kleinbürgerlichen Verhältnissen aufgewachsen. Mutter und Vater waren als Angestellte immer berufstätig. Die Eltern lebten im Haus der Großeltern mütterlicherseits, die auch die engsten Bezugspersonen des Pat. darstellten. Die Ehe der Eltern (die wegen der Schwangerschaft „heiraten mussten") war schon beizeiten durch den starken Alkoholkonsum und die damit verbundenen Abwesenheiten des Vaters belastet. In seiner frühen Kindheit sei der Pat. ruhig, brav und „pflegeleicht" gewesen, mit sehr wenig Kontakt zu anderen Kindern. Die Mutter wird vom Pat. als resolute, konsequente, ichbezogene Frau mit egoistisch-rechthaberischen Zügen geschildert, die sich mit zunehmendem Alter noch weiter ausgeprägt haben. Als der Pat. 6 Jahre alt war, hat die Mutter sich scheiden lassen und einem anderen Mann zugewandt, den sie vier Jahre später heiratete. Der Pat. habe anfänglich einen guten Draht zu dem Stiefvater gehabt, der aber dann in wirtschaftliche Schwierigkeiten geriet und eine Tablettenabhängigkeit entwickelte. Auch von diesem Mann ließ die Mutter sich scheiden; der Pat. war zu diesem Zeitpunkt 16 Jahre alt. Er zog mit seiner Mutter in eine kleine Wohnung, in der er bis zu seinem 25. Lebensalter mit ihr zusammenlebte. In dieser – als insgesamt nicht unangenehm erinnerten – Zeit habe die Mutter ihn sehr behütet und auch zeitlich sehr in Beschlag genommen. Dies sei allerdings auch seinem eher ruhigen, zurückhaltenden und auf Sicherheit bedachten Wesen entgegengekommen. Diese Merkmale seien von seiner Mutter unterstützt worden und haben schließlich auch seine spätere Berufswahl als Beamter geprägt. Erst während der Bundeswehrzeit habe er sich etwas „emanzipieren" können und einige Freundschaften – allerdings nur zu Männern – gefunden.

Die Sexualanamnese zeigte, dass Sexualität seitens des Elternhauses tabuisiert und später mit der Botschaft verbunden wurde, der Pat. solle „aufpassen" und sich zunächst auf Schule und Ausbildung konzentrieren. Gegenüber Mädchen sei er von jeher schüchtern und ängstlich gewesen. Die erste Pollution habe er mit 14 erlebt. Die etwa im gleichen Alter versuchte Selbstbefriedigung habe nicht „geklappt", es sei keine ausreichende Erektion entstanden. Die Gründe dafür ließen sich in der Anamnese nur ansatzweise eruieren. Wahrscheinlich ist, dass Schuldgefühle und eine ablehnende Haltung zu einer Erregungsblockierung geführt haben, die von dem grundlegenden Gefühl der Unsicherheit und Angst gegenüber dem Sexuellen weiter genährt wurden. In jedem Fall wurde hier der Grundstein zum späteren Symptomverhalten gelegt, da der Pat. durch die nicht vorhandene bzw. negative Masturbationserfahrung in einen Circulus vitiosus geriet. Er entwickelte die Erwartungshaltung, dass es beim ersten sexuellen Partnerkontakt zu einem Funktionsausbleiben kommen wird, was wiederum zur Herausbildung starker Versagensängste und zu einem ausgeprägten Vermeidungsverhalten führte. Der Pat. „versteckte" sich über Jahre hinweg regelrecht bei seiner Mutter bzw. seinen Großeltern, mit denen er zeitweise jedes Wochenende verbrachte. So kam es bis zur augenblicklichen Beziehung lediglich zu 3 sexuellen Kontakten, bei denen jeweils ein Erektionsversagen auftrat. Dadurch verstärkte sich die soziale Introversion des Pat. weiter, und es kam zu mehreren depressiven Krisen. Die Beziehung zu seiner jetzigen Verlobten ermöglichte dem Pat. durch deren sexuelle Unerfahrenheit ein behutsames und weniger angstvolles Herangehen an den sexuellen Bereich. Gleichwohl änderte sich an der Symptomatik nichts, was schließlich zu einem Drängen der Partnerin nach professioneller Hilfe führte. Eine urologisch-somatische Diagnostik konnte mögliche körperliche Verursachungsfaktoren ausschließen.

Aufgaben und Durchführung der Sexualanamnese

Der psychologischen Evaluation und der Erhebung einer fachgerechten Anamnese kommen im Kanon der sexualmedizinischen Diagnostik erektiler Dysfunktionen wichtige Aufgaben und Funktionen zu, die über den engeren Bereich der Diagnostik in die Therapieplanung und Beratung hinausreichen. So soll die psychologische Untersuchung

▷ die psychosozialen und paarbezogenen Faktoren identifizieren, die zur Auslösung und Aufrechterhaltung der Erektionsstörung beitragen;

▷ abklären, ob die erektile Dysfunktion überwiegend psychogen ist und welcher Verursachungsmodus im Vordergrund steht;

▷ dem Patienten(paar) Sinn und Zweck der (somatischen und psychologischen) Untersuchungen erklären und die Befunde und deren Implikationen erläutern;

▷ die möglichen Therapieoptionen gemeinsam erörtern, um zu einem „passenden" Behandlungsansatz zu kommen.

Dieses Aufgabenspektrum dürfte verdeutlichen, dass die psychologische Diagnostik – wie es für alle eingesetzten Untersuchungsmethoden gelten sollte – nicht einem reinen Sammeln von Daten dient, sondern auf der Grundlage der individuellen Situation ein erfolgversprechendes Behandlungsprogramm formulieren soll. Dabei gilt die Leitlinie, dass die Prognose wichtiger als die Diagnose ist (Mohr und Beutler 1990) und eine verlässliche Einschätzung prognostischer Kriterien nur gemeinsam mit dem Patienten und dessen Partnerin erfolgen kann. Das klinische Grundvorgehen umfasst im Wesentlichen drei Gruppen von Daten und besteht aus drei Prozessstufen, aus denen der individuelle Behandlungsplan zu entwickeln ist.

Die drei Gruppen von **Daten** sind

▷ das individuelle Muster der Erektionsstörung,

▷ die damit assoziierten psychosozialen Ereignisse,

▷ die Ergebnisse von Labor- und somatischen Untersuchungen.

Die drei **Prozessstufen** umfassen

▷ die symptomatologische Evaluation der Störung,

▷ die diagnostische Klassifizierung und

▷ die ätiologische Spezifizierung.

Die Sexualanamnese bei einem erektionsgestörten Patienten sollte sich primär auf den sexuellen Symptomstatus und die konkreten Entstehungsbedingungen der Problematik konzentrieren, weniger auf eine Einschätzung der Persönlichkeit oder der allgemeinen Biographie, und ein möglichst genaues Bild über die folgenden Bereiche liefern:

Sexueller Status und Symptomgeschichte

Unter diesen Punkt fallen zunächst wichtige Basisinformationen, die zur diagnostischen Einordnung unerlässlich sind: Dauer und Grad der Chronizität der Störung sowie die formalen Beschreibungsmerkmale (s. Kap. 4.1), die in den folgenden Fragen erfasst werden können:

▷   Besteht die erektile Dysfunktion seit Beginn der sexuellen Erfahrungen (primäre Störung), oder

▷   ist sie nach einer längeren symptomfreien Phase entstanden (sekundäre Störung)?

▷   Haben sich symptomfreie und symptombelastete Intervalle abgewechselt (phasische Störung)?

▷   Ist die Störung auf bestimmte, isolierbare Bedingungen begrenzt (situative Störung)?

▷   Ist die Problematik auf eine bestimmte Partnerin oder einen bestimmten Typus von Partnerin beschränkt (partnerabhängige Störung)?

Ist die erektile Impotenz **nicht** primär, muss geklärt werden, ob die Störung allmählich und schleichend eingetreten ist oder sich plötzlich eingestellt hat nach einem für den Patienten erkennbaren Ereignis, wie etwa Verlust der Partnerin (Scheidung, Tod), berufliche Krise oder Überbeanspruchung etc. Darüber hinaus ist zu ermitteln, ob sich die erektile Dysfunktion auf der Grundlage einer Ejakulationsstörung entwickelt hat. Häufig findet sich in der Vorgeschichte eine seit langem bestehende Ejaculatio praecox; nicht selten erfolgt ein Verlust der Ejakulationskontrolle aber auch **nach** Eintritt einer erektilen Dysfunktion. In einzelnen Fällen ist die Erektionsproblematik schließlich mit einer **Ejaculatio retardata** assoziiert, welche meist Ausdruck eines tiefer verwurzelten **intrapsychischen Problems** ist.

Noch wichtiger als die genannten Punkte ist jedoch die Diagnostik und Bewertung der **unmittelbaren Ursachen** der Störung entsprechend dem Konzept von Kaplan (s. Kap. 4.1). Meist bittet man den Patienten um eine möglichst detaillierte Schilderung des „typischen" Ablaufs der sexuellen Interaktion mit der Partnerin und seinen eventuellen Varianten und richtet den Fokus dabei sowohl auf das sexuelle Geschehen als auch auf das subjektive Erleben und die emotionale Befindlichkeit des Patienten. Wichtige Fragen:

▷   Welche Gefühle und Kognitionen bestehen zu Beginn der sexuellen Interaktion, und wie ist die Entwicklung im weiteren Verlauf?

▷   In welcher Phase treten Versagensängste oder andere ablenkende Kognitionen (Selbstbeobachtung) auf und welches sind die besonders kritischen Phasen (oftmals die Immissio), in denen es meist zum Verlust der Erektion kommt?

▷   Wie ist das Verhältnis von subjektiver Erregung und Gliedsteife (dissoziiert oder parallel)?

▷   Welchen Einfluss hat das sexuelle Erregungsniveau der Partnerin? Eine sexuell desinteressierte und unerregte Partnerin kann dämpfend auf die Erregung des Mannes wirken, eine sexuell erlebnisfähige und stark erregte Partnerin wirkt auf viele erektionsgestörte Männer angstauslösend.

▷   Erhält der Patient von seiner Partnerin ausreichende Stimulation (besonders wichtig bei älteren Patienten mit höherem physischen Stimulationsbedarf)?

▷   Wie ist die Reaktion beider Partner auf den Verlust der Erektion?

Ein letzter Fragenkomplex zum sexuellen Status betrifft das Vorhandensein und die Ausprägung nicht-koitaler Erektionen, die Appetenz und das sexuelle Selbstkonzept des Patienten. Hier ist wichtig, ob es sich um eine globale Erektionsunfähigkeit handelt oder ob dem Patienten bei der Masturbation oder **spontan** (nachts/morgens) Erektionen möglich sind, wobei gerade bei diesen Punkten die bekannte Tendenz der Männer mit psychogen bedingten Erektionsstörungen zu beachten ist, die Ausprägung ihrer Erektionen zu unterschätzen und ähnliche Angaben wie organisch gestörte Männer zu machen.

Das Verhältnis der verschiedenen Aspekte der sexuellen Appetenz zur erektilen Dysfunktion ist äußerst komplex. Im diagnostischen Gespräch muss geklärt werden, ob neben der Erektionsstörung das sexuelle Verlangen reduziert und die Bedeutung von Sexualität und sexuellem Genuss gesunken ist, oder ob es sich um eine Einbuße der Erektionsfähigkeit bei erhaltenem Sexualverlangen handelt. Ist die Appetenz reduziert, ist zu fragen, ob ein Rückgang des Verlangens – oder eine schon immer geringe Appetenz – der Erektionsstörung vorausgegangen ist oder sich reaktiv ausgebildet hat.

Unter dem Stichwort „sexuelles Selbstkonzept" schließlich sind hier überzogene Leistungserwartungen des Mannes an genitale Funktion und penile Rigidität gemeint, wie sie nach wie vor für das sexuelle Skript vieler Männer typisch sind (s. die Sexualmythen bei Zilbergeld 1994). Derartige verzerrte Anforderungen an die eigene Leistungsfähigkeit findet man gehäuft bei wenig erfahrenen jüngeren Männern, aber auch bei älteren, denen ein Arrangement mit einer altersbedingt nachlassenden sexuellen Funktionsfähigkeit nicht gelingt.

Tiefer liegende Störungsursachen

Entsprechend den heute gültigen Verursachungsmodellen hat **nicht jede** erektile Dysfunktion tiefere intrapsychische oder partnerdynamische Wurzeln. Gerade deshalb und wegen der Bedeutung für therapeutische Überlegungen ist eine Bewertung der tiefer liegenden Ursachen aber wichtig. Die psychodynamische Infrastruktur der erektilen Impotenz kann meist nicht direkt erfragt werden, da Gefühle oder psychische Vorgänge beteiligt sind, die dem Patienten nicht bewusst sind. Auf folgende Punkte ist im klinischen Interview besonders zu achten:

▷ Hat der Patient traumatische sexuelle Erlebnisse gehabt?

▷ War die Sexualerziehung besonders rigide oder religiös geprägt?

▷ Gibt es Hinweise darauf, dass die Impotenz im Rahmen einer neurotischen Symptomatik zu sehen ist?

In der Praxis müssen tiefer liegende Störungsursachen v.a. bei Patienten mit **primären** erektilen Dysfunktionen beachtet werden, wobei wir diese Klassifizierung nicht in der strengen Definition, dass noch niemals eine koitale Erektion erreicht werden konnte, sondern in der etwas weiteren Fassung verwenden, nach der eine lebenslange ausgeprägte Erektionslabilität vorliegt, die es dem Patienten nur in seltenen Ausnahmen ermöglichte, eine für den Geschlechtsverkehr ausreichende Gliedsteife zu haben. Sind bei diesen Patienten organische Faktoren ausgeschlossen worden, handelt es sich zumeist um tiefgreifende Sexualängste, die ihrerseits auf Persönlichkeitsstörungen, Störungen der Geschlechtsidentität, sexuellen Abweichungen, Missbrauchserfahrungen oder einer konflikthaften homoerotischen Orientierung beruhen. Anders als bei Patienten mit sekundären Erektionsstörungen finden sich keine vorausgehenden Lebensereignisse, und die vorfindbaren Leistungs- und Versagensängste sind in beschriebener Weise nur die „Spitze des Eisbergs". Grundsätzlich sollte bei diesen Patienten eine klinisch-psychiatrische Einschätzung erfolgen (s.u.).

Partnerbeziehung

Auch wenn heute nicht mehr jede sexuelle Funktionsstörung als sexuelles Beziehungsproblem betrachtet wird, ist die Erkundung **partnerbezogener Verursachungsfaktoren** – bei bestehender Partnerschaft immer unter **Einbeziehung der Partnerin** – für die sexualmedizinische Diagnostik unerlässlich. Selbst wenn nur der Mann in seiner sexuellen Funktion gestört ist, sind immer beide Partner betroffen. Das Spektrum der sexuellen Interaktionen zwischen dem erektionsgestörten Mann und seiner Partnerin ist entsprechend der Heterogenität männlicher wie weiblicher Sexualität äußerst vielgestaltig. Auf Seiten der Partnerin reicht es von der schon immer sexuell gering interessierten oder lustlosen Frau, die insgeheim froh über die nicht mehr stattfindenden sexuellen Kontakte ist, über die sexuell erlebnisfähige Frau, die in einem dezidiert fordernden Verhalten ihrem Partner unter Ablehnung anderer Stimulation koitale Erektion abwartet, bis hin zu der kooperativen Frau, der ein begrenztes Arrangement zwar möglich ist, die aber zu einer konstruktiven Mitarbeit in der Behandlung bereit ist.

Diagnostisch ist besonders auf die folgenden Kriterien zu achten:

▷ Ist die Erektionsstörung in einer langfristigen Partnerschaft oder bei einer neuen Partnerin aufgetreten?

▷ War die erektile Potenz früher stabil oder seit jeher labil?

▷ Ist das sexuelle Problem Ausdruck einer gestörten Paarbeziehung oder steht es im Kontrast zu einer guten Partnerschaft?

▷ Wie ist das sexuelle Interesse und die sexuelle Erlebnisfähigkeit der Partnerin?

„Sexuelle Kollusion" (Willi 1975) bezeichnet eine Beziehungsstruktur, in der der symptomfreie Partner ein unbewusstes Interesse an der sexuellen Störung des Partners hat. Häufig bestimmt eine solche Konstellation schon die Partnerwahl, wenn etwa eine vaginistische Frau mit Ängsten vor Penetration mit einem Mann zusammen ist, der seinerseits aufgrund einer Ejaculatio praecox oder einer erektilen Dysfunktion nicht zum Koitus in der Lage ist. Einblick in derartig subtile Beziehungsmuster zu gewinnen, ist selbst bei Einbeziehung der Partnerin schwierig. Verkennt man eine derartige Konstellation jedoch, kann jede therapeutische Bemühung ins Leere laufen, da sie von der Partnerin – bewusst oder unbewusst – sabotiert wird.

6.4.3 Organische Ursachen und ihre Diagnostik

Endokrinologische Faktoren

Bis Anfang der 70er Jahre wurden endokrinologische Störungen, insbesondere ein **Testosterondefizit**, als Hauptursachen von organisch bedingten Erektionsstörungen angenommen. Wie oben beschrieben, übt Testosteron einen Einfluss auf die Empfindlichkeit der neuronalen erektiogenen Erregungsüberleitung im zentralen Nervensystem aus. Weiterhin führt Testosteronentzug bei der Ratte innerhalb des kavernösen Gewebes zur deutlichen Gewichtsreduktion und Apoptosis (Raymond et al. 1994). In großen nicht-selektionierten Kollektiven findet sich bei 6,5 bis 8,5% der Patienten mit erektiler Dysfunktion eine signifikante Testosteron-Erniedrigung. Eine Testosteronsubstitutionstherapie scheint bei diesen Patienten mit Hypogonadismus prinzipiell indiziert. Eine Behandlung von Patienten mit erektiler Dysfunktion und normalem Testosteronspiegel mit Testosteron erbrachte im Vergleich zur Gabe von Placebo keinen signifikanten Unterschied des Therapieerfolgs.

Störungen der erektilen Funktion durch eine **Hyperproloactinämie** sind seit längerem bekannt. In einem unselektionierten Patientengut mit erektiler Dysfunktion ist bei ca. 0,3% mit einer Erhöhung des Prolactinspiegels zu rechnen; bei 15% dieser Patienten fand sich ein Prolactinom (diese Patienten zeigten das typische Hormonprofil eines hypogonadotropen Hypogonadismus). Nur bei einem Teil der Patienten mit Hyperprolactinämie, die sich einer medikamentösen Therapie unterzogen, stellte sich die erektile Funktion wieder ein.

Sowohl von Patienten mit **hyperthyreoter** als auch **hypothyreoter** Stoffwechsellage wird zu einem großen Teil von einer Reduktion von Libido und erektiler Funktion berichtet.

Neurogen verursachte Erektionsstörungen

In unserem unselektionierten Patientengut mit erektiler Dysfunktion fand sich im CC-EMG (s.u.) bei ca. 40% ein Verdacht auf eine autonome **kavernöse Neuropathie**. Insbesondere bei Patienten mit Diabetes mellitus sollte an die hohe Wahrscheinlichkeit einer autonomen Neuropathie als Diabetes-Folge gedacht werden.

Tierexperimentelle Untersuchungen und Beobachtungen am Patienten legen nahe, dass eine autonome Denervierung der Corpora cavernosa nach einer noch nicht genau bestimmten Zeitdauer mit einer Degeneration der **kavernös**en Muskelzellen einhergeht (Paick et al. 1991).

Die erektile Dysfunktion nach traumatischer (z.B. durch Beckenringfraktur mit Harnröhrenabriss) oder iatrogener (z.B. durch eine radikale Zystoprostatektomie) Läsion der Nervi cavernosi zerstört gleichzeitig den parasympathischen und sympathischen Input des **kavernös**en Gewebes. Nachdem zu Beginn der 80er Jahre der detaillierte Verlauf dieser Nerven aufgedeckt wurde, waren modifizierte Operationsverfahren mit Schonung der Nervi erigentes, z.B. bei der radikalen Prostatektomie, möglich.

Kavernöse Myopathie

Der Tonus der glatten Schwellkörpermuskulatur ist bestimmend für den jeweiligen Funktionszustand des Organs. Degenerative Veränderungen sind demzufolge eng mit Störungen des Erektionsablaufs verbunden. So fand sich bei mindestens 40% der Patienten mit venösem Leck in der ultrastrukturellen Untersuchung eine ausgeprägte Degeneration der glatten kavernösen Muskelzellen (Persson et al. 1989). Diese myozytäre Degeneration bewirkt eine mangelnde Ausdehnung des kavernösen Gewebes und somit eine ungenügende Tumeszenz bei der Erektion. Da bei Patienten mit kavernöser Myopathie die „Zielzellen" der oralen oder lokalen Pharmakotherapie defekt sind, kann diese nur bei gering ausgeprägten Fällen erfolgreich sein.

Störungen des arteriellen Einstroms

Durch die intrakavernöse Injektion vasoaktiver Substanzen (und den dadurch induzierten funktionellen Zustand des Schwellkörpergewebes mit Weitstellung der Arteriae cavernosae) vor der Durchführung der Dopplersonographie oder Arteriographie konnte die Aussagekräftigkeit der beiden Verfahren wesentlich gesteigert werden. Heute finden sich in großen Multizenterstudien mit multidisziplinärer Abklärung bei weniger als 20% der Patienten mit organisch bedingter erektiler Dysfunktion arterielle Einflussstörungen. Morphologisches Substrat dieser Störungen sind entweder angeborene Gefäßdysplasien, traumatische Gefäßabbrüche oder makro- bzw. mikroangiopathische Veränderungen der Gefäße.

Störung der kavernös-venösen Verschlussmechanismen

Eine mangelnde kavernöse Tumeszenz führt zu einer insuffizienten Kompression der subtunikal gelegenen Venenpolster und dadurch zu einem vermehrten kavernösen Abstrom. So ist zu erklären, dass sich bei Patienten mit ausgeprägter kavernöser Myopathie ein venöses Leck diagnostizieren lässt. Weiterhin finden sich Patienten, bei denen sich eine lokalisierte Störung des kavernös-venösen Okklusionsmechanismus verifizieren lässt (Fournier et al. 1987; Persson et al. 1989).

6.4.4 Diagnostische Untersuchungen

Viele Betroffene, die sich wegen einer erektilen Dysfunktion in einer ärztlichen Sprechstunde vorstellen, erwarten, dass ihnen ohne größeren Untersuchungsaufwand eine einfach durchzuführende, nebenwirkungsfreie und effektive Behandlungsmethode angeboten wird. Um diesem so weitverbreiteten wie irrigen Wunsch zu begegnen, muss man sich nur die Vielzahl von Verursachungsmöglichkeiten der erektilen Dysfunktion vor Augen halten. In Anbetracht dieses Ursachenspektrums und des entsprechend breiten Spektrums von Behandlungsmöglichkeiten sind einige Basisuntersuchungen unabdingbar, um die jeweils geeignete Therapieform zu finden – auch deswegen, weil eine bislang unbemerkte oder unerkannte schwerwiegende Erkrankung, z.B. ein **Diabetes Mellitus** oder eine **Multiple Sklerose**, als Ursache vorliegen kann.

Im deutschsprachigen Raum wird die Notwendigkeit einer genaueren Untersuchung von Ursachen einer erektilen Dysfunktion kontrovers diskutiert. Auf der einen Seite stehen diejenigen, die die Problematik der Störung auf die „Orthopädie" des Erektionsmechanismus reduzieren und Viagra oder MUSE (intraurethrale Instillation von PGE1) als Allheilmittel propagieren (und gelegentlich sogar „ideale Substanzen" postulieren (was in der Medizin ansonsten unbekannt ist). Sie halten dann jede Diagnostik für überflüssig und verschreiben dem Betroffenen mit dem aktuellen Argument der „Kostenersparnis" sofort Viagra oder injizieren ihm MUSE oder SKAT (intrakavernöse Injektion von PGE1; Caverject®). Auf der anderen Seite finden sich Ärzte, die selbst beim Diabetiker in sehr fortgeschrittenem Alter das komplette diagnostische Programm fordern, auch wenn dies offensichtlich keine größere Konsequenz bezüglich der Therapieauswahl in diesem individuellen Fall mehr nach sich zieht.

Reihenfolge und Organisation der Untersuchungen

Als zur Zeit beste Lösung für den Betroffenen erscheint ein Mittelweg zwischen beiden gegensätzlichen Positionen. Heute sollte auf Grund von vorliegenden demograpischen Daten über die erektile Dysfunktion, gesicherten wissenschaftlichen Erkenntnissen bezüglich deren Entstehung und sich abzeichnenden neuen Behandlungsmöglichkeiten keinesfalls auf eine **Basisabklärung** verzichtet werden. Auch dürfen, wie oben erwähnt, keine schwerwiegenden Erkrankungen übersehen werden.

Im Anschluss an diese Basisabklärung kann dann bei eindeutiger individueller Befundkonstellation eine möglichst komplikationslose Behandlung eingeleitet werden. Auch bei einem hochgradigen Verdacht auf eine psychogene (Haupt-)Verursachung kann auf eine weitergehende organogene Diagnostik verzichtet werden.

Ansonsten sollte nach Abschluss der Basisuntersuchung eine **Spezialuntersuchung** (spezifisch-andrologische Diagnostik) zur Ursachenfindung angestrebt werden. Die hier erhobenen Befunde erleichtern zum einen die Abgrenzung einer überwiegend psychogenen vs. überwiegend organogenen Erektionsstörung, zum anderen erlauben sie (im Einklang mit den Wünschen des Patienten) vielfach die Einleitung einer individuell optimierten und erfolgversprechenden Behandlung. Dieses Vorgehen verhindert, dass viele Behandlungsmethoden einfach so (*ex juvantibus*) ausprobiert werden. Auch sollte nicht übersehen werden, dass viele Betroffene – ganz unabhängig von der später gewählten Behandlung – genauere Kenntnisse über die Ursache der sie stark belastenden Erkrankung wünschen.

Im Anschluss an diese beiden Untersuchungs-Stufen benötigen nur noch ca. 5 bis 15% der Betroffenen eine weitergehende, oft wesentlich **invasivere** und **aufwendigere Diagnostik**.

Zur rationellen Abklärung der erektilen Dysfunktion hat sich eine **Teilung der Diagnostik** in der Praxis bewährt (s. Abb. 6-11). Die **Basisuntersuchungen** werden vom einweisenden Arzt (meist Hausarzt, Internist oder Urologe) durchgeführt. Dann erfolgt die Durchführung des andrologischen nicht- bzw. gering invasiven diagnostischen Programms durch den andrologisch geschulten Urologen. Nur bei Vorliegen bestimmter Indikationen wird der Patient in dafür eingerichteten Zentren invasiven und aufwendigen – zumeist radiologischen – Untersuchungen (z.B. Cavernosometrie und Cavernosographie, selektive Pallo-Arteriographie) zugeführt.

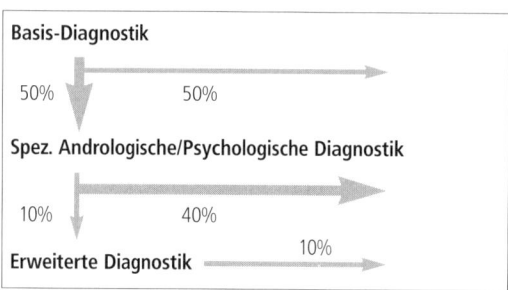

Abb. 6-11 Diagnostischer Ablauf

Basisdiagnostik (Stufe I)

Ziel dieser diagnostischen Stufe ist das Erkennen bzw. der Ausschluss von bislang unbekannten psychischen oder körperlichen Erkrankungen, in deren Folge die erektile Dysfunktion aufgetreten ist. So werden hier z.B. nicht bekannte schwere Nieren- oder Leber-Störungen oder ein Diabetes mellitus diagnostiziert. Auch können in der erweiterten Sexualanamnese schon viele Patienten mit überwiegend psychogener Ätiologie erkannt und einer entsprechenden psychogenen Subdifferenzierung zugeführt werden, ohne dass weitere organogen orientierte Untersuchungen zur Verbesserung der differenzialdiagnostischen Abwägung vonnöten sind. Des weiteren werden hormonell („endokrinologisch") verursachte Formen der erektilen Dysfunktion erkannt.

Die wesentlichen Elemente dieser diagnostischen Stufe sind **Anamnese, körperliche Untersuchung** und **Labordiagnostik**; die spezifische Sexualanamnese nach Stief, Hartmann und Mitarbeiter (1997) ist integraler Bestandteil dieser Baisabklärung. Wünschenswert ist weiterhin das Ausfüllen eines standardisierten Questionnaires durch den Patienten. Dieses dient zum einen der umfassenden Anamneseerhebung, zum anderen führt es den Patienten in die Vielschichtigkeit der Problematik ein und weckt so Verständnis für die aufwendige und auch für den Patienten teils unangenehme Diagnostik.

Ist der die Anamneseerhebung durchführende Kollege nicht genügend mit dieser Thematik vertraut oder besteht ein Verdacht auf eine psychogene Komponente, so sollte ein sexualmedizinisch erfahrener Psychologe/Psychiater vor Durchführung der weiteren Diagnostik konsultiert werden.

Neben der Allgemeinanamnese sollte das Augenmerk auf Operationen im kleinen Becken, Unfälle, Rückenmarks- bzw. Wirbelsäulenerkrankungen sowie die klassischen internistischen **Risikofaktoren** der erektilen Dysfunktion **(Nikotinabusus, Diabetes, Hypercholesterinämie, Hypertonie)** gelegt werden. Situativ (z.B. im Urlaub) verändertes und partnerabhängiges Erektionsverhalten (z.B. mit anderer Partnerin, bei Masturbation) sowie das Auftreten **nächtlicher** und **morgendlicher Erektionen** ist von Bedeutung und festzuhalten.

Hier ist anzumerken, dass man grundsätzlich zwischen psychogenen, reflexogenen und nächtlichen Erektionen **differenzieren** muss und zwar aufgrund unterschiedlicher autonomer Innervationen: Während **reflektorische Erektionen** vom parasympathischen Erektionszentrum im Sakralmark S2-4 induziert werden, ist das sympathische Erektionszentrum Th11-L2 für **nächtliche** und **morgendliche Erektionen** verantwortlich. Aufgrund unterschiedlicher Verletzbarkeit dieser autonomen Nervensysteme berichten manche Betroffene über nächtliche Erektionen, verneinen aber ausreichende psychogene Erektionen (z.B. Patienten mit tiefer Querschnittslähmung). Die früher oft benutzte Folgerung „nächtliche Erektionen bei erektiler Dysfunktion = psychogene erektile Dysfunktion" ist heute auf Grund des erweiterten Wissens um die verschiedene Nervenversorgung der unterschiedlichen Erektionstypen nicht mehr haltbar.

Der **Beginn** der erektilen Dysfunktion, ob plötzlich oder schleichend, ist wichtig. Die **Art** der Erektionsstörung ist näher zu definieren, ob generell verminderte maximale Rigidität, zu früher Abfall einer kurzzeitig erreichten maximalen Rigidität oder (sehr selten) kompletter Tumeszenzverlust besteht. Weiterhin ist nach einem vorliegenden oder in der Entwicklung der Störung beobachteten vorzeitigen Samenerguss (Ejaculatio praecox) zu fahnden, der oft mit erektiler Dysfunktion verwechselt wird. Eine Verbiegung oder Verkrümmung des Penisschafts bei der (Rest-)Erektion als Korrelat einer Schwellkörpererkrankung (*Induratio Penis Plastica*) muss ggf. dem Arzt mitgeteilt werden.

In Anbetracht der möglichen kardiovaskulären Nebenwirkungen oraler Therapeutika muss der **kardiovaskuläre Status** definitiv abgefragt und ggf. abgeklärt werden. An **Laborparametern** empfiehlt sich routinemäßig die Bestimmung der Elektrolyte, des kleinen Blutbildes, der Blutfette, der Nüchtern-Glukose, Nieren- und Leberwerte; an Hormonen genügt als Screening die Bestimmung des Testosterons. Ergibt sich ein vermeintlich erniedrigtes Testosteron, sollte dies auf Grund seiner tageszeitlich bedingten Schwankungen in den Morgenstunden erneut bestimmt werden. Erst wenn sich auch hier wieder ein erniedrigter Testosteronwert zeigt, sollte eine erweiterte endokrinologische Labordiagnostik und eine endokrinologische Spezialuntersuchung erfolgen. Vor der Rezeptur von oralen PDE-Inhibitoren ist die Messung von Blutdruck und Puls sowie ein Ruhe-EKG zu empfehlen.

Andrologische nicht-invasive Diagnostik (Stufe II)

Ziel dieser nicht bzw. wenig invasiven diagnostischen Stufe ist die Beurteilung der kavernösen Kompetenz, d.h. des Zustandes und der funktionellen Kapazität der kavernösen Muskulatur und ihrer sie versorgenden Nerven und Gefäße. Neben der Beurteilung der (funktionellen) penilen Hämodynamik ermöglicht sie eine Aussage zur penilen autonom-motorischen Innervation sowie Rückschlüsse auf den Zustand der kavernösen glatten Muskulatur.

Die andrologische Diagnostik von Erektionsstörungen besteht im Wesentlichen aus den nicht- bzw. wenig invasiven Methoden Corpus cavernosum-EMG (CC-EMG; Ableitung der elektrischen Aktivität der Schwellkörpermuskulatur, ähnlich dem EKG am Herzen), SKAT-Testung (Einspritzung von definierten Medikamenten in den Schwellkörper) und Doppler- bzw. Duplexsonographie.

Zu allen folgenden Untersuchungen ist anzumerken, dass sie ein funktionelles Organ beurteilen. Um die Rate falsch positiver Ergebnisse möglichst niedrig zu halten, muss auf eine entspannte Atmosphäre während der Untersuchungen geachtet werden; Aufregung oder Stress des Patienten gehen mit einer Erhöhung des Sympathikotonus einher, was eine Kontraktion der kavernösen glatten Muskeln nach sich zieht. Diese Kontraktion äußert sich dann (trotz ggf. normaler Verhältnisse) z.B. in einer negativen SKAT-Testung, einer pathologischen Dopplerkurve oder einem venösen Leck in der Cavernosometrie.

SKAT-Testung

Die Abkürzung SKAT steht eigentlich für **S**chwell**k**örper-**A**utoinjektions-**T**herapie. Obwohl hier in der Diagnostik genaugenommen nur eine Testung (und nicht Therapie) gemeint ist, hat sich der Abkürzung SKAT für die intrakavernöse Injektion so eingeprägt, dass sie auch hierfür benutzt wird. Die SKAT-Testung (gelegentlich auch „Pharmakotestung" genannt) ist eine apparativ wenig aufwendige Methode zur globalen Beurteilung der **kavernösen Funktionsfähigkeit**. Die Erektionsantwort auf die wiederholte standardisierte Injektion erlaubt Rückschlüsse auf die penile neurogene Versorgung, den Zustand der glatten **kavernös**en Muskulatur und die **kavernös**-venösen Verschlussmechanismen: Werden lang anhaltende (> 120 Minuten) oder gar prolongierte Erektionen nach intra**kavernös**er Injektion geringer Dosen (z.B. 2 µg PGE1) beobachtet, ist eine **neurogene Verursachung** bei intakter **kavernös**er Muskulatur anzunehmen. Wird auch nach wiederholter Applikation von relativ hohen Dosen (z.B. 20 µg PGE1) keine volle Rigidität erreicht, ist ein **kavernös-venöses Okklusionsversagen** in über 90% wahrscheinlich.

Die Injektion selbst wird mit einer ultradünnen Insulinnadel von seitlich im Bereich des ersten Penisdrittel durchgeführt. Sie ist wenig oder gar nicht schmerzhaft. Als geeignete intra**kavernöse** Injektion hat sich der Gebrauch von Prostaglandin E1 (PGE1; Caverject®, Fa. Pharmacia) bewährt. Um mögliche Nebenwirkungen zu minimieren, sollte die erste Injektion (mit der auch gleich die Doppler-/Duplexsonographie durchgeführt werden kann) mit höchstens 5 µg PGE1 begonnen werden. Ergeben sich im zuvor durchgeführten CC-EMG Hinweise auf eine nervlich bedingte („neurogene") Erektionsstörung, so wird zur Vermeidung prolongierter Erektionen die Dosis von 2,5 µg PGE1 gewählt, weil bei diesen Betroffenen die intra**kavernös**en Medikamente stärker wirken.

Zur Sicherung der Diagnose sollten **mindestens drei Injektionen** (höchstens eine Injektion pro Tag!) durchgeführt werden. Wird hierbei auch unter Anwendung der Höchstdosis von 20 µg PGE1 keine volle Rigidität unter klinischen Bedingungen erreicht, sollte der Patient zur Selbststimulation aufgefordert werden, um die Möglichkeit einer besseren Rigidität unter etwas physiologischeren Bedingungen zu überprüfen.

Die größte Gefahr bei der SKAT-Testung stellen die **prolongierten Erektionen** (volle Erektion über 4 Stunden) dar, die bei bis zu 10% der Patienten bei Verwendung von Papaverin-Phentolamin (bei PGE1 deutlich weniger) auftreten können. Tritt diese Komplikation ein, muss sie innerhalb von sechs Stunden behandelt sein, sonst droht durch die Unterbrechung der Zufuhr sauerstoffreichen Bluts der vollständige Erektionsverlust durch den **Untergang der kavernösen Muskulatur!**

Corpus cavernosum – EMG

Das CC-EMG dient – analog dem EKG des Herzens oder dem EMG quergestreifter Skelett-Muskeln – der Registrierung der ableitbaren muskulären elektrischen Aktivität der Schwellkörper. Diese elektrische Aktivität der Muskulatur tritt bei Tonusänderungen, z.B. Kontraktionen, auf. Wie die übrigen glatten Muskelorgane unseres Körpers zeigen auch die **kavernös**en Muskelzellen Spontankontraktionen einer bestimmten Rhythmik (ungefähr eine spontane Kontraktion pro Minute). Normalerweise lässt diese im flakziden Zustand bestimmte Muster erkennen: Kontraktionen der **kavernös**en Muskelzellen sind von extrazellulär ableitbarer elektrischer Aktivität begleitet. Bei Patienten mit Schädigungen der autonomen Nerven oder einer Degeneration der **kavernös**en Muskulatur finden sich spezifische Änderungen dieser Erregungsmuster. Das CC-EMG ermöglicht somit (wie auch das EMG quergestreifter Muskeln) die Diagnostik von neurogen-autonom und **kavernös**-degenerativ bedingten Erektionsstörungen, was von einer entscheidenden Therapierelevanz bei organisch bedingten Erektionsstörungen ist.

Die Untersuchung selbst erfolgt am liegenden Betroffenen und dauert ca. 45 Minuten. Meist wird die Registrierung über zwei sehr dünne Nadelelektroden vorgenommen, die jeweils von der Seite in den Schwellkörper gestochen werden. Der Einstich selbst ist nur wenig schmerzhaft und wird von dem Untersuchten meist mit einer Blutabnahme aus der Ellenbeuge verglichen. Während der Untersuchung wird dann die elektrische Aktivität der Schwellkörpermuskulatur aufgezeichnet, die im Anschluss

eine Beurteilung der **kavernös**en autonomen Nerven und der **kavernös**en Muskulatur selbst erlaubt. Nach Abschluss der Untersuchung werden die Nadeln wieder entfernt (schmerzfrei) und die Einstichstellen ca. 15 Sekunden mit einem Tupfer komprimiert.

Doppler- und Duplexsonographie (Untersuchung der penilen Arterien)

Die Doppler- und Duplex-Sonographie dient der Beurteilung der funktionellen Kapazität der penilen Arterien, d.h. der blutzuführenden Gefäße des Penis im Stadium der Tumeszenz (wenn das meiste Blut angeliefert werden muss). Bei der Dopplersonographie erfolgt die Messung der **Blutgeschwindigkeit** in den untersuchten Blutgefäßen ohne deren gleichzeitige Darstellung auf einem Bildschirm, was eher ungenau ist. Bei der Duplexsonographie werden die untersuchten Gefäße auf einem Bildschirm farblich dargestellt; die Flussgeschwindigkeit wird dann über ein Messsystem sehr genau gemessen.

Im flakziden Zustand wird ein großer Teil des arteriellen, d.h. sauerstoffreichen Blutes am Schwellkörper vorbei in die abführenden Venen geleitet. Nur im Stadium der Tumeszenz kommt es zu einem maximalen Einstrom in die **kavernös**en Räume. Aus diesem Grunde ist die Doppler- und Duplex-Untersuchung der penilen Gefäße erst nach intra**kavernös**er Injektion vasoaktiver Substanzen aussagekräftig. Im Vergleich zur relativ einfachen Dopplersonographie wird eine Erhöhung der Messgenauigkeit durch den Einsatz der Duplex- bzw. farbcodierten Duplexsonographie erreicht.

Diese Untersuchung kann im Rahmen der SKAT-Testung in den diagnostischen Ablauf eingebaut werden. Erscheinen die erhobenen Werte nicht plausibel oder wirkt der Untersuchte gestresst (was eher häufig vorkommt), sollte die Messung an einem anderen Tag mit derselben Dosierung erneut durchgeführt werden.

Nach Abschluss der zweiten diagnostischen Stufe ist eine therapierelevante Zuordnung des überwiegenden Teils (ungefähr 70-80%) der Patienten möglich.

Invasive andrologische Diagnostik (Stufe III)

Ziel dieser letzten diagnostischen Stufe ist entweder die Abklärung einer möglichen **Operationsindikation** als Vorbereitung zu operativrekonstruktiven Verfahren oder (seltener) die weitere Abklärung von Verdachtsmomenten. Da diese Untersuchungen deutlich belastender und nebenwirkungsreicher als die vorgenannten sind, sollte sich der Betroffene **vor** Durchführung fragen, ob er im positiven Fall (wenn die Untersuchung also ein Ergebnis erbringt, das man mit einer Operation korrigieren kann) eine Revaskularisations- bzw. Venen-Operation durchführen lassen würde. Andernfalls kann auf diese Untersuchungen verzichtet werden.

Die invasive andrologische Diagnostik besteht aus der gezielten Röntgendarstellung der Penisgefäße („selektive Pharmako-Phalloarteriographie"). Diese Untersuchungsverfahren sollen klären, ob eine dem Penis vorgeschaltete arterielle Einflussstörung, z.B. im pudendalen Segment, vorliegt.

Soll eine penile Venenchirurgie vorbereitet werden, wird der Abstrom aus den Schwellkörpern bei voller Erektion mit anschließender Röntgendarstellung dieses Blutabstroms („Pharmako-Cavernosometrie und -Cavernosographie") durchgeführt. Hier wird nach einer möglichen **kavernös**-venösen Abflussstörung gefahndet. Im Falle einer in der Cavernosometrie nachgewiesenen Abflussstörung erfolgt die anatomische Zuordnung, d.h. die Identifikation der krankhaft drainierenden Venen (eine mögliche Ursache dieser Störung innerhalb des **kavernös**en Gewebes wurde mittels CC-EMG weitgehend ausgeschlossen), durch die Cavernosographie.

Eine erweiterte neurologische Untersuchung mit ggf. bildgebender röntgenologischer Diagnostik wie Computertomographie oder Kernspintomographie ist dann gerechtfertigt, wenn sich in der vorangegangenen Abklärung der Verdacht einer möglicherweise gravierenden Erkrankung ergab.

6.4.5   Therapieoptionen

Grundzüge der Therapie der erektilen Dysfunktion

Auf Grund der intensivierten Forschungsanstrengungen zum Grundlagenwissen und zu den klinischen Anwendungen, die in den letzten Jahrzehnten auf dem Gebiet des normalen und gestörten Erektionsmechanismus unternommen wurden, steht Arzt und Patient ein breit gefächertes, wenn auch noch keineswegs zufrie-

denstellendes Angebot von Behandlungsmöglichkeiten (s.o.) gegenüber. Diese **Palette von therapeutischen Optionen** erlaubt in vielen Fällen ein Eingehen auf Wünsche und individuelle Gegebenheiten des Patienten. In Anbetracht der Tatsache, dass eine erektile Dysfunktion ein multifaktorielles Geschehen darstellt, erlaubt dieses Armentarium aber auch, sich die Kompensationsfähigkeit des Organismus zu Nutze zu machen: So kann, zumindest theoretisch, durch eine oral einzunehmende Substanz mit ausreichend selektiv relaxierender Wirkung auf die glatte Muskulatur des Schwellkörpers eine arterielle Einflussstörung oder **kavernös**-venöse Insuffizienz wettgemacht werden, oder man kann durch die erhöhte zentrale Erregung erektionsinduzierender Zentren mittels oraler α_2-Rezeptorenblocker eine durch Versagensangst oder Stress gestörte Erektion verbessern. In gleicher Weise kann eine psychologische Beratung oder eine Sexualtherapie einen „milden" organischen Faktor kompensieren.

Die zweite wichtige Konsequenz aus diesem deutlich erweiterten Therapiespektrum ist die Notwendigkeit für die behandelnden Ärzte, sich mit diesen Alternativen – sei es allein oder (besser) im Team – vertraut zu machen. In Analogie zu anderen komplexen Krankheitsbildern genügt es nicht mehr, nur ein oder zwei Rezepte zu haben; wer heute seinen Patienten immer noch fast ausschließlich Sexualtherapie (im engeren Sinne von Masters & Johnson) oder orale Medikation anbietet, entspricht nicht mehr dem Standard. Auch ein mit diesen Patienten befasster Psychologe oder Psychiater muß grundlegende Kenntnisse in den eher organogen orientierten Therapiestrategien besitzen; umgekehrt ist von Urologen zu erwarten, dass auch sie über psychologisch orientierte Behandlungsmaßnahmen Bescheid wissen. Dieses komplementäre Wissen ist Voraussetzung für das Verständnis der Besonderheiten des einzelnen Patienten und somit für eine **ganzheitliche** Therapie.

> In der Sexualmedizin gehört es zum Standard, bei grundsätzlicher Orientierung auf das Paar psychologische und ggf. auch somatische Therapieoptionen einzusetzen. Die allgemein bekannt gewordenen Übungen der Sexualtherapie greifen für sich allein genommen häufig zu kurz und können die Störung sogar fixieren.

Die dritte Konsequenz, die sich im Vergleich zu klassischen medizinischen Indikationen aufdrängt, ist die Erkenntnis, dass der therapeutische Standard bei erektilen Dysfunktionen immer noch unbefriedigend ist. So steht bei „klassischen" Indikationen wie z.B. Hypertonie oder Infektionskrankheiten eine Fülle von pharmakologischen Substanzen, die auf unterschiedliche Mechanismen eine spezifische Wirkung ausüben, zur differenzierten Therapie zur Verfügung. Überdies ist der Wirkmechanismus vieler der z.B. in der Hypertoniebehandlung eingesetzten Medikamente bezüglich ihres Eingreifens in den Pathomechanismus der Erkrankung rational belegt. Demgegenüber wurden die meisten in der Therapie der erektilen Dysfunktion eingesetzten Pharmaka eher zufällig denn als Resultat einer gezielten wissenschaftlichen Forschung für diese Indikation gefunden, was ihre hohe Nebenwirkungs- oder auch ihre geringe Erfolgsrate erklärt. Erst die „Entdeckung" erektiler Dysfunktion durch die forschende Pharmaindustrie führte in den letzten Jahren zu attraktiven **medikamentösen Therapieansätzen.** Hier ist durch die bereits stattgehabte Zulassung oral wirksamer Substanzen (s.u.) aber auch zu erwarten, dass sich eine Verschiebung der Patienten vom Spezialisten zum Praktiker – ähnlich wie z.B. bei der benignen Prostata-Hyperplasie (BPH) – einstellt. Es besteht die **Gefahr**, dass zahlreichen Patienten, die sich wegen einer Erektionsstörung beim Hausarzt vorstellen, **ohne fachgerechte Abklärung** und **ohne Einbeziehung der Partnerin** diese orale Medikation verordnet wird.

Von einem amerikanischen Experten-Panel ist neuerdings ein prozessorientiertes Untersuchungs- und Behandlungsmodell (Process of care model) erektiler Dysfunktionen erarbeitet worden, das viele Parallelen zu dem hier beschriebenen Vorgehen aufweist. Das Prozessmodell ist als Teil der CME (Continuing medical education) der US-Ärzteschaft entstanden und mag nicht in allen Punkten für Europa passend sein, doch bietet es in jedem Fall eine gute Grundlage für ein sexualmedizinisches Behandlungsmodell. Angestrebt wird ein rationales Konzept der Diagnostik und Behandlung mit den Schwerpunkten auf einer sorgfältigen klinischen Anamnese und einer fokussierten körperlichen Untersuchung. Je nach Symptomatik und Verursachung kommen spezifische Untersuchungen und Überweisungen in vorab definierten Situationen sowie abgestufte Therapieoptionen zum Einsatz. Betont wird die Einbeziehung der Patientenbedürfnisse und der Partnerin, soweit dies möglich ist. Nach zwei evaluati-

ons- und informationsorientierten Stufen beinhaltet Stufe 3 die Modifizierung reversibler Ursachen, an die sich dann die verschiedenen Therapieoptionen in drei weiteren Stufen anschließen. Zu den First-Line-Therapieoptionen gehören neben den oralen Medikamenten die Vakuumpumpen sowie die Sexualtherapie. Ein besonderer Vorteil dieses Prozessmodells ist, dass sowohl die grundlegenden Basiskenntnisse als auch die für die einzelnen Prozessstufen notwendigen Kenntnisse und Fertigkeiten transparent definiert und für die entsprechenden Fort- und Weiterbildungsaktivitäten verfügbar sind. Der sexualmedizinisch engagierte Arzt kann sich hier orientieren und je nach seinen Grundkenntnissen und der angestrebten Tiefe seines Interesses die erforderlichen Module „buchen".

> Zur Behandlung von überwiegend organisch bedingten Erektionsstörungen steht dem Therapeuten in der Praxis heute die orale Medikation, die intraurethrale Applikation (MUSE), die intrakavernöse Injektionstherapie (SKAT), die Substitution von Testosteron, die penile Venenchirurgie, die arterielle Revaskularisation, die Applikation von sog. Vakuumpumpen, die funktionelle Elektromyostimulation (FEMCC) sowie die prothetische Versorgung zur Verfügung.

Somatotherapeutische Optionen

1   Orale Medikation mit zentralem Wirkmechanismus

Yohimbin

Yohimbin (Yohimbin Spiegel®), ein zentral wirksamer α_2-**Rezeptor-Antagonist**, ist die erste zugelassene oral wirksame Substanz zur Therapie der erektilen Dysfunktion. Über einen **zentralen** Angriffspunkt bewirkt dieses Medikament eine Erhöhung von erektionsfördernden Efferenzen, ohne dass signifikante Veränderungen der Libido induziert werden. Dies hat zur Folge, dass Therapieerfolge unter Yohimbin nur bei einer im Wesentlichen intakten somatischen Erektionsachse zu beobachten sind. Nicht allzu schwerwiegende organogene Störungen können durch die damit ausgelöste vermehrte autonome Innervation ggf. kompensiert werden. Hierbei ist anzufügen, dass es sich um ein zwar nebenwirkungsarmes, aber auch nicht allzu stark wirksames Medikament zur Behandlung von Erektionsstörungen handelt. Dies führt bei mangelnder Patientenselektion dazu, dass die

Ansprechraten (durch die falsche Indikation) nur gering über einer Placebowirkung liegen oder sogar mit dieser gleichzusetzen sind (Montague et al. 1996).

Aus praktischer Sicht kann ein Yohimbin-Behandlungsversuch unternommen werden, wenn sich in der ersten Stufe der diagnostischen Abklärung keine Hinweise auf eine gravierende organogene oder endokrine Ätiologie ergeben und der Patient anderen Therapieoptionen als der oralen Medikation ablehnend gegenübersteht. Da viele dieser Patienten ein unzuverlässiges Tabletten-Einnahmemuster aufweisen, sollten sie unbedingt darauf hingewiesen werden, dieses Medikament regelmäßig und (bei Abwesenheit von Nebenwirkungen) mindestens über einen Zeitraum von sechs Wochen einzunehmen. Die Erfahrung zeigt, dass die üblicherweise empfohlene Dosierung von 3 x 5mg/d zu niedrig gewählt ist; zu empfehlen ist eine einschleichende Dosierung von 3 x 5mg/d über 3 Tage und dann 3 x 10 mg/d. Eine an der Medizinischen Hochschule Hannover durchgeführte doppelblinde Studie mit Yohimbin vs. Placebo zeigte einen Vorteil von Yohimbin, sodass sich diese Substanz bis dato mit akzeptablem Erfolg einsetzen ließ. Als Nebenwirkungen werden gelegentlich Nervosität, Händezittern und/oder eine Rhinitissymptomatik angegeben, die je nach Ausprägung einen Therapieabbruch erzwingt.

Apomorphin
Apomorphin wirkt als **Dopamin-Rezeptor-Agonist** im zentralen Nervensystem. Heaton und Mitarbeiter konnten bei der Gabe von 4 und 6 mg Apomorphin in einer sublingual applizierbaren Form einen positiven Effekt auf das Erektionsvermögen beobachten, wobei in dieser Dosierung bei einem Großteil der Patienten noch keine Emesis auftrat. 1996 wurde bei Patienten mit wahrscheinlicher psychogener erektiler Dysfunktion von einer GV-fähigen Erektion unter häuslichen Bedingungen bei über 70% der Patienten berichtet (Heaton et al. 1996). Neuere Daten zeigen eine Überlegenheit gegenüber Placebo bei etwas geringeren Ansprechraten (45,8% bei 2mg, 52% bei 4mg und 59,6% bei 6mg). Als häufigste Nebenwirkung wurde eine leichte bis mittlere Übelkeit bei 2,1%, 19,5% und 39,0% beobachtet (Padma-Nathan et al. 1998).

Trazodon
Trazodon ist ein Triazolpyridin mit u.a. Serotonin-Wiederaufnahme-Hemmer-Wirkung und erfährt als **Antidepressivum** weite klinische Anwendung. In dieser Indikation wurde in der Literatur als Nebenwirkung über erhöhte erektile Aktivität und prolongierte Erektionen berichtet. In einer prospektiven placebo-kontrollierten Untersuchung an Patienten mit erektiler Dysfunktion konnte aber **kein** besserer Therapieeffekt als bei Placebo beobachtet werden (Sikora et al. 1992), sodass ein Einsatz in dieser Indikation (außerhalb kontrollierter Studien) zur Zeit nicht befürwortet werden kann.

2 Orale Medikation mit peripherem Wirkansatz
Phentolamin
Dies ist ein nicht-selektiver **A-Rezeptorenblocker**, der seit mehreren Dekaden in verschiedenen Indikationen Anwendung findet. Zorgniotti (1994) berichtete über eine signifikante Verbesserung des Erektionsvermögens nach sublingualer Applikation. Eine prospektive placebo-kontrollierte Studie konnte bei den einbezogenen Patienten (n = 40) mit organogener erektiler Dysfunktion eine signifikante Verbesserung des Erektionsvermögens nach Einmalgabe von schnell resorbierbarem Phentolamin feststellen, während die Ergebnisse der Gesamtstudie (n = 177) nicht signifikant unterschiedlich zu Placebo waren (Porst et al. 1996). Abzuwarten bleibt, was derzeit in Amerika durchgeführte Studien ergeben. Grundsätzlich wäre eine weitere orale Therapieoption mit einer Substanz, die schon über Jahrzehnte eine große Arzneimittelsicherheit am Menschen bewiesen hat, zu begrüßen.

Sildenafil (Viagra®)
Die Rolle des Stickoxids als prinzipieller Mediator der kavernösen Relaxation und Erektion konnte in den letzten Jahren durch zahlreiche Studien belegt werden (Burnett et al. 1992; Carrier et al. 1993; Holmquist et al. 1991; Ignarro et al. 1990). Stickoxid wird von Nervenendigungen und Endothelzellen freigesetzt und stimuliert die intrazelluläre lösliche Guanylatcyclase, die dann zu einer Erhöhung der Konzentration des „Second Messengers" cGMP und dadurch letzlich zu einer intrazellulären Kalziumverarmung und glattmuskulären Relaxation führt. Eine Hemmung des Abbaus (Hydrolyse) von cGMP durch Inhibition der Phosphodiesterasen, speziell des cGMP-spezifischen Isoenzyms 5, hat den gleichen Effekt.

Sildenafil (Viagra®), ursprünglich zur Therapie der Koronarinsuffizienz entwickelt, ist ein **spezifischer Inhibitor** des **Phosphodiesterase-5-Isoenzyms**. Die zufällige Dokumentation von verbesserten Erektionen als Nebenwirkung führte zu Entwicklung dieser Substanz als Mittel zur Therapie der erektilen Dysfunktion. In Phase-I-Studien konnte zunächst gezeigt werden, dass Sildenafil über adäquate pharmakokinetische und -dynamische Eigenschaften für eine orale Administration verfügt. Eine initiale randomisierte, doppelblinde placebo-kontrollierte Crossover-Studie bei Patienten mit nicht organogener erektiler Dysfunktion zeigte eine Überlegenheit über Placebo (Boolell et al. 1996). Als Nebenwirkungen wurden Kopfschmerzen beobachtet. Die Überlegenheit gegenüber Plazebo wurde dann in einer größeren Folgestudie mit 351 Patienten bestätigt (Placebo 38%, 10mg Sildenafil 65%, 25mg Sildenafil 79% und 50mg Sildenafil 89% Verbesserung der Erektionen) (Gingell et al. 1996). In einer offenen Studie über 1 Jahr verspürten 87,1% der Patienten einen Benefit, und nur 3,9% brachen die Therapie wegen Unverträglichkeit ab (Buvat et al. 1997). In einer anderen Studie bei Patienten mit überwiegend organogener Genese der erektilen Dysfunktion war Sildenafil in 77,8% der Patienten wirksam (Lue 1997). Die Erfolgsrate bei Diabetikern war mit 30% geringer, jedoch signifikant besser als mit Placebo (7%) (Boolell et al. 1996). Eine auf dem amerikanischen Urologenkongress vorgestellte Metaanalyse ergab Ansprechraten um 50% der Patienten (Steers 1998).

Zusammenfassend kann festgestellt werden, dass die orale Gabe von Sildenafil in der Mehrheit der Patienten ohne definierte Ursache der erektilen Dysfunktion als auch bei Patienten mit organogener Ursache wirksam ist. Kritisch anzumerken ist jedoch das noch nicht ausreichend definierte **Nebenwirkungspotential** (z.B. Cave Nitroglycerin). So kam es in Verbindung mit der Einnahme von Sildenafil nach seiner Zulassung in verschiedenen Ländern bis Mai 1999 zu 522 dokumentierten Todesfällen (Aktualisierung über die Internetadresse *www.fda.gov*). Auch sind die Auswirkungen auf die Retina und die Sehfähigkeit (bisher Dokumentation von Störungen des Farbsehens!) bei langjähriger Einnahme durch die mögliche Hemmung des funktionell bedeutenden Phosphodiesterase-6-Isoenzyms nicht geklärt.

Mit zunehmender Erfahrung wird es zur genaueren Identifizierung der für diese Therapieoption geeigneten Patientengruppen kommen. Weiterhin ist mit der Entwicklung weiterer, spezifischerer und selektiverer Substanzen mit verbessertem Wirkungs-Nebenwirkungsprofil zu rechnen.

Testosteron-Substitution

In großen, nicht-selektionierten Patientenkollektiven mit erektiler Dysfunktion finden sich bei ca. 6,5 bis 8,5% erniedrigte Testosteronwerte (Buvat et al. 1996). Neben diesen Patienten mit signifikant erniedrigtem Testosteron (< 3 ng/ml) – hier kann von einer endokrin (mit-)verursachten erektilen Dysfunktion ausgegangen werden – findet sich wahrscheinlich noch eine Gruppe unbekannter Größe, die zwar noch einen grenzwertigen Testosteronspiegel aufweist, der aber zur Aufrechterhaltung der testosterongesteuerten Homöostase bezüglich der erektilen Funktion nicht ausreichend ist.

Ähnlich wie bei einem Behandlungsversuch mit Yohimbin kann der Versuch einer Testosteronsubstitution bei bestimmten **Voraussetzungen** (kein Hinweis auf eine gravierende psychogene oder endokrine Ätiologie, keine schwerwiegenden organogenen Faktoren auf Grund der Anamnese und Befunderhebung, Patient ablehnend gegenüber anderen Therapieoptionen) schon nach der ersten Diagnostikstufe unternommen werden. Im Falle eines signifikant erniedrigten Testosteronspiegels sollte vor einer Substitutionstherapie eine möglicherweise ursächliche endokrinologische Erkrankung ausgeschlossen werden. Weiterhin sollte ein Therapieversuch mittels Testosteron nur nach ausführlicher Unterrichtung und Aufklärung des Patienten erfolgen. Obwohl die Studien im Rahmen der amerikanischen Zulassung eines Testosteronpflasters keine signifikante Zunahme des Risikos eines Prostatakarzinoms zeigten und ein kausaler Zusammenhang zwischen Testosteronspiegel und Prostatakarzinom bislang nicht belegt ist (Cooper et al. 1996), sollte ein Prostatakarzinom vor Behandlungsbeginn mittels einer rektalen Untersuchung und der Bestimmung des PSA-Wertes (und ggf. weiterer Untersuchungen, falls indiziert) ausgeschlossen werden. Während der Testosteron-Substitution sollten diese Untersuchungen im Abstand von 6 Monaten erfolgen.

Bezüglich der Applikationsweise der Testosteronsubstitution sind grundsätzlich die **orale**, die **transkutane** und die **intramuskuläre** Darreichung möglich. Da die orale Form mit erheblichen (insbesondere hepatischen) Nebenwirkungen belastet ist, sollte diese **nicht** angewendet werden. Bei der Entscheidung zwischen transkutaner und intramuskulärer Applikation sollte neben der Preisgestaltung (teures Pflaster!) auch die Physiologie Beachtung finden: Testosteron wird zirkadian ausgeschüttet, wobei (vereinfachend) der Testosteronspiegel morgens hoch ist und im Laufe des Tages abfällt. Diese Rhythmik der Testosteronausschüttung wird von der **transkutanen** Applikationsweise gut imitiert. Unter der Testosteronbehandlung sollte nach einigen Wochen mittels Bestimmung des Testosterons im Serum überprüft werden, ob entsprechende Substitutionserfolge erreicht wurden. Da weiterhin nur fragmentarische Daten über eine Langzeitsubstitution von Testosteron bei erektiler Dysfunktion vorliegen, sollten die Patienten unter dieser Behandlungsform, auch im Falle eines Therapieerfolgs, regelmäßig nachuntersucht werden.

3 Lokale Applikation von Pharmaka

Schwellkörper-Autoinjektionstherapie (SKAT)
Die Einführung der intrakavernösen Injektion vasoaktiver Substanzen, die sog. Schwellkörper-Autoinjektionstherapie (SKAT), erlaubte Mitte der 80er Jahre erstmals die nicht-prothetische Behandlung organogener, nicht-endokriner Erektionsstörungen (Ishii et al. 1986; Virag 1982; Zorgniotti & Lefleur 1985). Die direkte Injektion in das Kompartiment „Corpus cavernosum" mit hohen Wirkstoffkonzentrationen im Zielorgan erlaubte zum einen die Induktion einer Erektion bei vielen Patienten bei minimalen systemischen Nebenwirkungen. Zum anderen gestattete diese Applikationsform durch ihre Imitation der physiologischen intrakavernösen Mechanismen eine signifikante Verbesserung der Untersuchungsmöglichkeiten in der Differenzialdiagnose der erektilen Dysfunktion.

Die SKAT stellt auch nach Einführung von Sildenafil (Viagra) eine wichtige Behandlungsoption der organogenen erektilen Dysfunktion dar. Auch wenn die Entdeckung selektiverer, zentraler oder peripher-kavernöser Regulationsmechanismen mit konsekutiver Entwicklung neuer hochselektiver oraler Wirksubstanzen die Häufigkeit dieser Behandlungsform in naher Zukunft reduzieren dürfte, besitzt die SKAT einige grundsätzliche Vorteile: Die lokale Applikation ermöglicht **hohe lokale Wirkstoffkon-** **zentrationen** bei **geringer systemischer Belastung**, was zu einer guten Wirkungs-Nebenwirkungsrelation führt.

Vor der Initiierung müssen die Basisuntersuchungen abgeschlossen und gravierende psychologische oder endokrine Ursachen ausgeschlossen sein. Aus sexualmedizinischer Sicht ist grundsätzlich die **Miteinbeziehung der Partnerin** zu fordern. Darüber hinaus sollte neben richtiger Indikationsstellung, Dosisanpassung und mindestens dreimaliger Unterweisung in die Injektionstechnik der Patient (nochmals) über mögliche **prolongierte Erektionen** und deren sofortigen Behandlungsbedarf unterrichtet werden. Es ist unabdingbar, dass der betreuende Arzt eine Behandlung dieser potenziell gefährlichen Komplikation zu jeder Zeit (auch an Sonn- und Feiertagen oder im Urlaub!) sicherstellt und den Patienten entsprechend unterrichtet. Weiterhin muss der Patient auf die Notwendigkeit regelmäßiger Nachkontrollen hingewiesen werden, um Nebenwirkungen **(kavernöse Fibrose!)** oder Schwierigkeiten mit der Methode frühzeitig erkennen und ggf. beheben zu können. Keinesfalls sollten Wiederholungsrezepte ohne Gespräch und Untersuchung ausgefüllt werden. Es hat sich auch gezeigt, dass eine eher enge Patientenbetreuung zu einer signifikanten Reduktion der Abbrecher-Rate der SKAT im Vergleich zu schlecht betreuten Patienten führt.

Papaverin
Virag (1982) berichtete über die ersten 15 Patienten, die intrakavernöse Injektionen von Papaverin zur Behandlung einer erektilen Dysfunktion erhielten. In den Folgejahren wurden Langzeitergebnisse bei mehreren tausend Patienten publiziert. Während zumeist akzeptable Ansprechraten (60-90%) erreicht werden konnten, führte die **hohe Nebenwirkungsrate** (prolongierte Erektionen bei 1-10% und Schwellkörperfibrosen bei bis zu 10%) dazu, dass Papaverin als Monosubstanz in der Therapie der erektilen Dysfunktion weitgehend verlassen wurde.

Papaverin plus Phentolamin
Die Kombination aus Papaverin und Phentolamin hat einen überadditiven Effekt im Vergleich zu den Wirkungen der Einzelsubstanzen und entspricht in etwa der Wirksamkeit von PGE1. Prolongierte Erektionen werden insgesamt weniger häufig festgestellt als mit der Papaverin-Monotherapie. Nach erfolgter Austestung und

Festlegung der individuell optimalen Dosis werden prolongierte Erektionen im Rahmen der Schwellkörperautoinjektionstherapie in ca. 3-5% der Patienten und in weniger als 1% der Injektionen festgestellt. Lokale Komplikationen (Schwellkörperfibrosen, Penisdeviationen, Hämatome, Schmerzen) werden in 1-7% der Fälle gesehen (Juenemann & Alken 1989; Wetterauer 1991; Truss et al. 1997).

Prostaglandin E1

1986 wurde erstmals über die Verwendung von PGE1 (Caverject®, Vividal ®) in Diagnostik und Therapie der erektilen Dysfunktion berichtet (Ishii et al. 1986). In den folgenden Jahren berichteten zahlreiche Gruppen über ihre Erfahrungen mit der intrakavernösen Anwendung von PGE1. Mit zunehmender Erfahrung wurde deutlich, dass PGE1 **nebenwirkungsarm** und bei den meisten Patienten wirksam ist. In verschiedenen Serien wurden mit bis zu 40µg PGE1 Ansprechraten von 70 bis über 90% berichtet (Porst 1988; Stackl et al. 1988; Waldhauser & Schramek 1988; Hwang et al. 1989; Linet & Neff 1994; Porst et al. 1994; Porst 1996). Im Vergleich zu Papaverin oder der Mischung Papaverin/Phentolamin zeigte sich ein sehr geringes Risiko von prolongierten Erektionen. 1994 wurden die Ergebnisse einer prospektiven Multicenterstudie an 162 Patienten mit zwei Jahren Follow-up publiziert (Porst et al. 1994). In dieser Patientenpopulation zeigte sich eine Ansprechrate von über 90%, prolongierte Erektionen wurden bei 3% der Patienten und 0,007% der Injektionen gesehen. Bei 9,3% der Patienten wurden nach zwei Jahren lokale Schwellkörperveränderungen (Fibrosen, Deviationen, Verhärtungen) gefunden. Über signifikante PGE1-induzierte Schmerzen berichteten lediglich 3,5%. Andere Untersuchungen belegen ähnlich gute Ansprechraten sowie ein ebenfalls geringes Risiko der Induktion prolongierter Erektionen. Intrapenile Schmerzen wurden allerdings in etwa 10 bis zu 40% der Fälle beobachtet (Porst 1988; Linet & Neff 1994). PGE1 (10-20µg) kann heute als **Mittel der Wahl** zur intrakavernösen Pharmakotherapie der erektilen Dysfunktion angesehen werden.

Drei- und Vierfachkombinationen

Die Mischung aus **Papaverin**, **Phentolamin** und **Prostaglandin E1** wurde von verschiedenen Autoren untersucht. Es wurden exzellente Ansprechraten von über 90% selbst bei Nonres-

pondern auf PGE1 oder Papaverin/Phentolamin erreicht. Weiterhin erlaubt die Kombination der drei Substanzen eine Minimierung der Einzeldosierungen und damit möglicherweise auch eine Reduzierung der Inzidenz der mit den Einzelsubstanzen verbundenen Nebenwirkungen (Goldstein et al. 1990; Bennett et al. 1991; Dilworth & Lewis 1991; Collins & Thijssen 1993).

Einzelne Gruppen untersuchten eine Viererkombination aus **Papaverin**, **Phentolamin**, **PGE1** und **Atropin**. Montorsi (1993) berichtete über eine Ansprechrate mit dieser Kombination von 96% bei 94 Patienten mit erektiler Dysfunktion überwiegend vaskulärer Genese. Aufgrund der begrenzten Erfahrung mit Mehrfachkombinationen sollte dieser therapeutische Ansatz kontrollierten klinischen Studien vorbehalten bleiben.

Alternative Substanzen

Grundlagenwissenschaftliche Untersuchungen belegten eine mögliche Rolle des Neuropeptids **Calcitonin Gene-related Peptide** (CGRP) in der Regulation der Kontraktilität glatter kavernöser Muskulatur (Stief et al. 1993). Erste klinische Ergebnisse mit dem Substanzgemisch aus CGRP (5µg) und PGE1 (10µg) zeigten höhere Ansprechraten als mit PGE1 oder der Kombination aus Papaverin/Phentolamin bei hoch selektionierten Patienten mit erektiler Dysfunktion. Prolongierte Erektionen oder lokale kavernöse Veränderungen wurden nicht beobachtet (Truss et al. 1994a).

Linsidomin (SIN-1) generiert Stickoxid auf nichtenzymatischem Wege, stimuliert so die zytosolische Guanylatcyclase in glatter Muskulatur und führt dadurch zu einem intrazellulären Anstieg des Botenstoffes cGMP. Bei Patienten mit erektiler Dysfunktion wurden in einer Untersuchung mit 113 Patienten bei 69% ausreichende Erektionen nach intrakavernöser Applikation von 1mg Linsidomin induziert. Signifikante Nebenwirkungen, insbesondere prolongierte Erektionen, wurden nicht beobachtet (Truss et al. 1994b).

Moxixylyt ist ein kompetitiver $Alpha_1$-Rezeptor-Blocker. Weiterhin besteht möglicherweise ein antihistaminerger Wirkmechanismus. Erste klinische Ergebnisse bei Patienten mit erektiler Dysfunktion ergaben bei der Mehrzahl der Patienten eine nicht ausreichende kavernöse Relaxation. Obwohl Moxixylyt als Einzelsubstanz nicht geeignet erscheint, könnte diese Substanz als Teil eines Substanzgemisches in der Zukunft Verwendung finden.

Das **Vasoaktive Intestinale Polypeptid** (VIP) ist ein potenter Dilatator glatter Muskulatur. Es führt zu einer Stimulation der membranständigen Adenylatzyklase und dadurch zu einer Erhöhung von intrazellulärem cAMP. Grundlagenwissenschaftliche Untersuchungen zeigen eine mögliche Rolle als Co-Neurotransmitter von VIP in kavernöser Muskulatur (Buvat et al. 1989). Die intrakavernöse Applikation von VIP alleine führt zu einer Tumeszenzzunahme, allerdings nicht zu einer ausreichenden Rigidität auch nach Gabe von hohen Dosen (Wagner & Gerstenberg 1988). In Kombination mit Papaverin führt VIP jedoch zu Erektionen vergleichbar denen nach Injektion von Papaverin plus Phentolamin (Kiely et al. 1989). Die Kombination aus VIP und Phentolamin wurde 1992 in einer kleinen Pilotstudie mit exzellenten Ergebnissen untersucht. Signifikante Nebenwirkungen wurden nicht beobachtet (Gerstenberg et al. 1992). McMahon (1996) untersuchte diese Kombination (30mg VIP plus 1mg Phentolamin – „Vasopotin 1" und 30mg VIP plus 2mg Phentolamin – „Vasopotin 2") bei 20 Patienten und beobachtete ausreichende Erektionen bei sechs von sechs Patienten mit psychogener, bei sieben von neun Patienten mit arterieller, bei zwei von drei Patienten mit neurogener und bei einem von drei Patienten mit kavernöser („venöses Leck") erektiler Dysfunktion (McMahon 1996). Wie für Moxixylyt gilt für VIP, dass diese Substanz als Teil eines Substanzgemischs Anwendung finden könnte. Einer **breiten** Anwendung stehen allerdings die hiermit verbundenen Therapiekosten entgegen.

Forskolin ist ein natürlich vorkommendes Diterpen und ein direkter Stimulator der Adenylatzyklase. Forskolin führt somit über eine intrazelluläre cAMP-Erhöhung zu einer glattmuskulären Relaxation. Erste klinische Ergebnisse deuten auf eine mögliche Rolle dieser Substanz in Diagnostik und Therapie der erektilen Dysfunktion hin (Mulhall et al. 1997).

Eine weitere Substanzgruppe, die lediglich grundlagenwissenschaftlich untersucht wurde, sind die sogenannten **Kaliumkanalöffner**. Diese führen durch eine direkte Modulation von Kaliumkanälen zu einer Relaxation glatter Muskulatur. Tiermodelle haben eine sehr gute Effektivität nach intrakavernöser Applikation belegt (Giraldi & Wagner 1990; Hellstrom et al. 1992).

Intraurethrale Applikation von PGE1 in Pelletform

Die intraurethrale Applikation von PGE1 (Medicated Urethral System for Erection – MUSE®) ist seit November 1996 in den USA und nachfolgend in verschiedenen europäischen Ländern zugelassen. 1997 wurden bei 1511 Patienten erhobene Daten der transurethralen Applikation von 125 bis 1000 µg PGE1 publiziert (Padma-Nathan et al. 1997). Die **Akzeptanz** des sterilen Einmalsystems (MUSE) bei diesen Patienten erscheint mit 89,5% gut, die **Wirkungsraten** sind mit ca. 70% der Anwendungen in dieser Serie erstaunlich hoch. An lokalen **Nebenwirkungen** traten bei 32,7% der PGE1-Anwender (10,8% der Applikationen) penile Schmerzen auf; diese wurden bei 3,3% der Plazebogruppe ebenfalls beobachtet. Systemische Nebenwirkungen waren dosisabhängig und nur bei wenigen Patienten (Schwindel bei 1,9%) zu beobachten. Blutdruckabfälle, Priapismen und Fibrosen wurden in dieser Studie nicht berichtet.

Bei 5,1% der Patienten wurde eine Mikrooder Makrohämaturie diagnostiziert, was am ehesten durch eine unsachgemäße Handhabung des MUSE®-Systems und eine dadurch induzierte Urethraverletzung erklärt werden kann. Eine Langzeitbeobachtung an über 2.500 Patienten über einen Zeitraum von bis zu 2 Jahren belegte eine hohe Akzeptanz des transurethralen Systems bei guter Verträglichkeit und Sicherheit (Spivack et al. 1997). Urethrale Strikturen wurde bislang nicht beschrieben.

Allerdings wurden kürzlich deutlich geringere Ansprechraten – z.T. um die 25% – bei nichtselektionierten Patienten auf dem amerikanischen Urologenkongress in San Diego berichtet (Galea et al. 1998; Fulgham et al. 1998). Es bleibt somit abzuwarten, ob die anfangs sehr positiven Ergebnisse den „test of time" bestehen werden.

Transkutane Applikation von Pharmaka

Schon Anfang der 80er Jahre wurde von mehreren Autoren berichtet, dass die Anwendung von Nitrospray, auf die Glans und die distale Penisschafthaut aufgesprüht, zu penilen Tumeszenzzunahmen und, zusammen mit entsprechender Stimulation, bei einigen wenigen Patienten zu einer vollen Erektion führte. Diese Behandlung konnte sich aber wegen ihrer nur geringen Erfolgsquote – im Verein mit häufig beobachteten Kreislaufnebenwirkungen – nicht durchsetzen. Berichte über die transdermale Anwendung verschiedenster Substanzen, die grundsätzlich attraktiv wäre, sind noch zu sporadisch und unsubstantiiert. So wurde auf dem Weltkongress für Erektile Dysfunktion 1996 in San Francisco die transdermale Applikation von bis zu 4 mg (d.h. ungefähr 400 mal mehr Substanz als bei intrakavernöser Injektion) vorgestellt, die bei einigen Patienten zu Tumeszenzen geführt haben soll. Aufgrund der nicht reproduzierbaren Datenlage sollten diese Alternativen zum jetzigen Zeitpunkt nur in kontrollierten klinischen Studien untersucht werden.

Vakuum-Erektionshilfen

Das Prinzip der Vakuumsysteme besteht in der Erzeugung eines Unterdrucks in einem Hohlkörper, der relativ luftdicht über den Pars pendulans penis gestülpt wird. Dieser Unterdruck führt zu einem starken Einstrom von venösen Blut in die Corpora cavernosa und somit zu Tumeszenz und Rigidität. Nachdem ein Spannring an der Penisbasis plaziert wurde, kann der Hohlkörper entfernt werden, und das in den Schwellkörpern befindliche Blut bleibt in diesen „gefangen". Bei den meisten Patienten wird so ein erektionsähnlicher Zustand induziert, der zum GV befähigt.

Vakuum-Erektionshilfen sind schon über hundert Jahre bekannt und in Gebrauch, doch erst die apparativen Verbesserungen der letzten zwanzig Jahre lassen diese Therapiealternative akzeptabel erscheinen. Auf dem Markt wird eine Vielzahl von Modellen angeboten. Patienten, die einen Therapieversuch mit einem Vakuumsystem unternehmen wollen, sollten vor der Anwendung unter häuslichen Bedingungen **ausführliche Instruktionen** erhalten. In den meisten Fällen muss die Benutzung mehrfach (bis zu mehreren Wochen) **geübt** werden, bevor ein zufriedenstellendes Ergebnis erzielt wird. In unserem Patientengut wird diese Therapieoption von ca. 10 bis 15% der Patienten mit organogener erektiler Dysfunktion und deren Partnerinnen akzeptiert und längerfristig erfolgreich angewendet. Insbesondere ältere Patienten in einer stabilen Partnerschaft scheinen für diese Alternative geeignet.

Elektromyostimulation des Corpus cavernosum

In der Behandlung von Störungen der Skelett- oder quergestreiften Muskulatur durch Rehabilitationsmediziner stellt die Anwendung von transkutan verabreichtem Strom, die sog. funktionelle Elektromyostimulation, eine Standardmethode dar. Da es sich bei organogenen Erek-

tionsstörungen oft um eine (primäre oder sekundäre) Erkrankung der glatten Muskelzellen des Schwellkörpers mit konsekutiven Funktionsstörungen des gesamten Organs handelt, erschien es naheliegend, dieses Verfahren auch bei dem leicht zugänglichen glattmuskulären kavernösen Gewebe anzuwenden. Die funktionelle Elektromyostimulation des Corpus cavernosum (FEMCC) genannte Behandlungsmethode hat in Pilotstudien erfolgversprechende Ergebnisse gezeigt, ist aber noch als **experimentelle Methode** anzusehen. Sollte man einen Patienten diese Methode empfehlen, ist er unbedingt darauf hinzuweisen. Wenn sich die Ergebnisse der Pilotstudien reproduzieren lassen, stellt die FEMCC eine wertvolle Bereicherung der verfügbaren therapeutischen Optionen dar. Die FEMCC erfolgt mittels eines Stimulators über auf den Penisschaft aufgeklebte Oberflächenelektroden. Sie sollte mindestens dreimal pro Tag 20 Minuten lang durchgeführt werden. Einige Patienten stimulieren während der (gesamten) Nacht, was ebenfalls zu guten Ergebnissen führte. Auch diese Behandlungsmethode erfordert eine eingehende Unterweisung. Weiterhin müssen die Patienten darauf hingewiesen werden, dass eine mögliche Regeneration glatter kavernöser Muskelzellen (und damit entweder die Rückkehr von Spontanerektionen oder das Ansprechen auf SKAT) nur nach einem längeren Behandlungszeitraum (ca. 6 bis 9 Monate!) bei regelmäßiger Anwendung zu erwarten ist.

4 Chirurgisch-rekonstruktive Verfahren

Die penile Revaskularisation und die penile Venenchirurgie sind für die betroffenen Patienten grundsätzlich attraktive Behandlungsmöglichkeiten, versuchen sie doch beide, die spontane Erektionsfähigkeit mittels eines einmaligen Eingriffs wiederherzustellen. Da die wissenschaftliche Diskussion über beide Verfahren noch nicht abgeschlossen ist (s.u.), müssen die Patienten, denen man eine solche Therapie anrät, über den ungewissen Ausgang der Operation aufgeklärt werden.

Revaskularisationschirurgie

Die penil-kavernöse Revaskularisationschirurgie soll (in einer gewissen Analogie zur kardialen Bypassoperation) ein peripher intaktes Muskelorgan, welches durch eine vorgeschaltete Stenose inadäquat arteriell versorgt wird, wieder entsprechend mit arteriellem Blut versorgen. Hierzu wird eine Muskelarterie (diese zeigt im Vergleich zu anderen nicht in oder an einem Muskel verlaufenden Arterien deutlich weniger Verkalkungstendenzen), die A. epigastrica inferior, mittels mikrochirurgischer Techniken an die A. dorsalis penis und/oder die V. dorsalis penis profunda anastomosiert. Hierdurch soll über einen retrograden venösen Blutfluss und/oder Anastomosen zwischen A. dorsalis und A. cavernosa eine verbesserte kavernöse Durchblutung erreicht werden.

Trotz gut dokumentierter, relativ großer Serien von Patienten besteht auf Grund des Fehlens von placebokontrollierten Multicenter-Untersuchungen keine Einigkeit, ob und wie dieses operative Verfahren Wirkung zeigt. In Anbetracht der invasiven Methode und ihrer nicht unerheblichen Komplikationsrate (bis zu 60%!) sowie fehlender allgemein akzeptierter Selektionskriterien sollte diese Behandlungsoption nur in **spezialisierten Zentren** (z.B. Urologische Universitätskliniken Mannheim u. Köln), die zur profunden wissenschaftlichen Auswertung der Ergebnisse fähig sind und diese auch genügend selbstkritisch publizieren, angeboten werden.

Venenchirurgie

Nach einem Boom dorsaler Venenresektionen Anfang der 80er Jahre kam es durch enttäuschende Ergebnisse (ca. ein Drittel Erfolge) Mitte der 80er Jahre zu einer Erweiterung der Radikalität des Eingriffs in dem Glauben, die zusätzliche Ligatur der kavernösen Venen würde zu einem verbesserten Operationserfolg führen. Da diese erweiterten Eingriffe nur erheblich mehr Nebenwirkungen und Komplikationen erreichten, hat man diese Variante verlassen. Nach diesen Ergebnissen sollte nun bei peniler Venenchirurgie die Resektion der tiefen dorsalen Vene und die Ligatur sämtlicher oberflächlichen dorsalen Venen vorgenommen werden.

Heute wissen wir, dass nur bei einem (kleinen) Teil der Patienten mit sog. „venösem Leck" eine echte venöse Abflussstörung (und nur diese kann durch eine gezielte Ligatur/Resektion behandelt werden) vorliegt. Man spricht deswegen besser von „kavernös-venöser Okklusionsstörung". Bei den meisten davon betroffenen Patienten findet sich als morphologisches Substrat eine glattmuskuläre Degeneration (Differenzialdiagnose durch CC-EMG oder Biopsie), die durch venenchirurgische Verfahren natürlich nicht therapierbar ist. Hieraus folgt, dass (wie auch sonst in der Medizin) die **Präselektion** der

Patienten ausschlaggebend bezüglich des postoperativen Erfolgs ist. Wird sie sorgfältig durchgeführt, sind mit diesem relativ wenig aufwendigen operativen Verfahren ansehnliche Erfolge (> 50%) zu erzielen.

Penisprothesen

Die Penisprothese wird heute als **ultima ratio** in der Therapie der erektilen Dysfunktion angesehen; sie führt durch die Implantation des alloplastischen Materials in die Schwellkörper zu einer irreversiblen Destruktion des kavernösen Gewebes. Der betroffene Patient ist damit von allen neu entwickelten und zukünftigen nichtprothetischen Therapieoptionen ausgeschlossen. Aus diesem Grund sollten nur noch Patienten mit kavernös-venöser Okklusionsstörung (d.h. kein Ansprechen auf pharmakologische Optionen) auf Grund einer Degeneration des kavernösen Gewebes (Diagnose durch CC-EMG oder Biopsie), die eine Therapie mit einem Vakuumsystem ablehnen, einer Penisprothesenimplantation zugeführt werden.

Neben der Endgültigkeit des Eingriffs ist der Patient über die grundsätzlich verschiedenen Prothesentypen aufzuklären. Beide Typen – die semirigiden und die hydraulischen – haben ihre spezifischen Vor- und Nachteile. Die ausführliche Information auch der Partnerin, bei allen therapeutischen Angeboten bei erektiler Dysfunktion grundsätzlich wünschenswert, ist bei dieser Behandlungsmethode unabdingbar.

Aus sexualmedizinischer Sicht dienen auch die somatischen Therapieoptionen nicht ausschließlich der Wiederherstellung einer isolierten Funktion bei einem erkrankten Individuum, sondern dem eigentlichen Ziel, sexuelle Zufriedenheit innerhalb der Paarbeziehung zu verbessern. Sofern eine Partnerschaft besteht, sind daher auch die Indikationen somatischer Therapieoptionen gemeinsam mit dem Paar zu stellen.

Angriffspunkte oral wirksamer Substanzen

1. zentraler Mechanismus:
Yohimbin (α-2-Rezeptorenblocker)
Apomorphin (Dopamin-Rezeptor-Agonist)
Trazodon (Antidepressivum, Serotonin-Wiederaufnahme-Hemmer)

2. peripherer Mechanismus:
Phentolamin (nicht-selektiver Alpha-Rezeptorenblocker)
Sildenafil (Phosphodiesterase-Isoenzym-5-Inhibor)

Optionen mit psychotherapeutischem Schwerpunkt

Die sexualmedizinische Behandlung von Erektionsstörungen folgt den in Kapitel 7 ausführlich dargestellten Prinzipien der Paar-Sexualtherapie und muss nur in einem eher geringen Prozentsatz der Fälle auf spezielle psychotherapeutische Optionen zurückgreifen. Die Sexualtherapie erektiler Dysfunktionen steht in der Praxis vor drei Hauptproblemen:

▷ der oft übermächtigen Versagensangst,
▷ der nachlassenden Erregbarkeit beim älteren Mann,
▷ der Kombination mit somatischen Therapiemethoden.

Versagensangst und Leistungsdruck sind zusammen mit weiteren destruktiven Mechanismen wie Selbstbeobachtung, Ablenkung, Resignation und der inneren **„Negativprogrammierung"** des erneuten Erektionsversagens Kernmerkmale jeder Erektionsstörung. Nur wenn es gelingt, diese Pathomechanismen therapeutisch zu beeinflussen, kann die Behandlung erfolgreich sein. Es ist wichtig, die unterschiedlichen Tönungen der Versagensangst, bei der es sich eigentlich um einen **Versagensangst-Komplex** handelt, zu beachten. Während bei einem Teil der Patienten die Angstkomponente ganz im Vordergrund steht – mit ausgeprägten **vegetativen Symptomen** (Schwitzen, Tachykardie, Magen-Darm-Symptome) bis hin zur Panik – ist das Erleben vieler anderer Patienten eher von einer **depressiv-resignativen Verfassung** mit Mutlosigkeit, einer reduzierten Vitalspannung, den für Depressionen typischen kognitiven Mechanismen und Verzerrungen und der bereits erwähnten inneren Gewissheit des erneuten Versagens bestimmt. Diese beiden Grundformen, die ganz individuell vermischt sein können, erfordern unterschiedliche psychotherapeutische (und ggf. damit verbundene medikamentöse) Behandlungsstrategien, wobei insbesondere die Verhaltenstherapie effektive Methoden zur Angst- und Depressionsbehandlung entwickelt hat (Margraf 1996; Linden & Hauzinger 1993).

Allgemein kann man sagen, dass Erektionsstörungen bei **jüngeren Männern** in der Regel auf einer durch Ängste und Konflikte bedingten Hemmung sexueller Reaktionen beruhen, bei **älteren Männern** dagegen auf einem Nachlassen der zentralen und peripheren Erregbarkeit. Die nachlassende Erregbarkeit macht das „sexu-elle Reaktionssystem" anfälliger für (somatische wie psychische) Störeinflüsse und kann zur Manifestation von intrapsychischen oder Paarkonflikten führen, die vorher durch die robuste Funktionsfähigkeit kompensiert waren. In diesen Fällen sind die primär auf den Abbau von Versagensängsten und Hemmungen ausgerichteten Verhaltensanleitungen der Sexualtherapie allein nicht ausreichend und können – wenn sich trotz Angstabbau und adäquater Atmosphäre keine Erektion einstellt – zu nachhaltigen Misserfolgserlebnissen führen. Dadurch ergeben sich für die Praxis zwei Hauptziele für die Verhaltensanleitungen bei Erektionsstörungen:
1. die Reduzierung von Ängsten und negativen Emotionen und Kognitionen;
2. die Maximierung sexueller Erregung u. Erweiterung der sexuellen Erlebnismöglichkeiten.

Im Zuge der Erfahrungen, die der Patient durch die vom Therapeuten vorgeschlagenen Verhaltensanleitungen macht, können mangelnde sexuelle Fertigkeiten, verzerrte Vorstellungen, rigide Verhaltensskripts, ungünstige Paarinteraktionen, negative Erwartungen, innere Monologe etc. aufgedeckt, korrigiert und modifiziert werden.

In der Therapie der Erektionsstörung werden zumeist die **Sensualitätsübungen** (Sensate Focus) und das **absichtliche Zurückgehenlassen der Erektion** eingesetzt. Die Sensate-Focus-Übungen (Kap. 7) sollen von Versagensangst und Leistungsdruck entlasten, destruktive Interaktionszirkel unterbrechen und einen neuen Zugang zu körperlich-sinnlicher Erfahrung und (im zweiten Schritt) sexueller Erregung ermöglichen. Das Zurückgehenlassen der Erektion soll den Patienten bewusst erleben lassen, dass Erektionen „nichts weiter" als die genitalphysiologische Manifestation sexueller Erregung sind, die sich einstellt, wenn die Rahmenbedingungen erfüllt sind und die sexuelle Stimulation ausreichend ist – natürlich unter der Voraussetzung, dass keine signifikanten organischen Faktoren dies unmöglich machen. Die Erfahrung, dass Erektionen unter diesen Bedingungen kommen, bei einem Stop der Stimulation zurückgehen und bei einer erneuten Stimulation wiederkehren können, ist für beide Partner oft sehr wichtig, da sich im Gefolge einer Erektionsstörung oft ein destruktives Verhaltensmuster einstellt, bei dem mit erheblicher Verkrampfung und mehr vom Willen diktiert als von der Lust inspiriert jede sich noch einstellende Erektion „ausgenutzt" wird. Die Übungen können hier zu neuem Vertrauen in die sexuelle Funktion und v.a. in die aktive Steuerung durch den Mann und seine Partnerin führen.

Ein weitere wichtige Erfahrung, die den Patienten anhand der Übungen verdeutlicht werden kann, ist die Notwendigkeit, **„egoistisch"** zu sein, will heißen, sich neben der Befriedigung der Partnerin auch – und zeitweise sogar überwiegend – der eigenen Erregung und Lust zuzuwenden. Dabei geht es mitnichten um eine Rückkehr zur alten „Macho-Seeligkeit", die nur die eigene Befriedigung im Auge hat, sondern um die Korrektur eines Verhaltens, das wir bei einer großen Zahl von Patienten vorfinden und das möglicherweise mit der Entstehung der Störung assoziiert ist, zumeist aber in deren Gefolge zu seiner vollen Ausprägung gekommen ist. Durch die eigene sexuelle Problematik gerät der Mann immer mehr in die Defensive und kompensiert dies, indem er sich mehr und mehr auf die Befriedigung der Partnerin konzentriert, die dies aber meist nur eingeschränkt genießen kann, da sie spürt, dass es sich um ein reaktives Verhalten handelt. Zilbergeld (1994) verweist darauf, dass viele Männer Schwierigkeiten damit haben, ihre Wünsche in persönlichen Beziehungen einzubringen und zu erfüllen. In der Therapie müssen die notwendigen individuellen Rahmenbedingungen erkundet werden, und es muss erprobt werden, wie sie in der sexuellen Situation realisiert werden können. Dabei wird der Patient angeleitet, auf sein eigenes Empfinden zu achten und zu registrieren, wann z.B. Ängste, negative Gedanken oder Ablenkungen auftreten. „Egoistisch" sein bedeutet in diesem Sinne auch, die Verantwortung für die eigene Erregung zu übernehmen und diese unter Mithilfe der Partnerin zu optimieren.

Bei den Erektionsstörungen hat die Kombination von sexualtherapeutischen und medikamentösen bzw. anderen somatischen Therapieoptionen einen höheren Stellenwert als bei den übrigen Funktionsstörungen des Mannes (und der Frau). Zumal bei älteren Patienten und in der großen Gruppe der Misch-Ätiologie steht der Behandler häufig vor der Aufgabe, die passende sexualtherapeutische Kombination mit einer somatischen Therapieoption zu finden. Die zur Verfügung stehenden somatischen Methoden sind ausführlich im vorigen Abschnitt dargestellt, und die auch für die Erektionsstörungen geltenden Möglichkeiten und Probleme eines integrativen Vorgehens findet der Leser in Kapitel 7 thematisiert.

6.5 Störungen des Orgasmus

Die männlichen Orgasmusstörungen haben verglichen mit den Appetenz- und v.a. den Erektionsstörungen sowohl in der Fachwelt als auch in den Publikumsmedien bisher eher geringes Interesse gefunden. Dies ist in Anbetracht der Tatsache, dass es sich beim vorzeitigen Orgasmus nach allen verfügbaren Daten um das **häufigste** sexuelle Funktionsproblem der Männer handelt, zunächst verwunderlich, erklärt sich aber aus einigen der im Folgenden aufgeführten Charakteristika dieses Störungsbildes. Da männliche Orgasmusstörungen sowohl von den Betroffenen als auch von der Sexualmedizin und anderen Disziplinen weniger ernst genommen werden, ist unser Kenntnisstand hier geringer als etwa bei den erektilen Dysfunktionen, obwohl die klinische Erfahrung zeigt, dass sich chronifizierte Orgasmusstörungen langfristig oft **destruktiver** auf die Paarbeziehung auswirken als andere Dysfunktionen des Mannes. Sie umfassen zwei gegensätzliche Symptombilder, den **vorzeitigen** Orgasmus (Ejaculatio praecox) und den **gehemmten oder ausbleibenden** Orgasmus (männliche Orgasmusstörung, Ejaculatio retardata).

6.5.1 Vorzeitiger Orgasmus

Erscheinungsbild, Kernmerkmale und Epidemiologie

Auch in den aktuellen Versionen der diagnostischen Klassifikationssysteme wird die unpräzise Bezeichnung Ejaculatio praecox fortgeschrieben. Der Terminus „vorzeitiger Samenerguss" ist unglücklich, weil zum einen schwer zu definieren ist, was „vorzeitig" sein soll, vor allem aber, weil es sich nicht um eine Störung der Ejakulation (als Komponente des männlichen Orgasmus) handelt, sondern der gesamte Orgasmusreflex „zu früh" ausgelöst wird. Der Begriff „vorzeitiger Orgasmus" erscheint als momentan bester Kompromiss, da die im anglo-amerikanischen Sprachraum anstelle von „vorzeitig" (premature) vermehrt benutzten Adjektive „früh" (early) bzw. „rasch" (rapid) keine wirklichen Vorteile bieten.

> **Definition:** Ein anhaltendes oder wiederkehrendes Einsetzen des Orgasmus vor, bei oder kurz nach der Penetration und bevor die Person es wünscht.

Diese an die aktuelle DSM-IV-Kriteriologie angelehnte Definition des vorzeitigen Orgasmus macht die Abhängigkeit des Störungsbegriffs von kulturellen und persönlichen Rahmenbedingungen (wie z.B. dem Lebensalter) deutlich. Um diesem Problem zu entgehen, sind im Lauf der Zeit verschiedene Operationalisierungen der „Vorzeitigkeit" vorgeschlagen worden: Die Zeit von Einführung des Penis bis zum Orgasmus (0 bis 2 Minuten), die Anzahl der Beckenbewegungen (weniger als 7) oder eine so kurze Dauer des Koitus, dass die Partnerin in weniger als 50% einen Orgasmus erreicht. Für die klinische Praxis sind solche terminologischen Spitzfindigkeiten von untergeordneter Bedeutung, da der Behandler in der Beziehung zum einzelnen Patienten nach Symptomklärung und Sexualanamnese fast immer einen sicheren Eindruck vom Krankheitswert und der Behandlungsbedürftigkeit der Problematik hat. Ein behandlungsbedürftiger vorzeitiger Orgasmus ist abzugrenzen von einer sexuellen **Verhaltensvariante**, bei der das Paar eine rasche, zielorientierte sexuelle Aktion genießt und bevorzugt und kein längerer Erregungsaufbau bzw. keine Erregungskontrolle erwünscht ist. Was hier Bestandteil eines lustvollen sexuellen Repertoires ist, wird zum Problem, wenn der Mann gar nicht die **Wahlfreiheit** hat, es anders zu machen. Levine (1992) weist darauf hin, dass sich grundsätzlich jeder Mann in der Sexualität vor ein „**Passion-Control-Dilemma**" gestellt sieht, da eine kurze, intensive, leidenschaftliche sexuelle Erregung nicht vereinbar ist mit einer „coolen", auf Erregungsverzögerung angelegten Kontrolliertheit. Der erwünschte Kompromiss, die Verlängerung hoher, intensiver Erregung, ist nach Levine nur im Zusammenspiel beider Partner möglich und besteht darin, den Grad sexueller Erregung, besonders beim Koitus, durch eine subtile Interaktion unter einer gewissen Kontrolle zu halten, bevor nach einer bewussten Entscheidung der nicht mehr kontrollierbare Ablauf des orgastischen Geschehens zugelassen wird. Das Wechselspiel von Kontrolle und Erregung macht einen Gutteil des faszinierenden Spannungsbogens sexuellen Erlebens aus. Nur wer permanent (unfreiwillig) auf der einen oder anderen Seite dieses Bogens steht, sieht sich einem Problem gegenüber. Eine solche Gratwanderung zwischen Kontrolle und Erregung ist dem Mann mit vorzeitigem Orgasmus nicht möglich.

Das entscheidende Kennzeichen des vorzeitigen Orgasmus ist eine **Unfähigkeit zur Erregungssteuerung**, die dem Mann das Lenken seiner sexuellen Reaktion unmöglich macht. Das subjektive Gefühl, in kürzester Zeit auf einem hohen, präorgastischen Erregungsniveau zu sein, korrespondiert meist mit einer (durch **Ablenkung** und **Angst** bedingten) mangelnden Wahrnehmung des subjektiven und physiologischen Erregungsaufbaus. Unklar ist, ob die Schwelle für die Auslösung der orgastischen Reflexsequenz bei den Patienten normabweichend erniedrigt ist oder ob die (im Normbereich liegende) Orgasmusschwelle zu schnell und ohne ausreichende Steuerungsmöglichkeiten erreicht wird. Der betroffene Mann erlebt den Ablauf des sexuellen Reaktionszyklus gleichsam im Zeitraffer, ohne in ausreichendem Maße Einfluss nehmen zu können.

Das von den Patienten – zumindest von den jüngeren Männern – präsentierte Symptombild ist meist ähnlich und besteht darin, dass der Mann über ein ausgeprägtes sexuelles Interesse, eine leichte Erregbarkeit und gute Erektionsfähigkeit berichtet. Ab einem bestimmten Punkt der sexuellen Interaktion, meist im Zusammenhang mit der Einführung des Penis, ist das Erregungsniveau nicht mehr kontrollierbar und es kommt gegen den Willen des Patienten zum Orgasmus. Bei den meisten Patienten geschieht das während oder in der ersten Minute nach Einführung des Penis, kann aber auch schon vor der Einführung („ante portam") passieren. Wichtig ist, dass entgegen dem subjektiven Eindruck des Patienten keine besonders hohe **sexuelle** Erregung besteht, sondern vielmehr eine allgemeine „Aufgeregtheit" (arousal) und Anspannung, oft mit entsprechenden psychovegetativen Begleitsymptomen. Während die subjektiv erlebte sexuelle Erregung im Vergleich zu Normalprobanden gleich oder etwas höher ist, haben verschiedene Studien gezeigt, dass die plethysmographisch gemessene Erregung eher geringer ausgeprägt ist (Hartmann & Uhlemann 1995).

Die vorzeitige Ejakulation ist das wahrscheinlich häufigste sexuelle Funktionsproblem des Mannes überhaupt. Da vielen Männern und ihren Partnerinnen mit dieser Problematik ein Arrangement über längere Zeit besser gelingt als etwa bei den Erektionsstörungen, ist die Zahl der Ratsuchenden aber geringer. Viele Männer versuchen, ihre Erregung zu minimieren, um die Orgasmuslatenz zu verlängern. Diese Gratwanderung kann in höherem Lebensalter dekompensieren und zu einer sekundären Erektionsstörung führen. In der sexualmedizinischen Praxis sind so drei Grundtypen des vorzeitigen Orgasmus anzutreffen:

▸ **Der primär bestehende „reine" vorzeitige Orgasmus.** Der Mann hat seit seinen ersten sexuellen Erfahrungen durchgängig das Problem, zu früh und gegen seinen Willen zum Höhepunkt zu kommen, mit eher geringen Schwankungen und geringer Abhängigkeit von externen und internen Bedingungen. Bei der Masturbation ist die Steuerungsfähigkeit bei einem Teil der Patienten besser, bei einem anderen Teil ist auch hier keine befriedigende Kontrolle möglich. Sexuelles Verlangen und Erektionsfähigkeit sind nicht beeinträchtigt.

▸ **Der primäre vorzeitige Orgasmus in Verbindung mit einer Erektionsstörung.** Hier kommt es bei lebenslang vorliegender Steuerungsunfähigkeit über den Orgasmusreflex durch die Tendenz zur Reduzierung sexueller Stimulation, durch die verlängerte Refraktärzeit, durch eine altersgemäß verminderte sexuelle Erregbarkeit zur Herausbildung einer erektilen Dysfunktion. Die Tendenz zum vorzeitigen Orgasmus bleibt fast immer bestehen, die Ejakulation erfolgt bei eingeschränktem Orgasmusgefühl und halbsteifem oder schlaffem Penis.

▸ **Der sekundäre vorzeitige Orgasmus in Verbindung mit einer Erektionsstörung und/ oder reduzierter sexueller Appetenz.** Die Tendenz zum vorzeitigen Orgasmus entsteht in dieser älteren Patientengruppe entweder gleichzeitig mit oder nach der Herausbildung einer Erektionsstörung. Das sexuelle Interesse ist zumeist generell gedämpft, die Steuerungsfähigkeit durch die schlechtere Erektion und die damit verbundene reduzierte Wahrnehmungsrückkopplung, in einigen Fällen auch durch die erhöhte Angstspannung, eingeschränkt.

Bei beiden Varianten der Komorbidität von vorzeitigem Orgasmus und Erektionsstörung steht der Mann vor dem Dilemma, dass für den Aufbau oder Erhalt der Erektion so viel Stimulation notwendig ist, dass die Kontrollmöglichkeiten überfordert werden.

Epidemiologie

Untersuchungen an nicht-klinischen Stichproben zeigen, dass die Daten zur Prävalenz des vorzeitigen Orgasmus auf einem hohen Niveau schwanken und in neueren US-amerikanischen Stichproben zwischen 25 und 40% der befragten Männer dieses Problem angeben (Rosen & Leiblum 1995). Im *National Health and Social Life Survey* (NHSLS), einer großen und methodisch anspruchsvoll angelegten Repräsentativstudie (Laumann et al. 1994), gaben 29% der befragten Männer an, im vergangenen Jahr mindestens über mehrere Monate das Problem eines vorzeitigen Orgasmus gehabt zu haben. Andere, allerdings nicht repräsentative Studien kommen zu Prozentzahlen um die 40% und mehr (Überblick bei Metz et al. 1997), wobei zu beachten ist, dass es sich fast immer um eine Selbstbeurteilung der befragten Männer und nicht um eine Fremdeinschätzung unter Beachtung der entsprechenden diagnostischen Kriterien handelt. Gleichwohl erlauben die vorhandenen Daten den Schluss, dass es sich beim vorzeitigen Orgasmus um die **häufigste** sexuelle Funktionsstörung des Mannes handelt.

Die Daten aus klinischen Stichproben und aus speziellen Behandlungseinrichtungen, die als Indikator für die Inanspruchnahme professioneller Hilfsangebote betrachtet werden können, liegen niedriger als die Prävalenzzahlen aus den nicht-klinischen Stichproben und durchweg unter den Zahlen für die Erektionsstörungen. In der Sexualberatungsstelle der Hamburger Abteilung für Sexualforschung lag der Prozentsatz ratsuchender Männer mit vorzeitigem Samenerguss sowohl Mitte der 70er als auch Anfang der 90er Jahre bei ca. 20%, verglichen mit mehr als 60% bei den erektilen Dysfunktionen (Arentewicz & Schmidt 1993). In einer englischen Klinik für sexuelle Dysfunktionen war diese Verteilung ganz ähnlich (16% zu 63%; Catalan et al. 1990), während in der sexualmedizinischen Sprechstunde des Universitätsspitals Zürich der Anteil von Patienten mit vorzeitigem Samenerguss zwischen 1980 und 1990 mit 25 bis 30% höher, aber ebenfalls unter dem Anteil erektionsgestörter Männer lag (Buddeberg et al. 1994). Diese Zahlen und die Erfahrungen mit den Patienten, die schließlich professionelle Hilfe suchen, lassen verschiedene Ursachen dieser **Diskrepanz** erkennen. Die wichtigste dürfte darin liegen, dass vielen betroffenen Männern und ihren Partnerinnen über längere Zeit ein Arrangement mit dieser

Problematik gelingt. Nicht selten ist das sexuelle Interesse der Partnerinnen auch eher gering ausgeprägt, oder es besteht sogar ein Desinteresse, so dass der rasche Ablauf der sexuellen Interaktion begrüßt wird. Bei anderen Paaren besteht eine sexuelle Unerfahrenheit, die dazu führt, dass der rasche Orgasmus des Mannes gar nicht als Problem definiert wird. Schließlich haben wir darauf hingewiesen, dass der vorzeitige Orgasmus weniger Beachtung findet, dass weniger Behandlungsmöglichkeiten bestehen und dass die vorhandenen weniger bekannt sind. Viele Patienten können darüber berichten, dass sie bei zaghaften Versuchen, Hilfe zu finden, enttäuscht wurden und dann oft über lange Zeit keinen neuen Anlauf unternommen haben.

Psychische und paarbezogene Ursachen und ihre Diagnostik

Eine allgemein akzeptierte und empirisch validierte Theorie zur Entstehung des vorzeitigen Orgasmus liegt bislang nicht vor. Erst in letzter Zeit hat es verstärkte Bemühungen zur Erforschung dieses verbreiteten Störungsbildes gegeben, ähnlich wie bei den erektilen Dysfunktionen Anfang der 80er Jahre angeregt durch die eher zufällige Entdeckung einer medikamentösen Therapieoption (s. Kap. 6.4.5). Die neueren Studien zeigen, dass auch der vorzeitige Orgasmus ein biopsychosoziales Phänomen ist, bei dem zumindest bei einem Teil der Patienten konstitutionelle Faktoren im Sinne eines Diathesis-Stress-Modells eine Rolle spielen, deren „biologisches Substrat" gegenwärtig bevorzugtes Ziel der Forschung ist.

Im folgenden Abschnitt soll ein **praxisbezogener Überblick** über die wichtigsten Ursachen und diagnostischen Aspekte sowie ihre Untersuchungsmöglichkeiten gegeben werden. Die psychologischen Modellvorstellungen zur Verursachung des vorzeitigen Orgasmus lassen sich in **kognitiv-behaviorale** und **tiefenpsychologisch-psychodynamische** unterteilen.

Die kognitiv-behavioralen Konzepte entstammen überwiegend der sexualtherapeutischen Praxis und weniger theoriegeleiteten empirischen Studien. Die wichtigsten Hypothesen lassen sich unter den folgenden Stichworten zusammenfassen:

▶ **Lerndefizite.** Diese Annahme postuliert, dass die Patienten nicht gelernt haben, Kontrolle über ihren Erregungsablauf zu erlangen. Die Argumentation impliziert, dass die Steu-

erungsfähigkeit ein Lernvorgang ist, der von jedem Heranwachsenden durchlaufen werden muss, oder pointiert ausgedrückt: Jeder junge Mann startet mit einem vorzeitigen Orgasmus in seine „sexuelle Karriere", die meisten lernen früher oder später, diese Tendenz mehr oder weniger unter Kontrolle zu bringen. Sowohl die klinische Praxis als auch die vorhandenen empirischen Daten sprechen **nicht** für diese Annahme als zentrale Ursache des vorzeitigen Orgasmus. Sicherlich sind sexuelle Erfahrungen und Lernvorgänge (im Sinne einer größeren Sicherheit) auch für die Orgasmuskontrolle bedeutsam, doch dürften diese Faktoren eher die (nicht unerhebliche, s.u.) Varianz im Normbereich mitbestimmen, während sie das ausgeprägte klinische Bild des vorzeitigen Orgasmus wohl nur randständig und als Sekundärfaktor beeinflussen. Hinzu kommt, dass sich auch junge und sexuell unerfahrene Männer bereits deutlich in ihrer Steuerungsfähigkeit unterscheiden.

▶ **Konditionierung.** Hier handelt es sich um eine mit der ersten Annahme verwandte Vorstellung, wonach ebenfalls Lernvorgänge eine entscheidende Rolle in der Symptomentstehung spielen. Diese u.a. von Masters & Johnson (1966) vertretene Hypothese geht davon aus, dass die späteren Patienten durch bestimmte Lernerfahrungen geradezu auf einen sehr raschen Erregungsablauf konditioniert wurden und dadurch die schlechte Orgasmuskontrolle gebahnt wird. Als Beispiele wurden sexuelle Kontakte zu Prostituierten oder auch heimliche bzw. verbotene sexuelle Kontakte (etwa im Auto) genannt, bei denen ein rascher Ablauf günstig war. Eine andere Variante wird bei Patienten angenommen, bei denen der Ablauf der Masturbation auf sehr schnellen Orgasmus bzw. schnelle Spannungsabfuhr ausgerichtet ist. Es ist unschwer erkennbar, dass diese Hypothesen aus den sehr viel sexualfeindlicheren 50er und frühen 60er Jahren mit den für diese Zeit typischen sexuellen Erfahrungsmustern stammen. Auch für die Konditionierungs-Hypothese fehlen überzeugende klinische und empirische Belege. Die Tatsache, dass auch bei jüngeren, unter anderen soziokulturellen Bedingungen aufgewachsenen Männer der vorzeitige Orgasmus nach wie vor eine hohe Prävalenz hat, spricht ebenfalls **gegen** diese Annahme. Gleichwohl bietet insbesondere die Beachtung des typischen, mehr auf Spannungsabfuhr als auf Genuss ausgerichteten Masturbationsmusters wichtige Ansatzpunkte für die Therapie (s.u.).

▶ **Angst**. Angst spielt eine zentrale Rolle in allen Erklärungsansätzen sexueller Funktionsstörungen (s. Kap. 4.1), und von einer Reihe von Autoren wird ihr auch beim vorzeitigen Orgasmus vorrangige Bedeutung zugewiesen. Nach dieser Argumentation soll Angst die **Dominanz des Sympathikus** erhöhen und so zu einer leichteren und rascheren Auslösung des Orgasmusreflexes führen. Auch zu dieser Hypothese sind die Befunde widersprüchlich und insgesamt nicht überzeugend (Überblick bei Rowland & Slob 1997). Im klinischen Erscheinungsbild spielt Angst bei einem nicht geringen Anteil der Patienten eine bedeutende Rolle, doch ist auch beim vorzeitigen Orgasmus – wie bei den anderen Funktionsstörungen – meist kaum zu entscheiden, ob es sich nicht eher um einen **reaktiven** als um einen ätiopathogenetischen Faktor handelt. In der Behandlung ist jedoch der **Abbau eines zu hohen Angstniveaus** eine wichtige Aufgabe, um den Weg zu einer besseren Orgasmuskontrolle zu eröffnen.

▶ **Unzureichende Wahrnehmung des Erregungsablaufs**. Eine der am häufigsten zitierten Hypothesen wurde von Kaplan (1974) favorisiert und besagt, dass Männer mit vorzeitigem Orgasmus eine unzureichende Wahrnehmung ihres sexuellen Erregungsablaufs haben, ihre jeweilige „Position" im Reaktionszyklus nicht akkurat einschätzen können und gleichsam ihrem Orgasmus „erliegen". Diese Annahme geht davon aus, dass die Registrierung und Verarbeitung des sensorischen Inputs, der den Orgasmus ankündigt, zur Steuerung der Erregung im Sinne einer Prolongation notwendig ist. Entsprechende Lerndefizite, aber auch Faktoren wie Angst oder Ablenkung beeinträchtigen demnach die Wahrnehmung und führen zu der mangelhaften Steuerungsfähigkeit. Die Wahrnehmungshypothese ist gleichsam im Umkehrschluss aus der erfolgreichen Therapiestrategie der erhöhten Sensibilisierung des Mannes für seine Empfindungen bei verschiedenen Ausprägungen sexueller Erregung (s.u.) hervorgegangen, hat aber in empirischen Studien gleichfalls **keine Bestätigung** erfahren können (s. Hartmann & Uhlemann 1995). Die meisten Patienten haben sehr wohl eine ausreichend genaue Wahrnehmung ihrer sexuellen Erregung, verfügen aber gleichwohl nicht über Möglichkeiten, diese zu lenken und zu kontrollieren. Einige Ergebnisse lassen sogar eine stärkere subjektive Wahrnehmung der physiologischen Erregung erkennen, und Beck und Barlow (1984) sehen eine durch die Antizipation des vorzeitigen Orgasmus getriggerte „kognitive Überaufmerksamkeit" gegenüber subjektiver wie objektiver Erregung als wichtige Störungsursache an. Diese ängstliche Überaufmerksamkeit und der Versuch, die Erregung bewusst zurückzudrängen, könnte jedoch gerade zu einer Konzentration auf die „falschen" Reize und zu einer Ablenkung von den maßgeblichen Reizen führen, was dann die Wahrnehmungshypothese indirekt doch wieder bestätigen würde (Hartmann & Uhlemann 1995). Festzuhalten bleibt, dass die traditionelle Annahme einer unzureichenden Wahrnehmung sexueller Erregung keine maßgebliche Rolle für die Ätiopathogenese spielt, verwandte kognitive und affektive Mechanismen aber gleichwohl wichtige Faktoren zu sein scheinen.

Zur Überprüfung der verschiedenen ätiopathogenetischen Annahmen liegen bislang nur wenige Studien vor, in denen Patienten und Nicht-Patienten mit den gleichen Untersuchungsinstrumenten verglichen wurden. Die Daten aus zwei eigenen Studien (Hartmann & Uhlemann 1995; Hartmann 1996a), in denen sowohl genitalphysiologische Methoden als auch ein neuentwickelter Fragebogen (PEQUEST, Kap. 3.3.7) eingesetzt wurden, zeigen, dass es eine breite Schnittfläche zwischen Patienten und Nicht-Patienten, aber auch deutliche **Unterschiede** gibt. 40% der Männer in der Vergleichsgruppe berichten ebenfalls über Probleme mit einem zu raschen Orgasmus, weisen tatsächlich aber eine signifikant längere Orgasmuslatenz und effektivere Kontrollstrategien als die Patienten auf. Während diese vorwiegend mit Ablenkungsstrategien arbeiten, steuern die Männer der Vergleichsgruppe ihre Erregung durch Veränderungen der koitalen Aktivität bzw. kleine Pausen. In der Einschätzung der Patienten wird die Ejakulationskontrolle besonders durch die koitale Aktivität der Partnerin, durch die Länge des Vorspiels und bei immerhin 40% auch durch nachlassende Erektion erschwert. Die deutlichsten Unterschiede zeigten sich in den Kognitionen während des Geschlechtsverkehrs, bei dem die Patienten völlig präokkupiert sind mit Gedanken an ihre Orgasmuskontrolle und an das drohende Versagen, immerhin ein Drittel aber wieder Angst um eine nachlassende Erektion hat. Die Nicht-Patienten mit Orgasmusproblemen denken dagegen zu einem viel geringeren Prozentsatz an die Orgasmuskontrolle (20% vs. 80% bei den

Patienten). Patienten wie Nicht-Patienten sind stark auf die Befriedigung ihrer Partnerin ausgerichtet, doch weniger als 10% der Patienten haben auch die eigene Befriedigung im Blick, während dieser Prozentsatz in der Vergleichsgruppe bei ca. 50% liegt. In einer multivariaten Analyse der Variablen, mit denen sich der Grad der Orgasmuskontrolle vorhersagen lässt, besaßen neben der Effizienz der **Kontrollstrategien** und den genannten koitalen **Kognitionen** interessanterweise Merkmale der **Sexualität der Partnerin** eine vorrangige Bedeutung. Entscheidende Faktoren sind ihre sexuelle Erregbarkeit und Erfahrenheit, aber auch die eigene Erfahrung mit weiblicher Sexualität. Sowohl die Patienten als auch die Männer der Vergleichsgruppe, die Orgasmusprobleme beklagen, berichten über eine geringere sexuelle Erregbarkeit ihrer Partnerin und über eine signifikant geringere Erfahrung mit weiblicher Sexualität.

Die **tiefenpsychologisch-psychodynamischen** Erklärungsansätze folgen den in Kapitel 4.1 skizzierten Leitlinien der psychoanalytischen Modellvorstellungen zur Entstehung sexueller Funktionsstörungen, sehen aber weniger die Abwehrseite und den angstbedingten „Funktionsverzicht" im Vordergrund, sondern eher den Ausdruck unbewusster, verdrängter Triebderivate im Sinne der prägenitalen Strebung der Urethralerotik. Danach kommen in der Symptomatik des vorzeitigen Orgasmus feindselige Impulse gegenüber der Frau zum Ausdruck, eine Lust am „Besudeln" oder Beschmutzen bzw. das Motiv, sie zu enttäuschen, ihr den koitalen Genuss vorzuenthalten. Ursache dieser feindseligen Impulse sind negative Erfahrungen in der frühen Beziehung zur Mutter und unvollständig durchlaufene frühe Entwicklungsschritte, die zu einer basalen Ambivalenz im Verhältnis zu Frauen führen. Diese ambivalenten Strebungen finden ihren symbolischen Ausdruck im Symptom, das in der neurotischen Kompromissbildung den Grundkonflikt unbewusst (verdrängt) hält, aber gleichwohl einen symbolischen Ausdruck der (vom Ich abgewehrten) Impulse ermöglicht.

Wie üblich sind die tiefenpsychologischen Annahmen empirisch kaum verifizierbar. Nach der klinischen Erfahrung zu urteilen, sind feindselig-aggressive Motive bei einem kleinen Teil der Patienten durchaus erkennbar, aber selbst dann bleibt ihre Stellung als ätiopathogenetische Faktoren unklar, da es in einer Reihe von Fällen durch die paardynamischen Auswirkungen der Störung zur Ausbildung feindselig-aggressiver Strömungen kommt. Die von der tiefenpsychologischen Tradition postulierten Faktoren sind **spekulativ**, sollten aber nicht einfach abgetan werden, sondern vom Kliniker in seiner Suchhaltung angemessene Berücksichtigung finden.

Paarbezogene Ursachen haben beim vorzeitigen Orgasmus gegenüber den anderen sexuellen Dysfunktionen vergleichsweise **wenig Beachtung** gefunden – wohl deshalb, weil der vorzeitige Orgasmus bei einem großen Teil der Patienten primär und weitgehend partnerunabhängig ist und gleichsam in die Beziehung „mitgebracht" wird. Diese Argumentationslinie entbehrt nicht einer gewissen Plausibilität und wird von Praxiserfahrungen bestätigt, doch sollte eine generelle Bedeutungslosigkeit paarbezogener Faktoren in der Verursachung daraus nicht abgeleitet werden. Beim sekundären wie auch beim phasisch-fluktuierenden Typus des vorzeitigen Orgasmus spielen paarbezogene Einflüsse eine größere Rolle. Sie sind aber auch hier oft weniger pathogenetisch aktiv als vielmehr für die weitere Ausformung und für die **destruktiven Auswirkungen** der Problematik verantwortlich. Die betroffenen Männer haben meist gegenüber der Partnerin starke Schuld- und Versagensgefühle, und zwar unabhängig von ihrer wirklichen Reaktion. Letztere hängt zunächst von der Einschränkung ab, die die Frau durch die kurze Koitusdauer tatsächlich erlebt, was wiederum von der individuellen sexuellen Erlebnisfähigkeit und von den sexuellen Wünschen bestimmt wird. Angesichts der Prävalenz des vorzeitigen Orgasmus ist anzunehmen, dass nicht wenigen Frauen ein zufriedenstellendes Arrangement möglich ist. In vielen Fällen führt die Problematik jedoch früher oder später zu einer Belastung der partnerschaftlichen Sexualität und der Beziehung insgesamt, teils direkt durch die verminderte sexuelle Befriedigung der Frau, oft aber stärker geprägt durch das Verhalten des Mannes, der in eine defensive Position gerät und sexuelle Kontakte entweder vermeidet oder sein sexuelles „Manko" durch eine Zentrierung auf die sexuelle Befriedigung der Partnerin zu kompensieren trachtet. Diese erlebt das Bemühen des Partners oft als nicht „echt", sieht sich nicht selten zu dessen Entlastung in ihrer sexuellen Reaktion bedrängt und reagiert häufig mit einem **Verlust der Lust und der Initiative.** Das wird vom Mann als weitere Bestätigung des eigenen Versagens gewertet, so dass eine destruktive Interaktionsspirale einsetzt, die zu einer erheblichen Zerrüttung und Gefährdung der Partnerschaft führen kann (s. die nachfolgende Fallvignette). In der Praxis führt das dazu, dass paarbezogene Faktoren beim vorzeitigen Orgasmus zwar in der Ätiopathogenese eher weniger bedeutsam als bei den anderen männlichen Dysfunktionen sein mögen, in der Diagnostik und Therapie aber eher eine größere Bedeutung haben und mehr Beachtung erfordern als bei den anderen Störungsbildern.

> Tatsächlich scheitert die sexualtherapeutische Behandlung des vorzeitigen Orgasmus häufiger an einer resistenten, festgefahrenen Paardynamik als an der Funktionsproblematik selbst.

Fallbeispiel

Der 41jährige Mann präsentierte sich im Erstgespräch in einer depressiven Verfassung und gab an, „mit seinen Nerven am Ende" zu sein. Als sexuelles Problem wird ein primärer vorzeitiger Orgasmus angegeben. Der Pat. kommt regelmäßig innerhalb von zwei Minuten, meist aber schon kurz nach Einführung des Penis zum Höhepunkt. Er gibt an, sehr rasch erregbar zu sein und normalerweise auch gute und anhaltende Erektionen zu haben. Während des Vorspiels blockiert er jegliche Stimulation seitens der Ehefrau, um dadurch beim Koitus länger „durchhalten" zu können (ohne Erfolg). Bei der Einführung des Penis kommt es zu automatischen Gedanken an das vor ihm liegende sexuelle Versagen und zu Versuchen, sich von der Erregung abzulenken. Das sexuelle Interesse der Ehefrau sei stark gesunken, und es komme nur noch recht selten zu sexuellen Kontakten.

Der Pat. ist als erstes von drei Kindern (2 Schwestern 8 und 10) in einem intakten Elternhaus in kleinstädtischem Umfeld aufgewachsen. Die Mutter war Hausfrau, der Vater Kaufmann. Die ersten 6 Lebensjahre, in denen der Pat. Einzelkind war, verliefen eher unauffällig. Die Mutter, eine sehr fürsorgliche Person, zu der er mit allen Sorgen und Nöten kommen konnte, sei der zentrale Bezugspartner gewesen, während der (häufig abwesende) Vater als dominant und streng erinnert wird. Nach seinen Erinnerungen und Kenntnissen habe es in der Kindheit keine Entwicklungsprobleme gegeben. Er sei eher schüchtern und zurückhaltend gewesen, habe aber immer Freunde und Spielkameraden gehabt. Auch in der Schule gab es keine Schwierigkeiten, die erst in der Pubertät in der Auseinandersetzung mit dem Vater auftraten. Der Pat. riskierte keine „Rebellion", sondern zog es vor, sich zu arrangieren.

Der Sexualanamnese ist zu entnehmen, dass Sexualität seitens des Elternhauses „kein Thema" war. Erinnerungen an kindliche Erfahrungen und Erlebnisse bestehen nicht, Sexualität sei bewusst erst während der Pubertät in sein Leben getreten. Die Selbstbefriedigung wurde ohne besondere Schuldgefühle praktiziert, allerdings immer auf möglichst schnelle Spannungsabfuhr und Befriedigung angelegt. Er habe seit jeher im Kontakt zum anderen Geschlecht erhebliche Probleme gehabt. Zudem sei er durch eine Zahnfehlstellung (die erst viel zu spät korrigiert wurde) deutlich entstellt gewesen. Neidvoll habe er die Geschichten seiner Freunde über deren sexuelle „Erfolge" zur Kenntnis genommen. Erst mit 20-21 Jahren habe er seine erste Freundin gehabt, mit der sich gleich eine längere (7 Jahre dauernde) Beziehung ergab. Sexuell seien in dieser Beziehung anfangs keine Probleme aufgetreten, wobei der Pat. nicht ausschließen kann, dass es auch damals schon eine sehr kurze Orgasmuslatenz gegeben habe. Im Zuge einer zunehmenden Entfremdung der Partner sei dann verstärkt das Problem des vorzeitigen Orgasmus aufgetreten, das er aber zunächst weiter auszublenden versuchte. Nachdem die Partnerin sich einem anderen Mann zuwandte, kam es über mehrere Jahre nur zu sporadischen sexuellen Kontakten, bei denen ihm mehrfach die Rückmeldung gegeben wurde, dass es „zu schnell" gehe. Daran änderte sich auch in der Beziehung zur späteren Ehefrau nichts. Diese eröffnete ihm nach 3 bis 4 Jahren, dass sie sexuell sehr unzufrieden und unbefriedigt sei. Der Pat. reagierte darauf hilflos-anklammernd, und es kam erstmals zu einer depressiven Krise und zu psychovegetativen Beschwerden (Magenprobleme, Gewichtsverlust). Eine konstruktive Bewältigung war ihm nicht möglich, professionelle Hilfe wurde nicht gesucht, die Problematik wieder verleugnet. Als Folge ließ die sexuelle Lust der Ehefrau nach, und der Pat. vermutet, dass bereits in dieser Zeit sexuelle Außenkontakte der Frau bestanden.

Zu einer dauerhaften, bis heute fortbestehenden Verschlechterung der Partnerbeziehung und der psychischen Befindlichkeit des Pat. kam es schließlich vor ca. 2 Jahren, als die Ehefrau einem Reitverein beitrat, in dem sie seitdem ihre gesamte Freizeit ohne den Pat. verbringt und in dem es auch zu einer (inzwischen beendeten) Außenbeziehung kam. Der Pat. reagierte darauf mit Rückzugsverhalten und depressiver Verstimmung. Die sexuellen Kontakte wurden immer seltener, und es kam zu einer ausgeprägten Aktualisierung der Ejaculatio praecox. Der rasch einsetzende Teufelskreis aus Versagensängsten, Anspannung, negativen Kognitionen und Emotionen führte schließlich zu sekundären Erektionsproblemen und zur Verschärfung der depressiven Verstimmung.

Fazit: Der Kenntnisstand über die psychologischen Ursachen des vorzeitigen Orgasmus ist unbefriedigend, die einzelnen Annahmen sind z.T. widersprüchlich und empirisch nicht überzeugend belegt. Wie bei anderen sexuellen Funktionsstörungen gibt es nicht „die" Ursache; sondern das Störungsbild ist vielmehr die Folge verschiedener Einflussgrößen und ihrer Wechselwirkung. Wahrscheinlich ist, dass es **multiple Ätiologien** gibt. Ein psychophysiologisches Modell, wie etwa von Hartmann und Uhlemann (1995) und Rowland et al. (1997) vertreten, wird der Störung deshalb am besten gerecht. Die Kombination von physiologischen Vulnerabilitäten und psychologischen Bedingungen ließe sich wie folgt operationalisieren: Aufgrund von Angst oder anderen affektiv-kognitiven Faktoren hat sich die normale Balance zwischen den sympathischen und parasympathischen Systemanteilen der sexuellen Reaktion nicht entwickelt, oder sie ist gestört. Die Kontrolle verschiebt sich vom parasympathischen System (normalerweise dominant während der Erektionsphase) zum sympathischen System, das normalerweise während der Orgasmus- und Ejakulationsphase dominant ist. Dieser zu frühe sympathicotone Shift würde sowohl das Überschießen zentraler Erregung im Sinne einer vorzeitigen Orgasmustriggerung als auch eine gewisse Dämpfung der Erektion erklären, wie sie in einigen neueren Studien festgestellt wurde.

Diagnostische und differenzialdiagnostische Aspekte

Die Evaluation psychischer und paarbezogener Faktoren beim vorzeitigen Orgasmus folgt dem üblichen Schema sexualmedizinischer Diagnostik mit der ausführlichen Sexualanamnese als zentralem Bestandteil. Nach der Basisabklärung der Symptomatologie, der diagnostischen Zuordnung und der Bestimmung der formalen Kriterien sollten in der Praxis nachfolgend dargestellte Aspekte besonders beachtet werden.

Entsprechend den oben dargestellten Kernmerkmalen und pathogenetischen Mechanismen sollte der **Ablauf der sexuellen Reaktion** (besonders im Partnerkontakt) sehr detailliert besprochen werden, mit besonderem Augenmerk auf den sensorischen, affektiven und kognitiven Prozessen während der verschiedenen Phasen sexueller Erregung. **Wichtige Fragen** sind: Welche Kontrollmechanismen wendet der Patient an (Ablenkung, Erregungsminimierung)? Wie ausgeprägt ist die Versagensangst und wann tritt sie auf? Steht der Patient mit Beginn der sexuellen Interaktion vor der Aufgabe, seine Erregung zu kontrollieren, oder tritt diese Schwierigkeit erst später (meist unmittelbar vor dem Koitus) auf? Wie ist das unmittelbare sexuelle Verhalten der Partnerin (eher aktiv – oder eher passiv, um ihm die Kontrolle nicht zusätzlich zu erschweren)? Wie ist ihre Reaktion auf den Orgasmus des Partners? Wie stark ist die Angst vor einem Verlust der Erektion? Gibt es Bedingungen, unter denen das Problem stärker oder schwächer ausgeprägt ist?

Ein weiterer Bereich, der besonders berücksichtigt werden muss, ist die Paardynamik, das sexuelle Verhalten und Erleben der Partnerin sowie die Auswirkung auf die sexuelle und allgemeine Partnerschaft. Fühlt die Frau sich zurückgewiesen? Wirft sie dem Partner vor, sie „absichtlich" ihres Genusses zu berauben? Gibt es aggressive oder feindselige Strebungen? Wie sind die sexuellen Bedürfnisse, das sexuelle Interesse und die sexuelle Erlebnisfähigkeit der Partnerin (im Längsschnitt und aktuell)? Besteht sie auf einem längeren Koitus als bevorzugter Befriedigungsform und lehnt sie andere Stimulationsformen als „Ersatz" ab, oder kann sie diese als gleichwertig akzeptieren und genießen?

In der Untersuchung sollte darüber hinaus deutlich werden, wie persönlichkeits-konform das sexuelle Symptom ist. Ist der vorzeitige Orgasmus Teil eines Verhaltensstils, der von Ungeduld, Unrast und verminderter Genussfähigkeit geprägt ist, oder steht er im Gegensatz zu den sonst dominierenden Charakterzügen?

Levine (1992) verweist auf eine Reihe „taktischer Fehler" der Patienten, die in der psychologischen Diagnostik ebenfalls thematisiert werden sollten. Der **erste Fehler** ist die Minimierung sexueller Erregung um jeden Preis, die neben der Gefahr einer unzureichenden Erektion zu einer Verkrampfung und zum Verlust der Spontaneität führt und den Mann in seinen eigenen und in den Augen der Partnerin zum „schlechten Liebhaber" macht. Die mit den ablenkenden Kognitionen, der Erregungsminimierung und der Angst vor Versagen verknüpfte Wahrnehmungseinschränkung ist der **zweite Fehler**, da die verminderten sensorischen Informationen die Steuerungsmöglichkeiten weiter einschränken. Der **dritte Fehler** besteht in der ausgesprochen negativen Besetzung des Orgasmus, der nicht genossen werden kann, sondern häufig als Beweis der eigenen Unzulänglichkeit empfunden wird. Nicht selten fluchen die Patienten in diesem Moment oder entschuldigen sich, was dann zu heftigeren negativen Reaktionen bei den Partnerinnen führt als der rasche Orgasmus selbst.

Differenzialdignostisch sollte in der psychologischen Diagnostik auf folgende Punkte geachtet werden:

▷ Sexuelle Unerfahrenheit,
▷ Überzogene Erwartungen an die Orgasmuslatenz,
▷ Veränderungen oder Probleme in der sexuellen Balance des Paares,
▷ Versagensangst, ausgelöst durch die konkrete Furcht vor einem Verlust der Partnerin.

Organische Ursachen und ihre Diagnostik

Der geläufige Begriff der vorzeitigen Ejakulation hat eine gewisse Berechtigung, da bei sehr schweren Ausprägungen dieser Störung – die wohl drastischste „Vorzeitigkeit" trat bei einem 30jährigen schon beim Betreten des Schlafzimmers auf – Orgasmus nur in stark abgeschwächter Form erlebt wird und möglicherweise Übergänge zur reinen Emission, auch ohne Erektion, bestehen. Vorzeitigkeit bezieht sich nicht zuletzt auf den Abbruch der sexuellen Interaktion durch Eintreten von Erregungsverlust statt sexueller Befriedigung. Dagegen haben rasche Orgasmusreaktionen bei Frauen ihre Wiederholbarkeit nicht den Aspekt von „Vorzeitigkeit" – der extremste Fall wurde bei einer 35jährigen verheirateten Frau mit Liebeswahn festgestellt, bei der das bloße Denken an das Liebesobjekt, einen Frauenarzt, überzeugend beschriebene multiple Orgasmen bewirkte.

Es ist wichtig, **primäre** und **sekundäre Vorzeitigkeit** zu unterscheiden. Bei den **primären** Formen dieser Störung ist das Risiko, medizinisch relevante Faktoren zu übersehen, so gering, dass ein sexualtherapeutischer Versuch, der fallbezogen mit Masturbationsübungen beginnen kann, unmittelbar indiziert ist. Das Irritierende an der Vorzeitigkeit ist der Eindruck, es mit einer irgendwie „organischen" Störung zu tun zu haben. Es bietet sich an, die weiter oben beschriebene vegetative Dysbalance beim Übergang von Erregung zu Orgasmus-Ejakulation als Erklärung in Anspruch zu nehmen und in der Vorzeitigkeit eine genuin psychophysiologische Störung zu sehen. Denkt man an die Epilepsie als eine gravierende und vielgestaltige neurologische Erkrankung, so liegt der entscheidende Faktor „nur" in der erniedrigten Krampfschwelle, und die Typik von Schlaf- und Aufwachepilepsien zeigt die Bindung an vegetative Regulationsvorgänge. Auch wenn der Orgasmusreflex (ein hochspezialisierter Juck-Kratz-Reflex?) bei weitem komplizierter ist als die Miktions- und Defäkationsreflexe, hat er doch parallele Innervationsstrukturen. Außerdem ist allgemein bekannt, dass die durch viscerales Lernen erworbene Kontrolle von Blase und Darm in extremen, durch Schreck und/oder Angst und ihre vegetativen Begleiterscheinungen geprägten Stresssituationen verloren gehen kann.

Bei **sekundärer** – also nach längerer, vom Paar als befriedigend empfundener Kontroll-

fähigkeit eingetretener – Vorzeitigkeit spielt, wie im psychologischen Abschnitt beschrieben, in erster Linie eine entstehende **erektile Dysfunktion** eine Rolle. Der einfachste Mechanismus besteht dabei darin, dass die zur Aufrechterhaltung der Erektion benötigte Stimulation die Ejakulationskontrolle überschreitet. Auch Entzündungen des Urogenitaltrakts, z.B. eine blande Prostatitis, kommen als somatischer (Teil-)Faktor in Frage, wenn auch die Zeiten vorbei zu sein scheinen, in denen Vorzeitigkeit urologisch durch antibiotische Kuren „behandelt" wurde. Sehr selten spielen neurologische Störungen, auch durch Abdominaloperationen, eine Rolle, die sich nicht in weiteren Symptomen bemerkbar machten. Pharmaka, die Vorzeitigkeit bewirken, sind nicht bekannt. Bei der weiten Verbreitung von Alkoholmissbrauch und -abhängigkeit ist aber daran zu denken, dass Alkohol einerseits den Orgasmus verzögern kann, während Entzugsphasen (oft nur bis zum nächsten Alkoholkonsum) andererseits die Ejakulationsschwelle herabsetzen.

Therapieoptionen

Optionen mit somatotherapeutischem Schwerpunkt

Behandlungsansätze bei sekundärer Vorzeitigkeit ergeben sich aus den genannten diagnostischen Ermittlungen. Männer mit primärer Vorzeitigkeit haben oft schon alle psychologischen („Ablenkung") und quasi-somatischen Optionen (Kondome und/oder anästhesierende Salben) erfolglos ausprobiert. Derzeit bietet sich eine pharmakologische Behandlungsmöglichkeit an. Gegenüber Alkohol mit seiner dosisabhängig die gesamte sexuelle Reaktion beeinträchtigenden Wirkung ist die von Psychopharmaka differenzieller in Hinsicht auf die Erhaltung von Bewusstseinsklarheit und Erektionsfähigkeit. Benzodiazepine bleiben wegen des Risikos einer Abhängigkeit außer Betracht. Unter den Neuroleptika ist von Phenothiazinen, insbesondere vom stark anticholinergen **Thioridazin**, schon länger eine relativ selektive ejakulationsverzögernde Wirkung bekannt, ohne dass klar wäre, wie diese zustande kommt. Dasselbe gilt für das Mittel der ersten Wahl, das Antidepressivum **Clomipramin**. Dieses findet bedarfsweise Anwendung, und zwar 2-4 Stunden vor dem beabsichtigten Sexualkontakt, beginnend mit einer Dosis von 10 mg, die vorsichtig, zur Vermeidung von Nebenwirkungen, bis auf maximal 75 mg gesteigert werden kann. Zu erwähnen sind ferner die **Serotoninwiederaufnahmehemmer**, die in mehreren Studien bei überwiegend kontinuierlicher Dosierung (z.B. Fluoxetin 20 mg/Tag, Paroxetin 20 mg/Tag, Sertralin bis zu 200 mg/Tag) erfolgreich gegeben wurden, wobei sich die Nebenwirkungen in Grenzen hielten (s. die Übersicht bei Balon 1996). Es ist unabdingbar, dass diese Behandlung **sexualtherapeutisch begleitet** wird. Wissenschaftlich wäre von hohem Interesse, wie diese Wirkung zustande kommt, denn aus dem bekannten Wirkungsprofil der Hemmung mehr des Serotonin- als des Noradrenalin-Transports – ansonsten der anderer Trizyklika vergleichbar – ist sie nicht zu erschließen. Selbstverständlich handelt es sich nicht um eine antidepressive Wirkung, da diese sich erst nach einer mehrwöchigen Verlaufszeit entwickelt.

Optionen mit psychotherapeutischem Schwerpunkt

Der vorzeitige Orgasmus hat sich von der „**Paradestörung**" der Sexualtherapie zu einem ihrer **Sorgenkinder** entwickelt. Von Pionieren wie Masters & Johnson oder Kaplan wurden Erfolgsquoten von annähernd 100% berichtet, und das bei einer Störung, die bis dahin – zumindest was die sexuelle Symptomatik selbst angeht – als überwiegend therapieresistent gelten musste. Die Zahlen mussten schon bald nach unten korrigiert werden, und im Langzeit-Follow-Up zeigte sich insbesondere, dass die am Therapieende messbaren Verbesserungen nicht stabil sind (De Amicis et al. 1985; Hawton et al. 1986). Die von langjährig erfahrenen Klinikern wie Levine (1992) gestellte Frage, wo denn all die „einfachen Fälle" von einst geblieben sind, lässt sich natürlich nicht beantworten. Die Patienten von Masters & Johnson waren sicherlich hochselektiert, doch gilt das auch für die anderen Störungsbilder. Ob sich die vermeintlich „leichten" Fälle heute aufgrund besserer Informiertheit mit Selbsthilfebüchern und verständnisvollen Partnerinnen allein heilen können, muss ebenfalls angezweifelt werden. Tatsache ist, dass wir es in der sexualmedizinischen Praxis überwiegend mit komplizierteren Fällen zu tun haben, bei denen der Behandler mit hartnäckigen **intrapsychischen** und v.a. **partnerschaftlichen Konflikten** und **Widerständen** konfrontiert ist.

Eingebettet in das in Kap. 4.4 beschriebene Vorgehen der Sexualtherapie ist für den vorzeitigen Orgasmus eine spezielle Technik entwickelt worden, die in der Phase des stimulierenden Streichelns zur Anwendung kommt. Diese **Stopp-Start-Technik** basiert auf einem Ansatz von Semans aus den 50er Jahren, wurde von Masters & Johnson als Squeeze-Technik in ihr Programm integriert und von Kaplan wieder zum ursprünglichen Vorgehen hin modifiziert.

Dabei wird im ersten Schritt der Patient von seiner Partnerin manuell oder ggf. oral stimuliert und hat selbst die Aufgabe, seine ganze Aufmerksamkeit auf seine sexuellen Empfindungen und den Aufbau seiner sexuellen Erregung zu richten. Wenn er sich der Orgasmusschwelle nähert, gibt er seiner Partnerin ein **Stopp-Signal,** und diese unterbricht die sexuelle Stimulation. Ist die prä-orgastische Erregung etwas abgeklungen, gibt der Patient wieder ein **Start-Signal,** die Stimulation setzt erneut ein, und diesmal soll der Patient sich der Orgasmusschwelle noch stärker nähern, bevor wieder ein Stopp-Signal gegeben wird. Dieser Prozess soll drei bis vier Mal durchlaufen werden, dann kann der Patient aus eigener Entscheidung heraus zum Höhepunkt kommen. Wichtig ist, dass die Erregung während der kurzen Stimulationspause nicht zu weit abfällt, so dass es zu einem Erektionsverlust kommt. Auch im Hinblick auf die Etablierung von Selbstkontroll-Mechanismen ist es nützlich, dem Patienten eine **innere Skala** vorzugeben, die von 0 bis 10 reicht und bei der das optimale Erregungsniveau im Bereich von 6 bis 8 liegt; darunter sind Erregung und Erektion zu schwach, während es bei 9 schon kritisch in Richtung Orgasmusschwelle geht. Der Patient soll dann versuchen, sich auf dieser Skala so lange wie möglich im optimalen Bereich zu bewegen.

Ist die Steuerungsfähigkeit bei nicht-koitaler Stimulation verbessert, werden die gleichen Stopp-Start-Prinzipien auf den Koitus angewendet. Der Patient bittet seine Partnerin, den Penis in der „Frau-oben-Stellung" einzuführen und sich danach zunächst nicht zu bewegen („silent vagina"), damit sich der Mann an dieses Gefühl und diese Situation, in der es ja meist zum vorzeitigen Orgasmus kommt, gleichsam adaptieren kann. Ist das geschehen, gibt er nach dem gleichen Format die Start- und Stop-Signale, um sich der Orgasmusschwelle zu nähern. Gelingt auch das, sollte die Erfahrung auf andere Koitusstellungen ausgedehnt werden, da etwa die „Mann-oben-Stellung" von den meisten Patienten als **besonders problematisch** erlebt wird.

Der einzige Unterschied der **Squeeze-Technik** ist der, dass nach dem Stop-Signal die Stimulation nicht nur durch eine Pause unterbrochen wird, sondern die Partnerin den Penis unterhalb der Eichel zusammendrückt, bis der Orgasmusdrang zurückgegangen ist. Diese ebenfalls wirksame Technik wird von den Paaren meist als weniger angenehm erlebt und hat zudem den Nachteil, dass der Mann nicht selbst für die Erregungssteuerung verantwortlich ist.

Die **therapeutische Strategie** verfolgt verschiedene Prinzipien, die sich wie folgt zusammenfassen lassen:

▷ Erhöhung der Aufmerksamkeit und des Bewusstseins für die sexuellen und physiologischen Empfindungen, v.a. bei höheren Graden der Erregung. Diese Registrierung („monitoring") der sensorischen Wahrnehmung soll zur Steuerung des Erregungsablaufs eingesetzt werden.

▷ Abbau der übermäßigen Ausrichtung auf den Koitus als „Maß aller Dinge" und Aufbau alternativer sexueller Ausdrucks- und Kommunikationsmöglichkeiten.

▷ Gezielte Entwicklung neuer kognitiver Strategien (anstelle der meist eingesetzten Ablenkung) und Verhaltensstrategien zur Verbesserung der Orgasmuskontrolle.

▷ Akkommodation der Reflexschwelle an ein hohes Erregungsniveau ohne Orgasmusauslösung durch Tolerierung zunehmend höherer sexueller Erregungsintensitäten.

▷ Aufbau eines Kontrollgefühls und Entwicklung von Selbstmanagement-Strategien.

Wird die sexuelle Symptomatik nicht von einem intrapsychischen „Unterbau" getragen oder von einer destruktiven Paardynamik kompliziert, kann eine Sexualtherapie einen vorzeitigen Orgasmus tatsächlich in relativ kurzer Zeit deutlich verbessern und dem Mann eine bessere Kontrolle ermöglichen. In der Praxis ist es jedoch oft schwierig, ein stabiles Arbeitsbündnis zu **beiden Partnern** aufzubauen. Eines der größten Probleme ist eine tiefsitzende **Frustration der Partnerin**, deren Therapiemotivation durch die lange Zeit eingeschränkte sexuelle Befriedigung ohnehin oft ambivalent ist und die dann in den Stopp-Start-Übungen das Gefühl bekommt, als bloße „Erfüllungsgehilfin" der Lust ihres Partners missbraucht zu werden. Dies führt entweder zu einer offenen Ablehnung der Übungen oder zu einer subtilen „Sabotage" von Therapiefortschritten. Das Verständnis für

die Position der Partnerin und ein aktives Einbeziehen ihrer Wünsche, Bedürfnisse und Befürchtungen ist daher Voraussetzung einer erfolgreichen Behandlung. In manchen Fällen hat sich die Frau innerlich schon von ihrem Partner abgewendet, was sich dann in nicht zu überwindenden **Widerständen** ausdrückt.

Bei einigen Patienten führen die Stopp-Start-Übungen auch nach längerer Zeit nicht zu einer Verbesserung der Orgasmuskontrolle. Sie werden dann nur noch als mechanisches Geschehen erlebt, es kommt zu Frustration, Überdruss und einem erneuten Versagensgefühl. Der Therapeut muss hier rechtzeitig reagieren, entweder durch alternative psychotherapeutische Strategien – auszuwählen nach den mutmaßlichen Ursachen der Blockierung – oder durch Integration somatischer Optionen.

Wie bei anderen sexuellen Funktionsstörungen können im Verlauf der Therapie auch Widerstände aktiviert werden, die von der **funktionalen Bedeutung** des sexuellen Symptoms für die Paardynamik herrühren. Beim vorzeitigen Samenerguss können dies sexuelle Probleme der Partnerin (Erregungs- oder Orgasmusprobleme) sein, die hinter dem Symptom des Mannes quasi „versteckt" waren, es kann aber auch die Angst vor Partnerverlust sein, wenn befürchtet wird, dass der Mann seine verbesserte Funktionsfähigkeit dazu einsetzt, Kontakte mit anderen Partnerinnen zu suchen.

Insgesamt erfordert die sexualmedizinische Behandlung des vorzeitigen Orgasmus eine flexible Beherrschung des sexualtherapeutischen Basisrepertoires (inklusive der Umsetzung von sexuellem Verhalten als körpersprachlicher Kommunikation), Kenntnisse der Möglichkeiten und Grenzen somatischer Optionen und zusätzlicher, bedarfsweise anzuwendender psychotherapeutischer Interventionen, speziell aus dem systemischen, aber auch psychodynamischen und verhaltenstherapeutischen Bereich. Diese Aussage ist nicht als Abschreckung zu verstehen, wohl aber als Korrektur traditioneller Auffassungen, in erster Linie aber als Aufruf, an dieser so häufigen Problematik mehr als bisher zu arbeiten und zu forschen.

6.5.2 Gehemmter oder ausbleibender Orgasmus

Erscheinungsbild, Kernmerkmale und Epidemiologie

Verglichen mit dem vorzeitigen Orgasmus handelt es sich bei der Orgasmushemmung des Mannes um ein sehr viel selteneres Störungsbild. Da diese Dysfunktion zudem im Ruf steht, eine schlechte Therapieprognose zu haben, ist sie weder bei Therapeuten noch bei Sexualforschern besonders „beliebt", und der Kenntnisstand ist noch begrenzter als beim vorzeitigen Orgasmus. Um die Ähnlichkeit mit der weiblichen Orgasmusstörung zu betonen, wird der gehemmte oder ausbleibende Orgasmus des Mannes im DSM-IV als „männliche Orgasmusstörung" klassifiziert. Diese Terminologie ist unpräzise, da sie den vorzeitigen Orgasmus (Kap. 6.5.1) nicht berücksichtigt und impliziert, dass es nur eine Form der männlichen Orgasmusstörung gibt. Um dieser wichtigen Unterscheidung auch sprachlichen Ausdruck zu erleihen, wird der gehemmte oder ausbleibende Orgasmus im Folgenden als **männliche Orgasmushemmung** bezeichnet. Während die Begriffswahl nicht überzeugend ist, erscheint die im DSM-IV angegebene Definition dieses Störungsbildes praktikabel.

> **Definition:** Eine anhaltende oder wiederkehrende Verzögerung oder ein Fehlen des Orgasmus nach einer normalen sexuellen Erregungsphase während einer sexuellen Aktivität, die der Untersucher unter Berücksichtigung des Lebensalters hinsichtlich Intensität, Dauer und Art für adäquat hält.

Die Definition macht deutlich, dass es sich um zwei Formen der Störung handelt, den verzögerten (früher auch **Ejaculatio retardata**) und den (sehr viel selteneren) ausbleibenden Orgasmus (früher: **Ejaculatio deficiens**), und sie stellt den Untersucher vor die Aufgabe, zu entscheiden, ob dem Orgasmusproblem eine „normale Erregungsphase" im Rahmen einer „adäquaten" sexuellen Aktivität vorausgeht. Diese Kriterien werden im Abschnitt zur psychologischen Diagnostik eingehender erörtert. Wie üblich unterteilt DSM-IV die Störungen nach den formalen Kriterien lebenslang vs. erworben und global vs. situativ.

Die mit Abstand häufigste Form der Orgasmushemmung ist die **koitale**. Dabei kann der Mann sowohl bei der Masturbation als auch durch manuelle oder orale Stimulation durch die Partnerin zum Höhepunkt zu kommen, nicht aber beim Geschlechtsverkehr. In der Praxis findet man die verschiedensten **Abstufungen** dieser Symptomatik: Männer, die auch bei der Selbstbefriedigung und nicht-koitalen Stimulation Schwierigkeiten mit dem Orgasmus haben; Männer, die nur bei der Selbstbefriedigung orgastisch sein können; Männer, die nach einem sehr langen und intensiven Koitus manchmal den Orgasmus erreichen; Männer, die auch beim Koitus oft das Gefühl haben, kurz vor der Orgasmusschwelle zu stehen, diese aber dann doch nicht erreichen, während andere von vornherein das Gefühl haben, die Orgasmusschwelle nicht erreichen zu können. Weder die sexuelle Appetenz noch die Erektionsfähigkeit sind in der Regel beeinträchtigt, wenngleich es wie üblich bei lange bestehenden sexuellen Funktionsstörungen auch zu Beeinträchtigungen dieser Dimensionen kommen kann.

Zwei verbreitete Irrtümer umranken die männliche Orgasmushemmung (McCarthy & McCarthy 1998): (1) die Annahme, dass nur die völlige koitale Orgasmushemmung ein ernsthaftes Problem in der sexuellen Partnerschaft darstellt, und (2) der Mythos, dass eine koitale Orgasmushemmung ihre Vorzüge hat, da der Mann (anders als viele andere) zu einem lang andauernden Geschlechtsverkehr in der Lage ist und deshalb seine Partnerin in besonderem Maße befriedigen kann. Beide Annahmen sind **irrig**, da sie über eine oberflächliche, von den Sexualmythen geprägte Sicht nicht hinauskommen. Tatsächlich wird schon die Orgasmushemmung, bei der der Mann nach ausgedehntem Koitus bisweilen einen Orgasmus erreichen kann, von beiden Partnern als belastend und wenig genussvoll erlebt. Viele Patienten erfahren dies eher als „harte Arbeit" denn als lustvolle **Interaktion**. Der Koitus wird abgebrochen, wenn nach einer bestimmten Zeit die Erektion nachlässt oder eine Resignation eintritt, die einen weiteren Erregungsaufbau ohnehin nicht zulässt. Auch für die Partnerin ist sowohl der ausgedehnte Koitus, bei dem meist die Lubrikation nachlässt und unangenehme Empfindungen oder Schmerzen auftreten können, als auch die danach alternativ ausgeführte manuelle oder orale Stimulation des Partners kaum lustvoll, sondern ebenfalls „Arbeit". Viele

Frauen erleben sich als unfähig, den Partner zum Orgasmus zu bringen, was zu Zweifeln und **Selbstvorwürfen** führen kann. Andere vermissen den gemeinsamen (nicht unbedingt gleichzeitigen) Höhepunkt der sexuellen Erregung, sie empfinden die übermäßige Kontrolle des Partners, seine Unfähigkeit, „loszulassen" und sich gehen zu lassen, als deutliche Einschränkung des sexuellen Erlebens. Lehnt der Mann auch die manuelle oder orale Stimulation durch die Partnerin ab und ist nur in der Lage, durch Selbststimulation (in Gegenwart der Partnerin oder allein) zum Orgasmus zu kommen, fühlt diese sich häufig **„überflüssig"** und abgelehnt. Die Orgasmushemmung kann so bei beiden Partnern zu einem Rückgang der sexuellen Motivation und des sexuellen Interesses und zu einer starken Belastung der Paarbeziehung führen.

Epidemiologie
Die wenigen vorliegenden Daten zur Prävalenz des gehemmten männlichen Orgasmus aus nicht-klinischen Stichproben deuten darauf hin, dass diese Problematik nicht so selten ist, wie gemeinhin angenommen wird. In der amerikanischen NHSLS-Studie gaben ca. 8% der befragten Männer an, innerhalb des zurückliegenden Jahres über einen Zeitraum von mehreren Monaten unter einer „Unfähigkeit, zum Orgasmus zu kommen" gelitten zu haben (Laumann et al. 1994). In ihrer Analyse verschiedener Befragungen kam Nathan (1986) zu einem Prozentsatz von 3-4% der „nichtgeriatrischen männlichen Bevölkerung", Spector und Carey (1990) kamen zu einem breiten Range von 1-10%. Frenken (1980) kam nach einer Studie an 250 Männern zu dem Resultat, dass 2% seiner Stichprobe eine schwere und weitere 6% eine milde Orgasmushemmung aufwiesen.

In klinischen Stichproben liegt der Anteil männlicher Patienten mit dem Symptom der Orgasmushemmung durchweg zwischen 3 und 8% (Übersicht bei Dekker 1993; Rosen & Leiblum 1995). Es ist damit das seltenste Störungsbild, für das professionelle Hilfe gesucht wird.

6.5.3   Psychische und paarbezogene Ursachen und ihre Diagnostik

Ähnlich wie beim vorzeitigen Orgasmus gibt es auch bei der Orgasmushemmung eine Reihe von psychologischen Erklärungsansätzen, die fast ausnahmslos aus der klinischen Praxis abgeleitet wurden und für die es keine empirischen Belege gibt. Da von einzelnen Sexualtherapeuten, aber auch von größeren sexualmedizinischen Zentren jeweils nur eine kleine Anzahl von Patienten überblickt wird, sind Generalisierungen der an wenigen Patienten gewonnenen Eindrücke kaum statthaft und methodisch akzeptable Studien kaum durchführbar. Hinzu kommt, dass die für sexuelle Funktionsstörungen generell geltende geringe Spezifität ursächlicher Faktoren (s. Kap. 4.1) für dieses Störungsbild ebenfalls – und vielleicht sogar im besonderen Maße – zutreffend scheint. Schließlich weist Dekker (1993) zu Recht darauf hin, dass das wissenschaftliche Verständnis der beim Orgasmus ablaufenden psychophysiologischen Prozesse noch zu rudimentär ist, um fundierte Theorien seiner Störungen entwickeln zu können. Als Ansatzpunkte für die Untersuchung und Diagnostik sollen die wichtigsten psychologischen Annahmen dennoch kurz dargestellt werden.

Kaplan (1995a) vergleicht die Pathogenese der Orgasmushemmung mit der Obstipation oder dem Miktionsverhalt, bei denen vegetative Reflexe, die normalerweise der willkürlichen Kontrolle unterliegen, durch emotionale Erregung oder seelische Konflikte gehemmt werden können. Es kommt dabei zu einer **unwillkürlichen Abwehrreaktion**, zu einer **überschießenden Kontrolle** und der Unfähigkeit, den Reflex freizusetzen. Die Ursachen der emotionalen Erregung oder die Qualität des psychischen Konflikts sind nach Kaplans Erfahrung unspezifisch und es ist daher nicht möglich, eine spezifische Konstellation zu identifizieren, die die Orgasmushemmung etwa von der Erektionsstörung unterscheidet. Während die Grundkonflikte unspezifisch sind, sind die Abwehrmechanismen dagegen typisch für die jeweilige Störung: Der Mann mit einer Orgasmushemmung neigt unbewusst zu einem Zurückhalten und versucht, das Aufkommen von **Angst** durch **Kontrolle** zu verhindern, während es nach Kaplan bei der Erektionsstörung entweder zu einem völligen „Funktionsverzicht", meistens aber zum Versagen der Angstabwehr und zu einer Angst-Überflutung kommt.

Andere Autoren haben versucht, aus ihren klinischen Erfahrungen spezifischere Ursachen abzuleiten. Ein Teil der Annahmen bezieht sich auf negative Erfahrungen wie die Verursachung einer **ungewollten Schwangerschaft**, traumatische Erfahrungen im Zusammenhang mit Sexualität oder Angst vor sexuell übertragbaren Krankheiten. Andere Hypothesen betonen eher aktuelle und konkrete Faktoren wie einen Mangel an effektiver sexueller Stimulation, Hemmungen bezüglich dem Einfordern eigener sexueller Wünsche und Bedürfnisse, die Angst, bei sexuellen Aktivitäten entdeckt zu werden, oder verzerrte Vorstellungen und Lerndefizite.

Anders als bei den anderen sexuellen Funktionsstörungen, bei denen Versagensängste und die Ebene der unmittelbaren Ursachen als vorrangig betrachtet werden, gehen die meisten Überlegungen davon aus, dass den männlichen Orgasmushemmungen tiefer **verwurzelte Konflikte** und unbewusste Ängste und Phantasien zugrunde liegen. Diese führen wiederum zu einer irrationalen Furcht davor, in der Vagina zum Orgasmus zu kommen. Eine ganze Reihe möglicher Konflikte und Phantasien sind namhaft gemacht worden, die hier – in einige wichtige Kategorien zusammengefasst – kurz benannt werden sollen.

▷ **Inzestängste:** Die psychosexuelle Entwicklung (Kap. 2.3.7) ist unvollständig durchlaufen worden und die ödipale Konstellation nicht zu einer konstruktiven Auflösung gekommen. Unbewusst wird daher jeder Geschlechtsverkehr zu einer inzestuösen Situation, die mit Tabus, Verboten und der Angst vor Strafe belegt ist.

▷ **Kastrationsängste:** Sind mit den Inzestängsten verwandt, können aber auch andere Quellen, z.T. aus früheren Entwicklungsabschnitten, haben. Die Kastrationsängste können sich im Wortsinn auf Befürchtungen beziehen, dass der Penis in der Vagina verletzt oder beschädigt werden könnte ("Vagina dentata"), sind meist aber in einem breiteren Sinn als Angst vor Selbstverlust oder Todesangst (Orgasmus als "kleiner Tod") zu verstehen.

▷ **Ängste, die Frau zu verletzen:** Sind gleichsam das Spiegelbild der Kastrationsängste und werden von der Psychoanalyse als Abwehr derselben gedeutet. Der Penis fungiert in diesen Vorstellungen als gefährliche Waffe, der Koitus und speziell Orgasmus und Samenerguss werden als bedrohlich und schädigend für die Frau empfunden. Das Symptom dient wie in den anderen Konstellationen zum Schutz, hier nicht des Mannes, sondern der Frau.

▷ **Ängste vor Kontrollverlust:** Das mit dem Orgasmus verbundene Loslassen, die Bewusstseinsveränderung und der Kontrollverlust werden gefürchtet, wofür verschiedene Motive verantwortlich sein können, wie etwa die Angst vor Peinlichkeit, Schamgefühle aus einer restriktiven und sexualfeindlichen Erziehung oder Konflikte mit einem Männerbild, nach dem man keine Gefühle zu zeigen und immer "Herr der Lage" zu sein hat.

▷ **Feindseligkeit und Wut:** Nach diesen Annahmen haben Männer mit einer Orgasmushemmung verstärkt Gefühle von Feindseligkeit, Ärger oder Wut gegenüber Frauen, die verschiedenen Quellen aus der psychosexuellen Entwicklung entstammen können und häufig hinter einer ausgesprochenen Zugewandtheit und Liebenswürdigkeit gegenüber Frauen verborgen sind.

▷ **Ängste vor Samenverlust:** Vorstellungen, nach denen beim Samenerguss Vitalkraft verloren geht und eine erhebliche Schwächung oder Schlimmeres eintreten kann, weshalb ein Zurückhalten des Orgasmus geboten ist, sind im westlichen Kulturkreis wohl kaum noch von nennenswerter Bedeutung, scheinen aber bei Männern aus anderen Kulturkreisen noch eine gewisse Rolle zu spielen.

▷ **Paraphile Impulse:** Eine paraphile Strömung bzw. eine ausgeprägte oder gar ausschließliche Fixierung auf paraphile Stimuli kann grundsätzlich an jeder sexuellen Funktionsstörung beteiligt sein. Es gibt Überlegungen, dass diese Faktoren bei den Orgasmushemmungen besonders häufig vorzufinden sind. Danach reicht die auf bestimmte Reize festgelegte Erregung zwar zum Erreichen einer Erektion (meist unter Nutzung entsprechender Phantasien), nicht aber zum (koitalen) Orgasmus.

Es ist unschwer zu erkennen, dass diese Konzepte empirisch weder zu belegen noch zu widerlegen sind. Einige Fragebogenuntersuchungen haben ein höheres Maß an Feindseligkeit und an verschiedenen Ängsten bei orgasmusgehemmten Männern zeigen können (Dekker 1993), doch sind die Studien methodisch problematisch und es ist nicht eindeutig, inwieweit diese Faktoren ursächlich oder reaktiv sind.

Ein von den skizzierten Annahmen zur Verursachung deutlich abweichendes Konzept mit wichtigen Behandlungsimplikationen vertritt der amerikanische Sexualtherapeut **Apfelbaum** (1989), für den sich hinter dem Funktionsproblem der Orgasmushemmung eine subtile Appetenz- und Erregungsproblematik des Mannes verbirgt. Die häufigste Form der koitalen Orgasmushemmung betrachtet er als **"Partner-Anor-**

gasmie", da der Mann zumeist Schwierigkeiten hat, im Beisein der Partnerin zum Höhepunkt zu kommen. Dafür verantwortlich ist nach Apfelbaum eine „autosexuelle" Orientierung, bei der nur die eigene, masturbatorische sexuelle Aktivität zugelassen und genossen werden kann. Die partnerbezogene Erregungs- und Appetenzstörung wird dabei quasi „maskiert" durch die robusten, schnell vorhandenen und lange anhaltenden, gleichsam automatischen Erektionen. Diese sind kein Ausdruck des Verlangens und sexueller Erregung, sondern „desynchronisiert" und werden letztlich nur eingesetzt, um die Erwartungen der Partnerin zu erfüllen. Apfelbaum hat keine plausible Erklärung für diese hohe genitale Reaktivität, widerspricht aber den Annahmen, dass orgasmusgehemmte Männer verstärkte Gefühle der Feindseligkeit gegenüber Frauen aufweisen. Er sieht in ihnen vielmehr Personen, die nicht nehmen können, nicht egoistisch sein und die eigene Befriedigung nicht einfordern können. Stattdessen stehen sie unter dem Joch der Gewissenhaftigkeit, Pflichterfüllung und Selbstkontrolle und unter dem fortwährenden Druck, die Partnerin zu befriedigen und es ihr recht zu machen. In dem chronischen Gefühl, selbst nicht genug zu geben, vermittelt der Mann durch das Symptom der Partnerin das Gefühl, dass sie nichts Gutes für ihn tun kann, wodurch sich der Kreis der Autosexualität schließt.

Diagnostische und differenzialdiagnostische Aspekte

Die Diagnostik psychologischer Faktoren beim gehemmten Orgasmus weist kaum Besonderheiten oder Abweichungen vom üblichen Vorgehen der sexualmedizinischen Evaluation auf. Mittels ausführlicher Sexualanamnese inklusive Einbeziehung der Partnerin wird die Symptomatologie abgeklärt, die diagnostische Zuordnung vorgenommen und die Störung ihren formalen Kriterien nach bestimmt.

Die diagnostische **Feinarbeit** bezieht sich danach schwerpunktmäßig auf die Bedingungen, unter denen Orgasmen möglich bzw. nicht möglich sind. Auf diese Weise kann der Untersucher die individuellen pathogenetischen Mechanismen der Störung näher spezifizieren. Wie üblich sollte zunächst die Ebene der **unmittelbaren Ursachen** in den Blick genommen werden, indem die Gedanken und Gefühle des Patienten während der sexuellen Interaktion detailliert besprochen werden. Wie sind seine

„Startbedingungen", setzt er sich von Beginn an unter Erfolgsdruck, oder setzt dieser erst während des Koitus ein? Wie stark ist die Selbstbeobachtung? Wie ausgeprägt ist die subjektive sexuelle Erregung im Vergleich zur Erektion? Wünscht er sich und erhält er sexuelle Stimulation durch die Partnerin? Gibt es sexuelle Phantasien, und können diese ohne Schuldgefühle eingesetzt werden? Hat der Patient im Zusammensein mit seiner Partnerin überhaupt einen Monitor für seine Gefühle und Empfindungen, oder ist er vollständig auf die Befriedigung seiner Partnerin konzentriert? Hat er das Gefühl, dass seine Partnerin während eines länger dauernden Koitus frustriert, gelangweilt, verärgert ist bzw. es nur seinetwillen „über sich ergehen lässt"? Gibt es Befürchtungen im Zusammenhang mit dem Orgasmus/Samenerguss bzw. dem Kontrollverlust, die dem Patienten bewusst sind? Ist die Partnerin koital orgasmusfähig und wenn ja, wie rasch? Setzt der Patient den Koitus danach fort?

Ein weiterer Fokus der Evaluation ist auf die **Masturbation** zu richten, bei der die meisten Patienten orgasmusfähig sind. Auch hier sind die inneren Prozesse, die Masturbationstechniken und insbesondere die sexuellen Phantasien zu explorieren. Dabei sollte geklärt werden, ob es (möglicherweise paraphile) sexuelle Vorstellungen gibt, mit denen der Patient im Konflikt ist und die er zu unterdrücken versucht.

An die Klarifizierung der unmittelbaren Verursachungsebene schließt sich die Untersuchung tiefer liegender **intrapsychischer** und **paardynamischer** Faktoren an. Entsprechend der beschriebenen Unspezifität dieser Einflussgrößen sollte der Behandler hier eine **breite Suchhaltung** einnehmen und die oben aufgeführten Kategorien berücksichtigen. Besonders beachtet werden sollte, ob Ärger und feindselige Impulse gegenüber der Partnerin aktuelle, nachvollziehbare Ursachen haben. Meist ergeben sich aus der Sexualanamnese Hypothesen, die durch gezielte Nachfragen überprüft werden sollten. Oftmals erschließen sich diese komplexeren, dem Patienten nicht bewusst zugänglichen Vorgänge aber erst im Verlauf einer längeren therapeutischen Beziehung. Der Untersucher sollte daher weder vom Patienten noch von sich selbst eine kurzfristige Klärung erwarten.

Differenzialdiagnostisch bereitet die männliche Orgasmushemmung keine besonderen Probleme. Zu achten ist auf die **Abgrenzung zur Erektionsstörung**, da manche Patienten mit einer erektilen Dysfunktion, die ihre Erektion während des Koitus verlieren und deshalb nicht zum Orgasmus kommen, mit der Hauptbeschwerde eines fehlenden oder nicht erreichbaren sexuellen Höhepunkts Behandlung suchen. Wie bei allen Funktionsstörungen ist auch bei den Orgasmushemmungen zu klären, ob die sexuelle Problematik Folge einer psychiatrischen Erkrankung ist, wobei besonders an Depressionen, Angststörungen, aber auch an medikamenten- oder drogeninduzierte Hemmungen des Orgasmus zu denken ist.

6.5.4 Organische Ursachen und ihre Diagnostik

Im ersten Schritt ist die Suche nach somatischen Verursachungsfaktoren angezeigt, wenn die Orgasmushemmung **global** ist, also nicht nur den Koitus betrifft, nur in seltenen Fällen auch bei ausschließlich masturbatorisch erreichbarem Orgasmus. So berichtet Kaplan (1974) den Fall eines jüngeren Mannes, der nur durch Penisstimulation mittels eines rauhen Handschuhs zum Orgasmus kommen konnte. Dabei war keine paraphile Präferenz im Spiel, sondern eine unfallbedingte Schädigung spinaler Nervenfasern hatte zu einer **Sensibilitätsminderung** des Penis sowie angrenzender Hautareale geführt.

Bei **sekundärer**, also nach langjähriger adäquater Funktion auftretender Orgasmushemmung ist die Suche nach organischer Verursachung **obligat**. Der genannte Fall ist insofern paradigmatisch, als in erster Linie an **neurologische** Störungen zu denken ist. Neben Störungen aufgrund von Alterungsvorgängen kommen neurologische Läsionen diagnostisch in Betracht, die (noch) isoliert mit den Orgasmusmechanismen interferieren und nicht schon eine umfangreiche Symptomatik entfalten: Tumoren, Trauma- und Operationsfolgen, Multiple Sklerose, Parkinsonismus, diabetische oder renale Neuropathien sowie auch Alkoholismus. Soweit Arzneimittel-Nebenwirkungen auf den Orgasmusreflex durch Beeinflussung neuronaler Transmissionsmechanismen zustande kommen, sind sie neurologischen Störungen verwandt. In erster Linie stehen hier Sedativa, Neuroleptika und Antidepressiva, Lithium, α-Adrenozeptor-Antagonisten und die (nur noch selten verordneten) Ganglienblocker zur Diskussion. Es sollte selbstverständlich sein, dass Pharmakotherapie von vornherein auch sexualmedizinische Aspekte berücksichtigt.

Der differenzialdiagnostischen Vollständigkeit halber sei noch kurz auf einige verwandte **seltene Syndrome** hingewiesen. Bei partiell gehemmtem Orgasmus entfallen das lustvolle Orgasmuserleben und die ihm assoziierten pulsierenden orgastischen Muskelkontraktionen, und es kommt nur zur Emission in Form eines bloßen Herausfließens von Ejakulat. Die Seltenheit der (in Behandlung gelangenden) Fälle erlaubt keine Entscheidung darüber, wovon es abhängt, ob nach der Emission die Erektion bestehen bleibt oder Detumeszenz eintritt. Die umgekehrte Situation liegt vor, wenn Orgasmus erlebt und von circumpenilen Kontraktionen begleitet wird, aber keine Ejakulation erfolgt. Das ist bei zwei Störungen der Fall. Bei der **retrograden Ejakulation** wird das Ejakulat nicht nach außen, sondern in die Harnblase entleert, was durch eine postorgastische Urinprobe nachgewiesen werden kann (und muss). Dies geschieht, weil sich der innere Blasenschließmuskel nicht kontrahiert. Die transurethrale Prostataresektion verletzt diesen Muskel, worauf die Patienten vor dem Eingriff hingewiesen werden. Die zweite Störung ist der **anejakulatorische Orgasmus**, bei dem keine Spermien im Urin nachgewiesen werden können, z.B. wegen völliger Blockade des Ejakulattransports oder bei schweren Endokrinopathien. Da Blasenverschluss und Ejakulattransport die gleiche Innervation haben, können beide Formen ausbleibender Ejakulation nach außen durch abdominalchirurgische Eingriffe mit Verletzung sympathisch-nervaler Strukturen, Blockade von α_1-Adrenozeptoren und diabetische Polyneuropathie verursacht werden. Schließlich kann eine Orgasmushemmung auch einmal aus schmerzhafter Ejakulation aufgrund von perineal-penilen Muskelspasmen resultieren. Organischer Ejakulationsschmerz, z.B. durch urogenitale Entzündungen, muss ausgeschlossen werden, ist aber selten. Vielmehr ergibt sich der Eindruck eines Spektrums, das von Orgasmushemmung über partiell gehemmte Ejakulation und psychogenen Ejakulationsschmerz bis hin zum Fehlen von orgastischer Lust und Befriedigung reicht.

Somatische Diagnostik

Die genaue Anamneseerhebung und körperliche Untersuchung ist der wichtigste Schritt zur Diagnose. Es sollte genau zwischen primären und sekundären Störungen unterschieden werden. Wichtig ist, ob die Orgasmusstörung situativen Schwankungen unterliegt. Tritt sie beispielsweise bei der Selbstbefriedigung nicht auf, ist eine organische Genese weitestgehend ausgeschlossen. Es muss eine genaue Medikamentenanamnese erhoben sowie auf weitere Erkrankungen und Operationen geachtet werden.

Die körperliche Untersuchung sollte eine digito-rektale Untersuchung zur Beurteilung der Prostata und Samenbläschen und die Palpation der Hoden, der Nebenhoden und der Samenleiter beinhalten. Wenn möglich, sollte ein transrektaler Ultraschall (TRUS) angeschlossen werden, um Auffälligkeiten der Prostata und der Samenbläschen auszuschließen.

Bei einer Anejakulation mit unauffälligem Orgasmus muss als nächstes zwischen einer retrograden Ejakulation und einer wirklich komplett fehlenden Ejakulation durch eine Untersuchung auf Spermien im Urin nach einem Orgasmus differenziert werden. Der Nachweis von Samenzellen im Blasenurin beweist eine retrograde Ejakulation.

6.5.3 Therapieoptionen

Optionen mit somatotherapeutischem Schwerpunkt

Bei den typischen Formen primärer Orgasmushemmung ist Sexualtherapie indiziert. Erst bei erwiesener globaler, auch durch Vibratorstimulation nicht überwindbarer Ejakulationshemmung können somatologische Überlegungen angestellt werden. Bei **sekundären** Orgasmushemmungen sind medikamentöse Faktoren relativ leicht zu korrigieren, sodass die ernsthaften Behandlungsprobleme aus neurologischen Störungen und Läsionen resultieren. Ein Versuch mit α_1-Rezeptoragonisten – einer Substanzgruppe, die ansonsten als Antihypotonika Verwendung findet – kann angebracht sein.

Bei Kinderwunsch zumal noch jüngerer Männer kann ausbleibende Ejakulation zum Problem werden. Bei rein koitaler Orgasmushemmung ist zwar die **Ejakulatgewinnung** unkompliziert, aber die **Beziehung** meist nicht. Bei organisch bedingter Anejakulation können die transrektale Elektroejakulation und die Punktion von Nebenhoden oder Hoden zur Spermiengewinnung in Frage kommen, dies insbesondere bei Rückenmark-Querschnittsläsionen, von denen meist jüngere Männer mit Zeugungswunsch betroffen sind. Häufig sind die für die assistierte Reproduktion gewonnenen Spermatozoen nicht befruchtungsfähig. Es gibt aber Hinweise darauf, dass diese Situation durch wiederholte, oft schon vibratorisch mögliche Ejakulatgewinnung zu verbessern ist.

Optionen mit psychotherapeutischem Schwerpunkt

Die relative Seltenheit der männlichen Orgasmushemmungen im klinischen Kontext und der Ruf dieses Störungsbildes als schwierig behandelbar und prognostisch ungünstig hat dazu geführt, dass keine kontrollierten Therapiestudien vorliegen und nur wenige Fallberichte oder Überblicksarbeiten publiziert worden sind. Das am häufigsten eingesetzte Verfahren ist die Sexualtherapie, deren Vorgehen sich an der Behandlung der weiblichen Orgasmusstörungen orientiert. Im Rahmen des sexualtherapeutischen Grundvorgehens (Kap. 7) wird die Behandlungsstrategie bei den männlichen Orgasmushemmungen von zwei Prinzipien geleitet (Kaplan 1995a):

1. **Desensibilisierung** in Richtung auf die Fähigkeit zum intravaginalen Orgasmus.

2. Maximierung der sexuellen **Stimulation** bei gleichzeitiger **Ablenkung**.

Durch eine Maximierung der körperlichen Stimulation und unter Zuhilfenahme erotischer Phantasien soll das Erregungsniveau erhöht und der Patient gleichzeitig von seinem Kontrollbedürfnis und der krampfhaften Ausrichtung auf den Orgasmus abgelenkt werden. Die Desensibilisierung in Richtung auf eine koitale Orgasmusfähigkeit orientiert sich am klassischen verhaltenstherapeutischen Vorgehen, bei dem in kleinen Schritten und durch aufeinander aufbauende Verhaltensanweisungen eine fortschreitende Annäherung an das therapeutische Ziel versucht wird. Ausgangspunkt sind die Bedingungen, unter denen dem Patienten ein Erreichen des Orgasmus möglich ist. Ist das beispielsweise nur in Abwesenheit der Partnerin möglich, wird – nach Absprache mit beiden Partnern und genauer Erläuterung der therapeutischen Zielrichtung – der Patient gebeten, sich selbst zu stimulieren, wenn die Partnerin in der Nähe ist. Gelingt das, werden individuelle Zwischenschritte überlegt, bis ein Orgasmus im Beisein der Partnerin und schließlich auch beim Koitus möglich ist. Als spezielle therapeutische Technik kann dabei, wie in der Behandlung weiblicher Orgasmusstörungen, das sogenannte „Brückenmanöver" (bridging) angewendet werden, bei dem der Patient von seiner Partnerin bis kurz vor Erreichen des Höhepunkts stimuliert wird, bevor er den Penis in die Vagina einführt und dort den Orgasmus erlebt. Eine zusätzliche Stimulierung des Penisschafts oder des Skrotums erhöht den Reiz bei Bedarf noch.

Wichtig ist, dass dem Patienten in der Therapie „die Erlaubnis" gegeben wird, seine eigene sexuelle Erregung zu genießen und dafür mit seiner Partnerin zusammen die optimalen Bedingungen zu schaffen. Dafür kann eine gezielte Übung sinnvoll sein, bei der der Mann angewiesen wird, einmal ganz **„egoistisch"** zu sein und die Partnerin nur für seine Lust „einzusetzen". Dabei soll er besonders auf „seine" Orgasmustrigger achten, um diese später bewusst einsetzen zu können. Ein weiteres wichtiges Prinzip besteht darin, dass der Patient – unabhängig von der Ausprägung seiner Erektionen – erst dann den Koitus beginnen soll, wenn er ausreichend erregt ist. Treten dann erneut destruktive Kognitionen auf, soll er diese verbalisieren oder sich durch Phantasien ablenken, um nicht in die verkrampfte und zielorientierte Haltung zurückzufallen. Bisweilen kann auch eine paradoxe Intervention, bei der dem Patienten „verboten" wird, beim Koitus zum Höhepunkt zu kommen, hilfreich sein.

Nach Kaplan (1995a) kann das sexualtherapeutische Vorgehen in vielen Fällen zu einer deutlichen Verbesserung der Symptomatik führen: in einer Reihe von Fällen müssen aber intrapsychische **Grundkonflikte** oder unbewusste **Beziehungskonflikte** aufgearbeitet werden, um die orgasmushemmende Angstabwehr zu lockern. Nach den Erfahrungen von Kaplan handelt es sich meist um Ängste vor einer engen und intimen Bindung an eine Frau sowie (damit verknüpft) um Impulse von Feindseligkeit und Wut gegen Frauen generell. Derartige Impulse sind jedoch hinter massiven Abwehrmechanismen (darunter die Orgasmushemmung selbst) verborgen und mit starken Schuldgefühlen und Selbstvorwürfen belegt. Jenseits aller Verhaltensanweisungen und sexualtherapeutischen Techniken muss die Behandlung diese Formationen durch Konfrontation und Deutung klären und dem Paar verstehbar machen, bevor das Symptom quasi nicht mehr „benötigt" wird. Dafür sind vertiefte psychotherapeutische Kompetenzen erforderlich.

Aufbauend auf seinem oben beschriebenen alternativen Erklärungsansatz wendet sich Apfelbaum (1989) entschieden gegen das sexualtherapeutische Vorgehen, das er als geradezu „aggressive Attacke" gegen das Symptom und Erzwingen koitaler Orgasmen um jeden Preis auffasst. Der „Furor therapeuticus" führt nach Apfelbaum geradewegs zu dem, was er eigentlich abzubauen trachtet, nämlich zu erhöhtem Leistungsdruck und Versagensgefühlen. Obwohl diese Strategie in manchen Fällen erfolgreich sei, könne sie die Symptomatik und ihre Ursachen strukturell nicht verändern. Apfelbaum verweist darauf, dass die sexualtherapeutische Strategie – obwohl sie vorgebe, gleich zu sein – bei Männern mit Orgasmushemmungen ganz anders als bei Frauen mit Orgasmusstörungen sei, bei denen das Ziel darin besteht, die Frau von jedem Leistungsdruck (auch dem vom Partner ausgeübten) zu entlasten, ihr die Kontrolle zu geben und durch den Wegfall jeder Zielorientierung den Orgasmusreflex freizusetzen. Er schlägt vor, diese Prinzipien auch bei den Männern anzuwenden und die unbewusste „Weigerung" des Patienten, zum Orgasmus zu kommen, bewusst zu machen, ohne sie therapeutisch zu „überrennen". Wichtig ist dabei eine **Umdeutung** des Symptoms von der (üblicherweise so interpretierten) **Unfähigkeit zu geben** zu der tatsächlich bei den meisten Patienten vorfindbaren **Unfähigkeit zu nehmen** – mit der damit verbundenen starken Gewissenhaftigkeit, dem Perfektionismus und der übermäßigen Kontrolle. Die Interpretation, dass der Patient „zu sehr" versuche, für seine Partnerin zum Orgasmus zu kommen, führt nach Apfelbaum zu einer Entlastung des Patienten und seiner Partnerin und eröffnet so wichtige therapeutische Freiräume. Durch ein Erregungsmonitoring kann dem Paar dann verdeutlicht werden, dass die subjektive Erregung des Patienten (trotz guter Erektionen) nicht ausreichend ist, so dass die Möglichkeiten zur Erhöhung der Stimulation besser und stimmiger in die Therapie integriert werden können. Es kommt also darauf an, die von der Orgasmushemmung maskierte Erregungs- und Luststörung nicht durch Therapietechniken zu „umgehen" (bypassing), sondern sie sichtbar und verständlich zu machen (counterbypassing).

Das von Apfelbaum vorgeschlagene Vorgehen ist plausibel und weist Vorzüge gegenüber dem traditionellen Ansatz der Sexualtherapie auf, zu dem es allerdings nicht grundsätzlich im Widerspruch steht. Insbesondere das Umdeuten des Symptoms, die Hervorhebung der unzureichenden subjektiven Erregung und der teilweise bestehenden „Autosexualität" haben sich nach eigenen Erfahrungen als wichtige Therapieschritte erwiesen.

7

Beratung und Behandlung bei sexuellen Funktionsstörungen

Bei den in den Kapiteln 5 und 6 beschriebenen einzelnen Dysfunktionen sind jeweils spezifische therapeutische Optionen aufgeführt, die bei dem betreffenden Störungsbild eine besondere Bedeutung haben. Im Folgenden wird dem Leser gleichsam das sexualtherapeutische[1] Grundvorgehen bei sexuellen Funktionsstörungen nachgeliefert, in das die einzelnen Therapieoptionen, seien sie eher psycho- oder somatotherapeutischer Herkunft, einzubetten sind, um dem Patienten/Paar die bestmögliche Hilfe anbieten zu können. Diese Abfolge ergibt sich daraus, dass sexualmedizinisches Handeln eine fundierte Kenntnis der Erscheinungsformen, Ursachen und der Diagnostik der verschiedenen sexuellen Funktionsstörungen voraussetzt.

Bei der folgenden Darstellung von Gesprächsführung, Sexualberatung und Sexualtherapie wird von einem doppelten Kontinuum ausgegangen, das sich auf den **Schweregrad der Störung** auf der einen und die zur Behandlung erforderlichen **sexualtherapeutischen Fertigkeiten** auf der anderen Seite bezieht. Zu diesen beiden eng verzahnten Variablen treten als weitere Einflussgrößen die Wünsche und **Zielvorstellungen des Patienten bzw. Paares** hinzu und bestimmen in ihrem Zusammenspiel schließlich die konkrete Therapieplanung (s. auch Kap. 3.2).

7.1 Gesprächsführung und therapeutische Beziehung

Das Sprechen über Sexualität ist für Ärzte oder Psychologen und Patienten nach wie vor keine Selbstverständlichkeit. Es führt häufig zu Hemmungen oder Gefühlen von Scham oder Peinlichkeit und wird nicht selten ganz vermieden bzw. „abgewürgt". Andererseits ist in den vergangenen zwei Jahrzehnten unverkennbar eine Entwicklung eingetreten, die dazu geführt hat, dass auch und gerade ältere Patienten sich nicht mehr scheuen, ihre sexuellen Probleme anzusprechen und von ihrem Arzt entsprechende diagnostische und therapeutische Kompetenz erwarten. Gerade daran mangelt es im Bereich sexueller Störungen aber nach wie vor, da die Ausbildungsmöglichkeiten hierzulande immer noch sehr unbefriedigend sind (s. Kap. 1.2). Da Ärzte und Psychologen vielfach **Berührungsängste** gegenüber dem Thema Sexualität haben, werden die Möglichkeiten, die das Untersuchungsgespräch oder die Sexualanamnese bieten, nicht ausgeschöpft, sodass therapeutisch gehandelt wird, bevor die Störung in ihrer Entstehung und Bedeutung ausreichend verstanden wurde. Demgegenüber kann ein kompetent geführtes, „geglücktes" Gespräch nicht nur die gewünschten Informationen liefern, sondern eine therapeutische Beziehung herstellen und den Weg in Beratung und Therapie öffnen. Über die Voraussetzungen, die auf Seiten des Arztes oder Psychologen gegeben sein sollten, herrscht bei klinisch erfahrenen Autoren weitgehend Einigkeit (u.a.: Masters & Johnson 1970; Kaplan

---

[1] Entsprechend der in Kap. 1 vorgenommenen Begriffsbestimmung werden im Folgenden die Termini „sexualtherapeutische" und „sexualmedizinische" Behandlung synonym benutzt. „Sexualmedizinisch" impliziert also genausowenig ein rein somatomedizinisches Vorgehen wie „sexualtherapeutisch" ein rein psychotherapeutisches.

1974; Bancroft 1989; Loewit 1990b; Langer & Hartmann 1992; Arentewicz & Schmidt 1993). Benötigt wird neben (1) einer positiven Grundeinstellung bezüglich der Bedeutung sexueller Gesundheit, (2) eine Kenntnis der Vielfalt der Phänomene gestörter wie nicht gestörter Sexualität, (3) ein reflektierter Bezug zur eigenen Sexualität, (4) ein freies Sprechen-Können über sexuelles Erleben und Verhalten sowie (5) die innere Bereitschaft, sich auch mit einem Paar und nicht nur mit einem einzelnen Patienten auseinander zu setzen.

Ad 1: Eine **positive Grundeinstellung** zu Sexualität und sexueller Gesundheit ist eine basale Voraussetzung, um Patienten mit sexuellen Problemen ein adäquates Gesprächsangebot machen zu können. Ist eine solche Grundeinstellung nicht vorhanden, kann das von keiner noch so ausgefeilten Gesprächstechnik und auch nicht von Fachkenntnissen kompensiert werden. Gerade in diesem sensiblen Bereich hat der Patient ein feines Gespür und wird das Gespräch dann entweder gar nicht erst suchen oder nach dem ersten Austausch nicht wieder aufnehmen. Dabei ist es wichtig, dass die positive Grundeinstellung „echt" und nicht floskelhaft und aufgesetzt ist.

Ad 2: Umfangreiche **Kenntnisse** über die Vielfalt sexueller Phänomene sind notwendig, um das individuelle Problem des Patienten oder des Paares verstehen und so ein fruchtbares Arbeitsbündnis herstellen zu können. Dabei ist es nicht ausreichend, wenn die sexualmedizinischen Kenntnisse nur theoretisch vorhanden sind: sie müssen im Gespräch auch sichtbar werden. Praktisch ist das beispielsweise so umzusetzen, dass der Therapeut mit dem Angebot bestimmter sexueller Verhaltens- oder Erlebensweisen im Gespräch zur Hilfe kommt, wenn er Unsicherheit bemerkt oder die Probleme ungenau geschildert werden. So kann der Patient schnell sicher sein, dass der Therapeut verstehen kann, was er, der Patient, meint.

Ad 3: Ein reflektierter **Bezug zur eigenen Sexualität** ist eine Grundvoraussetzung, um den sexuellen Bezugsrahmen des Patienten erfassen und Patient oder Paar im sexualtherapeutischen Prozess einfühlend begleiten zu können. Der therapeutische Umgang mit sexuellen Störungen sollte getragen sein von einem echten Interesse an der Bedeutung von Sexualität in Gesundheit und Krankheit und einem entsprechenden Problembewusstsein. Kriterium ist nicht, selbst keine sexuellen Probleme zu haben, sondern sich dieser sowie der eigenen Werte, Neigungen und Abneigungen **bewusst** und so in der Lage zu sein, sich selbst im Spektrum unterschiedlicher Sexualitäten verstehen zu können. Nur wenn sich sexuelle **Selbsterfahrung** und sexualmedizinische **Kenntnisse** in einem **kontinuierlichen Lernprozess** aneinander differenzieren, kann der Therapeut produktiv mit der stets vorhandenen Gefahr umgehen, zu unterstellen, dass seine persönlichen sexuellen Leitbilder auch für den Patienten gelten. Sowohl die weiter unten beschrieben Anleitungen zu Verhaltensänderungen als auch der Umgang mit den Phänomenen von Übertragung/Gegenübertragung und Widerstand, die bereits in den allerersten Phasen eines therapeutischen Kontakts wirksam werden können, erfordern den reflektierten Bezug zur eigenen Sexualität, um eine konstruktive therapeutische Beziehung zu ermöglichen.

Ad 4: Ein freies und akzeptierendes **Sprechen-Können** über Sexualität, eine weitere Voraussetzung für Sexualberatung und Sexualtherapie, will gelernt sein und ist deshalb eine wichtige Komponente der sexualmedizinischen Ausbildung. Spüren die Ratsuchenden beim Therapeuten ein Unbehagen, über sexuelles Verhalten und Erleben in der erforderlichen Detailliertheit zu sprechen, oder „flüchtet" sich der Therapeut rasch in eine Erörterung von Kindheitserfahrungen oder Partnerbeziehung, wenn eine präzise Erörterung der sexuellen Symptomatik angezeigt wäre, wird eine adäquate therapeutische Beziehung nur schwer zustande kommen. Grundsätzlich gilt, dass man nicht unbedingt in der Sprache des Patienten sprechen muss, man sollte nur seine eigene beherrschen. Weitere Hinweise zum technischen Vorgehen findet der Leser im nächsten Abschnitt.

Ad 5: Auf die Unterschiede bzw. den Weg **vom Einzel- zum Paargespräch** wird in diesem Kapitel noch ausführlich eingegangen. Wichtig ist, sich der grundsätzlichen Ausrichtung auf das Paar und der sich daraus ergebenden Konsequenzen bewusst zu sein. Die Bereitschaft, sich ggf. auf die Arzt-Paar-Beziehung einzulassen, bedarf deshalb besonderer Erwähnung, weil im Rahmen der Ausbildung (Medizin-/Psychologiestudium) eine **individuumszentrierte** Sichtweise vermittelt wird. Entscheidend aber ist es, das **Paar selbst als „Patienten"** anzunehmen – genau dies registrieren beide Partner, indem sie diese Sichtweise dann auch für sich selbst zugrunde legen.

7.1.1 Praktisches Vorgehen

Die Techniken der Gesprächsführung variieren – ebenso wie die Konzepte von Beratung (s.u.) – je nach den verschiedenen „Schulen" der Psychotherapie. Die unterschiedlichen Leitbilder beziehen sich auf die Grundeinstellung des Therapeuten und in der Praxis v.a. auf den Grad seiner Aktivität und Direktivität im Patientenkontakt. Im Folgenden sollen einige praktische Hinweise zur Gesprächsführung bei sexuellen Störungen gegeben werden, die auf langjährigen eigenen Erfahrungen beruhen, wichtige Impulse und Einflüsse aber auch der klientenzentrierten Gesprächspsychotherapie (Biermann-Ratjen et al. 1979) und der Verhaltenstherapie (Margraf 1996) verdanken. Die Ausführungen beziehen sich zwar schwerpunktmäßig auf die Situation des Erstgesprächs oder einer begrenzten Beratung, haben überwiegend aber auch Gültigkeit für eingehendere Beratungen und Sexualtherapie.

Mit einer bestimmten Form der Gesprächsführung möchte der Therapeut im Erstgespräch hauptsächlich **zwei Ziele** erreichen:

1. Informationen sammeln, um die sexuelle Problematik der Patienten erfassen und verstehen zu können. Neben der Informationssammlung, bei der der Therapeut sich an den in Kapitel 3.2 beschriebenen Inhalten der Sexualanamnese orientieren kann, ist damit auch eine klärende Funktion verbunden, durch die im Sinne einer ersten diagnostischen Bestandsaufnahme (s. Kanfer et al. 1996) die Beschwerden und Defizite, aber auch die Ressourcen und Kompetenzen des Patienten beurteilt werden und ein erster Eindruck von den Möglichkeiten und Grenzen therapeutischer Veränderungen entsteht.

2. Ein Arbeitsbündnis etablieren. Der Untersucher/Therapeut begibt sich, ob bewusst intendiert oder auch nicht, schon mit dem ersten Gespräch in eine Beziehung zum Patienten. Die **Beziehungsebene** ist gleichsam als „mitlaufende Dimension" zu reflektieren und gezielt einzusetzen. Beide Hauptziele der Gesprächsführung stehen in einer Wechselbeziehung. Nur wenn auf Seiten des Therapeuten ein wirkliches Bemühen um ein Verstehen der Problematik erkennbar wird, kommt ein fruchtbares Arbeitsbündnis zustande, und nur wenn ein tragfähiges Arbeitsbündnis vorhanden ist, fühlt der Patient oder das Paar sich verstanden und vermittelt dem Therapeuten die für das weitere Vorgehen notwendigen Informationen. Wichtig ist weiterhin, dass ein Erst- oder Anamnesegespräch keine „Einbahnstraße" mit einem einseitigen Informationsfluss vom Patienten zum Therapeuten ist, sondern allein schon durch die Klärung der Problematik Veränderungen entstehen und der Therapeut auf den Patient einwirkt. Darüber hinaus gibt der Therapeut dem Patienten aber auch je nach Situation konkrete Veränderungsanregungen und vermittelt seinerseits gezielt Informationen.

Um diese Zielsetzungen zu erreichen, sollte sich die Gesprächsführung an einigen **Grundprinzipien** (s. Kap. 3.2) orientieren, die sich in der Praxis als günstig herausgestellt haben.

Im Erstgespräch sollte sich der Therapeut in eine **„naive" Position** begeben und versuchen, den individuellen Bezugsrahmen des Patienten zu verstehen. Dessen persönliche Sichtweise des Problems sollte er zunächst akzeptieren und „stehen lassen". So signalisiert der Therapeut sein kontinuierliches Bemühen, das spezifische Problem des Patienten zu erfassen, und bietet ihm ein vorläufiges Arbeitsbündnis an. Das bedeutet nicht, dass der Therapeut die Ansichten des Patienten nur aufnimmt und dessen Sichtweise einfach akzeptiert, doch in seinem Bemühen, ihn (erst einmal) zu verstehen, vermeidet er **argumentative Auseinandersetzungen,** wie die Störung zu erklären ist bzw. wer recht hat. Ein zu frühes Einsetzen von Expertenwissen ist ebenso wie ein zu frühes und direktes Konfrontieren oder Deuten wenig konstruktiv und birgt die Gefahr, dass der Patient sich „überfahren" fühlt. Thematisch besonders wichtig ist das subjektive Krankheitsmodell, d.h. die persönliche Auffassung des Patienten, was sein Problem ist und woher es rührt. So ist die große Mehrzahl der männlichen Patienten der Ansicht, dass für ihre Störung somatische Ursachen verantwortlich sind. Auch wenn in der Sexualanamnese frühzeitig deutlich wird, dass psychische/paarbezogene Faktoren beteiligt sind, ist es meist nicht konstruktiv, den Patienten davon rasch überzeugen zu wollen, da das den Aufbau einer positiven Arzt-Patient-Beziehung beeinträchtigt und zu einem argumentativen „Hick-Hack" führen kann. Günstiger ist es, nach dem Prinzip des „Joining" (Hoffmann 1996) den Patienten da **„abzuholen",** wo er steht, und ihm im Verlauf des Gesprächs alternative Perspektiven zu eröffnen.

Ein weiteres Prinzip der Gesprächsführung besteht in der gezielten Förderung der

Selbstexploration des Patienten, um schon im Erstgespräch Möglichkeiten zur **Introspektion** und **Selbsterkenntnis** zu eröffnen, die wiederum für beide Ziele, die Informationssammlung und die Etablierung eines Arbeitsbündnisses, von Bedeutung sind. Dazu sollte der Therapeut grundsätzlich immer sowohl die **Sach- oder Inhaltsebene** als auch die **Interaktions- oder Beziehungsebene** des Gesprächs im Blick haben. Die Selbstexploration lässt sich durch bestimmte Strategien der Gesprächsführung systematisch verbessern. Förderlich ist das bereits erwähnte Bemühen um ein Verstehen des persönlichen Bezugsrahmens und inneren Weltbilds sowie der Versuch, die mitgeteilten emotionalen Erlebnisinhalte zu erfassen und zu verbalisieren. Die skizzierte Grundhaltung des Verstehens auf der Basis des Bezugsrahmens des Patienten verhindert auch, dass der Arzt oder Psychologe sich frühzeitig und unkritisch mit solchen (oft vorgetragenen) Ansichten verbündet wie: „Wenn die sexuelle Störung nicht wäre, wäre alles (mein ganzes Leben, meine Partnerbeziehung etc.) in Ordnung." Das sexuelle Symptom wird sonst zu einem von beiden geteilten Feindbild, das es nicht zunächst einmal zu verstehen, sondern nur irgendwie zu beseitigen gilt. Vorteilhafter ist eine Gesprächsführung und eine therapeutische Beziehung, die auch „szenische" Informationen einbezieht und in der nicht nur die „Fakten" der sexuellen Störung, sondern auch die Präsentation des Problems durch den Patienten, sein Umgang mit ihm und seine Gefühle betrachtet werden. Konkret sollte der Therapeut darauf achten, wie der Patient sich im Vorfeld des Gesprächs verhält, wie er die Kontaktaufnahme gestaltet, welche (expliziten oder impliziten) Erwartungen er an sein Gegenüber heranträgt etc. Aus diesen Informationen lassen sich nicht nur Rückschlüsse auf zentrale Persönlichkeitsmerkmale des Patienten, sondern auch auf ätiopathogenetische Aspekte der sexuellen Störung und auf sein Umgehen damit ableiten.

Um die Selbstexploration zu fördern und den subjektiven Bezugsrahmen des Patienten zu verstehen, sollte der Therapeut im Sinne einer fortlaufenden Beachtung der Beziehungsebene versuchen, sich der **Gefühle und Empfindungen** bewusst zu sein, die der Patient in ihm auslöst, um diese wiederum therapeutisch einzusetzen. Ist er von den Ausführungen des Patienten etwa besonders fasziniert oder gelangweilt, ist er verärgert, fühlt er sich vom Patienten als Experte entwertet oder übermäßig hochgewertet, muss er im Gespräch mit einer ungewöhnlichen Müdigkeit kämpfen, hat er das Gefühl, nicht an den Patienten „heranzukommen" usw. – all das sind wichtige Informationen, die etwas über den Patienten und seine Problematik aussagen. Ein Ignorieren oder Ausblenden dieser Ebene (etwa aus „Zeitgründen" oder aus der Überzeugung, dass es doch nur auf Sachinformationen ankommt), **behindert** nicht nur das Sammeln von Informationen, sondern auch die Entwicklung der therapeutischen Beziehung.

Das Erstgespräch ist deshalb so bedeutsam, weil es viele Patienten noch **nie erlebt** haben, dass vertrauensvoll und detailliert über sexuelles Erleben und Verhalten gesprochen werden kann. Es muss einerseits klar machen, dass das Sprechen über Sexualität im Therapeut-Patient-Kontakt etwas Selbstverständliches ist, sollte andererseits aber nicht aus den Augen verlieren, dass die sexuelle Situation sich erheblich von anderen sozialen Situationen unterscheidet und eine eigene Dynamik hat. Der Mensch ist hier vieler Schutzmechanismen entblößt, was intensive Empfindungen, aber auch Ängste und Befürchtungen freisetzt. Das Gespräch muss **Offenheit und Vertrauen** schaffen, damit der Patient sich dieser Gefühle bewusst werden und sie mitteilen kann. Die „Kunst" des sexualmedizinischen Erstgesprächs besteht darin, schon in dessen ersten Minuten eine Atmosphäre des Vertrauens und der Offenheit herzustellen. Die dazu vom Therapeuten geforderte reflektierte Überwindung eigener Hemmnisse und Befangenheiten ist ebenso wichtig wie das Vermeiden eines forciert unbekümmerten und „freien", möglicherweise voyeuristisch geprägten Umgangs mit dem Gesprächsgegenstand, der Gefahr läuft, die emotionalen Aspekte, in die das sexuelle Erleben des Patienten eingebettet ist, zu übersehen (Langer & Hartmann 1992).

Das Finden einer passenden Sprache, in der Sexualität thematisiert und ein Austausch stattfinden kann, wird von einigen Autoren (z.B. Buddeberg 1996) als besonderes Problem eines sexualmedizinischen Erstgesprächs bzw. einer Beratung angesehen. Nach eigenen Erfahrungen spielen jedoch Probleme der Sprachwahl oder des Vokabulars heute nur noch bei wenigen Patienten eine Rolle. Selbst älteren Patienten gelingt es in der Regel, die Dinge beim Namen zu nennen und ihre Probleme in Worte zu fassen, wobei meist eine Mischung aus deutschen (Scheide, Gliedsteife, Samenerguss) und lateinischen Begriffen (Erektion, Klitoris) verwendet wird. Wie oben erwähnt, muss der Therapeut sich nicht in der Sprache des Patienten ausdrücken, sondern nur seine eigene beherrschen. Drückt der Patient sich nebulös aus oder sind Ängste und Hemmungen unverkennbar, sollte er **Verbalisierungshilfen** geben und Brücken bauen. Ein empathisches und akzeptierendes Ansprechen der Hemmungen und Befürchtungen und ein Anbieten von Sprachmöglichkeiten kann das Eis brechen. In seltenen Fällen kann es vorkommen, dass ein Patient – entweder aus Unsicherheit oder um den Therapeuten zu testen oder zu provozieren – fortgesetzt vulgärsprachliche Ausdrücke verwendet und in einer forcierten Offenheit spricht. Nach den hier beschriebenen Prinzipien sollte der Therapeut das Gespräch unter Beibehaltung seiner Sprache ruhig und gelassen fortführen und auf der Beziehungsebene **zunächst verstehen**, was diese Wortwahl auf Seiten des Patienten bedeutet, um sie **dann anzusprechen**. Hier wie bei anderen Problemen im Gespräch gelten die bekannten Formeln **„Beziehungsebene vor Sachebene"** und **„Störungen haben Vorrang"**.

Ist die sexuelle Problematik nicht das Hauptthema oder der Anlass des therapeutischen Kontakts, ist es wichtig, das Gespräch über Sexualität nicht von der allgemeinen Anamnese abzukoppeln (und ihm so die Aura des Besonderen oder Außergewöhnlichen zu geben), sondern diesen Bereich in den Gesprächablauf **einzubetten** und möglichst nicht ganz Anfang oder am Ende abzuhandeln (Buddeberg 1996).

> Grundsätzlich sollte das sexualmedizinische Gespräch immer die biopsychosoziale Verankerung der Sexualität und ihre drei Dimensionen (s. Kap. 1.1) im Blick haben und bei der sexuellen Problematik zwei Aspekte beachten: (1) die sexuelle Funktion und ihre Störungen und (2) das sexuelle Erleben und die sexuelle Zufriedenheit, besonders auch im paarbezogenen Kontext.

Weiterhin ist zu berücksichtigen, dass das sexuelle Symptom immer sowohl **labilisierend** als auch **stabilisierend** ist, was für das innere Gleichgewicht des Patienten ebenso gilt wie für die Partnerschaft. Erst wenn diese Facetten verstanden und (dem Therapeuten und dem Patienten) transparent sind, können Veränderungsvorschläge auf fruchtbaren Boden fallen.

Die Gesprächsführung bei sexuellen Dysfunktionen erfordert in der Regel eine starke verbale Aktivität des Arztes oder Psychologen. Diese dient dazu, dem Patienten Brücken zu bauen und **Verbalisierungshilfen** zu geben, sie vermittelt eine gewisse **Selbstverständlichkeit** und hat **Modellfunktion**. Der Therapeut muss vermitteln, dass er sich auskennt und den Patienten/das Paar verstehen will. Dazu ist es günstig, das, was verstanden wurde, in eher kürzeren Abständen zusammenzufassen. Das schafft frühzeitig Transparenz, vermittelt Verständnis, gibt Korrekturmöglichkeiten, verhindert das Abkommen vom Thema und kann durch kleine Abwandlungen oder Umakzentuierungen auch konfrontative Elemente in das Gespräch bringen (s. Langer & Hartmann 1992). Je sicherer der Arzt sich auf diesem Terrain fühlt, umso eher wird auch dem Patienten eine gewisse Distanzierung von seinem Problem möglich, die dann ein gelösteres Gespräch bewirkt, in dem – soweit passend – durchaus auch **humorvoll-selbstironische Elemente** ihren Platz haben. Die wiederholte Rückmeldung des Verstandenen ermöglicht dem Therapeuten auch eine kontinuierliche Verifizierung seiner Hypothesen zur diagnostischen Einordnung und zur Verursachung und verhindert den oft gemachten Fehler, dass er zu schnell eigene Hypothesen bildet und den Patienten in eine „Schublade" steckt. Ob die Mitteilung des Therapeuten zutreffend ist, er also den Patienten bis dahin verstanden hat, ist weniger an der verbalen Zustimmung des Patienten zu messen als an der Zu- oder Abnahme der Selbstexploration (Biermann-Ratjen & Eckert 1985). Führt die Zusammenfassung des Therapeuten also dazu, dass der Patient mehr zu seinen Gefühlen kommt, hinter die Symptomebene blickt oder die Paarbezogenheit seines Problems reflektiert und das Gespräch dadurch intensiver und fruchtbarer wird, kann der Therapeut davon ausgehen, dass er den Patienten versteht. Andernfalls sollte er überprüfen, ob er den Bezugsrahmen des Patienten/Paares, das (sexuelle) Selbstkonzept und die emotionale Basis des Problems richtig erfasst hat.

Neben den dargestellten **Grundprinzipien** gibt es zahlreiche **Techniken** der Gesprächsführung, die sich wieder nach den zugrundeliegenden Psychotherapie-Modellen unterscheiden. Im Folgenden sollen einige dieser Techniken kurz beschrieben werden (s. Übersicht), wobei zu beachten ist, dass es sich keineswegs um fertige „Rezepte" handelt. Diese Interaktionsformen sind nur im Rahmen der sexualmedizinischen Grundsätze und der Basisprinzipien der Gesprächsführung sinnvoll anzuwenden.

Übersicht über wichtige Techniken der Gesprächsführung

▷ Resümieren: den Gesprächsinhalt regelmäßig zusammenfassen (s.o.).

▷ Strukturieren: die Aufmerksamkeit des Patienten gezielt auf bestimmte Sachverhalte lenken.

▷ Nachfragen/insistieren: zentrale Problembereiche weiter verdeutlichen.

▷ Konkretisieren/präzisieren: nach Beispielen fragen; konkrete Situationen statt globaler Aussagen.

▷ Gefühle fokussieren: Zentrierung auf emotionale Erlebnisinhalte; „Auskristallisieren" von Gefühlen.

▷ Konfrontieren: Eingehen auf Widersprüchlichkeiten; Aufgreifen non-verbaler, szenischer Informationen.

▷ Alternativen aufzeigen: einseitige Erklärungsmuster und rigide kognitive Schemata in Frage stellen.

7.2 Vom Einzel- zum Paargespräch

Paargespräche stellen gegenüber dem Einzelgespräch Chance und Herausforderung zugleich dar. Im Allgemeinen ist es für die meisten Ärzte und Psychologen ungewöhnlich, sich mit einem Paar statt mit einem Einzelpatienten zu befassen. Selbst wenn beide Partner anwesend sind, besteht die Gefahr, sie wie zwei individuelle Patienten zu behandeln, was der besonderen Dynamik der Paarkonstellation nicht gerecht wird. In ihrer ursächlichen Verankerung, ihrer aktuellen Manifestation und ihren Veränderungsmöglichkeiten präsentieren sich sexuelle Probleme im Paargespräch in einer Weise, die im Einzelgespräch nicht zu erreichen ist. Die alte Formel von Masters & Johnson (1970) **„Das Paar ist der Patient"**, die für die Sexualtherapie enorme Bedeutung hatte, wird für den Therapeuten immer wieder aufs neue erlebbar. Angesichts der zentralen Bedeutung des Paargesprächs sollen daher Möglichkeiten und Probleme im Folgenden sowohl aus der Sicht des Therapeuten als auch aus der Sicht des Paares dargestellt werden.

7.2.1 Das Paargespräch aus der Sicht des Therapeuten

Erwartungen, Hemmungen, Ängste, Widerstände

▷ Beim Paargespräch konstituiert das Dreier-Setting eine gewisse (u.U. verunsichernde) **Öffentlichkeit** im Unterschied zur vertrauten und vertraulichen Zweierbeziehung zwischen Behandler und Patient. Sind schon zwei anstelle des sonst üblichen einen Patienten ungewohnt, so kann die Deutung der Symptome als **Ausdruck einer Beziehungsstörung** statt einer **individuellen Krankheit** zusätzlich schwierig sein. Auch geht es nicht um die gewohnte vorwiegend somatische bzw. psychotherapeutische Sichtweise, sondern immer um das biopsychosoziale „Ganze" beim Einzelnen wie auch innerhalb des Paares.

▷ Dabei ändert sich auch der Begriff der „Patienten", die weder organisch noch psychopathologisch manifest erkrankt sein müssen, aber dennoch eine „krankheitswertige" Störung aufweisen, welche „deutliches Leiden oder zwischenmenschliche Schwierigkeiten" (DSM IV) verursacht.

▷ Die wenigsten Behandler fühlen sich ausreichend für Paargespräche ausgebildet und schreiben daher genuine Schwierigkeiten ihrer **mangelhaften Kompetenz** zu. Das erzeugt Unsicherheit und die unterschiedlichsten Ängste, z.B. vor der Eigendynamik von Paargesprächen, vor ihrer gering(er)en Strukturiertheit und daher Berechenbarkeit, vor der Möglichkeit des Entgleitens oder Eskalierens der Situation, vor Streit, Eklats, dramatischen Aussagen („ich habe Dich nie geliebt", „ich habe Dir Orgasmen immer nur vorgespielt", „Du weißt noch nicht, dass ich …"); es erzeugt letztlich die Angst, mit solchen Situationen nicht fach- und sachgerecht umgehen zu können, sie emotional nicht auszuhalten und den Patienten womöglich zu schaden.

▷ Dahinter steht bei Ärzten häufig das aus ihrer sonstigen ärztlich-therapeutischen Tätigkeit gewohnte Gefühl, der eigentlich **Hauptverantwortliche** zu sein, d.h. die Probleme des Paares lösen und ihren Leidensdruck beseitigen zu müssen, wobei der Erfolg vom eigenen Können und nicht in erster Linie vom Einsatz des Paares für seine Beziehung abhängt. Diese hohe Anspruchshaltung gegenüber sich selbst wird durch die entsprechenden Ansprüche und Forderungen des Paares noch verstärkt („Sie müssen uns helfen", „nur Sie können uns noch helfen", „wir haben schon soviel Gutes von Ihnen gehört", „wir waren schon bei …, das hat aber gar nichts genützt", „da muss es doch etwas geben …"). Mit dem **Leistungsdruck** entstehen zugleich **Insuffizienzgefühle**, die nicht nur Unlust erzeugen, sondern auch Widerstände dagegen, sich überhaupt auf diese ärztliche oder therapeutische Tätigkeit einzulassen.

▸ Solche eigenen **Widerstände** können in einem unbewussten Zusammenspiel mit entsprechenden Hemmungen und Ängsten des/der Patienten dazu führen, dass Paargespräche (aus scheinbar rationalen Gründen!) gar nicht erst zustandekommen.

▸ Weitere Hemmungen können aus der Sorge vor möglichen Verletzungen der Intimsphäre des Paares herrühren: Wird es gelingen, zwischen plumper Vertraulichkeit und kühler Distanz mit Feingefühl die richtige Sprache zu finden? Wie genau darf man nachfragen, ohne als Voyeur empfunden zu werden? Wieviel Offenheit kann erreicht werden, ohne jemandem zu nahe zu treten? Wie können Koalitionen oder der Verlust von Empathie (z.B. wenn einer der Partner bereits Einzelpatient war) vermieden werden, wie kann man auf Koalitions- oder Vereinnahmungsversuche eines der Partner reagieren oder angetragene Rollen ablehnen, ohne die notwendige Vertrauensbasis zu gefährden, usw.?

▸ Schwierigkeiten kann auch die eigene **Abgrenzung** bereiten. Da sexualmedizinisch Tätige – im Unterschied zu anderen Aufgabengebieten – von ihrem Thema, nämlich Partnerschaft und Sexualität, immer auch persönlich betroffen sind, besteht die Gefahr, sich entweder abstinent zu entziehen oder mit einem der Partner, dem Paar oder seinem Problem zu identifizieren, es sozusagen als sein eigenes zu betrachten und den notwendigen Abstand zu verlieren, eigene Lösungen zu verschreiben oder sich durch Projektionen verführen zu lassen. Je nach der eigenen Situation kann daher die „freischwebende Aufmerksamkeit" dem Paar gegenüber durch die eigenen Probleme, Wünsche, Bedürftigkeiten eingeschränkt sein bis hin zu der Versuchung „aus zweiter Hand zu leben", d.h. sich aus der Beratung oder Therapie **ersatzweise eigene Gratifikation** zu holen.

▸ Nicht zuletzt können sich Widerstände aus praktisch-organisatorischen Problemen ergeben: Wie lässt sich die nötige Zeit (in der Regel außerhalb der üblichen Ordinationsstunden) aufbringen? Wie gelingt es, den/die Partner zum Paargespräch zu motivieren, klar zu machen, dass von Beziehungs- und/oder sexuellen Problemen immer beide betroffen und beide daran beteiligt sind, auch der vermeintlich „Gesunde"? Wie kann abgerechnet werden, und wer vergütet den meist intensives Engagement verlangenden Arbeitsaufwand?

Positive Aspekte und Vorteile

▸ In (beziehungs-)diagnostischer Hinsicht kann die „**szenische Information**" durch das Paar und die Möglichkeit, jeweils sofort die unterschiedlichen Sichtweisen beider Partner zu erfahren und für beide annehmbare Lösungen zu erarbeiten, viel Zeit sparen, einseitige Information und ungerechtfertigte Folgerungen vermeiden und rascher zum Ziel führen als Einzelgespräche.

▸ Es ergibt sich somit ein wesentlich abgerundeteres Bild, z.B. in Bezug auf Rollenverteilungen innerhalb des Paares, ihre Flexibilität oder starre Polarisierung, den Umgang mit Nähe und Distanz, die (funktionalen oder dysfunktionalen?) Kommunikationsmuster und das Zusammenspiel zweier verschiedener Lebensgeschichten, auf den Grad von Intimität bzw. die Gesamtatmosphäre in der Beziehung und damit auch auf noch verfügbare positive Ressourcen.

▸ Für den Behandler schafft das Dreier-Setting **klare Verhältnisse**: dort das Paar, welches die eigentliche Arbeit zu leisten hat und von dessen Einsatz das Ergebnis wesentlich abhängen wird, hier der helfende Dritte, der sich als Spiegel oder Katalysator begleitend zur Verfügung stellt, ihm bei der Lösung seiner Probleme zur Hand zu gehen. Hierin kann nicht nur eine Entlastung des Behandlers von Leistungsdruck und Versagensangst, sondern auch ein Schutzfaktor vor phantasierten oder faktischen Übergriffen durch den Therapeuten, aber auch vor Verleumdung durch den Patienten liegen. Das trifft auch bei dem an sich wünschenswerten, aber selten realisierbaren **Vierer-Setting** zu, wo dem ratsuchenden Paar ein Behandler-Paar gegenüber sitzt, wodurch wiederum eine andere Dynamik des Gesprächs entsteht (und u.a. darauf zu achten ist, dass das Problem des Paares nicht zwischen den Behandlern ausgefochten wird).

▸ Durch diese Rollen- und Aufgabenverteilung kann es für den Behandler auch leichter sein, sich **herauszuhalten** und auf der Ebene des nachfragenden, evtl. deutenden Beobachters zu bleiben (also z.B. bei einem heftigen Streit nicht inhaltlich zu argumentieren oder Partei zu ergreifen, sondern zu fragen, ob diese Art der Auseinandersetzung für das Paar typisch sei, ob es zuhause immer so laufe, ob es ihnen auch schon anders gelungen sei, sich zu verständigen, etc.).

Nicht zuletzt wird der Therapeut immer wieder die Erfahrung **sinnvoller Tätigkeit** an den Wurzeln von Lebensfreude und Lebensqualität machen können, ganz gleich, ob der Erfolg im Teilhabendürfen an einer wiedergewonnenen oder neu belebten Beziehung besteht oder in der Mithilfe bei einer möglichst konstruktiven und „menschenwürdigen" Trennung. Das wird ihn weiterhin motivieren und vor dem „Ausbrennen" (Burn-out) bewahren. Gerade dieser Aspekt der therapeutischen Arbeit mit Paaren kann immer wieder als **bereicherndes Geschenk** erlebt werden.

7.2.2 Das Paargespräch aus der Sicht des Paares

Erwartungen, Hemmungen, Ängste, Widerstände

Die erste Hemmschwelle liegt für viele in der Tabuierung des Themas Sexualität: „Schlafzimmerprobleme" gehen niemanden etwas an, das würde die **Intimsphäre** der Partnerschaft **verletzen**, damit muss man selbst fertig werden.

Gleichzeitig bestehen häufig **Schamgefühle**: dass man überhaupt sexuelle/partnerschaftliche Schwierigkeiten hat und zu ihrer Behebung fremde Hilfe in Anspruch nehmen, also ein doppeltes Versagen eingestehen muss. Viele wissen nicht, ob sie die einzigen in dieser Lage sind oder ob es anderen Paaren ähnlich ergeht.

Damit verbunden sind oft **Schuldgefühle** bzw. (einseitige?) Schuldzuschreibungen oder Selbstbeschuldigungen. Dementsprechend kann die Vorstellung bestehen, zu einer „Gerichtsverhandlung" gehen zu müssen, wo der Arzt/ Therapeut das Urteil über schuldig und unschuldig sprechen wird.

Solche Annahmen können **Ängste** mobilisieren: Gibt es noch eine Chance für uns, oder wird es nötig sein, sich zu trennen? Wird der Partner mich verlassen? Wird sich die Fiktion, mit den Problemen des Partners nichts zu tun zu haben, weiter aufrechterhalten lassen? Daraus können **Widerstände** erwachsen, sich in Paarberatung zu begeben bzw. als „Unschuldiger" oder „Gesunder" den Symptomträger zu begleiten, obwohl man (vermeintlich) nichts mit seinen Problemen zu tun hat.

In diese Richtung zielt auch das oft hartnäckige Festhalten am Wunsch nach organischen Ursachen der jeweiligen Störung, die dann entsprechend **technisch** (Medikamente, Geräte, Operationen) behandelt werden könnten, ohne dass sich die Frage nach Selbst- oder Mit-Verantwortung stellen würde.

Positive Aspekte, Chancen

Die Paargespräche können die Funktion einer „geschützten Werkstätte" haben, in der neue Erfahrungen möglich werden. Vor allem stellen sie **Zeit-Räume** für ungestörtes und intensives Miteinander-Sprechen dar („Soviel wie in diesen eineinhalb Stunden haben wir in den letzten fünf Jahren nicht miteinander gesprochen").

Dabei kann der Behandler als **Modell** z.B. für das Sprechen über Sexualität, den Abbau von Hemmungen, die Verfeinerung der gegenseitigen Wahrnehmung, einen sensibleren sprachlichen und körpersprachlichen Umgang dienen, neue Sichtweisen eröffnen und das Paar wiederum zu eigenen Schritten ermutigen.

Auf diese Weise kann allgemein und in Bezug auf Sexualität die **Paar-Kommunikation** verbessert werden, können Wissens- und Verstehens-Mängel beseitigt, Mythen korrigiert, lebensgeschichtliche Zusammenhänge aufgezeigt und neue Erfahrungen angeregt werden. Dadurch lassen sich Missverständnisse klären, Kränkungen bearbeiten und häufig auch in ihrer Bedeutung relativieren. Insgesamt lässt sich der derzeitige Stand der Partnerschaft realitätsgerechter einschätzen. Dabei wird oft unerwartet Positives zutage gefördert („das hast Du mir noch nie gesagt, das habe ich nicht gewusst, ich dachte immer, Du ..."), und so können bisher unbekannte Seiten am Partner entdeckt werden.

Daraus kann neue Vertrautheit wachsen, die ihrerseits eine **vertiefte Intimität** wiederum oder erstmals ermöglicht – oder das Paar gelangt an die Grenzen der Beziehung und muss sich mit dieser Situation und der Frage der Trennung auseinander setzen.

Besonderheiten des Paargesprächs

Die **Grundfrage** ist die Frage nach der Beziehung: Soll das Beziehungsproblem oder die Problembeziehung „gelöst" werden? Wenn kein Wille zur Partnerschaft mehr besteht, man sich gegenseitig „nicht mehr riechen" kann, auch keine „Glut unter der Asche" mehr vorhanden ist, die nochmals angefacht werden kann, dann ist auch keine sinnvolle Sexualtherapie möglich. Allerdings stellt schon die Tatsache, dass zwei Partner gemeinsam zur Beratung/Therapie kommen und offensichtlich an ihrer Beziehung etwas verändern, verbessern wollen, in der Regel einen **impliziten Behandlungsauftrag** dar. Das gilt erst recht, wenn der zunächst allein Gekommene seinen Partner zum Paargespräch motivieren konnte.

Je nach dem Geschlecht des Behandlers könnte unterschiedlicher „Koalitionsverdacht" aufkommen, wenn etwa eine Frau zwei Männern oder ein Mann zwei Frauen (seiner eigenen und der Beraterin) gegenübersitzt und angenommen wird, die Gleichgeschlechtlichen würden sich verbünden. Ebenso könnte es im gegengeschlechtlichen Spannungsfeld zu Koalitionen oder Koalitionsversuchen kommen, wenn Frau oder Mann dem Berater oder der Beraterin besonders sympathisch sind bzw. ihn oder sie für sich gewinnen möchte. Sobald solcher Verdacht auftaucht, muss er angesprochen und entkräftet werden. Das bereits erwähnte Vierergespräch zwischen einem Klienten- und einem Therapeuten-Paar würde diese Gefahr weitgehend vermeiden bzw. Ausgleich schaffen können. Da es häufig nicht möglich ist, wirklich „neutral" zu bleiben, scheint es realistischer, sich nicht „Unparteilichkeit" zum Ziel zu setzen, sondern **„Allparteilichkeit"**: für jeden der beiden Partner, für das Paar und seine Beziehung. Das kann auch glaubwürdiger vermittelt werden.

Von Anfang an muss der Behandler das Paar immer wieder aufeinander verweisen. Er darf nicht als **„Überträger-Satellit"** fungieren, indem beide Partner auf ihn fixiert sind und nur mit ihm oder über ihn statt miteinander kommunizieren. Das sagt natürlich etwas aus und hat seine (Hinter-)Gründe. Dennoch braucht man nicht darauf zu warten, bis sich von innen her etwas verändert, sondern kann auch durch die Änderung des äußerlichen Verhaltens die innere Veränderung beeinflussen – oder ihre Unbeeinflussbarkeit deutlich werden lassen.

Jede Aussage muss auf ihre **Gültigkeit** für den jeweils anderen überprüft werden: „Sehen Sie das auch so?" „Entspricht das auch Ihrem Empfinden?" „Sind sie sich in diesem Punkt einig?" „Können Sie sich in ihren Partner hineindenken, seine Sichtweise und wie er dazu kommt verstehen?" Dadurch kann gleichzeitig Verständnis dafür gewonnen werden, dass jeder in seiner Welt mit seiner eigenen „Weltan-

schauung" lebt, was auch „typische" Geschlechtsunterschiede einschließt. Gelegentlich werden auch unvereinbare Sichtweisen erkennbar – können sie nebeneinander bestehen bleiben, kann das Paar damit leben oder belasten bzw. zerstören sie die Beziehung? Neben den in der Übersicht aufgeführten Techniken der Gesprächsführung sind im Paargespräch bestimmte Fragetechniken nützlich (Kanfer et al. 1996). **Zirkuläre Fragen** stellen ein Verhalten in den jeweiligen Paarkontext und richten sich auf die spezifischen Vernetzungen in Beziehungen („Wie denken Sie, sieht Ihr Mann Ihre Beziehung?"). **Strategische Fragen** können konfrontieren und lenken („Weshalb erzählen sie *mir* Ihre Befürchtung und nicht Ihrem Partner?"). **Reflexive Fragen** zielen auf Selbstreflexion ab („Was bedeutet das für Sie, wenn ...?"), können leicht mit zirkulären Fragen verknüpft werden („Was bedeutet es für Sie, wenn Ihr Partner ...?").

Fallweise kann der Behandler **Dolmetscherfunktion** haben und dem Paar oder einem der Partner „übersetzen", worum es gerade geht, was einer vielleicht sagen wollte oder wie man das Gesagte auch verstehen könnte. Das gilt besonders dort, wo **doppelte Botschaften** gesendet werden oder die Körpersprache etwas anderes oder das Gegenteil zum Ausdruck bringt. Allerdings soll möglichst immer das Paar selbst zur entsprechenden Erkenntnis kommen, angeregt durch die Nachfrage oder das Bewusstmachen durch den Arzt/Therapeuten. Das betrifft auch das **Übersetzen** aus der Wortsprache in die Körpersprache und umgekehrt, besonders wenn es um das Begreifen von **Sexualität als Möglichkeit körpersprachlicher Kommunikation** geht.

Analog zu den gewöhnlich als **Übertragung** und **Gegenübertragung** bezeichneten Prozessen im Einzelgespräch kann beim Paargespräch zusätzlich die Atmosphäre zwischen den Partnern spürbar werden und belasten: „dicke Luft", Spannung, Verhärtung und stures Beharren, Feindseligkeit bis Hass, Aggressivität, Wut, Trostlosigkeit, Unaushaltbarkeit und Panikstimmung, Hoffnungs- und Aussichtslosigkeit, Resignation, Aufgebenwollen, Trauer und Verzweiflung usw. Werden solche Gefühle beim Behandler ausgelöst, so sollte er zuerst versuchen, seinen **eigenen Anteil** daran zu erkennen. Danach kann er reflektieren, wieweit er die emotionale Gestimmtheit innerhalb des Paares auffängt und wie er sie, seinen Gefühlen folgend, ansprechen und therapeutisch nutzen könnte, indem er z.B. sein Verständnis für die Schwere der Belastung und seine Anerkennung für das bisherige Durchhalten des Paares unter solchen Umständen zum Ausdruck bringt oder einfach nachfragt, wie sie dies oder jenes aushalten und dazu noch gemeinsam zur Therapie kommen können.

    Dadurch werden häufig **positive Ressourcen** mobilisiert. Es kann wieder Hoffnung geschöpft werden, und das verstehende und mutmachende Mittragen des Therapeuten hilft dem Paar, auch selbst nicht aufzugeben. Die oft gestellte Frage: „Haben wir überhaupt noch eine Chance?" oder „Geben Sie uns noch eine Chance?" kann dann zurückgegeben werden: „Offensichtlich geben Sie selbst sich noch eine Chance, sonst wären Sie wohl nicht hier (sondern beim Scheidungsanwalt), und solange Sie sich selbst eine Chance geben, haben Sie auch eine." Nur in den seltensten Fällen wird es zielführend sein, solche Fragen direkt (mit Ja, Nein, oder Weiß-nicht) zu beantworten, z.B. humorvoll-ironisch oder als paradoxe Intervention. Jedenfalls darf man nicht der Versuchung erliegen, als Experte etwas auszusagen, was man letztlich **nicht wissen kann**. Das Vertrauen in die eigenen Ressourcen kann auch dadurch gefördert werden, dass man das Paar in die Gestaltung der Therapie – z.B. in die Verschreibung der „Hausaufgaben" – mit einbezieht: „Wenn Sie an meiner Stelle hier säßen, was würden Sie sich bis zum nächsten Termin verordnen?"

    In **organisatorischer Hinsicht** sollten für ein Erstgespräch mit einem Paar ein bis zwei Stunden vorgesehen werden. Spätere Gespräche können situationsabhängig auch kürzer sein. Zu Beginn des Gesprächs sollte die zur Verfügung stehende Zeit genannt und dann auch eingehalten werden. Wiederum abhängig von der jeweiligen Gesamtsituation können die Gesprächstermine ein oder mehrmals wöchentlich, alle zwei Wochen oder später in größeren Abständen vereinbart werden. Kommt das Paar von sehr weit her, ist auch die Möglichkeit eines ein- oder zweiwöchigen Urlaubs mit u.U. täglichen Sitzungen zu prüfen. Dabei sollte von Anfang an die Frage der Finanzierung geklärt werden.

7.3 Methodik und Praxis der Beratung

Nicht jeder Patient oder jedes Paar mit einer sexuellen Funktionsstörung benötigt eine intensivere Sexualtherapie, da sich weniger schwerwiegende Verursachungsfaktoren häufig bereits durch **wenige Beratungsgespräche** günstig beeinflussen lassen. Auf der anderen Seite zeigt die Erfahrung, dass praktisch jeder Patient, unabhängig von den Ursachen seiner sexuellen Dysfunktion, von einer kompetenten Sexualberatung profitieren kann. Fast in jedem Fall führt eine wie auch immer verursachte Funktionsstörung reaktiv zu erheblichen intrapsychischen und partnerschaftlichen Belastungen, nicht selten sogar zu krankheitswertigen psychischen oder körperlichen **Folgeproblemen**. Diese für sexuelle Probleme **typische Verquickung von primären Ursachen und sekundären Auswirkungen** lässt sich oftmals nicht durch eine somatische Behandlung allein auflösen. So zeigen etwa die internationalen Erfahrungen mit der intrakavernösen Selbstinjektionstherapie, dass die mit dieser Methode mögliche Herstellung von Erektionen die durch die Erektionsstörung entstandenen Folgeprobleme (aber auch die zugrundeliegenden Konflikte) in vielen Fällen nicht auflösen konnte, so dass es zu Behandlungsabbrüchen kam, da die letztlich von allen Patienten und ihren Partnerinnen angestrebte sexuelle Zufriedenheit und Befriedigung sich nicht einstellte.

    Sowohl nach eigenen Erfahrungen als auch nach den Anhaltswerten aus anderen sexualtherapeutischen Zentren lassen sich ein Viertel bis ein Drittel der sexuellen Probleme, für die Behandlung gesucht wird, durch Sexualberatung wirkungsvoll und ausreichend verbessern (Buddeberg 1995; Hoyndorf et al. 1995). Dieser Prozentsatz mag klein erscheinen, bedeutet aber, dass jedem dritten bis vierten Patienten in kurzer Zeit durch gezielte und begrenzte beraterische Intervention geholfen werden kann, was nicht zuletzt auch unter **gesundheitsökonomischen** Gesichtspunkten Beachtung verdient. Es gibt somit gute Gründe, den Stellenwert der Sexualberatung im Behandlungsspektrum sexueller Dysfunktionen **hoch** anzusetzen. Dabei gibt es **keine klare Grenzlinie** zwischen Sexualberatung und -therapie, da in der Praxis die Übergänge fließend sind und von den individuellen Gegebenheiten des einzelnen Patienten/ Paares abhängen. Keineswegs gerechtfertigt ist es, Sexualberatung als mehr oder minder wertbegrenzte Schlichtform der Sexualtherapie anzusehen, als einen Notbehelf, für dessen Ausübung es keiner besonderen Regeln und Kompetenzen bedarf. Nach unseren eigenen Erfahrungen erfordert kompetente Sexualberatung ein beträchtliches Maß an sexualtherapeutischen Fertigkeiten, an Flexibilität und Einfallsreichtum und an sexualmedizinischen Kenntnissen, z.B. wenn es um Paarberatung bei sexuellen Problemen im Gefolge von Erkrankungen bzw. deren Behandlung geht. Eine so verstandene Sexualberatung ist gleichsam eine verdichtete und **sehr kompakte Form der Sexualtherapie** und muss wie diese gelernt sein. Eine gute Beratung erfordert therapeutisches Geschick, Einfühlungsvermögen, Kommunikations- und Überzeugungsfähigkeit, um in der verfügbaren Zeit eine vertrauensvolle Beziehung herzustellen. Nur dann ist die Vermittlung von Informationen, das Ansprechen von Konflikten und ursächlichen Faktoren sowie das Vorschlagen von korrigierenden Verhaltensanleitungen in einer Weise möglich, die vom Patienten oder Paar auch angenommen werden kann.

7.3.1 Beratung vs. Behandlung

Ein oft zitierter Ansatz für die Beziehung und Abgrenzung von Sexualberatung und Sexualtherapie ist das PLISSIT-Modell von Annon (1974). In dem Akronym „**PLISSIT**" steht „P" für Permission (Erlaubnis), „LI" für Limited Information (begrenzte Information), „SS" für Specific Suggestions (konkrete Vorschläge) und „IT" für Intensive Therapy (intensive Therapie). Der Grundgedanke dieses 4-Stufen-Modells ist das vom Schweregrad der Problematik und den notwendigen Behandlungsmaßnahmen abhängige Fortschreiten von mehr oberflächlichen zu mehr in die Tiefe gehenden Interventionen. Der erste Schritt ist das „**Erlauben**", das Für-Normal-Erklären von Denk- oder Verhaltensweisen, die dem Patienten problematisch sind, zusammen mit dem Versuch, irrationale Ängste oder Schuldgefühle aufzulösen. Hier geht es in der Praxis oft um Probleme mit sexuellen Vorstellungen und Impulsen, v.a. im Zusammenhang mit Homosexualität, Bisexualität oder paraphilen Inhalten, aber auch um Themen wie Sexualität im Alter, Sexualität in der Schwangerschaft oder Selbstbefriedigung. Wichtig ist

dabei der oft übersehene Umstand, dass sowohl das Erlaubnis-Geben als auch die begrenzte Information nur dann konstruktiv wirken und angenommen werden können, wenn eine vertrauensvolle therapeutische Beziehung entstanden ist. Auch bei der zweiten Stufe, der gezielten **Vermittlung von Informationen**, sollte sich der Berater schon ein genaues Bild von der sexuellen Funktion und dem sexuellen Erleben des Patienten verschafft haben, da eine allgemeine „Sexualaufklärung" zumeist nur wenig bringt. Vielmehr geht es um die präzise, individualisierende Vermittlung von Informationen zur rechten Zeit, die an der richtigen Stelle im System des Patienten eine Korrektur bewirken können (Langer & Hartmann 1992). Darüber hinaus äußert der Patient ihm peinlich erscheinende Wissenslücken oder verzerrte Vorstellungen erst dann, wenn er Vertrauen zum Berater entwickelt hat. Neben den Sexualmythen (Kap. 3.2) beziehen sich spezifische Informationen häufig auf Geschlechtsunterschiede, bestimmte Sexualpraktiken, Aspekte der Sexualphysiologie oder typische Ursachen sexueller Störungen. Die dritte Stufe des Modells besteht dann in **verhaltensmodifizierenden Vorschlägen**. Auch hier ist wichtig, dass diese Vorschläge so einfühlend und behutsam gegeben werden, dass der Patient sie akzeptieren und bald selbst die Verantwortung für die eigene Verhaltensänderung übernehmen kann, deren Richtung und Tempo er dann bestimmt. Erst die vierte Stufe des PLISSIT-Modells besteht in **intensiverer Sexualtherapie**, die im nächsten Abschnitt ausführlich beschrieben wird.

Nimmt man das PLISSIT-Modell zur Grundlage, so wären die Stufen 1 bis 3 die Domäne der Sexualberatung. Die Frage nach der inhaltlichen Abgrenzung zwischen Beratung und Therapie ist damit allerdings noch nicht ausreichend beantwortet. Die sehr pragmatische Einteilung, dass Sexualtherapie da indiziert ist, wo Beratung unzureichend ist, hilft in der Praxis ebenfalls nicht wirklich weiter. So hat etwa der sexualmedizinisch qualifizierte Arzt unter den gegebenen Rahmenbedingungen (Zeit, Vergütung) oft gar nicht die Möglichkeit, intensivere Sexualtherapien durchzuführen, sondern konzentriert sich auf Sexualberatungen und sucht nach Kriterien, bei welchen Fällen dieses Angebot erfolgversprechend ist. Für den Therapeuten, der sich überwiegend auf intensivere Therapien spezialisiert hat, ist diese Frage zwar weniger bedeutungsvoll, doch um die begrenzten

Kapazitäten optimal einzusetzen, ist auch er an entsprechenden Kriterien interessiert.

Sexualberatung lässt sich auf einem Kontinuum **zwischen Sexualpädagogik** (s. Kap. 12) und **Sexualtherapie** einordnen; sie kann je nach dem Tätigkeitsfeld des Beraters stärker zur einen oder zur anderen Seite tendieren. Außerhalb der Sexualmedizin wurden für die Differenzierung von Beratung und (Psycho)-Therapie verschiedene Abgrenzungskriterien vorgeschlagen. Die wichtigsten beziehen sich (1) auf die Art der Probleme und (2) auf die Techniken, (3) die Intensität und (4) die Ziele der Einflussnahme (Dietrich 1983). Schon auf den ersten Blick weisen diese Kriterien Parallelen zu den Stufen des PLISSIT-Modells auf, müssen aber – um praktisch nützlich zu sein – für den Bereich der Sexualberatung übersetzt werden. Diese Adaptation müsste wie folgt lauten:

> Sexualberatung versucht im Rahmen einer zeitbegrenzten und zielorientierten therapeutischen Beziehung durch Vermittlung von Informationen, durch Korrektur von Lerndefiziten und verzerrten Vorstellungen und durch gezielte Anregung zur Verhaltensmodifikation sexuelle Probleme zu beheben und sexuelle Störungen zu verhindern.

Der **präventive** Aspekt ist für die Sexualberatung besonders wichtig (s. Buddeberg 1996). Der Prävention kommt besondere Bedeutung im Rahmen der somatischen Medizin zu, d.h. bei den zahlreichen Körperkrankheiten und Therapien, die die Sexualität beeinflussen und bei denen kompetente Sexualberatung die negativen Auswirkungen mildern und psychische Fixierungen verhindern kann. Die Art des sexuellen Problems und seine Symptomatik allein bieten zwar wichtige Anhaltspunkte (so wird sich eine primäre Erektionsstörung oder eine Orgasmushemmung beim Mann kaum durch eine Sexualberatung verbessern lassen), doch selten eine klare Leitlinie. Ebenso wichtig oder wichtiger sind Persönlichkeitsmerkmale, das Vorliegen psychischer oder somatischer Krankheiten, Aspekte der Partnerbeziehung, die soziale Situation und vieles mehr. Das Prinzip der gestuften Interventionen hilft dem Berater oder Therapeuten, die Intensität der Einflussnahme zu finden, die der Patient benötigt.

> Eine sexualmedizinische Beratung ist nicht geeignet, diejenigen sexuellen Störungen zu behandeln, die Teil einer umfassenden Symptomatik sind, welche so tiefgreifend ist, dass von den Betroffenen Sexualität als soziale Kommunikationsform mit anderen Menschen nicht positiv bewertet werden kann. Dies kommt insbesondere bei tieferliegenden psychischen Störungen, etwa neurotischen Konfliktkonstellationen oder fundamentalen Persönlichkeitsstörungen (etwa im Sinne eines Borderline-Syndroms) vor. Hier können störungsimmanent im psychischen Erleben Bedingungen vorliegen, die es den betroffenen Patienten zunächst nicht möglich machen, so viel Zutrauen und Hoffnung in einen anderen Menschen zu legen, dass er eine Chance auf die Erfüllung der eigenen psychosozialen Grundbedürfnisse nach Nähe, Geborgenheit und Sicherheit durch die Beziehung sehen könnte. Zur Behandlung sind auch sexualmedizinische Interventionen nicht ausreichend, weshalb eine Psychotherapie angestrebt werden sollte (s. Kap. 3.2).

7.3.2 Praxis der Sexualberatung

Die Praxis der Sexualberatung besteht im Wesentlichen in einer Kombination der Grundsätze, die im vorgehenden Abschnitt zur Gesprächsführung und Gestaltung des Erstgesprächs beschrieben wurden, mit den im folgenden Abschnitt dargestellten Prinzipien der Sexualtherapie. Um Redundanzen zu vermeiden, sollen an dieser Stelle nur einige Empfehlungen zur Praxis der Sexualberatung gegeben werden, die sich an bewährten Praxiserfahrungen und dem Selbstmanagement-Ansatz (Kanfer et al. 1996) orientieren.

Grundsätzlich sollte der Sexualberater als **Änderungsassistent** des Patienten fungieren und die Beratung als gemeinsamen **lösungsorientierten Prozess** gestalten. Er versucht, ihm durch Techniken wie Reflexion, Konfrontation und Klärung ein neues oder modifiziertes Problemverständnis zu vermitteln ("Reframing"). Dabei müssen die Ressourcen und das Entwicklungspotential des Patienten(paars) ebenso im Blick sein wie die Defizite, da die Beratung sich auf diese positiven Potentiale (mehr noch als die Therapie) besonders stützt. In dem vom Berater angeregten und begleiteten Problemlösungsprozess soll dem Patienten eine Umgestaltung und Neuordnung der konflikthaften Lebensbereiche mit dem Ziel der **Erhöhung seiner Bewältigungskompetenz** ("self-efficacy") ermöglicht werden. Nach dem Prinzip der minimalen Intervention gibt der Berater dabei nur so viele Anregungen und Vorschläge zur Verhaltensmodifikation vor, wie notwendig sind, um dem Patienten die selbstständige Klärung und Problemlösung zu ermöglichen. Dieser Grundsatz ist besonders wichtig bei Patienten mit dem sogenannten „Drive-In-Syndrom" (Kanfer et al. 1996), die sich Beratung oder Therapie wie eine Art **Schnellreparatur** vorstellen, die der Berater ohne eigenes Zutun des Patienten vornimmt.

Sehr förderlich für den Prozess der Sexualberatung ist eine Transparenz der Zielsetzung und des therapeutischen Handelns. Schon frühzeitig sollten dazu die zentralen Probleme und **Veränderungsbereiche** gemeinsam mit dem Patienten festgelegt werden, ebenso wie die erforderlichen **Veränderungsschritte**, deren Erreichung bzw. (Noch-)Nichterreichung wiederum regelmäßig gemeinsam evaluiert wird, um daraus die noch ausstehenden Schritte abzuleiten. Kanfer et al. (1996) unterscheiden dabei „Targets" und „Therapieziele" und meinen mit Targets die konkreten Ansatzpunkte des Beratungsprozesses (z.B. verzerrte Vorstellungen über die sexuelle „Leistungsfähigkeit" des Mannes).

Fallbeispiel

Der 40-jährige leitende Angestellte wird von einem Arzt für psychotherapeutische Medizin überwiesen, bei dem der Patient mit seiner Frau seit einiger Zeit eine Paartherapie macht. Dabei habe sich die Sexualität immer wieder als Ursache der massiven Paarkonflikte herausgestellt, so dass die Indikation für eine gezielte Sexualtherapie abgeklärt werden soll. Sein Symptom besteht in einem situativen phasischen Erektionsversagen, das die Beziehung zur Ehefrau, mit der er seit 17 Jahren zusammen ist und die seine erste und einzige Sexualpartnerin gewesen ist, sehr belastet.

Die Sexualanamnese erbringt, dass der Patient sexuell ein „Spätstarter" gewesen ist, der erst mit Mitte 20 die ersten sexuellen Erfahrungen gemacht hat. Aus Angst und Scham wird eine starke Phimose verschwiegen und erst zu diesem Zeitpunkt operiert. Die ersten sexuellen Kontakte mit der späteren Ehefrau werden als relativ problemlos, aber auch nicht sehr leidenschaftlich erinnert. Ohnehin sei sein sexuelles Interesse seit jeher eher gering ausgeprägt gewesen. Nach der Anfangszeit etabliert sich dann ein Interaktionsmuster, das im Prinzip bis heute fortbesteht: Die Frequenz sexueller Kontakte reduziert sich immer mehr, und es kommt zu monatelangen, teilweise über ein Jahr anhaltenden Phasen der sexuellen Inaktivität, deren Ursachen der Patient bei sich selbst sieht. Die Ehefrau erwarte von ihm eine regelmäßige, wenn auch in keiner Weise exzeptionelle Sexualität, die er nicht leisten könne. Gegenüber der sehr persönlichkeitsstarken und dominanten Ehefrau sei er in der passiven Position, was er aber eher als angenehm empfinde. Die langen Phasen sexueller Inaktivität wurden zweimal von sexuellen Außenbeziehungen der Ehefrau unterbrochen. Sie führten zu kurzen Trennungen, nach denen die Sexualität jeweils einen Aufschwung erlebte. Seit der zweiten Trennungsphase gibt es einen bis heute unerfüllten Kinderwunsch. Durch die damit verbundene „Liebe nach Fahrplan" sei es bei ihm erstmals zu ausgeprägten Erektionsproblemen gekommen. Schließlich seien im vergangenen Jahr durch berufliche Probleme und einen Hausbau zusätzliche Stressfaktoren eingetreten, die bei ihm zu einem völligen Erektionsversagen und zu massiven Paarkonflikten geführt haben, die Anlass zur Paartherapie waren.

Verlauf der Beratung: Im ersten Gespräch, zu dem der Patient allein erscheint, berichtet er, dass sich im Vorfeld des Termins die Sexualität seltsamerweise deutlich gebessert habe. Beide hätten ihr Verhaltensmuster geändert, würden sich mehr Zeit für die Sexualität nehmen, und speziell die Ehefrau sei nicht mehr so „direkt" und koituszentriert. Man entspanne sich vorher mit etwas Wein, lege schöne Musik auf und sei insgesamt viel ausgeglichener. Er habe keinerlei Funktionsprobleme mehr, wenn er auch „dem Braten noch nicht recht traue".

Nachdem die Verhaltensveränderungen vom Therapeuten ausdrücklich bestärkt wurden, wird angesichts dieser Entwicklung vereinbart, die Paartherapie zu einem Abschluss zu bringen und danach ggf. die sexuelle Problematik gezielt zu behandeln. Nach vier Monaten meldet sich der Patient wieder und gibt an, dass die gute Phase abrupt geendet habe, diesmal jedoch gleichzeitig mit der Aufgabe des Kinderwunschs wegen körperlicher Probleme der Ehefrau. Bei ihm sei es wieder zu Erektionsstörungen und ausgeprägten Versagensängsten und Vermeidungsverhalten gekommen. Bisweilen habe er am Beginn sexueller Kontakte Brechdurchfälle bekommen, sie dann aber auch wieder unter Vortäuschung von Krankheiten abgeblockt. Die Ehefrau, die weitgehend der Schilderung des Patienten entspricht und ein eher androgyner Typ ist, berichtet, angesichts seiner Probleme mit den Nerven am Ende zu sein. Sie habe „alles probiert" – Verständnis, Abwarten, Druck, nichts scheine dauerhaft zu helfen. Unerwartet gibt sie an, dass der Kinderwunsch nun doch noch akut sei und dass man ja weiter versuchen wolle. Zudem habe sie nach Ende der Paartherapie eine Einzeltherapie begonnen, um ihre persönliche Biographie aufzuarbeiten. Aus diesen Gründen wird von einer Sexualtherapie abgesehen, auf seinen ausdrücklichen Wunsch aber eine Einzel-Sexualberatung vereinbart. In drei Sitzungen war es möglich, die intrapsychischen und paarbezogenen Hintergründe seiner Ängste aufzuhellen, die (bereits in der Paartherapie analysierten) destruktiven Interaktionsmuster zu isolieren und Veränderungen zu erarbeiten. Der Patient gewinnt die Einsicht, dass die Rollenverteilung in der Beziehung modifiziert werde und er aus seiner passiven Position heraus müsse. Es gelingt ihm zunehmend, aktiver zu werden und eigene Wünsche und Bedürfnisse in die sexuelle Beziehung einzubringen, was – entgegen seinen Befürchtungen – von der Ehefrau sehr begrüßt und als bereichernd erlebt wird. In relativ kurzer Zeit stabilisiert sich die Sexualität, er gewinnt zum ersten Mal in seinem Leben sexuelles Selbstbewusstsein und eine Bewältigungskompetenz. Beide entschließen sich, auf Fertilisierungsmethoden zu verzichten und eine Adoption anzustreben.

Sexualberatung ist ebenso wie Sexualtherapie **partnerschaftsorientiert** und sollte, wann immer möglich, als **Paarberatung** durchgeführt werden. In der Praxis der Sexualberatung spielt die Veränderung von Kommunikationsstrukturen, die Klärung und Korrektur von irrigen Vorstellungen über die sexuellen Wünsche und Abneigungen des Partners (die sich auch in langjährigen Partnerschaften häufig vorfinden lassen), das Ansprechen von Hemmungen und Schamgefühlen oder die behutsame Anregung zur Änderung der sexuellen Interaktion bzw. zur Erweiterung des sexuellen Repertoires eine zentrale Rolle. Bei der grundsätzlichen Paarorientierung muss der Berater aber auch ein Gespür dafür haben, dass es manchmal für einen Patienten wichtig ist, nicht (nur) als Teil einer Dyade, sondern zunächst in seiner ganz **persönlichen Geschichte** und mit seinen intrapsychischen Problemen gesehen und verstanden zu werden, bevor der dyadische Aspekt wieder in den Vordergrund treten kann. Von entscheidender Bedeutung ist auch in der Sexualberatung die Klärung der individuellen Voraussetzungen für sexuelle Zufriedenheit und der persönlichen Rahmenbedingungen, die erfüllt sein müssen, um sexuell nicht nur funktionieren, sondern sich wohlfühlen zu können. Daraus und aus dem Abgleich mit den entsprechenden Rahmenbedingungen des Partners lassen sich fast immer die Targets und Ziele der Beratung ableiten.

Gerade für den weniger erfahrenen Sexualberater ist es hilfreich, die Beratung als Prozess zu betrachten, in dessen Ordnungsgefüge verschiedene Phasen unterschieden werden können. In einer solchen Systematik lassen sich für jede Phase bestimmte Ziele und Strategien und die zur Umsetzung erforderlichen Fertigkeiten definieren. So geht es nach der Einteilung von Culley (1996) in der **Anfangsphase** um den Aufbau einer Arbeitsbeziehung, um die Klärung und Eingrenzung von Problemen, um eine erste Arbeitshypothese und um die Formulierung eines Arbeitsvertrags. In der **Mittelphase** sind die Neubewertung und Umordnung von Problemen unter Beibehaltung der Arbeitsbeziehung und des Arbeitskontrakts wichtige Ziele, und in der **Endphase** geht es um die Planung und Ausführung wirksamer Veränderungen durch den Patienten, um eine Übertragung der im Beratungsprozess erzielten Lernerfolge auf dessen Lebenswelt und um eine Beendigung der Beratungsbeziehung.

> Summa summarum handelt es sich bei Sexualberatung um einen komplexen Beziehungs- und Problemlösungsprozess, der – wenn er glückt – ebenso wie die Sexualtherapie vier der wichtigsten Wirkfaktoren therapeutischen Handelns umsetzt (Grawe et al. 1994): (1) aktive Hilfe zur Problembewältigung, (2) die Klärungsarbeit, (3) Ressourcenaktivierung und (4) die Veränderung durch reale Erfahrung.

7.4 Methodik und Praxis der Behandlung

7.4.1 Historische Entwicklung

In der Behandlung sexueller Funktionsstörungen hat sich seit der bahnbrechenden Veröffentlichung des Buches *Human sexual inadequacy* (1970) das Behandlungskonzept des amerikanischen Forscherpaars Masters & Johnson als Standard durchgesetzt. Dieser Ansatz wurde in den vergangenen 30 Jahren v.a. bezüglich des Therapiesettings, aber auch hinsichtlich verschiedener Behandlungskomponenten erheblich erweitert und modifiziert, hat aber in seinen therapeutischen Prinzipien bis heute Bestand und wird daher auch in diesem Kapitel im Zentrum stehen. Der Leser findet im nächsten Abschnitt einen kompakten Abriss der Basismerkmale der heutigen Sexualtherapie und daran anschließend eine Beschreibung der Paartherapie sexueller Funktionsstörungen als dem am häufigsten eingesetzten und prognostisch günstigsten Therapiesetting. Zuvor soll in einem kurzen Überblick die **Entwicklung** nachgezeichnet werden, die zum jetzigen Konzept der Sexualtherapie geführt hat.

In der Therapie der sexuellen Dysfunktionen lassen sich verschiedene Stränge unterscheiden, die in der einen oder anderen Weise alle einen Beitrag zur heutigen Sexualtherapie geleistet haben. Die erste Hälfte des 20. Jahrhunderts wurde dabei maßgeblich von der **Psychoanalyse** Sigmund Freuds geprägt. Die Sexualität war für die frühe Psychoanalyse ein zentrales Thema, und ihre wesentlichen Annahmen zur Verursachung sexueller Dysfunktionen sind in Kap. 4.1 beschrieben. Doch so viel die Psychoanalyse zum Verständnis der menschlichen Sexualität beigetragen hat, so wenig hat sie sich als Therapieform mit sexuellen Störungen und v.a. mit den Funktionsstörungen befasst, obwohl

Freud die weite Verbreitung dieser Probleme sehr wohl bewusst war (s. Langer & Hartmann 1992). Die sexuellen Funktionsstörungen fielen neben anderen neurotischen Störungen in die allgemeine und spezielle Neurosenlehre, und dementsprechend ist für den Psychoanalytiker die Symptomebene eher sekundär, da der Fokus sich auf die psychischen Konflikte, Entwicklungsfixierungen oder Strukturdefizite richtet, die in den Symptomen zum Ausdruck kommen. Es ist zu vermuten, dass (neben der fehlenden Paarperspektive) darin eine der Ursachen für die geringen Erfolge psychoanalytischer Therapien bei sexuellen Dysfunktionen liegt, da sich die sexuellen Symptome aufgrund der charakteristischen **funktionellen Autonomie** sexueller Funktionsstörungen auch dann nicht auflösen, wenn die zugrundeliegenden Konflikte durch eine erfolgreiche Psychoanalyse aufgelöst werden konnten. Hinzu kommt, dass eine klassische psychoanalytische Therapie langwierig und kostspielig ist und schon von daher angesichts der weiten Verbreitung sexueller Störungen nur einen untergeordneten Beitrag leisten kann.

Der Psychoanalyse standen seit jeher direktere und **pragmatischere Ansätze** gegenüber, die stärker pädagogisch-edukative und symptombeeinflussende Elemente in den Vordergrund stellten. Anfang des 20. Jh. hatte die **Hypnotherapie** eine nicht geringe Bedeutung, und ein praktisch-übender Ansatz wie die Stop-Start-Technik zur Behandlung des vorzeitigen Orgasmus (Kap. 3.2.2) wurde von Semans schon 1956 beschrieben. Ein vorübergehendes Koitusverbot, heute fester Bestandteil der Sexualtherapie, wurde von Hunter bereits im Jahre 1786 vorgeschlagen (Bancroft 1989).

Die moderne **Verhaltenstherapie**, die in den 50er und 60er Jahren aufkam, hat sich mit den sexuellen Funktionsstörungen kaum befasst und nur vereinzelt und mit eher geringem Erfolg Techniken wie die systematische Desensibilisierung eingesetzt. Ihr Fokus richtete sich lange Zeit auf den Abbau „unerwünschter" bzw. exzessiver Verhaltenskomponenten bei Paraphilien durch den Einsatz von aversiven Techniken, die heute als krude und ethisch unvertretbar eingeschätzt werden. Erst später wurden von der Verhaltenstherapie Methoden zum Aufbau und zur Verstärkung erwünschten Verhaltens entwickelt, und die „kognitive Wende", durch die innerpsychischen Prozessen und der therapeutischen Beziehung auch in dieser Therapierichtung die ihnen gebührende Stellung eingeräumt wird, hat auch der Behandlung sexueller Dysfunktionen neue Impulse gegeben (s.u.). Ohne die lerntheoretischen Ansätze und die direkte Behandlung von Symptomen wäre die Entwicklung der Sexualtherapie jedoch kaum denkbar gewesen.

Nur vereinzelt hat es zunächst nennenswerte Behandlungsansätze der **somatischen Medizin** bei sexuellen Dysfunktionen gegeben. Mit Ausnahme der Inzisionsoperationen beim Vaginismus bezogen sich diese schon in der Vergangenheit fast ausschließlich auf die Erektionsstörungen. In den 30er-Jahren gab es eine kurze Blütezeit, in der verschiedene chirurgische Ansätze erprobt wurden (Bancroft 1989), doch erst in den 50er Jahren etablierte sich mit den Penis-Implantaten eine erfolgversprechendere und häufiger anwendbare Methode (Schultheiss & Jonas 1997). Seit Mitte der 80er Jahre haben die somatomedizinischen Methoden dann einen regelrechten Boom erfahren, der zur Entwicklung einer Reihe von Therapieoptionen geführt hat. Dazu gehören verschiedene (oral und lokal applizierbare) Medikamente, die heute zu den bevorzugten Behandlungsformen gehören (Kap. 6). Das Spektrum der sexualmedizinischen Therapieoptionen bei sexuellen Funktionsstörungen hat sich dadurch deutlich erweitert, allerdings bislang nur bei den Störungen des Mannes. Medikamente für die sexuellen Funktionsstörungen der Frau sind zum Zeitpunkt der Drucklegung dieses Buches allerdings in der klinischen Prüfung und dürften in den nächsten Jahren verfügbar sein. Möglichkeiten und Probleme der Integration dieser Therapiemöglichkeiten in das sexualtherapeutische Basisvorgehen werden in Kap. 7.4.4 thematisiert.

Vor dem hier skizzierten Hintergrund der geringen Beachtung sexueller Dysfunktionen und der geringen Erfolgsquoten von psychologischer wie somatischer Medizin erschließt sich der Umbruch, der durch die Arbeit von **Masters & Johnson** ausgelöst wurde. Auf der Basis des ebenfalls von diesem Forscherpaar (1966) erarbeiteten Verständnisses der menschlichen Sexualphysiologie und nach 10 Jahren praktischer Arbeit und Entwicklung wurde ein Therapiekonzept vorgelegt, das an einer großen Stichprobe von Patienten beiderlei Geschlechts die schier unglaubliche Erfolgsquote von über 80% ermöglichte, und das bei einer ungewöhnlich kurzen Therapiezeit von 14 Tagen. Bei einer Katamnese von immerhin 5 Jahren kam es nur bei ca. 5% zu signifikanten Symptomverschlechterungen. Das eher pragmatisch-atheoretische Konzept von Masters & Johnson lässt sich mit den Begriffen Intensiv-, Team- und Paartherapie beschreiben (Bräutigam & Clement 1989).

Intensivtherapie: Die Behandlung wurde in einer Art stationärem Setting durchgeführt. In einer urlaubsähnlichen Situation mieteten sich die Paare für 14 Tage in einem Hotel unweit des Instituts ein und konnten sich ganz der Therapie widmen. Nach einem festen Programm wurden täglich mehrere Sitzungen durchgeführt, und die Zeit außerhalb dieser Sitzungen stand dem Paar für die therapeutischen Übungen zur Verfügung. Losgelöst von den üblichen Alltagsverpflichtungen sollten so während der Therapiezeit äußere Belastungen ausgeschaltet werden, sodass die Paare sich vollständig auf die Therapie konzentrieren, den Schwierigkeiten und Konflikten aber auch nicht ausweichen konnten. Die in den therapeutischen Sitzungen und Übungen gemachten Erfahrungen konnten so während des gesamten Therapieprozesses präsent sein.

Paartherapie: Eine der entscheidenden Neuerungen im Ansatz von Masters & Johnson bestand in der Sichtweise, dass es in einer Paarbeziehung, in der eine sexuelle Funktionsstörung auftritt, einen unbeteiligten Partner nicht geben kann und die Störung nur durch einen gemeinsamen Veränderungsprozess beider Partner zu beheben ist. Die berühmte Formel „Das Paar ist der Patient" soll ausdrücken, dass sexuelle Funktionsprobleme sich immer in der Beziehung zweier Menschen ausdrücken, unabhängig davon, wer Symptomträger und wer auf der Symptomebene unbelastet ist.

Teamtherapie: Die Patientenpaare wurden von einem Therapeutenteam behandelt, das aus einem weiblichen und einem männlichen Therapeuten bestand. So sollte gewährleistet sein, dass jeder der beiden Partner einen therapeutischen Ansprechpartner des eigenen Geschlechts hat, der geschlechtstypische Erfahrungen und Probleme eher verstehen und interpretieren kann. Das Teamsetting sollte zudem die Therapeuten entlasten und der gegenseitigen Kontrolle und Korrektur dienen. Darüber hinaus gingen Masters & Johnson davon aus, dass die von ihnen als störend betrachteten Prozesse von Übertragung und Gegenübertragung dadurch besser zu kontrollieren sind und dass es weniger als in einer therapeutischen Dreieckskonstellation zu unguten Koalitionen kommen kann.

In diesem Setting bestand die Therapie neben den Sitzungen in einer Reihe systematisch strukturierter Verhaltensanleitungen mit ansteigendem „Schwierigkeitsgrad", die das Paar zu Hause umsetzen sollte. Das inhaltliche Vorgehen und die einzelnen Übungsschritte werden in Abschnitt 7.4.3 ausführlich dargestellt. Die im Rahmen der Übungen gemachten Erfahrungen wurden in der darauffolgenden Sitzung besprochen, die aufgetretenen Schwierigkeiten, aber auch die positiven Aspekte analysiert und daraus die nächsten Therapieschritte entwickelt. Durch ein Koitusverbot sollte insbesondere während der Anfangsphase die Konzentration auf den Geschlechtsverkehr und die allgegenwärtige Versagensangst reduziert werden.

Masters & Johnson haben die sexualwissenschaftlichen oder psychotherapeutischen Grundlagen ihres Ansatzes nicht eigens dargestellt, doch zeigt sich in ihren Ausführungen ein „Konzept der verschütteten Triebe" (Bräutigam & Clement 1989). Danach ist jeder Mensch mit einem „natürlichen" Sexualpotential ausgestattet, das sich unter günstigen Bedingungen entfalten, aber auch zahlreichen Hemmnissen unterworfen werden kann, wobei für Masters & Johnson moralische und religiöse Normen im Vordergrund standen. Der Therapieansatz enthält dementsprechend deutliche pädagogisch-gewährende Anteile: gezielte Informationen, die Behebung von Lerndefiziten und verzerrten Vorstellungen sowie Enttabuisierung und Ermutigung, wodurch die Sexualität, und damit auch die „blockierte" sexuelle Funktion, sich wieder frei entfalten soll. Auch die Einbeziehung des Partners in die Therapie entsprach im Übrigen nicht einem systemisch-paardynamischen Konzept, sondern den oben genannten pragmatischen Überlegungen. Während die ätiologischen Konzepte von Masters & Johnson im sexualrestriktiven Klima der 50er und 60er Jahre wurzeln und heute kaum mehr als historischen Wert haben, sind andere Elemente ihres Konzepts nach wie vor prägend für die Sexualtherapie. Neben der Ausrichtung auf das Paar und die Kommunikation sind hier besonders die **Erfahrungsorientierung** und **Symptomzentrierung** der therapeutischen Arbeit zu nennen. Faktoren wie **Versagensangst**, **Leistungsdruck** oder übermäßige **Selbstbeobachtung** wurden als maßgebliche Ursachen für die Entstehung und Aufrechterhaltung sexueller Funktionsstörungen identifiziert, und ihre Bearbeitung stellte ein zentrales Therapieziel dar.

Nachdem das Konzept und die Ergebnisse von Masters & Johnson zunächst auch in der Fachwelt fast euphorisch aufgenommen wurden, machte sich schon im Verlauf der 70er Jahre eine gewisse Ernüchterung breit. Die **Kritik** richtete sich v.a. auf die unzureichende For-schungsmethodik, auf die eigenwillige, schwer nachzuvollziehende Präsentation der empirischen Ergebnisse (Zilbergeld & Evans 1980) und auf die Erfolgskriterien, die bei Masters & Johnson nur als Prozentsatz der Misserfolge aufgeführt werden, wobei auch die Merkmale eines Misserfolgs („keine eindeutige Rückbildung der Basissymptomatik") unzureichend präzisiert sind. Andere Vorwürfe wie eine hochgradige Selektion der Patientenpaare oder generelle Zweifel an den Erfolgsquoten konnten vom Masters & Johnson-Institut in einer Realanalyse anhand einer noch größeren Stichprobe widerlegt werden (Kolodny 1981).

Der Ansatz wurde in der Folgezeit von verschiedenen Therapieschulen adoptiert und adaptiert und in unterschiedlichen Richtungen **modifiziert**. In zahlreichen empirischen Studien zur Therapie sexueller Funktionsstörungen wurde das Vorgehen von Masters & Johnson zu Grunde gelegt, wobei das tatsächliche Vorgehen oft nur noch entfernte Ähnlichkeit mit dem Original hat. Apfelbaum (1985, 1989) hat wiederholt kritisch auf die reduktionistische Übernahme einzelner Versatzstücke aus dem „Therapiepaket" von Masters & Johnson hingewiesen. Im Zusammenhang mit den bedeutsamen Modifikationen ist die Arbeitsgruppe um LoPiccolo zu nennen, die eine **lerntheoretische Fundierung** und **verhaltenstherapeutische Ergänzung** vornahm (LoPiccolo & Lobitz 1972; LoPiccolo & LoPiccolo 1978), v.a. aber das Modell von Kaplan (1974), die durch eine **Integration von psycho- und partnerdynamischen Aspekten** die „Neue Sexualtherapie" maßgeblich beeinflusst hat.

Im deutschsprachigen Raum leistete das **Hamburger Paartherapieprojekt** (Arentewicz & Schmidt 1980) einen wichtigen Beitrag zur Weiterentwicklung der Sexualtherapie. Auf der Basis einer ausreichend großen Stichprobe und einer fundierten Methodik konnte gezeigt werden, dass Änderungen des ursprünglichen Therapiesettings (nur ein Therapeut, ambulantes und zeitlich verteiltes Setting) die (wiederum hohen) Erfolgsquoten nicht signifikant beeinflussten, was insbesondere unter therapieökonomischen Gesichtspunkten bedeutsam war.

Das ähnlich wie Kaplans Ansatz stärker paar- und psychodynamischen Konzepten verpflichtete Vorgehen der Hamburger Arbeitsgruppe entwarf konkrete Therapieziele, stellte die Verhaltensanleitungen in einen neuen Verständniskontext und entwickelte so eine erweiterte „Techniktheorie" der Übungen, deren immenses therapeutisches Potential ohnehin erst allmählich erkannt wurde. Darüber hinaus gab ein Therapiemanual konkrete Leitlinien zur Durchführung von Sexualtherapien. Das von Loewit (1990b, 1994) entwickelte Konzept der **körperlich-kommunikativen Bedeutung der Sexualität** stellt eine weitere wichtige Ergänzung des ursprünglichen Therapieansatzes von Masters & Johnson dar und ist v.a. für die in diesem Buch vertretene Paarperspektive von Bedeutung.

Insgesamt kann das Konzept von Masters & Johnson mit seiner eklektisch-pragmatischen Rezeptur ohne Übertreibung als „großer Wurf" betrachtet werden. Erstmals waren bei den bis dahin als therapeutisch nur schwer zu beeinflussenden sexuellen Funktionsstörungen gute Erfolge möglich, und das mit einem auf den ersten Blick einfachen, zeitbegrenzten, erfahrungs- und symptomzentrierten Vorgehen. Erst heute wissen wir, dass Masters & Johnson damit Prinzipien realisierten, die von der aktuellen Psychotherapieforschung als zentrale Komponenten wirksamer Therapie angesehen werden (s. Grawe et al. 1994) und die im nächsten Abschnitt noch einmal aufgegriffen werden.

7.4.2 Grundzüge sexualtherapeutischer Intervention

> Das wesentliche Merkmal der klassischen Sexualtherapie besteht in der Verbindung von systematisch aufgebauten und therapeutisch angeleiteten sexuellen Erfahrungsübungen mit der therapeutischen Bearbeitung der intrapsychischen und partnerschaftlichen Verursachungsdimensionen der sexuellen Störung.

Sexualtherapie kombiniert somit zwei Grundelemente, nämlich eine **erfahrungsorientierte Komponente** in Gestalt der vom Paar durchzuführenden Übungen, und eine **psychotherapeutische Komponente** in Gestalt der gemeinsamen Sitzungen, in denen die im Behandlungsprozess auftretenden Probleme und Konflikte aufgearbeitet werden.

Sexualtherapie verfolgt das psychotherapeutische Grundprinzip der **Veränderung durch korrigierende emotionale Erlebnisse** und setzt dafür neben einem variablen und flexiblen psychotherapeutischen „Standardinventar" ein bewährtes Repertoire von Interventionen und Verhaltensanleitungen ein. Diese weithin populär gewordenen sexualtherapeutischen „Hausaufgaben" dienen als Katalysator der korrigierenden emotionalen Erfahrungen und erfüllen darüber hinaus vielfältige therapeutische Funktionen. Sie sollen dem Patienten(paar) einen neuen Zugang zu einem von Leistungsdruck, Verkrampfung und Versagensängsten befreiten, lustvoll-zärtlichen Umgang mit Körperlichkeit und Sexualität eröffnen und sind von eminenter Bedeutung für den diagnostischen und therapeutischen Prozess, weil sie fast immer die Dynamik der sexuellen Störung offenlegen. Durch die direkte körperliche Erfahrung wird die sexuelle Problematik mit ihren innerseelischen und paarbezogenen Dimensionen oft viel klarer und unmittelbarer für die Therapie verfügbar als durch jede noch so gründliche Anamnese oder verbale Intervention. Wichtig ist jedoch, diese Übungen, die vom Patienten(paar) zwischen den Therapiesitzungen zu Hause durchgeführt werden, nicht schon mit der Sexualtherapie gleichzusetzen, wie es häufig in der Laienpresse und in Selbsthilfeanleitungen, bisweilen aber auch von Sexualtherapeuten selbst, getan wurde. Der praktische Einsatz der Verhaltensanleitungen wird unten ausführlicher dargestellt.

Ziele der klassischen Sexualtherapie (nach Kaplan)

▸ Selbstverstärkungsmechanismus auflösen,
▸ Lerndefizite beheben,
▸ Bedeutung der Störung für die Partnerbeziehung durchschaubar machen und die zugrundeliegenden Partnerkonflikte beheben oder mildern,
▸ die ursächlichen psychodynamischen Konflikte und Ängste aufarbeiten bzw. versuchen, sie aus der Sexualität „auszuklammern" (Bypass).

Therapeutische Veränderung und emotionale Erlebnisse

Der **Grundansatz** der Sexualtherapie ist **erfahrungsorientiert**, **zielgerichtet** und **zeitbegrenzt**. Entsprechend dem Konzept von Kaplan (1974, 1979) werden – nach einer gründlichen Diagnostik und funktionalen Bedingungsanalyse –

zunächst die Faktoren therapeutisch bearbeitet, die unmittelbar während des sexuellen Reaktionsablaufs zur Manifestation der Störung führen. Fast immer sind dabei Versagensängste, negative Erwartungen, Leistungsdruck, ablenkende Gedanken, Selbstbeobachtung, ungünstige situative Bedingungen und destruktive Paarinteraktionen beteiligt. „Unmittelbar" bedeutet dabei keineswegs leichtgradig oder oberflächlich, sondern kennzeichnet lediglich den Umstand, dass diese Faktoren direkt pathogenetisch wirken, als Endglieder einer mehr oder minder langen Verursachungskette. Nur wenn es gelingt, die unmittelbar wirkenden Faktoren günstig zu beeinflussen, kann die sexuelle Problematik verbessert werden. Inwieweit dies möglich ist, hängt von den intrapsychischen und/oder paardynamischen Konflikten ab, die der Sexualstörung zugrunde liegen, und – oft noch stärker – von der funktionalen Bedeutung des Symptoms für den Patienten selbst und die Partnerschaft.

Ein alter **Leitsatz** der Sexualtherapie besagt, dass nicht jede sexuelle Funktionsstörung auf derart tiefer liegenden Faktoren beruht, sondern dass sexuelle Störungen tatsächlich eher „oberflächlich" verursacht sein können, wenn etwa nach einem einmaligen alkohol-, stress- oder krankheitsbedingten Rückgang der Erektion durch die oben aufgeführten Mechanismen eine Selbstverstärkung und Chronifizierung eintritt. Die klinische Erfahrung zeigt allerdings, dass die meisten Männer mit einer derartigen Erfahrung mehr oder weniger leicht fertig werden, sodass es zur Ausbildung einer Funktionsstörung nur dann kommt, wenn bestimmte Rahmenbedingungen existieren. Festzuhalten bleibt jedoch, dass eine **erhebliche Bandbreite** bezüglich der Verwurzelung bzw. „Tiefe" der ursächlichen Faktoren existiert. Es ist ein großer Vorteil des sexualtherapeutischen Behandlungsformats, dass es sich diesem Umstand flexibel anpassen kann. Diese Anpassungsfähigkeit an die individuellen Gegebenheiten drückt sich in einem weiteren **Leitsatz** der Sexualtherapie aus, der besagt, dass grundsätzlich immer an den unmittelbar wirksamen pathogenetischen Faktoren angesetzt wird. Nur wenn die entsprechenden Interventionen und Behandlungsschritte nicht ausreichen bzw. auf Hemmnisse stoßen, muss mehr „in die Tiefe" gearbeitet werden. Inwieweit dies notwendig wird, lässt sich am Anfang einer Behandlung oft nicht abschätzen, ein Umstand, der vom Therapeuten ein waches Auge und weitreichende psychotherapeutische Kompetenzen erfordert, um mit dem – v.a. im paartherapeutischen Setting – sich oft dynamisch entwickelnden Therapiegeschehen umgehen zu können.

Das **Basisvorgehen** der Sexualtherapie in ihrer Kombination von verhaltensorientierten und aufdeckenden, konfliktbearbeitenden Elementen lässt sich schematisch so darstellen: Der für die individuelle Problematik angemessenen Verhaltensanleitung und deren praktischer Umsetzung folgt die Analyse der Erfahrungen des Paares bzw. Patienten, in der die Hindernisse und unmittelbaren Ursachen der Störung fokussiert werden. Der entscheidende (psycho)therapeutische Schritt besteht dann in der Hilfestellung bei der Modifizierung bzw. Reduzierung dieser Hindernisse, bevor die nächste Verhaltensanleitung gegeben werden kann. Von diesem Hauptweg zweigen zahlreiche Seitenwege ab, die u.U. spezifische Interventionen notwendig machen.

Basisvorgehen der Paartherapie sexueller Funktionsstörungen

- angemessene Verhaltensanweisungen mit dem Paar entwickeln bzw. vorgeben („Hausaufgaben", Übungen => Verhaltenskomponente der Therapie),
- die Erfahrungen des Paares bei der Durchführung dieser Übungen analysieren,
- die Hindernisse (Einstellungen, Ängste oder andere Gefühle) identifizieren, die den aufgetretenen Schwierigkeiten zugrunde liegen,
- dem Paar aufgeben, diese Hindernisse so zu modifizieren oder zu reduzieren, dass die Verhaltensanleitungen erfolgreich ausgeführt werden können (=> edukative und psychotherapeutische Komponenten der Therapie),
- die nächste Verhaltensanweisung entwickeln bzw. vorgeben.

In der Praxis umfasst die Sexualtherapie eine Reihe von Komponenten und **Wirkfaktoren** – darunter verhaltensmodifizierende Komponenten, die v.a. in den „Übungen" zur Anwendung kommen, ein gezieltes Einwirken auf Kommunikationsstrukturen, kognitive, edukative („aufklären" und Informationen geben), paartherapeutische und psychodynamische Elemente. Sexualtherapie lege artis ist jedoch alles andere als ein „Technikmix", sondern verwendet diese Komponenten gezielt im Rahmen einer psychotherapeutischen Gesamtstrategie.

Komponenten der Paartherapie sexueller Funktionsstörungen

- Nutzung partnerschaftlicher Ressourcen und Modifizierung negativer Paarinteraktionen,
- Verbesserung der Kommunikation,
- behaviorale Komponente (Verhaltensanleitungen, Übungen)
- edukative Komponente („Aufklärung"),
- kommunikative Bedeutung der Sexualität (Erweiterung der sexuellen Weltanschauung).

Bei Bedarf:

- spezielle psychotherapeutische Komponenten (Bearbeitung tiefer liegender Ursachen der Störung),
- spezielle somatotherapeutische Optionen.

Prognostische Faktoren und Effektivität der Sexualtherapie

Ein kurzer Blick auf die vorhandenen Daten zur Effizienz der Sexualtherapie und zu den prognostischen Kriterien lässt erkennen, dass wir entgegen der in der Literatur (z.B. NIH 1993) mitunter vertretenen Ansicht, dass keine verlässlichen Kontrollstudien zur Sexualtherapie vorliegen, sehr wohl über eine Reihe von Untersuchungen verfügen, in denen Effizienz und prognostische Kriterien dieses Ansatzes unter die Lupe genommen wurden. In der Pionierarbeit von Masters & Johnson (1970) lagen die Erfolgsquoten bei 81%. Die Resultate der großen Hamburger Untersuchung zur Sexualtherapie, durchgeführt in der zweiten Hälfte der 70er Jahre (Arentewicz und Schmidt 1993), sind mit 75% signifikanten Verbesserungen ebenfalls sehr gut und nach Therapieende relativ stabil. In einer Untersuchung von Hawton und Catalan (1986) lag die Erfolgsquote bei 68% und war ebenfalls katamnestisch recht stabil, und in einer weiteren Studie (Hawton et al. 1992) an 36 Paaren war die Besserungsquote mit 69% sehr ähnlich und lag drei Monate nach Therapieende noch bei 56%, wobei allerdings nicht alle Paare nachverfolgt werden konnten.

Gerade der Brite Hawton hat mit seinen methodisch anspruchsvollen Studien wichtige Beiträge zur Effektivität und zu den Prognosekriterien der Sexualtherapie geliefert. Aus seinen statistischen Auswertungen ergaben sich die folgenden prognostischen Faktoren für einen Therapieerfolg: (1) der sozioökonomische Status, (2) die Qualität der Paarbeziehung, (3) das sexuelle Interesse der Partnerin und (4) eine frühe Mitarbeit an der Therapie.

Die Erfolgsaussichten für das klassische sexualtherapeutische Vorgehen sind demnach am günstigsten bei einem höheren sozioökonomischen Status und bei einer basal guten und tragfähigen Partnerbeziehung, wenn bei der Frau eine eigenmotiviertes sexuelles Interesse vorhanden ist und wenn es beiden Partnern möglich ist, sich frühzeitig auf den therapeutischen Prozess einzulassen.

Betrachtet man die Behandlungseffektivität bei den verschiedenen **Störungsbildern**, dann zeigen die vorliegenden Studien, dass bei den Frauen der **Vaginismus** und die **primären Orgasmusprobleme** durchweg gute Therapieerfolge aufweisen, während die (stärker beziehungsgebundenen) **sekundären Orgasmusprobleme** und v.a. die **Appetenzprobleme** eine schlechtere Prognose haben. Bei den Männern ist die Erfolgsquote zum Zeitpunkt des Therapieendes für die **sekundären Erektionsstörungen** und den **vorzeitigen Orgasmus** gut, für die **primären Erektionsstörungen** und die **Orgasmushemmung** dagegen deutlich schlechter. Die bislang nur wenigen langfristigen Follow-Up-Studien (Arentewicz & Schmidt 1993; De Amicis et al. 1985; Hawton et al. 1986) zeigen allerdings, dass es gerade beim vorzeitigen Orgasmus, bei den sekundären Erektionsstörungen und bei Paaren mit Appetenzproblemen zu Symptomverschlechterungen und Rückfällen kommt, die **Langzeitstabilität** der sexualtherapeutisch erzielten Veränderungen also **unzureichend** ist. Bemerkenswert ist jedoch, dass die Sexualtherapie die **sexuelle Zufriedenheit** langfristig zu verbessern scheint, selbst wenn sich die sexuelle Funktionsfähigkeit wieder leicht verschlechtert. Dies mag darauf hindeuten, dass es der Sexualtherapie gelingt, sexuelle Verhaltensmuster und Skripts dauerhaft zu verändern. Auch in der großen Psychotherapie-Evaluation von Grawe und Mitarbeitern (Grawe et al. 1994) wird der Sexualtherapie eine recht gute, aber ausgesprochen differenzielle Wirksamkeit bescheinigt. Dies korrespondiert mit den beschriebenen Prognosekriterien und zeigt, dass die Sexualtherapie bei einem Teil der Patienten sehr gute, bei einem anderen Teil aber nur unbefriedigende Effekte hat. Für die Praxis folgt daraus, dass es zukünftig darum gehen wird, auf der Basis des bewährten und effektiven Vorgehens flexibel und unvoreingenommen Strategien für die bislang nur schwer erreichbaren Patienten zu entwickeln.

7.4.3 Ablauf der Paartherapie

Im Folgenden sollen einige praktische Hinweise zum sexualtherapeutischen Vorgehen bei sexuellen Dysfunktionen gegeben werden. Ein regelrechter „Therapie-Leitfaden" würde jedoch den gegebenen Rahmen sprengen und ist angesichts der Unterschiedlichkeit und Individualität der Patienten und ihrer Störungsbilder auch kaum zu erstellen. Stattdessen soll hier nach einigen Vorbemerkungen zum praktischen Vorgehen der idealtypische Ablauf einer Paar-Sexualtherapie beschrieben und durch einige Fallvignetten illustriert werden. Wer sich umfassender informieren möchte, sei auf die Bücher von Hertoft (1989), Kaplan (1995a), Arentewicz & Schmidt (1993) sowie Hoyndorf et al. (1995) zur Sexualtherapie im Allgemeinen und auf Langer & Hartmann (1992) sowie Stief & Hartmann et al. (1997, 1999) zum Vorgehen bei Erektionsstörungen im Besonderen hingewiesen.

Verändern durch Verstehen

Dieses **Grundprinzip** der Gesprächspsychotherapie (Biermann-Ratjen et al. 1979) ist auch in der Behandlung von sexuellen Funktionsstörungen von eminenter Bedeutung. Zu häufig wird gerade bei Erektionsstörungen therapeutisch gehandelt, ohne dass die Störung in ihrer Ätio-Pathogenese, ihrer Geschichte, ihren Rahmenbedingungen, v.a. aber in ihrer funktionalen Bedeutung ausreichend verstanden wurde. Diese Tendenz finden wir bei der Anwendung somatischer Therapiemethoden, aber durchaus auch in der Sexualtherapie, wenn viel zu schnell zu einem „Standardvorgehen" gegriffen wird und zur **Unzeit** Verhaltensanleitungen gegeben werden. Der Sog zur therapeutischen Umtriebigkeit entsteht dabei in der Regel durch eine zumeist stillschweigende **Koalition** zwischen Patient und Behandler, die sich darin einig sind, dass die Störung so rasch wie möglich beseitigt werden muss. Der **Handlungszwang**, der durch die Verfügbarkeit effektiver somatischer Methoden ohne Zweifel zugenommen hat, beraubt sich damit der Chance, die „Botschaft" der Störung zu verstehen, und führt gerade deshalb oft nicht zum Erfolg, zumindest nicht dauerhaft. Die hohe Rate von **Behandlungsabbrüchen** bei allen Therapiemethoden erektiler Dysfunktionen dürfte zu einem Gutteil darauf zurückzuführen sein, dass die stabilisierenden „Haltekräfte" der Störung nicht berücksichtigt wurden. Wichtig ist in diesem Zusammenhang auch das Verstehen der körpersprachlich-kommunikativen Botschaft der sexuellen Paarbeziehung und ihrer Probleme, die es dann ermöglicht, dem Paar eine **neue Sichtweise** und neue „Bedeutung" ihrer Sexualität zu erschließen (s. Loewit 1990b).

Vor diesem Hintergrund sollte eine **Maxime** in der Sexualtherapie lauten: kein Verändern ohne Verstehen, aber häufig Verändern allein durch Verstehen. Verstehen bedeutet dabei nicht in einem landläufigen Sinne „Verständnis haben", sondern kennzeichnet einen mitunter langwierigen **Prozess**, in dem der Therapeut sich so weit als möglich in den Bezugsrahmen des Patienten einfühlen muss, um die vielfältigen, komplex ineinander greifenden psychosozialen und psychosomatischen Aspekte der Störung zu erkennen. Wird es dann dem Patienten möglich, diese Aspekte für sich selbst zu entdecken und zu erfahren, ist oft bereits ein entscheidender Schritt getan. Ist die Störung in diesem Sinne verstanden, können andere – psychotherapeutische wie somatische – Behandlungsmethoden gezielt eingesetzt werden. So fallen dann etwa die sexualtherapeutischen Verhaltensanleitungen und Übungen auf einen viel fruchtbareren Boden und rufen deutlich weniger Widerstand hervor. Es spricht also viel dafür, in der Sexualtherapie nicht in einen **raschen Aktionismus** zu verfallen, der zwar kurzfristig Patient und Therapeut entlasten kann, da etwas zu „passieren" scheint, langfristig aber fast immer **kontraproduktiv** ist.

Funktionale Symptombedeutung

Hinter diesem formal und technisch klingenden Begriff verbirgt sich ein gerade in der Therapie sexueller Störungen höchst bedeutsames und lebendiges Geschehen. V.a. von den systemischen Therapierichtungen ist die Funktion von psychischen oder psychosomatischen Symptomen für die intrapsychische Balance einerseits und für interpersonale Beziehungen andererseits herausgestellt worden. Nach dem **Sinn der Symptome** zu fragen heißt auch: Welche Mitteilung an den Partner oder die Partnerin kommt im konkreten Fall körperlich „zur Sprache"? Könnte das Symptom vielleicht gar nicht die **Störung**, sondern vielmehr deren körpersprachlichen **Ausdruck** darstellen? „Er lässt mich kalt", „ich stehe nicht mehr auf sie", „den lass

ich nicht an mich herankommen", „der bewegt nichts mehr in mir" und ähnliche Aussagen könnten bei „Störungen" der Erregbarkeit, der Rezeptivität oder des Orgasmus auf die eigentlichen Ursachen hinweisen, bei denen es sich häufig um frustrierte Grundbedürfnisse und Kommunikationswünsche handelt.

Nach der Funktion oder dem „Sinn" eines auf den ersten Blick so störenden, negativen, keine Vorteile mit sich bringenden Symptoms wie einer erektilen Dysfunktion zu fragen, ist für viele Ärzte oder Therapeuten ungewohnt, fremd oder gar unsinnig. Eine kleine Fallvignette soll verdeutlichen, dass eine solche Suchhaltung tatsächlich unverzichtbar ist.

Fallbeispiel

Der 35jährige Patient wird aus der urologischen Sprechstunde zur psychologischen Abklärung angemeldet. Er kommt zum Gespräch ohne Aufforderung gemeinsam mit seiner etwa gleichaltrigen Ehefrau (was sehr selten ist), und es ist für beide selbstverständlich, dass das Gespräch zu dritt stattfindet. Der Patient berichtet, schon seit jeher labil in seiner Erektionsfähigkeit gewesen zu sein. So sei er leicht störbar, und häufig sei es beim Verkehr zu einem Rückgang der Erektion gekommen. Sehr rasch sei er dann in einen Selbstverstärkungsmechanismus aus Versagensängsten und Vermeidungsverhalten geraten, aus dem er nur mühsam und mit Hilfe seiner Frau wieder herausgefunden habe. Seit einem Jahr nun haben sich diese Probleme verstärkt und chronifiziert. Regelmäßig gehe während des Koitus seine Gliedsteife zurück, er könne jedoch mit einiger Anstrengung noch zum Orgasmus kommen. Die während des Vorspiels fast immer entstehende, wenn auch nicht harte und pralle Erektion wird inzwischen von beiden sehr rasch dazu „benutzt", wenigstens eine gewisse Zeit Geschlechtsverkehr ausüben zu können.

Der Patient erzählt sehr wortreich und scheinbar ohne Hemmungen, überspielt dabei aber merkbar eine Unsicherheit und ein Unbehagen. Die Ehefrau erscheint eher ernst und wortkarg, schildert dann aber sichtlich bewegt und engagiert ihr Erleben. Sie sei für ihre sexuelle Lust zwar nicht allein vom Koitus abhängig, doch habe dieser schon einen wichtigen, gerade auch emotionalen Stellenwert für sie. Sie genieße dabei v.a. das Gefühl des Ausgefüllt-Seins vom steifen Penis ihres Mannes und spüre sofort, wenn dessen Erektion schwächer wird. Obwohl sie das nicht wolle, sei für sie die sexuelle Situation dann schlagartig beendet, und sie müsse gegen die Enttäuschung ankämpfen. Inzwischen sei bei beiden schon eine Art „Negativ-Programmierung" eingetreten, ein unverkrampftes Zusammensein kaum noch möglich. Als wolle sie sich selbst „zur Ordnung rufen", betont sie dann aber nachdrücklich, dass dies alles nicht so schlimm sei; man könne sich ja anders behelfen und Sexualität sei nicht das Wichtigste in einer Beziehung.

Im Gespräch wird deutlich, dass das zurückliegende Jahr für den Patienten von erheblichen beruflichen und krankheitsbedingten Belastungen geprägt war. Er habe sich selbstständig gemacht und zuerst gar keine und danach zu viele Aufträge gehabt. Er habe unter ständig wiederkehrenden Sinusitiden gelitten, die in absehbarer Zeit eine Nasenoperation notwendig machen. Am schlimmsten sei aber eine sehr schmerzhafte Analfistel gewesen, die schlecht zu behandeln gewesen sei und ihn ein halbes Jahr lang gequält habe. Hinzu kommt, dass das Paar in sehr beengten Verhältnissen lebt. Er habe sein „Büro" im Schlafzimmer, die drei schulpflichtigen Kinder befinden sich direkt nebenan. Daher sei man fast nie ungestört. Sexualität könne, so die Ehefrau, höchstens am späten Abend stattfinden, wo sie dann meist zu müde sei. Im Übrigen sei die sexuelle Appetenz ihres Mannes auch deutlich gesunken, und sie wolle ihn nicht unter Druck setzen.

Beide sind sich einig, dass seiner Problematik wahrscheinlich eine organische Ursache zugrunde liegt, vielleicht eine hormonelle Störung oder ein erhöhter venöser Abfluss. Beide betonen auch, dass sie sich durch sein Problem viel näher gekommen seien, sehr viel miteinander gesprochen haben und jetzt auch ohne Schwierigkeiten über Sexualität sprechen können. Die zum Abschluss des Gesprächs ausführlich vorgestellten Therapieoptionen werden von beiden eher verhalten oder ablehnend aufgenommen. Man sei sich einig, nicht „alles" mitmachen zu wollen.

Nicht immer wird die funktionale Bedeutung einer sexuellen Dysfunktion so deutlich wie bei diesem Paar. Die Erektionsstörung hat beide eng zusammengeführt, er konnte sich damit in einer für ihn beruflich sehr schwierigen Zeit ihrer Zuneigung und Loyalität vergewissern. Es scheint eine neue und sehr stabile Balance hergestellt, und der für seine Konfliktverarbeitung offenbar typische Ausdruck in körperlichen Symptomen spiegelt sich auch in der somatischen Erklärung der Erektionsstörung wider, über die sich beide einig sind. Die Veränderungsmotivation erscheint bei beiden hochgradig ambivalent, die stabilisierende Funktion der Störung dagegen sehr ausgeprägt. Jeder Therapeut, der diese funktionale Konstellation nicht berücksichtigt, wird hier mit hoher Wahrscheinlichkeit Schiffbruch erleiden und am **Widerstand** des Paares **scheitern**.

Die Kasuistik verdeutlicht, dass die Beziehung von der Störung strukturiert wird und umgekehrt. In vielen Fällen ist das sexuelle Symptom entscheidend an der emotionalen Homöostase des Paares beteiligt; es bestimmt die Machtverhältnisse mit und regelt Nähe und Distanz. LoPiccolo (1991b) verweist darauf, dass die Bearbeitung der funktionalen Bedeutung der sexuellen Störung vom Therapeuten nicht nur entsprechenden Durchblick, sondern auch Fingerspitzengefühl verlangt. Keinesfalls darf beim Patienten oder Paar der Eindruck entstehen, der

Therapeut meine, die Störung werde „absichtlich" herbeigeführt oder es bestehe ein aktives Interesse, dass sie nicht verschwindet. Nur sehr behutsam und unter Betonung des im Vordergrund stehenden Leidensdrucks können die sekundären Auswirkungen der Störung und die konstruktiven Aspekte der Anpassung an sie thematisiert werden. Ähnlich wie beim „Verändern durch Verstehen" gilt auch hier: Erst wenn die funktionale Symptombedeutung zumindest in ihren Grundzügen durchschaut, die Störung gleichsam dechiffriert wurde, können Verhaltensanleitungen oder andere therapeutische Interventionen erfolgversprechend eingesetzt werden.

Sexualtherapie vs. Paartherapie

Die in der Literatur oder in der Weiterbildung häufig aufgeworfene Frage, wann bei einer sexuellen Störung doch eher eine nicht sexualbezogene Paartherapie angezeigt ist, stellt sich in der Praxis nur selten. Tatsächlich sind es ganz wenige Fälle, bei denen allgemeine Paarkonflikte eindeutig im Vordergrund stehen und die sexuelle Problematik praktisch nur einen weiteren (wenn auch hervorragend geeigneten) Schauplatz für die Austragung dieser Konflikte darstellt. In diesen Fällen ist ein therapeutischer „Einstieg" über die sexuelle Störung aufgrund der destruktiven Interaktionen und der völlig polarisierten Positionen der Partner unmöglich, und es sollte zunächst eine **Paar-Psychotherapie** empfohlen werden. In der großen Mehrzahl der Fälle, bei denen sich eine enge, bezüglich ihrer Kausalität nicht mehr entwirrbare **Verknüpfung von sexueller Störung und Paarkonflikten** vorfindet, ist ein sexualtherapeutischer Ansatz durchaus lohnend. Unsere Erfahrungen stimmen mit denen von Vandereycken (1996) überein, dass bei diesen Patienten ein sexualtherapeutischer Zugang sogar **erfolgversprechender** ist als ein allgemein paartherapeutischer. Folgt man dem hier vorgeschlagenen Vorgehen, nach dem verhaltensmodifizierende Interventionen auf der Basis eines Verstehens des Symptoms und dessen funktionaler Bedeutung gegeben werden, wird die gezielte Behandlung der sexuellen Störung ohnehin die Paarkonflikte nie ausblenden können, kann diese aber oft durch die Verbesserung der sexuellen Interaktion günstig beeinflussen.

Verhaltensanleitungen und Übungen

Nach den oben beschriebenen Leitlinien gibt es kein psychotherapeutisches Verändern ohne Verstehen, doch andererseits ist dies gerade bei sexuellen Funktionsstörungen allein nicht ausreichend. Die Sexualtherapie verfügt über ein erprobtes Repertoire an erfahrungsorientierten, verhaltensmodifikatorischen Komponenten, die gleichsam ihr zweites Standbein bilden. Diese „**Übungen**", die in therapeutisch angeleiteten und strukturierten **sinnlich-sexuellen Erfahrungen** bestehen, werden heute meist nicht mehr als zeitlich und inhaltlich festgeschnürtes Standardpaket eingesetzt, sondern nach dem Zeitpunkt ihres Einsatzes und ihrer therapeutischen Zielrichtung **individuell ausgewählt**. Während die Verhaltensanleitungen in der Anfangszeit der Sexualtherapie hauptsächlich als Mittel zum Abbau von Versagensängsten und zum Aufbau sexueller Fertigkeiten betrachtet wurden, hat man später im Zuge einer erweiterten „Techniktheorie" der Sexualtherapie erkannt (s.u.), dass das Funktionsspektrum der Übungen viel breiter ist und quasi den Rahmen für eine Fülle verschiedener psychotherapeutischer Intentionen abgeben kann (Linsenhoff 1990; Schmidt 1996). Althof (1989) unterscheidet die folgenden Ziele und Effekte der Übungen:

> ▷ Versagensängste bewältigen,
> ▷ die Diagnose und Klärung der zugrundeliegenden Dynamik unterstützen,
> ▷ das vorliegende destruktive sexuelle System verändern,
> ▷ Jeden Partner mit seinen Widerständen konfrontieren,
> ▷ die Angst des Paares vor körperlicher Intimität mildern,
> ▷ Mythen korrigieren und die Patienten bezüglich sexueller Funktion und Anatomie „aufklären,"
> ▷ einem negativen Körperbild entgegensteuern.

Im Zuge der Erfahrungen, die der Patient mit den Übungen macht, können mangelnde sexuelle Fertigkeiten, verzerrte Vorstellungen, rigide Verhaltensskripts, ungünstige Paarinteraktionen, negative Erwartungen, innere Monologe und andere Dinge aufgedeckt, korrigiert und modifiziert werden. Dazu kommt das Fokussieren des Aspektes der körpersprachlichen Kommunikation, so dass die Übungen sich nicht allein auf die Erhöhung der Sensualität beschränken, sondern gleichzeitig als **intensive Kommunikation** erlebt werden. Wie erwähnt, sind die

Übungen so immer auch ein hervorragendes **Diagnostikum**, das dem Therapeuten während des gesamten Therapieprozesses wichtige Hinweise (gerade auch auf unterschwellige Widerstände) und Korrekturmöglichkeiten gibt.

Ablauf der Paartherapie

Der Ablauf einer „klassischen" Paartherapie zur Behandlung sexueller Funktionsstörungen soll jetzt in seinen grundlegenden Schritten beschrieben werden. Die Übersicht zeigt diese Schritte, die mit Ausnahme der Einzelgespräche grundsätzlich im Paarsetting ablaufen. Da Paartherapien im Teamsetting (ein weiblicher und ein männlicher Therapeut zusammen) aus ökonomischen und Kapazitätsgründen kaum durchgeführt werden, wird im Folgenden grundsätzlich von einem Einzeltherapeuten ausgegangen.

> **Die Therapieschritte im Überblick**
>
> 1. Sexualanamnese und Problemanalyse (Einzel- und Paargespräche)
> 2. Indikationsstellung, Zielbestimmung und Therapieplanung
> 3. Sensualitätsübung I
> 4. Sensualitätsübung II
> 5. Stimulierendes Streicheln
> 6. Einführung des Penis („quiet vagina")
> 7. Erkundender Koitus
> 8. Rückfallvermeidungstraining

1. Sexualanamnese und Problemanalyse: Die sexualmedizinische Diagnostik wird nach den in Kapitel 3.1 dargestellten Prinzipien durchgeführt. In der Praxis ist es oft so, dass zunächst ein Partner **allein** um Therapie nachsucht. Dieses Gespräch sollte zur vorläufigen Diagnostik und Indikationsstellung genutzt werden, aber baldmöglichst durch ein erstes **Paargespräch** ergänzt werden. Das Kennenlernen des Partners, die von ihm eingebrachten Informationen und die Beobachtung der Interaktions- und Kommunikationsstrukturen des Paares sind unabdingbar, um das sexuelle Problem und die Angemessenheit einer Paartherapie einschätzen zu können. Daran schließt sich die im klassischen Vorgehen in Einzelgesprächen durchgeführte eigentliche Sexualanamnese und Problemanalyse an, für die in der Regel 1 bis 3 Sitzungen (bei einer Sitzungsdauer von 50 Minuten) benötigt werden.

2. Indikationsstellung, Zielbestimmung und Therapieplanung: Nach dem Abschluss der Anamnese- und Explorationsphase werden die

Ergebnisse in einer gemeinsamen Sitzung zusammengetragen und daraus die Indikationsstellung, die konkreten Therapieziele und die Detailplanung abgeleitet. In der Regel wird in dieser Sitzung auch der erste Übungsschritt, die **Sensualitätsübung I**, erklärt und dem Paar als „Hausaufgabe" mitgegeben. Dieser Therapieschritt ist sehr wichtig für den weiteren Verlauf der Therapie, da die Compliance, die Motivation und das Engagement des Paares und speziell auch des nichtgestörten Partners maßgeblich beeinflusst und gebahnt werden können. Da das Engagement des Paares in der ersten Therapiephase ein bedeutsamer Prädiktor für ein positives Outcome ist (Hawton et al. 1986), sollte der Therapeut sein besonderes Augenmerk auf diesen Schritt legen. Gelingt es ihm, dem Paar die Entstehung des sexuellen Problems und seine biographische und partnerschaftliche Verankerung verständlich zu machen und ihm zu erklären, auf welche Weise das sexualtherapeutische Vorgehen hier Veränderungen bewirken kann, wird sich das auf Beteiligung und Motivation des Paares auswirken. In jedem Fall darf beim Paar nicht der Eindruck entstehen, dass bei ihnen ein **Standardprogramm** ohne Bezug zu ihrer speziellen Problematik und Geschichte zur Anwendung kommt. Die funktionale Bedingungsanalyse des sexuellen Symptoms und die unmittelbar wirksamen pathogenetischen Faktoren wie Versagensängste, Leistungsdruck, Vermeidungsverhalten, Selbstbeobachtung oder unzureichende Kommunikation lassen sich meist gut und plastisch verdeutlichen und bieten unmittelbare Anknüpfungspunkte für therapeutische Interventionen. Dabei ist es ratsam, immer wieder die konkreten Erfahrungen beider Partner aufzugreifen und **keine Monologe** oder theoretische Vorträge zu halten. Der Therapeut ist hier Interpret und Übersetzer beider Partner, der versucht, z.B. das subjektive Erleben eines erektionsgestörten Mannes mit seinen Ängsten und Kognitionen diesem selbst und seiner Partnerin zu verdeutlichen. Durch das Aufzeigen der **Bedeutung** der jeweiligen biographisch disponierenden Faktoren und ihrer Interaktion mit partnerschaftlichen Faktoren kann eine Entlastung des Patienten und ein Abbau von Schuldgefühlen bewirkt werden, der der Therapie dann mehr Raum gibt. Zu diesem Zweck ist es auch nützlich, die bisherigen (gescheiterten und gelungenen) Problemlösungsversuche des Paares gemeinsam zu analysieren und aufzuzeigen, warum sie nicht den gewünschten Erfolg hatten. Auch das entlastet das Paar und zeigt, dass beide „in einem Boot sitzen", und zwar sowohl bei der Entstehung und Verfestigung der Probleme als auch bei ihrer Lösung. Gleichzeitig erlaubt es, einen direkten Bezug zu den positiven Kräften und Ressourcen des Paares herzustellen und deren Bedeutung für die Therapie aufzuzeigen.

Ein weiterer wichtiger Bestandteil dieses Therapieschritts ist die Erläuterung des Grundkonzepts der Therapie und ihres formalen Rahmens. Ihre „**Spielregeln**" müssen benannt und ihr Sinn erklärt werden. Das betrifft insbesondere die zeitlichen Rahmenbedingungen, die erfahrungsgemäß besonders häufig Probleme bereiten und zu einem unüberwindlichen Hindernis werden können. Dem Paar muss verdeutlicht werden, dass es der Therapie für eine nur grob vorhersagbare Zeitdauer **Raum** geben muss, was angesichts der fast immer vorliegenden beruflichen und privaten Eingebundenheit beider Partner oft Schwierigkeiten mit sich bringt. Meist kombinieren sich hier reale Hindernisse mit mehr oder minder subtilen **Widerständen**, für die der Therapeut während des ganzen Therapieprozesses ein waches Auge haben muss. Die Bearbeitung dieser Widerstände nimmt in vielen Therapien erhebliche Zeit in Anspruch, kann aber nicht umgangen werden und ist oft ein zentraler Veränderungsschritt. Am Anfang der Therapie sollten die Sitzungen **wöchentlich** oder maximal 14tägig stattfinden, in späteren Phasen können die Abstände etwas gedehnt werden. Darüber hinaus sollte das Paar mindestens 2mal pro Woche Gelegenheit haben, die Therapieübungen durchzuführen, und zwar unter möglichst guten äußeren Bedingungen. Es sollte ausreichend Zeit vorhanden sein (ca. 1 Stunde), das Paar sollte ungestört sein und die räumlichen Gegebenheiten sollten ebenfalls dem Zweck entsprechend sein.

Eine weitere Voraussetzung für die Sexualtherapie ist eine einvernehmlich geregelte **Kontrazeption**. Da bei vielen Paaren ein Kinderwunsch vorliegt und nicht selten sogar der wichtigste Therapieanlass war, ist diese Regel oft Anlass für Unzufriedenheit und Auseinandersetzungen und erfordert vom Therapeuten besonderes Fingerspitzengefühl. Es sollte verdeutlicht werden, dass eine Schwangerschaft in der Regel zu einer Beendigung der Therapie führt und die bisherigen Fortschritte zunichte macht, in jedem Fall aber den Stellenwert der Therapie und die Motivation des Paares reduziert. Schon die Möglichkeit einer Schwangerschaft vermindert die Freiheitsgrade der Partner bezüglich der neuen Therapieerfahrungen erheblich. Auch die gleichzeitige Durchführung **reproduktionsmedizinischer** Maßnahmen interferiert in ungünstiger Weise mit dem Therapieprozess, da ein Paar, das stets auf die fruchtbaren Tage wartet und bestimmte körperliche Parameter beobachten oder sich entsprechenden Fertilisierungsmethoden unterziehen muss, sich nicht den durch die Therapie intendierten Erfahrungen widmen kann. Da sich hinter dem Kinderwunsch häufig partnerschaftliche Konflikte und sexuelle Probleme verbergen (s. Kap. 13), kann eine Sexualtherapie bewusst oder unbewusst als Bedrohung dieses Projekts erlebt werden, welches das Paar zusammenhält und stützt. Gelingt es dem Therapeuten und dem Paar, die dadurch ausgelösten Widerstände konstruktiv zu bearbeiten und ein Arbeitsbündnis zu etablieren, kann eine befriedigende Sexualität von den Partnern als eigener Wert unabhängig vom Kinderwunsch begriffen und erfahren werden, mit oft weitreichenden paardynamischen Auswirkungen. Ist das Paar andererseits nicht bereit, den Kinderwunsch zumindest vorübergehend von der Bearbeitung der sexuellen Schwierigkeiten abzukoppeln, ist es angebracht, von einer Sexualtherapie abzusehen.

3. Sensualitätsübung I: In den meisten Fällen empfiehlt es sich, den erfahrungsorientierten Teil der Paarbehandlung mit der Sensualitätsübung I (sensate focus I) zu beginnen. Diese Übung setzt die Grundprinzipien der Sexualtherapie und die in der Übersicht zusammengestellten Effekte ihres Praxisanteils in besonderer Weise um und ist in gewisser Weise zum Sinnbild dieses Ansatzes geworden. Für eine optimale Ausschöpfung der breiten **Erfahrungsmöglichkeiten** dieser Übung, die die bisherigen sexuellen Interaktionsmuster des Paares oft radikal unterbricht und umstrukturiert, ist eine klare, überzeugende und motivierende **Einführung und Anleitung** durch den Therapeuten sehr wichtig. In praktischer Hinsicht sollte diese Instruktion die folgenden Eckpunkte umfassen:

▸ **Verzicht auf Geschlechtsverkehr und gezielte genitale Stimulation ("Koitusverbot").** Das Paar wird gebeten, für eine gewisse Zeit auf Geschlechtsverkehr(versuche) und intensives Petting zu verzichten. Erklärt wird dieses Verbot damit, dass sich die sexuelle Funktionsstörung fast immer beim Koitus besonders deutlich zeigt und dieser mit Versagens- und Erwar-

tungsängsten, Verkrampfung und Enttäuschungen verknüpft war. Zudem führte die (durch die sexuelle Störung noch verstärkte) Fixierung auf den Geschlechtsverkehr dazu, dass nichtgenitale Zärtlichkeiten vernachlässigt wurden und das sexuelle Erleben eingeschränkt war. Durch das bewusste Unterbrechen dieses Negativzirkels soll der Erfahrungsraum beider Partner vergrößert und eine **"Entdeckungsreise"** in die eigenen und gemeinsamen sinnlich-sexuellen Erlebensmöglichkeiten befördert werden. Zusammen mit der Anregung, die Übungen auch als **körpersprachliche Kommunikation** zu begreifen und die sexuelle Interaktion auch in dieser Bedeutung gemeinsam zu erarbeiten, wirkt diese therapeutische Regel Leistungs- und Versagensängsten wirkungsvoll entgegen. Der therapeutisch "verordnete" Verzicht auf Geschlechtsverkehr wird von dem Partner, der das sexuelle Symptom hat, meist unmittelbar als Entlastung verstanden und begrüßt. Vom nichtgestörten Partner wird das Koitusverbot bisweilen kritisiert und als weitere Verzögerung auf dem Weg zur "richtigen" sexuellen Befriedigung aufgefasst. Der Therapeut hat dann die Aufgabe, Sinn und Zweck dieser im Übrigen **nicht paradox** gemeinten (d.h. zur Übertretung des Verbots animierenden) Instruktion noch einmal klarzustellen.

▸ **Die Regeln zur Durchführung der Übung.** Das Paar wird gebeten, sich zweimal pro Woche etwa eine Stunde Zeit füreinander zu nehmen, wobei die Sensualitätsübung selbst ca. 30 Minuten einnimmt. Die zeitlichen und räumlichen Bedingungen sollten vom Paar nach seinen eigenen Vorlieben, aber möglichst optimal gestaltet werden (keine Störungen, nicht zu müde und abgespannt, angenehme Raumtemperatur etc.). Unbekleidet und in einem nicht ganz dunklen Raum sollen die Partner sich dann abwechselnd mit verteilten Rollen – unter Aussparung der Genitalregion und der Brüste der Frau – am ganzen Körper streicheln. Für jeweils ca. 5 Minuten soll erst der eine Partner aktiv und der andere passiv (besser: aktiv-gebend und aktiv-empfangend) sein, und dann umgekehrt. Hat der passive Partner zuerst auf dem Rücken gelegen, soll er in einem zweiten Durchgang auf dem Bauch liegen, so dass alle Körperregionen in die Zärtlichkeiten einbezogen werden können. Der Rollentausch soll insgesamt ca. dreimal vorgenommen werden. Die Rollenverteilung in aktiv-passiv soll der Tendenz zu einem "automatischen", manchmal fast zwanghaften gegenseitigen Streicheln und Stimulieren entgegenwirken, das gerade bei sexuellen Problemen weniger der **eigenen** Lust und Erregung entspringt, sondern (wie es ein Patient einmal formulierte) dazu dient, kein „Minus auf dem Konto" zu haben. Durch die Unterbrechung dieses Automatismus soll es beiden, dem aktiven und dem passiven Partner, besser möglich sein, sich auf Gefühle und Körperempfindungen zu konzentrieren, die sonst nicht wahrgenommen werden.

Rückmeldung und Kommunikation. Der Austausch der erfahrenen Gefühle und Wahrnehmungen und die behutsame Begleitung und Anleitung des Partners sind wesentliche Bestandteile der sexualtherapeutischen Übungen. Auch der nicht-aktive Partner soll das Gestreicheltwerden nicht einfach passiv hinnehmen, sondern bewusst wahrnehmen und aktiv aufnehmen, daraus für sich selbst Rückschlüsse ziehen und dem Partner diese Erkenntnisse zur Verfügung stellen. Bereits während der Übung sollen die Partner sich verbal und non-verbal (durch leichte Verlagerungen des Körpers, Führen der Hand des Partners etc.) mitteilen, was angenehm oder unangenehm ist. Nach Abschluss der Übung soll jeder für sich und das Paar zusammen ein kleines Resümee ziehen und in die nächste Therapiesitzung mitbringen.

Grundregeln der Interaktion. Auf zwei Grundregeln dieser und folgender Übungen sollten die Therapeuten hinweisen (Arentewicz & Schmidt 1993): (1) Das **eigene** positive Empfinden ist Leitlinie und Richtschnur des Handelns. Fühlt sich etwas unangenehm an oder ruft es negative Empfindungen hervor, soll es nicht „durchgehalten", sondern verändert bzw. abgebrochen und dem Partner mitgeteilt werden. Jeder Partner erhält so eine Art **Vetorecht**, das dabei helfen soll, die alten Mechanismen unangenehmer Erfahrungen zu unterbinden und dem Partner ohne Angst, ihn zu verletzen, auch negative Gefühle mitteilen zu können. Viele Paare trauen sich aus eben dieser Angst oft nicht, einander sexuelle Wünsche und Abneigungen einzugestehen. Neben dem Vetorecht als Schutz vor unangenehmen Empfindungen sollte der Therapeut das Paar aber auch darauf hinweisen, dass es für die Therapie wichtig ist, sich neuen Erfahrungen auszusetzen und auch einmal etwas zu „riskieren". (2) Auch die zweite Grundregel entspricht dem Prinzip der Selbstverantwortung. Sie besagt, dass beide Partner sich nicht für die Reaktionen und Empfindungen des anderen verantwortlich fühlen, sondern bewusst die Verantwortung für das eigene Erleben übernehmen sollen. Es wird dem Paar verdeutlicht, dass der Partner sich schon meldet, wenn ihm etwas nicht zusagt, und dass man daher ohne schlechtes Gewissen bei den eigenen Gefühlen bleiben kann. Erfahrungsgemäß fällt ein Akzeptieren dieser „**Egoismusregel**" (ebenso wie die passive Rolle) den männlichen Partnern besonders schwer. Zu tief ist im sexuellen Selbstbild die Verantwortung für die sexuelle Interaktion und die Befriedigung der Partnerin verankert, wobei diese Tendenzen durch die sexuelle Störung reaktiv noch verstärkt werden. Die durch ein Reduzieren dieser Rollenverteilung erreichbaren Freiheitsgrade können die sexuelle Kommunikation dann besonders beflügeln.

In der darauffolgenden Therapiesitzung werden die Erfahrungen des Paares mit der Sensualitätsübung **detailliert** besprochen. Diese Sitzung ist für den Ablauf der Therapie sehr wichtig und oft von einer besonderen Dynamik geprägt. Die bereits hervorgehobene Bedeutung der Sensualitätsübung als **Diagnostikum** kann hier voll zum Tragen kommen, da der Therapeut aus den Reaktionen auf die Übung einen unmittelbaren Einblick in die funktionale Bedeutung der sexuellen Störung und in die Interaktions- und Kommunikationsstrukturen des Paares bekommt. Fast immer erhält er jetzt wertvolle Informationen, die seine Eindrucks- und Hypothesenbildung aus der Anamnesephase ergänzen oder korrigieren. Aufgrund der erheblichen **prognostischen** Bedeutung eines engagierten und motivierten Mitmachens des Paares in dieser frühen Erfahrungsphase sollte der Therapeut behutsam, aber beharrlich versuchen, die Reaktionen und Empfindungen beider Partner herauszuarbeiten und Hemmnisse, Blockierungen und Widerstände zu verstehen. Das ist nicht immer einfach, da viele Patienten sich eher pauschal äußern („es war schön", „es war nichts besonderes", „wir haben alles so gemacht, wie Sie es gesagt haben"). Unter Verwendung der oben beschriebenen Prinzipien der Gesprächsführung muss der Therapeut durch seine Modellfunktion und durch das Schaffen einer Atmosphäre, in der ein offener Austausch möglich wird, die Partner ermutigen, ihre Gefühle einander mitzuteilen. Nach der Frage nach der allgemeinen Erfahrung mit der Sensualitätsübung fokussiert der Therapeut besonders die einzelnen **Aspekte** der Übung

(Rollenverteilung, Körperempfindungen, Rückmeldung, Umgang mit den „Verboten"). Obwohl die Sensualitätsübung simpel erscheint, wirkt sie wie ein großer Katalysator für die unterschiedlichsten Gefühle, positive wie negative, in allen möglichen Mischungsverhältnissen. Das reicht von den Paaren, die mit einem glücklichen Lächeln berichten, wie schön und erfüllend diese Erfahrung für sie war, über den „Normalfall", bei dem sich positive und negative Aspekte vermischen, bis hin zu den Paaren, die durch die Übung deutlich mit eigenen Schwierigkeiten und Partnerschaftsproblemen **konfrontiert** worden sind. In dieser Phase geht es für den Therapeuten darum, Widerstände und Blockierungen zu erkennen und zu verstehen, während Deutungen oder Interpretationen meist noch nicht auf fruchtbaren Boden fallen können. Nützlicher ist es in der Regel, die Probleme als vorübergehende Herausforderung und Lernmöglichkeit begreifbar zu machen.

Hat das Paar überwiegend negative Erfahrungen gemacht oder die Durchführung der Übung bewusst oder unbewusst **boykottiert** (eine der häufigsten Formen des Widerstands), kann es notwendig werden, negative Gedanken und Befürchtungen direkter zu thematisieren. Oft manifestieren sich hier Gefühle und Kognitionen, die auch für die **Entstehung** und **Aufrechterhaltung der sexuellen Symptomatik** von zentraler Bedeutung sind, wie etwa Angst vor Intimität, Furcht vor Zurückweisung, Gefühle von Feindseligkeit und Ärger oder Versagensängste. Derartige belastende Gefühle werden von den Partnern meist als störend und unpassend erlebt und beiseite geschoben. Nach dem Basisprinzip der Sexualtherapie, dass Konflikte, Probleme oder negative Gefühle dann therapeutisch bearbeitet werden müssen, wenn sie sich dem Therapieprozess ernsthaft in den Weg stellen, steht der Therapeut hier vor der Aufgabe, zwischen **vorübergehenden Anpassungsschwierigkeiten** und wirklichen **Hindernissen** zu differenzieren. Zunächst sollte den belastenden Gefühlen Raum gegeben werden, um sie zu klären, wobei ein strukturiertes Vorgehen unter Verwendung einer Liste mit typischen Gedanken und Gefühlen (Hoyndorf et al. 1995), die häufig während der sexualtherapeutischen Übungen auftauchen, für die Patienten hilfreich sein kann. Sind diese Gedanken oder Ängste einmal klar formuliert und Gegenstand der Paarkommunikation, stehen sie dem therapeutischen Prozess oft viel weniger im Weg.

Nicht selten kommt es bereits in dieser Phase der Therapie zu **Verstößen** gegen die Absprachen, sei es, dass die Rollenverteilung aktiv-passiv nicht eingehalten wurde, eine Konzentration des Streichelns auf den Genitalbereich erfolgte oder Geschlechtsverkehr versucht wurde. Der Therapeut muss versuchen, eindeutige Regelverstöße dabei von einem (erwünschten) flexibleren, kreativen und eigenverantwortlichen Umgang des Paares mit den durch die Übungsregeln abgesteckten Erfahrungsspielraum zu unterscheiden, was zunächst ein Verstehen der Regelverstöße voraussetzt. Zunächst sollte geklärt werden, ob die **Initiative** von einem oder von beiden Partnern ausgegangen ist und welche **Motive** erkennbar sind. Es macht einen grossen Unterschied, ob ein Paar nach einer sehr positiv erlebten Sensualitätsübung gemeinsam wieder einen Koitus versuchen wollte, oder ob ein Partner oder beide durch den bewussten oder unbewussten Rückfall in alte Verhaltensmuster den Übungen und den mit ihnen verbundenen neuen Erfahrungen auszuweichen versucht. Dann sollte der Therapeut nach einer sorgfältigen Ursachenklärung noch einmal den Sinn und Zweck der Regeln sowie mögliche Probleme erläutern. Bei einer Fortführung dieses Verhaltens wird er nicht umhin können, den Widerstand durch **Konfrontation** und **Deutung** zu bearbeiten. Der Geschlechtsverkehr als Regelübertretung ist in **jedem Fall problematisch**: Misslingt er, werden die alten Gefühle und Enttäuschungen reaktiviert, es kann zu einem schweren Rückschlag kommen, der die gesamte Therapie in Frage stellt („es bringt ja doch nichts"). Gelingt er, kann der (trügerische) Eindruck entstehen, dass die Probleme schon überwunden sind, was dann ebenfalls die Motivation mindert, sich den spezifischen Erfahrungen der therapeutischen Übungen auszusetzen.

Eine bei der Besprechung der in den Sensualitätsübungen gemachten Erfahrungen von vielen Paaren vorgebrachte Kritik bezieht sich auf das „Verordnete" oder „Unnatürliche" der Übungen („Liebe nach Fahrplan"). Auch hier gilt es zunächst zu verstehen, ob diese Einstellung dem verbreiteten Natürlichkeitsmythos der Sexualität entspringt (Kap. 4) oder auf spezifischen Widerständen und Blockierungen beruht. In jedem Fall ist dem Paar die potentielle Destruktivität der Vorstellung einer natürlichen Sexualität zu verdeutlichen, die sich gleichsam von selbst, ohne Abstimmung, ohne Kommunikation, ohne langsames Kennenlernen der eigenen

Wünsche und Vorlieben sowie derjenigen des Partners ergibt. Demgegenüber sind die Vorzüge der therapeutischen Übungen offensiv zu vertreten, die gerade durch ihre anderen Regeln eine besondere Möglichkeit und Quelle neuer Erfahrungen sein können.

Die Phase der Sensualitätsübung I erfordert in der Regel zwei bis drei Sitzungen, um die therapeutischen Ziele dieser Stufe zu erreichen. Kann das Paar das intime Miteinander als **besondere Form körpersprachlicher Kommunikation** umsetzen und die Zärtlichkeiten als entspannend und angenehm empfinden, kann zum nächsten Therapieschritt übergegangen werden.

4. Sensualitätsübung II: In dieser Stufe geht es darum, die Geschlechtsteile und die weibliche Brust in den Körperkontakt und die Sensualitätsübung einzubeziehen. Der nicht-fordernde, erkundende und **nicht auf sexuelle Stimulation angelegte** Charakter der Übung bleibt jedoch voll erhalten. Es soll die Erfahrung gemacht werden, dass die Berührung der Geschlechtsteile nicht automatisch die eingefahrene Kaskade von positiven und negativen Erwartungen in Gang setzt und auch nicht zwangsläufig zu intensiverer Stimulation oder Geschlechtsverkehr führen muss. Die vielfältigen Wahrnehmungen und sinnlichen Erfahrungen, die durch die Genitalien – auch wenn diese nicht oder nicht voll erregt sind – vermittelt werden können, sollen hier im Vordergrund stehen. Da häufig erhebliche Lerndefizite und Verunsicherungen bezüglich der genitalen Reaktionen des Partners bestehen, ist das **gemeinsame Erkunden** und Kennenlernen hier besonders wichtig. Der Partner sollte buchstäblich **an die Hand genommen** werden, um ihm zeigen zu können, an welcher Stelle und mit welchem Druck die Berührungen angenehm sind. Dabei kann es auch leichter fallen, Korrekturen und weniger angenehme Gefühle non-verbal zu vermitteln. Die übrigen Regeln (Rollenverteilung, Vetorecht, Absprachen etc.) gelten in vollem Umfang weiter.

Auch für das Besprechen der Erfahrungen in der Therapiesitzung gelten die gleichen Maßgaben wie beim Sensualitätstraining I. Das Paar, das mit der ersten Übungsstufe keine Schwierigkeiten hatte, wird wahrscheinlich auch hier keine erleben und diese Übung als Zwischenschritt zum stimulierenden Streicheln erleben. Mitunter löst das Einbeziehen der Geschlechtsteile aber auch negative Reaktionen oder Missempfindungen aus, die geklärt und ggf. bearbei-

tet werden müssen. Eine Möglichkeit dazu besteht darin, den oder die Partner in Einzelübungen zur körperlichen Selbsterfahrung mit den eigenen genitalen Reaktionen vertraut zu machen und die Gefühle und Kognitionen zu modifizieren.

5. Stimulierendes Streicheln: In dieser Stufe sollen die Reaktionen auf sexuelle Stimulation intensiver erkundet werden, zunächst ohne, dann auch mit sexuellem Höhepunkt. Unter Beibehaltung der Grundprinzipien der Sensualitätsübungen soll ein möglichst **spielerischer** und **angstfreier** Umgang mit sexueller Erregung aufgebaut werden. Das Paar soll erleben, dass der Prozess der sexuellen Erregung ziemlich robust und durch adäquate Stimulation leicht herstellbar ist, wenn sich ihm keine blockierenden Gedanken und Gefühle in den Weg stellen. Gerade bei Erektionsstörungen ist das absichtsvolle Zurückgehenlassen und Wiederaufbauen der Erregung ein zentraler Lernschritt. Darüber hinaus geht es bei diesem Schritt darum, eine Vertrautheit, Sicherheit, aber auch Gelassenheit im Umgang mit verschiedenen Ausprägungen sexueller Erregung bis hin zum Orgasmus zu erreichen. Die destruktive Wirkung eines fordernden, zu zielgerichteten Umgehens mit der Erregung (bei sich selbst und dem Partner) lässt sich hier ebenso verdeutlichen wie die Rolle von Versagensängsten oder Selbstbeobachtung.

Der Therapeut kann dem Paar für das stimulierende Streicheln bestimmte Stellungen empfehlen, die sich als günstig erwiesen haben und diese ggf. durch visuelles Material verdeutlichen (Beispiele in Hertoft 1989; Hoyndorf et al. 1995; Kaplan 1995a). Auch in dieser Phase ist die **intensive Kommunikation** und Rückmeldung sowie die behutsame Anleitung des Partners besonders wichtig, da hier oft „alte" Gefühle aktualisiert werden und neue Erfahrungen noch nicht fest verankert sind. Schwierigkeiten bestehen oft darin, dass sich trotz adäquater Rahmenbedingungen bestimmte sexuelle Reaktionen (Lubrikation, Erektion, Orgasmus) nicht einstellen, was zu einem Rückfall in frühere Störungsmechanismen und zu einer Enttäuschung hinsichtlich des Therapiefortschritts führen kann. Hier sollte zunächst versucht werden, eine Optimierung der Stimulation herbeizuführen, wofür sich der Einsatz sexueller Phantasien besonders gut eignet, da die erotische Imagination gleichzeitig die Erregung erhöhen und von interferierenden Gedanken oder negativen Gefühlen ablenken kann. Gewinnt der Therapeut den Eindruck, dass für die ausbleibenden Reaktionen **tiefer verwurzelte** Faktoren verantwortlich sind, die sich nicht therapeutisch umgehen lassen, muss versucht werden, diese Probleme und Konflikte zumindest partiell aufzulösen, um den Therapieprozess nicht zu gefährden. Je nach individuellem Fall können dabei spezifische psychotherapeutische Interventionen indiziert sein. Gleichzeitig sind bei einem derartigen Verlauf aber auch die Vor- und Nachteile der Integration somatischer Therapieoptionen sorgfältig abzuwägen und mit dem Paar zu erörtern. Die bei den einzelnen Störungen derzeit verfügbaren Optionen findet der Leser in den Kapiteln 5 und 6.

6. Einführung des Penis („quiet vagina"): Sind die Therapieziele des stimulierenden Streichelns erreicht, wird dem Paar vorgeschlagen, die Einführung des Penis in die Übung zu integrieren. Durch das spezielle Vorgehen soll dieser Schritt, der in der Vergangenheit meist besonders angstbesetzt und belastet war, so **angstfrei** und **entspannt** wie möglich gestaltet werden. Gleichzeitig soll das Paar die Erfahrung machen, dass die Einführung des Penis ein integraler Bestandteil der sexuellen Interaktion und Kommunikation ist und nicht der Startschuss für die erst jetzt beginnende „richtige" Sexualität. Bezüglich des praktischen Ablaufs schlägt der Therapeut vor, dass sich der Mann nach dem einleitenden Streicheln auf den **Rücken** legt und die Frau über ihm hockend seinen Penis in die Scheide einführt. Nach der Einführung soll die Frau eine Zeitlang in dieser Stellung verharren. Beide Partner sollen **innehalten** (daher „quiet" vagina), sich auf die speziellen Empfindungen **konzentrieren** und sich diese (verbal und/oder non-verbal) mitteilen. Beide sollen bewusst wahrnehmen, wie die Erregung abklingt und der Penis wieder schlaff wird. Nach einer zweiten Stimulationsphase kann die Einführung wiederholt werden, jedoch auch dann noch ohne Koitus. Den Partnern ist es dann freigestellt, sich durch manuelle oder orale Stimulation zum Höhepunkt zu bringen. Diese Übung eignet sich außerdem gut dazu, dem Paar zu verdeutlichen, dass auch ein nicht vollständig steifer Penis mit entsprechender Hilfestellung der Partnerin eingeführt werden kann.

Ab dieser Stufe der Therapie werden dem Paar mehr und mehr Freiheitsgrade eingeräumt, um die sexuelle Interaktion nach den **individuellen Vorlieben** zu gestalten. Der Therapeut sollte allerdings auch weiter darauf achten, ob die zentralen Erfahrungsschritte (etwa das Innehalten nach der Einführung und das Zurückgehenlassen der Erregung) vom Paar vollzogen werden und ob das Ausloten der neuen Möglichkeiten im gemeinschaftlichen Austausch oder auf Initiative eines Partners erfolgt.

7. Erkundender Koitus: Nach dem Streicheln, der Einführung des Penis und einem kurzen Innehalten soll zunächst mit vorsichtigen, eher erkundenden Koitusbewegungen begonnen werden, wobei die Kontrolle bei dem Partner liegen sollte, der das sexuelle Symptom aufweist. Fühlen sich beide Partner dabei wohl, können verschiedene Stellungen ausprobiert werden. Die Basisprinzipien der Therapie und insbesondere die Kommunikation und Rückmeldung sollten dabei allerdings weiter beachtet werden. Falls angezeigt, sollte der Therapeut Vorzüge und Nachteile bestimmter Koitusstellungen erläutern, etwa im Hinblick auf die jeweils vorhandenen Möglichkeiten der zusätzlichen manuellen Stimulation oder der unterschiedlichen Penisstimulation bei Patienten mit vorzeitigem Orgasmus.

8. Rückfallvermeidungstraining: Wie oben beschrieben, haben verschiedene empirische Studien gezeigt, dass die guten Effekte der Sexualtherapie am Ende der Behandlungsphase bei einem Teil der Patienten nicht stabil sind, was v.a. für die sexuellen Symptome im engeren Sinn gilt. Verschiedene Therapeuten (McCarthy 1993; Rosen 1996) schlagen deshalb vor, zum Therapieabschluss Elemente eines Rückfallvermeidungstrainings (relapse prevention training) in die Behandlung zu integrieren. Im Sinne eines Selbstmanagementansatzes (Kanfer et al. 1996) sollen dem Paar dabei Verhaltensweisen vermittelt werden, mit deren Hilfe die Partner es selbst schaffen können, einen Rückfall in destruktive Prozesse und alte Ängste zu vermeiden. Welche Strategien angebracht sind, hängt von den Ursachen des individuellen Problems und von den Gegebenheiten am Ende der Therapie ab. Grundsätzlich sollte dem Paar empfohlen werden, gelegentlich eine Sensualitätsübung zu machen oder andere **Therapiekomponenten** bewusst zu **wiederholen**, etwa das Zurückgehenlassen der Erektion oder eine Stop-Start-Übung. Die Wichtigkeit der Fortführung der verbalen und sexuellen Kommunikation beider Partner sollte vom Therapeuten noch einmal betont werden. Registriert ein Partner bei sich ein Wiederauftauchen alter Leistungsängste oder dysfunktionaler Kognitionen, so sollte er das dem Partner mitteilen, um mit ihm zusammen gegensteuern zu können. Eine solche gemeinsame Problemlösung stärkt die Regulationsmöglichkeiten und Selbstheilungskräfte des Paares und kann langfristig wie eine „Impfung" gegen Rückfälle wirken. Oft empfiehlt es sich, auch nach Abschluss der Therapie in größeren Abständen (alle 6 Monate) gelegentliche **„Auffrischungssitzungen"** durchzuführen, in denen wichtige Aspekte bekräftigt und kleine Korrekturen vorgenommen werden können. Einer der wichtigsten Prädiktoren für eine langfristige, stabile Verbesserung ist das Ausmaß an Sicherheit und Bewältigungskompetenz (self-efficacy) am Therapieende (Rosen 1996), sodass die Behandlung nicht beendet werden sollte, bevor der Patient bzw. das Paar diese Ziele wirklich erreicht hat.

Fallbeispiel

Die 38jährige verheiratete Sekretärin berichtet über Schwierigkeiten im Umgang mit ihrer eigenen Sexualität, v.a. aber mit dem sexuellen Verlangen ihres Ehemannes. Wenn er Annäherungsversuche mache, „falle bei ihr eine Klappe"; sie verkrampfe, könne nicht auf ihn eingehen, obwohl sie es manchmal möchte. Wenn sie selber Lust habe, was zwei- bis dreimal im Monat der Fall sei, bestünden diese Probleme nicht. Sie habe allerdings beim Partnerkontakt Schwierigkeiten, zum Orgasmus zu kommen, was ihr bei der Masturbation möglich sei. Zwar habe sie das Thema Sexualität und Erotik ein bisschen erschlossen, sei jetzt aber an einem Punkt angelangt, wo es nicht weitergehe und ihr Ehemann zunehmend unzufrieden sei.

Die Sexualanamnese zeigt, dass die Patientin unter einer extrem restriktiven Erziehung zu leiden hatte. Alles Sexuelle sei verpönt gewesen, die Mutter habe nach dem Mittagsschlaf an ihren Fingern gerochen, ob sie auch nicht „an sich herumgespielt" habe. Es habe ein regelrechter Terror geherrscht, und bei Verbotsübertretungen wurde ihr die Verbringung in ein Kinderheim angedroht. Der spätere Ehemann sei dann ein richtiges „Kontrastprogramm" gewesen: Er sei mit ihr „in der Szene rumgeflippt", habe ihr die Welt gezeigt. Ihre sexuellen Hemmungen habe sie anfangs allerdings nicht ablegen können. Der Ehemann sei dann in eine zunehmende Alkoholabhängigkeit geraten, habe gleichsam vor ihren Augen Außenbeziehungen gehabt, sie gedemütigt und erniedrigt. Aus schlechtem Gewissen und aufgrund ihres geringen Selbstwertgefühls sei sie bei ihm geblieben. Der Ehemann sei jetzt seit 8 Jahren trocken, eine Tochter wurde geboren und die Beziehung habe sich stabilisiert. Die Sexualität sei jedoch nach wie vor unbefriedigend, und sie wolle „es jetzt selber wissen". Der Ehemann sei bereit mitzumachen, wenn nicht „die ganzen ollen Kamellen" aufgewärmt werden müssten. Dieser, nach dem ersten Eindruck ein eher selbstüber-

zeugter „Macho-Typ", bestätigt die Symptomschilderung der Ehefrau. Wenn sie Lust habe, sei es ganz o.K., wenngleich sie auch dann noch recht verkrampft sei, viele Praktiken ablehne und Schwierigkeiten habe, zum Orgasmus zu kommen. Wenn er seine Lust signalisiere, „stelle sie ihre Stacheln auf" und wehre ihn ab.

Verlauf der Therapie: Schon nach kurzer Zeit wurde deutlich, dass die sexuelle Problematik in profundere Paarkonflikte eingebettet ist. Während seiner Alkoholabhängigkeit war sie die dominante Person, die alles geregelt hat. Seitdem versucht er, den Ton anzugeben, was zu einem ausgeprägten Machtkampf geführt hat. Sie wirft ihm vor, „zuviel Selbstbewusstsein" zu haben und auch in der Erziehung der Tochter immer das letzte Wort haben zu wollen. Obwohl sie ihre sexuellen Hemmungen und Blockierungen „eigentlich" schon überwunden hat und Sexualität auch mit ihm genießen kann, würde das Eingehen auf seine Signale und das Aufgeben des Widerstands die völlige Unterwerfung unter seine Dominanz bedeuten. In der Therapie kann an den von ihr erarbeiteten Fortschritten angeknüpft werden. Sie hat es gelernt, sexuelle Stimulation (erotische Filme, Phantasien) zuzulassen, und kann durch Klitorisstimulation auch während des Koitus zum Orgasmus kommen. Seine Abwehr gegenüber der Therapie äußert sich anfangs in zynisch-sarkastischen Bemerkungen und Witzen. Sie erlebt es als Befreiung, dass er unter der Woche auf Montage ist und sie dadurch mehr Gestaltungsspielraum hat. Es wird ein Koitusverbot vereinbart und abgemacht, dass für eine gewisse Zeit die Sexualität nach ihren Spielregeln läuft und er auf jeden Druck verzichtet.

Obwohl es seinem Selbstbild widerspricht, hält er sich an die Abmachungen, die sie als sehr entlastend erlebt. Sie arbeitet intensiv an ihren biographischen Erfahrungen, und beiden werden in ihrer Beziehungsdynamik Parallelen zu den Beziehungen der jeweiligen Eltern klar. Die Deutung und Klärung, dass mit manchen Konflikten und Widerständen eine Übertragung auf den Partner stattfindet und dieser deshalb kaum eine Chance hat, sich zu ändern, wirkt wie ein Katalysator. Sie kann es erlauben, Sexualität als Mittel der Abgrenzung und Schauplatz anderer Probleme aufzugeben, was ihrer Lust mehr und mehr Raum gibt. Gleichzeitig entwickelt sie eine zunehmende Selbstständigkeit (alleine zum Tanzkurs, Pannenkurs für Frauen), was er mühsam toleriert. Er kann aus der Macho-Rolle langsam herausgehen, wird aufmerksamer, zärtlicher, wirbt um sie, was sie sehr genießt.

Durch die Verhaltensanleitungen (stimulierendes Streicheln, Spiel mit der Erregung) kann sie ihre sexuelle Erregung leicht entfalten, was ihn entlastet. Sie kann ihre sexuelle Attraktivität viel positiver erleben und kann sich zum ersten Mal von ihm „verführen" lassen. Die Kommunikation verbessert sich deutlich, beide gehen viel offener miteinander um. Nach nur 7 Sitzungen kann die Therapie beendet werden. Ein weiteres Gespräch nach 6 Monaten zeigt, dass die Veränderungen stabil sind.

7.4.4 Neuere Entwicklungen der Sexualtherapie

Fast alle Modifikationen und neueren Entwicklungen der Sexualtherapie lassen sich unter dem Stichwort **Flexibilisierung** zusammenfassen. Diese betrifft das therapeutische Handeln selbst, aber auch die theoretischen Annahmen zur Wirkungsweise und zu den mit bestimmten Therapieelementen verbundenen Intentionen, die zu einer veränderten „Techniktheorie" (Bräutigam & Clement 1989) der Sexualtherapie geführt hat. Nach und nach wurde erkannt, welches therapeutische Potential den erfahrungsorientierten Komponenten der Sexualtherapie innewohnt und dass man die Verhaltensanleitungen unterschiedlich betrachten und einsetzen kann. Für **Masters & Johnson** stand zum einen der Abbau von Angst und die Auflösung des Selbstverstärkungsmechanismus, zum anderen die Erweiterung des sexuellen Repertoires und die Erlaubnis zu einem freizügigeren, erprobenden Umgang mit Sexualität im Vordergrund. Schon **Kaplan** ergänzte diese Zielsetzung um psychodynamische und paardynamische Elemente, und später wurden die Übungen als Katalysator und Aktualisator der für die individuelle sexuelle Störung und die Paarinteraktion maßgeblichen Ängste, Wünsche und Konflikte eingesetzt. Durch das spezifische Körpererleben und die körpersprachliche Kommunikation werden Gefühle, Hindernisse und verschüttete Bedürfnisse unmittelbar erlebbar und der Bearbeitung zugänglich. **Bräutigam und Clement** bringen diese Sichtweise der sexualtherapeutischen Übungen auf folgende Formel: „Die Übungen sind ein Angebot, sich in affektiv besetzte Situationen zu begeben, sich unter relativ reglementierten Spielregeln, die damit auch Sicherheit geben, dosiert ängstigenden Gefühlen auszusetzen, sich diese bewusst zu machen und damit schrittweise anders umzugehen" (1989: 124). Abgesehen davon, dass es natürlich nicht nur um ängstigende Gefühle geht, ist dem zuzustimmen. In jüngerer Zeit wurde erprobt, wie diese erfahrungsorientierten Komponenten bei den so häufigen Appetenzproblemen eingesetzt werden und dort als gleichsam subversive oder paradoxe Elemente festgefahrene Strukturen und Interaktionsmuster aufweichen können (s. Linsenhoff 1990; Lange 1994).

Die Flexibilisierung bezieht sich auch auf die **Settingvariablen** (Abschnitt 7.3.1) und auf den Einsatz und die Abfolge bestimmter **Übungsteile**. Die Sexualtherapie kann als Team- und Intensivtherapie entsprechend dem ursprünglichen Konzept von Masters & Johnson ebenso erfolgversprechend durchgeführt werden wie als verteilte, ambulante Therapie mit nur einem Therapeuten, dessen Geschlecht dabei keine herausgehobene Bedeutung hat. Auch der Einsatz bestimmter Übungselemente wird heute kaum noch nach Manual und festgelegter Abfolge gestaltet, sondern nach indikativen Überlegungen und unter Abwägung der bei einer bestimmten Störung und bei einer bestimmten Paarkonstellation angebrachten Lernschritte (Kaplan 1995a). Eine solche Handhabung des therapeutischen Instrumentariums setzt allerdings Erfahrung voraus und sollte keinesfalls dazu führen, dass die Möglichkeiten speziell der grundlegenden Sensualitätsübungen unausgenutzt bleiben (s. Hauch 1998).

Trotz der skizzierten Erweiterungen in der Techniktheorie und im Einsatz der Übungen ist seit den 80er Jahren eine gewisse Stagnation in der Sexualtherapie festzustellen (Schover & Leiblum 1994; Rosen & Leiblum 1995; Hartmann 1998). Das dürfte z.T. daraus resultieren, dass sie sich in kurzer Zeit als Standardtherapie etablieren konnte, die ohne echte „Konkurrenz" das Feld beherrschte und so wohl an ihrem eigenen Erfolg litt. Allerdings ist nach einer anfänglichen euphorischen Phase in ihrer Frühzeit die Sexualtherapie seit den 80er Jahren viel bescheidener geworden, was gerade auch die Effektivität und universelle Einsetzbarkeit der Übungen betrifft. Die sexuellen Störungen scheinen insgesamt **komplexer** geworden zu sein, und bei den sehr häufigen **Appetenzproblemen** lassen sich die Übungen manchmal gar nicht einsetzen. Doch auch bei den anderen Störungen gibt es einige Punkte zu beachten, auf die insbesondere LoPiccolo (1991b) hinweist. Er hat etwa bei seinen erektionsgestörten Patienten gerade bei den Sensualitätsübungen die Erfahrung gemacht, dass es zu paradoxen Reaktionen im Sinne einer **„Meta-Versagensangst"** kommen kann, wenn die Patienten in einer entspannten, sinnlichen, erotischen Situation, wo sich „eigentlich" eine Erektion einstellen müsste, in Selbstbeobachtung und Erwartungsdruck geraten. Die wirkliche Intention dieser Übungen wird so ins Gegenteil verkehrt. Ein zweiter Grund, der die Anwendung der Übungen z.B. bei erektilen Dysfunktionen problematisch machen kann, ist die in der Praxis so häufige **Kom-**

bination von psychischen und somatischen Verursachungsfaktoren. Bei diesen Patienten, oft **älteren Männern,** reicht es nicht aus, mit Hilfe der Übungen Ängste zu reduzieren und eine entspannte Situation zu schaffen, vielmehr muss ihnen vermittelt werden, dass sie gezielte, direkte genitale Stimulation benötigen und wie sie diese bekommen können. Dazu bedarf es häufig erheblicher Einstellungsänderungen. Ein wichtiger therapeutischer Schritt ist der Aufbau von gegenseitigen **Stimulationstechniken**, die auch ohne steifen Penis Erregung und Befriedigung bringen. Die Akzeptanz solcher Techniken, und zwar als Ergänzung, **nicht als Ersatz** oder Notbehelf, ist bedeutsamer Prädiktor für einen Therapieerfolg.

Angesichts der beschriebenen Grenzen und Probleme der Verhaltensanleitungen und Übungen plädieren verschiedene Autoren für eine stärkere Berücksichtigung kognitiver Aspekte und Techniken (Zilbergeld 1994; Rosen et al. 1994). Rosen und Mitarbeiter führen eine Reihe „kognitiver Irrtümer" auf, die sie bei Patienten oft vorgefunden haben, die aber in der sexualtherapeutischen Praxis seit langem bekannt sind. Wir haben darauf hingewiesen, dass es in jeder Therapie darum geht, die innere Welt, das Erleben des Patienten inklusive seiner „Skripts" zu erfassen. Dazu gehören natürlich auch die Kognitionen, die aber mit Emotionen und Affekten so eng verknüpft sind, dass eine isolierte Betrachtung wenig sinnvoll erscheint. Ähnlich wie Althof (1989) halten wir die emotionalen und **Beziehungsfaktoren** im Zweifelsfall für ätiopathogenetisch und therapeutisch bedeutsamer.

Auch der bereits erwähnte **kommunikationsorientierte** Ansatz versteht sich nicht als neue Therapieform, sondern als besondere Akzentsetzung innerhalb der bestehenden Therapieformen (Loewit 1994) und kann besonders dort zum Tragen kommen, wo noch ein ausreichender Rest lebendiger Beziehung („Glut unter der Asche") und Wille zur Partnerschaft vorhanden ist. Diese besondere Betonung der verbalen und non-verbalen Kommunikation, v.a. auch der **genitalen Sexualität** als möglicher **Verkörperung** der in einer Liebesbeziehung jeweils unverzichtbaren **(Grund-) Bedürfnisse,** hebt von Anfang an stärker auf die Beziehungsebene ab. Daher wird in der Regel schon die **Anamnese mit dem Paar** erhoben, wobei der jeweils mehr zuhörende Teil dadurch über das faktische Wissen hinaus sein emotionales Verstehen der Lebens-

geschichte des Partners vertiefen kann. Schon in der ersten Stunde wird versucht, auch die subjektiv am störendsten oder kränkendsten empfundenen nicht-sexuellen Frustrationen zu eruieren und nach den dringendsten Veränderungswünschen zu fragen. Eine erste „Hausaufgabe" sollte auf eine Verbesserung der **Paarkommunikation** zielen: sich bewusster wahrnehmen, v.a. positive Gedanken oder Gefühle äußern, sich füreinander Zeit nehmen usw. Dadurch wird die Atmosphäre meist deutlich verbessert (oder die Schwere der Beziehungsstörung offenkundig) und gleichzeitig der Sensate Focus-Kommunikation vorgearbeitet. Unter Umständen sind mehrere Sitzungen schwerpunktmäßiger Paar- und Kommunikationstherapie nötig, bevor die „**sexuelle Kommunikation**" zum Thema werden kann. Erst dann ist es möglich, die Wertigkeit der verschiedenen Dimensionen von Sexualität bei den Partnern zu besprechen und ein konkretes Übersetzen der Botschaft nicht nur von Zärtlichkeiten (was kaum Probleme bereitet), sondern auch des Geschlechtsverkehrs gemeinsam zu erarbeiten (was Frauen oft, aber keineswegs immer leichter fällt). Diese Sichtweise ist häufig so ungewohnt, dass sie mehrmals vertieft werden muss. Der Sensate Focus I steht dann unter dem Aspekt körpersprachlicher Kommunikation und eines **doppelten Lustaspekts**: Was macht **Spaß** an sich und erst recht **Freude** wegen seiner partnerschaftlichen Botschaften? „Wir haben viel bewusster Zärtlichkeiten und Gefühle ausgetauscht, und zwar als Hauptaktion, nicht als Vorstufe zum Geschlechtsverkehr", formulierte es eine Patientin. Als nächstes können die **Genitalien** auch als „**Kommunikationsorgane**" erfahren werden. So wird auch unter diesem Aspekt der Fokus der Aufmerksamkeit von der Funktion weg und zum Partner hin verschoben, was ebenfalls der Entlastung, Entängstigung und der Verminderung des funktionsbezogenen Leistungsdrucks dient. Auf diese Weise kann der Koitus diejenigen Bedeutungen erhalten, die zwar mit „**Zärtlichkeit**", nicht aber mit „**Sex**" in Verbindung gebracht und daher oft vermisst wurden. So können bisher pathogene Sichtweisen und Deutungen der Sexualität durch **salutogene**, mit den eigenen Bedürfnissen in Einklang stehende ersetzt werden, und gleichzeitig kann die körperliche Ebene (auf welcher Sexualität vielfach isoliert ge- und erlebt wurde) mit der psychisch-emotionalen und erotischen verbunden werden: „Jetzt kann ich unsere seelische

Verbundenheit ins Körperliche mit hineinnehmen". Dabei wirkt die sexuell-körperliche Realisierung von Annahme, Nähe, Geborgenheit usw. wiederum auf ebendiese Inhalte in der Beziehung zurück: **Sexualität und Beziehung sind „Gegenstand" der Therapie und Heilmittel zugleich und in einem** (s. Kap. 3.2).

Einzel- und Gruppentherapie

Neben der Paartherapie als Standardsetting mit den günstigsten Lernmöglichkeiten und der besten Prognose sind verschiedene Ansätze zur Einzel- und Gruppentherapie sexueller Funktionsstörungen entwickelt worden. Die Gruppentherapien haben in den 70er Jahren relativ große Bedeutung gehabt, sind inzwischen in der Praxis aber eher in den Hintergrund getreten. Zu unterscheiden ist zwischen **Paargruppen** und **Frauen**- bzw. **Männergruppen**. Als erfolgversprechend hat sich v.a. die Gruppenbehandlung orgasmusgehemmter Frauen erwiesen (Barbach 1974), bei der durch das Setting, die gegenseitige Ermutigung und die Gruppenkohärenz der Therapieprozess positiv beeinflusst wird. Demgegenüber sind Männergruppen nach den Erfahrungen von Clement (1985) weniger erfolgversprechend, da diese zum einen eher Potenz-, Rivalitäts- oder Homosexualitätsängste aktivieren und zum anderen die Probleme der (meist alleinstehenden) Männer oft auf Kontaktstörungen und anderen tiefer verwurzelten Problemen beruhen, die in dem erfahrungsorientierten Setting nur schwer zu bearbeiten sind. Zudem scheint sich eine tragfähige Gruppenkohärenz seltener aufzubauen, und die im Zentrum des erfahrungsorientierten Zugangs stehende körperliche Selbsterfahrung und Masturbation wird von den Männern häufiger abgelehnt oder ambivalent erlebt.

Unter dem Stichwort **Einzeltherapie** ist zu unterscheiden zwischen Einzelübungen im Rahmen einer Paartherapie und einer reinen Einzeltherapie. Individualtherapeutische Übungen im Rahmen der Paartherapie, insbesondere zur körperlichen Selbsterkundung und Selbststimulation, sind ein fester Bestandteil des sexualtherapeutischen Methodenspektrums. Sie werden häufig bei Frauen mit primären Erregungs- und Orgasmusstörungen eingesetzt oder bei Patienten, die mit ihrem Körper unzureichend vertraut sind oder Probleme mit der körperlichen **Selbstakzeptierung** haben (s. Arentewicz & Schmidt 1993). Für manche Patientin-

nen mit einer ausgeprägten Aversion gegenüber Sexualität und/oder sexuellen Missbrauchserfahrungen stellt die Sensualitätsübung bereits eine zu hohe Hürde dar, so dass diesem Schritt Einzelübungen **vorgeschaltet** werden müssen, um der Patientin die partnerschaftlichen Erfahrungen überhaupt zu ermöglichen (Einzelheiten zu den Übungen bei Barbach 1977 oder Hoyndorf et al. 1995).

Grundsätzlich wird jeder Therapeut je nach seiner Einstellung mehr oder weniger oft zum Einsatz einzeltherapeutischer Übungen neigen. Er sollte jedoch immer **genau abwägen**, was es bedeutet, das paartherapeutische Setting zu verlassen, und welche **Auswirkungen** dies auf die **therapeutische Beziehung** und die **Paardynamik** haben kann. Ein Partner kann sich von den neuen Erfahrungen des anderen schnell ausgeschlossen fühlen, es kann zu Gefühlen von Eifersucht kommen, die das „gemeinsame Projekt" Paartherapie gefährden. Die Indikationsstellung sollte daher klar und eindeutig sein. Nach dem alten Erfahrungswert, dass man zum Wechsel des Settings oder zum Einsetzen anderer Methoden meist dann neigt, wenn die therapeutische Beziehung in einer schwierigen Phase ist, wenn man den oder die Patienten nicht richtig versteht oder andere Blockierungen bestehen, sollte der Therapeut zunächst die jeweilige Therapiesituation, die Beziehung und den Stand der Paardynamik so gut wie möglich verstehen, bevor er sich zur Änderung von Setting und Vorgehen entschließt. Nicht immer führt die Einbeziehung neuer Therapiebausteine zu einem additiven, synergistischen Effekt; sie kann sich auch interferierend und kontraproduktiv auswirken (s. Hoyndorf et al. 1995).

Eine **reine Einzeltherapie** wird bei sexuellen Funktionsstörungen in der Regel nur bei Patienten ohne Partner durchgeführt. Oft handelt es sich um Patienten mit erheblichen Kontaktproblemen, denen es noch nicht gelungen ist, eine tragfähige Beziehung aufzubauen und die dafür sexuelle Probleme (mit)verantwortlich machen. Andere suchen nach einer gerade gescheiterten Beziehung therapeutische Hilfe. Auch in einem einzeltherapeutischen Setting lässt sich das sexualtherapeutische Grundvorgehen anwenden. So hat Zilbergeld (1978, 1994) für Männer sowie Barbach (1977) für Frauen eine Reihe von Übungen und Lernschritten ausgearbeitet, die sich bei Einzelpatienten anwenden lassen. In der Praxis geht es meist gleichrangig um den **Aufbau sozialer und**

sexueller Kompetenz. Aufgrund negativer Lernerfahrungen und der Antizipation zukünftigen Versagens vermeiden Personen mit sexuellen Problemen häufig soziale Kontakte, haben große Angst vor Ablehnung und trauen sich nicht, eine neue Beziehung einzugehen, um den Partner nicht zu enttäuschen und sich selbst vor neuen Negativerfahrungen zu schützen. Je nach individueller Konstellation wird die Therapie sich mehr der Bewältigung der sexuellen Probleme und dem Aufbau entsprechender Kompetenz widmen oder die soziale Kompetenz durch entsprechende Maßnahmen fördern und die Schritte zur Partnersuche begleiten. Hier wird der Rahmen einer sexualmedizinischen bzw. sexualtherapeutischen Behandlung im engeren Sinne verlassen, und es kommen spezielle psychotherapeutische Techniken zur Anwendung, wie etwa kognitiv-behaviorale Methoden, mentales Training oder Strategien zur Behandlung interpersoneller Probleme (Zilbergeld 1994; Leiblum & Rosen 1989; Hoyndorf et al. 1995). Bei Patienten, bei denen ein sexuelles Funktionsproblem Teil einer komplexeren neurotischen oder Persönlichkeitsstörung ist, kann auch die Indikation für eine Gesprächspsychotherapie oder für eine tiefenpsychologisch fundierte Psychotherapie bestehen, wobei auch in diesen Fällen zu einem späteren Zeitpunkt eine symptomzentrierte Sexualtherapie sinnvoll sein kann.

Fallbeispiel

Der 40jährige Angestellte bittet mit einer schriftlichen Schilderung seiner Probleme um Hilfe. Seit seinen ersten sexuellen Erfahrungen mit 18 Jahren habe er das Problem, dass er auf sexuelle Reize weder psychisch noch physisch mit Erregung reagiere und auch keine Erektion bekomme. Eine Erektion sei durch massive Stimulation herstellbar, gehe dann aber sofort wieder zurück, weil sie nicht von innerer Erregung getragen wird. Bei den wenigen sexuellen Kontakten habe sich die Partnerin nach einem „Erquälen" der Erektion blitzschnell auf ihn setzen müssen, damit überhaupt ein Koitus möglich wurde. Nach kurzer Zeit sei er dann allerdings immer zum Orgasmus gekommen. Alle Beziehungen seien an den sexuellen Problemen gescheitert, und jetzt suche er keine neue Beziehung mehr, da das der Frau gegenüber „unfair" sei. Bei der Masturbation sei das Bild ähnlich, „im Moment des Ergusses, dem sogenannten Höhepunkt, kann ich z.B. überlegen, wann ich mein Auto zum TÜV bringe. Von ,le petit mort' wie die Franzosen beim Orgasmus angeblich sagen, keine Spur!" Der Patient schrieb weiter, er würde zunehmend unter Depressionen, Herzbeschwerden und Magengeschwüren leiden. Diese Konsultation sei jetzt der allerletzte Versuch, danach werde er „seine bürgerliche Existenz aufgeben und sich treiben lassen".

Im Gespräch berichtet der korrekt gekleidete, in seinen Bewegungen und seiner Gestik etwas linkisch und unbeholfen wirkende Mann, dass er von einer medizinischen Ursache überzeugt sei; wahrscheinlich funktionierten bei ihm irgendwelche Überträgerstoffe im Gehirn nicht richtig. Eine Frau zu streicheln sei nichts anderes, als wenn er ein Haustier streicheln würde. Er verlange gar nicht mehr, als so viel Erregung zu haben, dass eine Frau damit zufrieden sein kann. Da er gern Frau und Familie haben möchte, komme er jetzt mehr und mehr unter Zeitdruck und erwäge den Einbau eines Penisimplantats.

Die Sexualanamnese bleibt leer und blass. Er war als Einzelkind aufgewachsen, die Sexualerziehung sei „neutral" gewesen. Zur Mutter habe er ein sehr inniges Verhältnis gehabt, am Vater habe er seinen Geiz gehasst, ihn aber sonst „ganz gut" gefunden. Die wenigen sexuellen Erfahrungen seien nach dem beschriebenen Muster verlaufen.

Verlauf der Therapie: Da momentan keine Partnerbeziehung bestand, wurde mit dem Patienten vereinbart, das individualtherapeutische Übungsprogramm von Zilbergeld durchzuführen. Der Anfang der Therapie war zunächst überschattet von einer sich anbahnenden Beziehung zu einer Arbeitskollegin (auf deren Initiative), die in allen Belangen den Vorstellungen des Patienten entsprach. Es kam bis zum Petting, und ein gemeinsamer Urlaub stand bevor. Aufgrund der massiven Versagensängste und aus Angst vor „Tratsch" in der Firma beendete der Patient die Beziehung unter einem Vorwand. Dieser Vorfall konfrontierte ihn auf drastische Weise mit seinen Ängsten und destruktiven Mechanismen und belastete den Patienten bis hin zu Suizidgedanken. Gleichzeitig machte es jedoch auch die grundlegenden Probleme und Mechanismen für die Therapie verfügbar. Nachdem der Patient zunächst um eine „Therapiepause" bat, fand er allmählich Zugang zu dem Übungsprogramm, das dann doch erst nach einigen Monaten begonnen werden konnte, aber immer wieder durch Depressionen belastet wurde, die sich erst unter medikamentöser Behandlung besserten. Allmählich kristallisierten sich bestimmte Aspekte der Sexualabwehr heraus, wie etwa eine Abneigung gegen die weiblichen Geschlechtsteile, insbesondere gegen alle „Sekrete", aber auch eine tief sitzende Angst vor der „unkontrollierbaren Triebkraft" der Sexualität. Der Patient erzählte, dass er einmal im Leben eine tolle Erektion gehabt habe, als ganz klar gewesen sei, dass „nichts passieren" konnte. Auch mit seiner ersten Intimpartnerin sei es bis zum ersten Koitusversuch durchaus erregend gewesen; erst nach dessen Scheitern habe die „Abwärtsspirale" eingesetzt. Anhand dieser Erfahrungen und durch die ersten Übungserfolge konnte dem Patienten die Erfahrungsabhängigkeit seiner sexuellen Probleme aufgezeigt und die Überzeugung einer somatisch-konstitionellen Verursachung langsam in den Hintergrund gedrängt werden. Er lernte, seine persönlichen Rahmenbedingungen für eine angenehme und angstfreie Sexualität zu erkennen und zu formulieren, und schaffte es, sich durch die Übungen zur körperlichen Selbsterkundung mit seinen sexuellen Reaktionen auseinander zu setzen und sie zu akzeptieren. Nach mehreren Rückschlägen, in denen er immer wieder mutlos und resigniert war, war es möglich, durch Entspannungstraining (progressive Muskelentspannung) und Phantasieübungen zuverlässig eine basale Entspannung und sexuelle Erregung herzustellen. Nachdem auf diesem Übungsschritt eine gewisse Stabilisierung eingetreten war, kam der Patient in die 14. Sitzung freudestrahlend und präsentierte seinen Verlobungsring. Mit der gleichen Arbeitskollegin, deren Avancen er unter einem Vorwand abgeblockt hatte, habe es wieder „gefunkt" und er habe sich getraut, „die Karten auf den Tisch zu legen", nachdem er die Kollegin habe schwören lassen, in jedem Fall „dicht zu halten". Die Partnerin habe sehr positiv und verständnisvoll reagiert, man habe zuerst geschmust und dann zusammen geschlafen. Seine Gliedsteife sei gut gewesen, wenn auch nicht ganz stabil. Zum Orgasmus sei er nach ca. 2 Minuten gekommen. Seine Partnerin sei mit allem sehr zufrieden, und man habe etwa zweimal pro Woche Verkehr. Beide wollen das Zilbergeld-Buch jetzt gemeinsam durchgehen, Antidepressiva brauche er keine mehr. Ein Jahr später erhält der Therapeut die Heiratsanzeige.

Besteht eine Partnerbeziehung, weigert sich aber entweder der Patient, seinen Partner einzubeziehen, oder der Partner, die Therapie mitzumachen, kann der Therapeut anbieten, zu einer Klärung beizutragen, sollte aber vom Einsatz der erfahrungsorientierten Elemente bei nur einem Partner absehen. Oft ist es hilfreich, zumindest ein einziges gemeinsames Paargespräch herbeizuführen, in dem entweder die Paardynamik positiv beeinflusst werden kann oder dem Paar die Bedeutung der sexuellen Störung und der partnerschaftlichen Blockierungen aufgezeigt werden kann. Dem in diesen Fällen häufig vorgebrachten Wunsch nach einer „medikamentösen Schnellreparatur" sollte der Therapeut kritisch gegenüberstehen und die Gesichtspunkte bedenken, die im folgenden Abschnitt diskutiert werden.

Zur Integration von somatischen Therapieoptionen

Die Einbeziehung somatischer Optionen innerhalb der Sexualtherapie entspricht dem **biopsychosozialen** Charakter sexueller Dysfunktionen. Sie macht nicht selten weniger invasive somatische Interventionen notwendig, könnte jedoch die Sexualtherapie verkürzen, die Compliance und die Prognose aller Behandlungsansätze verbessern – wird allerdings in der Praxis kaum angewendet. Aufgrund eigener Erfahrungen haben wir seit etlichen Jahren auf die Möglichkeiten und Notwendigkeiten eines kombinierten Vorgehens hingewiesen und entsprechende Ansätze in der Praxis erprobt (Langer 1988a, 1988b; Langer & Hartmann 1992; Hartmann 1995). Die Gründe, warum kombinierte

Ansätze auch international ein Schattendasein fristen (Rosen & Leiblum 1995), sind vielfältig. An dieser Stelle sollen einige Aspekte thematisiert werden, die aus der **Perspektive der Sexualtherapie** von praktischer Bedeutung sind.

Wie jede Therapie, so ist auch ein kombiniertes Vorgehen mit Problemen und Chancen verbunden, die im Einzelfall sorgsam abzuwägen sind. Nach unseren Erfahrungen kann der Einsatz somatischer Optionen **folgende Probleme** mit sich bringen: (1) Der Patient/das Paar kann etwa den Einsatz eines Medikaments als Versprechen einer unkomplizierten „Schnellreparatur" verstehen, was (2) zu einer Lähmung der Selbstheilungskräfte des Paares führen und (3) die Motivation, sich mit persönlichen oder Paarproblemen auseinander zu setzen, reduzieren kann. Dem steht auf der **Habenseite** gegenüber, dass ein kombiniertes Vorgehen (1) bei zahlreichen Patienten die Effektivität und Prognose der Behandlung verbessern kann, (2) dem Patienten vermittelt, dass der Therapeut ihn auch in seiner Sichtweise (die oft auf somatische Ursachen fixiert ist) ernst nimmt, (3) dadurch die Etablierung eines initialen Arbeitsbündnisses erleichtert und (4) im Sinne des „Joining" (den Patienten dort abholen, „wo er steht") auf diesem Weg einen auch die psychosoziale Seite berücksichtigenden Zugang eröffnen kann.

Bei aller Kritik an einer vorschnellen und unüberlegten Anwendung der in der Mehrzahl invasiven und bislang fast ausschließlich auf die Störungen des Mannes beschränkten somatischen Methoden sollten die Möglichkeiten dieser Behandlungsoptionen im Hinblick auf eine integrative Therapie systematischer überprüft werden (Hartmann 1992, 1994, 1995). In der sexualmedizinischen Praxis besteht gerade bei männlichen Patienten die Aufgabe meist darin, den Patienten, die in der Mehrzahl von einer körperlichen Verursachung ihrer Problematik überzeugt sind, psychische oder paarbezogene Gesichtspunkte nahe zu bringen und sie von den Chancen einer Sexualberatung oder Sexualtherapie zu überzeugen. Dies gelingt nur oder doch sehr viel besser, wenn der Sexualberater bzw. -therapeut über die Vor- und Nachteile der medizinischen Behandlungsoptionen (die ja nach der hier vertretenen Definition einen Teil der Sexualtherapie bilden) gut informiert ist, diese mit dem Patienten erörtert und seine Bereitschaft signalisiert, bestimmte Methoden – wenn die Untersuchungsbefunde es sinnvoll erscheinen lassen und der Patient es wünscht – zu erproben. Kann er dem Patienten vermitteln, dass es nicht darum geht, ihm bestimmte somatische Optionen wie die Selbstinjektionen oder orale Medikamente „vorzuenthalten", sondern dass der Therapeut deren Möglichkeiten und Grenzen gerade auch im Hinblick auf die Paarbeziehung gemeinsam ausloten möchte, gelingt vielfach der Aufbau eines tragfähigen Arbeitsbündnisses, das auch die Bearbeitung psychischer und partnerschaftlicher Probleme ermöglicht.

Der Sexualtherapeut kann so mit einem **integrativen Vorgehen** Patienten „erreichen", die er mit einem rein sexual- bzw. psychotherapeutischen Ansatz nicht erreichen würde. In unserer eigenen Praxis waren viele Patienten, mit denen wir z.T. intensiv und langfristig sexualtherapeutisch gearbeitet haben, für psychologische Aspekte erst zu gewinnen, nachdem sie gründlich somatisch untersucht und alle medizinischen Optionen genau besprochen wurden, wobei manche vielleicht sogar die Schwellkörperinjektionen einmal ausprobiert hatten. Weder die Sexualtherapie noch die somatischen Therapien sollten den Patienten in das Prokustesbett ihrer Erklärungsmodelle und Vorgehensweisen pressen, sondern in einem „joint venture" eine Verbesserung der Problematik anstreben.

> Grundsätzlich sind aber nur in einem sexualmedizinischen Zugang mit seiner biopsychosozialen Perspektive, seiner Berücksichtigung der verschiedenen Dimensionen der Sexualität und seiner Paarorientierung die somatischen Methoden sinnvoll und erfolgversprechend einzusetzen.

7.4.5 Patienten aus anderen Kulturkreisen

In der sexualmedizinischen Praxis stellen Patienten aus anderen Kulturkreisen eine besondere Herausforderung dar. Zwei Probleme stehen dabei im Vordergrund: (1) Schwierigkeiten in der **sprachlichen Verständigung** und (2) **kulturgebundene Unterschiede** im Erleben, in der Verarbeitung und in den persönlichen Auffassungen zu Entstehung und Behandlung sexueller Dysfunktionen. Sexualtherapie ist auf eine sprachliche Verständigung angewiesen, die sich – gerade im Paarsetting – nicht durch einen Dolmetscher leisten lässt. In Großstädten ist es bisweilen möglich, den Patienten zu einem der jeweiligen Sprache mächtigen Kollegen zu über-

weisen. Oft ist es so, dass der Patient nur gebrochen Deutsch spricht und der Therapeut sich immer wieder vergewissern muss, dass er wichtige Erklärungen oder Verhaltensanleitungen verstanden hat. Das führt dazu, dass eine eingehendere Exploration und Erhebung der Sexualanamnese oft unterbleibt und den Patienten schnell somatische Therapiemethoden verordnet werden. Selbst wenn eine sprachliche Verständigung möglich ist, ist ein wirkliches Verstehen des Patienten aufgrund der kulturgebundenen Unterschiede schwierig und erfordert vom Therapeuten Offenheit, Engagement und Erfahrung. Dabei gilt das im letzten Abschnitt zu den sexualtherapeutischen Möglichkeiten der Integration somatischer Optionen Gesagte hier in besonderem Maße: über das Ernstnehmen der (häufig somatisch ausgerichteten) „Privattheorie" des Patienten und die Erörterung der verschiedenen somatischen Methoden ist die Etablierung einer therapeutischen Beziehung möglich, die dann Raum gibt für die Bearbeitung psychosozialer Belastungen und partnerschaftlicher Aspekte.

Nach den eigenen Erfahrungen, die sich allerdings nur auf Männer aus einer andrologischen Spezialsprechstunde beschränken, besteht bei Patienten aus der **Türkei**, **Süd(ost)europa** und dem **arabischen Raum** ein tendenziell noch ausgeprägterer sexueller Leistungsdruck, ein rigideres Potenzgebot und eine strengere Erwartung an den Reproduktionserfolg als im westlichen Kulturkreis (der allerdings keineswegs homogen ist). Schon leichtere Funktionsprobleme oder Altersveränderungen lösen daher **massive Ängste** aus, während Kompensationsmöglichkeiten, auch durch die vorgegebenen Strukturen in der Paarbeziehung, kaum vorhanden sind. Der typische **Selbstverstärkungsmechanismus** baut sich auf diese Weise schnell und heftig auf und mündet häufig in eine **Somatisierung**, die auch dem Therapeuten den Zugang zu den relevanten Emotionen und Kognitionen erschwert. Häufiger werden Beschwerden vorgebracht, dass der Penis sich immer „kalt" anfühlt oder merklich kleiner geworden sei, oft verbunden mit diffusen Beschwerden in der Genitalregion, im Unterbauch oder in der Leistengegend. In der Regel sind die Patienten schon mehrfach untersucht worden, bleiben aber trotz negativer Befunde fest von einer somatischen Ursache überzeugt.

Trotz der geschilderten Probleme und schwierigen Ausgangsbedingungen sind bei vielen Patienten aus anderen Kulturkreisen Basisprinzipien der Sexualtherapie einzusetzen, wenngleich eine **Paartherapie** nur sehr selten zustande kommt und insbesondere die Sensualitätsübung dem bei ihnen vorherrschenden Sexualitätskonzept fremd ist und auf Ablehnung stößt. Glückt der Aufbau einer therapeutischen Beziehung, können Elemente der von Zilbergeld (1978, 1994) beschriebenen individualtherapeutischen Übungen verwendet werden, um die persönlichen sexuellen Rahmenbedingungen zu erkunden. Auch kognitiv-behaviorale Methoden sind oft günstig, so die ebenfalls von Zilbergeld (1994) beschriebene „Mind Power", ein mentales Training (Hoyndorf et al. 1995) oder die Modifikation dysfunktionaler Gedanken und kognitiver Irrtümer (Rosen et al. 1994). Durch diese Übungen kann die sexuelle Selbstsicherheit verstärkt und die Bewältigungskompetenz erhöht werden. Gerade bei älteren Patienten stellt sich häufig eine ungenügende sexuelle Stimulation und ein sehr eingeschränktes sexuelles Repertoire als entscheidender pathogenetischer Faktor heraus. Hier gilt es behutsam den Ablauf der sexuellen Interaktion zu erkunden und Möglichkeiten der Änderung zu sondieren. Ein **Aufklärung** des Patienten über die sexuellen Reaktionen und die normalen Alterungsprozesse kann ebenfalls entlastend wirken. Insgesamt gelten auch bei Patienten aus anderen Kulturkreisen die allgemeinen Prinzipien und Ziele der Sexualtherapie, nur erfordert deren Umsetzung häufig ein anderes und **angepasstes Vorgehen**. Eine Sexualberatung ist in jedem Fall nützlich und sollte eine somatische Therapie immer begleiten, da eine zu früh angesetzte und ausschließlich somatische Therapie das Erklärungsmodell des Patienten zementieren und die Selbstheilungskräfte lähmen kann (s.o.). Dieser Standpunkt ist auch deswegen berechtigt, weil **psychosoziale Grundbedürfnisse** letztlich **nicht kulturabhängig**, sondern universell sind, also ein Zugang über die Beziehungsebene bei aller Unterschiedlichkeit doch auf Gemeinsames trifft und prinzipiell möglich ist.

8

Geschlechtsidentitätsstörungen[*]

Störungen der Geschlechtsidentität reichen von eher leichtgradigen Formen der Unzufriedenheit mit der eigenen Geschlechtszugehörigkeit bis zur schwersten Form, dem **Transsexualismus**.

Menschen mit transsexueller Geschlechtsidentitätsstörung lehnen ihr Geburtsgeschlecht, dessen körperliche Merkmale und die von der Gesellschaft an ihre biologische Geschlechtszugehörigkeit geknüpften Rollenanforderungen mehr oder weniger vehement ab. Sie empfinden sich dauerhaft als Angehörige des anderen Geschlechts und sind bestrebt, mittels medizinischer Maßnahmen dessen körperliche Merkmale zu erlangen und mittels juristischer Feststellungen in dieser Rolle sozial anerkannt zu leben.

Viele transsexuelle Patienten empfinden das Leben in ihrem biologischen Geschlecht als „Irrtum der Natur", sind innerlich zerrissen, subdepressiv, affektlabil und suizidgefährdet. Angaben über autoaggressive Handlungen, die von exzessivem Alkoholabusus über Automutilationen (z.B. Abschnürungen der Brust oder des Penis) bis zum Suizid reichen können, finden sich zumal im älteren Schrifttum regelmäßig. Das Leiden wird verstärkt durch die soziale Ausgrenzung, welche diese Patienten (z.T. auch wegen ihres nicht immer stimmigen Auftretens in der Rolle des gewünschten Geschlechts) erfahren.

Ärzte und Psychologen werden im Wesentlichen aufgrund folgender Fragestellungen mit transsexuellen Geschlechtsidentitätsstörungen konfrontiert:

1. Die Patienten wenden sich an sie mit der Bitte um Beratung, zunehmend aber auch mit der Forderung nach Einleitung einer hormonellen und operativen Geschlechtsumwandlung.

2. Ärzte stellen die Indikation zur hormonellen und/oder operativen Geschlechtsumwandlungsbehandlung und führen diese – bei entsprechender Spezialisierung – auch durch.

3. Ärzte und Psychologen werden von den zuständigen Amtsgerichten als Gutachter nach dem Transsexuellengesetz (s.u.) bzw. von den Medizinischen Diensten der Krankenkassen (MDK) als Gutachter für die Kostenübernahme der Transformations-OP herangezogen.

Dabei sind insbesondere folgende Aspekte zu berücksichtigen:

Grundsätzliche Aspekte der Diagnostik & Therapie

▷ „Transsexualismus" ist in der Regel zunächst eine selbstgestellte Diagnose des Patienten. Es gibt kein einzelnes „objektives" Kriterium, keinen Laborwert und keinen psychometrischen Test für die Irreversibilität einer Geschlechtsidentitätstransposition im Sinne eines „Transsexualismus".

▷ Diese Irreversibilität ist aber eine der Voraussetzungen zur Indikation für eine Umwandlungsbehandlung. Eine solche Indikation kann nur im Ergebnis eines längerwährenden diagnostisch-therapeutischen Prozesses gestellt werden. Dabei kommt dem mindestens einjährigen Alltagstest (s.u.) eine entscheidende Bedeutung bei der Sicherung der Diagnose zu.

▷ Ein Verschleppen der Behandlung, ein Vertrösten des Patienten ohne tatsächliche Hilfsangebote zum Ausloten seines tiefgreifenden Lebenskonflikts mit ihm gemeinsam kann letztlich letale Folgen haben, da viele Patienten in der „Umwandlung" die letzte lebbare Möglichkeit sehen.

▷ Andererseits kann auch ein vorschnelles Einleiten weitgehend irreversibler körperverändernder Maßnahmen ohne ausreichende diagnostisch-therapeutische Abklärung deletäre Konsequenzen haben.

▷ In Anbetracht der Plastizität der Geschlechtsidentitätsentwicklung in Pubertät und Adoleszenz kann die Diagnose einer transsexuellen (d.h. irreversiblen) Geschlechtsidentitätsstörung erst im Erwachsenenalter (nach dem 18. Lbj.) gesichert werden.

Die katamnestische Literatur (i. Überbl. Pfäfflin & Junge 1992) hat gezeigt, dass das Gelingen der **postoperativen** psychosozialen Adaptation u.a. davon abhängt, ob der Patient einen längerwährenden **präoperativen** Kontakt zu einem sexualmedizinisch erfahrenen psychotherapeutischen oder psychiatrischen Behandlungsteam hatte.

Im Zuge des diagnostisch-therapeutischen Prozesses kommt es immer wieder zu Entscheidungsbedarf in medizinisch-ethischen, aber

[*] Unter Mitarbeit von Prof. Dr. M. Sohn u. Dr. A. Peek

auch arzt- und zivilrechtlichen Fragen. Als Leitlinien für diesen notwendigen Klärungsprozess
wurden – zugeschnitten auf die besonderen
rechtlichen Gegebenheiten in Deutschland – gemeinsam von der Akademie für Sexualmedizin,
der Gesellschaft für Sexualforschung und der
Gesellschaft für Sexualwissenschaft nationale
„Standards der Behandlung und Begutachtung
Transsexueller" erarbeitet (Becker et al. 1997),
die für die folgenden Ausführungen maßgeblich
sein werden.

8.1 Nosologie

Die Begriffsgeschichte der Geschlechtsidentitätsstörungen ist nicht nur symptomatisch für
das soziokulturelle Verständnis von Menschen,
die von den in ihrer Kultur für ihre Geschlechtergruppe geltenden Verhaltensnormen und
-regeln abweichen, sie kennzeichnet auch die
Unsicherheiten im diagnostischen und therapeutischen Umgang mit diesen Patienten, ja ihre
Zuordnung als Patienten überhaupt. Die Entwicklung der Terminologie vollzog mehrere
Wendungen – von der diffusen Ausgrenzung als
schlechthin „Sündhafte", „widernatürlich An-
dersartige" über die Schaffung vermeintlich
sicher abgrenzbarer nosologischer Entitäten bis
hin zu einer mehr individuumszentrierten Begrifflichkeit (Bosinski 1996a).

Oft hat es den Anschein, als würde der jeweilige Diagnostiker und Therapeut eben diese Bewegung in der je konkreten Begegnung mit dem
ratsuchenden Betroffenen nachvollziehen: Der
verstörenden Anmutung als „völlig abweichend" folgt das Bedürfnis, eine klar abgrenzbare Diagnose zu finden, die dann auch vermeintlich zum handbuchartigen Gebrauch von er-
probten Richtlinien berechtigt. Und es bedarf
einiger Erfahrung und patientenzentrierter Gelassenheit, um dann mit dem jeweils Einzelnen
den **für ihn** gangbaren Weg zu erarbeiten.

8.1.1 Aktuelle Klassifikation und Terminologie

Das aktuell gültige **ICD-10** beinhaltet im Kapitel F6 (Persönlichkeitsstörungen) einen eigenen Abschnitt „Störungen der Geschlechtsidentität" (F64). „Transsexualismus" wird hier
unter der Nummer F64.0 gesondert aufgeführt
und wie folgt beschrieben:

Definition „Transsexualismus" (F64.0) nach ICD-10

„Es besteht der Wunsch, als Angehöriger des anderen anatomischen
Geschlechtes zu leben und anerkannt zu werden. Dieser geht meist
mit dem Gefühl des Unbehagens oder der Nichtzugehörigkeit zum
eigenen Geschlecht einher. Es besteht der Wunsch nach hormoneller
und chirurgischer Behandlung, um den eigenen Körper dem bevorzugten Geschlecht soweit wie möglich anzugleichen."

Diagnostische Leitlinien für Transsexualismus nach ICD-10

„Die transsexuelle Identität muss mindestens 2 Jahre durchgehend
bestanden haben und darf nicht Symptom einer anderen psychischen
Störung, z.B. einer Schizophrenie, sein. Ein Zusammenhang mit intersexuellen, genetischen oder geschlechtschromosomalen Anomalien
muss ausgeschlossen sein." (WHO 1993: 241)

Für die Diagnose des **Transsexualismus** nach
ICD-10 ist also der Wunsch nach körperlicher
„Umwandlungsbehandlung" (durch Hormone
und/oder Operation) zwingend erforderlich.
Besteht er nicht, so soll die Diagnose „Transvestitismus unter Beibehaltung beider Geschlechtsrollen" (F64.1) gegeben werden. Die
Abgrenzung zum „fetischistischen Transvestitismus" (F65.1) wird durch das Fehlen sexueller
Erregung beim Tragen der Kleidung des anderen Geschlechts (sog. Cross-dressing) angegeben. Die Kategorien „Sonstige" (F64.8) und
„Nicht näher bezeichnete Störungen der Geschlechtsidentität" (F64.9) werden nicht näher
erläutert.

Im Vergleich hierzu beinhaltet die aktuelle
vierte Fassung des Diagnostic and Statistical
Manual of Mental Disorders (**DSM-IV**, APA
1996) unter der Nummer 302.85 (bei Adoleszenten und Erwachsenen) bzw. 302.6 (bei Kindern) im Abschnitt „Sexuelle Funktionsstörungen und Störungen der Geschlechtsidentität"
einige deutliche Abweichungen. Die wichtigste
besteht wohl darin, dass der Begriff „Transsexualismus" im DSM-IV gar nicht mehr vorkommt und durch „Gender Identity Disorders
(GID)" (Geschlechtsidentitätsstörungen) ersetzt
wurde.

**Diagnostische Merkmale für Geschlechtsidentitätsstörung
bei Jugendlichen und Erwachsenen nach DSM-IV (302.85):**

„A. Ein starkes und andauerndes Zugehörigkeitsgefühl zum anderen
Geschlecht (d.h. nicht lediglich das Verlangen nach irgendwelchen
kulturellen Vorteilen, die als mit der Zugehörigkeit zum anderen
Geschlecht verbunden empfunden werden). [...]
Bei Jugendlichen und Erwachsenen manifestiert sich das Störungsbild
durch Symptome wie geäußertes Verlangen nach Zugehörigkeit zum
anderen Geschlecht, häufiges Auftreten als Angehöriger des anderen
Geschlechts, das Verlangen, wie ein Angehöriger des anderen Geschlechts zu leben oder behandelt zu werden oder die Überzeugung,

die typischen Gefühle und Reaktionsweisen des anderen Geschlechtes aufzuweisen.

B. Anhaltendes Unbehagen im Geburtsgeschlecht oder Gefühl der Person, dass die Geschlechtsrolle des eigenen Geschlechts für sie nicht die richtige ist. [...]

Bei Jugendlichen und Erwachsenen manifestiert sich das Störungsbild durch Symptome wie das Eingenommensein von Gedanken darüber, die primären und sekundären Geschlechtsmerkmale loszuwerden (z.B. Nachsuchen um Hormone, Operation oder andere Maßnahmen, welche körperlich die Geschlechtsmerkmale so verändern, dass das Aussehen des anderen Geschlechts simuliert wird) oder den Glauben, im falschen Geschlecht geboren zu sein.

C. Das Störungsbild ist nicht von einem somatischen Intersex-Syndrom begleitet.

D. Das Störungsbild verursacht in klinisch bedeutsamer Weise Leiden oder Beeinträchtigung in sozialen, beruflichen oder anderen wichtigen Funktionsbereichen." (APA 1996: 609-610)

Der Operationswunsch ist somit in dieser Klassifikation ein **mögliches**, jedoch **kein obligates Kriterium**.

Für den Praktiker ist an der neuen DSM-IV-Klassifikation bedeutsam, dass sie deutlicher als die anderen Systeme der Tatsache Rechnung trägt, dass „Transsexualismus" zunächst in der Regel eine selbstgestellte Diagnose des Patienten ist. An der Geschlechtsidentitätsstörung wird bei allen Patienten kein Zweifel bestehen. Aufgabe des Diagnostikers ist es jedoch zu klären, wie groß das Ausmaß dieser Störung ist (partielle Geschlechtsdysphorie vs. totale Rollentransposition), wie fixiert sie ist (passager oder irreversibel) und welche therapeutischen Wege im Interesse des Patienten zu beschreiten sind.

Als Spezifikationskriterien nennt DSM-IV die Angabe der sexuellen Orientierung „auf Männer, auf Frauen, auf beide Geschlechter oder auf keines der beiden Geschlechter". Es wird darauf hingewiesen, dass es bei biologischen Männern mit Geschlechtsidentitätsstörungen im Wesentlichen zwei Entwicklungswege und damit zwei „Untergruppen" gibt, die sich in der Vorgeschichte, tendenziell auch in der postoperativen Zufriedenheit und nicht zuletzt in der Ausrichtung der sexuellen Orientierung (auf Männer oder auf Frauen) unterscheiden.

In jüngster Zeit wird von verschiedenen Seiten die Forderung erhoben, die Wahl der Geschlechtszugehörigkeit als eine freie Willensentscheidung des Einzelnen zu akzeptieren und in Analogie zur homosexuellen Orientierung Transsexualität als eine Normvariante geschlechtlichen Seins zu entpathologisieren. Zugleich wird argumentiert, dass das Beharren der Ärzte auf dem **Alltagstest** und überhaupt die differenzialdiagnostische Abwägung vor Einleitung körperverändernder Behandlungsmaßnahmen eine

Missachtung genuiner Selbstbestimmungsrechte darstellt. Aus praktischer sexualmedizinischer Sicht sei dazu folgendes angemerkt:

1. Diese Diskussion verweist zunächst auf die in modernen Industriegesellschaften größere Durchlässigkeit überkommener Geschlechterrollen. Es gibt zumal in den großen Städten hochindustrialisierter Länder eine schillernde Szene von Angehörigen beider Geschlechter, die sich als „Queer", „Drag", „Gendernauts", „Transgenders" usw. jenseits der herkömmlichen Rollenzuschreibungen definieren. Es besteht in der Tat überhaupt kein Grund dazu, diese vielfältigen Daseinsformen als Ausdruck von Krankheit zu betrachten.

2. Ebenso gibt es eine Fülle von Berichten über rituell oder sozial begründete Wechsel in das andere (oder ein drittes, viertes Zwischen-Geschlecht) aus einer Vielzahl historischer und rezenter Kulturen (Street 1989; Lang 1991; Herdt 1994; s. Kap. 2.3). Fast scheint es, als sei ein solcher (in unterschiedlichem Maße auch mit der Einnahme der andersgeschlechtlichen Sexualrolle verbundener) Wechsel ein ubiquitäres Phänomen, das seine Wurzeln in animistisch-schamanistisch geprägten Vater-und-Mutter-Gottheiten haben könnte.

3. Diese Geschlechtswechsel werden indes, soweit bekannt, stets freiwillig vollzogen und sind mit einem je spezifischen Prestigegewinn verbunden. Die DSM-IV-Autoren der Kategorie „Geschlechtsidentitätsstörung mit Krankheitswert" haben aber mit Bedacht hinzugefügt, darunter falle „nicht lediglich das Verlangen nach irgendwelchen kulturellen Vorteilen, die als mit der Zugehörigkeit zum anderen Geschlecht verbunden empfunden werden".

4. Auch wurden und werden diese rituellen und/oder sozialen Wechsel – bis auf die Ausnahme der in sektenähnlichen Verbänden lebenden und dort aus rituellen Gründen entmannten „Hijras" – nicht unter Einbeziehung medizinischer Operationstechniken vollzogen. Im Unterschied zu Menschen mit homosexueller Orientierung leiden Menschen mit **transsexuellem** Umwandlungsbegehren eben nicht nur und nicht primär unter den Rollenerwartungen der Gesellschaft, sondern unter der unüberbrückbaren Diskrepanz zwischen innerlich gefühlter Geschlechtszugehörigkeit und körperlichen Insignien der tatsächlichen biologischen Geschlechtszugehörigkeit. Dies hat zur Folge, dass Patienten mit Geschlechtsidentitätsstörungen – ganz im Unterschied zu Menschen mit

homosexueller Orientierung – von Ärzten massive und irreversible (medikamentöse und /oder operative) Eingriffe fordern. Derartige körperverändernde Eingriffe haben jedoch zur Voraussetzung:

a. die Diagnose einer behandlungsbedürftigen Krankheit (und nicht lediglich die Feststellung einer freien beliebigen Wahl),

b. eine wissenschaftlich begründete ärztliche Indikationsstellung, die auf einer diffizilen Diagnostik und Differenzialdiagnostik fußt und Alternativen erwägen muss.

Ärzte aufzufordern, sich „nicht in die Belange der Identitätswahl einzumischen", zugleich aber von ihnen derart verantwortungsvolle Eingriffe zu fordern, ist ein Widerspruch in sich selbst.

5. Sollte sich der Standpunkt durchsetzen, dass transsexuelle Geschlechtsidentitätsstörungen keine Krankheit im Sinne der RVO, sondern Ausdruck der freien Wahl und Selbstbestimmung des jeweils Betroffenen sind, so gäbe es für die Solidargemeinschaft der Krankenversicherten keinen Grund mehr, wie bisher die (nicht unerheblichen) Kosten für die Umwandlungsbehandlung zu tragen. Diese würden dann der privaten Initiative und Zahlungsfähigkeit des jeweils Einzelnen überlassen bleiben – eine sicherlich von niemanden ernsthaft angestrebte Alternative.

Die weiteren Ausführungen beziehen sich somit nicht auf Variationen des öffentlichen Auftritts in der einen oder anderen (oder einer gänzlich neu definierten) Geschlechterrolle, sondern auf **Störungen** von **Krankheitswert**. In Anlehnung an die aktuelle Nomenklatur wird dabei folgende Terminologie gewählt:

▷ Generell wird von Geschlechtsidentitätsstörungen gesprochen.

▷ Hat ein längerwährender diagnostisch-therapeutischer Prozess gezeigt, dass die Rollentransposition tatsächlich irreversibel ist und dass neben der psychotherapeutischen Beglei-

tung und Behandlung letztlich nur hormonelle und operative Maßnahmen geeignet sind, das Leiden des Patienten an seiner Geschlechtlichkeit (nicht an seiner transponierten Geschlechtsidentität!) zu lindern, so wird von einer transsexuellen Geschlechtsidentitätsstörung gesprochen.

▷ Das bedeutet, dass die früher als „Mann-zu-Frau-Transsexuelle" (MFT) bezeichneten Patienten im Folgenden als „biologische Männer mit transsexueller Geschlechtsidentitätsstörung" und die „Frau-zu-Mann-Transsexuellen" (FMT) als „biologische Frauen mit transsexueller Geschlechtsidentitätsstörung" bezeichnet werden. Gelegentlich wird jedoch aus Gründen der Übersichtlichkeit noch die alte Bezeichnung „MFT" bzw. „FMT" verwendet.

8.1.2 Epidemiologie

In Abhängigkeit von den zugrundegelegten definitorischen Begrenzungen des Störungsbildes, von den verwendeten Erhebungskriterien und vom Untersuchungsland variieren die Angaben über die Häufigkeit von transsexuellen Geschlechtsidentitätsstörungen außerordentlich stark. Sie werden um so höher sein, je niedriger die diagnostische Schwelle ist (s. Tab. 8-1).

Für Deutschland liegen Angaben zur 10-Jahres-Prävalenz nach den gerichtlichen Entscheidungen zur Vornamens- bzw. Personenstandsänderung gemäß dem Transsexuellengesetz (s.u.) vor (Osburg & Weitze 1993). Demnach betrug für die Jahre 1981 bis 1991 die Prävalenz von transsexuellen Geschlechtsidentitätsstörungen in der Bundesrepublik ca. 2,1 auf 100.000 der erwachsenen Wohnbevölkerung. Bei biologischen Männern war sie mehr als doppelt so häufig wie bei biologischen Frauen. Diese Zahlen stellen Mindestangaben dar, da nicht sicher festgestellt werden kann, dass alle Transsexuellen auch die gesetzlichen Regelungen in Anspruch nehmen.

Tab. 8-1   Prävalenzraten des Transsexualismus in verschiedenen Ländern. Nach Osburg & Weitze (1993: 103)

Autor	Land	TS Total	MFT*	FMT*	Ratio MFT/FMT
Wålinder (1967b)	Schweden	1 : 54.000	1 : 37.000	1 : 103.000	2,8 : 1
Pauly (1968)	USA		1 : 100.000	1 : 400.000	4 : 1
Hoenig & Kenna (1974)	England	1 : 53.000	1 : 34.000	1 : 108.000	3,2 : 1
Ross et al. (1981)	Australien	1 : 42.000	1 : 24.000	1 : 150.000	6,1 : 1
Tsoi (1988)	Singapur	1 : 2.900	1 : 9.000	1 : 27.000	
Bakker et al. (1993)	Niederlande		1 : 11.900	1 : 30.400	70-80%
Osburg & Weitze (1993)	BRD (bis 1990)	1 : 42.000 bzw. 1 : 48.000	1 : 36.000 bzw. 1 : 42.000	1 : 94.000 bzw. 1 : 104.000	2,3 : 1 bzw. 2,2 : 1

* MFT = Mann-zu-Frau-Transsexuelle; FMT = Frau-zu-Mann-Transsexuelle

8.2 Symptomatologie und Verlauf

Die klinischen Erscheinungsformen bei biologischen Frauen mit transsexueller Geschlechtsidentitätsstörung (bisher bezeichnet als Frau-zu-Mann Transsexuelle; FMT) unterscheiden sich in mancherlei Hinsicht von denen biologischer Männer, die dauerhaft von dem Wunsch beseelt sind, als Frau zu leben (bisher bezeichnet als Mann-zu-Frau Transsexuelle; MFT). Deshalb sollen sie im Folgenden getrennt besprochen werden. Wie bei jeder Symptomatologie sollte dabei im Auge behalten werden, dass der Einzelfall sich nicht immer in derartigen typologischen Beschreibungen wiederfinden muss, sondern vielmehr durch seine je individuelle Besonderheit gekennzeichnet ist.

8.2.1 Geschlechtsidentitätsstörung bei biologischen Frauen

Ein allgemeines Unbehagen hinsichtlich der körperlichen Veränderungen in der Pubertät ist bei pubeszenten Mädchen häufiger zu beobachten als bei Jungen. Es ist zumeist durch die einschneidenderen Veränderungen im weiblichen Lebenszyklus verursacht, aber auch durch die veränderte Reaktion zumal der männlichen Umwelt auf die optischen Attribute der Weiblichkeit, gegen welche Mädchen dann nicht selten diffuse, zumeist aber nur passagere Aversionen entwickeln. Ausgesprochen **transsexuelle** Geschlechtsidentitätsstörungen sind indes bei biologischen Frauen tendenziell seltener als bei biologischen Männern.

Das **Alter bei der Erstvorstellung** liegt im Regelfalle in den Zwanzigern bis Mitte der Dreißiger; in den letzten zehn Jahren werden aber zunehmend auch jüngere Patienten vorstellig. Biologische Frauen mit Geschlechtsidentitätskonflikt jenseits des vierzigsten Lebensjahres kommen zwar vor, sind aber zunehmend seltener geworden.

Anamnestisch wird regelmäßig eine schon in der Kindheit ausgeprägte Beschäftigung mit jungentypischen Spielen (Fußball, Rauf- und Tobespiele, Cowboy usw.) berichtet – vorzugsweise in Jungengruppen, die dies bis zu einem bestimmten Alter offenbar problemlos akzeptieren; desgleichen eine Bevorzugung von Jungenspielzeug und zumal Jungenbekleidung. Diese Angaben über sog. Tomboy-Verhalten lassen sich fremdanamnestisch validieren, wobei insbesondere die strikte Aversion gegen Kleider – oft schon bei der Einschulung, spätestens aber bei der Konfirmation – den Müttern rätselhaft und ärgerlich war und (entsprechend dem Anlass) oft auch fotografisch dokumentiert ist.

Während **Mütter** also häufig Probleme mit solchem Verhalten schildern und Patienten auch über Auseinandersetzungen mit der Mutter berichten, finden sich oft Hinweise auf eine gewisse wohlwollende Toleranz derartiger Verhaltensweisen seitens der **Väter**, welche das Mädchen für seine Geschicklichkeit bei handwerklichen Arbeiten loben, das fußballerische Engagement unterstützen usw.

Seltener wird schon für die Kindheit der explizite Wunsch erinnert, ein Junge sein zu wollen. Vielmehr geben die Patienten an, sich in dieser Zeit – bei Kenntnis der genitalen Geschlechtsunterschiede und Wissen um die biologische Geschlechtszugehörigkeit – darüber keine Gedanken gemacht zu haben. So erinnerte sich eine 24jährige biologische Frau: „Alles war doch irgendwie okay." Eine andere gab rückblickend zur Verarbeitung der mütterlichen Aufklärung über die bevorstehende Regelblutung an: „Ich hab das irgendwie nicht auf mich bezogen."

Die **Menarche** bewirkt dann ein im Wortsinne „blutiges Erwachen": Während der Genitalstatus selbst eher duldend hingenommen wird (aber auch nicht als Quelle der Lust akzeptiert wird, s.u.), ist für viele der Patienten die monatliche Regelblutung ein steter Grund zur Klage, wird doch dadurch die abgelehnte biologische Weiblichkeit „regelhaft" evoziert. Dies ist auch einer der Gründe für die oft geschilderten **Dys- und Oligomenorrhoen**, die jedoch auch durch ein überdurchschnittlich häufiges Vorhandensein polyzystischer Ovarien mitbedingt sein dürften (s.u.).

Alle Patienten berichten über seit der Thelarche bestehende unüberwindbare **Schwierigkeiten bei der Akzeptanz ihres weiblichen Körpers**: Zumal die **Mammae** werden – unabhängig von ihrer tatsächlichen Größe – als ein für sich selbst und für die Gesellschaft (vermeintlich unübersehbares) Signum der Weiblichkeit vehement abgelehnt und durch weite Pullover, Jacken, gebeugte Körperhaltung, aber auch durch strangulierende Abschnürungen mittels Bandagen, Gürtel, Binden usw. verborgen. Dies geschieht auch bei sommerlichen Temperaturen;

die Patienten meiden beinahe phobisch jegliche Exposition des verhassten weiblichen Körpers, etwa das Betrachten im Spiegel oder beim Duschen, den Besuch öffentlicher Badeanstalten usw.

Während also in der Kindheit häufig eine indifferente Haltung zur Geschlechtszugehörigkeit gezeigt und diese gar nicht als Problem reflektiert wurde, kommt nun zur schon zuvor bestehenden Ablehnung weiblicher Aktivitäten die eindeutige Ablehnung der körperlichen weiblichen Attribute und der sich verstärkende Wunsch hinzu, als Junge/Mann zu leben.

In **Kleidung und Haartracht** versuchen diese Patienten, soweit wie möglich „männlich" zu wirken. Neben den peinlichst versteckten Brüsten wird oft auch durch Vortäuschung eines männlichen Genitales im bekleideten Zustand (etwa durch ein Paar Socken im Slip) ein möglichst „normales" männliches Aussehen angestrebt. Ab der Pubertät scheint dieses Kleidungsverhalten die zuvor durchaus vorhandene Akzeptanz durch die Väter drastisch zu reduzieren.

Auch wenn es gelegentlich zur Überbetonung besonders maskuliner Züge (gepolsterte Schultern, extrem kurze Haare, Tätowierungen oder ständiges Tragen eines Anzugs mit Krawatte) oder zur Teilnahme an besonders „männlichen Vergnügungen" kommt (Schlägereien oder Mitgliedschaft in Hooligan- oder Motorrad-Gangs – die oft um die Problematik wissen, aber „zu ihrem Kumpel stehen"), nimmt die Camouflage der ersehnten Rolle im Regelfalle nicht dasselbe Ausmaß an wie bei manchen biologischen Männern mit Geschlechtsidentitätsstörungen. Überhaupt stimmen alle Berichte und unsere klinischen Erfahrungen dahingehend überein, dass die Verläufe bei biologischen Frauen mit transsexuellen Geschlechtsidentitätsstörungen zumeist weniger spektakulär, weniger auf betonte Außenwirkung ausgerichtet und insgesamt (sowohl prä- als auch postoperativ) unproblematischer sind als bei biologischen Männern mit Geschlechtsidentitätsstörungen.

Dies dürfte zum einen daran liegen, dass eine sich männlich gebende Frau in einer Kultur, in der die männliche Rolle immer noch positiver bewertet wird als die weibliche, auf weniger Ablehnung stößt. Zum anderen ist möglicherweise auch die größere Homogenität der **psychosexuellen Ausrichtung** hierfür maßgeblich: **Klinisch vorstellig werdende** biologische Frauen mit transsexueller Geschlechtsiden-

titätsstörung berichten in der überwiegenden Mehrheit über eine ausschließlich sexuell-erotische Attraktion durch Frauen (d.h. über eine **gynäphile** sexuelle Orientierung). Die Patienten empfinden sich als „heterosexueller Mann", der heterosexuelle Frauen begehrt. Berichte über FMT mit **androphiler** („männerliebender") sexueller Orientierung haben indes in letzter Zeit zugenommen (i.Überbl. Chivers & Bailey 2000). Wie sich deren prä- und zumal postoperative Verläufe gestalten, ist bislang nicht ausreichend untersucht.

Dies besagt indes nicht, dass bei der ansonsten regelhaft vorhandenen gynäphilen („frauenliebenden") sexuellen Orientierung nicht durchaus gravierende **Probleme** für die biologischen Frauen mit transsexuellem Umwandlungswunsch bestehen würden:

▸ Gelegentliche Versuche, diese gynäphile sexuelle Orientierung in einem lesbischen Setting auszuleben, bleiben unbefriedigend, da die Patienten (im Unterschied zu lesbischen Frauen) ihre eigene Leiblichkeit nicht lustvoll in derartige Beziehungen einbringen können. Berührungen an Mammae und Vulva durch die Partnerin werden aversiv empfunden und zumeist abgelehnt.

Bekannt sind bedrückende Fälle von z.T. Monate währenden „Versteckspielen", in denen die Patienten sich gegenüber einer geliebten und begehrten Frau als Mann ausgaben, der es – angeblich aufgrund religiöser oder moralischer Skrupel – „noch nicht zum Letzten kommen lassen wolle". Erst wenn die Partnerin die Wahrheit zufällig entdeckt, sich oft empört abwendet, finden die Patienten den Mut, einen Arzt aufzusuchen.

▸ Andere biologische Frauen mit transsexueller Geschlechtsidentitätsstörung versagen sich die Erfüllung ihrer Sehnsucht nach Partnerschaft mit einer Frau, weil sie die Enttäuschung fürchten. Sie leben soziosexuell isoliert und betäuben nicht selten ihren Kummer mit Alkohol.

▸ Schließlich gibt es eine Anzahl von Patienten, denen der Aufbau einer stabilen Partnerschaft zu einer Frau, die um die transsexuelle Problematik weiß, geglückt ist. Die vita sexualis dieser Paare – die sich als „heterosexuell", als „Mann und Frau", definieren – ist zumeist dadurch gekennzeichnet, dass der Patient größten Wert auf die Befriedigung seiner Partnerin legt, selbst aber eine Berührung an Mammae und Genitalien ablehnt, somit allzu oft unbefriedigt bleibt. Dies kann nach Jahren des Arrangements mit dem defizitär empfundenen Zustand Grund der Vorstellung sein. Oft ist es aber so, dass der

Patient (und oft auch die Partnerin) eine endgültige „Klärung" der personenstandsrechtlichen Situation wünscht. Nicht selten sind hierfür Probleme bei Polizeikontrollen, Arbeitgebern usw., die sich über den weiblichen Namen im Pass oder Bewerbungschreiben eines nach außen für sie „typischen Mannes" wundern, der letzte äußere Anstoß.

Vor dieser erhofften personenstandsrechtlichen Klärung („Ich bin ein Mann und will nun auch so heißen und mich nicht mehr ständig erklären müssen!"; „Ich will endlich meine Frau heiraten können!") steht bei den **Wünschen nach medizinischer Körperveränderung** das Loswerden der Mammae und der Menstruationsblutung an erster Stelle, während der Wunsch nach einem Phallus zumeist nicht so vordringlich und den eher noch problematischen operativen Möglichkeiten adäquat ist (s. 8.10).

Dieses im Vergleich zu biologischen Männern mit transsexuellen Geschlechtsidentitätsstörungen eher gelassene Umgehen mit dem Fehlen eines – der transponierten Geschlechtsidentität kohärenten – Genitalstatus mag auch der Tatsache geschuldet sein, dass es heterosexuelle Frauen – also präsumtive Partnerinnen für biologische Frauen mit transsexueller Geschlechtsidentitätsstörung – weniger Wert auf einen penetrationsfähigen (Neo-)Phallus zu legen scheinen und sich mit Surrogatlösungen (z.B. einem Dildo oder manueller bzw. oraler Stimulation) offenbar leichter arrangieren können als heterosexuelle Männer, die als präsumtive Partner androphiler biologischer Männer mit transsexuellen Geschlechtsidentitätsstörungen weniger in der Lage sind, bei ihrer Partnerin auf eine koitusfähige (Neo-)Vagina zu verzichten.

Psychopathologisch findet sich bei gynäphil orientierten biologischen Frauen mit transsexueller Geschlechtsidentitätsstörung je nach Strukturniveau der Persönlichkeit, nach Vorgeschichte, sozialer Kompetenz, Reaktion der Umwelt, Ausmaß der Körperaversion und Gelingen eines partnerschaftlichen Arrangements die ganze Bandbreite von insgesamt unauffälligen Persönlichkeiten (die einzig den konsistent und kontinuierlich vorgetragenen Wunsch haben, körperlich adäquat aussehend und sozial akzeptiert die eigene Identität als Mann leben zu können) über aggressiv-antisoziale Persönlichkeitszüge mit Substanzabusus bis hin zu schwerem selbstbeschädigendem Verhalten („Schnibbeln") im Rahmen einer Borderline-Pathologie.

Körperlich ergeben sich gehäuft Hinweise auf hyperandrogenämische Zustandsbilder (mit Androgenwerten über den weiblichen, aber

deutlich unter den männlichen Normalwerten), die nicht selten mit weiteren Symptomen eines polyzystischen Ovar-Syndroms (Oligomenorrhoe, Hirsutismus, Adipositas, LH/FSH-Dysregulation) einhergehen (s. Futterweit et al. 1986; Balen et al. 1993; Bosinski et al. 1997a). Hinsichtlich ihres Körperbaus nehmen biologische Frauen mit transsexuellen Geschlechtsidentitätsstörungen auf einem anthropometrischen gynäko-andromorphen Verteilungskontinuum eher eine intermediane bis tendenziell andromorphe Position ein (s. Rajchel et al. 1985; Bosinski et al. 1997b; Antoszewski et al. 1998). Indes sind derartige Veränderungen durchaus nicht zwingend vorhanden und können keinesfalls als „somatischer Indikator" einer irreversiblen Geschlechtsidentitätstransposition bewertet werden.

8.2.2   Geschlechtsidentitätsstörung bei biologischen Männern

Das **Alter bei der Erstvorstellung** variiert deutlicher als bei biologischen Frauen mit transsexuellen Geschlechtsidentitätsstörungen und reicht vom 18. Lebensjahr bis in das 7. Lebensjahrzehnt. Innerhalb dieser großen Altersspanne lassen sich **zwei Altersgipfel** feststellen: eine Gruppe biologischer Männer, die durchschnittlich Mitte Zwanzig wegen ihres Wunsches nach Geschlechtsumwandlung ärztliche Hilfe suchen, und eine zweite mit einem Altersmedian von Mitte bis Ende Dreißig. Auf diese beiden Verlaufsformen weist auch DSM-IV hin:

„Die erste Form ist die Fortsetzung einer bereits in der Kindheit oder frühen Adoleszenz beginnenden Geschlechtsidentitätsstörung. Diese Patienten werden typischerweise in der späten Adoleszenz oder im Erwachsenenalter vorstellig. Bei der anderen Verlaufsform treten die offeneren Anzeichen eines Zugehörigkeitsgefühls zum anderen Geschlecht später und gradueller auf, bei einer klinischen Vorstellung im frühen bis mittleren Erwachsenenalter, üblicherweise im Gefolge, manchmal aber auch gleichzeitig mit, Transvestitischem Fetischismus. Die Gruppe mit späterem Beginn der Störung kann im Ausmaß des Zugehörigkeitsgefühls zum anderen Geschlecht wechselhafter sein, bezüglich der Geschlechtsumwandlungsoperation unentschiedener sein, mit größerer Wahrscheinlichkeit sexuell auf Frauen orientiert sein, und die Wahrscheinlichkeit, dass sie nach einer Geschlechtsumwandlungsoperation zufrieden sind, kann bei ihnen geringer sein. Männer mit Geschlechtsidentitätsstörung, die sexuell auf Männer orientiert sind, werden eher in der Adoleszenz oder im jungen Erwachsenenalter mit der Vorgeschichte einer lebenslang bestehenden Geschlechtsdysphorie vorstellig. Im Gegensatz werden diejenigen, die sexuell auf Frauen, auf beide Geschlechter oder weder auf Frauen noch auf Männer orientiert sind, tendenziell später vorstellig und haben typischerweise eine Vorgeschichte von Transvestitischem Fetischismus." (APA 1996: 608)

Beide Gruppen – im älteren Schrifttum auch als „early-" bzw. „late-onset" oder „primäre" bzw. „sekundäre" Transsexuelle bezeichnet (Person & Ovesey 1974, 1993; Wise & – Meier 1980; Docter 1988; Doorn et al. 1994) unterscheiden sich somit in einer Fülle von Verlaufsmerkmalen und Symptomen, deren wichtigstes nach vorliegenden empirischen Untersuchungen (i. Überbl. Bosinski 1994) die unterschiedliche **sexuelle Orientierung** ist.

Es können zwei Gruppen von biologischen Männern mit transsexuellen Geschlechtsidentitätsstörungen unterschieden werden:

▷ Biologische Männer, die sich als (**heterosexuelle**) Frau empfinden und eine Liebes- und Sexualpartnerschaft mit einem (heterosexuellen) Mann anstreben, deren sexuelle Orientierung somit **androphil** ist.

▷ Biologische Männer, die sich als (**lesbische**) Frau empfinden und eine Liebes- und Sexualpartnerschaft mit einer Frau anstreben, deren sexuelle Orientierung somit **gynäphil** ist. Zu dieser Gruppe gehören auch jene Patienten, die keine Wünsche nach einer Partnerschaft haben und durch die Phantasie, mit sich selbst als Frau sexuellen Umgang zu haben, affiziert sind, nach außen hin also „asexuell" wirken, tatsächlich aber **„autogynäphil"** (Blanchard 1989) orientiert sind.

Androphil orientierte MFT

Sie kommen durchschnittlich Mitte Zwanzig und damit zehn bis 15 Jahre früher zur Vorstellung als die Patienten der zweiten (gynäphilen) Gruppe. **Anamnestisch** wird von ihnen angegeben, dass sie bereits in der Kindheit (oft schon im Vorschulalter) eine eindeutige Präferenz für Spiele, Spielzeug, Kleidung und Haartracht des weiblichen Geschlechts zeigten. Dabei wird v.a. das Cross-dressing frühzeitig **offen** und zumeist ohne primäre sexuelle Konnotation betrieben. Diese Berichte werden durch Mütter oder andere Verwandte bestätigt, wobei es erstaunt, welch hohes Maß an wohlwollender Toleranz zumal die Mütter diesem Verhalten gegenüber an den Tag legten. Dies drückt sich nicht zuletzt in einer Vielzahl von Kindheitsphotos aus, die den Patienten als Mädchen verkleidet zeigen. Als Spielkameraden werden Mädchen genannt,

soweit nicht – zumal im Schulalter aufgrund von Hänseleien durch Mitschüler – eher Außenseiterpositionen in der Kindergruppe eingenommen werden. Diese Ausgrenzungen sind gelegentlich Grund zur Vorstellung bei Kinderärzten oder Psychologen, die aber, wie Untersuchungen gezeigt haben (Bosinski et al. 1996), aufgrund der mangelnden Problemdiskussion in der Fachöffentlichkeit nur mehr oder weniger ratlos konstatieren können, dass diese Knaben viel Energie und spielerisches Interesse für weibliche Tätigkeiten, Aufmachung, Accessoires und Kleidung aufwenden und oft auch dezidiert den Wunsch äußern, „ein Mädchen" bzw. „kein Junge" sein zu wollen (s. 8.11). Das Verhalten dieser Patienten wird aber andererseits von den Müttern oft als „unproblematisch" beschrieben, da sie „jungentypische" Disziplinprobleme fast gänzlich vermissen lassen.

Mit dem Erwachen explizit sexueller Interessen in der **Pubertät** schwärmen diese effeminierten Knaben für andere Jungen oder Männer und phantasieren sich bei der Selbstbefriedigung – deren Beginn und Ausmaß sich kaum von heterosexuellen Jungen unterscheidet – als von Jungen/Männern begehrte und geliebte Frau. Sie durchlaufen (und durchleiden) nun einen meist schmerzvollen Selbstfindungsprozess, der in vielem dem Coming-out-Prozess homosexueller Jungen ähnelt, aber insofern dramatischer ist, als diese biologischen Jungen mit beginnender transsexueller Geschlechtsidentitätsstörung nicht nur das Gefühl haben, „anders als die anderen" zu lieben und zu begehren, sondern sich selbst auch als Andere – eben als Mädchen/als Frau – empfinden.

Die **Bekleidung als Frau** wird als ganz selbstverständliche Entäußerung des inneren Empfindens als Frau getragen und spielt bei der Selbstbefriedigung keine oder nur eine untergeordnete Rolle, d.h. eine sexuelle Erregung beim Cross dressing wird im Regelfalle glaubwürdig verneint.

Als störend – weil mit diesem Selbstgefühl als Frau kollidierend – werden die **körperlichen Aspekte** biologischer Männlichkeit wie Bartwuchs und Stimmbruch empfunden, ohne dass deren Ablehnung dasselbe Ausmaß der Körperaversion wie bei biologischen Frauen mit transsexueller Geschlechtsidentitätsstörung erreicht. Gelegentlich findet man auch, dass bei diesen Patienten diese Merkmale nur spärlich entwickelt sind. Die in früheren Berichten beschriebene rigide Ablehnung des Membrum virile und die damit einhergehende Vermeidung jeglicher sexueller Erregung oder gar der Versuch einer Selbstamputation des Penis bzw. Selbstkastration findet sich zumindest in unserem Patientengut und in der jüngeren Literatur nicht und dürfte auch früher eine hochpathologische Verarbeitungsform gewesen sein. Erst im weiteren Verlauf der Entwicklung berichten diese biologischen Männer mit transsexueller Geschlechtsidentitätsstörung, dass sie zumal die Erektionen als störend und mit dem Selbstkonzept als Frau unvereinbar empfinden.

Gelegentlich kommt es bei diesen Patienten zunächst zu **homosexuellen Arrangements** mit anderen Männern. Diese Beziehungen scheitern letztlich daran, dass die Patienten – anders als der seine androphile Sexualität langsam findende und akzeptierende homosexuell orientierte Mann – ihren männlichen Körper nicht lustvoll annehmen und in die sexuelle Begegnung mit homosexuell empfindenden Männern einbringen können. Sie begehren vielmehr als „ganz normale Frau ganz normale heterosexuelle Männer". Nicht selten wird deshalb in nahezu perfektem weiblichem Outfit im Urlaub oder in fremden Städten die Bekanntschaft von heterosexuellen Männern gesucht, die nicht um die wirkliche Geschlechtszugehörigkeit wissen. In der intimen Situation wird dann „Unpässlichkeit" oder Menstruation vorgetäuscht, so dass die Patienten zwar den Partner (oral oder manuell) befriedigen, sich selbst aber genital nicht stimulieren lassen.

Gerade dieses (potenziell für den Patienten gefährliche) Verstecken und das Verzichtenmüssen auf sexuelle Gratifikation – das Gefühl, körperlich-genital „nicht stimmig" zu sein -, führt bei dieser Untergruppe von biologischen Männern mit transsexueller Geschlechtsidentitätsstörung relativ früh (in den Zwanzigern) zur ärztlichen Vorstellung mit dem dezidierten Wunsch, nun „den Körper dem Gefühl anzupassen".

An erster Stelle der **Wünsche nach körperlichen Veränderungen** steht der nach einer kohabitationsfähigen Scheide. Des Weiteren wird eine weibliche Brust und ggf. die Beseitigung der Gesichtshaare und einer zu männlichen Stimme gewünscht, wobei hier im Regelfalle durchaus realistische Erwartungen anzutreffen sind. So weisen nicht wenige Patienten selbst darauf hin, dass es ja auch Frauen mit kleinem Busen und herber Stimme gäbe.

In ihrem **Auftreten** wirken diese Patienten oft durchaus gekonnt weiblich, es kommt aber gelegentlich zu gewissen Überzeichnungen als „perfekte Frau". Zunehmend scheint ihnen zu gelingen, als Frau akzeptiert zu werden, wobei sie nicht nur von einer gewachsenen gesellschaftlichen Toleranz und ihrer mitunter erstaunlichen sozialen Kompetenz, sondern auch von ihrem kontinuierlich-stimmigen Auftreten profitieren. Zumeist werden „typisch weibliche" Berufe gewählt.

> Die Entwicklung der Patienten dieser Untergruppe erweckt oft den Eindruck, sie hätten tatsächlich nie eine Jungen- oder Männerrolle, sondern schon frühzeitig eine zunächst effeminierte und recht bald eine eindeutig weibliche Sozialrolle eingenommen.

Psychopathologische Störungsbilder finden sich in Abhängigkeit vom Strukturniveau der Persönlichkeit, den intellektuellen Voraussetzungen und zumal den entwickelten Coping-Stilen (Umgang mit Kränkungen, unerfüllten Partnerschaftswünschen usw.); sie umfassen dann depressive Zustandsbilder, dependente Persönlichkeitsstörungen oder Abhängigkeitserkrankungen. Jenseits ihrer transponierten Geschlechtsidentität sind viele Patienten dieser Gruppe der biologischen Männer mit transsexueller Geschlechtsidentitätsstörung allerdings in psychopathologischer Hinsicht unauffällig.

Gynäphil orientierte MFT

Sie weisen bei ihrer durchschnittlich im dritten Lebensjahrzehnt (aber nicht selten auch deutlich später) erfolgenden Erstvorstellung sehr oft eine „heterosexuelle Vorgeschichte" mit längerwährenden Partnerschaften (inklusive Eheschließungen und eigene Kinder) auf.

Gelingt es, dem Patienten zu vermitteln, dass sein **individuelles** Schicksal und nicht das Erfüllen einer bestimmten „Check-Liste" zählt, so weichen die zunächst stereotyp vorgetragenen, vermeintlich „idealen transsexuellen Lebensläufe" häufig anamnestischen Berichten über ein eher indifferentes bis typisch maskulines **kindliches Geschlechtsrollenverhalten** mit randständigem Gruppenverhalten (ohne explizite Mädchengesellung wie bei der erstgenannten Gruppe) oder aber mit Jungen als Spielkameraden und Teilnahme an typischen Jungenaktivitäten. Auch finden sich bei diesen Patienten in normaler („jungentypischer") Häufigkeit in den

Schulzeugnissen oder in fremdanamnestischen Angaben Berichte über aufgetretene Diszplinprobleme.

Im Unterschied zu den biologischen Frauen mit transsexueller Geschlechtsidentitätsstörung und zu den androphil orientierten biologischen Männern mit transsexueller Geschlechtsidentitätsstörung zeigen die Patienten dieser Gruppe in der Kindheit zumeist kein offenes Crossdressing. Vielmehr gibt es – bei einigen Probanden bereits deutlich präpubertär – ein **heimliches** Bevorzugen einzelner weiblicher Accessoires (z.B. mütterliches Nachthemd, Slip oder Strumpfhosen). Nicht selten berichten die Patienten, diese Utensilien hätten für sie eine „Tröster-Funktion" gehabt, was offenbar besonders bei jenen – zumindest in unserem Klientel überdurchschnittlich häufig vertretenen – Patienten der Fall war, deren Familienstruktur durch einen – vom Knaben vehement abgelehnten – hostilen Vater und eine diesem gegenüber als hilflos empfundene geliebte Mutter gekennzeichnet ist.

Mit der (altersmäßig unauffälligen) Aufnahme masturbatorischer Aktivitäten in der **Pubertät** erfährt dieser „Fetisch" dann eine explizit sexuelle Besetzung: Die Patienten benutzen die weiblichen Kleidungsstücke bei der Masturbation, posieren darin vor dem Spiegel und phantasieren sich dabei – und zunächst nur dabei – als begehrenswerte Frau.

Außerhalb dieses Settings erscheinen sie in ihrem männlichen Auftreten und auch in ihrer männlichen Identität zunächst sogar mehr oder weniger unbeeinträchtigt. Nicht selten werden „typisch männliche Berufe" gewählt. Die retrospektiv erklärende Behauptung, dies sei der verzweifelte Versuch gewesen, sich „zur Männlichkeit zu zwingen", findet sich zwar häufig, erscheint aber eher wie eine post-hoc Umwertung. Tatsächlich steht in dieser Phase der Entwicklung eine **transvestitisch-fetischistische Komponente** – also eine Abweichung im Bereich der Sexualität und nicht im übergeordneten Bereich der Geschlechtsidentität – meist ganz im Vordergrund. Die Personen der phantasierten Masturbationsszenarien sind Frauen, mit denen die Patienten – als Frau verkleidet, aber gelegentlich auch ohne virtuelle Beteiligung der eigenen Person – sexuell agieren (s. Bosinski 1994).

Entsprechend gestaltet sich auch bei der Mehrheit dieser Patienten das **Partnerschaftsverhalten**: Die erste sexuelle Begegnung findet mit einer Frau statt. Kommt es zur Etablierung einer Partnerschaft, so geschieht es im Verlauf beinahe regelmäßig, dass der bis dahin in der Masturbation goutierte (fetischistische) Stimulus deutlich an Attraktivität verliert. Viele Patienten berichten, dass sie sich nach Aufnahme erster längerwährender heterosexueller Partnerschaften zunächst von ihrem bis dahin angesammelten, mehr oder minder umfangreichen Repertoire weiblicher Accessoires trennten. Indes verliert die heterosexuelle Partnerschaft bald ihren anfänglichen „Reiz des Neuen", und es kommt zum Wiederaufleben der ipsatorischen Aktivitäten mit den weiblichen Utensilien.

In der Folgezeit – die sich über längere Perioden hinziehen kann, weshalb die Patienten sich eben deutlich später bei einem Behandler vorstellen – entwickelt sich ein sexuell-erotisches Doppelleben zwischen heterosexueller Partnerschaft und heimlicher fetischistisch-transvestitischer Praxis. Da deren gratifikatorischer Input sich auf die Dauer bei den Patienten als stärker erweist (weswegen sie mutmaßlich überhaupt zum *homo patiens* werden), lässt das sexuelle Interesse an der Partnerin nach. Mehrere auf diese Art in die Brüche gehende oder im Sande verlaufende Paarbeziehungen in der Vorgeschichte sind keine Seltenheit.

Zum **„Ausbruch" der transsexuellen Problematik** und zum (relativ späten) Aufsuchen von Behandlern mit dem dezidierten Wunsch nach Geschlechtsumwandlung kommt es zumeist aus folgenden Gründen:

▸ Die Patienten berichten übereinstimmend, dass sie sich zunehmend ruhiger und entspannter beim Tragen von Frauenbekleidung fühlen. Auch wenn dies weiter heimlich getan wird, geschieht es doch zunehmend nicht zum Zwecke sexueller Erregung, sondern „um sich bei sich zu fühlen". Leben die Patienten allein, so wechseln sie sofort nach Arbeitsschluss im häuslichen Milieu in die „weibliche Rolle", d.h. sie kleiden sich als Frau. Bei bestehender Partnerschaft werden gelegentlich heimliche Ausflüge in fremde Umgebung unternommen, wo anonym das Auftreten als Frau genossen wird. Komplementär wird das Auftreten in männlicher Kleidung und das Ausfüllen einer männlichen Sozialrolle zunehmend als Stress und unerträgliche Last empfunden. Die Patienten geben glaubwürdig und nachvollziehbar an, diesen Zwiespalt nicht mehr auszuhalten. Ihre primär sexuelle Deviation (im Sinne einer transvestitisch-fetischistischen Paraphilie) wirkt sekundär und destruktiv in den übergeordneten Bereich der Geschlechtsidentität hinein.

▶ Dieser Prozess wird unzweifelhaft befördert durch das frustrierende permanente Scheitern in der männlich-heterosexuellen Sexualrolle, durch den Zwang zur Unehrlichkeit und die mangelnde Gestaltungsfähigkeit in bestehenden Partnerschaften. Aufgrund dessen tritt die primär sexuelle Komponente des Cross-dressing mehr und mehr in den Hintergrund, wie überhaupt die Vita sexualis durch diese innerpsychisch hochbelastende Situation oft zum Erliegen kommt. Die Fülle der Stressoren führt häufig zu dem Versuch, sich mit Alkohol zu betäuben, zu nach außen unmotiviert erscheinenden Beziehungsabbrüchen, Arbeitsplatz- und Wohnsitzwechseln, zu einer zunehmenden Dissoziation der Persönlichkeit, so dass die Patienten in einer oft hochproblematischen Verfassung beim Arzt vorstellig werden. In der mehr oder weniger vehement geforderten Umwandlungsbehandlung sehen sie die letzte Möglichkeit zur Bewältigung ihrer insgesamt desolaten Lebenssituation.

▶ In jüngerer Zeit kommt es des Öfteren zur Vorstellung dieser Patienten auf Veranlassung einer Partnerin, die das Doppelleben entdeckt hat oder vom Patienten, der die beständige Anspannung nicht mehr aushielt, eingeweiht wurde. Es scheint, als würde diesen Frauen – die durch massenmediale Berichterstattung um die vermeintliche „Unheilbarkeit" der (selbst diagnostizierten) Transsexualität zu wissen meinen – die Annahme einer klinischen Diagnose mit „echten" („körpermedizinischen") Konsequenzen leichter fallen als die Akzeptanz einer primär sexuellen Deviation i.S. eines fetischistischen Transvestitismus.

So reagierte die Partnerin eines Patienten, der sich gerade der psychotherapeutischen Bearbeitung seiner transvestitisch-transsexuellen Problematik öffnete, dem Behandler gegenüber mit dem empört vorgebrachten Satz: „Wollen Sie mir erzählen, meine Frau ist ein Perverser?!"

▶ Schließlich ist auf diejenigen Patienten dieser Untergruppe hinzuweisen, bei denen sich die sexuelle Orientierung auf Frauen nach außen hin gar nicht dokumentiert, da sich ihre sexuelle Phantasie und Aktivität „auf sich selbst als Frau" beschränkt. Diese im internationalen Schrifttum als „autogynäphil" (Blanchard 1989) bezeichneten biologischen Männer, deren Neigung sich ebenfalls bis in den Beginn der aktiven (automonosexuellen) Vita sexualis in

der Pubertät zurückverfolgen lässt, kommen – häufig weit jenseits der Vierzig – okkasionell und ohne erkennbaren Anlass, „um die Sache nun mal ins Reine zu bringen." Partnerschaftserwartungen sind kaum eruierbar, die Patienten haben bis dahin zumeist soziosexuell (und oft auch insgesamt sozial) isoliert oder randständig gelebt. Die Patienten dieser Gruppe entsprechen am ehesten den früheren Berichten über den sexuell inerten, initiativ- und kontaktlosen Mann-zu-Frau-Transsexuellen.

> Im Unterschied zu den **androphilen** biologischen Männern mit transsexueller Geschlechtsidentitätsstörung mutet die Entwicklung bei den **gynäphilen** biologischen Männern mit transsexueller Geschlechtsidentitätsstörung häufig wie die Flucht aus einer ursprünglich eingenommenen (wenn auch mitunter brüchigen) männlichen Rolle und Identität an. Gerade bei diesen Patienten entsteht oft der Eindruck, als sei die transsexuelle Geschlechtsidentitätsstörung eine (durch den Zeitgeist präformierte) Lösungsschablone für weiterreichende allgemeine Identitätskonflikte (Langer 1995; Becker et al. 1999).

Dies bedeutet indes **nicht**, dass bei diesen Patienten die Indikation zur Umwandlungsbehandlung – nach entsprechender Diagnostik – nicht gestellt werden kann. Nur bedürfen die gelegentlich vorhandenen Illusionen über eine „Neugeburt" als Frau, die all jene – zunächst aus der Sexualsphäre gespeisten – Probleme nicht haben möge, notwendig der Relativierung in der psychotherapeutischen Begleitung.

Bezüglich ihres **Auftretens** unterscheiden sich die gynäphilen biologischen Männern mit transsexueller Geschlechtsidentitätsstörung nicht von jenen mit androphiler sexueller Orientierung – wenn sie denn offen als Frau auftreten. In dieser Gruppe finden sich nämlich nicht wenige biologische Männer, die nur heimlich Cross-dressing betreiben, in männlichem oder Unisex-Outfit zur Erstvorstellung kommen und dem Arzt selbstgefertigte Fotos von sich „als Frau" vorweisen, auf denen dann nicht selten die deutliche Überzeichnung femininer Attribute, bestimmter Dessous o.ä. auffällt.

Diese oft sexualisierte Selbstdarstellung ist Ausdruck des primär sexuellen, paraphilen Ursprungs der Geschlechtsidentitätsstörung (im transvestitischen Fetischismus) bei diesen biologischen Männern und drückt sich dann auch in **konkreten Umwandlungswünschen** aus: So wird oft größter Wert auf einen großen Busen gelegt; nicht selten haben sich die Patienten schon irgendwo (z.B. im Internet) östrogenhaltige Hormonpräparate besorgt. Die Körperbehaarung bietet stets Anlass zur Klage und wird mit teilweise mehrfach täglich durchgeführten Rasuren und schmerzhaften Epilationsbehandlungen beinahe phobisch eradiert. Rückblickend geben die Patienten oft an, dass gerade dieses Merkmal biologischer Männlichkeit sie bei ihren Phantasien von sich als Frauen schon früher am meisten gestört habe.

Hinsichtlich des Genitalstatus sind die Patienten hingegen oft ambivalent: Einerseits wird die Aversion fast demonstrativ vorgetragen („Ich schneid mir das stinkende Ding ab!"), andererseits steht dies gelegentlich im Widerspruch zu der Tatsache, dass der Penis nicht nur bei der Masturbation, sondern mitunter auch bei der heterosexuellen („penetrativen") Sexualität mit der Partnerin lustvoll eingesetzt wird. Gerade diese Diskrepanz dürfte mit zum Leidensdruck und zum oft vehement vorgetragenen Umwandlungsbegehren beitragen. Nicht selten findet man aber auch, dass sich Patienten mit einer „Mann-mit-Penis-und-Brüsten"-Rolle arrangieren. Diese Rolle ist im Übrigen auch zentraler Bestandteil einer mittlerweile verbreiteten und elaborierten Pornographie, die unter dem Rubrum „She-Male" sowohl in einschlägigen Pornoshops wie auch insbesondere im Internet einen nicht geringen Raum einnimmt (s. Abb. 8-1 im Farbtafelteil).

Gerade bei dieser Patientengruppe mit partiellen Umwandlungswünschen wird der schon von Harry Benjamin (1967: 109) beschriebene fließende Übergang zwischen Transvestitismus und Transsexualismus evident: „It is still an unsolved question whether all transvestites are possibly in reality transsexuals, differing only in degree." Nicht selten scheint es, als solle das (partielle) Umwandlungsbegehren vorbewusst der weiteren Vervollkommnung eines als ideal gedachten transvestitischen Erscheinungsbildes dienen.

In seinen Realisierungschancen äußerst problematisch ist der Wunsch dieser Patienten nach **Partnerschaft** mit einer Frau, mit der sie eine „lesbische Beziehung" wünschen:
▷ Besteht noch keine Partnerschaft, so scheitert der Wunsch oft an der Schwierigkeit, eine lesbisch orientierte Frau zu finden, die den Patienten als „umoperierte Frau" akzeptiert.
▷ Besteht bereits eine Partnerschaft mit einer Frau, so erweist es sich für diese sehr oft als problematisch, das sich zunehmend ausbreitende Empfinden des Patienten, eine Frau zu sein, duldend zu akzeptieren. So bleiben zwar langjährige Ehen nicht selten bestehen, meist jedoch aufgrund von Verpflichtungen gegenüber gemeinsamen Kindern, gemeinsam erworbenem Besitzstand oder Versorgungsansprüchen, nicht jedoch aufgrund sexueller Attraktion. Diese tritt in den Hintergrund oder schwindet bei der Ehefrau gänzlich.

So sind gerade dies die Patienten mit dem größten Leidensdruck und mit den meisten **psychopathologischen Auffälligkeiten**. Es finden sich u.a. histrionische Persönlichkeitsstörungen, Borderline-Pathologien, mittelschwere depressive Episoden mit Suizidgefahr oder auch Merkmale antisozialer Persönlichkeitsstörungen.

Die Indikation für zumindest partielle körperverändernde Maßnahmen in Richtung auf eine Geschlechtsumwandlung (z.B. die ärztlich kontrollierte Östrogenbehandlung) kann mitunter die Wahl des kleineren Übels sein, da nur so eine gewisse Linderung des erheblichen Leidensdruckes zu erreichen ist.

Andererseits muss man aufgrund des gerade bei diesen Patienten ausgeprägten Wunsches nach femininer Überstilisierung damit rechnen, dass von ihnen immer weitergehende, nachgerade unstillbare Veränderungswünsche vorgebracht werden: Dem möglichst großen Busen und den möglichst komplett entfernten Bart- und Körperhaaren sollen eine hohe Stimme, ein kleinerer Adamsapfel, kleinere Hände, schmalere Schultern usw. folgen. Aufgabe der psychotherapeutischen Begleitung (s.u.) ist es deshalb auch, diesbezüglich eine realistische Perspektive zu entwickeln.

> Für alle Patienten mit transsexueller Geschlechtsidentitätsstörung gilt, dass die psychosoziale Adaptation nach erfolgter operativer Umwandlungsbehandlung, also deren tatsächliches Gelingen, durch die zuvor erreichte innerpsychische und psychosoziale Stabilität ganz wesentlich mitbeeinflusst wird.

Die **körperliche Untersuchung** erbringt sowohl bei den androphil als auch bei den gynäphil orientierten Männern mit Geschlechtsidentitätsstörungen keine systematisierbaren Auffälligkeiten (es sei denn, es werden bereits konträrgeschlechtliche Hormone eingenommen, die dann zu entsprechenden Veränderungen führen).

8.3 Diagnostik und Differenzialdiagnostik

Angesichts der weitestgehend irreversiblen Konsequenzen einer medikamentösen und zumal einer chirurgischen Umwandlungsbehandlung ist die Forderung nach einer **gesicherten Indikationsstellung** wohl eine Selbstverständlichkeit. Diese sollte eben nicht nur die **aktuellen** Wünsche des Patienten – und seien sie noch so dringend vorgetragen – berücksichtigen, sondern insbesondere erwägen, ob das Leiden durch diese Maßnahmen **dauerhaft** gelindert wird.

Es ist daher verständlich, dass sich die sexualmedizinische Fachwelt seit Beginn der *sex reassignment surgery*, d.h. der systematischen Entwicklung von Geschlechtsumwandlungsprogrammen für Patienten mit transsexuellen Geschlechtsidentitätsstörungen, nicht nur mit der Vervollkommnung operativer Techniken, sondern insbesondere mit der postoperativen Verlaufs- und Adaptationsforschung (sog. Outcome-Evaluation) und der Entwicklung sog. *Standards of Care* beschäftigt hat. Mittlerweile liegen solche leitlinienähnlichen Standards sowohl im internationalen Maßstab (Levine et al. 1998) als auch für die spezifischen rechtlichen Verhältnisse in Deutschland vor.

Der Praktiker ist gut beraten, sich bei seinem Vorgehen in Diagnostik, Therapie und Begutachtung an den vorliegenden Standards (Becker et al. 1997) zu orientieren; nicht nur, um seinen Patienten eine wissenschaftlich fundierte Behandlung anbieten zu können, sondern auch, um etwaigen arztrechtlichen Forderungen (s. Kockott 1996) besser begegnen zu können.

Kriterien zur Feststellung einer transsexuellen Geschlechtsidentitätsstörung

(Nach den Standards der Behandlung und Begutachtung von Transsexuellen der Deutschen Gesellschaft für Sexualforschung, der Akademie für Sexualmedizin und der Gesellschaft für Sexualwissenschaft [Becker et al. 1997]):
1. Eine tiefgreifende u. dauerhafte gegengeschlechtliche Identifikation.
2. Ein anhaltendes Unbehagen hinsichtlich der biologischen Geschlechtszugehörigkeit bzw. ein Gefühl der Inadäquatheit in der entsprechenden Geschlechtsrolle; kontinuierlicher Wunsch nach Beseitigung der körperlichen Merkmale des biologischen Geschlechts und nach Erwerb derjenigen des biologischen Gegengeschlechts.
3. Ein klinisch relevanter Leidensdruck und/oder Beeinträchtigungen in sozialen, beruflichen oder anderen wichtigen Funktionen.

Diese Kriterien entsprechen weitestgehend jenen, die in den international gebräuchlichen Klassifikationssystemen der Krankheiten (DSM-IV, ICD-10) genannt werden. Im Unterschied zu diesen Klassifikationssystemen wird ein intersexuelles Syndrom nicht zwingend als Ausschlusskriterium betrachtet (s. 8.12). Allerdings sollte in derartigen Fällen geprüft werden, ob anstelle des Transsexuellengesetzes (TSG, s. 8.7) die Regelung des § 47 Personenstandsgesetz („Irrtümliche Geschlechtsfeststellung zum Zeitpunkt der Geburt") anzuwenden ist.

Zur Feststellung dieser Kriterien sind die nachfolgend referierten diagnostischen Maßnahmen erforderlich.

8.3.1 Anamneseerhebung

Dabei sollte der Schwerpunkt auf der Geschlechtsidentitätsentwicklung und der psychosexuellen Entwicklung (inkl. der sexuellen Orientierung) liegen. Neben den üblichen anamnestischen Angaben ist insbesondere das Erheben folgender Informationen erforderlich:

1. Biographische Entwicklung
Es liegen mittlerweile eine Reihe von **standardisierten Fragebögen zur Erfassung des Geschlechtsrollenverhaltens in Kindheit, Jugend und Erwachsenenalter** vor, die allerdings fast ausschließlich dem angloamerikanischen Schrifttum entstammen und daher nur eingeschränkt auf europäische Verhältnisse übertragbar sein mögen (z.B. Finegan et al. 1991; Blanchard & Freund 1983; Freund & Blanchard 1988; Mitchell & Zucker 1991; Zucker et al. 1993). Sie haben einen unzweifelhaften Wert für die Forschung, für die vergleichende Dokumentation und für die Schärfung der Aufmerksamkeit des Untersuchers für verschiedene Aspekte dieses Themas, können jedoch das eingehende **diagnostische Gespräch** nicht ersetzen.

Es gilt zunächst **allgemeine Erinnerungen** an Kindheit und Jugend unter dem Aspekt der Geschlechtertypik zu erheben (etwa: schönstes vs. schlimmstes Erlebnis – finden sich hier Zusammenhänge zu bestimmten Ereignissen der somato- oder psychosexuellen Entwicklung?) sowie speziell

(a) Vorschulzeit (< 6. Lbj.)
▸ Verhältnis zu Vater und Mutter, Verhältnis der Eltern untereinander,
▸ Schilderung von Vater und Mutter unter besonderer Berücksichtigung geschlechtstypi-

scher Rollen und Verhaltensweisen (hart – weich, geplant – spontan, nachgiebig – durchsetzungsfähig u.ä., wobei die verbal negative Besetzung einer Merkmalsausprägung bei der Erfragung strikt zu vermeiden ist). Gibt es Idealisierungen/Abwertungen? Wie werden diese begründet?

▷ (Geschlecht der) Vertrauenspersonen der Kindheit („Zu wem sind Sie gegangen, wenn Sie etwas ausgefressen oder Kummer hatten?"), wodurch zugleich geschlechtstypische Verhaltensweisen indirekt erfragbar werden,

▷ Stellung in der Geschwisterreihe, Verhältnis zu Geschwistern,

▷ Lieblingsspiele (draußen vs. drinnen, Rauf- und Tobespiele vs. Familienspiele),

▷ Lieblingsspielzeug (Wünsche und deren Erfüllung),

▷ Geschlecht der bevorzugten Spielkameraden,

▷ Stellung in der Peer-Group (Anführer, Mitläufer, Einzelgänger),

▷ Spielverhalten (dabei indirekt Bekleidungsverhalten erfragen, etwa: „Bekamen Sie Ärger, wenn Sie sich die Sachen schmutzig machten?"),

▷ Cross-dressing (sollte spontan berichtet werden), heimlich vs. offen erfragen („Was hat Ihre Mutter dazu gesagt?"),

▷ sexuelle Aufklärung (wann, wie, durch wen, wie aufgenommen), Wissen um Geschlechtsunterschiede und eigene biologische Geschlechtszugehörigkeit.

(b) Frühe Schulzeit (7.-11./12. Lbj.)
Zusätzlich zu obigen Fragen:

▷ Verhältnis zu Lehrern, Geschlecht der Lieblingslehrer,

▷ bevorzugte und abgelehnte Fächer, ggf. beurteilen nach Geschlechtertypik (Sport vs. Musik, Naturwissenschaften vs. Geisteswissenschaften),

▷ Disziplinverhalten (Zeugnisse, Beurteilungen, Einträge usw.),

▷ Ausgrenzungserlebnisse, Hänseleien.

(c) Pubertät/Jugendalter (ab 11/12. Lbj.)
Zusätzlich zu obigen Fragen:

▷ Daten und Erleben der somatosexuellen Pubertätsentwicklung (Adrenarche, Thelarche, Wachstumsschub, Ejakularche/Menarche; Aufklärung über Menarche),

▷ Daten u. Erleben der psychosexuellen Entwicklungsschritte sowie Geschlecht der (virtuell oder real) beteiligten Partner (Schwarm, Masturbarche, 1. Date, 1. Kuss, 1. Petting, 1. GV),

▷ Masturbationsszenarien,

▷ Delinquenzverhalten.

(d) Partnerschaftsanamnese

▷ Erste Liebe (Geschlecht des Partners, Dauer zwischen Kennenlernen und sukzessiver körperlicher Intimität, Grad und Erleben der Intimität, bevorzugte Sexualstellungen und -praktiken, Begleitphantasien, parallele Mastubation?, Dauer der Beziehung, Grund und Initiator der Trennung),

▷ weitere Partnerschaften, Eheschließungen (dito),

▷ eigene Kinder (Wunsch, Erleben der Schwangerschaft [auch bei biologischen Männern erfragen!]).

(e) Spezielle Störungsentwicklung

▷ Wann erste Gefühle der Geschlechtsdysphorie, der Gedanke, anders als die anderen zu sein?

▷ Wann und durch wen erste sexuelle Attraktion?

▷ Wann erste Attraktion durch Tragen von weiblicher Bekleidung (Oberbekleidung und/ oder Unterbekleidung), Rolle der Bekleidung bei sexueller Erregung?

▷ Wann und von wem erstmals etwas über Transsexualität gehört, wann erstmals eigener Gedanke, transsexuell zu sein, mit wem, wann, wie darüber gesprochen, welche Reaktionen?

▷ Welche Lösungswege / Arrangements bisher versucht?

▷ Bereits Partnererfahrungen in transponierter (Wunsch-)Rolle gesucht und gefunden? Welche Partner? Wann haben diese wie etwas gemerkt, und wie haben sie reagiert?

> In Anbetracht der Tatsache, dass Patienten mit Geschlechtsidentitätsstörung und transsexuellem Umwandlungsbegehren oft in der Darstellung ihrer Entwicklung nicht frei sind von retrospektiven Distorsionen, ist das Bestreben des Diagnostikers berechtigt, die gemachten Angaben – selbstverständlich nur mit Einverständnis des Patienten – **fremdanamnestisch** (etwa durch Befragung naher Verwandter, die den Patienten schon aus der Kindheit und Jugend kennen, aber auch durch Kindheitsphotos und Schulzeugnisse, frühere oder aktuelle Partner/innen) zu validieren. Dabei geht es nicht um eine „Kontroll-Tätigkeit" des Arztes, sondern um die notwendige Klärung der Ausgangsbasis für außerordentlich weitreichende Entscheidungen.

2. Erhebung der aktuellen Lebenssituation
Hierbei wird v.a. der Leidensdruck zu eruieren sein, der den Patienten dazu bringt, gerade jetzt vorstellig zu werden:

▷ Gibt es einen konkreten Vorstellungsanlass

(Partnerschaftskrise, Fernsehsendung usw.) oder handelt es sich um die allmähliche Zuspitzung einer kontinuierlich krisenhaften Entwicklung?

▶ Was stört am meisten (soziale Ausgrenzung, eigenes Körperbild, Probleme der Partnerfindung usw.)?

▶ Wie gestaltet sich gegenwärtig das Leben als Mann resp. als Frau?

▶ Aktuelle Probleme durch das Auftreten in der Rolle des innerlich gefühlten Geschlechts (Arbeitgeber, Behörden, Familie usw.)?

▶ Wann, wo und wie Cross-dressing (offen vs. heimlich, kontinuierlich vs. sporadisch)?

▶ Besteht aktuell eine Partnerschaft? Wird eine Partnerschaft gewünscht? Mit einem Mann oder mit einer Frau?

▶ Aktuelle Sexualität (mit Partner und/oder masturbatorisch), welche Frequenz, welche Praktiken, welche Wünsche, welche Phantasien?

▶ Anrede, Namenswahl (wo, seit wann, wer weiß davon? wie wird Patient beim Einkauf, im Betrieb, zu Hause angesprochen?)

▶ Soziale Einbindung (Berufstätigkeit, Freundeskreis, Familie) – wer weiß wieviel von der Geschlechtsidentitätsproblematik, und wie ist die Reaktion? Bezug zu anderen Menschen mit Geschlechtsidentitätsstörungen, Hilfe durch Selbsthilfegruppen?

3. Erhebung der Zukunftsvorstellungen

▶ Empfindet sich der Patient als Angehöriger des anderen Geschlechts oder will er dies erst durch die Behandlung werden?

▶ Welche Änderungswünsche bestehen? Was in welcher Reihenfolge mit welchem erhofften Ergebnis (Namensänderung/Körperveränderung [genital/extragenital])?

▶ Was verspricht sich der Patient von einer körperlichen Umwandlungsbehandlung – für sich selbst, für sein Fühlen, Denken und Handeln, für die Reaktion seiner Umwelt?

▶ Was weiß der Patient über rechtliche Regelungen und medizinische Möglichkeiten, zumal über deren Risiken und deren Irreversibilität?

▶ Wie wesentlich ist ihm seine sexuelle Funktions- und Empfindungsfähigkeit? Wie würde er auf deren etwaigen Verlust durch die Behandlung reagieren? Wie auf eine OP-Komplikation?

▶ Was weiß er über Wirkungen und Nebenwirkungen einer konträrgeschlechtlichen hormonellen Dauersubstitution?

▶ Welche Berufs- und Partnerschaftsvorstellungen bestehen für die Zeit nach der Umwandlungsoperation?

▶ Welche Aktiva, Kontinua und Ressourcen im sozialen Netz bestehen? Ist postoperativ ein „neues Leben" (neuer Ort, neue Arbeit, neuer Partner) geplant?

8.3.2 Körperliche Untersuchung

Diese hat folgende Funktionen:

▶ Ausschluss eines Intersex-Syndroms (kann gelegentlich dem Patienten unbekannt sein!)

▶ Feststellung etwaiger Automutilationszeichen oder Hormoneinnahmewirkungen

▶ Erhebung der körperlichen Ausgangsvoraussetzungen für eine etwaige Umwandlungsbehandlung

Neben der Erhebung eines **orientierenden internistischen und neurologischen Status** sollten deshalb veranlasst bzw. durchgeführt werden:

▶ **Gynäkologische bzw. andrologisch-urologische Untersuchungen** (bei biologischen Frauen inkl. Sonographie der Ovarien zum Ausschluss eines polyzystischen Ovarsyndroms)

▶ **Endokrinologische Befunderhebung:** Dabei sollen insbesondere die Sexualhormone, Gonadotropine sowie die Nebennierenrindenhormone, inkl. einer funktionell-dynamischen Testung der Nebennierenrinden-Funktion mittels Synacthen-Test zum Ausschluss eines adrenogenitalen Syndroms, untersucht werden (Näheres in den einschlägigen Publikationen zur Diagnostik und Therapie von Intersex-Syndromen; z.B. Sinnecker 1999).

8.3.3 Klinisch-psychopathologische Diagnostik

Da viele Patienten mit Störungen der Geschlechtsidentität erhebliche psychopathologische Auffälligkeiten aufweisen, die der Geschlechtsidentitätsstörung **vorausgegangen** oder **reaktiv** sind oder **gleichzeitig bestehen** können, ist eine diffizile psychopathologische **Befunderhebung unumgänglich**.

Inwieweit diese Diagnostik sich standardisierter Testverfahren bedient, sollte der klinischen Erfahrung des Untersuchers überlassen bleiben; sie empfiehlt sich jedoch zur Validierung des subjektiven klinischen Eindrucks und zur besseren Vergleichbarkeit mit den Ergebnissen anderer Patienten. Einen Test zur Objektivierung der

Geschlechtsidentitätsstörung gibt es nicht; einzig der Draw-a-Person-Test zeigt gewisse Zusammenhänge zur Geschlechtsidentität (Fleming et al. 1979; Rekers et al. 1990; Brems et al. 1993).

Die klinisch-psychiatrische/psychologische Diagnostik muss breit angelegt sein. Ohne dass sich daraus Ausschlussgründe ergeben müssen, sollte untersucht und beurteilt werden:

 ▹ **Strukturniveau der Persönlichkeit** und deren Defizite
 ▹ **Psychosoziales Funktionsniveau**
 ▹ **Neurotische Dispositionen** bzw. Konflikte
 ▹ **Abhängigkeiten/Süchte**: Sind diese Folge oder Ursache eines unbewältigten Geschlechtsidentitätskonflikts? Prinzipiell sollte bei Stoffabhängigen eine nachweisliche und für die ca. einjährige Initialbehandlung anhaltende Abstinenz bestehen.
 ▹ **Suizidale Tendenzen** und selbstbeschädigendes Verhalten: Welcher Bezug besteht zur Geschlechtsidentitätsstörung?
 ▹ **Paraphilien/Perversionen**: Stehen diese im Zusammenhang mit dem transsexuellen Umwandlungsbegehren, ist dieses letztlich Ausdruck paraphiler Wunschphantasien? In diesem Zusammenhang ist unbedingt frühere Sexualdelinquenz zu erfragen – der Umwandlungswunsch kann evtl. gespeist werden aus einem unbewussten („kastrativen") Selbstbestrafungs-Verlangen oder aus der Phantasie, eins mit dem Objekt der Begierde zu werden.
 ▹ **psychotische Erkrankungen** (s. 8.3.4)
 ▹ **hirnorganische Störungen**
 ▹ **Minderbegabungen**: Hier wird es v.a. um die Klärung der Frage gehen, ob der Patient wirklich weiß und versteht, was er vorhat, und die Konsequenzen einer Behandlung verantwortlich überschauen kann.

8.3.4 Differenzialdiagnostik

Folgende Differenzialdiagnosen sind zu beachten:

1. Unbehagen, Schwierigkeiten oder Nicht-Konformität mit den gängigen Geschlechtsrollenerwartungen, ohne dass es dabei zu einer überdauernden und profunden Störung der geschlechtlichen Identität gekommen ist: Hierunter fallen z.B. jene – nach unserem klinischen Eindruck heute etwas häufiger auftretenden – Unbehaglichkeiten, die mit (empfundenen oder tatsächlichen) Nachteilen der Rolle des biologischen Geschlechts bzw. (erhofften oder tatsächlichen) Vorteilen des anderen Geschlechts begründet werden, ohne dass ein ausgesprochenes Leiden an der eigenen Geschlechtszugehörigkeit und ein dauerhaftes Zugehörigkeitsgefühl zum anderen Geschlecht besteht.

Fallbeispiel

So wurde eine 21jährige grenzdebile Heimbewohnerin von ihrer Betreuerin mit der von dieser gestellten Verdachtsdiagnose „Transsexualismus" vorgestellt. Die junge Frau gab an, oft von den männlichen Heimbewohnern durch sexuell getönte Berührungen belästigt zu werden. Sie wolle nun endlich ein Junge sein und unbedingt ihre – tatsächlich recht großen – Mammae „loswerden", damit dies aufhöre und sie sich besser wehren könne („Männer sind stärker, die haben es besser"). Sexuelle Phantasien waren nur diffus eruierbar, eine tatsächliche Aversion gegen die weibliche Rolle oder den eigenen Körper bestand nicht, die Patientin hätte gern selbst ein kleines Kind, um das sie sich kümmern könne. Die Beratung orientierte auf eine deutlich bessere Beachtung und Strukturierung des Umgangs der Geschlechter miteinander in der betreffenden Einrichtung.

2. Partielle oder passagere Störungen der Geschlechtsidentität, etwa bei Adoleszenzkrisen: Ein Gefühl des „Unbehaustseins" im eigenen Körper ist für viele Pubertierende typisch und scheint bei Mädchen häufiger aufzutreten als bei Jungen (s. Kap. 2.3.3). Im Zusammenhang mit belastenden psychosozialen und/oder psychosexuellen Eindrücken (etwa Trennung der Eltern, kontinuierliches Mobbing in der Peer-Group, sexueller Missbrauch) und deren übernachhaltiger Verarbeitung kann in dieser äußerst sensiblen Entwicklungsperiode zumal bei peripubeszenten Mädchen ein Zustandsbild entstehen, das Merkmale einer – „frühakuten" – transsexuellen Geschlechtsidentitätsstörung trägt: Die jugendlichen Mädchen wirken zutiefst verstimmt, benehmen sich abweisend bis hostil zu ihrer Umwelt, zeigen geschlechtsatypische Verhaltensweisen (Pöbeln, Alkoholkonsum, Prügeleien), tragen möglichst weite, die Geschlechtsmerkmale verdeckende Kleidung, geben sich nicht selten ungepflegt und betont „ungehobelt" (Ausspucken, Fluchen u.ä), wobei sie das Maß jugendtypischer Oppositionshaltung überschreiten. Die eigene Weiblichkeit und deren Insignien (Mensis, Mammae) werden gelegentlich verbal negativ belegt. Kommen massivere Körperaversionen – etwa Automutilationen („Schnibbeln") – hinzu, so nähert sich der Zustand psychosenahen Entwicklungsstörungen bzw. Borderline-Pathologien. Der Gesamtzustand kann besorgniserregende Ausmaße annehmen und tatsächlich gelegentlich den Beginn einer transsexuellen Geschlechtsidentitätsstörung (bei zumeist bis zur Präpubertät unauffälligem Geschlechtsrollenverhalten) markieren. Da jedoch auch benigne Verläufe nach psychotherapeutischer/jugendpsychiatrischer Behandlung oder spontaner Remissionen (etwa durch eine dem Mädchen eine positive Wertschätzung der eigenen Weiblichkeit vermittelnde Liebesbeziehung) bekannt sind, **verbieten sich Maßnahmen der chirurgischen Geschlechtsumwandlungsbehandlung vor dem 18. Lebensjahr**. Sollten perakute Zustände trotz psychiatrisch-psychopharmakologischer und psychotherapeutischer Intervention zu einer ernsthaften Gefährdung des Mädchens führen, wäre eine **reversible** medikamentöse Suppression der Menstruation zu erwägen (z. Disk. Meyenburg 1994; Cohen-Kettenis 1994, 1995). In jedem Fall bedürfen diese Jugendlichen einer konsiliarisch-spezialärztlich (etwa jugendpsychiatrisch) begleiteten längerwährenden Psychotherapie.

3. Schwierigkeiten mit der geschlechtlichen Identität, die aus der Ablehnung einer homosexuellen Orientierung resultieren (sog. Coming-out-Problematik): Noch in den siebziger Jahren war eine innerlich abgelehnte (ich-dystone) homosexuelle Entwicklung die häufigste Differenzialdiagnose zur transsexuellen Geschlechtsidentitätsstörung. Vor dem Hintergrund der auch in der Normalbevölkerung mittlerweile gewachsenen Akzeptanz schwuler und lesbischer Liebe ist die Vorstellung solcher Patienten deutlich seltener geworden. Einzig aus ländlich-konservativ geprägten Regionen, v.a. auch bei Zuwanderern (etwa aus dem islamischen Kulturkreis oder den ehemaligen Ostblockstaaten) ist sie gelegentlich noch zu beobachten. Als motivationaler Hintergrund ergibt sich häufig die bei diesen Patienten tief verwurzelte Annahme, dass man nur als Mann Frauen bzw. nur als Frau Männer lieben könne und dürfe bzw. dass Homosexualität Sünde, Transsexualität dagegen eine anerkannte (und „behandelbare") Krankheit ist.

Fallbeispiel

Zwei Jahre nach der deutschen Vereinigung wurde eine 30jährige biologische Frau, die aus einer ländlichen Region der früheren DDR stammte, mit folgendem Problem vorstellig: Da sie sich seit ihrer Kindheit „wie ein Junge verhalten" habe und seit der Pubertät sexuell-erotisch ausschließlich auf Mädchen/Frauen orientiert war, habe sie bereits Anfang der 80er Jahre versucht, eine auch in der DDR (aufgrund eines nur Eingeweihten bekannten Geheimbeschlusses des DDR-Gesundheits- und Innenministeriums zum „Umgang mit Transsexualisten" aus dem Jahre 1976) prinzipiell mögliche Geschlechtsumwandlungsbehandlung zu erlangen. Da ihrem Antrag nicht stattgegeben wurde, flüchtete sie in den Alkohol und wurde wegen „Asozialität" verurteilt. Nach dem Fall der Mauer ging sie in die alte Bundesrepublik und fand schnell Zugang zu einer aktiven Lesbengruppe: „Da hab' ich erst kapiert, dass ich ja auch einfach mit Frauen was machen kann!" Als sie in ihrem Heimatort ihren neuen bundesrepublikanischen Pass abholen wollte, trug dieser einen männlichen Vornamen – man hatte ihren „auf Halde liegenden" Antrag aus den Vorjahren kurz vor dem Tag der Einheit „abgearbeitet". Die Patientin kam nun, um die inzwischen von ihr für unnötig, ja störend empfundene Namensänderung mit Hilfe eines Gutachtens rückgängig machen zu lassen.

Aufgabe des Sexualmediziners ist es in solchen Fällen, dem Ratsuchenden zu einer Akzeptanz seiner (homo-)sexuellen Orientierung zu verhelfen und ihm zu vermitteln, dass geschlechtliche Liebe und Partnerschaft nicht zwingend von der biologischen Geschlechtszugehörigkeit abhängig ist und dass eine homosexuelle Orientierung weder Krankheit noch Sünde, sondern eine Normvariante menschlicher Liebes- und Erlebnisfähigkeit ist. Bei dieser Befähigung zur Selbstakzeptanz ist man gut beraten, auf die in dieser Hinsicht oft äußerst kompetenten schwul-lesbischen Selbsthilfegruppen zurückzugreifen (s. Kap. 2.3.5).

Im Übrigen sind gute Erfahrungen damit gemacht worden, zumal jüngere Patienten mit fraglicher transsexueller Geschlechtsidentitätsstörung ohne partnerschaftliche Erfahrungen und mit (bislang lediglich in der Phantasie erlebter) sexueller Orientierung auf Angehörige des eigenen biologischen Geschlechts zum Aufsuchen solcher schwul/lesbischer Selbsthilfegruppen bzw. entsprechender Lokale, Tanzveranstaltungen usw. zu ermutigen, um dort die – in der begleitenden Therapie zu bearbeitende – Erfahrung zu machen, dass andere Menschen durchaus ihre gleichgeschlechtliche Liebe ohne Konflikte mit ihrer biologischen Geschlechtszugehörigkeit leben können.

4. Psychotische Verkennung der geschlechtlichen Identität sowie schwere Persönlichkeitsstörungen mit Auswirkung auf die Geschlechtsidentität: Während ein relativ hoher Anteil der Patienten mit einer schizophrenen Psychose irgendwann im Verlauf ihrer Erkrankung die Wahnvorstellung äußert, dem anderen Geschlecht anzugehören, wird bei deutlich unter fünf Prozent derjenigen Patienten, die sich mit transsexuellem Umwandlungsbegehren vorstellen, eine Erkrankung des psychotischen Formenkreises diagnostiziert. Wesentliches Unterscheidungsmerkmal zur nicht-psychotischen transsexuellen Geschlechtsidentitätsstörung ist, dass der schizophren Erkrankte unter Verkennung der Realität meint, bereits dem anderen Geschlecht anzugehören, während der Patient mit nicht-psychotischer Geschlechtsidentitätsstörung sehr wohl weiß, dass er biologisch einem anderen als dem innerlich empfundenen Identitätsgeschlecht angehört – gerade hierunter leidet er ja. In der Literatur wird mehrheitlich die Auffassung vertreten, dass die Diagnose einer Psychose die Indikation zur Geschlechtsumwandlungsbehandlung ausschließt. Allerdings sind Verläufe bekannt, in denen Geschlechtsidentitätsstörung und Psychose unvereint nebeneinander bestanden und die Geschlechtsidentitätsstörung auch in psychosefreien Phasen fortbestand.

Fallbeispiel

Auch haben wir im Falle eines Mannes mit der Vorgeschichte einer paranoischen Schizophrenie, der nach einer jahrzehntelangen primär transvestitisch-fetischistischen Entwicklung nun über ein Jahr lang ungekonnt, aber kontinuierlich in der Öffentlichkeit als „Frau" auftrat und sich bereits durch einen Gynäkologen mit Östrogenen behandeln ließ, eine solche Behandlung befürwortet, da diese nach Auskunft des behandelnden Psychiaters einen deutlich beruhigenden, neuroleptikasparenden Effekt hatte.

5. Transvestitismus und transvestitischer Fetischismus: Bereits bei der Besprechung der Verlaufsbesonderheiten bei gynäphilen biologischen Männern mit transsexueller Geschlechtsidentitätsstörung wurde auf die mitunter fließenden Übergange zum fetischistischen Transvestitismus hingewiesen. In der Tat erweist sich dies als die gegenwärtig **häufigste – und zugleich schwierigste – Differenzialdiagnose.** Auf diese Problematik weist auch **DSM-IV** hin. Dort wird unter **Nr. 302.3 (Transvestitischer Fetischismus)** angegeben, dass diese Paraphilie nur bei heterosexuellen Männern beschrieben wurde (die eher weniger Sexualkontakte und nur gelegentliche homosexuelle Erfahrungen haben):

„Das paraphile Hauptinteresse beim Transvestitischen Fetischismus besteht im Tragen der Kleidung des anderen Geschlechts [...]. Wenn er (der Mann) die Kleidung des anderen Geschlechts trägt, masturbiert er meist und stellt sich dabei vor, sowohl das männliche Subjekt als auch das weibliche Objekt seiner sexuellen Phantasie zu sein. Transvestitischer Fetischismus kann nicht diagnostiziert werden, wenn das Tragen der Kleidung des anderen Geschlechts ausschließlich im Verlauf einer Geschlechtsidentitätsstörung auftritt. Transvestitische Phänome reichen von gelegentlichem, heimlichem Tragen weiblicher Kleidungsstücke

bis zur extensiven Teilnahme an einer transvestitischen Subkultur. Die Störung beginnt typischerweise mit dem Tragen der Kleidung des anderen Geschlechts in der Kindheit oder der frühen Adoleszenz [...], partielles Tragen der Kleidung des anderen Geschlechts geht häufig in vollständiges [...] über. Bei manchen Personen kann die Motivation zum Tragen der Kleidung des anderen Geschlechts im Laufe der Zeit wechseln [...], wobei die sexuelle Erregung als Reaktion auf das Tragen der Kleidung des anderen Geschlechts geringer wird oder ganz verschwindet. In solchen Fällen kann das Cross-dressing zur Angst- und Depressionsabwehr eingesetzt werden oder trägt zu einer inneren Beruhigung bei. Bei anderen Personen kann ein Gefühl des Unbehagens im eigenen Geschlecht (d.h. Geschlechtsdysphorie) auftreten, insbesondere in Belastungssituationen mit oder ohne depressive Symptome. Bei einer kleinen Anzahl von Personen wird die Geschlechtsdysphorie zu einem festen Bestandteil des klinischen Bildes und begleitet von dem Bedürfnis, sich ständig als Frau zu kleiden und entsprechend zu leben sowie um eine hormonelle oder operative Geschlechtsumwandlung nachzusuchen. Personen mit Transvestitischem Fetischismus begeben sich oft in Behandlung, wenn eine Geschlechtsdysphorie hinzukommt." (APA 1996: 602f)

Die gelegentlich unsichere differenzialdiagnostische Abgrenzung beider Störungsbilder ist insofern problematisch, als sowohl in der empirischen Literatur (Blanchard et al. 1989; Blanchard & Sheridan 1990) als auch im DSM-IV (APA 1996) auf die teilweise ungünstigen Verläufe bei biologischen Männern mit („sekundärer") transsexueller Geschlechtsidentitätsstörung im Gefolge eines („primären") transvestitischen Fetischismus hingewiesen wird. Wesentlich ist bei dieser Differenzierung die Klärung folgender Fragen:

▶ Wie groß war und ist der Anteil sexueller Erregung beim Cross-dressing? Welche Kleidung (Ober- vs. Unterbekleidung resp. Dessous) wird bevorzugt? Geschieht dies heimlich?

▶ Ist die sexuelle Orientierung in Phantasie (Masturbation) und Realität (Sexualpartner) auf Männer und/oder auf Frauen gerichtet? Wie ist das Verhältnis von konkreten sexuellen Erfahrungen zu sexuellen Wunschvorstellungen?

▶ Besteht eine Partnerschaft? Welches Geschlecht hat der Partner? Wenn der Patient in einer Partnerschaft mit einer Frau lebt – wie gestaltet sich die partnerschaftliche Sexualität (konkret: wird penetrierender Vaginalverkehr vollzogen)? Weiß die Partnerin von seinem Cross-dressing? Steht der Vorstellungstermin in zeitlichem oder inhaltlichem Zusammenhang mit einer aktuellen Krise der Partnerschaft?

Das Vorliegen einer primär fetischistisch-transvestitischen Paraphilie, die erst sekundär in eine (auto-)gynäphile transsexuelle Geschlechtsidentitätsstörung mündet, ist nicht per se ein Ausschlusskriterium für eine konträrgeschlechtliche Transformationsbehandlung. Diese Patienten benötigen jedoch intensive psychotherapeutische Begleitung – die sie allerdings oft vehement ablehnen, da sie meinen, dass ihnen nur durch die (möglichst rasche) Operation geholfen werden könne. Der Behandler muss zunächst Verständnis dafür wecken, dass psychotherapeutische Arbeit und operative Umwandlungsbehandlung einander nicht ausschließen. Das Angebot zur Psychotherapie zielt auch darauf ab, den Patienten in bestmöglicher innerpsychischer Stabilität durch den Umwandlungsprozess zu begleiten.

> Ein Behandlungsergebnis kann sein, dass es dem Patienten gelingt, seine transvestitischen Neigungen in eine bestehende Partnerschaft zu integrieren. Dies hat selbstverständlich eine sexualmedizinische Paartherapie zur Voraussetzung.

8.4 Alltagstest und Psychotherapie

8.4.1 Sogenannter Alltagstest

> **Bei allen Patienten mit Geschlechtsidentitätsstörung gilt prinzipiell:** Die Diagnose einer irreversiblen Transposition der Geschlechtsidentität, somit einer tatsächlich **transsexuellen** Geschlechtsidentitätsstörung, die letztlich nur durch hormonelle und operative Umwandlungsmaßnahmen und begleitende psychotherapeutische Maßnahmen zu lindern ist, kann nur in einem **längerwährenden diagnostisch-therapeutischen Prozess** gestellt werden.
> Wesentlicher Bestandteil dieses Prozesses ist der sog. **Alltagstest** (besser: Alltags-Erprobung oder Alltags-Erfahrung), in dem der Patient kontinuierlich und in allen sozialen Bereichen im gewünschten Geschlecht lebt, um notwendige Erfahrungen zu sammeln und diese mit seinem Therapeuten auszuwerten und zu bearbeiten. Nur so wird es möglich sein, die stimmige Lösung für den konkreten Einzelfall herauszufinden.

Der Begriff „Alltagstest" suggeriert gelegentlich etwas Falsches: Nicht der Patient soll getestet werden, **sondern er testet den Alltag**, die Reaktion seiner Umwelt auf ihn und damit auch sein Denken, Fühlen, Erleben und Verhalten in der Rolle des Identitätsgeschlechts! Er/sie findet – unterstützt vom Therapeuten – heraus, ob der angestrebte Weg auch gangbar und richtig ist. Lehnt der Patient dauerhaft ab, **vor Beginn körperverändernder** (medikamentöser und/oder chirurgischer) **Umwandlungsmaßnahmen** in der Rolle des gewünschten Geschlechts den Alltag zu erproben, so kann die Indikation nicht gestellt werden und es sind berechtigte Zweifel an der Diagnose „transsexuelle Geschlechtsidentitätsstörung" am Platze.

Häufig wird bei einer solchen Weigerung argumentiert, man wolle sich „jetzt noch nicht, sondern erst wenn ich ein richtiger Mann/eine richtige Frau bin" in der Öffentlichkeit zeigen; man habe sonst Angst, sich zum Gespött zu machen, unglaubwürdig zu sein u.ä. Dem Patienten müssen folgende Tatsachen deutlich gemacht werden:

▷ Alle katamnestischen Untersuchungen (i. Überbl. Pfäfflin & Junge 1992; Petersen & Dickey 1995) haben gezeigt, dass ein **mindestens einjähriger Alltagstest** vor der Einleitung körperverändernder Behandlungsmaßnahmen eine *conditio sine qua non* für das Gelingen der postoperativen Adaptation ist. Fehlt er, so erhöht sich das Risiko des Scheiterns im Wunschgeschlecht.

▷ Dieses **Scheitern ohne Alltagserfahrung** ist verständlich angesichts der Tatsache, dass die hormonelle und chirurgische Behandlung nur die äußerliche Vollendung eines innerlich wesentlich länger währenden, fixierten Prozesses sein kann. **Transsexuelle** Geschlechtsidentitätsstörung bedeutet, dass der Betreffende sich bereits **vor der Umwandlungsbehandlung** als Angehöriger des anderen biologischen Geschlechts empfindet. Wer durch Hormone oder Operation erst zur Frau/zum Mann **werden** will, ist möglicherweise nicht transsexuell, sondern projiziert illusionäre Wünsche in eine „Neugeburt" (die es nicht geben kann).

▷ Hormone und Operation bewirken weder eine Veränderung der eigenen Einstellungen, des Denkens, Fühlens und Verhaltens, noch eine grundsätzlich veränderte Reaktion der Umwelt. Insofern sind die Erfahrungen in der Rolle des angestrebten Geschlechts (Akzeptanz oder Ablehnung in der Öffentlichkeit) **vor** Beginn der Behandlung im Wesentlichen die gleichen wie **nach** der Behandlung, d.h. der Patient kann, ohne irreversible Schritte zu unternehmen, testen, wie er mit diesen Reaktionen umzugehen vermag. Gelingt ihm dies nicht vor der Behandlung, so ist die Wahrscheinlichkeit groß, dass er auch hernach scheitert.

Dem Patienten muss in seinem eigenen Interesse verdeutlicht werden, dass weder Hormone noch Operation eine im anderen biologischen Geschlecht geborene Person zur „perfekten Frau"/„zum perfekten Mann" machen. Es wird immer nur die Annäherung an ein Wunschbild möglich sein. Für die Reaktion der Öffentlichkeit wird diese Annäherung zunächst nicht durch die Wirkung der Hormone oder der Operation, sondern durch ein individuell stimmiges Auftreten des Patienten in seiner gewünschten Rolle vermittelt. Diese Stimmigkeit ist Ausdruck einer **innerpsychischen Sicherheit**, einer tatsächlichen **Identität** im anderen Geschlecht, die weder hormonell noch operativ erreichbar ist. Ihre Existenz ist die **Voraussetzung für die Diagnose „transsexuelle Geschlechtsidentitätsstörung"**.

Sachlich nachvollziehbar sind die Befürchtungen der Patienten, sie könnten Probleme bekommen, wenn sie als Mann/als Frau in der Öffentlichkeit auftreten, während ihr Pass noch ihr Geburtsgeschlecht ausweist. Für Polizei- oder Passkontrollen, aber auch für etwaige Arbeitgeber hat es sich bewährt, dem Patienten ein (mit Briefkopf und Stempel der Einrichtung versehenes) **Zertifikat** an die Hand zu geben, in dem ärztlich bescheinigt wird, dass der Patient „XY" sich „wegen einer transsexuellen Geschlechtsidentitätsstörung im sog. Alltagstest befindet und deshalb in der Öffentlichkeit in der Kleidung des anderen Geschlechts auftritt und den Namen XX führt". Alle unsere Patienten berichteten, damit etwaige Schwierigkeiten umgangen zu haben. Haben die Patienten bereits einen Antrag auf Vornamensänderung nach § 1 Transsexuellengesetz (s. 8.7.1) gestellt, so können sie vom zuständigen Amtsgericht diese Antragstellung schriftlich beurkunden lassen.

Die Patienten sollten im Übrigen darauf hingewiesen werden, dass seit langem in Deutschland weder das Tragen der Kleidung des anderen Geschlechts noch das Auftreten unter einem anderen als dem Taufnamen strafbar ist. Einzig bei Bankverträgen und vor Gericht **muss** der richtige Vorname angegeben werden.

Trotz allem entstehen für die Patienten durch ihr Auftreten als Angehöriger des anderen Geschlechts eine Reihe von **Problemen**, die ganz wesentlich zu ihrem teilweise erheblichen Leidensdruck beitragen. Zwei seien hier herausgegriffen, da ihre Lösung auch prognostische Implikationen hat.

1. Ablehnung durch den Arbeitgeber: Nicht selten berichten Patienten, dass ihre Arbeitgeber wegen des Geschlechtsrollenwechsels eine Kündigung erwägen, da der Mitarbeiter „nicht tragbar" sei. Formaljuristisch gibt es hierfür kei-

nerlei Grundlage – korrekte Erfüllung der Dienstpflichten bzw. adäquate Qualifikation vorausgesetzt. Nicht selten ergeben sich auch bei der Arbeitssuche Probleme wegen der Diskrepanz zwischen dem Namen im Ausweis und dem Erscheinungsbild im anderen Geschlecht. Der Behandler sollte sich dieser Probleme annehmen, denn katamnestische Untersuchungen (s. Pfäfflin & Junge 1992) haben gezeigt, dass eine bereits präoperativ gelungene soziale Integration eine wesentliche Voraussetzung für eine postoperativ adäquate psychosoziale Adaptation ist. Dem Patienten kann z.B. der Gang zum Betriebsrat empfohlen werden, und der Behandler sollte sich selbst als Gesprächspartner anbieten. Sowohl mit Arbeitgebern als auch mit Arbeitnehmervertretern und Mitarbeitern des Psychologischen Dienstes der Arbeitsämter haben wir immer wieder die Erfahrung gemacht, dass die – nicht provozierende, sondern erklärende – Offenheit des Patienten und die mit seinem Einverständnis gegebene ärztliche Information über das Störungsbild zu mitunter eindrucksvollen Einstellungsänderungen führten.

2. Ablehnung durch die Herkunftsfamilie: Gerade jüngere Patienten berichten, dass die Eröffnung ihrer Geschlechtsidentitätsstörung, ihres Umwandlungsbegehrens, ihr Auftreten in der Rolle des anderen Geschlechts, ihr Wunsch, mit dem entsprechenden Vornamen angesprochen zu werden usw., bei Eltern, Geschwistern und Verwandten auf teilweise vehemente Ablehnung bis hin zum Kontaktabbruch stieß. Der Behandler sollte seine Hilfe bei der Lösung dieser Probleme nicht zuletzt deshalb anbieten, weil ein konstantes, bereits prä- und eben auch postoperativ funktionierendes soziales Netz nach vorliegenden Untersuchungen zu den günstigen Auspizien für die postoperative Adaptation gehört. Zudem ist bedenkenswert, dass gerade die akute Phase der chirurgischen Umwandlungsbehandlung für den Patienten mit großen Belastungen verbunden ist, die er besser zu schultern vermag, wenn er sich nicht allein weiß. Den Eltern oder ggf. Geschwistern sollte – selbstverständlich nur mit Einverständnis des Patienten – ein ärztliches Aufklärungsgespräch angeboten werden. Dabei wird man zunächst Verständnis für ihre Reaktion haben müssen: In der Tat ist der „Geschlechtswechsel" für die allermeisten Menschen ein in hohem Maße irritierendes Phänomen. Es gilt ihnen zu vermitteln, dass dieser Wunsch nicht einer irrigen Eingebung, einer Marotte oder einer perversen

Strebung entspricht, sondern tiefinnerlich fixiert und in seinen Ursachen zwar unklar, wohl aber „biopsychosozial" bedingt ist. Man wird gemeinsam mit ihnen die Biographie des Patienten ventilieren und kann dabei zugleich dessen Angaben fremdanamnestisch validieren. Häufig gelangen die Eltern durch die eigene Schilderung des frühzeitigen geschlechtsatypischen Verhaltens ihres Kindes selbst zu der Erkenntnis, dass sie eigentlich nie einen „richtigen Jungen"/„ein richtiges Mädchen" hatten. Schließlich ist ihnen der Leidensdruck und die riskante Prognose ihres Kindes bei Nicht-Umwandlung zu illustrieren, auch die möglicherweise fatale Konsequenz, dass sie, wenn sie nicht künftig statt eines Jungen ein Mädchen (bzw. umgekehrt) haben wollen, möglicherweise gar kein Kind mehr haben, weil dieses sich von ihnen lossagt oder – schlimmer noch – suizidiert. Auch sollte den Eltern verdeutlicht werden, dass sich die Frage einer „Schuld" an der transsexuellen Entwicklung nicht stellt! Bei Elterngesprächen lässt sich im Übrigen beobachten, dass die Eltern den Schritt ihres Kindes umso leichter akzeptieren, je manifester das von ihnen beobachtete geschlechtsatypische Verhalten bereits in der Kindheit war. Ob diese tolerierende Haltung nur die Reaktion auf ein solches Verhalten oder aber dies selbst „mitproduziert" hat, ist durchaus offen; wahrscheinlich vermittelt sich auch dies interaktional (s. 8.8.3).

8.4.2 Psychotherapeutische Begleitung

Die Psychotherapie von Patienten mit Geschlechtsidentitätsstörungen gehört in die Hand eines Therapeuten, der nicht nur **psychodiagnostische, psychopathologische** und **psychotherapeutisch-sexualmedizinische Kompetenzen** durch eine entsprechende Ausbildung erworben hat und mit der Problematik **auf dem aktuellen Kenntnisstand** vertraut ist, sondern der darüber hinaus bereit und fähig ist, sich mit dieser oft sehr problematischen Patientengruppe helfend – d.h. weder überidentifizierend noch deren Wunsch nach Umwandlung innerlich generell ablehnend – zu befassen.

Dazu benötigt der Psychotherapeut neben einer sexualmedizinischen Zusatzausbildung, wie sie die Akademie für Sexualmedizin anbietet (Vogt et al. 1995; Beier 1999), ausreichend themenfokussierte Selbsterfahrung und kontinuierliche Supervision, um auch die eigenen Anteile sexu-

ellen und geschlechtstypischen Verhaltens, Fühlens und Denkens zu reflektieren.

Der **psychotherapeutischen Begleitung** kommt eine **zentrale Bedeutung** in **Diagnostik und Therapie** transsexueller Geschlechtsidentitätsstörungen zu:

1. Primäre Aufgabe der Psychotherapie ist es nicht, den transsexuellen Umwandlungswunsch „um jeden Preis" aufzulösen; wohl aber kann es unter der Behandlung zur Auflösung dieses Wunsches kommen. Ihre Aufgabe besteht auch nicht darin, diesen Wunsch zu forcieren. Psychotherapie muss tatsächlich **neutral gegenüber dem transsexuellen Wunsch** sein. Mit dem Patienten sollte dies vor Beginn der Behandlung offen angesprochen werden.

2. Mit dem Patienten sollte bereits zu Beginn vereinbart werden, dass der Prozess **ergebnisoffen** ist: Weder ist der Therapeut hinsichtlich des Umwandlungswunsches „Gewährender" oder „Versagender", noch ist er reiner „Erfüllungsgehilfe" unkritisch akzeptierter Patientenwünsche. Die Zeit des Alltagstests und seiner psychotherapeutischen Begleitung sollten beide – Therapeut und Patient – als eine „Aus-Zeit" betrachten, die dem Patienten neue Erfahrungen vermitteln kann. Dabei sollte die Problematik der Geschlechtsidentität durchaus nicht beständig dominierendes Thema sein. Es gehört zur Vermittlung einer entspannteren Haltung hinsichtlich der Geschlechtszugehörigkeit (die keinesfalls einer Umwandlung entgegensteht, im Gegenteil!), „außergeschlechtliche" Lebensbereiche zu thematisieren und zu bearbeiten.

3. Die Psychotherapie ermöglicht dem Patienten (oft erstmals), sein Problem zu thematisieren, seine zernarbte Biographie aufzuarbeiten, seine aktuelle Situation anzusprechen und mit dem Therapeuten Lösungsmöglichkeiten zu erarbeiten. Insofern lindert sie den akuten Leidensdrucks, ohne allerdings immer das grundlegende Problem lösen zu können.

4. In der Therapie bearbeitet der Patient seine Alltagserfahrungen in der Rolle des gewünschten Geschlechts. Gemeinsam mit dem Therapeuten lotet er alternative Möglichkeiten zur zunächst primär angestrebten Geschlechtsumwandlungsbehandlung aus, erkundet (zumindest virtuell) andere Lebens- und Liebeswege und Arrangements. Hierbei kann die Einbeziehung eines Partners äußerst hilfreich sein.

Dabei können z.B. folgende Fragen angesprochen werden: Ist ein primärer transvestitischer Fetischismus bei einem gynäphil orientierten Mann mit Geschlechtsidentitätsstörung in eine bestehende heterosexuelle Partnerschaft integrierbar? Ist die Partnerschaft einer sich als „eigentlich heterosexuell" definierenden Frau mit einer gynäphilen Frau mit Geschlechtsidentitätsstörungen nicht vielleicht auch als gleichgeschlechtliche (lesbische) Liebesbeziehung denkbar? Inwiefern liegen einer Partnerwahl nicht zugelassene homosexuelle Anteile zugrunde? Fühlt sich der Patient zur Umwandlungsbehandlung „verpflichtet", um den „heterosexuellen Ansprüchen" der Partnerin/des Partners zu genügen?

5. In Verbindung mit dem Alltagstest trägt die Psychotherapie wesentlich zur **Sicherung der Diagnose transsexuelle Geschlechtsidentitätsstörung** (ergo: irreversible Geschlechtsrollentransposition) bei: Tatsächlich lässt sich diese partiell nur *ex juvantibus* stellen – erst wenn Therapeut und Patient in einem **mindestens einjährigen Prozess** erkennen, dass alle konservativen Lösungsversuche keine nachhaltige Linderung erbringen und die Transposition der Geschlechtsidentität tatsächlich fixiert, kontinuierlich und irreversibel ist, kann die Indikation zu körperverändernden – hormonellen und später chirurgischen – Umwandlungseingriffen verantwortlich gestellt werden.

6. Wegen dieser Funktion der Psychotherapie im Rahmen der Diagnostik ist ein psychotherapeutisches Ausloten der alternativen Möglichkeiten auch gem. Rechtsprechung des Bundessozialgerichts (Reese & Wille 1988) Voraussetzung für die Kostenübernahme zur Umwandlungsbehandlung durch die Krankenkassen.

7. Es gehört zu den Aufgaben der psychotherapeutischen Behandlung von Patienten mit transsexuellem Umwandlungsbegehren, diesen eine zukunftsorientierte Selbstfindung zu ermöglichen. Dazu gehört auch die Annahme der eigenen Biographie in allen ihren Widersprüchen. Die Annahme, postoperativ begänne „ein völlig neues Leben", das „frühere Leben" ließe sich ausradieren, erweist sich allzu oft als gefährliche Illusion. Dem Patienten ist zu der Erkenntnis zu verhelfen, dass seine „Vorgeschichte" ein integraler Bestandteil seines Lebens bleibt, der spezifische Spuren in seiner Persönlichkeit hinterlassen hat. Die Adaptation gelingt umso besser, je mehr der Patient diese Spuren nicht nur als Narben, sondern auch als Aktiva begreifen kann, je mehr es ihm auch gelingt, von Überzeichnungen einer Geschlechterrolle (völlige Zurückweisung von Eigenschaften und Verhaltensweisen, die vermeintlich dem abgelehnten biologischen Geschlecht vorbehalten sind, Idealisierung und Betonung jener, die vermeint-

lich das gewünschte Geschlecht auszeichnen) zugunsten einer gelasseneren Haltung hinsichtlich der Geschlechtertypik abzulassen.

8. Die psychotherapeutische Behandlung sollte nicht mit der Indikationsstellung zur somatischen Umwandlungsbehandlung enden. Damit würde die mittlerweile als überholt geltenden Alternative „körperliche Behandlungsmaßnahmen" vs. „psychotherapeutische Behandlung" fortgeschrieben. Auch während und nach der Umwandlungsbehandlung soll dem Patienten psychotherapeutische Hilfe angeboten werden, um die mit diesen massiven Veränderungen – und seien sie noch so erwünscht – einhergehenden Belastungen und Erfahrungen bearbeiten zu können. Dieses Angebot wird jedoch nur selten angenommen, da die Patienten nicht an ihre Vorgeschichte erinnert werden wollen.

8.5 Indikation zur geschlechtstransformierenden Behandlung

Die Indikation zu irreversiblen körperverändernden Maßnahmen kann nur im Ergebnis des in den Abschnitten 8.3 und 8.4 geschilderten diagnostisch-therapeutischen Prozesses aus Alltagstest und Psychotherapie gestellt werden. Es müssen zumindest folgende **drei Kriterien** erreicht sein:

▷ Es besteht innere **Stimmigkeit und Konstanz** des Identitätsgeschlechts und seiner individuellen Ausgestaltung.

▷ Die gewünschte Geschlechtsrolle ist für den konkreten Patienten **lebbar**.

▷ Der Patient hat eine **realistische Einschätzung** der Möglichkeiten und Grenzen somatischer Behandlungen.

Vorliegenden klinischen Erfahrungen, empirischen Untersuchungen und erarbeiteten Standards gemäß kann

▷ die **Indikation zum Beginn der konträrgeschlechtlichen Hormonapplikation** frühestens nach einem **einjährigen Alltagstest**, der durch einen Psychotherapeuten begleitet wurde, welcher Diagnostik und Differenzialdiagnostik entsprechend durchgeführt oder veranlasst hat und das Vorliegen der o.g. drei Kriterien festgestellt hat,

▷ die **Indikation zum Beginn der chirurgischen Umwandlungsbehandlung** frühestens nach einer **halbjährigen Phase** der – richtig indizierten! – konträrgeschlechtlichen Hormonapplikation gestellt werden.

Der Psychotherapeut kann sich an der Indikationsstellung zur Hormonbehandlung und zur Transformationsoperation (und auch an der Begutachtung im Rahmen des TSG, s. 8.7) beteiligen, weil er den Patienten am besten kennt. Er kann diese Einbeziehung in die Indikationsstellung aber auch aus therapieimmanenten Gründen ablehnen, z.B. um bezüglich des Umwandlungswunsches neutral bleiben zu können und die Therapie nicht durch eine latente Erwartungshaltung des Patienten zu belasten. Dies muss zu Beginn der Behandlung mit dem Patienten geklärt werden. Falls der Psychotherapeut die Indikationsstellung aus Neutralitätsgründen nicht übernimmt, muss sich ein **hinzugezogener indikationsstellender Arzt** davon überzeugen, dass die bis dahin erfolgte Behandlung **entsprechend den vorliegenden Standards** durchgeführt wurde.

Die **Indikationsstellung** hat – schon aus **arztrechtlichen Haftungsgründen** für den Operateur – **schriftlich** zu erfolgen. Bezüglich der notwendig in diesem Arztbrief enthaltenen ausführlichen Informationen sei ausdrücklich auf die **Standards zur Behandlung und Begutachtung von Transsexuellen** hingewiesen (s. Anhang).

Im Vorgriff auf die Besonderheiten der Begutachtung nach dem Transsexuellengesetz (TSG) sei an dieser Stelle bereits deutlich festgestellt: Ein **Gutachten zur Vornamensänderung** gem. § 1 TSG ist **nicht automatisch eine Indikationsstellung** zur Einleitung körperverändernder Behandlungsmaßnahmen!

Auf die Möglichkeiten und Grenzen von Geschlechtsumwandlungsbehandlungen wird im Abschnitt 8.9 und 8.10 eingegangen.

8.6 Postoperative Adaptation

Katamnestische Untersuchungen zum postoperativen Verlauf bei Patienten mit transsexueller Geschlechtsidentitätsstörung (s. 8.10.3) haben gezeigt, dass sich bei der überwiegenden Mehrheit (> 75%) der Patienten nach der operativen Geschlechtsumwandlung positive Effekte nachweisen lassen, und zwar sowohl bezüglich der subjektiven Zufriedenheit als auch hinsichtlich der psychosozialen Adaptation und psychischen Stabilität. Pfäfflin und Junge konnten in ihrer Übersichtsarbeit zu den bis dato vorliegenden 76 katamnestischen Untersuchungen sieben Faktoren beschreiben:

Faktoren, die den Ausgang der Geschlechtsumwandlungsbehandlung wesentlich beeinflussen (nach Pfäfflin & Junge 1992: 445):

▷ kontinuierlicher Kontakt mit einem Forschungsprogramm/einer Behandlungseinrichtung
▷ Leben in der anderen Geschlechtsrolle (Alltagstest)
▷ Hormonbehandlung
▷ Beratung, psychiatrische und/oder psychotherapeutische Behandlung
▷ operative geschlechtsumwandelnde Eingriffe
▷ die Qualität dieser Eingriffe
▷ die juristische Anerkennung des Geschlechtswechsels durch Namens- und Personenstandsänderung

---

In jüngster Zeit gibt es es allerdings auch Hinweise für die Zunahme von **Rückumwandlungsbegehren** (z.B. Essers & Diederichs 1996; Kockott 1996; Diederichs 1999) und es stellen sich zunehmend Patienten vor, bei denen schon die erste diagnostische Exploration Hinweise auf übergreifende Identitätsstörungen – u.U. auch auf transvestitisch-fetischistische Neigungen, auf unrealistische Erwartungen hinsichtlich eines „völlig neuen Lebens" –, jedoch nicht auf eine gelebte und innerlich fixierte Geschlechtsrollentransposition gibt. Dies mag an den oben beschriebenen besonderen Problemen dieser Patientengruppe liegen, die möglicherweise besonders empfänglich für die massenmedial verheißenen, scheinbar „unbegrenzten Möglichkeiten" eines Geschlechtswechsels sind.

Ein weiterer Grund ist die Zunahme einer sicherlich wohlmeinenden, jedoch in Anbetracht derart desaströser Verläufe keinesfalls unproblematischen Einstellung einiger Behandler, die annehmen, das möglichst schnelle Bedienen der vehement vorgetragenen Patientenwünsche sei in deren ureigenstem Interesse, „weil man da sowieso nichts anderes machen kann".

Fallbeispiel einer besonders problematischen Indikationsstellung:

Eine biologische Frau suchte in der 20. Schwangerschaftswoche um Abruptio nach, da sie eine Schädigung des Föten durch das ihr seit Monaten applizierte Testosteron-Präparat befürchtete. Die verheiratete Frau mit offenbarem penovaginalem Geschlechtsverkehr bekam Testosteron auf ärztliche Verordnung, da sie angegeben hatte, sich als Mann zu fühlen und deshalb um eine (zunächst hormonelle) Umwandlungsbehandlung nachgesucht hatte.

Die Standards für die Behandlung und Begutachtung Transsexueller weisen deshalb nachdrücklich darauf hin, dass „die **Heftigkeit des Geschlechtsumwandlungswunsches** und die **Selbstdiagnose** allein **nicht als zuverlässige Indikatoren** für das Vorliegen einer Transsexualität gewertet werden (können)" (Becker et al. 1997: 130, Herv. v. Autor).

8.7 Begutachtung nach dem Transsexuellengesetz

Bei dem seit 1981 gültigen *Gesetz über die Änderung der Vornamen und die Feststellung der Geschlechtszugehörigkeit in besonderen Fällen* (Transsexuellengesetz – TSG) vom 10. September 1980 handelt es sich um die in Deutschland einzige *lex specialis*, die ausschließlich zur Linderung des Leidens einer besonderen Patientengruppe geschaffen wurde – der Menschen mit transsexueller Geschlechtsidentitätsstörung.

Das nach zahlreichen Diskussionen und Kompromissen verabschiedete Gesetz sieht für diese Patienten zwei Möglichkeiten vor:

1. Die **Vornamensänderung** entsprechend dem Zugehörigkeitsempfinden zum anderen Geschlecht bei unverändertem Eintrag des Geburtsgeschlechts in Geburtenregister und Standesamtspapieren (§ 1 TSG).

---

§ 1 TSG

(1) Die Vornamen einer Person, die sich aufgrund ihrer transsexuellen Prägung nicht mehr dem in ihrem Geburtseintrag angegebenen, sondern dem anderen Geschlecht als zugehörig empfindet und seit mindestens 3 Jahren unter dem Zwang steht, ihren Vorstellungen entsprechend zu leben, sind auf ihren Antrag vom Gericht zu ändern, wenn

  1. sie Deutscher im Sinne des Grundgesetzes ist oder wenn sie als Staatenloser oder heimatloser Ausländer ihren gewöhnlichen Aufenthalt oder als Asylberechtigter oder ausländischer Flüchtling ihren Wohnsitz im Geltungsbereich dieses Gesetzes hat,

  2. mit hoher Wahrscheinlichkeit anzunehmen ist, dass sich ihr Zugehörigkeitsempfinden zum anderen Geschlecht nicht mehr ändern wird.

  3. sie mindestens 25 Jahre alt ist.*)

(BGBl. I: 1654 ff)

*) Die Altersgrenze von 25 Jahren wurde inzwischen durch höchstrichterliche Rechtsprechung aufgehoben.

---

2. Die darüber hinausgehende **Personenstandsänderung**, d.h. auch die Änderung des Geschlechtseintrags im Geburtsregister. (§ 8 TSG)

---

§ 8 TSG

(1) Auf Antrag einer Person, die sich auf Grund ihrer transsexuellen Prägung nicht mehr dem in ihrem Geburtseintrag angegebenen, sondern dem anderen Geschlecht als zugehörig empfindet und die seit mindestens drei Jahren unter dem Zwang steht, ihren Vorstellungen entsprechend zu leben, ist vom Gericht festzustellen, dass sie als dem anderen Geschlecht zugehörig anzusehen ist, wenn sie

  1. die Voraussetzungen des § 1 Abs. 1 Nr. 1 bis 3 erfüllt,

  2. nicht verheiratet ist,

  3. dauernd fortpflanzungsunfähig ist und sich einem ihre äußeren Geschlechtsmerkmale verändernden operativen Eingriff unterzogen hat, durch den eine deutliche Annäherung an das Erscheinungsbild des anderen Geschlechts erreicht worden ist.

8.7.1 Begutachtung zur Vornamensänderung

Der Patient richtet seinen Antrag auf Vornamensänderung an das Amtsgericht am Sitz des für seinen Wohnsitz zuständigen Landgerichts. Dort wird der Richter für Personenstandsangelegenheiten zwei Gutachten gemäß § 1 bzw. §§ 1, 8 TSG einholen. Denn dies ist eine weitere Besonderheit des TSG: In kaum einem anderen Verfahren ist das Gericht derart abhängig von der Stellungnahme der Sachverständigen.

---

§ 4 TSG, Abs. 3

„Das Gericht darf einem Antrag nach § 1 nur stattgeben, nachdem es die Gutachten von zwei Sachverständigen eingeholt hat, die aufgrund ihrer Ausbildung und ihrer beruflichen Erfahrung mit den besonderen Problemen des Transsexualismus ausreichend vertraut sind. Die Sachverständigen müssen unabhängig voneinander tätig werden; in ihrem Gutachten haben sie auch dazu Stellung zu nehmen, ob sich nach den Erkenntnissen der medizinischen Wissenschaft das Zugehörigkeitsempfinden des Antragstellers mit hoher Wahrscheinlichkeit nicht mehr ändern wird."

Den Sachverständigen erwächst somit eine hohe Verantwortung: Immerhin müssen sie nicht nur einen Zustand und dessen bisherigen Verlauf, sondern seine **zukünftige (lebenslange) Irreversibilität** feststellen, und zwar **mit hoher Wahrscheinlichkeit**.

Diese Festschreibung einer Irreversibilitätsprognose für die Vornamensänderung gem. § 1 TSG straft deren Bezeichnung als „kleine Lösung" (da es eben „nur" um den Vornamen geht) Lügen. Tatsächlich fordern (und erlangen) nicht wenige Patienten mit Geschlechtsidentitätsstörung, bei denen eine Vornamensänderung nach entsprechender Begutachtung durchgeführt wurde, eine geschlechtsumwandelnde Operation mit Verweis darauf, dass ja in beiden Gutachten die Irreversibilität ihrer Rollentransposition festgestellt worden sei, anderenfalls wäre ihr Vorname nicht geändert worden.

Deshalb muss die Begutachtung gem. § 1 TSG (Vornamensänderung) besonders sorgfältig sein:

> In Anbetracht der geforderten Irreversibilitätsprognose für die Geschlechtsidentitätstransposition kann die Feststellung, dass die vom Gesetz geforderten Voraussetzungen zur Vornamensänderung gegeben sind, nur dann getroffen werden, wenn die oben aufgeführten Kriterien für die Diagnose einer **transsexuellen** Geschlechtsidentitätsstörung erfüllt sind!

Als nicht geringes Problem erweist sich dabei auch, dass nach dem Gesetz zwar die Gutachten den „Erkenntnissen der medizinischen Wissenschaft" entsprechen müssen (was impliziert, dass mindestens einer der beiden Gutachter Arzt sein sollte), dass aber bislang nähere Festlegungen fehlen, wer entsprechend dem Gesetzestext als „ausreichend mit den Problemen des Transsexualismus vertraut" anzusehen ist. U.E. erfordert dies den Erwerb einer spezifisch **sexualmedizinischen Zusatzausbildung**, wie sie etwa durch die Akademie für Sexualmedizin angeboten wird. Hier besteht unzweifelhaft Klärungsbedarf. Ein Wildwuchs selbsterklärten Expertentums ist mit Sicherheit nicht im längerfristigen Interesse der Patienten – auch wenn so ihren Wünschen mitunter besonders rasch und unhinterfragt nachgegeben wird.

> Das Gutachten zur Vornamensänderung sollte den dezidierten Hinweis enthalten, dass es **keine Operationsindikation** darstellt!

Da aber die Praxis, dass sich Operateure an derartigen Gutachten orientieren, eingebürgert und insofern auch nachvollziehbar ist, als eben (a) bislang ausreichende Expertenschaft in Deutschland nicht immer sicher erkennbar ist und (b) qua Gesetzestext die Irreversibilität der Rollentransposition festgestellt werden muss, sollten nachweislich qualifizierte Sexualmediziner und

Sexualtherapeuten mit der Begutachtung betraut werden. Diese könnten dann – auch wenn es nicht ihre eigentliche Aufgabe ist – im Gutachten Hinweise zur Operationsindikation oder ggf. Kontraindikation geben. Für derartige Stellungnahmen gibt der § 4 TSG die gesetzliche Berechtigung.

Die „Standards der Behandlung und Begutachtung von Transsexuellen" beschreiben folgende Mindestanforderungen an die Gutachten nach TSG:

> „**Ziel der Begutachtung** ist es, die Entwicklung der Geschlechtsidentität und ihrer Störung (unter Vergegenwärtigung der Besonderheiten von Mann-zu-Frau- und Frau-zu-Mann-Transsexuellen) im psychosozialen Umfeld mit seinen jeweiligen Einflussfaktoren in den aufeinanderfolgenden Lebensphasen nachzuzeichnen. Der Gutachter soll sich, wenn erforderlich, zusätzliche Informationen beschaffen, unter denen Angaben wichtiger Bezugspersonen (Fremdanamnese) und psychologisch-medizinische Befunde besondere Bedeutung haben. Die Beurteilung soll wissenschaftlich begründet sein und eine **kritische informationsverarbeitende Diskussion** einschließen. Eine **Zusammenfassung des Probanden- bzw. des Patientenberichts** über subjektives Empfinden oder die Wiedergabe der Selbstinterpretation seines Lebenslaufes allein ist **keine gutachterliche Urteilsbildung**. Ebenso wichtig wie die Einfühlung in die Subjektivität der transsexuellen Überzeugung ist die kritische Aufmerksamkeit für objektivierbare Aspekte des Verhaltens. Das Vorliegen der Voraussetzungen zur Vornamensänderung muss aus der Beurteilung schlüssig hervorgehen." (Becker et al. 1997: 136-137; Herv. v. Autor)

Zugleich wird in diesen Standards eine „sexualmedizinische Übersetzung" der juristisch formulierten Kriterien des § 1 TSG gegeben:

> „Die im TSG genannten Voraussetzungen sind folgendermaßen zu interpretieren:
> **Transsexuelle ‚Prägung'** ist nicht verhaltensbiologisch zu verstehen, sondern als schrittweise und mehrfaktorielle Entwicklung der Transsexualität, die rekonstruierend bewertet werden muss.
> Der **mindestens dreijährige ‚Zwang'** bedeutet die Unmöglichkeit, sich mit dem Geburtsgeschlecht zu versöhnen, und die anhaltende innere Gewissheit (deren Konstanz möglichst aus dem Verlauf des sogenannten Alltagstests zu bewerten ist), dem anderen Geschlecht anzugehören.
> Die ‚**hohe' Wahrscheinlichkeit der Unveränderbarkeit des Zugehörigkeitsempfindens zum anderen Geschlecht** bezieht sich auf den derzeitigen medizinischen Wissensstand und ist zu prognostizieren aus den diagnostischen, anamnestischen und lebenssituativen Belegen für eine irreversible transsexuelle Entwicklung." (Ebd.: 137; Herv. v. Autor)

Zugleich wird darauf hingewiesen, dass, wenn die Begutachtung zu dem Ergebnis führt, dass die Voraussetzungen nicht erfüllt sind, dies benannt und ggf. eine Nachbegutachtung vorgeschlagen werden soll.

8.7.2 Begutachtung zur Personenstandsänderung

Die Begutachtung zur Personenstandsänderung – auch „große Lösung" genannt – kann im Regelfalle auf eine zuvor durchgeführte Begutachtung gem. § 1 TSG aufbauen und hat – neben der Beantwortung der Frage, ob die dort geforderten Kriterien vorliegen – dazu Stellung zu nehmen, ob eine dauerhafte Unfruchtbarkeit gegeben und „eine **deutliche Annäherung an das körperliche Erscheinungsbild des anderen Geschlechts**" erzielt worden ist. Dies ist anhand von Operationsberichten und der körperlichen Untersuchung festzustellen.

Die Erfüllung der Voraussetzungen richtet sich also nach dem Stand des medizinischen Wissens, der Operationstechniken und der aktuellen Rechtsprechung. Im Regelfalle wird **bei biologischen Männern** mit transsexueller Geschlechtsidentitätsstörung die (oft durch Hormonbehandlung ausreichend erreichbare) Gynäkomastie sowie die Ablatio penis et testis und die Anlage einer Neo-Vagina gefordert.

Bei biologischen Frauen mit transsexueller Geschlechtsidentitätsstörung wird die Ablatio mammae, die Exstirpation des Uterus und der Adnexen, nicht aber ein Neo-Phallus erwartbar sein, da die dazu erforderlichen aufwändigen Operationen gegenwärtig noch mit teilweise unbefriedigenden Ergebnissen behaftet sind (Pfäfflin 1993; s. auch 8.10).

8.8 Genese transsexueller Geschlechtsidentitätsstörungen

Im Grundlagenteil (Kap. 2.3) wurde auf die **biopsychosoziale Fundiertheit** der menschlichen Geschlechtsidentität und der sexuellen Orientierung eingegangen. Diese Ausführungen sind notwendige Voraussetzung für das Verständnis der hier nun kursorisch darzulegenden hypothetischen Annahmen über die nach wie vor ungenügend aufgeklärte Ätiologie transsexueller Geschlechtsidentitätsstörungen.

Die existierenden Hypothesen lassen sich zwei Gruppen zuordnen:

1. Primär biologisch fundierte Erklärungen, die insbesondere pränatale Sexualhormonimbalancen und deren organisierende Wirkung auf das Gehirn und/oder genetische Einflüsse für ursächlich halten.

2. Primär psychologisch bzw. psychodynamisch orientierte Erklärungen, die Fehlidentifikationen oder schwere frühkindliche psychische Traumatisierungen für die Ursache der Störung halten.

Die Ursachendiskussion spiegelt den alten Theorienstreit um „Anlage **oder** Erziehung", „Natur **oder** Kultur", „nature **or** nurture" wider, auf den bereits im Kap. 2.3 eingegangen wurde.

> Ungeachtet der noch zu erwartenden weiteren Aufklärung des Ursachengefüges darf schon jetzt angenommen werden, dass es **die** Ursache transsexueller Geschlechtsidentitätsstörungen nicht gibt. Das Phänomen „Geschlechtsidentität" ist zu komplex, als dass seine – nicht minder facettenreichen – Störungen allein durch einen Faktor (sei es ein Gen, sei es ein bestimmtes Sozialisationsgefüge) erklärbar wären. Langer (1985) betrachtet den transsexuellen Umwandlungswunsch wohl zu Recht als „gemeinsame Endstrecke verschiedener Entwicklungswege".

8.8.1 Biomedizinische Theorien

Sie gehen von einer geschlechtsatypischen prä-/perinatalen Differenzierung postulierter hypothalamischer *mating*- oder sogar *gender-role-centers* aus (s. etwa Dörner 1995; Dörner et al. 1991). Bei biologischen Männern mit transsexueller Geschlechtsidentitätsstörung habe ein tatsächlicher oder funktionaler (etwa rezeptorbedingter) Mangel an Androgenen oder auch ein tatsächlicher oder funktionaler Östrogen-Überschuss zum Ausbleiben der Maskulinisierung und/oder Defeminisierung dieser Zentren geführt. Bei biologischen Frauen mit transsexueller Geschlechtsidentitätsstörung sei die Ursache in einer durch pränatale Erhöhung der Androgene bedingten Maskulinisierung/Defeminisierung dieser Zentren zu sehen.

Diese Hypothesen stützen sich zunächst auf **tierexperimentelle Befunde**, deren Aussagekraft allerdings durch die Tatsache begrenzt ist, dass eine Geschlechts**identität** (also eine innere, reflektierende, integrierende und antizipierende Gewissheit der Zugehörigkeit zum einen oder zum anderen Geschlecht) bei Tieren wohl kaum existieren dürfte.

Des Weiteren werden die Befunde zur **erziehungskonträren** (bezogen auf das Erziehungsgeschlecht also „transsexuellen") **Geschlechtsidentitätsentwicklung** bei **Patienten mit Intersex-Syndromen** bzw. mit **traumatischen Penisablationen** und nachfolgender – missglückter – Aufzucht als Mädchen angeführt. Wie im Kapitel 2.3 ausführlich dargestellt, sind diese Befunde jedoch keinesfalls derart eindeutig, dass sie eine ausschließlich biologische Fundierung der Geschlechtsidentität begründen könnten.

Schließlich werden **Befunde an Personen mit transsexueller Geschlechtsidentität** angeführt, die ebenfalls teilweise im Kapitel 2.3 referiert wurden:

Zumal **bei biologischen Männern** sind diese Befunde (ähnlich wie bei den Untersuchungen zur sexuellen Orientierung) recht heterogen. Dies mag zum einen durch die Heterogenität der (primären und sekundären) Verlaufsformen bei biologischen Männern mit transsexueller Geschlechtsidentitätsstörung, zum zweiten durch die insgesamt kleinen Patientenzahlen und zum dritten durch methodische Untersuchungsgrenzen mitbedingt sein. So konnten weder bei den **Androgenspiegeln** noch bei denen der **Östrogene** oder **Gonadotropine** systematisierbare und replizierte Unterschiede zwischen transsexuellen und nicht-transsexuellen Männern gefunden werden. Die hirnanatomischen Befunde zur unzureichenden Maskulinisierung/Defeminisierung hypothalamischer Kernregionen bei MFT (Kap. 2.3.4) bedürfen weiterer Replika-tion.

Bei biologischen Frauen mit transsexueller Geschlechtsidentitätsstörung belegen hingegen eine Reihe von Untersuchungen ein erhöhtes Vorkommen von **hyperandrogenämischen Zustandsbildern**, also eine Erhöhung eines oder mehrerer Androgene, z.T. mit begleitenden körperlichen Veränderungen im Sinne eines **polyzystischen Ovarsyndroms** (PCOS) (Futterweit et al. 1986; Balen et al. 1993; Schnabl 1983; Bosinski et al. 1997a). Diese im Erwachsenenalter bei hormonell unbehandelten Frauen mit transsexueller Geschlechtsidentitätsstörung gefundenen laborchemischen und klinischen Androgenerhöhungen gehen überdurchschnittlich häufig mit einer Maskulinisierung der Körpersilhouette einher (s. Rajchel et al. 1985; Bosinski 1997b; Antoszewski et al. 1998).

Da jedoch Hyperandrogenämien, PCOS und Virilisierungserscheinungen **ohne** Geschlechtsidentitätsstörung bei Frauen wesentlich häufiger

sind als transsexuelle Geschlechtsidentitätsstörungen (Schätzungen belaufen sich für das PCOS auf ca. 5% der Frauen im fertilen Alter; s. Clayton et al. 1992; Franks & White 1993), kann diese hormonelle Dysbalance **allein** unmöglich Ursache der Transsexualität sein. Auf ihre Integration in ein interaktionales Modell soll weiter unten eingegangen werden.

Die Gegenprobe zum angenommenen Zusammenhang zwischen PCOS und Geschlechtsidentitätsstörung ließe sich am ehesten durch Untersuchungen über die Geschlechtsidentität bei Frauen mit PCOS anstellen. Es liegen jedoch nur wenige Arbeiten zum psychosexuellen Verhalten dieser Patientengruppe vor: Nur Meyer (1963) ging in seiner tiefenpsychologisch fundierten Arbeit ausführlich auf Fragen der Geschlechtsidentität beim (mit den damaligen endokrinologischen Methoden noch nicht näher eingrenzbaren) „idiopathischen Hirsutismus bei Frauen" ein und fand in einer Gruppe von insgesamt 20 Patientinnen zeitweilige Phantasien, als Mann zu leben, homosexuelle Tagträume und lesbische Episoden. „Transsexualismus" (damals noch kaum bekannt) wurde von ihm in keinem Fall diagnostiziert. Andere Untersucher fanden dagegen eine Zunahme der sexuellen Initiative (Raboch et al. 1985) und eine erhöhte Häufigkeit von Depressionen (Rocco et al. 1988; Adamopoulos et al. 1988; Grozynski & Katz 1977) bei PCOS-Patientinnen. Hinweise auf Geschlechtsidentitätsstörungen fehlten in diesen Arbeiten völlig. Im Gegenteil: Die jeweiligen Autoren berichteten, dass die von ihnen untersuchten Patientinnen an ihrer mangelnden „Weiblichkeit" und ihrer Kinderlosigkeit litten, ein Befund, der im diametralen Gegensatz zu den Wünschen transsexueller Frauen nach der „Befreiung" von den verhassten körperlichen Merkmalen der Weiblichkeit steht.

8.8.2 Psychologisch-psychodynamische Theorien

Die **Entwicklungspsychologie** hat zwar eine Fülle von Daten zur Entwicklung der normalen Geschlechtsidentität vorgelegt, es fehlen jedoch aus diesem Bereich ausreichende Untersuchungen über etwaige Sozialisationsbesonderheiten bei Transsexuellen.

Darauf verweisen auch Zucker und Bradley (1995), die im Überblick über die wenigen diesbezüglichen psychologischen Befunde zur Genese der Geschlechtsidentitätsstörung im Kindesalter berichten. Auch wenn berücksichtigt werden muss, dass diese nur in einer geringen Zahl der Fälle tatsächlich Vorstufen transsexueller Entwicklungen im Erwachsenenalter sind (s. 8.11), ist doch die Tatsache bemerkenswert, dass die Autoren bei Kindern mit Geschlechtsidentitätsstörung Hinweise auf eine gewisse

Verstärkung dieser geschlechtsatypischen Verhaltensweisen durch **elterliche Toleranz** oder gar Unterstützung fanden. Weiterhin fanden sie gehäuft Hinweise auf psychiatrisch relevante Störungen bei den Müttern von Kin-dern mit Geschlechtsidentitätsstörung und auf häufiges Erleben von Aggressionen durch Väter oder Brüder (die nicht immer auf das betroffene Kind selbst gerichtet waren).

Cosentino und Mitarbeiter (1993) berichteten über **sexuell missbrauchte Mädchen** einer hispanischen Population in den USA, die in höherem Maße geschlechtsatypisches Verhalten zeigten, ohne dass dies allerdings die Diagnose einer Geschlechtsidentitätsstörung im Kindesalter gerechtfertigt hätte (die – s.o. – zudem nicht mit einer TS-Entwicklung identisch sein muss). Allerdings fanden sich auch bei Lothstein (1983), Pauly (1974a) und Devor (1994) Hinweise auf sexuellen Kindesmissbrauch in der Anamnese von FMT. Da aber Kontrollgruppen fehlten, kann nicht gesagt werden, inwiefern diese Erlebnisse in Zeitpunkt, Dauer und Intensität von denen nicht-transsexueller Frauen abwichen. Eigene Untersuchungen (s. 8.8.3) fanden diesbezüglich keine signifikanten Unterschiede zwischen Personen mit und ohne transsexuelle Geschlechtsidentitätsstörung.

Benjamin (1966) wies auf den möglichen Einfluss von **„Fehlprägungsvorgängen"** bei Transsexuellen hin und beschrieb sie bei ca. 20% seiner Patienten. Er meinte damit asymmetrische Vater-Mutter-Kind-Strukturen, die es dem Kind unmöglich machten, die adäquaten Geschlechtsrollenschemata zu verinnerlichen, so dass diese Kinder „am falschen Modell" lernen würden. Er beschrieb erhöhte Scheidungsraten bei den Eltern bzw. den überdurchschnittlich häufigen Verlust eines Elternteils. Über derart asymmetrische Strukturen in der Familiengeschichte von 53% der von ihm behandelten Transsexuellen berichtete auch Eicher (1992). Beide Autoren machen jedoch keine weiter differenzierenden Angaben und trennen auch diesbezüglich nicht zwischen FMT und MFT.

Im deutschsprachigen Schrifttum dominieren **psychoanalytisch fundierte Erklärungsmodelle des Transsexualismus**. Diese begründen transsexuelle Entwicklungen zumeist mit **schweren frühkindlichen Traumatisierungen**, zumal Störungen der Mutter-Vater-Kind-Beziehung.

Die wohl verbreitetste und empirisch am stärksten fundierte Theorie stammt von Person und Ovesey (1974, 1993). Die Autoren schlugen auf- grund ihrer klinischen Erfahrung mit 50 transsexuellen Männern eine Unterteilung in „primäre" und „sekundäre" Transsexuelle vor. Die Kern-Geschlechtsidentität der primären Transsexuellen sei von Anfang an ambivalent. Die „sekundären Transsexuellen" würden die Frauenrolle erst später annehmen, zumeist um der männlichen Rolle und der darin auftretenden (Über-)Forderung zu entfliehen. Die Autoren hielten die bei Transsexualismus, Transvestitismus und effeminierter Homosexualität auftretenden Distorsionen der Sexual- und Geschlechtsrolle für das Ergebnis der je verschiedenen Umgangsweisen mit ungelösten Trennungsängsten in der Individuations-Separationsphase der kindlichen Entwicklung. Als Ursache hierfür sahen sie den Wunsch nach Verschmelzung mit der Mutter, um dem Gefühl der Angst und Isolation zu entgehen. Dies sei besonders dramatisch bei den primären Transsexuellen. Von zentraler Bedeutung für die Entwicklung ihrer Geschlechtsidentität sei die sexuelle Orientierung: „Overt signs of masculinity and femininity in transsexuals appear to be related to sexual preference rather than to self-identification." (Person & Ovesey 1974: 324)

Sigusch und Mitarbeiter (1979; s. auch Sigusch & Reiche 1980) hielten **„Spaltungsmechanismen** vielfältiger Art und auf verschiedenen Entwicklungsniveaus des Individuationsprozesses" für das Wesentliche einer transsexuellen Entwicklung. Sie ordneten Transsexuelle in die von der Psychoanalyse geprägte Definition der Borderline-Pathologie ein.

Stoller (1968) beschrieb Prägungen durch bestimmte interparentale und Mutter-Vater-Kind-Interaktionsmuster. Für die Genese des FMT nannte er v.a. eine (mental) abwesende, depressive, unbewusst männlich identifizierte Mutter. Der dominante Vater entzöge sich dieser Ehefrau und delegiere (unbewusst) an seine Stelle die Tochter (*„the transsexual to be"*) als Ehemann-Surrogat. Weibliches Verhalten dieses Kindes würde entmutigt, männliches bestärkt. Bei MFT hingegen verharre der Sohn in einer symbiotischen Beziehung (*„blissful symbiosis"*) zur ebenfalls unbewusst männlich identifizierten (und in ihrer eigenen Kindheit eher *„Tom-boy-Verhalten"* zeigenden) Mutter, wodurch Verschmelzungswünsche bei dem Knaben entstünden. Die Väter seien häufig (real oder virtuell) absent, so dass der „Feminisierung durch die Mutter" kein männliches Gegengewicht entgegengehalten würde.

8.8.3 Biopsychosoziales Modell

Offenbar sind weder biomedizinische noch psycho-sozialisatorische Befunde **allein** in der Lage, die Entwicklung einer transsexuellen Geschlechtsidentitätsstörung ausreichend zu begründen. Schon Stoller (1968, 1972) hatte vermutet, dass sowohl die Entwicklung der „Kern-Geschlechtsidentität" (*core gender identity*) als auch die des Transsexualismus auf dem Zusammenwirken einer **„biologischen Kraft"** (*biological force*) mit spezifischen, je individuellen Sozialisationsbesonderheiten beruht. Diese hypothetisch angenommene **biopsychosoziale Interaktion** ist indes noch nie exemplifiziert worden. Dies hat mehrere Ursachen, von denen nur einige benannt werden sollen:

▷ Der bisherige Stand der Forschung zum Transsexualismus ist insgesamt dadurch gekennzeichnet, dass die jeweiligen Forscher sich entweder dem „Messbaren" oder dem „Deutbaren" zuwenden: Es liegen einerseits objektivierbare, in Maß und Zahl ausgedrückte endokrinologische Befunde vor, die allerdings der Replikation bedürfen. Andererseits gibt es retrospektive Angaben zum Verhalten, deren Operationalisierung naturgemäß auf Grenzen stößt, die aber ebenso eine „Wahrheit" abbilden – allerdings eine weniger „zählbare". Verallgemeinernd lässt sich feststellen, dass die biologische Theorie zwar das Allgemeine erklären kann, vor dem Konkret-Individuellen jedoch versagt, wohingegen die individualpsychologischen Ansätze zwar das je Individuelle des Prozesses erklären können, jedoch vor dem Allgemein-Regelhaften versagen. Beide Ansätze scheitern an der **Komplexität** einer biopsychosozial determinierten Wirklichkeit, wenn sie – im Falle des biologischen Ansatzes – psychische Faktoren ausblenden oder – im Falle des psychodynamischen Ansatzes – biologische Faktoren für unbedeutend erklären.

▷ Es fehlt bislang der Versuch, Daten zur Verifizierung oder Falsifizierung der verschiedenen (biologischen oder psychodynamischen) Erklärungsansätze an **einem** Sample von Patienten und Kontroll-Probanden zu untersuchen, um so den Einfluss verschiedener Faktoren gewichten zu können. Z.B. fehlen vergleichende endokrinologische Untersuchungen an Personen mit abweichender Geschlechtsidentität, bei denen **gleichzeitig** biographische Entwicklung und Sozialisationsbedingungen untersucht wurden.

▷ Es fehlen bei allen beschriebenen Studien ausreichend vergleichbare gesunde **Kontroll-Stichproben**, welche die Einordnung der erhobenen Befunde erlauben.

▷ Schließlich fehlt der Versuch, die Betrachtung von **Gruppenunterschieden** durch die **Einzelfallanalyse** zu ergänzen und die Angaben der transsexuellen Probanden zu ihrem geschlechtsatypischen Verhalten in Kindheit und Jugend **fremdanamnestisch** zu validieren.

▷ Um diese Lücke zu schließen, hat Bosinski (1996b, 1997a,b; 2000a) eine Untersuchung vorgelegt, in die – um einen Sampling-Bias zu vermeiden – alle Patienten, die sich binnen eines Jahres in der Kieler Sexualmedizin mit dem Wunsch nach Geschlechtsumwandlung vorstellten und **hormonell unbehandelt** waren, einbezogen wurden.

Es handelte sich um 16 FMT (Alter von 19 Jahren;7 Monaten bis zu 44;8 (Median [M] 27;5, Durchschnittsalter [m] 27,11 ± 6,6) und 12 MFT (18;0-39;2; M 26;4 m 27,7 ± 7,9). Als Kontrollpersonen fungierten 19 gesunde Frauen (= KF), die keine Hormonpräparate (d.h. auch nicht die „Pille") nahmen, sowie 21 gesunde Männer (= KM). Darüber hinaus konnten die Mütter von acht FMT sowie von je fünf KM, KF und MFT befragt werden. Neben standardisierten Persönlichkeitstestverfahren wurden mittels Fragebögen sowie ergänzender Tiefeninterviews Angaben zur Familiensituation und zum geschlechtstypischen Verhalten in Kindheit und Jugend, zur Schulzeit, zur Krankengeschichte, zu psycho- und somatosexuellen Entwicklungsschritten (inkl. Menstruationsanamnese), zum Verlauf der Geschlechtsidentitätsentwicklung und zur aktuellen sexuellen und partnerschaftlichen Situation erhoben. Da Männlichkeit und Weiblichkeit sich maßgeblich auch über die körperliche Erscheinungsform herstellt, wurden alle Probanden anthropometrisch untersucht. Die eingesetzten anthropometrischen Untersuchungsverfahren sind ausführlich bei Bosinski et al. (1997b) beschrieben. Kurz gesagt, ging es darum, mittels absoluter Körpermaße sowie der aus diesen errechneten Indizes, deren geschlechtstypische Verteilung bekannt ist, die Stellung jedes Probanden auf einem gynäko-andromorphen Verteilungskontinuum (s. Knussmann 1965; Stegemann & Knussmann 1984) zu erfassen. Die Details der endokrinologischen Untersuchung sind ebenfalls andernorts beschrieben worden (Bosinski et al. 1997a). Es wurden die Basalwerte der Androgene (Testosteron [T], Androstendion [A4], Dehydroepiandrosteron-Sulfat [DHEAS]), der Gonadotropine (LH und FSH) sowie des sexualhormonbindenden Globulins (SHBG) gemessen. Des weiteren wurde ein standardisierter ACTH-Stimulationstest (mit 250 µg ACTH [Synacthen] i.v.) durchgeführt, und die Steroide der Nebennierenrinden-Hormonbiosynthese wurden vor und 60 Minuten nach Stimulation gemessen. Um die Ovarmorphologie unter der Fragestellung PCOS beurteilen zu können, wurden transvaginale Ultraschalluntersuchungen durchgeführt. Allerdings erwies sich dies nur bei neun der 16 FMT als möglich, die KF standen hierfür leider nicht zur Verfügung.

Folgende Befunde wurden erhoben:

1. Bei den **biologischen Männern mit transsexueller Geschlechtsidentitätsstörung (MFT)** fand sich auch in dieser Untersuchung lediglich im Gruppenvergleich ein signifikant niedrigerer, allerdings noch im männlichen Normbereich befindlicher Testosteronspiegel, nicht aber in den anderen Androgenen (A4 und DHEAS). Auch bei den Gonadotropinen und beim SHBG-Spiegel unterschieden sich die biologischen Männer mit transsexueller Geschlechtsidentitätsstörung nicht von den KM. Der Quotient aus T zu SHBG („freies Testosteron") lag jedoch bei den KM signifikant höher als bei den MFT. Ansonsten fanden sich keine Belege für systematisierbare **hormonelle** Deviationen und im Gruppenvergleich auch keine Abweichungen von der typisch männlichen **Körpersilhouette**.

Dies galt auch bei getrennter Betrachtung der beiden oben beschriebenen Untergruppen von androphilen bzw. (auto-)gynäphilen Patienten, wobei dann allerdings die Zahl der Probanden zu gering wurde, um tatsächlich signifikante Unterschiede nachweisen zu können.

Die Angaben zur **Sozialisation** zeigten erneut eine deutlich erhöhte Toleranz zumal der Mütter gegenüber den geschlechtsatypischen Verhaltensweisen ihrer – später transsexuell werdenden und dann **androphil** orientierten – Söhne, wohingegen bei den **gynäphil** orientierten MFT überdurchschnittlich häufig hostile, aggressiv-brutale Väter beschrieben wurden. Somit fanden sich in der Stichprobe der biologischen Männer eine Reihe von Argumenten, welche sozialisatorische Modellannahmen unterstützen.

2. Die Stichprobe der **biologischen Frauen mit transsexueller Geschlechtsidentitätsstörung (FMT)** wies hingegen eine ganze Reihe von sowohl biomedizinischen als auch sozialisatorischen Auffälligkeiten auf:

Endokrinologische und anthropometrische Befunde bei FMT im Überblick:

▶ Bei zehn der 16 FMT (62,5%) konnte eine **abnorme Erhöhung der Androgene** (T, A4 und/oder DHEAS), die indes nicht die Werte des männlichen Bereichs erreichten, nachgewiesen werden. Das freie T (messbar als T/SHBG-Ratio) war bei den FMT signifikant höher als bei den KF.

▶ Acht der neun mittels vaginalem Ultraschall untersuchten FMT (d.h. 88.9% bzw. 50.0% von 16) wiesen ein **PCOS** auf. Zusätzliche PCOS-Symptome wie Hirsutismus und Adipositas

sowie Oligomenorrhoen waren häufig bei den FMT, aber selten bei den KF, sodass bei 43,8% der FMT ein PCOS mit mindestens vier Kriterien diagnostiziert werden konnte, was erheblich über der PCOS-Häufigkeit in der weiblichen Normalpopulation (ca. 5%) liegt.

▶ Die Einzelfall-Analyse ergab in der Zusammenschau der Befunde des ACTH-Testes und der körperlichen Untersuchung Symptome für **Störungen der adrenalen Steroidbiosynthese** (d.h. AGS-ähnliche Zustandsbilder) bei sechs FMT (50% der diesbzgl. untersuchten 12 FMT, 37,5% der gesamten FMT-Stichprobe), aber lediglich bei drei KF (20% der diesbzgl. untersuchten 15 KF bzw. 15,8% von 19). Auch dies überstieg bei weitem die Häufigkeit des nichtklassischen AGS in der europoiden Normalbevölkerung (ca. 1%; s. Kap. 2.3.2).

▶ Der Vergleich der für die Geschlechtertypik des **Körperbaus** maßgeblichen Proportionen bzw. Indizes ergab, dass die FMT in den Körperbau-Proportionen eher ihrem (männlichen) Identitätsgeschlecht als ihrem (weiblichen) Geburtsgeschlecht glichen und einen eher maskulinen Habitus aufwiesen. Und dies nicht nur in Proportionen, die durch Training oder Ernährung beeinflussbar sind (wobei das eher männliche Muster der Fettverteilung bei ihnen einen alleinigen Ernährungseffekt an sich schon fragwürdig erscheinen ließe), sondern auch in davon unabhängigen (mutmaßlich genetisch oder pränatal-hormonell bestimmten) Knochenmaßen. Diese „maskulinisierten" Indices korrelierten hochsignifikant mit dem freien T (d.h. mit der T/SHBG-Ratio).

Befunde zur Sozialisation bei FMT (die unabhängig davon auch von den befragten Müttern berichtet wurden):

▶ Die **Familienstruktur** der FMT erwies sich in den ersten sechs Lebensjahren signifikant häufiger als asymmetrisch: Während alle KF und 18 der 21 KM innerhalb ihrer ersten sechs Lebensjahre in einer vollständigen Familie (d.h. mit Mutter und leiblichem Vater) heranwuchsen, war dies nur bei 8 der 16 FMT der Fall. Vier FMT wuchsen in dieser Zeit bei ihrer alleinstehenden (geschiedenen oder verwitweten) Mutter, vier bei Mutter und Stiefvater heran.

▶ Der **Vaterverlust** der FMT hatte teilweise dramatische Züge und beschäftigte alle betreffenden FMT noch zum Zeitpunkt der Untersuchung. Obwohl der Vater absent war, spielte er in der Welt des Kindes eine dominierende Rolle: Für die Zeit der Kindheit gaben diejenigen FMT, die mit einem Vater oder Stiefvater zusammen waren, ebenso häufig wie die KM und signifikant häufiger als die KF den Vater als Vorbild an und erinnerten sich, dass sie „so werden wollten wie er". Stets wurden von den FMT gemeinsame Aktivitäten mit dem Vater (insbesondere Fußballspielen und Handwerksarbeiten im Hause) berichtet, die bei weitem das Maß des Zusammenhalts zwischen Vätern und Töchtern der Kontrollgruppe überstiegen.

▷ Die **sexuelle Aufklärung** der FMT fand überdies signifikant später als die der KM und KF statt; FMT durften als Kinder ihre Eltern seltener nackt sehen. Eine nähere Analyse zeigte indes, dass dieser Effekt v.a. der sozialen Herkunft der transsexuellen Patienten geschuldet war und keinen Beitrag zur Erklärung der transsexuellen Entwicklung zu leisten vermochte.

Angaben zur Störungsentwicklung (ebenfalls von den Müttern bestätigt):

▷ Alle FMT wiesen eher **jungentypische Spielaktivitäten** auf, die sie überdurchschnittlich häufig gemeinsam mit Jungen betrieben. Sie wünschten sich (und erhielten auch) Jungenspielzeug und beteiligten sich in Jungenmannschaften am Fußballspiel.

▷ Alle FMT hatten schon in der Kindheit eine **Abneigung gegen Mädchenkleidung, -haartracht und -spiele**. Der explizite Wunsch, ein Junge zu sein, tauchte hingegen in der Kindheit eher selten auf. Die FMT gaben vielmehr an, sich „darüber keine sonderlichen Gedanken gemacht zu haben".

▷ Alle FMT gaben an, die **Brustentwicklung** sowie die **Menarche** als traumatischen Vorgang erlebt zu haben. Dem standen aber immerhin sieben KF (36,8%) gegenüber, die ebenfalls Probleme mit der Akzeptanz ihrer Brustentwicklung hatten, sowie zwei weitere, die zunächst ihre Menstruation ablehnten. Jenseits dieses quantitativen Unterschieds war es v.a. die Begründung dieser Ablehnung, die beide Gruppen biologischer Frauen (FMT und KF) voneinander unterschieden: Während die FMT berichteten (und darin auch von den Müttern bestätigt wurden), sie seien „todunglücklich" gewesen, da dies ihrem bis dato vorherrschenden Selbstbild, „irgendwie doch kein Mädchen zu sein", widersprach und sie nun begreifen mussten, dass die Sache „blutiger Ernst" war, fühlten sich die KF mit Schwierigkeiten in der Akzeptanz ihrer sich entwickelnden körperlichen Weiblichkeit dafür „irgendwie noch nicht reif", d.h. bei den Kontrollprobandinnen waren die Probleme Ausdruck eines (vorübergehenden) **Alterskonflikts**, nicht aber wie bei den FMT eines (überdauernden) **Geschlechtsrollenkonflikts**.

▷ Über **Missbrauchs-Situationen** vor dem 14. Geburtstag berichteten zwei KF (10,5%), zwei KM (9,5%) und zwei FMT (12,5%). Dies entspricht den Häufigkeitsangaben in der Normalbevölkerung (s. Wetzels 1997). Die Unterschiede zwischen den Gruppen waren nicht signifikant.

Die erhobenen Befunde erlauben es, ein **hypothetisches Phasen-Modell für die Entstehung des Frau-zu-Mann-Transsexualismus** zu entwerfen:

Phase 0 – Basale Vorannahme: Prä-/perinatale Androgenisierung

Die im Erwachsenenalter gefundenen hyperandrogenämischen Zustandsbilder sind Ausdruck hormoneller Dysbalancen, die bereits prä-/perinatal bestanden. Diese Annahme muss gegenwärtig hypothetisch bleiben, wird jedoch durch Befunde anderer Untersucher (New 1993; Barnes et al. 1994; Ehrmann et al. 1995) gestützt.

Phase I – Kindheit: Grundlegung der Geschlechtsidentitätstransposition durch tendenzielle Fehlidentifikation

Zwar wurden die präsumtiven transsexuellen Mädchen aufgrund ihres unauffälligen weiblichen Genitalstatus´ bei der Geburt von ihren Eltern als Mädchen betrachtet und prinzipiell zunächst auch so behandelt. Sie wussten – allenfalls geringfügig später als die Kontrollprobandinnen – um die (genital fixierte) Existenz zweier Geschlechter. Die nach entwicklungspsychologischen Erkenntnissen wesentliche Voraussetzung für die Etablierung der Geschlechtsidentität – die akzeptierende Gewissheit von der Unwechselbarkeit der Geschlechtszugehörigkeit – erlangten diese Kinder jedoch nicht. Damit war der Grundstock zur (bis dahin aber noch nicht zwangsläufigen) transsexuellen Geschlechtsidentitätsstörung gelegt.

Dieses Fehlen der konstanten, akzeptierenden und identifizierenden Selbstzuordnung zum weiblichen Geschlecht und die Zuordnung als „den Jungen ähnlich" in der Kindheit dürfte mehrere Gründe gehabt haben:

1. Die hyperandrogenen Imbalancen haben die **Aktivität, Motorik** und **Vigilanz** in der Kindheit in Richtung auf jungentypische Verhaltensweisen beeinflusst. Das von FMT berichtete und von ihren Müttern in hohem Maße

bestätigte maskulinisierte Kindheitsverhalten (Spiele, Spielzeug, Kleidung, Haartracht) ist damit nicht nur phänomenologisch, sondern auch kausalgenetisch ein Pendant zum „Tomboy-Verhalten" der Mädchen mit adrenogenitalem Syndrom.

2. Entsprechend der Theorie Kohlbergs (1966; Kohlberg & Ullian 1974) über die **aktive Selbstorganisation** der Geschlechtsrollenaneignung im Kindesalter hat sich das Kind – im Abgleich der eigenen sozialen Aktivität und des eigenen Körpergefühls mit den vorfindlichen Verhaltensangeboten – eher dem männlichen als dem weiblichen Geschlecht zugeordnet. Das maskulinisierte Verhalten könnte also dazu geführt haben, dass sich das Kind selbst als „eher zu den Jungen" bzw. „eher nicht zu den Mädchen gehörig" fühlte.

3. Inwieweit die hormonelle Dysregulation selbst die **sozialen** Kognitionen des Kindes im Sinne einer Veränderung des „Rasters zur Wirklichkeitserfassung" beeinflusst, ist unbekannt. Es liegen hierzu bislang keine Untersuchungen (z.B. bei Mädchen mit adrenogenitalem Syndrom) vor; aus Untersuchungen an diesen Patientinnen geht lediglich hervor, dass die prä-/perinatale Androgenerhöhung die **neuropsychologischen** Kognitionen eher maskulin gestalten (s. 2.3).

4. Das jungenähnliche Verhalten bedingte in der Kindheit zugleich **bestärkende**, das Burschikose aufwertende **Fremdreaktionen** sowohl durch altersgleiche Spielkameraden als auch durch die Väter (Einzelberichte der Patienten gaben hierfür anschauliche Beispiele, s. Bosinski 1996b).

5. Aufgrund der Einzelberichte ist nicht auszuschließen, dass (wie Stoller postulierte) ein zwischen Mutter und Vater bestehender Konflikt dazu führte, dass der Vater versuchte, das Kind „für sich einzunehmen". Die Annahme eines solchen **Elternkonflikts** wird durch die Daten insofern unterstützt, als die Ehe der FMT-Eltern überdurchschnittlich häufig gestört war und der Vater die Familie verließ. Der (drohende) Verlust des Vaters könnte zu dessen Idealisierung beigetragen und damit den bereits zuvor einsetzenden Prozess der männlichen Selbstkategorisierung weiter verstärkt haben.

6. In möglicherweise nur kurzen, retrospektiv nicht mehr rekonstruierbaren Phasen der frühen Kindheit – die den sensiblen oder kritischen Phasen der psychosexuellen Entwicklung (s. 2.3) entsprechen – haben **gestörte Vater-**

Mutter-Kind-Interaktionen diesen transsexuellogenen Prozess gefördert. Die Datenlage erlaubt lediglich Aussagen über die gestörten **Rahmenbedingungen** dieser Kommunikation im Sinne der „asymmetrischen Familienverhältnisse". Der konkrete **Inhalt** dieser Interaktionsstörungen ist zwangsläufig nicht erfassbar.

> Für die **Kindheit der später transsexuellen Mädchen** kann somit aufgrund der Befunde hypothetisch formuliert werden: Das (hormonell prädisponierte) Verhalten und die daraus resultierende Selbstkategorisierung als „mehr den Jungen ähnlich" haben einen selbstverstärkenden Effekt auf die männliche Identifikation im Sinne eines „Wohlfühlens in der Jungenrolle". Dieser wird wiederum verstärkt durch das Verhalten von Peer-Group und Vater, die das Kind als „jungenhaft" behandeln. Eine solche Verstärkerwirkung kommt auch nicht näher erfassbaren Störungen der Vater-Mutter-Kind-Interaktion zu. Die „jungenhafte Selbstzuordnung" in der Kindheit verläuft zunächst unreflektiert und ist nicht unbedingt mit dem „transsexuellen Wunsch" verbunden, lieber ein Junge zu sein.

Phase II – Pubertät: Dezidierte Ablehnung der weiblichen Körperlichkeit, Fixierung der Geschlechtsidentitätstransposition

Zur dezidierten Ablehnung körperlicher Weiblichkeit kommt es erst in der Pubertät. Ursächlich bzw. auslösend hierfür sind folgende Faktoren:

1. Die körperlichen Veränderungen der weiblichen Pubertät: Insbesondere die Menstruation bewirkt ein Ende der Phantasien über die eigene Rolle als Junge. Auch die einsetzende Brustentwicklung „passt" nicht zur kindlichen Selbstkategorisierung als „eher zu den Jungen gehörig". Dies führt zur expliziten Aversion gegen die körperliche Weiblichkeit, bis hin zu einer dysmorphophoben Ablehnung spezifisch weiblicher Aspekte der Körperlichkeit.

2. Das partiell maskulinisierte körperliche Erscheinungsbild in und nach der Pubertät: Dies führt zum einen dazu, dass das teilweise illusionäre Selbstbild als „den Jungen ähnlich" verstärkt wird. Zugleich führt die nicht-feminine und tendenziell männliche Gestaltung der Körpersilhouette dazu, dass eine – die Akzeptanz der Weiblichkeit bestärkende – Reaktion der Umwelt auf den femininen Körper des sich entwickelnden pubertären Mädchens ausbleibt und die soziale Umwelt die zuvor schon praktizierte Behandlung des Mädchens als „eher jungenhaft" fortsetzt.

3. Die hormonellen Dysbalancen selbst: Bis heute ist unbekannt, in welcher Weise diese sich auf die Entwicklung des Körpergefühls und Körperselbstbildes auswirken. So kann vermutet werden, dass die gleichen Mechanismen, die dazu führen, dass die Dysbalancen in der Kindheit eine Temperament- und Vigilanzänderung in männlicher Richtung bewirken, auch das Körpergefühl im Sinne eines „Unwohlfühlens im weiblichen Geschlechtsleib" beeinflussen. Neben den hier vorgelegten Daten sprechen dafür auch die von Meyer (1963) sowie von Rocco und Mitarbeitern (1988) beschriebenen chronischen dysphorischen Verstimmungszustände bei Frauen mit hyperandrogenen Zustandsbildern.

4. Die in der Pubertät bewusstwerdende homosexuelle Orientierung: Die gynäphile Orientierung ist sogleich zu Beginn der erotischen Phantasien vorhanden und „passt" zum männlichen Zugehörigkeitsgefühl. Sie „passt" auch zu einigen Zügen des körperlichen Erscheinungsbildes, aber nicht zur abgeforderten Rolle als Frau. Eine Fülle von Daten (s. 2.3.4) deutet auf eine hormonelle Prädisposition zur Entwicklung der sexuellen Orientierung.

> Die Störungsentwicklung ist somit ein sukzessiver Prozess: Der in der Kindheit beginnende Prozess der männlichen Fehlidentifikation kommt erst in der Pubertät zu einem relativen Abschluss. Das kindliche „Heimisch-Fühlen in der Jungenrolle" wird dann komplettiert durch eine „Flucht aus der Weiblichkeit".

Das hier entwickelte Modell der Ätiopathogenese des FMT ist zwar ebenfalls nicht frei von spekulativen Momenten, insbesondere was (a) den Nachweis prä-/perinataler hyperandrogener Hormonimbalancen und (b) die spezifischen Inhalte der gestörten Vater-Mutter-Kind-Interaktion betrifft. In nachfolgenden Untersuchungen ist dieses Modell jedoch testbar. In jedem Falle sollte dabei die demonstrierte Methodenvielfalt zur Erfassung sowohl biomedizinischer als auch psychosozialer Bedingungsfaktoren angewendet werden.

8.9 Hormonelle Behandlung

> Bei Vorliegen der diagnostischen Kriterien sollte die konträrgeschlechtliche Hormonbehandlung zur Feminisierung bzw. Maskulinisierung nicht ohne ausführliche **mündliche und schriftliche Aufklärung** des Patienten über Wirkungen und Nebenwirkungen der Hormonbehandlung begonnen werden. Dabei ist auch darauf hinzuweisen, daß die Hormonsubstitution lebenslang notwendig ist, um bedrohliche Hormonmangelzustände zu vermeiden.

Bei Vorliegen der diagnostischen Kriterien sollte die konträrgeschlechtliche Hormonbehandlung zur Feminisierung bzw. Maskulinisierung nicht ohne ausführliche **mündliche und schriftliche Aufklärung** des Patienten über Wirkungen und Nebenwirkungen der Hormonbehandlung begonnen werden. Dabei ist auch darauf hinzuweisen, daß die Hormonsubstitution lebenslang notwendig ist, um bedrohliche Hormonmangelzustände zu vermeiden.

Die Applikation konträrgeschlechtlicher Hormone führt zu irreversiblen bzw. nur chirurgisch korrigierbaren Körperveränderungen (Hodenatrophie und Gynäkomastie bei biologischen Männern, Hirsutismus und Stimmbruch bei biologischen Frauen). Deshalb muss **vor** der Hormongabe die Diagnose durch den (oben beschriebenen) diagnostisch-therapeutischen Prozess unter Einbeziehung der Erfahrungen aus dem mindestens einjährigen Alltagstest gesichert sein. Die Vorstellung, die Geschlechtsidentität ließe sich durch die Hormonbehandlung festigen, ist falsch. Dies gilt „in beiden Richtungen", also sowohl bezüglich der Fehlannahme, man könne durch Applikation der isogeschlechtlichen Hormone die Identität im Geburtsgeschlecht stärken und dadurch eine Geschlechtsidentitätsstörung „heilen", als auch für die Vorstellung, durch konträrgeschlechtliche Hormonbehandlung eine bis dato noch diffuse Geschlechtsidentitätsstörung in die „klare Form" eines Transsexualismus zu bringen. Vor diesem Hintergrund ist es bedenklich, daß bis zu einem Drittel der Patienten bei der Erstvorstellung bereits hochwirksame Hormone einnehmen, die sie sich entweder auf dem Schwarzmarkt (zumal via Internet) besorgt haben, oder die ihnen von wohlmeinenden, aber mit den Problemen der Geschlechtsidentitätsstörungen nicht oder nur oberflächlich vertrauten Ärzten ohne jegliche suffiziente Diagnostik verschrieben wurden.

Neben der sexualmedizinischen Diagnosesicherung ist **vor** Einleitung der konträrgeschlechtlichen Hormonbehandlung die **Prüfung der hormonellen Ausgangsbedingungen** (inkl. ACTH-Stimulation der Nebennierenrinde), der **Lebersituation**, des **Fettstoffwechsels** und der **Gerinnungsstatus** durchzuführen bzw. zu veranlassen. Diese Parameter sollten nach Beginn der Behandlung regelmäßig kontrolliert werden, zunächst halb-, später einjährlich. Dabei sollte bei Depotpräparaten die Hormonspiegelbestimmung (Östrogene, Androgene, Gonadotropine, Prolaktin – letzteres wegen der Gefahr von Prolaktinombildung) stets unmittelbar vor der nächsten Spritze durchgeführt werden, um den niedrigsten Spiegel zu erfassen. Liegt dieser noch deutlich innerhalb des Referenzbereiches des Identitätsgeschlechts sollte eine Reduzierung erwogen werden.

8.9.1 Bei Mann-zu-Frau-Transsexuellen

Ziel der Behandlung ist ein ausreichendes **Brustwachstum** sowie eine gewisse **Feminisierung der Körpersilhouette** durch Beeinflussung des Fettverteilungsmusters. Diese Wirkungen hängen nicht nur von einer adäquaten Dosierung der Östrogene (und zusätzlicher Antiandrogene), sondern auch vom Vorhandensein einer ausreichenden Quantität und Qualität entsprechender Rezeptoren ab. Dies muß den Patienten vor Beginn der Behandlung verdeutlicht werden, um etwaigen Enttäuschungen vorzubeugen. Zugleich müssen sie darüber informiert werden, daß eine **eigenmächtige Dosissteigerung** (nach dem Motto: „Viel hilft viel") nicht zu einer Wirkungsverbesserung, wohl aber zu **lebensgefährlichen Komplikationen** führen kann. Hier sind vor allem ein erhöhtes **Thromboembolierisiko, arterielle Verschlußkrankheiten**, zerebraler Insult oder Koronarinsuffizienz sowie ein erhöhtes **Mammakarzinom-Risiko** zu nennen. Die Patienten, die Raucher sind, müssen – ähnlich wie Frauen unter hormonellen Kontrazeptiva – auf das erhöhte Thromboserisiko besonders hingewiesen werden.

Präoperativ kommen folgende Substanzen zur Anwendung: Während die noch von Eicher (1992) empfohlene 14tägige i.m.-Gabe von 100 mg einer öligen Äthinylöstradiol-Depotlösung (Progynon-Depot 100®) aufgrund der Tatsache, daß dies Präparat auf dem deutschen Markt nicht mehr verfügbar ist (und re-importiert werden muss), aber auch wegen seiner mangelnden Steuerbarkeit zunehmend verlassen wird, empfiehlt der diesbezüglich wohl erfahrenste Endokrinologe, der Leiter der Amsterdamer Universitätsklinik für Transsexuelle, Louis Gooren (pers. Mitteilung) die tägliche orale Gabe von 0,1 mg Äthinylöstradiol (z.B. Progynon C® Tbl. 2-1-2) und zusätzlich 50 mg Cyproteronacetat (CPA, Androcur®) per os. Andere Behandler geben bis zu 0,5 mg Äthinylöstradiol/die und kombinieren auf verschiedene Weise mit CPA oder auch mit Gestagenen (i. Überbl. Meyer et al. 1981). Über die Östrogen-Applikation mittels Pflaster (z.B. Estraderm 100®) liegen noch keine ausreichenden Nachuntersuchungsberichte vor. **Postoperativ** (d.h. nach der Entfernung der Hoden) kann die CPA-Applikation reduziert werden, jedoch muss lebenslang Östrogen zugeführt werden, vor allem um einer Osteoporose sowie Atrophien im Bereich der Neo-Vagina vorzubeugen.

Unter der Behandlung kommt es zu einem Rückgang der testikulären Testosteron- und Spermienproduktion bei Hodenatrophie, zur Suppression der Gonadotropine und zu deutlich erhöhten Östrogenspiegeln. Die **körperlichen Wirkungen** bestehen in einer – individuell recht unterschiedlichen – **Brustentwicklung**, die sich mitunter erst nach längerer Behandlung (über Monate bis Jahre) einstellt und durch CPA etwas unterstützt wird. Zugleich kommt es oft – ebenfalls individuell verschieden – zur **Zunahme des Fettpolsters** im Hüftbereich und dadurch zu einer eher femininen Körpersilhouette. Inwieweit die Haut – wie oft beschrieben – tatsächlich „weicher und geschmeidiger" wird, ist bislang nie ganz gesichert worden. Eine mindernde Wirkung von Östrogenen und CPA auf Bartwuchs und Körperbehaarung bleibt zumeist deutlich hinter den Erwartungen der Patienten zurück, so daß oft eine **Epilationsbehandlung** indiziert ist.

Psychisch berichten die Patienten über ein deutliches Nachlassen einer zuvor empfundenen inneren Anspannung. Dies mag zum einen daran liegen, daß sie sich nun „dem Ziel näher fühlen". Zum anderen ist dies aber auch auf die antiandrogene, libidomindernde Wirkung der Hormonbehandlung zurückzuführen, die auch zu einem Nachlassen der Erektion und Ejakulation führt.

8.9.2 Bei Frau-zu-Mann-Transsexuellen

Ziel der Hormonbehandlung ist ein **Sistieren der Menstruationsblutungen** und eine **Virilisierung des körperlichen Erscheinungsbildes**.

Eine **therapeutische Amenorrhoe** kann ggf. bei starkem Leidensdruck und noch nicht ausreichend gesicherter Diagnose (z.B. im Jugendalter) indiziert sein und läßt sich z.B. durch die sog. 3-Monats-Spritze(Depot-Clinovir®, 1 ml enthält 150 mg Medroxyprogesteronacetat) herbeiführen. Für **Virilisierung des Behaarungsmusters, Stimmbruch,** Zunahme von **Muskeltonus** und **–masse, Klitoriswachstum** und **Amenorrhoe** sorgen Testosteronpräparate, wobei hier allgemein eine 14tägig zu verabreichende Depotgabe (Testoviron-Depot 250 mg®) empfohlen wird. Deren Wirkung variiert individuell, gelegentlich sind dreiwöchige Injektionen ausreichend. Die orale Gabe von Testosteronpräparaten hat im allgemeine keine ausreichende Wirkung und ist überdies durch hepatische Komplikationsmöglichkeiten belastet. Diese drohen auch bei Überdosierung der parenteralen Gabe, vor der deshalb deutlich gewarnt werden muss – auch wenn die gewünschten Wirkungen gelegentlich bis zu einem halben Jahr auf sich warten lassen.

Inwieweit transdermale Applikationsformen (als Pflaster oder neuerdings als Salbe), da sie den normalen „männlichen" Hormonspiegel besser nachzuahmen in der Lage sind und lebertoxische Hormonspitzen vermeiden, die überlegene Therapieform darstellen, ist bislang nicht ausreichend untersucht. Gerade bei dem neu auf dem Markt befindlichen AndroGel® besteht aber ebenfalls die Gefahr einer Überdosierung durch Selbstmedikation. Zu den eher unerwünschten körperlichen Nebenwirkungen kann auch die Ausbildung einer Akne oder einer Glatze gehören.

Psychisch berichten die Patienten über eine allgemeine Stimmungshebung bis hin zu erhöhter Aggressivität. Gelegentlich wird die besonders in den ersten sechs bis acht Wochen der Behandlung gesteigerte Libido als störend empfunden, insbesondere dann, wenn keine Partnerschaft besteht.

8.10 Operative Angleichung des Geschlechts

Die 1997 von einer Expertenkommission vorgelegten Standards der Behandlung und Begutachtung Transsexueller (Becker et al. 1997) bedeuten als für die BRD relevante Leitlinien aus der Sicht des Operateurs:

1. Der Operateur muss sich davon überzeugen, dass die **schriftlichen Indikations-Stellungnahmen** den Standards entsprechen.

2. Die **Hormontherapie** sollte unter ärztlicher Kontrolle in stabiler Form über mindestens 6 Monate, besser jedoch 12 Monate erfolgt sein, bevor ein genital- oder brustkorrigierender Eingriff stattfindet.

3. Es muss eine schriftliche **Kostenübernahme-Zusicherung** der zuständigen Krankenkasse bzw. des Kostenträgers vorliegen.

4. Der stationären Aufnahme zur Operation muss ein **ausführliches Beratungsgespräch** durch den Operateur vorausgehen, dem sich eine **eingehende körperliche Untersuchung** anschließt.

5. Die **Operationsfähigkeit** des Patienten muss unter allgemeinmedizinischen Kriterien gegeben sein.

6. Für die **Operationsaufklärung** sollten schriftliche **Einverständniserklärungen** vorliegen, die den Besonderheiten wie der Notwendigkeit lebenslanger Hormonbehandlung oder Bougierungsbehandlung sowie der Irreversibilität der Eingriffe Rechnung tragen.

8.10.1 Operative Techniken der Mann-zu-Frau-Transformation

Die Ziele der Transformations-Operation bei MFT sind nachfolgend zusammengefasst:

Ziele der Mann-zu-Frau-Transformation:

1. Brustvergrößerung durch Implantate (nach ausreichender Hormontherapie nur in 50% der Fälle notwendig)
2. Genitaltransformation
   a) Miktion im Sitzen möglich
   b) Entfernung der Hoden
   c) Schaffung einer ausreichend weiten und tiefen Neovagina
   d) Schaffung einer sensiblen Neoklitoris
   e) Schaffung einer ästhetisch zufriedenstellenden Neovulva

---

Auf die üblichen Techniken zur (ggf. nötigen, da hormonell ungenügend erreichten) Brustvergrößerung soll an dieser Stelle nicht näher eingegangen werden. Wir empfehlen, den Eingriff erst im ausreichenden Abstand nach der Genitaltransformation durchzuführen.

Die eigentliche Genitaltransformation beinhaltet die Entfernung der männlichen Genitalien und die Neuschaffung einer weiblichen Vulva und Vagina in einer Sitzung. Hier besteht mittlerweile weitgehende Einigkeit darüber, dass für die **Auskleidung** der neu angelegten **Vagina** primär die **umgestülpte Penishaut** und nicht Darm- oder Spalthaut verwendet wird (Sohn et al. 1996; Sohn 1998; Eicher 1995; Levine et al. 1998). Nur zu Korrektureingriffen oder nach Verlust der Penishaut wird entweder gemashte Spalthaut oder an den Gefäßen gestieltes Sigma zum Vaginalwandersatz verwendet.

Die einzelnen Schritte der Operation sind nachfolgend ersichtlich:

Operative Schritte der einzeitigen Genitaltransformation bei Mann-zu-Frau-Transsexuellen

1. Hohe Ablatio testis beiderseits im Leistenkanal
2. Vollständige Dissektion des Penis
3. Schaffung einer sensiblen Neoklitoris aus der Glans unter Erhaltung des dorsalen neuro-vaskulären Bündels
4. Vollständige Resektion der Musculi ischiocavernosi und des Musculus bulbospongiosus sowie beider Corpora cavernosa
5. Partielle Resektion des Corpus spongiosum, Kürzen der Harnröhre und Schaffung eines weiblichen Meatus urethrae unterhalb der Neoklitoris
6. Scharfe Präparation einer ausreichend tiefen und weiten Neovagina unter Sicht
7. Auskleidung der Neovagina mit umgestülpter peniler Haut
8. Formung der Schamlippen aus Skrotum, Resektion überschüssigen Skrotalgewebes
9. Formung eines weiblichen Mons pubis durch infrapubische Doppel-Z-Plastik

---

Die Lagerung erfolgt in allen Fällen in einer maximalen Steinschnittpositionierung analog zur Lagerung bei radikaler perinealer Prostatektomie. Nach Einnähen des Rektalschildes erfolgt die gesamte Operation durch einen umgekehrt Y-förmigen Perinealschnitt. Das Rektum kann ohne Gefährdung der Sterilität während der Operation über das Rektalschild palpiert werden. Entscheidend für den Operationserfolg ist die anatomiegerechte Dissektion und Präparation des gesamten männlichen Genitales. Die

Schaffung einer sensiblen, durchbluteten Neoklitoris erfordert die mikrochirurgische Präparation des dorsalen penilen Gefäßnervenbündels zur Glans (Sohn et al. 1996; Meyer & Keelring 1980). Die penilen Schwellkörper müssen mit ihrer umgebenden Muskulatur **vollständig** reseziert werden, um bei Erregungszuständen nicht durch Schwellung den Vaginaleingang zu verengen.

Während der Operation wird ein Vaginalplatzhalter mit steuerbarer Luftfüllung implantiert und für sechs bis sieben Tage belassen. Das getrennte Abnähen großer und kleiner Schamlippen ist nicht erforderlich, wenn in gleicher Sitzung eine Doppel-Z-Plastik zur Gestaltung eines weiblichen Mons pubis durchgeführt wird, da sich durch die Raffung eine natürliche Fältelung des Gewebes ergibt (s. Abb. 8-2 bis 8-3 im Farbtafelteil).

Ab dem 6. postoperativen Tag erfolgt die Entfernung des hydraulischen Vaginaldilatators, der ab diesem Zeitpunkt von der Patientin im Sinne der mehrmals täglichen Selbstbougierung benutzt werden muss. Nach Entfernen des suprapubischen Cystostomiekatheters ist die Entlassung aus der stationären Behandlung ab dem 12. postoperativen Tag möglich.

8.10.2 Operative Techniken der Frau-zu-Mann-Transformation

Grundsätzlich sollte unterschieden werden zwischen Operationen, die vom Gesetzgeber als Voraussetzung für die Personenstandsänderung gem. § 8 TSG gefordert werden (s. 8.7.2) und weitergehenden rekonstruktiven Eingriffen.

▶ Wie bei MFT ist die Einhaltung einer **möglichst 12-monatigen gegengeschlechtlichen Hormontherapie** präoperativ zu fordern.

▶ Danach sollte zunächst die evtl. noch nötige **Brustreduktion** sowie die **Hysterektomie** mit beidseitiger Adnexentfernung erfolgen.

▶ Bei kleinen Brüsten erfolgt die subkutane Mastektomie mit Mamillenreduktion, bei großen Brüsten die Mastektomie mit freier Retransplantation der verkleinerten Mamille.

▶ Die Hysterektomie mit Adnexentfernung kann sowohl von abdominell als auch von vaginal erfolgen. Bei der Operation sollte in Anbetracht potenziell folgender Genitalplastiken eine zumindest partielle Resektion der Vagina eingeschlossen werden (Eicher 1995).

Mit Abschluss dieser operativen Schritte sind die chirurgischen Voraussetzungen zur Personenstandsänderung nach § 8 TSG gegeben (Pfäfflin 1993).

Wünscht der Patient darüber hinaus eine **Genitalaufbauplastik**, was in mehr als 50% der Fälle zu erwarten ist (Hage et al. 1993 b), so bieten sich zahlreiche Verfahren an, deren vollständige Auflistung im hier vorliegenden Rahmen nicht sinnvoll erscheint. Es haben sich in den letzten Jahren (neben dem Klitorispenoid) zwei Operationsverfahren als die erfolgreichsten reproduzierbar herausgestellt, die unterschiedliche funktionelle Ziele verfolgen:

1. Regionallappenplastik: Die Operation zielt auf die Schaffung eines Neophallus, der den Geschlechtsverkehr ermöglichen soll. Die Harnröhrenverlängerung erfolgt nur bis zum Ansatz des Neophallus, die Klitoris bleibt erhalten und wird an der Basis des Neopenis in die Haut eingenäht. Der Neophallus selbst wird aus zwei gestielten Leistenlappen und einem Rectus-abdominis-Flap geformt, wobei primär der Einschluss einer versteifenden Penisprothese möglich ist (s. Abb. 8-4 im Farbtafelteil). Die Operation ist grundsätzlich als einzeitiger Eingriff angelegt, erfordert jedoch meist einen Folgeeingriff zur Ausdünnung des primär recht voluminösen Neophallus. Nachteil ist die meist recht geringe Sensibilität des Penoids (Exner 1992).

2. Mikrochirurgisch transplantierte Fernlappenplastiken: Grundsätzlich können fasziokutane Fernlappen aus zahlreichen Körperregionen entnommen werden, weltweit liegt jedoch die umfangreichste Erfahrung zum Neophallusaufbau aus radialem Unterarmlappen vor (Exner 1992; Fang et al. 1999; Meyer & Daverio 1987; Hage et al. 1993a). Die Fernlappenplastik stellt verglichen mit Regionallappenplastiken den aufwendigeren Eingriff dar, ermöglicht jedoch dafür das Maximum der z.Zt. möglichen Angleichung an ein männliches Genitale. In nachfolgender Übersicht sind die einzelnen Schritte der Operationsplanung dargestellt.

Die **erste Sitzung** dauert ca. sieben bis acht Stunden, dabei arbeiten zwei Operationsteams gleichzeitig. Durch das urologische Team erfolgt die Vaginektomie und die Verlängerung der Harnröhre durch einen gestielten vorderen Vaginallappen. Unser Konzept beinhaltet die Resektion der Klitoris unter Präparation und Anastomosierung der dorsalen Klitorisnerven an Hautnerven des Unterarmlappens.

Operative Schritte der Genitaltransformation bei Frau-zu-Mann-Transsexuellen

1. Sitzung

1.1. Verlängerung der weiblichen Harnröhre mit anterior gestieltem Vaginalvorderwandlappen

1.2. Exstirpation der restlichen Vagina

1.3. Neoskrotumbildung durch Verschiebelappen aus großen Schamlippen

1.4. Dissektion der Klitoris, mikrochirurgische Präparation der dorsalen Klitorisnerven zur Anastomosierung an sensible Hautnerven des radialen Unterarmlappens

1.5 Präparation der Arteria und Vena epigastrica bis in Nabelhöhe sowie der Vena saphena magna zur Anastomosierung an Arteria radialis und Cubitalvenen des radialen Unterarmlappens

1.6. Bildung von peripherer Harnröhre und Neopenisschaft sowie der Eichel aus faszio-cutanem radialen Unterarmlappen

1.7. Deckung des Unterarmdefektes durch gemashte Spalthaut vom Gesäß

1.8. Mikrochirurgische Anastomosierung der Gefäße und Nerven nach Transplantation des Neopenis zur Genitalregion; Harnröhrenanastomose

2. Sitzung

2.1. Implantation von zwei Silikon-Hodenprothesen

2.2. Implantation eines Penisprothesenschenkels in einer Dacron® - Hülle in den Neopenis

3. Sitzung

3.1. Explantation einer Hodenprothese und Ersatz durch Pumpmechanismus für die hydraulische Penisprothese

3.2. Implantation eines Reservoirs zur Prothesenfüllung paravesical und Verbindung der Prothesenschlauchsysteme

---

Alternativ kann die Klitoris disseziert und mit ihrer Glans in den Neopenis einbezogen werden. Das Neoskrotum entsteht durch Verschiebung der großen Schamlippen nach dorsal. Das urologische Team bereitet durch Verlängerung der Schnittführung in die linke Leiste auch die Präparation der Empfängergefäße für die Transplantation des Unterarmlappens vor. Als Empfängergefäße dienen die Arteria epigastrica, die Vena epigastrica und die Vena saphena magna. Das Team der Plastischen Chirurgen präpariert am linken Unterarm den fasziokutanen Lappen zur Gestaltung der peripheren Harnröhre, der Eichel und des Penisschafts (s. Abb. 8-5/8-6 im Farbtafelteil). Die Deckung des Hebedefekts erfolgt durch Spalthaut vom Gesäß, die 1:1,5 gemasht wird. Nach mikrochirurgischer Anastomosierung der Arterien, Venen und Nerven unter dem Operationsmikroskop erfolgt die Harnröhrenanastomose über einer transurethralen Schienung. Bei derart langstreckigen Harnröhrenaufbauten ist in ca. 80% der Fälle mit Harnröhrenstenosen oder Fisteln zu rechnen, die zunächst durch suprapubische Harnableitung dauerabgeleitet werden. Der stationäre Aufenthalt beträgt für die erste operative Sitzung ca. 4 Wochen. Bei korrekturbedürftigen Fisteln oder Stenosen wird nach ca. 8-12 Wochen eine operative Korrektur durchgeführt.

Frühestens 6 Monate nach Heilung der Urethra und erst nach Wiederkehr der taktilen Sensibilität im Neopenis kann die **zweite Sitzung** zur Hoden- und Penisprothesenimplantation erfolgen (s. Abb. 8-7 im Farbtafelteil). Hierbei muss der Penisprothesen-Schenkel in einer maßgeschneiderten Dacron®-Hülle versenkt werden, die am Periost des Schambeins fixiert wird, um ein Durchwandern der Prothese zu verhindern.

In einer **weiteren Sitzung** nach 3 Monaten wird dann die Penisprothese durch Implantation des skrotalen Pumpmechanismus und des paravesicalen Reservoirs aktiviert.

Grundsätzlich ermöglicht ein derartiges Vorgehen einen einzeitigen männlichen Genitalaufbau. Urethrale Komplikationen und der Wunsch nach funktioneller penisprothetischer Versorgung erfordern jedoch zwei bis vier weitere Operationen in der Folgezeit (Sohn et al. 1996).

8.10.3   Operationsergebnisse

Mann-zu-Frau-Transformation

Genitaltransformationen bei MFT werden sowohl von Gynäkologen als auch von Plastischen Chirurgen und Urologen durchgeführt. Die Techniken sind erst in den letzten Jahren einer gewissen Standardisierung zugeführt worden, unterscheiden sich jedoch noch in einigen Details zwischen den verschiedenen Zentren (Exner 1992; Hage 1995). Der Urologe ist aufgrund seiner anatomischen und präparatorischen Kenntnisse des Penis prädestiniert, die Verwendbarkeit der penilen Strukturen maximal zu nutzen. U.E. ist die Schaffung einer sensiblen, **orgasmusfähigen Klitoris** fester Bestandteil der Operation. Ähnliches gilt für die anatomisch exakte Präparation einer perinealen Vaginalhöhle ohne Verletzung der Umgebungsstrukturen. Die wenigen vorliegenden **katamnestischen Ergebniserhebungen** sind nur mit Vorsicht auf die hier vorgestellte aktuelle Technik zu übertragen, da in der Mehrzahl der Studien weniger aufwendige Techniken angewandt wurden. Erschwerend kommt hinzu, dass erfolgreich operierte Transsexuelle ungern spätere Kontrolluntersuchungen über sich ergehen lassen, da sie hierdurch in unangenehmer Form an ihr früheres Leben „im falschen Geschlecht" erinnert werden (Jarrar et al. 1996; Sohn 1998).

In ca. 10-15 % der Fälle werden **Vaginalstenosen** beklagt, **Meatusstenosen** der Urethra werden ebenfalls in bis zu 10% der Fälle berichtet. 60-80% der Operierten werten das erreichte Ergebnis als „gut" oder „befriedigend" (Jarrar et al. 1996; Eicher 1995) (s. Abb. 8-8 im Farbtafelteil).

Frau-zu-Mann-Transformation

Langzeitdaten über die Erfolgsergebnisse nach mikrochirurgisch transplantierten Fernlappen bei FMT liegen mangels Erfahrung z.Zt. noch nicht vor. Die Operation wird weltweit nur an wenigen Zentren in größerem Umfang standardisiert durchgeführt (Hage et al. 1993; Sohn et al. 1996; Fang et al. 1999; Jordan 1999), wobei sich diese Zentren noch in Detailtechniken z.T. erheblich unterscheiden. So wird z.Zt. noch diskutiert, ob ein primär zweizeitiges Vorgehen beim Neopenis- und Neourethraaufbau nicht zur Vermeidung von urethralen Komplikationen vorzuziehen ist (Hage 1995). Des Weiteren bestehen unterschiedliche Meinungen und Techniken zur sogenannten *prefabrication* der Harnröhre am geplanten Lappenareal vor Lappentransplantation und zur idealen prothetischen Versorgung. Urethrale Komplikationen wie Fisteln und Stenosen sind in ca. 80% der Fälle zu erwarten, können aber in ein- oder zweizeitigen Korrekturoperationen behoben werden. In unserem Patientengut wurden sämtliche Harnröhrenkomplikationen innerhalb des ersten Jahres nach Harnröhrenaufbau beobachtet. Spätere Restenosierungen wurden bisher nicht gesehen, sind jedoch damit nicht ausgeschlossen. Bisher sind an der Kieler Klinik 42 Patienten mit radialem Unterarmlappen versorgt worden, bei 17 Patienten konnte zwischenzeitlich eine vollständige prothetische Versorgung abgeschlossen werden (s. Abb. 8-9 im Farbtafelteil).

Zusammenfassende Wertung

Mann-zu-Frau-Transformationen sind inzwischen zu standardisierten Eingriffen herangereift, die bei sorgfältiger Indikationsstellung und Beachtung präparatorischer Details in mehr als 80% der Fälle nach einzeitiger Operation zu guten funktionellen und kosmetischen Ergebnissen führen.

Im Gegensatz hierzu stellt der Genitalaufbau bei **Frau-zu-Mann-Transsexuellen** eine interdisziplinäre Herausforderung dar, die nach unserer Erfahrung am besten in Kooperation zwischen plastischer Chirurgie und Urologie zu lösen ist. Der mikrochirurgisch transplantierte radiale Unterarmlappen ist z.Zt. die technisch aufwendigste, aber funktionell und kosmetisch zufriedenstellendste Lösung. Es bleibt festzuhalten, dass der Gesetzgeber den Genitalaufbau nicht als Voraussetzung zur Personenstandsänderung nach § 8 TSG fordert, die Mehrzahl der FMT diesen operativen Schritt jedoch wünscht. Da die besseren Möglichkeiten einer Genitalaufbauplastik in jüngster Zeit über das dichte Kommunikationsnetz von Transsexuellen-Selbsthilfeorganisationen weite Verbreitung erlangt haben, wird die Zahl der Betroffenen, die diesen Eingriff anstreben, weiter zunehmen. Selbst bei einzeitig intendiertem operativen Vorgehen muss den Betroffenen klar gemacht werden, dass die Maximierung des funktionellen und ästhetischen Ergebnisses mehrere operative Sitzungen erfordert. Soziale und psychische Stabilität müssen für diese Eingriffe maximiert sowie irrationale Wunschvorstellungen korrigiert werden. Die besten Voraussetzungen für einen operativen Erfolg werden auch hier durch eine verantwortungsbewusste Begutachtung und Aufklärung geschaffen.

8.11 Störungen der Geschlechtsidentität im Kindesalter

Erwachsene Patienten mit transsexuellen Geschlechtsidentitätsstörungen berichten immer wieder, sie hätten sich schon in der Kindheit eher wie Angehörige des anderen Geschlechts gefühlt und auch verhalten, was in einer Vielzahl der Fälle auch durch Mütter und/oder Väter rückblickend bestätigt wird, welche darüber hinaus auch gelegentlich berichten, dass sie schon im Kindesalter mehr oder weniger erfolglos ärztliche oder psychologische Hilfe für ihr Kind suchten. So kam in den 60er Jahren der Gedanke auf, **Kinder mit geschlechtsatypischen Verhaltensweisen** zu untersuchen und ihre weitere Entwicklung zu beobachten.

Die Ergebnisse der ersten derartigen Längsschnittstudie bei Knaben wurden 1987 von Green vorgelegt. Diese und weitere Untersuchungen (i. Überbl. Zucker & Bradley 1995) ergaben:

▷ Die überwiegende Mehrheit (ca. 75%) der Jungen mit effeminiertem Verhalten im Kindesalter wies im Erwachsenenalter eine **homosexuelle Orientierung ohne Geschlechtsidentitätsstörung** auf.

▷ Ca. 20% waren im Erwachsenenalter **heterosexuell ohne Geschlechtsidentitätsstörung**,

▷ Maximal 5% zeigten massive Symptome einer **transsexuellen Geschlechtsidentitätsstörung** im Erwachsenenalter.

▷ Darüber hinaus zeigte sich, dass diese Knaben im Kindesalter besonders unter **Ausgrenzung** und **Hänseleien** durch Gleichaltrige litten und komorbide **psychopathologisch relevante Symptome** entwickelten.

Im Gefolge dieser Diskussion wurde deshalb die „Geschlechtsidentitätsstörung im Kindesalter" als eigenständige Störung sowohl in die WHO-Klassifikation der Krankheiten (ICD) als auch in das DSM aufgenommen.

8.11.1 Terminologie

ICD-10 führt die Geschlechtsidentitätsstörung im Kindesalter unter der Nummer F64.2 im Kapitel F6 („Persönlichkeits- und Verhaltensstörungen") auf, unmittelbar im Anschluss an den – nur im Erwachsenenalter diagnostizierbaren! – Transsexualismus (F64.0). Als Alter der Störungsmanifestation wird die frühe Kindheit, d.h. immer lange vor der Pubertät, angegeben. Die Kinder äußern ein anhaltendes Unbehagen über das angeborene Geschlecht und den starken Wunsch (gelegentlich auch die Beteuerung), zum anderen Geschlecht zu gehören. Sie beschäftigen sich beständig mit Tätigkeiten, Spielen oder Bekleidung des anderen Geschlechts und/oder lehnen die des eigenen Geschlechts ab. Der Leidensdruck erwächst aus den Ausgrenzungserfahrungen, die diese Kinder bei Altersgenossen und/oder im Familienkreis machen, nicht aus der Geschlechtsidentitätsstörung selbst. Nachdrücklich weist ICD-10 darauf hin, dass ein bloßes Abweichen von den kulturellen Geschlechterstereotypien (also bloße Knabenhaftigkeit bei Mädchen oder mädchenhaftes Verhalten bei Jungen) für diese Diagnose nicht ausreicht.

Das bezüglich der Problematik aktuellere **DSM-IV** (APA 1996) führt die Geschlechtsidentitätsstörung im Kindesalter unter der Nr. 302.6 ebenfalls gemeinsam mit der Störung im Erwachsenenalter (302.85) auf und fordert unter **Kriterium A**, dass **mindestens vier der folgenden fünf Merkmale gegeben** sein müssen:

Kriterium A für „Geschlechtsidentitätsstörung im Kindesalter" entspr. DSM-IV (302.6):

1. Wiederholt geäußertes Verlangen oder Bestehen darauf, dem anderen Geschlecht anzugehören,

2. bei Jungen Neigung zum Tragen der Kleidung des anderen Geschlechts oder Imitation weiblicher Aufmachung; bei Mädchen das Bestehen darauf, nur eine dem männlichen Stereotyp entsprechende Bekleidung zu tragen,

3. starke und andauernde Neigung zum Verstellen als Angehöriger des anderen Geschlechts in Rollenspielen oder anhaltende Phantasien über die eigene Zugehörigkeit zum anderen Geschlecht,

4. intensives Verlangen nach Teilnahme an Spielen und Freizeitbeschäftigungen, die für das andere Geschlecht typisch sind,

5. ausgeprägte Bevorzugung von Spielgefährten des anderen Geschlechts. (APA 1996: 609)

Kriterium B fordert ein anhaltendes Unbehagen im Geburtsgeschlecht oder das Gefühl, dass die Geschlechterrolle dieses Geschlechts unzutreffend ist, was sich bei Kindern durch eines der folgenden Merkmale äußern kann: „Bei Jungen die Behauptung, dass der Penis oder die Hoden abstoßend seien oder verschwinden werden oder die Behauptung, dass es besser wäre, keinen Penis zu haben, oder eine Aversion gegen Rauf- und Tobespiele und eine Ablehnung von typischem Jungenspielzeug, Jungenspielen und Jungenbeschäftigungen; bei Mädchen Ablehnung des Urinierens im Sitzen, die Behauptung, dass sie einen Penis haben oder ihnen ein solcher wachsen wird, oder die Behauptung, dass sie keine Brust bekommen möchten oder nicht menstruieren möchten, oder eine ausgeprägte Aversion gegen normative weibliche Bekleidung." (APA 1996: 610)

Kriterium C verlangt den Ausschluss eines somatischen Intersex-Syndroms (also einer Störung der somatosexuellen Differenzierung).

Kriterium D fordert klinisch bedeutsames Leiden in sozialen, beruflichen oder anderen wichtigen Funktionsbereichen, womit ebenfalls bloßes Abweichen von üblichen Geschlechtsrollenklischees als unzureichend für die Diagnose bezeichnet wird.

8.11.2 Epidemiologie, Verlauf und Ätiologie

Geschlechtsidentitätsstörungen im Kindesalter scheinen ein **eher seltenes Phänomen** zu sein, genaue Zahlen zur Prävalenz und Inzidenz fehlen allerdings. Dieser **Mangel an epidemiologischen Angaben** mag der Tatsache geschuldet sein, dass Eltern vor dem Hintergrund der öffentlichen Diskussion über die Relativität von Geschlechterrollen in derartigen Verhaltensweisen kein therapeutisch relevantes Problem sehen, könnte aber auch daran liegen, dass die Diagnose – da nicht im Kapitel für Störungen mit Beginn im Kindes- und Jugendalter aufgeführt – zugunsten anderer, spezifisch für Kinder vorgegebener Diagnosen seltener gestellt wird.

Im Kindesalter werden **Jungen drei- bis sechsmal häufiger** mit Geschlechtsidentitätsstörung bei Psychologen oder Ärzten vorgestellt als Mädchen (Bosinski et al. 1996). Dies könnte auch durch die größere Toleranz gegenüber sich jungenhaft verhaltenden Mädchen (im Vergleich zur in unserer Kultur viel stärkeren Ablehnung mädchenhafter Verhaltensweisen bei Knaben) bedingt sein. Andererseits könnte diese „Knabenwendigkeit" der Geschlechtsidentitätsstörung im Kindesalter auch darauf zurückzuführen sein, dass sowohl die pränatale somatosexuelle als auch die postnatale psychosexuelle Entwicklung beim männlichen Geschlecht wesentlich komplizierter (und damit potenziell störanfälliger) ist als beim weiblichen Geschlecht (s. Kap. 2.3).

Indirekte Angaben zur Häufigkeit von Geschlechtsidentitätsstörungen im Kindesalter ergeben sich aus dem **Verlauf**: Alle erwachsene Patienten mit transsexueller Geschlechtsidentitätsstörung berichten Verhaltensweisen in ihrer Kindheit, die zur **retrospektiven** Vergabe der Diagnose „Geschlechtsidentitätsstörung im Kindesalter" berechtigen. Betrachtet man diese als Vorläufer einer transsexuellen Geschlechtsidentitätsstörung im Erwachsenenalter und geht man weiterhin davon aus, dass nur maximal 5% aller Kinder mit Geschlechtsidentitätsstörung tatsächlich transsexuell werden, so darf bei konservativer Schätzung der Prävalenz des Transsexualismus im Erwachsenenalter (ca. zwei Transsexuelle pro 100.000 der erwachsenen Bevölkerung der Bundesrepublik; Osburg & Weitze 1993; s. 8.1.2) vermutet werden, dass die Prävalenz der Geschlechtsidentitätsstörung im Kindesalter ca. 40 : 100.000 beträgt. Bei einer Zahl von ca. 700.000 Geburten pro Jahr beträfe dies also in Deutschland **jährlich ca. 280 Kinder**.

Ebenso wie im Erwachsenenalter sind auch im Kindesalter die Ursachen von Geschlechtsidentitätsstörungen nach wie vor ungenügend geklärt. Hier wie dort wird man eine **biopsychosoziale Verursachung** annehmen dürfen.

Allerdings sind bei Kindern mit Geschlechtsidentitätsstörung auffällige oder abweichende biomedizinische Befunde bislang nicht beschrieben worden – bis auf erste Hinweise auf die höhere Zahl älterer Brüder bei Knaben mit Geschlechtsidentitätsstörung (Blanchard et al. 1995), die den entsprechenden Befunden bei erwachsenen homosexuell orientierten Männern entsprechen (s. Kap. 2.3.4). Gelegentlich wird aber – naturgemäß häufiger als im Erwachsenenalter – bei Kindern mit den Symptomen einer Geschlechtsidentitätsstörung ein bis dahin nicht erkanntes **Intersex-Syndrom** diagnostiziert, was dann allerdings gemäß ICD-10 und DSM-IV die Vergabe der Diagnose „Geschlechtsidentitätsstörung im Kindesalter" verbietet.

Außerdem haben eine Reihe von Untersuchungen (i. Überbl. Zucker & Bradley 1995) Hinweise auf tendenziell **begünstigende intrafamiliäre** Bedingungen für diese Störung erbracht:

▷ Bei Eltern (und nicht selten Großeltern) von Kindern mit Geschlechtsidentitätsstörung besteht oft eine wohlwollende Toleranz gegenüber geschlechtsatypischen Verhaltensweisen: **Bei Jungen** werden effeminierte Verhaltensweisen dann als „niedlich" oder „liebenswert" bezeichnet und nicht selten in Photos dieser Knaben in Mädchenverkleidung festgehalten; hierbei scheinen Mütter/Großmütter aktiver zu sein als Väter. Auch finden sich Hinweise auf größere Nähe und Interaktion zwischen Mutter und Sohn und häufigere (mentale oder reale) Abwesenheit des Vaters, der somit weniger als männliches Rollenmodell zur Verfügung steht. **Bei Mädchen** mit Geschlechtsidentitätsstörung finden sich hingegen nicht selten Hinweise auf eine Bekräftigung des „sportlichen", „aktiven", „selbstbewussten", „handwerklich geschickten" „Wildfang"-Verhaltens durch Väter und andere männliche Verwandte oder Freunde, die dann erst zur Pubertät hin – relativ plötzlich – feminine Verhaltensweisen erwarten.

▷ **Bei beiden Geschlechtern** gibt es Hinweise auf eine höhere Rate psychopathologischer Auffälligkeiten innerhalb der Familien. Zumal bei den Müttern von Knaben mit Geschlechtsidentitätsstörung fanden sich häufiger Rollenunsicherheiten in der Vorgeschichte sowie höhere Raten an depressiven oder anderen Persönlichkeitsstörungen, so dass die Feminisierung des Verhaltens streckenweise dem Versuch des Jungen ähnelt, sich der Mutter durch Übernahme

ihrer weiblichen Züge zu nähern, um sich so ihrer zu versichern und sie zugleich zu beschwichtigen.

Es verbietet sich jedoch die Annahme unilinearer Kausalzusammenhänge, da es bei anderen Kindern mit ähnlichen Sozialisationsbesonderheiten eben nicht zur Ausbildung einer Geschlechtsidentitätsstörung kommt.

8.11.3 Diagnostisches Vorgehen

> Zunächst muss die Abgrenzung von einfachen geschlechts-nonkonformen Verhaltensweisen vorgenommen werden: Ein Mädchen, das seine Haare nicht ausreichend pflegt, lieber Hosen trägt und Fußball spielt, ein Junge, der Rauf- und Tobespielen aus dem Wege geht und lieber Klavier übt, hat nicht automatisch eine Geschlechtsidentitätsstörung! **Es müssen mindestens vier der oben genannten fünf diagnostischen DSM-Kriterien des Merkmals A sowie die Merkmale B,C und D erfüllt sein!**

Wenn tatsächlich die notwendigen Kriterien einer Geschlechtsidentitätsstörung im Kindesalter vorliegen, stützt sich die nachfolgende **Diagnostik** auf

1. **Exploration,**
2. **Verhaltensbeobachtung,**
3. **klinische Untersuchung.**

Neben der **allgemeinen Verhaltensexploration** sollten folgende Aspekte **von beiden Eltern (!) erfragt** werden:

▷ **Welche Symptome** bestehen (Spielverhalten, Kleidungsverhalten, Äußerungen des Kindes usw.)?

▷ **Seit wann** bestehen die Symptome?

▷ Gibt es **zeitliche Zusammenhänge** mit dem Auftreten der Symptome (Geburt eines Geschwisterkindes, Weggang eines Elternteils, Umschulung, Umzug, Erkrankung o.ä.)?

▷ Bestehen die Symptome **kontinuierlich** oder **situativ** (z.B. bei Streit der Eltern) bzw. **personell gebunden** (z.B. nur im Zusammensein mit der Mutter)?

▷ **Wie** reagiert **wer** auf **welche** Symptome (wer fühlt sich gestört, wer findet es „niedlich")?

▷ Auf wessen **Initiative** erfolgt die Vorstellung, und warum zu diesem Zeitpunkt?

▷ **Leidet die Familie** an der Geschlechtsidentitätsstörung? Oder auch nur an den Folgeerscheinungen? Gibt es für das Kind oder für Mutter und/oder Vater einen Störungsgewinn?

▷ Welches **Geschlechtsrollenmodell** haben die Eltern, wie ist ihr „sexuelles Weltbild" (zumal hinsichtlich der Varianten sexueller Orientierung) beschaffen?

▷ Welches **Ursachenmodell** haben die Eltern? Haben sie Schuldgefühle, gibt es Attribuierungsstrategien?

▷ Welche aktuellen und zumal prognostischen **Bedenken** haben die Eltern?

▷ Gibt es potenziell **verstärkende intrafamiliäre Bedingungen?** (Geschlechtswunsch der Eltern vor der Geburt; Stellung in der Geschwister-Reihe, in der Vater-Mutter-Kind-Triade; Rollenerwartungen des Vaters und der Mutter; quantitative und qualitative Analyse der jeweils durch Vater und Mutter mit dem Kind verbrachten Zeit und Aktivität. Wollte Vater oder Mutter als Kind auch lieber ein Mädchen/ein Junge sein? Wie hat sich dieser Wunsch weiterentwickelt?)

Beim Kind sollte – ebenfalls neben der **allgemeinen Verhaltensbewertung** – geprüft und erhoben werden:

▷ Wissen um die Existenz zweier Geschlechter, **Unterscheidungsmerkmale**, **Selbsteinordnung:** woran wird eigene Geschlechtszuordnung festgemacht?

▷ **Zukunftsvorstellungen:** Wissen um **Konstanz** der Geschlechtszugehörigkeit (aus Jungen werden Männer, aus Mädchen werden Frauen); **Selbstbezug** („Wenn ich groß bin, bin ich ein ...").

▷ Wissen um **körperliche Geschlechtsunterschiede**, um damit verbundene Funktionen im Prozess der biologischen Reproduktion; Aufklärungsquellen, Aufnahme und Verarbeitung dieser Informationen, Veränderungsvorstellungen (d.h. z.B. dass ein Penis/eine Vulva noch wachsen wird).

▷ **Geschlechterrollen-Vorstellungen** („Jungen sind/müssen ...", „Mädchen sind/müssen ..."), subjektives Erfahren und Erleben der Rollenaspekte; Hinweise auf erwartete Rollenvorteile im eigenen oder anderen Geschlecht.

▷ **Lieblingsspiele/-spielzeug**, Geschlecht der **Spielkameraden** (einerseits Namen erfragen, andererseits allgemein erfragen).

▷ „Märchen"-Fragen („Wenn eine Fee käme, was würdest Du Dir wünschen?"): **Rollenwünsche, Körperwünsche, Kleidungswünsche.**

Unverzichtbar ist die **Verhaltensbeobachtung**: Es sollte Gelegenheit gefunden werden, das Verhalten des Kindes – sowohl im Einzelsetting mit differentem Spielzeugangebot als auch mit den Eltern und gleichaltrigen potenziellen Spielkameraden – unbemerkt (z.B. durch einen Einweg-Spiegel) zu beobachten. Dabei lassen sich geschlechtstypische Bewegungsabläufe, Spielverhalten, Spielzeugwahl sowie **Interaktionsformen** in der Peer-Group und zwischen Mutter und Kind und Vater und Kind erfassen.

Hilfreich kann neben der Befragung und Beobachtung der Einsatz psychometrischer Testverfahren sein (z.B. der Mensch-Zeichen-Test, der nicht nur Hinweise auf die kognitive Entwicklungshöhe, sondern auch auf die Geschlechtsidentität gibt), ohne dass es allerdings spezifische Testverfahren für den Nachweis einer Geschlechtsidentitätsstörung im Kindesalter gibt.

Darüber hinaus müssen spezifisch **kinderpsychologische/kinderpsychiatrische Methoden** zur Anwendung kommen, um das Vorliegen von (etwa emotionalen) **Begleitstörungen** sowie **differenzialdiagnostisch abzugrenzenden** (etwa wahnhaften) **Störungen** beurteilen zu können.

> Bestätigt die Diagnostik das Vorliegen einer **echten Geschlechtsidentitätsstörung** im Kindesalter, so sollte stets eine **endokrinologisch-pädiatrische Untersuchung** zum Ausschluss eines **Intersex-Syndroms** (das von Laien und auch von Nicht-Pädiatern verkannt werden kann und den Eltern durchaus nicht bekannt sein muss) erwogen werden! Ebenso wie bei erwachsenen Patienten bedarf die körperliche Untersuchung einer einfühlenden Vorgehensweise.

8.11.4 Therapeutisches Vorgehen

Die Behandlungsnotwendigkeit bei Geschlechtsidentitätsstörung im Kindesalter ergibt sich aus folgenden Gründen:

▷ Aus den regelhaft beschriebenen, teilweise massiven und traumatisierenden **Ausgrenzungserlebnissen**, denen diese Kinder zumal in der Peer-Group, aber auch durch Erwachsene ausgesetzt sind.

▷ Aus den – mutmaßlich damit zusammenhängenden – weiteren **psychopathologischen Auffälligkeiten**. Hierbei handelt es sich v.a. um deutlich erhöhte Raten an Ängstlichkeit, Trennungsangst, Isoliertheit, Dysthymie und sozialer Kompetenzstörung.

▷ Aus der prinzipiell möglichen Entwicklung einer **transsexuellen Geschlechtsidentitätsstörung** im Erwachsenenalter mit schwerwiegenden Konsequenzen für den Betroffenen.

Wenn die geforderten diagnostischen Kriterien erfüllt sind – **und nur dann!** – sollte die Geschlechtsidentitätsstörung im Kindesalter möglichst früh behandelt werden. Dabei kann es nicht darum gehen, dem Kind rollenatypisches Verhalten oder den Wunsch nach Zugehörigkeit zum anderen Geschlecht zu „verleiden", sondern vielmehr darum, sein Zugehörigkeitsgefühl zum Geburtsgeschlecht zu bestärken.

> In Anbetracht des Mangels an Erfahrungen im deutschsprachigen Raum und der (evtl. damit zusammenhängenden) Seltenheit von klinisch vorgestellten Geschlechtsidentitätsstörungen im Kindesalter ist die **Behandlung durch spezialisierte Therapeuten** dringend zu empfehlen (s. auch Bosinski 2000b).

Folgende **psychotherapeutische Settings** haben sich als hilfreich erwiesen (s. Zucker & Bradley 1995), wobei eine gewisse Methodenpluralität und ein *work in progress* unumgänglich ist:

▸ **Einzeltherapie**: Ein Therapeut des gleichen Geschlechts, der zugleich Rollenmodellcharakter bekommt, sollte eingesetzt werden. Die Therapie bezieht sich auf gemeinsame Spiel- (Zeichen-, Gesprächs-) aktivität, wobei geschlechtskonforme Verhaltensangebote gemacht und adäquate Verhaltensweisen belohnt werden (z.B. durch modifizierte *token economy*). Geschlechtsatypische Verhaltensweisen werden nicht beachtet bzw. – beiläufig – unterbunden (jedoch nicht sanktioniert).

▸ **Gruppentherapie**: Diese sollte sowohl in der Kindergruppe als auch in einer Eltern-Kinder-Gruppe durchgeführt werden.

a. **Kinder-Gruppentherapie:** Im Zusammenspiel mit einer gemischtgeschlechtlichen Kleingruppe (max. 5 Kinder, die nicht unbedingt das gleiche Störungsbild aufweisen sollten) werden vom begleitenden Therapeuten geschlechtstypische Spielangebote mit Rollen für beide Geschlechter (z.B. Vater-Mutter-Kind, Indianerdorf-Spiel usw.) angeboten und ebenfalls geschlechtskonforme Verhaltensweisen des betroffenen Kindes durch Lob und Positionsgewinn verstärkt, nicht-konforme Verhaltensweisen nicht beachtet bzw. unterbunden (aber nicht sanktioniert!).

b. **Eltern-Kinder-Gruppe:** Da sich Eltern von Kindern mit Geschlechtsidentitätsstörung mit ihrer Problematik häufig allein wähnen und nicht sicher beurteilen können, was noch normal und was schon gestört ist, erscheint die Bildung einer Gruppe von Eltern mit betroffe-

nen Kindern hilfreich. Dabei wäre neben dem Beratungs- und Informationsangebot und dem Austausch von Erfahrungen auch das begleitete Spiel der Kinder miteinander sowie die therapeutische Strukturierung von gemeinsamen Eltern-Kind-Aktivitäten zu organisieren. Auch hier werden geschlechtskonforme kindliche und zusätzlich identifikationsfördernde Eltern-Kind-Aktivitäten verstärkt und nach Sitzungsende nochmals mit den Eltern thematisiert.

c. Im Zentrum der **begleitenden Eltern-Einzel-Arbeit** stehen die in der Diagnostik-Phase ausgemachten intrafamiliären Verstärker geschlechtsatypischen Verhaltens. Hierbei kann das Führen von Tagebüchern bzw. Familienprotokollen hilfreich sein.

8.11.5 Besonderheiten im Jugendalter

In der Peripubeszenz und beginnenden Adoleszenz zeigen sich **teilweise andere Symptome der Geschlechtsidentitätsstörung** (s. Bosinski et al. 1996)**:**

▸ Zum einen kann es hier bereits zu einer **relativen Fixierung** der bereits in der Kindheit vorhandenen Abweichung des Geschlechtsrollenverhaltens und der Geschlechtsdysphorie, mithin zu einer transsexuellen Geschlechtsidentitätsstörung *in statu nascendi* gekommen sein; es sind dann die Ausführungen des Abschnitts 8.3.4 zu berücksichtigen.

▸ Bei **Jungen** kann es im Zusammenhang mit transvestitisch-fetischistisch gefärbten Masturbationspraktiken zu psychosexuellen Unsicherheiten kommen. Hier ist es die Aufgabe einer sexualmedizinisch fokussierten jugendpsychotherapeutischen Behandlung, dem Jugendlichen zunächst zu vermitteln, dass derartige Konfusionen nicht gleichbedeutend sind mit einem Geschlechtsidentitätskonflikt. Zugleich wird mit ihm gemeinsam herauszuarbeiten sein, wo das für ihn Spezifische der sexuellen Gratifikation durch derartige Stimuli liegt, um es dann in einem (verhaltens-)therapeutischen Prozess bearbeiten zu können. Dabei sollte stets im Auge behalten werden, dass transvestitisch-fetischistische Praktiken zwar „an sich" unproblematisch sein können, jedoch – neben dem allen Paraphilien eigenen Risiko der mangelnden soziosexuellen Integration in eine Paarbeziehung – die Tendenz zur Exazerbation in eine sekundäre (autogynäphile) transsexuelle Geschlechtsidentitätsstörung mit allen leidvollen Konsequenzen aufweisen (s. 8.3.4).

▶ Bei **Mädchen** können Symptome einer Geschlechtsidentitätsstörung auch Ausdruck eines Konflikts von Alters- und Geschlechterrolle bei (noch) nicht verarbeiteter somatosexueller Reifung sein: Dem sich noch kindlich fühlenden Mädchen erscheint die körperliche Maturität als „(noch) nicht angemessen", zumal wenn es zu entsprechenden „Bewertungen" durch die männliche Umwelt (taxierende Blicke, anzügliche Bemerkungen o.ä.) kommt. Hier ist durch die einfühlende Arbeit einer weiblichen Therapeutin der Schwerpunkt auf die Stärkung weiblichen Selbstbewusstseins zu legen, wodurch dem Mädchen Möglichkeiten zur Bejahung einer eigenen, „positiven" Weiblichkeit bei gleichzeitiger Überwindung eines (oft durch die soziale Umwelt vermittelten) submissiv-duldenden Rollenbildes eröffnet werden können. Achtsamkeit sollte dabei auch bestehen für etwaige Hinweise auf sexuelle Übergriffe, ohne dass dies zu einer unzweckmäßigen und potenziell schädigenden Einengung des diagnostisch-therapeutischen Blicks führen darf (s. Kap. 10).

▶ Bei **beiden Geschlechtern** können Symptome der Geschlechtsidentitätsstörung in der Pubeszenz/Adoleszenz – auch und insbesondere dann, wenn es sich um eine seit der Kindheit fortbestehende Symptomatik handelt – Ausdruck eines sog. homosexuellen Coming out sein: Eine sich evtl. mit der Geschlechtsidentitätsstörung ankündigende homosexuelle Orientierung sollte im beratenden Gespräch bearbeitet werden. Dabei sollte der Therapeut dem Jugendlichen signalisieren, dass auch über sexuelle Fragen gesprochen werden könne, ohne dass dieses Thema aufgedrängt wird (Beispiel: „Andere Jugendliche in deinem Alter fragen mich manchmal, was sexuell normal ist. Ich sage dann..."). Dem Jugendlichen (und oft zumal seinen Eltern) ist zu vermitteln, dass eine homosexuelle Orientierung eine normale Variante menschlicher Liebesfähigkeit ist, die mit einer ungestörten Identifikation mit dem Geburtsgeschlecht vereinbar ist, dass eine „Umpolung" also weder ethisch vertretbar noch nötig noch möglich ist (s. 2.3.4).

8.12 Geschlechtsidentität und Intersexualität

Störungen der pränatalen somatosexuellen Differenzierung können zu sog. Intersex-Syndromen (oder [Pseudo-]Hermaphroditismus) führen, bei denen der für die Geschlechtsfestlegung im Kreißsaal zunächst ausschlaggebende Genitalbefund entweder ambivalent ist oder zu den übrigen Ebenen der Geschlechtszugehörigkeit (chromosomal, gonadal, gonoduktal, s. Kap. 2.3) im Widerspruch steht.

Die Angaben zur **Häufigkeit von Intersex-Syndromen** variieren je nach definitorischer Begrenzung und untersuchter Population von 2 : 100 (Blackless et al. 2000) bis 1 : 5.000 Lebendgeborenen (Boczkowski 1985). Diese Häufigkeitsangaben sind bislang ein steter Quell der Diskussion: Zählt man etwa den Maldeszensus testis oder die geringe Hypospadie dazu (die ja tatsächlich eine Störung der somatosexuellen Differenzierung darstellen, allerdings nur in seltenen Fällen wirklich ein Intersex-Syndrom sind; Kaefer et al. 1999), wird man recht hohe Zahlen bekommen. Andererseits wird man extrem niedrige Zahlen finden, wenn man nur die klinisch vorstellig werdenden Patienten mit wirklich indifferentem Genitale berücksichtigt.

Eine recht gute, wenn auch nicht selektionsfreie Angabe verdankt sich dem seit 1968 bei den Olympischen Spielen durchgeführten „Sex-Test" zur Feststellung des biologischen Geschlechts von Frauen, der sich seit 1992 der DNA-Analyse zum Nachweis von SRY bzw. Y-Fragmenten bedient: Genel (2000) berichtet, dass bei den Spielen von Atlanta bei acht von 3.387 untersuchten weiblichen Athletinnen (entsprechend 0,24% oder 1:423) ein SRY-positives Resultat gefunden wurde. Vier Sportlerinnen wiesen ein inkomplettes Androgenresistenzsyndrom (pAIS), drei ein komplettes (cAIS) auf, die achte hatte mutmaßlich einen 5α-Reductase-2-Mangel. Im Übrigen wird dieser Sex-Test zukünftig wohl nicht mehr durchgeführt werden, da er (z.B. beim cAIS) tatsächlich die unzweifelhafte „Weiblichkeit" dieser lediglich genetisch, gonadal und gonoduktal „männlichen" Individuen nicht abbildet.

Gemäß den aktuellen Klassifikationssystemen kann bei Vorliegen eines Intersex-Syndroms die Diagnose „Geschlechtsidentitätsstörung" bzw. „Transsexualismus" nicht gegeben werden. Zugleich wurde jedoch in einer Reihe von Untersuchungen gezeigt (s. Kap. 2.3), dass es offenbar bei Intersex-Patienten häufiger als in der Normalpopulation zur Entwicklung einer **erziehungskonträren Geschlechtsidentität** kommt.

Hier könnte man von „transsexuellen Verläufen" sprechen, wenn man – anders als ICD-10 und DSM-IV – die **Abweichung der Geschlechtsidentität vom Erziehungsgeschlecht** als Indikator nähme. Dass ein derartiger Verlauf für den Betreffenden nicht minder leidvoll ist, dürfte verständlich sein und wird auch durch betroffene Patienten deutlich geäußert (s. Kipnis & Diamond 1998; Dreger 1998).

Fallbeispiel

Aus der Kieler Praxis ist der Fall eines 34jährigen Patienten bekannt, der als jüngstes von drei Kindern (zwei ältere Brüder) geboren wurde. Bei der Geburt wurde er dem Genitalbefund entsprechend als weiblich zugeordnet und auch so erzogen, wie nicht nur Kindheitsphotos, sondern auch Berichte der begleitenden Mutter und der überweisenden Ärztin, die mit ihm die Schulzeit verbracht hatte, dokumentierten. Diese Erziehung als Mädchen wurde auch nicht dadurch tangiert, dass im Alter von sechs Jahren die Operation zur Entfernung einer Leistenhernie zur Entfernung einer „Keimdrüse" (ohne nähere Erläuterungen durch die Ärzte; OP-Berichte sind nicht mehr vorhanden) führte. Im Alter von 15 Jahren erfolgte wegen Aus-bleiben der Mensis die gynäkologische Vorstellung. Der Frauenarzt teilte Mutter und Tochter (ebenfalls ohne weitere Erklärungen) mit, dass das Mädchen „keine Regel und keine Kinder bekommen könne". Die recht einfach strukturierte Mutter (die im Übrigen meinte, sich „nichts vorwerfen zu müssen", da sie das Mädchen immer wie ein Mädchen behandelt hätte) gibt an, dass ihr die Tochter daraufhin sehr leid getan habe und diese sehr bedrückt gewirkt hätte. Der Patient selbst erinnert, dass ihn diese Mitteilung sehr erleichtert habe: „Wenigstens das blieb mir erspart!"

In der Kindheit hätten weder er noch andere sich Gedanken über seine Geschlechtszugehörigkeit gemacht. Zwar habe er ein eher jungentypisches „Tomboyverhalten" gezeigt und nur zu besonderen Anlässen Mädchenkleidung getragen, dies sei aber allseits als unproblematisch betrachtet und nie weiter thematisiert worden, wie Mutter und Ärztin bestätigten. Der Patient konnte schon im Grundschulalter in Schulhofstreitereien seinen beiden älteren Brüdern (auch körperlich) beistehen. Für das Alter des Pubertätsbeginns (ca. 13. Lbj.) gibt der Patient allerdings eine stärkere Beschäftigung mit dem Thema „Geschlechtszugehörigkeit" an: Ihm sei zum einen aufgefallen, dass ihn die Interessen der gleichaltrigen Mädchen an Mode, Tanz, Verabredungen mit Jungen usw. merkwürdig kalt ließen („Ich wusste damit gar nichts anzufangen"), und zum zweiten, dass Mädchen der Gegenstand seiner nun einsetzenden erotischen Phantasien waren. Besonders verwirrte ihn dabei, dass er sich in den Masturbationsphantasien als Junge/Mann erlebte: „Ich wusste, du bist ein Mädchen, aber ich habe mich überhaupt nicht so gefühlt." In diesem Alter kam es auch zu einer deutlichen Maskulinisierung der Körpersilhouette, was – ebenso wie das Ausbleiben des Brustwachstums und der Menarche – dem Gefühl des Patienten, „nicht zu den Mädchen zu gehören", ent-

sprach. Gleichwohl wurde dieser Konflikt zwischen Erziehungsgeschlecht und unsicherer Geschlechtsidentität von ihm nie offen thematisiert („Ich wusste nicht, wo ich hingehöre, ich fühlte mich als 'Es'"). Die Wahl eines eher männertypischen Berufs war an sich noch nichts Ungewöhnliches, eher schon, dass der Fahrlehrer den Patienten für einen Mann hielt und auch so ansprach (wobei er die Vornamenswahl für eine ausgefallene Variante hielt). Dem Patienten kam diese Ansprache als Mann sehr gelegen, ebenso wie eine derartige (männliche) Geschlechtseinordnung durch ihm fremde Personen. Er selbst benutzte allerdings nie einen männlichen Namen, sondern zog sich – „ich gehörte nirgendwo dazu, ich fühlte mich wie ein Außenseiter" – sozial immer stärker zurück. Er vermied Auslandsreisen („Ich wollte nicht mit dem Namen im Pass verreisen"). Nachdem er – Mitte Zwanzig – durch die Medien vom Phänomen des Transsexualismus gehört hatte, begann er, Geld für eine „Geschlechtsumwandlung" zu sparen, da er sich für transsexuell hielt.

Die erste Vorstellung mit diesem Ersuchen im Alter von 34 Jahren führte bei der körperlichen Untersuchung zu folgendem **Befund**: 34jähriger Pat. von athletischem, muskulösem Körperbau mit andromorphen Körperproportionen (Gew. 93,5 kg, Länge 172,5 cm; Breitenmaße Schulter 37,6 cm, Becken 28,5 cm; Taille 30,5 cm; Radioulnarbreite 5,8 cm; Unterarmlänge 26,5 cm). Wenig, diffuses und rasiertes Barthaar, spärliche Körperbehaarung. Mäßige (höchstens mandarinengroße) Gynäkomastie. **Genitalstatus** (s. Kap. 2.3., Abb. 2-21 a/b im Farbtafelteil): Nach oben waagerecht begrenztes Schamhaar. Ca. 4 cm großer Penis mit freiliegender Glans, aber ohne Meatus urethrae, der im Ruhezustand von zwei Pseudolabien (i.e. Scrotum bifidum) verdeckt wird, in deren linker sich ein ca. pflaumenkerngroßes Gebilde (i.e. atropher Hoden) befindet; die rechte Pseudolabie ist palpatorisch leer. Die Urethra mündet ca. 1,5 cm dorsal vom Fußpunkt einer am ehesten als Frenulum präputii anzusprechenden Hautfalte in einer schlitzförmigen, max. 4 mm großen Öffnung (i.e. perineoskrotale Hypospadie). Es besteht leichte Harninkontinenz. Das **Karyogramm** ergab eine männliche Chromosomenkonstellation (46,XY). Die internen Genitalstrukturen (sonographischer Befund) waren männlich (i.e. Prostata sowie intern gelegene rudimentäre Corpora cavernosa).

Einordnung: Die noch nicht abgeschlossene endokrinologische Diagnostik legt den Verdacht auf einen 17-β-Hydroxysteroid-Dehydrogenase-3- oder einen 5-α-Reduktase-2-Mangel nahe. Während aufgrund dieser Störung in der Androgensynthese die pränatale männliche Differenzierung des äußeren Genitals (bei unbeeinträchtigten inneren Strukturen) ausgeblieben war, war die maskulinisierende Wirkung des Testosterons auf die Hirndifferenzierung offenbar unbeeinträchtigt. Zum Zeitpunkt der Pubertät kam es unter dem Einfluss des testikulär gebildeten Testosterons zur Maskulinisierung nicht nur des gesamten Körperbaus, sondern auch des Genitales, d.h. der als Klitoris fehlgedeutete Mikropenis vergrößerte sich. Bei der Masturbation entleerte sich Ejakulat, das allerdings keine Spermien enthielt.

8.12.1 Historische Aspekte

Die Rechtsgeschichte im Umgang mit Fällen unklarer Geschlechtszugehörigkeit ist äußerst wechselhaft (s. Wacke 1989). Demnach gab es zwar im antiken Griechenland eine ästhetische Verklärung des Hermaphroditen als beide Geschlechter in sich vereinendes Fabelwesen, bei Geburt tatsächlicher Hermaphroditen wurden diese jedoch – gleich den Monstra – als böses Omen gedeutet und getötet. So verfuhr zunächst auch das Römische Recht. An die Stelle dieser Regelung trat unter Justinian im *Corpus Iuris Civilis* (529 n.Chr.) ein Entscheidungsprozess, in dem die **überwiegenden Geschlechtsmerkmale** den Ausschlag für eine – in jedem Falle für erforderlich gehaltene (*tertium non datur*) – Geschlechtszuordnung gaben. Eine solche Entscheidung stützte sich auch auf die In-Augenscheinnahme durch Nachbarn oder andere Familienfremde, und fiel öfter *in dubio pro masculo* aus, da sie praktische Konsequenzen hatte: Frauen und Kastraten (nicht aber zeugungsunfähige Männer) waren vom Erbschafts- und Zeugnisrecht ausgeschlossen.

Diese Regelung wurde auch in das sich über Jahrhunderte entwickelnde deutsche Rechtssystem aufgenommen. Im Allgemeinen Preußischen Landrecht von 1794 war folgende Regelung vorgesehen: Zunächst legten die Eltern nach der Geburt und zur Taufe das Geschlecht ihres genital ambivalenten Kindes fest. Dieses hatte jedoch die Möglichkeit, sich mit 18 Jahren (d.h. vor der damaligen Mündigkeitsgrenze von 24 Jahren, aber nach Abschluss der Pubertät) **selbst zu entscheiden**. Auf eine körperliche Untersuchung durch Sachverständige wurde nur dann Wert gelegt, wenn dadurch Rechtsgüter Dritter (etwa in Erbschaftsfragen) berührt wurden.

8.12.2 Aktuelle Probleme

Bis in die fünfziger Jahre war die geschlechtliche Zuordnung (und nachfolgende Erziehung) von Kindern mit intersexuellem Genitale einzig der Zuordnung durch In-Augenscheinnahme, damit aber auch in gewisser Weise dem Zufall überlassen. Operative Korrekturen waren technisch nicht möglich. Es ist nur unzureichend bekannt, wie sich die betroffenen Individuen mit dieser genitalen Ambivalenz arrangierten. Einzelberichte schildern sowohl eine geglückte psychosoziale Adaptation (Dreger 1998a) als auch ein zumal soziosexuell marginalisiertes „Schattendasein" (Money 1991).

Money und Mitarbeiter untersuchten 1955 die Langzeitentwicklung dieser Patienten und kamen zu dem Ergebnis, dass die nach dem überwiegenden Genitalbefund ausgerichtete Geschlechtszuweisung und die darauf fußende Geschlechtersozialisation letztlich die Entwicklung der Geschlechtsidentität als Junge oder Mädchen, Mann oder Frau, bestimmte (s. auch Money & Ehrhardt 1975). Für die Konsistenz der Erziehung und die geschlechtliche Selbstakzeptanz des Kindes sei deshalb der Befund des äußeren Genitales wesentlich.

Aufgrund dieser Befunde wurde ein „**Procedere der optimalen Geschlechtszuschreibung**" für die Behandlung von Neugeborenen mit ambivalentem/intersexuellem Genitalbefund etabliert (s. Money 1987), das auch in Deutschland bekannt ist (z.B. Sinnecker 1999). Dies Protokoll sieht vor:

▷ Möglichst umfassend und schnell durchgeführt Diagnostik der zugrundeliegenden Störung.

▷ Möglichst frühzeitige (spätestens bis zum 18. Lebensmonat) Festlegung der Geschlechtszugehörigkeit, die konsequent durchgehalten werden solle.

▷ Möglichst frühzeitige operative Korrektur des ambivalenten Genitals entsprechend der getroffenen Geschlechts-Zuordnung, um so Kind, Eltern und sozialer Umwelt Eindeutigkeit zu vermitteln und die Geschlechtsidentitätsentwicklung nicht zu gefährden. Bei dieser Entscheidung zur Operation wurde auch auf das spätere sexuell-funktionelle Operationsergebnis geachtet.

▷ Frühzeitige operative Entfernung der männlichen Gonaden, zumindest sofern sie der gewählten Geschlechtszuschreibung widersprachen (nicht nur wegen ihres höheren Entartungsrisikos, sondern auch, um eine etwaige Maskulinisierung in der Pubertät bei einem als Mädchen aufgezogenen Individuum zu verhindern).

▷ Zum Zeitpunkt der üblicherweise einsetzenden Pubertät Applikation derjenigen Sexualhormone, die der gewählten Geschlechtszuschreibung entsprechen.

Da die plastische Rekonstruktion eines Phallus erheblich schwieriger ist als die einer Neo-Vagina, dürfte es mit diesem Protokoll tendenziell häufiger zu einer Entscheidung *in dubio pro femina* gekommen sein: Bei Mädchen mit adrenogenitalem Syndrom (AGS; s. Kap. 2.3.2)

– die also pränatal hohen Androgenspiegeln ausgesetzt waren, was zu einer Genital-Virilisierung verschiedener Schweregrade (von der milden Klitorishypertrophie bis zur Labienfusion und Mikrophallusbildung) führt – wurde (bei Klitorisgrößen über 1 cm) eine Reduktionsoperation und ggf. die Teilung der fusionierten Labien und die Eröffnung bzw. operative Weitung des Introitus vaginae empfohlen. Umgekehrt empfahlen einige Autoren bei Knaben mit einem Mikropenis (unter 1,5 cm) – da dieser ein befriedigendes Sexualleben angeblich unwahrscheinlich mache – die weibliche Geschlechtszuschreibung mit Penisamputation, Orchidektomie, Anlage einer Neo-Vagina und feminisierende Östrogengaben ab dem Pubertätsalter.

Diese Strategie ist inzwischen **Gegenstand massiver Kritik** geworden, die sich im Wesentlichen aus zwei Quellen speist:

▷ Zum einen ließ das desaströse Schicksal jenes zum Mädchen gemachten Zwillingsknaben, der – ohne um sein Geburtsgeschlecht zu wissen – sein Geschlecht erneut wechselte und nun als Mann lebt, Zweifel an der alles determinierenden Rolle der Erziehung aufkommen. Dieser Fall ist in Kap. 2.3.5 dargestellt, wo auch auf die unklare Datenlage in anderen Fällen von Penisamputation und nachfolgender Aufzucht als Mädchen eingegangen wird.

▷ Zum zweiten kamen Zweifel an der Richtigkeit dieses Protokolls auf durch die – nicht zuletzt durch Eigeninitiative der Betroffenen – bekanntgewordenen Fälle von intersexuellen Patienten, bei denen die postpuberale Entwicklung gänzlich den Aufzuchtzielen widersprach, die also in der Pubertät eine Geschlechtsdysphorie mit Wunsch nach Geschlechtswechsel äußerten.

Insbesondere bei Patienten, die pränatal hohen Androgendosen ausgesetzt waren, als Mädchen aufgezogen und operativ korrigiert wurden (ausgeprägtes AGS bei genetisch weiblichen Individuen, 5α-Reduktase-2- oder auch 17-Hydroxysteroid-Dehydrogenase-3-Mangel, inkomplettes Androgenresistenzsyndrom oder Gonadendysgenesie bei genetisch männlichen Individuen; s. Dreger 1998 b; Chase 1999a; Reiner 1997), kam es in bzw. nach der Pubertät zu einem Wechsel entweder in die männliche Geschlechtsidentität oder in eine „Intersex-Identität" (in ein „drittes Geschlecht"). Die Patienten warfen ihren Behandlern vor, ohne ihr Einverständnis weitreichende Entscheidungen getroffen und Eingriffe durchgeführt zu haben.

Die Bedeutung pränataler Androgenspiegel für die Etablierung des Geschlechtsrollenverhaltens, der Geschlechtsidentität und der sexuellen Orientierung wird unterstrichen durch jüngst vorgelegte Befunde an genetisch und gonadal männlichen Patienten mit Blasenexstrophie und Penisagenesie, die – nachdem ihre Prognose bis Anfang der 60er Jahre aufgrund der Sekundärkomplikationen zumeist infaust war – durch Verbesserung der medikamentösen Behandlungsmöglichkeiten und aufwendige operative Maßnahmen inzwischen deutlich höhere Überlebensraten aufweisen. Bei der Operation wurde bislang meist die praktikablere weibliche Genitalkonfiguration gewählt. Reiner (2000) teilte nun die Ergebnisse einer Längsschnittstudie mit. Danach wurden von 27 Patienten mit diesem Störungsbild 23 orchidektomiert, mit einer Vaginoplastik versorgt und als Mädchen aufgezogen. Von diesen 23, die zum Zeitpunkt der Nachuntersuchung zwischen fünf und 17 Jahren alt waren, zeigten alle in der Kindheit eher jungentypisches Spiel- und Sozialverhalten. Sechzehn von 23 als Mädchen erzogenen Patienten erklärten sich selbst zum Jungen (der jüngste im Alter von fünf Jahren) – ohne um ihr „wahres" (chromosomal, gonadal, gonoduktal männliches) Geschlecht zu wissen. Die adoleszenten Patienten dieser Stichprobe seien gynäphil orientiert (d.h. wären als Männer heterosexuell). Diese bislang noch nicht publizierten Befunde bedürfen allerdings dringend der Replikation durch andere Untersucher.

Diamond und Sigmundson (1997) legten deshalb ein **neues Konzept** für den Umgang mit Kindern mit intersexuellem Genitalbefund vor. Dessen Kernpunkte sind im Wesentlichen

▷ Verzicht auf genitalkorrigierende Operationen und Hormonmedikationen in der Kindheit außer bei vitaler Indikation (z.B. der Cortisol-Substitution beim AGS); keinesfalls dürfe die Penis- oder Klitorisgröße allein Grundlage für Aufzucht oder OP-Indikation sein. Virilisierende oder maskulinisierende Hormonbehandlungen oder Eingriffe sollten erst dann durchgeführt werden, wenn das Kind ein Alter erreicht hat, in dem es bewusst die verschiedenen Optionen abwägen und mitentscheiden kann (zumeist in der Pubertät bzw. ab 14 Jahren).

▷ Stärkere Berücksichtigung pränataler Hormoneinflüsse, insbesondere der Androgenspiegel, bei der – auch von diesen Autoren klar geforderten – Geschlechtszuweisung, d.h. die funktionell-kosmetischen Aspekte etwaiger OP-Möglichkeiten treten in den Hintergrund.

Diamond und Sigmundson (1997: 1047) geben dabei recht konkrete Empfehlungen für die Geschlechtszuweisung: Als **Jungen** sollen demnach erzogen werden XY-Personen mit Androgen-Insensitäts-Syndrom (AIS) des 1. bis 3. Ausprägungsgrades (entspr. partiellem AIS; s. Sinnecker 1999: 175), weiterhin XY-Personen mit Hypospadie, mit Mikropenis, mit 5-α-Reduktase-2- oder mit 17-β-Hydroxysteroid-Dehydrogenase-3-Mangel sowie XX-Personen mit AGS und

Labienfusion und penisartiger Klitoris (ohne Angabe der Typisierung, mutmaßlich Prader-Typ V). Als **Mädchen** sollten erzogen werden XY-Personen mit Androgen-Insensitäts-Syndrom (AIS) des 4. oder 5. Ausprägungsgrades (entspr. komplettem AIS) oder mit Gonadendysgenesie (bei gemischter Gonadendysgenesie Entscheidung nach Klitoris-/Penisgröße und Grad der Labienfusion/Skrotumbildung) sowie XX-Personen mit AGS bei Klitorishypertrophie (ohne Angabe der Typisierung, mutmaßlich Prader-Typ I-IV)

▹   Soweit möglich Verzicht auf die Gonadenentfernung, wenn ihre Kontrolle auf etwaige Entartung (bei AIS geringer als bei Gonadendysgenesie; s. Ramani et al. 1993) möglich ist.

Auch diese neuen Leitlinien sind indes **umstritten**, insbesondere was das **Operationsmoratorium** anbelangt. So weist Meyer-Bahlburg (1999b) darauf hin,

▹   dass angesichts ungenügender Nachuntersuchungsdaten unbekannt ist, ob nicht die Mehrheit der nach dem bisherigen Protokoll behandelten Patienten einen besseren Verlauf aufweist als die in der Öffentlichkeit diskutierten problematischen Fälle;

▹   dass die bisher vorliegenden Längsschnitt-Untersuchungen gezeigt haben, dass v.a. Patienten mit später und unsicherer Geschlechtsfestlegung, unregelmäßiger ärztlicher Betreuung und Medikamenteneinnahme sowie späten und kosmetisch ungenügenden Operationsmaßnahmen im Genitalbereich diejenigen sind, die später einen Geschlechtswechsel vollziehen, d.h. dass der kosmetisch befriedigende Erfolg einer frühzeitig durchgeführten Operation möglicherweise ein Prädiktor einer adäquaten Geschlechtsidentitätsentwicklung ist.

Festzuhalten ist: **die verbindliche Leitlinie** für Geschlechtsfestlegung und OP-Strategie **gibt es gegenwärtig nicht**. Dies liegt nicht zuletzt an einer inakzeptablen sexualmedizinischen **Nachuntersuchungslücke** bezüglich der betreffenden Patienten!

Folgende **Vorschläge** erscheinen in Anbetracht der unklaren Datenlage vertretbar:

1. Schnellstmögliche und umfangreiche (anamnestische, genetische, endokrinologische, sonographische usw.) Diagnostik in einem **spezialisierten Zentrum** zur Einordnung des Störungsbildes. Bei der Zuordnung des Störungsbildes und der daraus abzuleitende Prognose für die Entwicklung der Geschlechterrolle, der Geschlechtsidentität und der sexuellen Erlebnis- und Funktionsfähigkeit **geht Sicherheit vor Schnelligkeit** der Entscheidungen!

2. Die Geschlechtszugehörigkeit ihres Kindes ist nachweislich für die Eltern und auch für Verwandte, Freunde usw. von fundamentaler Bedeutung und bestimmt von Anfang an die Erziehungspraktiken (s. Kap. 2.3.5). Den Eltern sind daher bei Geburt eines Kindes mit indifferentem, intersexuellem Genitale von Anfang an **alle vorhandenen Informationen** in verständlicher Form zu vermitteln. Alle zu treffenden Entscheidungen – auch und gerade dann, wenn noch keine Geschlechtsfestlegung möglich ist – sind mit ihnen abzustimmen.

Die Erklärungen müssen wiederholt gegeben werden!

3. **Den Eltern muss v.a. schlüssig vermittelt werden:**

▹   Dass ihr Kind zwar eine seltene, aber nicht ungewöhnliche Störung der Genitaldifferenzierung aufweist und dass dies **keine Monstrosität** ist. Jegliche pejorative Begrifflichkeit („Zwitter" o.ä.) ist ebenso zu vermeiden wie eine vorschnelle Geschlechtsfestlegung!

▹   Dass die Geschlechtszugehörigkeit kein eindimensionales Ereignis ist, sondern auf mehreren Ebenen (chromosomal, gonadal, gonoduktal, genital, zerebral, sozial usw.) unterschieden werden kann und dass die komplexe Interaktion dieser Faktoren vorschnelle oder einseitige Entscheidungen **im Interesse des** späteren Wohlergehens ihres **Kindes** verbietet.

▹   Dass eine einmal getroffene Entscheidung in der Erziehung konsistent durchgehalten werden sollte, dass man allerdings bei unsicheren Entscheidungen (z.B. Gonadendysgenesie) möglichst geschlechtsneutrale Namen (Michell/e; Réne/e; Kersten o.ä.) wählen sollte und stets auf Verhaltensäußerungen des Kindes achten sollte, die von der gewählten Zuschreibung abweichen. Der Umgang mit derartigen Verhaltensäußerungen bedarf professioneller Hilfe, nicht aber nicht aber vorschneller und unkritischer Unterdrückung.

4. Sowohl den Eltern als auch dem Kind sollte deshalb **kontinuierliche sexualmedizinische Beratung und Begleitung** bis ins Erwachsenenalter angeboten werden. Alle Informationen sollten jederzeit für alle in verständlicher Form zugänglich sein. Dies allerdings ohne zu verunsichern, sondern um vielmehr zu erreichen, dass sich Kind und Eltern – gemeinsam oder allein – mit allen Fragen und Problemen an die professionellen Berater wenden und zu gegebener Zeit verantwortliche Entscheidungen bewusst getroffen werden können. Optimal ist bei dieser

(hochspezialisierten) Betreuung ein in sexualmedizinischen Fragen geschultes Team.

5. Die strikte Beachtung der **Individualität und Integrität des Kindes/Jugendlichen** ist oberstes Gebot:

▷ Dies beginnt bereits bei der **körperlichen Untersuchung**, insbesondere im Genitalbereich, die nur wenn erforderlich (d.h. nicht zu „Demonstrationszwecken") und mit Erklärung für den Patienten und seinem Einverständnis durchgeführt werden sollte. Das gilt auch für die Applikation von Medikamenten und erst recht für operative Eingriffe.

▷ Die **Erörterung sexueller Fragen** bedarf gleichzeitig professioneller Offenheit und Zurückhaltung: Dem Kind sollten diese Themen nicht aufgenötigt werden, wohl aber sollte ihm beständig signalisiert werden, dass es auch hierüber mit seinem Therapeuten reden kann (Sprachvorschläge s. 8.11.5). Dies wird umso wichtiger in der Pubertät, wenn es nicht nur um Fragen der sexuellen Orientierung, sondern im Zusammenhang mit der Wahl etwaiger medikamentöser und chirurgischer Optionen auch um deren Auswirkungen auf die Identitätsentwicklung, die sexuelle Erlebnisfähigkeit oder reproduktive Aspekte geht.

6. Wenn der Patient (z.B. in der Pubertät) den Wunsch nach einem Geschlechtswechsel äußert, sollte in jedem Fall ein **Alltagstest** (s. 8.4.1) erprobt werden, damit der Betreffende sicher ist, die richtige Entscheidung zu treffen. Eine **sexualmedizinisch-psychotherapeutische Begleitung** ist dabei unerlässlich.

7. Es sollte eine **Verpflichtung zur Nachuntersuchung** von Patienten mit Intersex-Syndrom bis ins Erwachsenenalter bestehen. Dabei sollte auch auf sexualmedizinische Fragen der Geschlechtsidentität und der sexuellen Orientierung qualifiziert eingegangen und ggf. entsprechende Hilfe angeboten werden. Dazu bedarf es einer Verbesserung der sexualmedizinischen Qualifizierung von Kinderärzten (nicht nur im Blick auf diese Störungsbilder, sondern auch auf die bislang ungenügend reflektierten sexuellen Probleme chronisch kranker Kinder).

8. Es geht immer um den je konkreten Menschen in seiner individuellen Einmaligkeit, nicht um die dogmatische Befolgung von starren Richtlinien. Grundsätzlich, zumal bei der Frage einer etwaigen genitalkorrigierenden Operation, gilt: **Nihil nocere!**

9

Paraphilien und Sexualdelinquenz[*]

Aus sexualmedizinischer Sicht ist Sexualität eine zunächst im Biologischen verankerte Dimension des Erlebens und Verhaltens, die über die reproduktive Funktion hinaus im Laufe der Persönlichkeitsentwicklung Ängste und Wünsche, Sehnsüchte und Enttäuschungen sowie intensive Beglückung und korrespondierend auch heftigste Konflikte umfasst. Sexualität ist ein Erlebnisbereich, in dem der Mensch am intensivsten mit anderen Menschen in Beziehungen tritt: Sie ist durch ihre – wie auch immer gerichtete – grundsätzliche Partnerbezogenheit gekennzeichnet und auf „Wir-Bildung" angelegt. Nicht nur für die psychosomatischen, sondern auch für die sozialen Funktionen ist prinzipiell das Risiko der Dysfunktion und der defizienten Paarbildung gegeben. Diese „Anfälligkeit" kann zu psychischen Auffälligkeiten in Form von sexuell abweichendem Erleben und Verhalten sowie zu gesellschaftlichen Reaktionen in Form von Sanktionen oder Bestrafungen führen, wobei das empirisch feststellbare Ausmaß der nicht bestraften sexuellen Übergriffe offen bleiben muss.

> Bei Begutachtungen von Sexualstraftätern lässt sich häufig konstatieren, dass die Vorgeschichte des Betreffenden nicht-strafverfolgte (aber strafbare) sexuelle Übergriffe aufweist. Auch im klinischen Alltag der Sexualmedizin kommt es keineswegs selten vor, dass insbesondere Exhibitionisten, Pädophile wie auch Inzesttäter, die strafbare aber nicht strafverfolgte Handlungen begangen haben, sich in Behandlung begeben wollen, weil sie befürchten, weitere Straftaten begehen zu können.

9.1 Begriffe und Erscheinungen

Es gibt eine Vielzahl von Begriffen, die zur Bezeichnung sexueller Übergriffe, des sexuell Anstößigen, des individuell oder kollektiv Störenden – mehr oder weniger korrekt – Verwendung finden. Grundsätzlich bringt sexuelles Fehlverhalten zunächst eine gestörte soziale Dimension von Sexualität zum Ausdruck. Zur – soweit wie möglich moralisch neutralen – Kennzeichnung dieses zentralen Aspektes bietet sich der Begriff **Dissexualität** als ein „sich im Sexuellen ausdrückendes Sozialversagen" an, aufgefasst als ein Verfehlen der (zeitlich und soziokulturell bedingten, damit veränderlichen) durchschnittlich erwartbaren Partnerinteressen (Beier 1995: 6). Die sprachliche Analogie zum Begriff der **Dissozialität** als einem „fortgesetzten und allgemeinen Sozialversagen" (Hartmann 1970; Rauchfleisch 1981) ist beabsichtigt: Dissexualität und Dissozialität können sich überlappen (indem dissexuelle Verhaltensweisen, wie z.B. Vergewaltigung, Teil der Dissozialität sind), können aber auch für sich allein stehen. Während der Begriff **Sexualdelinquenz** eingeengt ist auf die juristische Perspektive (zum Delinquenten wird man eigentlich erst durch einen juristischen „Zuweisungsprozess"), gehen die im psychowissenschaftlichen Sprachgebrauch verbreiteten Begriffe **Devianz** (oder **Deviation**) und **Perversion** (nicht alle perversen Symptombildungen sind zugleich auch deviant, z.B. beim Don-Juanismus) über das zu Bezeichnende weit hinaus: Sowohl der auf eine äußere Beschreibung des Verhaltens zielende Devianz- als auch der neurosenpsychologischen Gesichtspunkten verpflichtete Perversionsbegriff umfasst auch se-

---

[*] Unter Mitarbeit von Prof. Dr. med. Dr. jur. R. Wille.

xuelles Verhalten, das kein Sozialversagen ist (z.B. bei Einverständnis des Partners oder bei autoerotischen Praktiken ohne die Beeinträchtigung von Partnererwartungen). Gleiches gilt für die Bezeichnungen in den internationalen Klassifikationssystemen, die sich im übrigen inhaltlich weitgehend decken: Im ICD-10 (WHO 1993) lautet der Oberbegriff **Störung der sexuellen Präferenz** und im DSM-IV (APA 1994) **Paraphilie** – ein alter Begriff aus der Anfangsphase der Sexualwissenschaft, der von dem Ethnologen S. Krauss in Wien geprägt wurde und über den Stekel-Schüler B. Karpman 1934 Eingang in die amerikanische Psychiatrie fand (s. Money 1989). Nachdem er von Money Mitte der 70er Jahre für das DSM aktiviert wurde,

kehrte er in den deutschsprachigen Raum zurück. Unter die Paraphilien fallen nach Kriterium A des DSM-IV „über einen Zeitraum von mindestens 6 Monaten wiederkehrende intensive sexuell erregende Phantasien, sexuell dranghafte Bedürfnisse oder Verhaltensweisen", die sich beziehen können

1. auf nichtmenschliche Objekte (Fetischismus, Sodomie),

2. auf Leiden oder Demütigung, Schmerz oder Erniedrigung seines Partners oder seiner selbst (Masochismus, Sadismus),

3. auf Kinder (Pädophilie) oder nicht einwilligende oder nicht einwilligungsfähige Personen (s. Abb. 9-1).

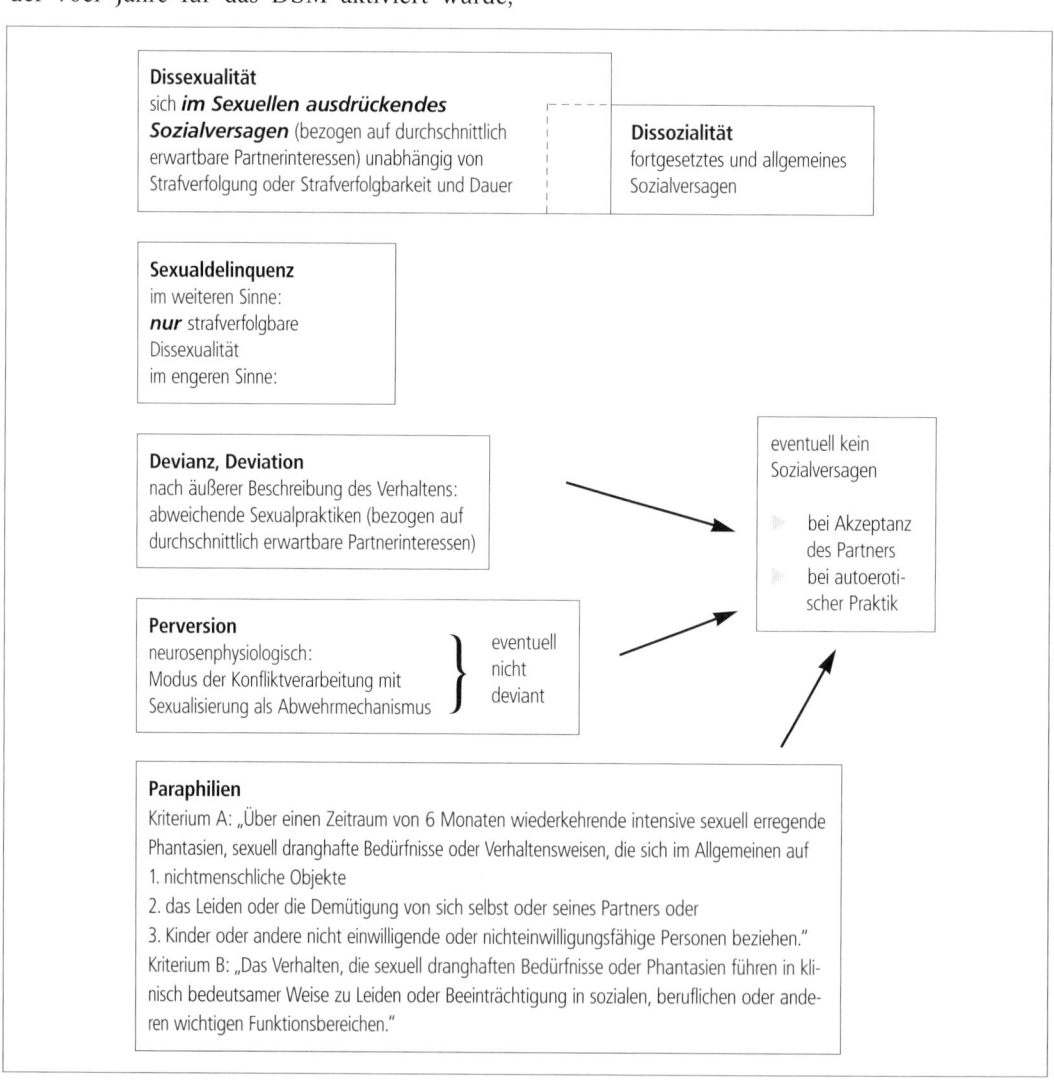

Abb. 9-1   Verschiedene Begriffe zur Bezeichnung sexueller Verhaltensabweichungen

Nicht alle Paraphilien sind also als dissexuell einzustufen und mit einem Sozialversagen verbunden (z.B. die mit partnerschaftlichem Einverständnis praktizierte Kopro- oder Urophilie – sexuelle Erregung in Verbindung mit Urin oder Kot), wobei das DSM-IV das Ausmaß der **partnerbezogenen Dysfunktionalität** unbestimmt lässt. Phantasien und Impulse gelten – wie bereits ausgeführt – dann als paraphil, wenn unübliche sexuelle Aktivierungsmuster im Erleben soviel Raum einnehmen, dass die Person entsprechend handelt oder unter ihnen leidet – das Leid der anderen ist hierin nicht enthalten. Nach Kriterium B (für die Diagnose „Paraphilie" entsprechend DSM-IV) wird lediglich gefordert, dass „das Verhalten, die sexuell dranghaften Bedürfnisse oder Phantasien in klinisch bedeutsamer Weise zu Leiden oder Beeinträchtigungen in sozialen, beruflichen oder anderen wichtigen Funktionsbereichen" führen müssen.

Mit dem Begriff **Dissexualität** sind hingegen gerade diejenigen Handlungen gemeint, welche durch den sexuellen Übergriff auf einen anderen Menschen dessen Integrität und Individualität direkt verletzen – Handlungen überdies, für die keine Zustimmung des Betroffenen vom Täter vorausgesetzt werden kann, weshalb sie (und das ist die soziale Beeinträchtigung) ein **Verfehlen der kollektiven Partnererwartungen** zum Ausdruck bringen. Die mögliche Strafbarkeit dieser Handlungen ist dabei sekundär: So gibt es dissexuelle Handlungen, die nicht pönalisiert sind (z.B. Masturbation vor einer schlafenden Frau), aber eben auch pönalisierte Handlungen, die nicht dissexuell sind (z.B. einverständliche sexuelle Kontakte zwischen einer körperlich früh entwickelten 13jährigen und ihrem 19jährigen Freund).

Wie Abb. 9-2 zeigt, ist die Okkupierung des Partners (er/sie ist aus Sicht des Täters eher Partner als Opfer) bei der jeweiligen dissexuellen Erscheinungsform unterschiedlich stark ausgeprägt: Beim Voyeurismus ist sie am geringsten und beim Inzest in spezifischen familiären Konstellationen so umfassend, dass die gesamte Lebenswelt des Opfers meist über Jahre beeinträchtigt ist. Darüber hinaus gilt grundsätzlich, dass alle diese dissexuellen Verhaltensweisen auch Kinder betreffen können – von den voyeuristischen bis zu den inzestuösen Handlungen. Allerdings sind beim Inzest und auch bei exhibitionistischen Handlungen unter den noch nicht volljährigen Opfern mehr (weibliche) Jugendliche als Kinder betroffen; männliche Ju-

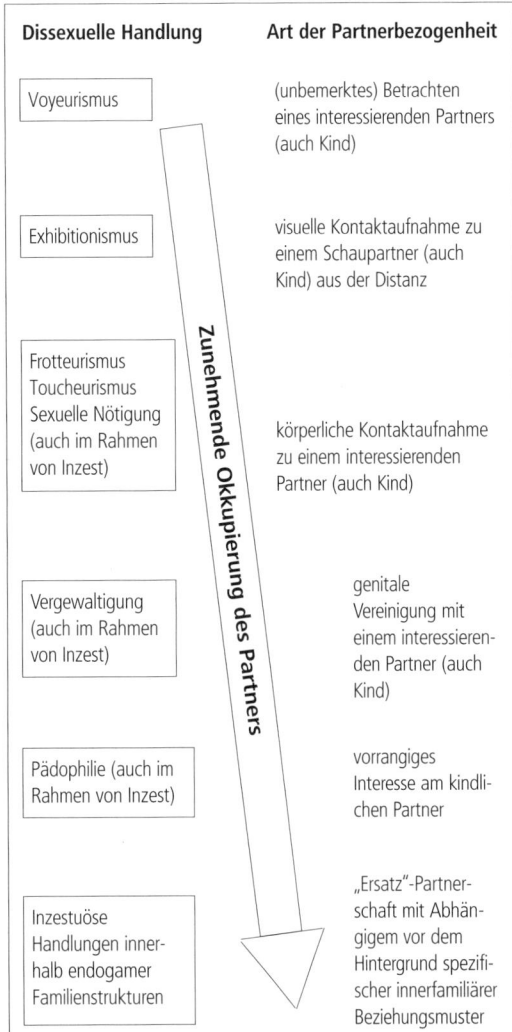

Dissexuelle Handlung	Art der Partnerbezogenheit
Voyeurismus	(unbemerktes) Betrachten eines interessierenden Partners (auch Kind)
Exhibitionismus	visuelle Kontaktaufnahme zu einem Schaupartner (auch Kind) aus der Distanz
Frotteurismus Toucheurismus Sexuelle Nötigung (auch im Rahmen von Inzest)	körperliche Kontaktaufnahme zu einem interessierenden Partner (auch Kind)
Vergewaltigung (auch im Rahmen von Inzest)	genitale Vereinigung mit einem interessierenden Partner (auch Kind)
Pädophilie (auch im Rahmen von Inzest)	vorrangiges Interesse am kindlichen Partner
Inzestuöse Handlungen innerhalb endogamer Familienstrukturen	„Ersatz"-Partnerschaft mit Abhängigem vor dem Hintergrund spezifischer innerfamiliärer Beziehungsmuster

Zunehmende Okkupierung des Partners

Abb. 9-2 Verschiedene Formen dissexuellen Verhaltens und Art der Partnerbezogenheit (aus Sicht des Täters)

gendliche hingegen machen umgekehrt bei den Deliktgruppen Vergewaltigung/sexuelle Nötigung und sexueller Missbrauch von Kindern immerhin etwa 10-20% der Täter aus, weshalb hier eine eigene tätertypologische Beschreibung gerechtfertigt ist. Neueren Daten zufolge wird man innerhalb der einzelnen Deliktgruppen ohnehin verschiedene Subtypen annehmen dürfen, die nicht nur eine unterschiedliche Prognose aufweisen, sondern durch einen gemeinsamen (im Vordergrund stehenden) Störungsaspekt bzw. Kernkonflikt gekennzeichnet sind. Hier sind neben der **adoleszenten Reifungskrise** v.a. eine **erhebliche Intelligenzeinschränkung** sowie **Dissozialität** zu nennen – schließlich aber auch die biographisch überdauernden dissexuellen Verhaltensbereitschaften im Sinne struktureller Persönlichkeitsmerkmale, die als **Besonderheiten der sexuellen Präferenz** (z.B. bei einer Pädophilie) imponieren und das Verhalten bestimmen können (s. 9.3).

9.2 Kriminalstatistiken und Sexualstrafrecht

Seit 1884 führen die Justizbehörden, Jahr für Jahr und zunehmend einheitlicher, Aufzeichnungen über die Abge- und Verurteilten, und zwar unterteilt nach Delikt, Täteralter und Art der Aburteilung (Freiheitsstrafe inkl. Dauer, Maßregel oder Freispruch). Da sich in den vergangenen 100 Jahren die demographischen Bezugsdaten in Deutschland dramatisch veränderten (Kaiserreich, zwei Weltkriege, Flucht und Vertreibung, Teilung und Wiedervereinigung; s. Tab. 9-1) dürfen als valide Vergleichsparameter der Kriminalstatistik nur die sog. „Ziffern", also die Umrechnungen auf 100.000 Personen der Bevölkerung oder bestimmter Subpopulationen herangezogen werden. Diese „Ziffern" lassen sich noch weiter differenzieren, indem man in den kriminalstatistischen Jahresanalysen für jedes Delikt das Altersprofil herausarbeitet, um in der Zeitreihe Belastungen und Verschiebungen der Maxima innerhalb der Altersgruppen aufzeigen zu können (s. Tab. 9-4a u. 9-4b).

Diese **Strafverfolgungsstatistik** (SVS) reicht über 110 Jahre zurück, steht aber im Schatten der meist um ein Jahr aktuelleren und „moderneren" **polizeilichen Kriminalstatistik** (PKS), die seit 1953 einheitlich alle der Polizei – und zwar nahezu übergangslos auch in den neuen Bundesländern – bekannt gewordenen Delikte (gemeldete und aufgeklärte Fälle; ermittelte Tatverdächtige) ohne Rücksicht auf Strafmündigkeit, Schuldfähigkeit oder prozessual nachgewiesene Schuld enthält. Die entsprechend der Aufklärungsquote ermittelten **Tatverdächtigen** (TV) erfahren (gefördert durch die Umstellung auf EDV 1971, durch den Wechsel von der Eingangs- in eine Ausgangsstatistik sowie 1983 durch die Echt-Täter-Zählung) eine ständige Differenzierung nach kriminologisch bedeutsamen Merkmalen. Die „Ziffern" in der PKS heißen Tatverdächtigen-Belastungszahl (TVBZ) und Häufigkeitszahl (HZ).

Tab. 9-2 zeigt am Beispiel des § 176 StGB die Relationen zwischen „Fällen", „Tatverdächtigen" und „Verurteilten" in den vier Nachkriegsjahrzehnten, während Tab. 9-3 die abstrakteren und interpretationsbedürftigen **Verurteiltenziffern** – unterteilt nach Jugendlichen und Erwachsenen – der beiden wichtigsten Sexualstraftatbestände, nämlich des sexuellen Missbrauchs von Kindern (§176 StGB) und der sexuellen Aggressionsdelikte (§§177/178) von 1900 bis 1990 nebeneinander stellt. Die **deliktspezifischen Altersprofile** können im Zeitreihenvergleich sogar anhand der optisch hervorgehobenen Maxima und Minima ausweisen, in welcher Altersgruppe und in welcher Zeitepoche die Konfliktpotenziale etwa für aggressive Übergriffe in der Geschlechterbegegnung oder bei den pädosexuellen Handlungen am größten sind. So zeigt Tab. 9-3, dass der früher quantitativ vorherrschende **sexuelle Missbrauch von Kindern** seit 1970 bei den jüngeren Tätern und seit 1980 bei den Erwachsenen von den Aggressionstätern überholt wird. Weil die Justizbehörden der fünf neuen Bundesländer immer noch keine Verurteiltenzahlen für die Justizstatistik melden, muss diese Tabelle mit den Jahren 1990 (vorerst) abschließen.

So zeigt die Tab. 9-4a in den Altersprofilen der **sexuellen Aggressionstäter** zwischen 1960 und 1990 die sich unterschiedlich entwickelnden Verurteiltenziffern – deutlich sinkend bei den 14- bis 30jährigen und mit einer gleichzeitigen (Fast-)Verdopplung bei den 30- bis 50jährigen. Die Altersstäter sind ohnehin wenig belastet, wobei allerdings die stark angestiegene Lebenserwartung und damit die erhebliche Zunahme der soziosexuell weitgehend inaktiven Hochbetagten zu einem statistischen Artefakt führt, selbst wenn man für die zu 99% von Männern begangenen Sexualdelikte nur die auf Männer bezogenen Verurteiltenziffern heranzieht. Tab. 9-4b zeigt am Beispiel von § 176 StGB, dass für den sexuellen Missbrauch von Kindern nicht der „senile Kinderschänder" die am stärksten belastete Tätergruppe ist, sondern in den ersten beiden Nachkriegsjahren die Gruppe der unter 21jährigen und ab 1975 bemerkenswerterweise die 30- bis 40jährigen.

An kaum einem Beispiel als an den Daten von 1990 bis 1997 kann besser aufgezeigt werden, dass absoluten Zahlen und Prozent-Anteilen in den Kriminalstatistiken keine wissenschaftliche Aussagekraft zuzumessen ist, so dass lediglich die (auf 100.000 der Bevölkerung oder auf die

Tab. 9-1 Polizeiliche Kriminalstatistik (PKS) und Strafverfolgungsstatistik (SVS) für Deutschland/Bundesrepublik/Gesamtdeutschland mit Einwohnerzahl – Gesamtkriminalität und Sexualdelinquenz von 1923 bis 1997

	Polizeiliche Kriminalstatistik	Tatverdächtige	Strafverfolgungsstatistik	Verurteilte	
Jahr	**Gesamtkriminalität**	**Sexualdelikte**	**Gesamtkriminalität**	**Sexualdelikte**	**Einw. (Mio.)**
1923	-	-	954.847	9.263	62,4
1928	-	-	588.492	12.967	-
1933*	-	-	491.638	14.419 davon nach § 175=853	65,2
1938*	-	-	385.500	22.106 davon nach § 175=8.562	79,4 (1939)
1953	1.083.647	57.905	485.065	12.181	52,4
1958	1.133.001	58.371	582.681	14.252	54,7
1963**	855.600	62.721	566.683	13.790	57,9
1973	1.023.129	47.810	698.912	7.313	61,7
1978	1.271.025	42.917	739.044	6.114	61,3
1982	1.611.445	43.929	772.194	5.621	61,6
1987	1.290.441	34.200	705.348	4.858	65,8
1992	1.833.069	44.326	712.613	4.969	82,0
1997	2.273.560	53.195	*** 780.530	*** 6.105	82,1

*   1933 und 1938 zur Illustrierung des exorbitanten Anstiegs der nach § 175 StGB (Homosexuelle Handlungen) Verurteilten
**   seit 1963 ohne Verkehrsdelikte   *** ohne neue Bundesländer

Tab. 9-2 Polizeiliche Kriminalstatistik (PKS) und Strafverfolgungsstatistik (SVS) am Beispiel des sexuellen Kindesmissbrauchs (§ 176 StGB)

	Gemeldete	/	aufgeklärte Fälle	Ermitt. Tatverdächtige	Verurteilte
1955	16.634		13.964	11.395	4.339
1960	17.908		14.640	11.816	3.583
1965	17.630		13.664	10.457	2.799
1970	16.468		12.047	8.938	2.511
1975	14.546		9.975	7.562	2.354
1980	13.165		8.647	6.252	1.789
1985	10.417		6.575	4.643	1.418
1990	12.741		7.694	5.428	1.565
1991	14.554		8.832	6.544	1.687
1993*	15.430		9.782	7.720	1.913
1995	16.013		10.757	8.038	** 2.009
1997	16.888		11.788	9.166	2.179

*   Inklusive neue Bundesländer   ** Inklusive Ost-Berlin

Tab. 9-3 Zeitreihenvergleich der Verurteiltenziffern zu sexuellem Kindesmissbrauch und sexuellen Aggressionsdelikten von 1900 bis 1990 unterteilt nach Jugendlichen und Erwachsenen (Hervorhebungen zeigen den Wandel der stärkeren Kriminalitätsbelastung von den pädophilen zu den aggressiven Straftätern – sowohl bei den Jugendlichen als auch bei den Erwachsenen)

	Verurteiltenziffer Jugendliche		Verurteiltenziffer Erwachsene	
	§ 176 STGB	§§ 177 / 178 STGB	§ 176 STGB	§§ 177 / 178 STGB
1900	**22,0**	**5,8**	**15,4**	**4,9**
1910	19,1	4,7	20,5	3,4
1925	30,3	5,5	30,3	5,4
1933	34,6	6,3	21,5	3,4
1950	30,1	6,7	22,7	3,9
1960	63,0	34,4	15,3	7,8
1970	21,0	**24,8**	10,5	6,9
1975	10,5	13,5	10,1	7,2
1980	7,6	13,2	**7,3**	**7,4**
1985	7,0	14,1	5,6	7,4
1990	**6,9**	**12,4**	5,9	5,8

Tab. 9-4a Altersgruppenprofile mit Maxima: Sexuelle Aggressionsdelikte – Verurteiltenziffern (männlich) nach Altersgruppen

	< 18	18-21	21-30	30-40	40-50	>50
1960	**34,4**	34,1	17,5	5,4	2,2	0,6
1965	26,0	**26,1**	13,6	4,3	1,4	0,4
1970	24,5	**28,7**	18,6	6,1	1,5	0,3
1980	12,9	**20,3**	17,5	9,2	3,1	0,6
1990	11,7	**14,4**	11,0	8,5	4,0	1,1

Hervorhebungen zeigen die am stärksten belasteten Altersgruppen

Tab. 9-4b Altersgruppenprofile mit Maxima: Sexueller Missbrauch von Kindern – Verurteiltenziffern (männlich) nach Altersgruppen

	< 18	18-21	21-30	30-40	40-50	>50
1960	**62,7**	38,1	16,1	14,4	12,6	11,5
1970	**21,0**	15,7	15,1	12,6	8,7	6,7
1975	10,4	13,5	13,8	**14,5**	9,1	5,1
1980	7,5	7,8	8,8	**11,3**	8,1	3,7
1990	6,9	7,1	6,1	**7,9**	7,2	3,9

Hervorhebungen zeigen die am stärksten belasteten Altersgruppen

Weder die Strafverfolgungsstatistik noch die polizeiliche Kriminalstatistik spiegeln das tatsächliche Ausmaß an strafbarer Sexualität wider, weil sie (zu) stark abhängen von so unterschiedlichen Parametern wie Anzeigefreudigkeit, öffentlicher Sensibilisierung (Zeitgeist), juristischer Verfahrens- und statistischen Erfassungsvorschriften. SVS und PKS dürfen nicht direkt in Beziehung gesetzt werden, insbesondere weil die PKS schon ab 1993 die Angaben der neuen Bundesländer enthält, die SVS aber lediglich (ab 1995) die aus Ostberlin.

nach Alter, Region, Stadt/Land genauer differenzierten Subpopulationen bezogenen) „Ziffern" zu validen Vergleichen herangezogen werden dürfen, also die **Verurteiltenziffer** (VUZ) und die **Kriminalitätsbelastungszahl** (TVBZ).

Die in beiden Kriminalstatistiken festgestellte Sexualkriminalität wird beeinflusst durch
▶ den **Gesetzgeber** (Erhöhung des Strafmaßes, Entkriminalisierung oder Neueinordnung von Sexualstraftatbeständen, Verjährung),
▶ die **Rechtsprechung** (verschärfte Strafzumessung, Einzeltatschuld statt Fortsetzungszusammenhang, Einstellungen nach §§ 153/153a StPO), und nicht zuletzt durch
▶ den vorherrschenden **Zeitgeist** (Anzeigebereitschaft, kollektive Emotionalisierung, gesellschaftliche Ausgrenzung, Betonung des Opferschutzes).

Ohne Frage ergibt sich aus dem **Dunkelfeldproblem**, d.h. den nicht angezeigten sexuellen Übergriffen, ein erheblicher Unsicherheitsfaktor. Von den Kriminalstatistiken, die eben nur Anzeige-, Ermittlungs- und Verurteiltenstatistiken – aber keine Realitätsstatistiken – sind, können daher keine sicheren Erkenntnisse, sondern nur faktenbezogene Orientierungswerte erwartet werden. Die in der Öffentlichkeit unkritisch lancierten Multiplikationsfaktoren von 10 bis 30 entbehren jedenfalls einer empirischen Grundlage. Es bleibt hier aber die ergänzende Orientierung mittels Erhebungen an repräsentativen Stichproben, bei denen die Befragten rückblickend über bisherige Missbrauchserfahrungen in ihrem Leben berichten. Auch wenn bei dieser Erfassungsmethodik ebenfalls davon ausgegangen werden muss, dass manche der Befragten aus vielerlei Gründen sich nicht über tatsächlich erlebte sexuelle Übergriffe äußern können oder wollen, weisen neuere Daten (Wetzels 1997) darauf hin, dass (unter Einbeziehung auch exhibitionistischer Handlungen) **etwa 20% der Frauen** im Laufe ihres Lebens **Opfer von dissexuellen Handlungen** sind. Die Differenzierung nach einmaligen und länger anhaltenden Übergriffen zeigt eine Tendenz zur Einmaligkeit bei extrafamiliären Sexualstraftaten, während die innerfamiliären eher Wiederholungstaten sind. **Männer** sind **zu etwa 5% Opfer** von dissexuellen Handlungen gewesen. Aus diesen Zahlen lassen sich bei rund 800.000 Geburten pro Jahr in Deutschland und einer Opferrelation von 80% weiblichen und 20% männlichen Kindern jährlich etwa 40.000 missbrauchte Mädchen und 10.000 missbrauchte Jungen als **realitätsorientierter Annäherungswert** errechnen.

Aus den Kriminalstatistiken lassen sich für die vier Nachkriegsjahrzehnte folgende Entwicklungstendenzen bei den Sexualdelikten ableiten:
1. Bei ständig steigender **Gesamtkriminalität** (s. Tab. 9-1) sinken die Zahlen für den **sexuellen Missbrauch von Kindern** entgegen weit verbreiteten Erwartungsvorstellungen bis 1985 insgesamt deutlich und speziell bei den pädophilen Alterstätern drastisch ab und steigen von da an unverkennbar wieder an. Weil diese Trendwende schon 1985, also vor der deutschen Wiedervereinigung beginnt, kann sie kaum mit der innerdeutschen Migrationsbewegung und dadurch verzerrten statistischen Daten in Zusammenhang stehen. Weit plausibler wäre eine ansteigende Tendenz als Symptom für nachhaltige

Einflüsse des Zeitgeistes zu deuten, insbesondere durch den hohen Rang des Opferschutzes, den verständlicherweise Frauenverbände fordern und den ihre Vertreterinnen in Ministerien und Parlamenten auch erfolgreich in die Rechtspraxis umsetzen.

2. Die Gewalt in der Geschlechterbegegnung schlägt sich auch in den Kriminalitätsstatisken nieder. Die **Verurteilungen nach den §§177/178** liegen quantitativ vor denen der Pädophilen, von denen man aus sexual-psychopathologischer Sicht sogar die Fälle von „Tatgeschehen ohne Körperkontakt" – mutmaßlich vorwiegend Exhibitionen vor Kindern (§176, Abs. 3.1) – abziehen müsste.

3. Die Verurteilungen von Sexualstraftätern zu Freiheitsstrafen über zwei Jahre stieg von 677 im Jahre 1990 auf 1090 im Jahre 1997 an, obwohl die Verurteiltenzahlen aus den neuen Bundesländern fehlen.

9.2.1 Aktuelles Sexualstrafrecht

Die wichtigsten Strafbestimmungen des StGB und alle für die Begutachtung relevanten Paragraphen finden sich im Anhang.

Die **Straftaten gegen die sexuelle Selbstbestimmung** sind im 13. Abschnitt des StGB in den §§ 174-184c zusammengefasst, die in mehreren Schritten – zuletzt mit dem *Gesetz zur Bekämpfung von Sexualdelikten und anderen gefährlichen Straftaten* vom November 1997 – einer Überarbeitung unterzogen wurden und seit April 1998 in Kraft getreten sind. Mit Ausnahme der **Streichung des § 175 StGB** (homosexuelle Handlungen) geht es im Wesentlichen um **Strafverschärfungen.**

Der jetzt geschlechtsneutrale, für Jungen und Mädchen geltende § 182 (früher Verführung von 14- bis 15jährigen Mädchen) führt sogar unter bestimmten Voraussetzungen eine Bestrafung lesbischer Kontakte mit 14- und 15jährigen und in § 174c den Schutz für sexuell widerstandsunfähige Betreuungs- und Beratungsklienten sowie für Psychotherapie-Patienten ein. Stärkere Auswirkungen hat die Strafverschärfung in § 176a (schwerer sexueller Missbrauch von Kindern) für **Wiederholungstäter**, die innerhalb der letzten fünf Jahre wegen einer solchen Straftat rechtskräftig verurteilt wurden. Bei der Auslegung, was unter „einer solchen Straftat" zu verstehen ist, könnte die einschlägige sexuell-erotische Konfliktmotivation von Be-

deutung sein. Diese Verschärfung ist ohne Frage Reaktion des Gesetzgebers auf eine Reihe von spektakulären Sexualverbrechen an Kindern, die mit der Tötung des Opfers endeten und monatelang die Öffentlichkeit in Atem hielten.

Weitere Neuerungen betreffen die Anforderungen für **vorfristige Haftentlassung** (mit dann obligatorischer Begutachtung) und die (zwangsweise) Einbindung der Täter in psychotherapeutische Interventionen. Die sowohl für Sexualstraftäter als auch für die psychotherapeutischen Interventionen und insbesondere für die gutachterliche Feststellung der Diagnose, Prognose und Therapiefähigkeit problematischste Änderung findet sich im Allgemeinen Teil des Strafgesetzbuches in § 57, Abs. 1.2, § 66, Abs. 3 und § 68c, Abs. 2. Das 6. Strafrechtsreformgesetz von 1997 und das am gleichen Tag beschlossene „Gesetz zur Bekämpfung von Sexualdelikten und anderen gefährlichen Straftaten" leiten die dritte Reformstufe des Strafrechts ein und betonen die **Sicherheitsinteressen der Allgemeinheit**, sodass „namentlich die Persönlichkeit des Verurteilten, sein Vorleben, die Umstände seiner Tat, das Gewicht des bei einem Rückfall bedrohten Rechtsguts, das Verhalten des Verurteilten im Vollzug, seine Lebensverhältnisse und die Wirkungen berücksichtigt werden muss, die von der Aussetzung der Strafe zu erwarten sind". Es erleichtert in § 66 die **Sicherungsverwahrung**, speziell bei den Delikten nach §§ 174-174c, 176 und 179 Abs. 1-3. Spätestens vom Jahr 2003 an stehen für jährlich mindestens 1000 zu Freiheitsstrafen über 2 Jahren Verurteilte eingehende Begutachtungen an, für die bei weitem nicht ausreichend viele und kompetent ausgebildete Gutachter vorhanden sein dürften.

Eine Verschärfung bringt auch die Neuregelung der Verjährung, die bei Sexualdelikten nach §§ 176-179 erst mit dem 18. Lebensjahr des Opfers beginnt.

Einzig der **Inzest** wurde 1973 dem 12. Abschnitt des StGB „**Straftaten gegen den Personenstand, die Ehe und die Familie**" zugeordnet. § 173 StGB (Beischlaf zwischen Verwandten) erfasst nur koitale, nicht aber andere sexuell-erotische Handlungen, die dann nach § 174 (sexueller Missbrauch von Schutzbefohlenen, leiblichen oder adoptierten Kindern) abgeurteilt werden. Dies ist insofern schwer nachvollziehbar, als gerade die Tatphänomenologie des Inzests meist über einen langen Zeitraum eine Vielzahl verschieden gestalteter sexueller

Übergriffe bis hin zum vollendeten Geschlechtsverkehr aufweist.

In der Verurteiltenstatistik ist der § 173 StGB mit ganz geringen Fallzahlen (n=10 bis 20) vertreten, weil der Richter mit dem höchstmöglichen Strafmaß urteilen muss (sog. Tateinheit nach § 52 StGB), folglich bei unter 14 Jahre alten Inzestopfern wegen sexuellen Missbrauchs von Kindern (§ 176, Höchststrafe: 10 Jahre Freiheitsentzug) und nicht wegen „Beischlaf zwischen Verwandten" (§ 173 StGB, Höchststrafe: 3 Jahre). Bei erst nach dem 14. Lebensjahr nachweisbarem Beginn des Dauerdeliktes Inzest treten insbesondere wegen der **Verjährung** Widersprüche zutage (s. 9.3.3).

Da die Gesetzestexte oft kaum erkennen lassen, was strafbar oder erlaubt ist, sollen in Tab. 9-5 die ab 1998 gültigen Sexualstraftatbestände in systematischer Reihenfolge des Strafgesetzes – die in ihrer Unübersichtlichkeit nur strafrechtshistorisch zu erklären ist – aufgeführt werden, jedoch nur mit den (lediglich bis 1997 auch für die Strafverfolgungsstatistik vorliegenden Zahlen der Polizeilichen Kriminalstatistik und der Strafverfolgungsstatistik des Jahres 1997 (allerdings jeweils mit dem Anteil weiblicher Tatverdächtiger und Verurteilter).

Die „klassischen", d.h. für Diagnostik und Begutachtung wichtigsten Sexualdelikte des **sexuellen Missbrauchs von Kindern** (§§ 176, 174), weiterhin die der **sexuellen Aggressionen** (§§ 177, 178) und des Exhibitionismus (§§ 183, 183a) machen nicht nur den größten Anteil (ca 70%) der Straftaten gegen die sexuelle Selbstbestimmung aus, sondern werden **zu annähernd 99% von Männern an Frauen und Kindern begangen**.

Nur bei den Prostitutions- und Pornographiedelikten tauchen in nennenswertem Umfang **Täterinnen** auf (z.B. ist in der Gruppe der Zuhälter und Bordelliers der Frauenanteil nicht unerheblich), so dass der Anteil der nach dem 13. Abschnitt des StGB verurteilten Frauen insgesamt etwa 7% beträgt.

9.3 Differenzialtypologie dissexuellen Verhaltens

Von zentraler Bedeutung sind die motivischen Bedingungen, welche die sexuell-erotische Konfliktproblematik des Täters zum Ausdruck bringen. Bei den nachfolgend versuchten **tätertypologischen Beschreibungen** soll es darum gehen, das Charakteristische anhand eines Musters von Merkmalen hervorzuheben, das aber niemals die individuelle Persönlichkeit zur Darstellung bringen kann. Es handelt sich also nicht um Klassifizierungen oder gar Diagnosen im Sinne von abgrenzenden Definitionen, sondern um eine **Konflikt- oder Problemtypologie**, die nicht mit früheren kriminalanthropologischen Typologien (Typ des „Zuhälters" oder „Volksschädlings") zu verwechseln ist.

9.3.1 Vergewaltigung/Sexuelle Nötigung

Diese beiden Delikte stehen in der öffentlichen Diskussion stellvertretend für ein zentrales gesellschaftliches Thema, die Aggression in der Geschlechterbegegnung. Nach der letzten Strafrechtsreform (1998) wurden im § 177 StGB Vergewaltigung und sexuelle Nötigung zusammengefasst; darüber hinaus wurde das Tatbestandsmerkmal „außerehelich" gestrichen. Unter sexueller Nötigung (§ 177 Abs. 1 StGB) versteht der Gesetzgeber alle sexuellen Handlungen, die einem anderen durch Gewalt oder Drohung mit Gewalt abgenötigt oder deren Duldung unter Ausnutzung einer hilflosen Lage erzwungen wurden – strafrechtsdogmatisch also der Grundtatbestand, der durch den erzwungenen Koitus (Vergewaltigung nach § 177 Abs. 2 StGB) qualifiziert wird.

Dies erscheint unter juristisch-begrifflichen Aspekten plausibel und vom Opfergedanken her auch akzeptabel, vernachlässigt aber den aus forensisch-sexualmedizinischer Sicht bedeutsamen Gesichtspunkt, dass sich gerade bei Tätern, die sexuelle Nötigungen begehen, nicht selten gravierende (und progrediente) psychosexuell-deviante Konfliktkonstellationen finden lassen.

Tab. 9-5 Straftaten gegen die sexuelle Selbstbestimmung. 13. Abschnitt des StGB; Straftatbestände in aktueller gesetzlicher Reihenfolge mit absoluten Zahlen der Polizeilichen Kriminalstatistik (PKS) und der Strafverfolgungsstatistik (SVS) des Jahres 1997 mit Anteilen der jeweils weiblichen Tatverdächtigen und Verurteilten

	§§ STGB	Fälle	TV	davon weiblich TV	Verurteilte	davon weibliche Verurteilte
Sexueller Missbrauch						
von Schutzbefohlenen (leibl. u. adopt. Kinder)	174					
von behördlich Verwahrten	174a	1.950	1.627	112	126	7
unter Ausnutzung einer Amtsstellung	174b					
von Schutzbefohlenen bei Beratung oder psychotherapeutischer Behandlung.	174c	Erst seit 1998 in Kraft: Daten liegen noch nicht vor				
Sexueller Missbrauch von Kindern (Schwerer Missbrauch von Kindern) mit Todesfolge	176 176a 176b	16.888	9.166	343	2686	11
Vergewaltigung	177	6.636	5.071	41	1321	11
sexuelle Nötigung (früher § 178)	5.343	3.724	56	982	9
sex. Missbrauch Widerstandsunfähiger	179	641	550	16	110	1
Förderung sex. Hdlg. Minderjähriger	180	228	221	37	28	4
Förderung der Prostitution	180a	1.187	1.264	389	172	69
Menschenhandel Schwerer Menschenhand.	180b 181	1.091	1.228	239	184	37
Zuhälterei	181a	784	748	147	170	45
sex. Missbrauch Jugendlicher (unter 16 Jahren; früher „Verführung")	182	1.266	915	28	82	2
Exhibitionismus Erregung öffentlichen Ärgernisses	183 183a	10.352	3.535	27	988	4
Pornographie	184	5.052	3.940	325	493	40
Prostitution	184a, b	1707	statistisch nicht ausgewiesen		290	273
Insgesamt		53.135	30.902	2.613	7.632	548

Täterpersönlichkeit

Es gibt eine Reihe von Typologien aggressiver Sexualstraftäter, wobei die Autoren übereinstimmend von einer hohen Variabilität hinsichtlich ihrer Entwicklung in Kindheit und Jugend, der psychiatrischen Diagnosen, der kriminellen Vorgeschichte sowie der Tatcharakteristika ausgehen – und damit eine Heterogenität innerhalb dieser Gruppe annehmen, die sich auch durch hochdifferenzierte Typologien (z.B. Knight & Prentky 1990) nicht abbilden lässt. Für derartige klassifikatorische Versuche sind drei unterschiedliche Bezugssysteme auszumachen: klinisch orientierte Einteilungsversuche, clusteranalytische Verfahren und Fokussierung diskriminierender Dimensionen im Rahmen multivariater Modelle.

Aufgrund der beobachteten Unterschiedlichkeit haben klinische Forscher Typologien entwickelt, die Entscheidungen für Diagnostik, Prognose und Therapie erleichtern sollten (s. Tab. 9-6).

Tab. 9-6 Verschiedene Tätertypologien zu aggressiven Sexualdeliquenten. Erweitert nach Rehder (1990)

Autor (Jahr)	Sadismus	Sexualität als Mittel der Aggression	Vergewaltigung als Symptom der Dissozialität	Erfüllung eines normalen Bedürfnisses mit illegalen Mitteln	Vergewaltigung z. Kompensation von Unzulänglichkeit	Psychot. o. neurotische Störungen als Ursache d. Vergewaltig.
Guttmacher et. al. (1952)	sadistic rapist	antisocial aggressive rapist			explosive rapist	
Allen (1962)	sexually deviated; psychiatrically normal	sexually and psychiatr. deviated		sexually and psychiatrically normal		psychiatrically deviated; sexually normal
Gebhard et al. (1965)	assaultive rapist		amoral rapist		explosive rapist	psychotic rapist
Cohen et al. (1971)	sexaggression defusion	aggressive aim	sexual aim			
Amir (1971)			Vergew. als Ausdruck bzw. zur Stützung der sozialen Rolle			psycho-patholog. Störung
Schorsch (1971)	sadistische Stilbildung		asozialer Notzuchttäter	geschlechtsspezifische Situationsverkennung		retardierter Notzuchttäter
Witter (1972)	Triebanomalie		polytrope kriminelle Persönlichkeit			Entwicklungs- und Konfliktsdelikt
Abel et al. (1978)	sexuelle Erregung durch Aggression				sex Erregung durch erzw. GV	fehlende Sozialtechniken
Rada (1978)	sadistic rape	sociopathic rape			identity conflict rape; situational stress rape	psychotic rape
West et al. (1978)	unrestrained care-free rapist				guilt-ridden, acting out neurotic	
Groth (1979)	sadistic rape	anger rape				power rape
Cabanis u. Phillip (1977)				Triebdruck	Kompensation von Insuffizienzgefühlen	neurotische Störung
Rehder (1984)	Sadisten	Überbetonung der aggressiven Komponente im sexuell. Bereich	rücksichtslos egozentrische Befriedigungssuche	Suche nach Selbstbestätigung im sexuellen Bereich in Verbindung mit Fehleinschätzung der sexuellen Bereitschaft anderer		neurotisch-aggressionsgehemmte Außenseiter
Schorsch et al. (1985)	aggressiv-sexuelle Perversion	aggressive Impulsneurosen				
Volk et al. (1985)	Sexuell deviante Täter	angepasst-aggressionsgehemmte Täter	neurotisch-verwahrloste Täter		angepasst-aggressionsgehemmte Täter	
Wille u. Kröhn (1990)	psycho-sexuell abnorm	Paarunfähige Psychastheniker	unkontrolliert, egozentrisch, wenig differenzierte Täter	Macho-Typ; spätpubertierender Jungtäter	Paarunfähige Psychastheniker	
Beier (1995)	sadistische Perversion	symbolisch-agierender Täter	dissozialer Täter	sexuell unerfahrener Jugendliche	schwachsinniger Täter	neurotische Störung

Diese **klinischen Typologien** zeigen Unterscheidungsdimensionen auf, denen es aber weitgehend an empirisch fundierter Reliabilität und Validität mangelt.

Die über **clusteranalytische Verfahren** erstellten Klassifikationen erfüllen zwar statistisch-methodische Gütekriterien, sind aber wiederum für die klinische Arbeit recht starr und im Einzelfall wenig hilfreich.

Eine im Massachusetts Treatment Center entwickelte Forschungsstrategie versucht hingegen **diskriminierende Dimensionen** zu identifizieren, um anhand dieser Dimensionen dann Täter zu klassifizieren. So wurden hypothetisch wichtige Variablen in multivariate Methoden (z.B. Pfadanalyse etc.) integriert, um sexuell aggressive Männer von nicht-kriminellen oder aber von nicht-sexuell aggressiven Männern unterscheiden zu können. Die Arbeitsgruppe kommt schließlich auf 9 Vergewaltigertypen (s. Knight & Prentky 1990), die wiederum Obergruppen aufweisen, in denen unterschieden werden soll, ob Vergewaltigung eine sexualisierte Aggression ist oder aber eine aggressive Sexualität zum Ausdruck bringt (s. Abb. 9-3).

Eine Verbindung zwischen klinisch orientierten Einteilungen und empirisch fundierten Taxonomien stellen Versuche dar, klinische Typologien an großen Fallzahlen zu überprüfen und v.a. durch **Längsschnittuntersuchungen** mit Blick auf einzelne Merkmale (z.B. weiteres sexuelles Fehlverhalten) unterscheidbar zu machen. Im deutschen Sprachraum sind derartige Typologien von Wille (1968), Schorsch (1971) und Beier (1995) vorgelegt worden. Das Ausgangsmaterial für die Freiburger Untersuchung (Volk et al. 1985) waren 120 „Vergewaltigungstäter", die zwischen 1981 und 1983 der Polizei bekannt wurden. Die Kieler Studie (Wille & Kröhn 1990) ist noch realitätsnäher, weil für das Jahr 1982 sämtliche polizeilich bekannt gewordenen Täter und Opfer sexueller Aggressionsdelikte in einer kombiniert kriminologisch-sexualwissenschaftlichen Feldstudie erfasst wurden (Tab. 9-7). Hier sollen im Folgenden die von Beier (1995) beschriebenen Typen zugrunde gelegt werden, weil zu diesen auch **Prognosedaten** vorliegen (s. 9.6): der sexuell unerfahrene Jugendliche, der dissoziale Täter, der „symbolisch-agierende" Täter, der stark intelligenzgeminderte (schwachsinnige) Täter sowie die Gruppe der psychosexuell abnormen Gewalttäter.

Sexuell unerfahrene Jugendliche

▷ intakter familiärer Hintergrund

▷ Auffälligkeiten erst im Rahmen der Pubertätsentwicklung

▷ erschwerte Verarbeitung neuer Körpererfahrungen in der Adoleszenz; nicht selten Bild des schüchternen Einzelgängers

Fallbeispiel

Der durchschnittlich intelligente 17jährige A. hatte in vier Fällen Frauen im Alter zwischen 16 und 19 Jahren sexuell genötigt. Der kräftig gebaute (110 kg) 1,85 m große Jugendliche sprang in Parks und schwer einsehbaren Häuserecken die jeweils unbegleiteten Frauen von hinten an, warf ihnen eine Jacke über das Gesicht und drückte sie in ein Gebüsch oder an eine schwer einsehbare Örtlichkeit. Dort bedrohte er die Opfer massiv („ganz still, dann passiert nichts", „leise, wenn du am Leben bleiben willst", „ich habe eine Waffe") und nahm verschiedene sexuelle Handlungen vor (Betasten der Brüste und des Genitals). In zwei Fällen versuchte er, sein erigiertes Glied im Stehen zwischen die Beine der Frauen zu bringen, wobei der Höhepunkt in allen Fällen durch Masturbation selbst herbeigeführt wurde und sich A. bei der Ejakulation vom Opfer abwandte.

Der Jugendliche stammte aus äußerlich geordneten Familienverhältnissen und war im 5-Personen-Haushalt der Eltern aufgewachsen. Die beiden 11 und 8 Jahre älteren Brüder aus erster Ehe der Mutter führten inzwischen einen eigenen Haushalt. Bei – soweit durch Exploration und objektive Daten aus dem Umfeld zu erfassen – weitgehend unproblematischer Kindheit bis hin zur Präadoleszenz (etwa dem 12. Lbj.) war die weitere soziale Entwicklung von diesem Zeitpunkt an v.a. durch schulische Unregelmäßigkeiten gekennzeichnet. Da die älteren Brüder sich mittlerweile vom Elternhaus gelöst hatten, war er in dieser Phase weitgehend auf sich allein gestellt, zumal er in der Gleichaltrigengruppe (wohl vornehmlich aufgrund seiner Körperfülle) eher am Rande stand – insbesondere die Kontaktaufnahme zu gleichaltrigen Mädchen aus dem schulischen Umkreis gelang nicht. Bei der täglichen Selbstbefriedigung ab dem 13. Lbj. hatte er sich zunächst Pettingkontakte mit gleichaltrigen Mädchen vorgestellt, später dann Geschlechtsverkehr in unterschiedlichen Positionen.

Die relativ konkrete Ausgestaltung sexueller Phantasien während der Masturbation stand in krassem Missverhältnis zu den (auch nicht annäherungsweise gelungenen) Versuchen einer Verwirklichung dieser Wünsche mit gleichaltrigen Mädchen, die ihn stets merken ließen, dass er als Partner für sie nicht in Frage käme. Die Tatserie ließ sich als eine verfehlte psychische Verarbeitung von normalen körperlichen Entwicklungvorgängen während der altersgerecht eingetretenen Pubertät verstehen. Insofern war sie im Rahmen einer massiven adoleszenten Reifungskrise erklärbar, während Hinweise auf eine beginnende Persönlichkeitsstörung oder auf eine strukturelle Abweichung der sexuellen Präferenz (etwa im Sinne einer sadistischen Orientierung) nicht erkennbar wurden.

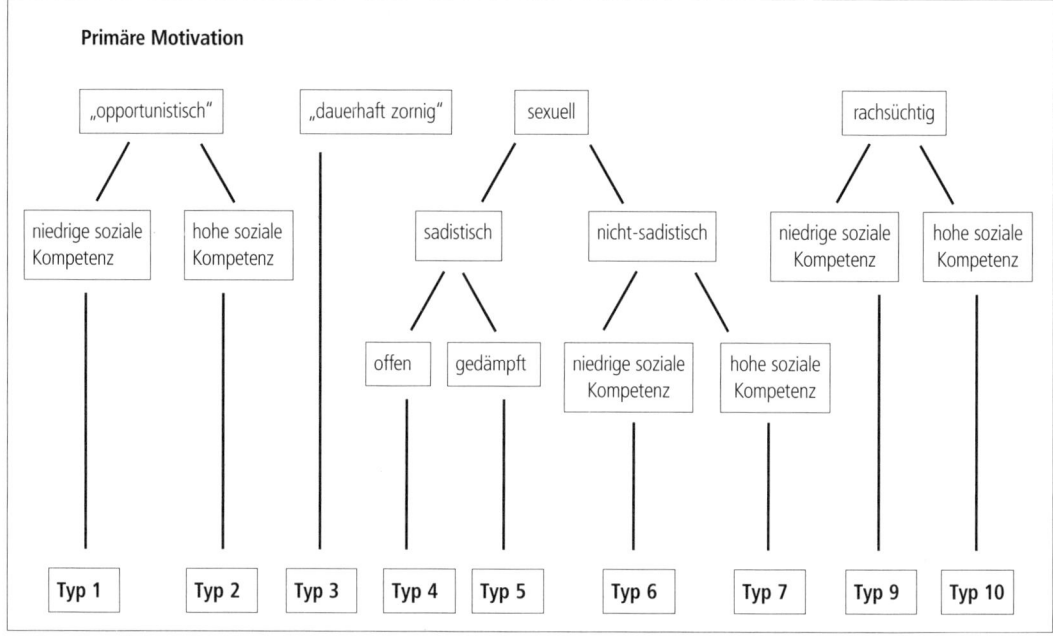

Abb. 9-3   Neun Subtypen von Vergewaltigern des MTC: R3. Massachusetts Treatment Center: Dritte Revision. Nach Knight und Prentky (1990)

Aus forensisch-sexualmedizinischer Sicht waren deshalb hier die Eingangsmerkmale des § 20 StGB sämtlich nicht erfüllt, weshalb sich Schlussfolgerungen zur Einsichts- und Steuerungsfähigkeit im Sinne der §§ 20, 21 StGB erübrigten. Eine Strafmündigkeit im Sinne des § 3 JGG war allerdings gegeben, da A. im Sinne einer entwicklungspsychologisch zu definierenden sittlich-kognitiven Reife ausreichendes Wissen über Recht und Unrecht hatte.

Die therapeutisch angeregte psychagogische Begleitung der weiteren Entwicklung von A. mit sexualpädagogischem Schwerpunkt (s. 9.7.1) war unter den Bedingungen der Jugendstrafanstalt (Verurteilung zu 2 Jahren Freiheitsstrafe ohne Bewährung) nicht zu realisieren und scheiterte auch nach der Entlassung.

Dissoziale Täter

▷ frühe soziale Randständigkeit
▷ niedriges Bildungsniveau, unstete Arbeitsanamnese
▷ viele, wenig dauerhafte Intimbeziehungen
▷ Dissexualität ist Teil der Dissozialität, die auch durch Eigentums- und/oder andere (nicht-sexuelle) Aggressionsdelikte (nicht selten unter Alkohol) zum Ausdruck kommt.

Fallbeispiel

B., 42 Jahre alt, hatte bei einem Freigang (Haftstrafe wegen mehrfacher Vergewaltigung und schwerer Körperverletzung) die 35jährige Ehefrau eines Mithäftlings aufgesucht, um ihr bei der Wohnungsrenovierung zu helfen. Nachdem er sich ca. 15 Minuten bei ihr in der Wohnung aufgehalten hatte, zog er ein Messer, hielt es ihr an den Hals und forderte sie auf, nicht zu schreien; er wolle sie ausrauben. Dann fesselte er ihr die Hände, verband ihr die Augen und verlangte von ihr, größere Mengen Schnaps zu trinken. Als sie gegen ihren Willen mehrere Gläser getrunken hatte, zerrte B. sie ins Schlafzimmer, entkleidete sie und zwang sie unter massiven Schlägen gegen Kopf und Gesicht, sein Glied in den Mund zu nehmen. Der Täter verbrachte die ganze Nacht in der Wohnung des Opfers und übte nachfolgend noch ca. 10 mal sexuelle Handlungen mit ihr aus (Oral-, Vaginal-, Analverkehr), wobei fraglich blieb, ob er überhaupt zum Höhepunkt kam. Am Morgen verließ er die Wohnung unter Mitnahme einiger Wertgegenstände und eines Geldbetrags von 100 DM. B. war seit seinem 15. Lbj. mehrfach wegen Diebstahl oder Raubüberfällen und als 20jähriger erstmals wegen einer Vergewaltigung in Tateinheit mit Freiheitsberaubung und Diebstahl zu Freiheitsstrafen verurteilt worden. Seine bisher schwerste Straftat war die Tötung der 65jährigen Wohnungsnachbarin, die ihn als „Sexualverbrecher" beschimpft hatte, nachdem sie von seiner früheren Verurteilung erfahren hatte. Die aktuelle Haftstrafe verbüßte er ebenfalls wegen mehrerer Vergewaltigungen in Tateinheit mit Freiheitsberaubung und Körperverletzung.

B. stammte als viertes von 7 Kindern seiner Mutter aus sozial schwachen Verhältnissen und hat die Kindheit als sehr spannungsreich und ohne elterliche Fürsorge in Erinnerung. Die Mutter habe ihn abgelehnt und sei froh gewesen, wenn er nicht zu Hause war. Der feindselige Ton im Elternhaus habe ihn allerdings auch auf die Straße getrieben – spätestens ab dem 10. Lbj. habe er oft die Schule geschwänzt. Auffällig ist die lange Phase von Fremdplatzierungen in Heimen oder bei Pflegeeltern ab dem 6. Lbj. mit Zwischenphasen, in denen er wieder zu Hause lebte. Vom 12. Lbj. an mehrjährige Heimaufenthalte in Bayern und Rheinland-Pfalz. Im frühen Erwachsenenalter vielfach Versuche, Berufsausbildungen abzuschließen (mehrere Lehrstellen wurden angenommen, aber kurzfristig wieder aufgegeben). Unter Freiheitsbedingungen Gelegenheitsjobs an insgesamt 30-35 verschiedenen Arbeitsstellen. Seit der frühen Jugend (etwa mit 10 Jahren) Konsum alkoholischer Getränke, die ihm „ein besseres Gefühl" verschafften („bin lockerer, entspannter geworden").

Etwa mit 7 Jahren Beginn der Masturbation mit Herbeiführen eines „trockenen" Orgasmus. Im Alter von 9 Jahren durch einen Bekannten des Vaters sexuell missbraucht, wurde er mit 11 Jahren über einen längeren Zeitraum von einem Nachbarn zu sexuellen Handlungen gezwungen (er führte bei ihm angeblich sehr schmerzhaften Oralverkehr aus). Seitdem habe er „unglaublichen Hass" auf Männer, die ihn bedrohen, und sei von da ab stets mit einem Messer bewaffnet gewesen, um ggf. Kontrahenten „aufzuschlitzen". Mit 20 Jahren die erste (4 Jahre jüngere) Freundin, mit der es regelmäßig zum Geschlechtsverkehr kam. B. war sehr verliebt und hatte zum ersten Mal das Gefühl, „einem anderen Menschen wirklich wichtig zu sein". Dennoch habe sich diese von ihm zunehmend wegentwickelt und andere Männer gehabt, sei seiner Ansicht nach später sogar ins Bordellmilieu abgeglitten. Er sei ihr „verfallen" geblieben und „liebe sie noch heute", obschon sie ihn demütigend behandelt und am Ende „absorviert" habe. Allerdings habe dies sein Bild der Frau geprägt („irgendwie sind alle Frauen Huren"). Zwei kürzere Beziehungen mit anderen Frauen hätten seine diesbezügliche Haltung nicht ändern können. Die Befragung einer ehemaligen Partnerin im Rahmen der Begutachtung ergab, dass ihm eine Alltagskontinuität völlig fehlte, dass immer wieder kleinere Straftaten begangen wurden und sogar ihr selbst sowie ihrer Mutter Geld entwendet worden sei.

Bei B. lag diagnostisch eine antisoziale Persönlichkeitsstörung (DSM-IV: 301.7; ICD-10: F60.2) vor. Im Vordergrund stehende Störungsaspekte waren die ausgeprägte Frustrationsintoleranz und Impulsivität bei gleichzeitiger Kontaktstörung mit depressiver Komponente als Ausdruck einer massiven Selbstwertproblematik. Dies alles ließ sich in Einklang bringen mit der frühen sozialen Randständigkeit bis hin zu innerer Verwahrlosung, die leider aufgrund fehlender Unterlagen (die Jugendamtsakten waren bereits vernichtet) in ihren spezifischen lebensgeschichtlichen Zusammenhängen nur noch eingeschränkt rekonstruierbar war. Neben der Neigung zu kurzschlüssigen Handlungen stand aber die starke Sehnsucht nach emotionaler Zuwendung in tragfähigen sozialen Bindungen mindestens seit der Präadoleszenz im Zentrum seines Erlebens. Das hat dazu geführt, dass im frühen Erwachsenenalter die erste feste Paarbeziehung mit übergroßen Erwartungen beladen wurde, ohne dass Krisenkonzepte mitentwickelt worden wären. Bei subjektiv enttäuschenden Situationen mündete dies in eine angespannt-aggressive Aufladung gegen die versagende Umwelt und konkrete weibliche Bezugspersonen, die als Vertrauen missbrauchend und nicht absprachefähig („Huren") generell negativ (misogyn) besetzt wurden. Veränderungen des sexuellen Erlebens und Verhaltens im Sinne einer sadistischen Symptombildung konnten nicht gefunden werden.

Die Persönlichkeitsproblematik wurde als stark chronifiziert angesehen und bestand in einer derartig schweren Ausprägung, dass aus forensisch-sexualmedizinischer Sicht die Voraussetzungen der §§ 20/21 StGB im Sinne einer „schweren anderen seelischen Abartigkeit" prinzipiell gegeben waren: In Situationen, welche das Selbstwerterleben und/oder das Zuwendungsbedürfnis von B. besonders stark frustrierten, konnte es aufgrund dieser Störung zu einer so massiven Überforderung des psychischen Apparates kommen, dass die Steuerungsfähigkeit erheblich vermindert war. Wegen der ungünstigen Sozial- und Legalprognose sah das Gericht die Voraussetzungen des § 63 StGB (die Subsumtion als krankheitswertige Persönlichkeitsstörung) als gegeben an. Das Revisionsgericht hat sich dieser Auffassung nicht angeschlossen, sondern auf Empfehlung des forensisch-psychiatrischen Gutachters (der eine „normale antisoziale Entwicklung" und eine „ganz übliche" Tatphänomenologie konstatierte) die Unterbringung in der Sicherungsverwahrung (§66 StGB) angeordnet. Denn das Abwägen der beiden Sachverständigenempfehlungen mit ihren Konsequenzen für den Täter und für die Öffentlichkeit fällt in die ausschließlich richterliche Domäne: Die Unterbringung nach § 63 ermöglicht zwar die bessere therapeutische Intervention, ist aber zeitlich unbegrenzt, solange nicht durch die erfolgreiche Therapie die „Gefahr der Gefährlichkeit" beseitigt ist, während die (erstmalige) Sicherungsverwahrung prinzipiell nach 10 Jahren unter Berücksichtigung der zusätzlichen Freiheitsstrafe endet und der Verurteilte mit seiner unbehandelten antisozialen Einstellung entlassen werden könnte (§ 67d Abs. 3).

„Symbolisch-agierende" Täter

▷ sozial gut integriert
▷ keine groben Auffälligkeiten in der frühkindlichen und pubertären Entwicklung
▷ stets vorhandene Partnerschaftserfahrungen sind emotional höchst ambivalent besetzt, was mitunter in narzisstischen, selten auch in latentparaphilen Persönlichkeitskomponenten begründet sein kann
▷ langfristige projektive Verkennung des eigenen Anteils an einer (als sehr unbefriedigend erlebten) Beziehungskonstellation mit starker Feindseligkeit gegenüber der aktuellen oder einer ehemaligen Partnerin
▷ Tat ist sexueller Ausdruck von Aggressionen gegenüber „der" (symbolisch gemeinten) Frau
▷ ohne paraphile Anteile und ohne sexuelle Dysfunktion(en) meist gute therapeutische Ansprechbarkeit und dann auch günstige Prognose.

Da insbesondere im Zusammenhang mit dem symbolisch-agierenden Täter über diagnostische Schwierigkeiten berichtet wurde (z.B. Leygraf 1999), scheint es notwendig hervorzuheben, dass die Erhebung einer fundierten Sexual-anamnese sowie die Einbeziehung früherer und/oder aktueller Sexualpartnerinnen unverzichtbare Bestandteile einer korrekten diagnostischen Einschätzung darstellen, nicht zuletzt um paraphile Erlebnismuster auszuschließen (s. 9.7.3); für beides bedarf es aber einer speziellen Qualifizierung, die z.B. im Rahmen der psychiatrischen Facharztweiterbildung in der Regel gerade nicht vermittelt wird.

Intelligenzgeminderte Täter

▹ Intelligenzeinschränkung von erheblichem Ausprägungsgrad (mindestens Debilität)
▹ eingeschränkte psychosoziale Kompetenz

Sadistische Täter

Eine sehr kleine – mit den vier vorgenannten tätertypologischen Beschreibungen nicht zu vergleichende – Gruppe (bei forensisch-sexualmedizinischen Begutachtungen weniger als 5%) umfasst den psychisch und **psychosexuell abnormen Gewalttäter mit sadistischen Strebungen**. Gerade seine nach außen unauffälligen Persönlichkeitszüge, deren Risse lange Zeit sogar vor dem familiären Umfeld überspielt werden können, führen Ermittler und Ärzte oft in die Irre. Die Serientaten dieser „Triebtäter" zeichnen sich durch eine zunehmende Gefährlichkeit aus, weil die ritualisierte Gewalt immer mehr den Vorrang gegenüber den mehr und mehr ausbleibenden sexuellen Satisfaktionen erhält. Nur bei wenigen kommt es allerdings zu einer progredienten Entwicklung der Symptomatik, die so weit führt, dass der Tod des Opfers in Kauf genommen wird. Umso wichtiger ist es, schon frühzeitig tatphänomenologische Besonderheiten bei aggressiven Sexualdelikten (Beißen, Brennen, Stechen, Schneiden, quälende Probierschnitte, angedrohte Amputationen usw.) als höchste Alarmzeichen wahrzunehmen, um ein engmaschiges forensisch-sexualmedizinisches Vorgehen sicherzustellen (s. 9.3.5 mit Fallbeispiel).

9.3.2 Sexueller Kindesmissbrauch

In Deutschland wird sexueller Kindesmissbrauch nach § 176 StGB strafverfolgt, der sexuelle Handlungen an unter 14jährigen, die Duldung sexueller Handlungen durch Kinder, die Bestimmung eines Kindes dazu, sexuelle Handlungen an oder von einem Dritten an sich vornehmen zu lassen, die sexuelle Handlung vor einem Kind sowie das Einwirken auf das Kind,

um sich sexuell zu erregen, mit Strafe bedroht. In der letzten **Reform des Sexualstrafrechts** hat der Deutsche Bundestag 1997 eine Reihe von Gesetzesänderungen „zur Bekämpfung von Sexualdelikten und anderen gefährlichen Straftaten" beschlossen, in denen u.a. auch die **Strafverschärfungsgründe** bei sexuellem Kindesmissbrauch ausgeweitet und in neue Strafrechtsparagraphen (§§ 176a u. 176b StGB) gefasst wurden. Dadurch ergibt sich bei Veränderung der **qualifizierenden Tatbestandsmerkmale** – neben dem vollzogenen Beischlaf nun auch die Penetration von Körperöffnungen (Mund und After), die gemeinschaftliche Tatbegehung durch mehrere Täter, die schwere Gesundheitsschädigung des Kindes, die Tatbegehung zum Zwecke der Herstellung pornographischer Schriften – eine Mindesstrafe von einem Jahr und bei gleichzeitiger schwerer körperlicher Misshandlung oder Herbeiführung von Todesgefahr eine Mindeststrafe von 5 Jahren (§ 176a StGB), bei leichtfertiger Tötung des Kindes sogar von 10 Jahren bis hin zu lebenslanger Freiheitsstrafe (§ 176b StGB).

Der Gesetzgeber hat sich wesentliche Forderungen der Frauenbewegung (wie generelle Gefährlichkeit der Sexualdelikte und Beginn der Verjährungsfrist ab Volljährigkeit des Opfers) zu eigen gemacht und damit den Übergang vom täterbezogenen **Schuldstrafrecht** auf ein **Opferschutzrecht** vollzogen. Inwieweit damit verbundene Irritierungen der Richter auch auf deren Fragen an den Sachverständigen Einfluss nehmen und den Dialog zwischen Juristen und Sachverständigen erschweren, muss sich noch herausstellen.

Differenzialtypologisch lassen sich die wegen sexuellen Missbrauchs von Kindern begutachteten Täter zunächst in zwei Gruppen einteilen, welche sich durch die Art der Beziehung zum Opfer (die „Partnerbezogenheit") unterscheiden: Es sind zum einen Täter, bei denen der sexuelle Übergriff auf das Kind eine **„Ersatzhandlung"** für die eigentlich gewünschte sexuelle Beziehung zu einem altersentsprechenden Partner ist (etwa 35%) und zum anderen Täter, bei denen ein **primäres (genuines) Interesse am Kind** als einem spezifischen sexuell-erotischen Stimulus besteht. Täter mit (nahezu) ausschließlichem Interesse an sexuellen Interaktionen mit Kindern (pädophile Hauptströmung) machen etwa 50% der einschlägigen Gutachtenfälle aus; Täter mit pädophiler Nebenströmung (ca. 15%, zur prozentualen Verteilung s.

Bosinski 1997) sind meist mit altersadäquaten Partnerinnen verheiratet oder liiert, leben aber von Zeit zu Zeit, etwa in partnerschaftlichen Krisen oder Versuchungssituationen, ihr sonst latentes, aber biographisch überdauerndes Interesse an Sexualität mit Kindern aus.

Sexuelle „Ersatzhandlungen"

Sexuell unerfahrene Jugendliche

▷   meist aus unauffälligen familiären Verhältnissen stammend
▷   in die Gleichaltrigengruppe wenig integrierte, gehemmte Einzelgänger
▷   ohne ausreichende Kontaktmöglichkeiten bei starken Wünschen nach sexuellen Erlebnissen und Erfahrungen und
▷   in der Regel intellektuell ausreichender Ausstattung für die Beziehungsaufnahme zu altersadäquaten Partnerinnen
▷   gehen in der psychosexuellen Erfahrungsbildung den Weg des geringsten Widerstandes, indem pädosexuelle Handlungen versucht werden
▷   die Tatbegehung ist oft gewaltlos und erweckt den Eindruck verspäteter „puberaler Probierhandlungen"

Dissoziale Täter

▷   sozial randständig und in der Lebensführung unstet
▷   häufig niedrige Schul- und fehlende Berufsausbildung
▷   verfügen über sexuelle Vorerfahrung und zeigen in der Lebensgestaltung ein Muster instabiler Beziehungen (zu Partnerinnen im Erwachsenenalter)

Intelligenzgeminderte Täter

▷   intellektuelle Schwachbegabung von erheblichem Ausprägungsgrad (mindestens Debilität)
▷   sexuell-erotische Konkurrenzschwäche wegen geringer psychosozialer Kompetenz und Differenzierungsunfähigkeit

Pädophile Neigungstäter

Täter mit pädophiler Nebenströmung

▷   stammen aus einem unauffälligen sozialen Milieu mit ausreichender Schul- und Berufsausbildung
▷   in allen Lebensbereichen meist gut integriert, teils in Partnerschaft, teils verheiratet
▷   **genuines** (kein ersatzweises) Interesse am kindlichen Körper als besonderem Stimulus;

meist befriedigendes sexuelles Erleben mit erwachsenen Partnern, aber mitunter Auftreten pädophiler (personaler und sexueller) Wünsche.

Fallbeispiel

Der 51 Jahre alte D. hatte über einen Zeitraum von 2 Jahren mehrere Nachbarskinder im Alter zwischen 6 und 12 Jahren sexuell missbraucht. Er stammte aus ärmlichen sozialen Verhältnissen, war jüngstes von 4 Geschwistern und kam aufgrund einer unterdurchschnittlichen Intelligenz im Bereich der Minderbegabung über die 4. Schulklasse nicht hinaus. Als fleißiger und hilfsbereiter angelernter Arbeiter gelang ihm jedoch ein guter Start in die Berufstätigkeit, die ihn sehr ausfüllte. Ab dem 18. Lbj. stellte er fest, dass bei der Selbstbefriedigung Kinder als Sexualpartner hinzuphantasiert wurden – recht bald besorgte er sich einschlägige pornographische Vorlagen. Mit 19 lernte er seine spätere Ehefrau kennen und hatte mit ihr – wie sie auch bestätigte – eine sexuell zufriedenstellende Beziehung, die ihm stets sehr wichtig war. In der Phantasie bestand das erotische Interesse am kindlichen Körper allerdings fort, ohne dass ihn dies beunruhigte, zumal er sich nie in Gefahr sah, dies auf der Verhaltensebene auch auszuleben.

D. litt schon seit mehreren Jahren an Morbus Parkinson, durch die sich die eheliche Sexualität erheblich veränderte. Er entwickelte recht bald eine generalisierte Erektionsstörung und musste feststellen, dass seine Ehefrau in sexuellen Begegnungen, die nicht zu einer vaginalen Penetration führten, nur eine Kümmerform der Sexualität („Spielchen") sah; sie wollte nicht auf seine reduzierten Sexualpraktiken eingehen und verkannte dabei, dass er ein hohes Zärtlichkeitsbedürfnis hatte und sexuelle Kontakte gern weiterhin in der üblichen Häufigkeit von drei- bis viermal die Woche aufgenommen hätte, auch wenn es nicht zur Erektion kam und die ausbleibende Gliedversteifung ihn zutiefst kränkte. Im Zusammenhang mit der medikamentösen Behandlung, insbesondere der eingenommenen Dopamin-Agonisten, kam es zur Herabsetzung der Erektionsfähigkeit mit gleichzeitiger Zunahme der sexuellen Appetenz. In diese Phase fielen die sexuellen Übergriffe an Kindern aus der Nachbarschaft, zumal seine pädophilen Phantasien aufgrund des unbefriedigten gesteigerten sexuellen Verlangens massiv an Dynamik zugenommen hatten.

Aus forensisch-sexualmedizinischer Sicht hatte eine „krankhafte seelische Störung" im Sinne der § 20/21 StGB die pädophile Nebenströmung (die 30 Jahre bestand, ohne dass es zu sexuellen Übergriffen kam) aus der Latenz gehoben, weshalb davon ausgegangen wurde, dass die Steuerungsfähigkeit zum Zeitpunkt der Taten erheblich vermindert gewesen war. Therapeutisch kam eine Umsetzung des Dopamin-Agonisten und eine sexualmedizinische Betreuung des Ehepaars (insbesondere mit dem Ziel einer Abklärung der gegenseitigen Vorstellungen der Partner) in Frage, wobei letzteres erst realisiert werden konnte, nachdem D. eine dreijährige Haftstrafe wegen des sexuellen Missbrauchs der Kinder abgesessen hatte.

Täter mit pädophiler Hauptströmung

▸ nach den Grunddaten (Familie, Elternhaus, Kindheit, sozialer Werdegang, Intelligenz usw.) sehr heterogene Gruppe

▸ sexualanamnestisch keine oder nur wenig stabile oder temporäre Beziehungen zu erwachsenen Sexualpartnern

▸ personale und sexuelle Interessen sind primär auf kindliche Körper in einem bestimmten Entwicklungsstand gerichtet

▸ darüber hinaus besteht jedoch ein weitergehendes, nicht selten „pädagogisch" getöntes Interesse an der „Welt des Kindes", der sich diese Täter oft „irgendwie zugehörig" fühlen.

Fallbeispiel

Der 56jährige E. hatte bereits insgesamt 9 Jahre Freiheitsentzug aus mehreren Strafverfahren abgesessen, als er erneut verurteilt wurde wegen sexuellen Missbrauchs von Jungen, die – wie auch in den Vorverfahren – zum Zeitpunkt der sexuellen Übergriffe 10 bis 13 Jahre alt gewesen waren. Insgesamt wurden ihm 12 Übergriffe vorgeworfen. Die Jungen hatte er auf Spielplätzen oder in Schwimmbädern kennengelernt und zu ihnen eine freundschaftliche Beziehung aufgebaut. Die Wohnung von E. wurde für die zumeist aus sozial schwachen oder asymmetrischen Familien stammenden Jungen zu einem beliebten Treffpunkt, wo angenehme Freizeitaktivitäten (Kartenspielen, Videospiele, Fernsehen, Cola trinken etc.) stattfanden. E. kümmerte sich auch um Schulaufgaben und half (als gelernter Pädagoge) mit Nachhilfeunterricht. Zu den sexuellen Übergriffen kam es in psychologisch abgestuften Schritten und immer erst nach einer gewissen Zeit gegenseitiger Wertschätzung. Er bat darum, Nacktaufnahmen von den Jungen machen zu dürfen, und bot ihnen kleine Geldbeträge, wenn sie nackt zusammen schmusten. Als weitere „kleine Belohnung" stellte er wiederum Geld in Aussicht, wenn es zum gegenseitigen Onanieren kommen würde, was die Jungen in der Regel mitmachten, zumal sie E. mochten.

E. stammte als jüngstes von 3 Geschwistern aus einer sozial gut integrierten Familie und wuchs ohne erkennbare Auffälligkeiten eher behütet auf. Nach dem Abitur studierte er Pädagogik und engagierte sich ehrenamtlich in der Jugendbetreuung beim CVJM, wo er nach Abschluss seines Studiums eine Tätigkeit als Heimleiter ausüben konnte. Es gab zwei Versuche, eine Beziehung zu Frauen einzugehen, die nach jeweils etwa einem Jahr erfolglos abgebrochen wurden – zu sexuellen Kontakten war es nicht gekommen. Wie er rückblickend sagte, wusste er schon mit Anfang 20, dass eine „liebevolle Verbundenheit" zu Jungen im Alter von 10 bis max. 14 Jahren seiner sexuellen Präferenz entsprach. Trotz zahlreicher Verurteilungen und vieler verbüßter Haftstrafen habe er nie ernsthaft erwogen, die sexuellen Kontakte mit Jungen zu unterlassen. Er sei immer gewaltlos vorgegangen, die Jungen hätten die sexuellen Handlungen mit ihm nicht widerwillig durchgeführt und keiner hätte Schaden genommen. Sie seien für ihn die „Kommunikanten" mit der Welt. Wenn er zu ihnen keine Beziehungen aufbauen könne, sei er „seines Menschseins beraubt" und brauche nicht mehr zu leben.

Aus forensisch-sexualmedizinischer Sicht war in der fixierten Pädophilie eine „schwere andere seelische Abartigkeit" im Sinne der §§ 20/21 StGB zu sehen, bei der eine erhebliche Verminderung der Steuerungsfähigkeit (nicht der Einsichtsfähigkeit!) zu diskutieren war. Denn E. hatte zwar Einsicht in das Strafbare seiner Handlungen (auch wenn er nicht einsehen konnte oder wollte, dass eine solche „sexuelle Lebensform" in dieser Gesellschaft unbedingt strafbar sein muss), verfügte aber aufgrund der Fixierung nicht über alternative Befriedigungsmöglichkeiten (s. 9.7).

Die pädophile Hauptströmung kommt offensichtlich häufiger bei gleichgeschlechtlicher Ausrichtung vor, d.h. die (männlichen) Täter sind an sexuellen Kontakten mit Jungen interessiert. Auch bemühen sie sich um eine **gewaltfreie**, möglichst sogar **personal getragene Beziehung** zu den oft idealisierten Jungen, die sie mit altersentsprechenden Spielen und durch die eigene kindlich-naive Verhaltensunbefangenheit für sich einnehmen (dies passt gut zu den tiefenpsychologisch orientierten Erklärungsansätzen einer „narzisstischen Objektwahl", d.h. der Sehnsucht, einen Jungen so innig und zärtlich zu lieben, wie man selbst im entsprechenden Alter gerne geliebt worden wäre).

Dabei suchen sie die Nähe des kindlichen Körpers, von dem für sie ein ganz spezifischer Reiz ausgeht. Vom Tatgeschehen her überwiegen **genitale Berührungen** und der Wunsch nach **Oralstimulierung des kindlichen Genitals** bzw. umgekehrt die Aufforderung, vom Kind manuell oder oral stimuliert zu werden. Versuchter oder vollendeter Koitus (bzw. Analverkehr) werden zwar mitunter auch bei sehr jungen Opfern beobachtet, sind aber eher Ausnahmen.

Durch die pädophile Neigung kann bei den Betroffenen bereits früh die **Berufswahl** beeinflusst werden: Berufe, die sie in die Nähe von Kindern oder Jugendlichen bringen und in denen ganz arglos oder sogar scheinbar objektiv geboten auch die körperliche Nähe zu den Kindern positiv bewertet wird („Lehrer mit Leib und Seele", Sozialarbeiter, Chorleiter, Jugendpfarrer, Sporttrainer etc.). Psychodynamisch gesprochen: Bleibt der sexuelle Anteil in der Verdrängung und gelingt die Sublimierung der pädophilen Strebungen, dann resultiert daraus der „pädagogische Eros" mit allen seinen sozial positiven Aspekten.

Sonderfälle

Als hoch problematisch einzuschätzen sind in der Deliktgruppe „sexueller Kindesmissbrauch" diejenigen Täter, bei denen eine pädophile Neben- oder Hauptströmung **und** eine Dissozialität vorliegt. Von diesen wird die pädophile Neigung innerpsychisch meist vehement abgelehnt (ich-fremder Einbau der paraphile Symptomatik im Persönlichkeitsgefüge; s. 9.5), nicht selten mitbedingt durch die zusätzlich bestehende (narzisstische und/oder antisoziale) Persönlichkeitsstörung, zu der nämlich gehört, problematische Erlebensanteile abzuspalten und alles damit Zusammenhängende von sich fernzuhalten. Es kommt aufgrund der innerlich verhassten pädophilen Impulse zu sehr aggressiven und opferverachtenden Tathandlungen.

Fallbeispiel

Der zum Zeitpunkt der Begutachtung 35jährige F. ist zweitjüngster Sohn von insgesamt 8 Kindern seiner Eltern (3 Mädchen, 5 Jungen). Innerfamiliäre Kompetenz hatte vornehmlich die Mutter (Hausfrau), während der Vater regelmäßig im Übermaß Alkohol zu sich nahm und häufiger den Arbeitsplatz wechselte. Etwa ab dem 5. Lbj. wurde für F. – nicht zuletzt bedingt durch seine älteren Brüder – der Anschluss zu den Jugendbanden im Wohngebiet bedeutsam, wo er ohne Aufsicht durch Erwachsene lernen musste, sich in sozialen Gruppen einzufügen und zu behaupten. Dabei kam es zunehmend zu kriminellen Handlungen bis hin zur Körperverletzung anderer Kinder – ab seinem 10. Lbj. unter Verwendung von Waffen (Messern, Glasscherben). Schulschwierigkeiten führten dazu, dass er ab diesem Lebensalter immer häufiger die Schule schwänzte. Etwa im Alter von 14 Jahren begann ein regelmäßiger Alkoholkonsum. Ab dem 16. Lbj. nahm der Alkoholmissbrauch drastisch zu, so dass die verfügbaren Finanzmittel nicht mehr ausreichten und durch Diebstahlshandlungen beigebracht werden mussten. Auch während der (gescheiterten) Lehre und späterer Tätigkeiten in Anlernberufen gab es Unregelmäßigkeiten, insbesondere Fehlzeiten, die ebenfalls im Zusammenhang mit dem übermäßigen Alkoholkonsum standen.

F. wurde mit 19 Jahren wegen einer Serie von sexuellen Übergriffen auf Mädchen zu einer Freiheitsstrafe von 6 Jahren verurteilt: Er hatte – etwa im Abstand von einem Monat – 7 Mädchen im Alter zwischen 9 und 13 Jahren meist um die Mittagszeit (nach dem Schulbesuch), als die Eltern oder andere Bezugspersonen noch nicht anwesend waren, in der elterlichen Wohnung sexuell missbraucht. Entweder durch Täuschung (z.B. die Bitte, Briefe für die Nachbarn hinterlegen zu wollen) oder durch überraschendes Aufdrücken der Tür (nachdem die Mädchen ihm mitgeteilt hatten, dass ihre Eltern nicht da sind) verschaffte sich F. Zutritt zur Wohnung. Dort erzwang er unter Androhung von Schlägen, Fesselung oder Tötung (er verwies auf ein bei sich geführtes Messer) die Kinder zur

Duldung der sexuellen Handlungen (Betasten von Brust und Vagina, Einführen des Fingers in die Scheide, Pressen des erigierten Penis gegen die Scheide) oder zu deren Durchführung (Mundverkehr bis zur Ejakulation).

Etwa 2 Jahre nach Haftentlassung (F. ist jetzt 25 Jahre alt) begann eine zweite, sich über 3 Monate hinziehende Tatserie, bei der die 10 Opfer – wiederum Mädchen – zwischen 7 und 13 Jahre alt waren. Die Vorgehensweise glich dabei weitgehend dem „Muster" der früheren Taten. F. ist zu einer Gesamtfreiheitsstrafe von 7 Jahren verurteilt worden; darüber hinaus wurde die Unterbringung in einem psychiatrischen Krankenhaus nach § 63 StGB angeordnet.

Im Rahmen der externen Prognosebegutachtung zur Fortdauer der Unterbringung nach § 67e StGB ergab die Sexualanamnese, dass F. bis zur ersten Inhaftierung keine und zwischen den Haftstrafen (bei bekundetem sexuellen Interesse für Frauen) lediglich eine einzige soziosexuelle Beziehung mit einer altersentsprechenden Partnerin aufgenommen hat, die aus für ihn nicht erklärbaren Gründen von dieser beendet wurde. Funktionell habe es bei sexuellen Aktivitäten mit dieser Frau keine Schwierigkeiten gegeben. In den Tatanlaufzeiten habe er die Mädchen zunächst beobachtet und festgestellt, dass ihn die Vorstellung, mit diesen „Geschlechtsverkehr" zu haben, sehr erregte. Entsprechende Phantasien habe er (damals) auch während der Selbstbefriedigung gehabt; diese hätten sich jetzt aber verflüchtigt. Anlässlich des Freiganges während der Unterbringung habe er eine neue Partnerschaft eingehen können (eine zwei Jahre jüngere, berufstätige Frau, ungebunden mit eigener Wohnung); es sei mehrfach zu befriedigendem Sexualverkehr gekommen. Eine Einbeziehung der Partnerin in die Untersuchung (s. 9.7.3) lehnte er im Erstgespräch aber ab (er wolle sie „aus allem heraushalten") und erklärte im Abschlussgespräch, dass er die Beziehung beendet hätte und erst nach Entlassung aus dem Massregelvollzug fortzusetzen gedenke. Unter diesen Umständen war diagnostisch nicht zu klären, ob bei F. neben der narzisstischen Persönlichkeitsstörung (bei früh einsetzender dissozialer Entwicklung) noch eine ich-dystone pädophile Neigung vorlag.

Grundsätzlich ist darauf hinzuweisen, dass die diagnostische Einschätzung bei F. ganz wesentlich durch die Einbeziehung von Sexualpartnern zu gewährleisten wäre, insbesondere weil die Ebene der Phantasie und des Selbstbildes gerade bei Sexualstraftätern aus verständlichen Gründen nur schwer zugänglich sein können. Auf der Ebene des Verhaltens, also der tatsächlichen sexuellen Interaktionen mit anderen Menschen, zeigte die bisherige Entwicklung von F., dass (unter Berücksichtigung der Taten) bisher mehr kindliche als erwachsene „Sexualpartnerinnen" gewählt wurden (s. die Praxisleitlinien zur Differenzialdiagnostik bei Paraphilien/Dissexualität im Anhang). So war es aus forensisch-sexualmedizinischer Sicht prognostisch von immenser Bedeutung, wie die weitere Strukturierung der soziosexuellen Gestaltungsräume aussehen würde und inwieweit F., der durch die Straftat selbst gezeigt hat, dass ihm die Integration sexueller Wünsche und Bedürfnisse in einer sozial adäquaten Weise nicht gelingt, dessen zukünftiges Gelingen sicherstellen will.

Diese (sexuelle) Problematik von F. war (wie so oft) im Gegensatz zu allen anderen therapeutisch beeinflussbaren Feldern (sozialer Empfangsraum, Arbeit etc.) unbearbeitet, gleichzeitig bei F. prognostisch aber ein so entscheidender Beurteilungsfaktor, dass die Prognose hier als schwer kalkulierbar eingeschätzt wurde.

9.3.3 Inzest

Inzest (von lat. incestus: unrein, frevelhaft, schändlich) umfasst sexuelle Beziehungen (insbesondere Geschlechtsverkehr) zwischen Eltern und Kindern oder zwischen Geschwistern sowie in anderen Kulturen auch zwischen Personen, die nicht mehr zur Kernfamilie gehören, wie etwa Angehörigen desselben Totems. Offensichtlich gibt es **kulturübergreifend eine Inzestscheu**, da die sog. „Blutschande" seltener vorkommt, als dies bei willkürlicher Partnerwahl der Fall sein müsste. Gegen die Annahme eines bei allen Kulturen von je her bestehenden universalen Inzestverbotes spricht weniger der dynastisch gebotene Inzest der göttergleichen Inkas und Pharaonen, wohl aber schon der magische Inzest in bestimmten Jäger- und Sammlerkulturen sowie auch die Tatsache, dass in kleineren Ethnien Inzest öffentlich zwar nicht gebilligt, aber auch nicht bestraft wird (s. Shepher 1983; Klein 1991).

Andererseits liegen biologische Befunde vor, wonach es eine **Inzestvermeidung bei freilebenden Tieren** gibt (s. Bischof 1972). Inzest und Inzestverbot sind nur mit einem biopsychosozialen Verständnis menschlicher Sexualität erfassbar: Es gibt eine biologisch untermauerte Inzestvermeidung beim Menschen, die vermutlich als ein entwicklungsphysiologisches und -psychologisches Geschehen aufgefasst werden muss. Empirische Befunde zeigen, dass sich diese **Inzesthemmung unabhängig von der genetischen Herkunft** auf Personen bezieht, mit denen man eng gemeinsam aufwächst. So untersuchten mehrere Autoren (Spiro 1958; Talmon 1964; Shepher 1971), wie häufig Eheschließungen zwischen Personen vorkamen, die derselben Erziehungsgruppe in israelischen Kibbuzim angehört hatten, wo die Kinder von klein auf in Gruppen von je 6–8 in Gemeinschaftsräumen getrennt von ihren Eltern aufwuchsen. Von 2797 Ehen, die im Kibbuz aufgewachsene Personen geschlossen hatten, fanden sich ganze 13, bei denen die Partner aus derselben Hortgruppe stammten. Von diesen 13 Paaren hatten die Partner entweder frühestens nach dem 6.

Lbj. oder aber während der ersten 6 Lebensjahre mit jahrelangen Unterbrechungen zusammen gelebt, sodass es keine einzige Ehe gab, bei der die Partner eine kontinuierliche gemeinsame Kindheit verbracht hatten (s. Shepher 1971).

Die „Inzestschranke Gewöhnung" bestätigt sich umgekehrt an zwei Phänomenen, die in zwei ganz unterschiedlichen Kulturkreisen zu beobachten sind: Im ersten Fall geht es um den von Gerchow (1965) beschriebenen Inzest der zwischen 1950 und 1960 aus russischer Kriegsgefangenschaft entlassenen „Spätheimkehrer"; im zweiten Fall um die sexuellen Dysfunktionen, die in traditionell geschlossenen Ehen von Migrantenfamilien auftreten.

Die geschwächten und psychosexuell verunsicherten Kriegsheimkehrer gerieten mit ihren in der Alleinverantwortung gestärkten Ehefrauen in Rollenkonflikte. Von ihren pubertierenden Töchtern, die sie zuletzt als Kleinkinder gesehen hatten, fühlten sie sich dagegen besser verstanden als von ihren als dominant wahrgenommenen Ehefrauen. In dieser psychosozialen Konstellation führte die eben nicht „abgestumpfte" Libido im Vater-Tochter-Verhältnis häufig zu Inzestfällen.

Während bei den von Shepher untersuchten Kibbuz-Kindern Eheschließungen aus gegenseitiger Liebe extrem selten vorkommen, leiden viele der im nahöstlichen Kulturkreis unter den von Clan-Patriarchen beschlossenen Ehen unter erotischen Defiziten, woraus entsprechende sexuellen Dysfunktionen resultieren. Dies wird offenbar häufiger manifest, wenn ganze Großfamilien aus Mittelostasien in den europäischen Kulturkreis migrieren und die Jugendlichen mit vorehelichen Kontakten aus gegenseitiger Verliebtheit und auch mit der hier üblichen Liebesheirat konfrontiert werden. Wenn dann die bereits vor Jahren nach **Clan-Interessen** und mitunter gleich mehrfach und unter Geschwisterpaaren über Kreuz beschlossenen traditionellen Ehen postpubertär vollzogen werden sollen, bleiben Erregung und Erektion aus. In diesem Dilemma zwischen Tradition und sexuellem Unvermögen der Brautleute kommt es zu „Notlösungen", bei denen sich der Bräutigam die Haut aufritzt und auf das Laken des Brautlagers (masturbatorisch herbeigeführt) ejakuliert, um damit eine Entjungferung der Braut vorzutäuschen.

An diesen Beispielen wird deutlich: Es gibt einerseits fehlende Libido trotz „ehelicher Pflicht" und andererseits sexuell-erotische Vater-Tochter-Beziehungen trotz strafrechtlichen Verbots und gesellschaftlicher Ächtung. Psychologisch kommt hinzu, dass der Mensch ein Verhalten, das er für sich selbst ablehnt, auch bei anderen nicht toleriert, weil es bei gruppenbildenden Spezies immer die Tendenz gibt, sich mit den Artgenossen zu identifizieren. Daraus resultiert eine Abscheu vor Abweichlern, deren fremd wirkende Verhaltens- und Erlebnisweise Angst und aggressive Abwehr hervorrufen. Dies verknüpft sich wiederum mit den Funktionen von sozialen Bindungen, die für die Individuen gerade angstreduzierend wirken und über aggressionsmindernde Bündnispolitik mit anderen Gruppen eine Überlebenssicherheit für möglichst viele Individuen garantieren sollen (s. Klein 1991).

> Aufgrund der erworbenen „Libidoabstumpfung" (biologische Ebene) und universaler Inzestscheu, aufgrund der Angst und Abwehr gegenüber fremden Verhaltensweisen (psychologische Ebene) sowie aufgrund des Konformitäts- und Bindungsbedürfnisses der menschlichen Spezies (soziale Ebene) ist das Inzestverbot ein Musterbeispiel für die biopsychosoziale Fundierung einer sexuellen Norm.

Die gegen diese Standards und Verbote verstoßenden Inzesttäter unterliegen informellen oder formellen gesellschaftlichen Sanktionen. Der § 173 StGB (Beischlaf zwischen Verwandten) erfasst nur koitale, nicht aber andere sexuell-erotische Handlungen, die nach § 174 StGB (Sexueller Missbrauch von Schutzbefohlenen) belangt werden. Der § 173 StGB wurde im Rahmen der Strafrechtsreform 1974 in den 12. Abschnitt des Strafgesetzbuches („Straftaten gegen Ehe und Familie") eingeordnet. Weil er somit nicht als Sexualdelikt gilt, werden nur bei Vorliegen von Idealkonkurrenz mit § 176 StGB, also bei einem nachgewiesenen Opferalter unter 14 Jahren, die besonderen und meist verschärfenden Bestimmungen für Sexualdelinquenten auch für Inzesttäter wirksam (so etwa der Haftgrund der Wiederholungsgefahr nach § 112a StPO). Nicht verständlich ist auch die neue Regelung der **Verjährung**, die nur für die Delikte nach den §§ 176, 177 und 179 StGB gilt. So heißt es im neuen § 78a StGB: „Die Verjährung beginnt, sobald die Tat beendet ist, bei Straftaten gegen die sexuelle Selbstbestimmung jedoch nicht vor Vollendung des 18. Lebensjahres des Opfers". Kriminalpsychologisch würde diese Bestimmung v.a. in den Fällen eines **familiären**

Abhängigkeitsverhältnisses Sinn machen, weil erst mit der beginnenden Eigenständigkeit eine Distanzierung und damit auch eine Anzeigemöglichkeit für das oft besonders stark viktimisierte Opfer besteht. Aber gerade diese Fälle nach § 173 und auch nach § 174 fallen nicht unter diese verlängerte Verjährungsfrist. Laut Hirsch (1987) ist Inzest als „das letzte Tabu" bezeichnet worden, wobei es sich mutmaßlich jedoch mehr um das Tabu handelt, darüber zu sprechen, so dass Gesellschaft und Gesetzgeber nicht rational auf dieses Phänomen zu reagieren vermögen.

Kriminalstatistisch hat der Inzest schon seit Jahren im Verhältnis zu den Straftaten des 13. Abschnitts des StGB quantitativ nur eine extrem geringe Bedeutung (etwa 10-20 verurteilte Inzesttäter gegenüber rund 5000 verurteilten Sexualstraftätern – die Dunkelziffer ist mit Sicherheit wesentlich höher).

Inzest wird in der polizeilichen Ermittlungsstatistik nicht mehr gesondert aufgeführt. Weil die Inzesttäter aus dem inhomogenen Kollektiv der Verurteilten nach §§ 174 und 176 StGB nicht herausgefiltert werden können, fehlen gültige soziodemographische Daten über die **familiäre Täter-Opfer-Beziehung**, also darüber, ob es sich um einen Inzest in der gleichen Generation (unter Geschwistern), mit einem Generationsunterschied (Stief-/Väter – Stief-/Töchter) oder sogar mit einem Zwei-Generationen-Unterschied (wie beim Großvater-Enkelin-Missbrauch) handelt. Aus früheren Gutachtenerhebungen (Maisch 1968; Wille 1968; Lamcke 1969) lässt sich als wohl auch heute noch wahrscheinlicher Annäherungswert abschätzen, dass in mindestens 80% der Inzestfälle zwischen Täter und Opfer eine Generation liegt. Bei der Betrachtung des Inzestgeschehens unter **familiendynamischen Aspekten** wird man einseitigen und vereinfachenden Schuldzuweisungen („Väter als Täter"; Kavemann & Lohstöter 1984) äußerst kritisch gegenüberstehen müssen. Der Gutachter darf sich hier nicht allein auf die notwendigerweise subjektiven Aussagen nur eines Beteiligten stützen, ohne durch eine umfangreiche Familienanamnese das stets komplexe Bedingungsgefüge einzubeziehen. Keine Skepsis besteht gegenüber der hohen **Viktimisierungsintensität**, weil die überwiegend 10- bis 17jährigen Mädchen gerade in der Umstellungsunsicherheit während der Adoleszenz von ihrem Vater Verständnis und Unterstützung erhoffen, aber einen sexuellen Egoisten erleben und erleiden müssen, der seine väterliche Autorität missbraucht. Sicherlich gibt es Inzestopfer im Alter von 4-9 Jahren, aber die in der Bundestagsdrucksache 12/2975 für den Verjährungsbeginn mit 18 Jahren angeführte Begründung scheint durch wissenschaftliche Untersuchungen nicht gedeckt. Dort heißt es: „In vielen Fällen sind die Opfer noch so jung – häufig werden sie schon im Alter von 4 oder 5 Jahren und noch jünger missbraucht –, dass ihnen noch nicht einmal bewusst ist, was ihnen angetan wurde, wenngleich psychische Schäden in jedem Fall entstehen. Diese Taten werden überwiegend von Familienangehörigen, meist von den eigenen Vätern oder Stiefvätern, an den Kindern und Jugendlichen begangen."

In der tätertypologischen Einteilung von Weinberg (1955), der hier weitgehend gefolgt wird, finden sich neben „Konstellationstätern" und „promisken Tätern" eher wenige pädophil motivierte Inzesttäter (Beier 1995).

Konstellationstäter

- sozial gut integriert innerhalb einer spezifischen familiären Konstellation (kaum Außenbeziehungen; sog. „endogame" Familienstruktur)
- Beginn inzestuöser Handlungen in der Regel schleichend
- ohne Anwendung physischer Gewalt lange Missbrauchszeiträume über mehrere Jahre

Fallbeispiel

Der zu Beginn des Missbrauchs 42jährige, knapp durchschnittlich intelligente G. stammte aus sehr einfachen, kinderreichen (4 Geschwister) familiären Verhältnissen. Durch den frühen Tod des Vaters (im 2. Weltkrieg gefallen) mit einem Stiefvater konfrontiert, den er fast nur als alkoholisiert und gewalttätig (gegenüber der Mutter) wahrgenommen hatte, war er früh bestrebt, wirtschaftlich unabhängig zu werden und arbeitete vom 15. Lbj. an in der Landwirtschaft. Geschätzt als fleißiger Arbeiter, war er in der sozialen Kontaktanbahnung sehr gehemmt. Zu sexuellen Kontakten im frühen Erwachsenenalter kam es nur auf Initiative von Frauen, die allerdings – für ihn sehr enttäuschend – mit ihm keine längere Beziehung eingehen wollten. Seine erste Ehefrau, die er mit 28 Jahren heiratete, als diese schwanger wurde, verließ ihn sehr schnell, als sie, wie sie ihm sagte, einen „richtigen Mann" gefunden hatte. Sein großes Misstrauen gegenüber Frauen wurde dann von der zweiten, 3 Jahre älteren Ehefrau (scheinbar) entkräftet, weil diese ihn umsorgte und sich intensiv um ihn kümmerte. Nach Geburt der ersten und erst recht der zweiten Tochter verschlechterte sich die bis dahin aus seiner Sicht zufriedenstellende sexuelle Beziehung zu seiner Frau erheblich, um nach dem Tod der dritten Tochter völlig

zu erlöschen. Die Ehefrau habe sich ihm nicht nur verweigert, sondern ihn auch gedemütigt („geh doch in den Puff") und das Familiengeschehen insgesamt dominiert.

In dieser Phase der Ehe begannen die sexuellen Aktivitäten mit der damals 10jährigen ältesten Tochter. Diese war morgens häufig ins Ehebett gekommen und lag noch eine Weile bei den Eltern. Die Mutter stand dann auf, und der Vater nahm sie in den Arm. Das Kind sah keine Veranlassung, daran etwas Unanständiges zu sehen (es kam zu Berührungen der Brust und des Genitals), zumal es vom stillschweigenden Einverständnis der Mutter ausging. Ab dem 13. Lbj. der Tochter kam es dann regelmäßig zum Geschlechtsverkehr: Hierzu weckte G. sie meist nachts und forderte sie auf, ihm ins Badezimmer zu folgen, wo sie sich auf den Fußboden legen musste, um den Koitus mit ihm auszuführen. Die Tochter beunruhigte an dem Geschehen vor allem, dass der Vater vor dem Geschlechtsverkehr im Badezimmer immer unter Tränen beteuerte, dass die Mutter ihn nicht mehr liebe und er ihr – der Tochter – für ihr Entgegenkommen sehr dankbar sei. Später verkehrte er mit der 2 Jahre jüngeren zweiten Tochter auf die gleiche Weise, bis nach 6 Jahren das Tatgeschehen aufgedeckt wurde, weil die jetzt 16jährige älteste Tochter sich ihrem Freund anvertraute und dieser den Missbrauch zur Anzeige brachte.

In der forensisch-sexualmedizinischen Beurteilung konnten keine Anhaltspunkte für eine der vier Eingangsmerkmale im Sinne der §§ 20/21 StGB gefunden werden. Dringend empfohlen wurde aber eine sexualmedizinische Behandlung des Paares, da die Ehepartner offensichtlich nicht in der Lage waren, sich gegenseitig Aufschluss über die eigenen Bedürfnisse zu geben. Nachdem G. zu einer längeren Haftstrafe (5 Jahre) verurteilt worden war, sank seine Motivation (sowie die der Ehefrau), ein solches Behandlungsangebot anzunehmen, so dass auch nach Haftentlassung keine therapeutischen Interventionen erfolgten.

Eine 15 Jahre später durchgeführte Nachuntersuchung zeigte, dass sich das Familiensystem (einschließlich der missbrauchten Töchter und nun auch ihrer Kinder) konsolidiert hatte. Die Mutter war weiterhin die lenkende Instanz nicht nur gegenüber Töchtern und Enkelkindern, sondern auch gegenüber G., der betonte, wie wichtig es für ihn damals gewesen sei, dass sie nach Bekanntwerden der Straftaten zu ihm gehalten habe. Seine Frau und seine Töchter hätten ihm verziehen, und obschon er in seiner außerfamiliären sozialen Umgebung die damalige Bestrafung sehr schlecht verkraftet hat (er hatte keinen Anschluss mehr gefunden), sei es seiner Frau gelungen, ihnen mit begrenzten finanziellen Mitteln einen gewissen Lebensstandard zu sichern, der zumindest ihm völlig ausreiche.

Es wurde deutlich, dass keine egalitäre Paarbeziehung bestand, sondern die Frau eine „Vormachtstellung" im familiären System einnahm, und zwar sowohl gegenüber dem Ehemann (dem sie seine Verfehlung verziehen hatte) als auch gegenüber den Töchtern, die wiederum ihr gegenüber Schuld empfanden, da sie mit dem Vater sexuell verkehrt hatten. Die eheliche Sexualität war völlig erloschen. G. hatte sich in dieses Schicksal gefügt. Das Rückfallrisiko war zwar durch das Alter der Töchter gebannt, aber gegenüber den weiblichen Enkelkindern aufgrund der weiterhin bestehenden hochauffälligen partnerschaftlichen Dynamik aus forensisch-sexualmedizinischer Sicht zumindest nicht ausschließbar.

Promiske Täter

▷ bei inhomogenem Persönlichkeitsbild beruflich recht gut integriert

▷ offene Familienstrukturen (viele Außenbeziehungen)

▷ geringschätziges Frauenbild (Frau als „Gebrauchsgegenstand")

▷ allgemeine Promiskuität

Pädophil-motivierte Täter

▷ primäres Interesse an der erotischen Ausstrahlung des kindlichen Körpers (und damit auch der eigenen Kinder)

▷ Beginn der Inzesthandlungen im vorpubertären Alter der Opfer

▷ die übrigen Merkmale entsprechen der „pädophilen Nebenströmung" (s. 9.3.2).

Den klassischen Tätertyp stellen ohne Zweifel die **Konstellationstäter** mit eingeschränkten Außenbeziehungen und stark „familienbezogener" Interessensbefriedigung dar. Hier beginnen die inzestuösen Handlungen meist schleichend ohne Anwendung physischer Gewalt und ziehen sich über Jahre hin. Dies vermag vielleicht auch den überraschenden Befund zu erklären, dass mehr als die Hälfte der verheirateten Täter ihre väterliche Autorität innerhalb der Familie auch während des Tatzeitraumes aufrechterhalten können. Oft fällt allerdings eine intensive familiär-zwischenmenschliche Psychodynamik mit latenten Parteinahmen auf, z.T. auch ein als „Wegschauen" anmutendes Verhalten der Mütter, die dann durch die Offenlegung der Töchter überrascht werden. So werden vorherige Andeutungen übergangen und nicht ernst genommen. Das System von unausgesprochenen, eventuell symbolischen Schuldgefühlen und –zuweisungen in derartigen Inzestfamilien kommt dann besonders plastisch zum Ausdruck. Im Gegensatz zu den **pädophil motivierten** und den **promisken Inzesttätern** überdauern die Familienstrukturen der Konstellationstäter erstaunlich häufig die Belastung durch Tatgeschehen, Strafprozess und Strafverbüßung. Auch werden die Kontakte zu den missbrauchten Töchtern oder Stieftöchtern keineswegs immer abgebrochen, sondern es besteht weiterhin ein **enger Familienverband**, was nach

einem meist lang hingezogenen Martyrium der betroffenen Mädchen verwundert. Verlaufsuntersuchungen zeigen aber die **hohe Stabilität** der (wohl sehr tiefliegenden) Vernetzungen zwischen den geschädigten Töchtern und ihren Eltern (s. 9.6). Nicht zu übersehen ist auch, dass in manchen Fällen die missbrauchten Töchter in tiefgehender Ambivalenz ihr „Ausgewähltsein" gegenüber der ödipal abgelehnten Mutter positiv erleben. All das mahnt zu genereller Vorsicht bei Aussagen über innerfamiliären sexuellen Missbrauch; nicht nur die rechtliche Situation, sondern Täter- wie Opferseite und letztlich die **besondere Familiendynamik** sind wissenschaftlich derzeit kaum aufgearbeitet.

9.3.4 Exhibitionismus

Exhibitionismus ist genitales Präsentieren als sexueller Endzweck. Mit der **phallischen Demonstration** will der Täter auf seine „Männlichkeit" aufmerksam machen. Charakteristisch für das Tatgeschehen ist die physische Distanz zur Schaupartnerin – meist fremde Frauen oder Mädchen, denen das oftmals nicht vollständig erigierte Glied gezeigt wird. Für den Täter ist v.a. die **Reaktion der unfreiwilligen Zuschauerinnen** von Bedeutung, wobei verdutzte Überraschung, aversive Entrüstung oder auch verbalisierter Widerwillen eher erwartet werden als mitleidiges Übersehen (hierzu passt die tiefenpsychologisch orientierte Erklärung, dass die Täter ihre Kastrationsängste abwehren, indem sie aus der Reaktion der Opfer das Erschrecken über den präsentierten Penis und – damit zusammenhängend – ihre eigene Penislosigkeit ableiten). In etwa der Hälfte der Fälle wird durch masturbatorische Bewegung die Erektion unterstützt. Allerdings wird am Tatort keineswegs immer ein Orgasmus erreicht, sondern erst zu Hause in der Rückerinnerung an die beeindruckten Schaupartnerinnen.

§ 183 StGB stellt diese Handlungen unter Strafe (bis zu einem Jahr Freiheitsstrafe oder Geldstrafe), hat aber mit dem Abs. 3 der Therapie Vorrang eingeräumt.

Das Gericht kann die Vollstreckung einer Freiheitsstrafe auch dann zur Bewährung aussetzen, wenn zu erwarten ist, dass der Täter erst nach einer längeren Heilbehandlung keine exhibitionistischen Handlungen mehr vornehmen wird (§183 Abs. 3 StGB). Das gilt auch beim Exhibitionisten, der sich vor Kindern gezeigt hat, was deshalb hervorzuheben ist, weil diese Täter strafrechtssystematisch

– aus sexualmedizinischer Sicht allerdings wenig überzeugend – nach § 176 Abs. 3.1 (sexueller Missbrauch von Kindern) verurteilt werden. Selbst wenn sie sich überwiegend oder ausschließlich vor Kindern zeigen (meist Mädchen, Jungen nur in Begleitung von Mädchen) und nicht – entsprechend ihrer sexuellen Orientierung – ggfs. die erwachsenen Begleiterinnen von Kindern die eigentlichen Schaupartnerinnen sind, lassen diese Exhibitionisten sich zwanglos den Merkmalen des typischen Exhibitionisten (s.u.) zuordnen. Zur Tatphänomenologie gehört eher nicht, dass der Täter versucht, den Tathergang sprachlich zu begleiten und die Opfer anredet oder sogar ängstigt, indem die sonst charakteristische körperliche Distanz aufgehoben wird.

Typische Exhibitionisten

» stammen aus geordneten und sozial integrierten Familien ohne erkennbare Auffälligkeiten

» als Kind angepasst, eher zurückgezogen und isoliert

» soziale und berufliche Entwicklung scheinbar unauffällig, aber hinsichtlich Durchsetzungsvermögen diskrepant zur Gestaltung der Sexualität

» deutlich reduzierte eheliche Koitusfrequenz durch gehemmte Anbahnung der soziosexuellen Aktivitäten

» Beginn des dissexuellen Verhaltens überwiegend erst in der dritten Lebensdekade (ein früherer Beginn ist beschrieben worden)

» Wiederholungstäter mit zahlreichen einschlägigen Vorstrafen

» ohne therapeutische Intervention weitere Rückfälligkeit über viele Jahre (bis Mitte der fünften Lebensdekade)

Fallbeispiel

Der zum Zeitpunkt der Begutachtung 35jährige H. hatte mindestens 10 exhibitionistische Handlungen begangen, indem er aus dem parkenden PKW auf dem Gehweg vorüberlaufende Frauen durch Winken zunächst auf sich aufmerksam machte und den dann Blickkontakt aufnehmenden Opfern sein Glied präsentierte, an dem er masturbatorische Handlungen vornahm, wobei sich nur in wenigen Fällen das Glied versteifte und es nie zum Orgasmus kam. Um nicht entdeckt zu werden, hatte er das amtliche Kennzeichen seines PKW verändert.

H. war ein durchschnittlich intelligenter, ruhiger, adäquat reagierender und emotional ausgeglichen wirkender Mann, der in behüteten Verhältnissen mit 3 Geschwistern aufgewachsen war, aber während Kindheit und Jugend stets das Gefühl hatte, als ältester Sohn den Anforderungen des Vaters nicht genügen zu können, wobei ihn dieser seine ausgeprägte Unzufriedenheit häufig spüren ließ (z. T. offen-aggressiv, insbesondere wenn Alkohol im Spiel war). H. hatte

sich nach dem Abitur als Zeitsoldat bei der Bundeswehr verpflichtet und war zum Zeitpunkt der Taten Oberleutnant. Eine erste Verurteilung wegen exhibitionistischer Handlungen lag 4 Jahre zurück, wobei anamnestisch angegeben wurde, dass er seit Mitte 20 immer wieder den Wunsch verspürte, sein Genitale Frauen zu präsentieren. Er hatte diesen Wunsch in den letzten 10 Jahren immer wieder verwirklicht, auch nach der 5 Jahre zurückliegenden Eheschließung mit einer 4 Jahre jüngeren Frau. Seit der Geburt des zweiten Kindes sei die sexuelle Beziehung zu seiner Ehefrau „auf Null" reduziert gewesen.

Durch die Einbeziehung der Ehefrau in die Untersuchungen wurde deutlich, dass es H. nie gelungen war, ein echtes Vertrauensverhältnis zu einem anderen Menschen aufzubauen und die eheliche Beziehung unter einer starken Einschränkung kommunikativer Austausch- und Ausdrucksmöglichkeiten litt. Psychisch belastende Probleme trug er mit sich selbst aus (allerdings war auch die Ehefrau ausgesprochen konfliktscheu). H. gestaltete seine Sexualität nicht interpersonal, sondern durchlebte sie „pathisch". Obschon hier eine Abweichung von der „psychosexuellen Durchschnittsnorm" gegeben war und die exhibitionistischen Handlungen als Konfliktverarbeitungsform in beherrschender Weise im Persönlichkeitsgefüge von H. eingebaut waren (wenn auch als etwas „Fremdes" empfunden wurden), war hier nicht das Ausmaß einer „schweren anderen seelischen Abartigkeit" i.S. des § 20 StGB erreicht, so dass eine Verminderung der Einsichts- und Steuerungsfähigkeit entsprechend § 21 StGB gar nicht erst geprüft werden musste (s. 9.7).

Prognostisch war zumindest für die nächsten 5 Jahre von einer weiterbestehenden Bereitschaft zu exhibitionistischen Handlungen auszugehen und als therapeutische Empfehlung eine sexualmedizinische Behandlung unter Einbeziehung der Partnerin indiziert, zumal bei H. immer wieder auch situative Erektionsstörungen auftraten (in der Intimsituation mit der Ehefrau, nicht bei der Masturbation). Durch die paarbezogenen sexualmedizinischen Interventionen konnte die Kommunikation zwischen den Partnern und damit auch das Durchsetzungsvermögen eigener Wünsche und Vorstellungen zumindest im Sinne eines gegenseitigen Anvertrauens deutlich befördert werden (s. Kap. 3.2).

Im Laufe der Behandlung arbeitete H. auch die Beziehung zu seinem Vater auf, mit dem partnerschaftlich positiven Nebeneffekt, dass die Ehefrau mehr Verständnis für die gehemmte Zurückhaltung ihres Mannes entwickelte. Die sexuelle Beziehung zwischen den Ehepartnern war am Ende der Therapie belebt, die Erektionsstörung trat nicht mehr auf.

In einem telefonischen Kontakt 5 Jahre nach Abschluss der Behandlung gab H. an, insbesondere während der Therapie und auch in einigen kritischen Situationen in den ersten beiden Jahren nach Abschluss der Behandlung noch exhibitionistische Handlungen begangen zu haben. Seit 3 Jahren spüre er lediglich in Belastungssituationen (familiär, beruflich) einen Wunsch, sich zu exhibieren. Dieser habe aber bei weitem nicht mehr die Dynamik früherer Jahre, und es falle ihm nicht schwer, auf die Umsetzung dieses Wunsches zu verzichten.

Atypische Exhibitionisten

▸ aus sozial ungünstigem Milieu

▸ frühe Außenseiterposition, z.T. belastet durch auffallende Körpermängel

▸ nicht selten hirnorganisch bedingte Defizite, entweder posttraumatischer oder alkoholischer Genese

▸ häufig zusätzlich Dissozialität feststellbar

Fallbeispiel

Der 62jährige I. war seit seinem 32. Lbj. immer wieder strafrechtlich in Erscheinung getreten – überwiegend durch „Erregung öffentlichen Ärgernisses". Die letzten exhibitionistischen Handlungen beging er mit 51 Jahren, war jetzt aber erneut angezeigt worden, sich in einer S-Bahn gegenüber einem weiblichen Fahrgast entblößt zu haben, worauf die betroffene 35jährige Frau beim nächsten Halt das Bahnpersonal verständigte und seine Strafverfolgung veranlasste.

Hinsichtlich seiner Entwicklung in Kindheit und Jugend fiel I. durch soziale Randständigkeit auf, möglicherweise mitbedingt durch die alleinerziehende (der Vater war als Soldat meist nicht zu Hause) und stark belastete bis überforderte Mutter (von insgesamt 6 Kindern, von denen I. das älteste war). Er war mit ihrem Einverständnis in verschiedenen Heimen untergebracht. Sein späterer Werdegang ist durch eine unstete Schul- und Arbeitsanamnese sowie häufige Arbeitsplatzwechsel und viele Hilfsberufstätigkeiten gekennzeichnet.

Sexualmedizinisch besonders belangvoll war die Tatsache, dass I. seit seinem ersten Geschlechtsverkehr mit 17 Jahren eine Erektionsstörung erlebte, die lebenslang in allen soziosexuellen Kontakten (z.T. auch bei der Selbstbefriedigung, wo keineswegs immer ein Orgasmus herbeizuführen war) wieder auftrat und eine Verlagerung der Sexualpraktiken auf oralgenitale Kontakte zur Folge hatte. Dabei war dies für I. ein schlechter Kompromiss, da er diese Form der sexuellen Kontaktgestaltung eigentlich für „pervers" hielt und sie nur durchführte, um den Frauen, mit denen er zusammen war, „wenigstens etwas zu bieten„.

In der Beziehungsaufnahme zu Frauen befand I. sich in einem Dilemma: Einerseits hatte er den starken Wunsch nach einer Beziehung, andererseits war er sich sicher, dass er die Erwartungen seiner Partnerin nicht erfüllen würde, weil er bei jedem erneuten Versuch eines koitalen Intimkontakts wieder eine Erektionsstörung hatte. Darum misstraute er auch allen Beteuerungen seiner Partnerin, selbst wenn diese ihm wirkliche Wertschätzung entgegenbrachte: Stets nahm er an, dass die jeweilige Partnerin insgeheim Ausschau nach einem „richtigen Mann" hielt. Bei ihm bestand lebenslang die Grundangst, als Mann nicht für voll genommen zu werden. Die exhibitionistischen Handlungen erschienen so als symptomatischer Ausdruck seiner massiven männlichen Selbstwertproblematik, die auch durch andere zwischenmenschliche oder berufliche „Erfolge" nicht kompensierbar war. Der Kernkonflikt einer massiven Unsicherheit des männlichen Identitätsgefühls in Verbindung mit der chronisch fehlverarbeiteten primären Erektionsstörung machte eine Subsumtion unter das Eingangsmerkmal der „schweren anderen seelischen Abartigkeit" möglich. In besonderen Selbstwertkrisen (zum Zeitpunkt der letzten Tat gerade Verlust der letzten Partnerin) war davon auszugehen, dass dieser Konflikt eine so erhebliche Dynamisierung erfahren hatte, dass eine Verminderung seiner Einsichts- und Steuerungsfähigkeit im Sinne des § 21 StGB dem Gericht empfohlen werden konnte.

Prognostisch wiederum war damit zu rechnen, dass der chronisch selbstunsichere und in seinem Männlichkeitsbild über den gesamten biographischen Längsschnitt permanent frustrierte I. (zuletzt Sozialhilfeempfänger) ggf. wieder auf exhibitionistische Handlungen als Bewältigungsformen seiner Konflikte zurückgreifen würde. Die Hintergrundproblematik war einer vollständigen therapeutischen Aufarbeitung aufgrund der Chronifizierung auch nicht mehr zugänglich. Denkbar war allenfalls eine Symptomminderung durch die Etablierung verbesserter Kommunikationsmöglichkeiten in der Beziehung zu seiner Lebenspartnerin und damit zusammenhängend auch durch den Abbau von Fehlvorstellungen bzw. Misstrauen gegenüber Frauen generell. Indes war prognostisch nicht anzunehmen, dass es zu einer Ausweitung der Tatphänomenologie – etwa zur Aufgabe der Distanz zum Opfer und damit zu einer sexuellen Nötigung – kommen würde.

Bei beiden typologischen Beschreibungen sticht die Unfähigkeit dieser Männer hervor, sich unbefangen zu ihren Schwierigkeiten in der Sexualität oder in einer Partnerschaft zu verhalten. Aufkommende erotische Gestimmtheiten werden negativ besetzt und, wenn möglich, beiseite geschoben. Der Exhibitionist ist der in einem doppelten Sinne nicht „ansprechende" Mann. Partnerinnen werden die sexuellen Vorlieben nicht mitgeteilt, so dass eine gegenseitige Harmonisierung sexueller Wünsche und Bedürfnisse fehlt. Diese Unfähigkeit zur intimen Kommunikation und Verbalisierung eigener Vorstellungen – im Sinne einer v.a. koitalen Anbahnungshemmung und oftmals schwer überwindlicher Schamschranken in der eigenen partnerschaftlichen Beziehung – wird im Tatgeschehen gegenüber einer fremden Frau gewissermaßen übersprungen wie in einer selektiven Impulshandlung (mit Aufhebung der Schamschranken). Den Tätern ist dabei die Sinnlosigkeit ihrer Bemühungen oftmals sehr bewusst, doch gelingt es ihnen weder lebensphasisch („typische" Exhibitionisten) noch lebenslang („atypische" Exhibitionisten), sich von diesen Verhaltensmustern zu distanzieren (s. 9.6).

Während § 183 von (männlichen) Exhibitionisten spricht und weibliche Exhibitionistinnen extrem selten sind, können nach § 183a (Erregung öffentlichen Ärgernisses) Männer wie Frauen strafverfolgt werden, wenn sie durch ihr Sexualverhalten „öffentliches Ärgernis" erregen.

9.3.5   Weitere Paraphilie-Muster

Paraphile Verhaltensweisen sind generell **nicht konsensfähig**, weder in der Partnerschaft noch in der Öffentlichkeit. Während im Mittelalter jegliches abweichende, insbesondere religiöse Denken und Handeln als pervers der kirchlichen Verdammung und der weltlichen Kriminalisierung unterlag, kam es in der Neuzeit über die Pathologisierung bzw. Medikalisierung bis zu der heutigen **partiellen Tolerierung** mit Partnertauschklubs, S/M-Selbsthilfegruppen oder TV-Reklame für alle Arten der Prostitution, wobei die Profitinteressen eindeutig vor dem Kinderschutz stehen (die bisher durchgehaltene Ausblendung pädosexueller Kontakte wird zukünftig über das Internet nicht mehr verhindert werden können). Nicht zuletzt aufgrund dieses moralisch-definitorischen Dilemmas hat sich der alte Begriff der Paraphilie durchgesetzt (s. 9.1). Es handelt sich um ein deskriptives Konzept, das „Liebe" nicht in ihrer normalen Form („normophil") beschreibt, sondern in einer „neben" der Normalität („paraphil") liegenden.

Die **große Variationsbreite** sexuellen Erlebens und/oder Verhaltens lässt sich daran ermessen, dass bei vielen (allen?) Menschen in unterschiedlichem Ausprägungsgrad paraphile Impulse auftreten können, ohne dass eine Paraphilie vorliegen muss. Nur ein Teil davon ist als dissexuelles Verhalten einzustufen, weil über die Interessen anderer Menschen hinweggegangen wird. Aber auch die nicht-dissexuelle paraphile Erlebniswelt ist gerade wegen ihrer interindividuellen Vielfalt nicht allgemein konsensfähig; das erklärt den epochalen sozial-ethischen Entwicklungsprozess von Verdammung, Kriminalisierung, Pathologisierung bis hin zur partiellen Tolerierung und „Normalisierung" als Normvariante. Die Begriffe Normo- und Paraphilie lassen jedoch viele Fragen offen, was im **DSM-IV** elegant verschleiert wird, indem neben den 8 inhaltlichen und formalen Kriterien eine **Restkategorie der „nicht näher bezeichneten Paraphilien"** geschaffen wurde, während die Normophilien gar nicht beschrieben sind und sich demnach – per exclusionem – aus dem ergeben, was nicht paraphil ist. Trotz dieser Vorbehalte erscheint es sinnvoll, die verschiedenen paraphilen Muster – sofern dies nicht bereits erfolgt ist (zu Pädophilie und Exhibitionismus s. 9.3.2 und 9.3.4) inhaltlich zu beschreiben, zumal sie die Fähigkeit zur partnerschaftlichen Bindung beeinträchtigen können.

Allgemein lässt sich sagen, dass der **bevorzugte Reiz** selbst innerhalb einer bestimmten Paraphilie **äußerst spezifisch** sein kann. Betroffene, die keinen bereitwilligen Partner zur Umsetzung ihrer Wünsche und Vorstellungen haben, nehmen nicht selten die Dienste von Prostituierten in Anspruch. Sie können auch einen Beruf oder ein Hobby entwickeln bzw. ehrenamtlich in einem Bereich arbeiten, der sie häufig in Kontakt mit dem gewünschten Reiz bringt (z.B. die berufliche Betreuung von Kindern bei Pädophilie, der Verkauf von Schuhen bei Schuhfetischismus etc.). Manchmal werden ganz **selektiv** Fotografien, Filme oder Textmaterialien gesammelt, um den bevorzugten Stimulus möglichst verfügbar zu haben. Viele Menschen mit paraphilen Impulsen vertreten die Auffassung, dass ihre speziellen sexuellen Wünsche und Vorstellungen niemandem Leiden verursachen würden und das einzige Problem die sozialen Belastungen seien, die aus den Reaktionen auf ihr Verhalten resultieren. Andere wiederum berichten aber auch von starken Schuld- und Schamgefühlen. Der große kommerzielle Markt für paraphile Pornographie und Zubehör legt die Vermutung nahe, dass die **Prävalenz** in der Gesellschaft offensichtlich viel höher ist als allgemein angenommen wird.

Ein **Veränderungsmotiv** aufgrund eines klinisch bedeutsamen Leidensdrucks entwickeln nur wenige Betroffene; dies gilt auch für diejenigen, die aufgrund von sozialen Sanktionen (informell durch Angehörige oder den Partner oder auch durch formelle Strafverfolgung) einen Veränderungswunsch aufweisen (oder angeben) und dann in einer speziellen klinischen Einrichtung vorstellig werden können.

Paraphile Phantasien und Verhaltensweisen können bereits in der Kindheit oder frühen Adoleszenz auftreten. Zu einer klaren Ausformung kommt es aber meist erst während der **Adoleszenz** oder im frühen Erwachsenenalter. Es kann **Phasen** geben, in denen die Häufigkeit der Phantasien und die Intensität der dranghaften Bedürfnisse deutlich zurückgeht, und andere, in denen diese Impulse das Erleben stark dominieren. Es ist aber davon auszugehen, dass **paraphile Aktivitätsmuster biographisch überdauern**, auch wenn sie mit zunehmendem Alter an Intensität abnehmen und auf der Verhaltensebene ganz verschwinden können. Schließlich ist auch das gleichzeitige Vorkommen mehrerer Paraphilien (bei einem Betroffenen) keine Seltenheit und sollte immer geprüft werden.

Voyeurismus (DSM-IV: 302.82; ICD-10: F 65.3)

> Das paraphile Hauptinteresse betrifft hier die heimliche Beobachtung nichtsahnender Personen, üblicherweise Fremder, die nackt sind, sich gerade ausziehen oder sexuelle Handlungen ausführen.

Aus dem Verborgenen heraus erfolgt das „Spannen", um sexuelle Erregung zu verspüren, während sexuelle Aktivität mit der beobachteten Person nicht gesucht wird. Während des Zuschauens oder auch später in der Erinnerung an das Beobachtete kann durch Masturbation ein Orgasmus herbeigeführt werden. In tiefenpsychologisch orientierten Erklärungsansätzen wird der Voyeurismus unter zwei Aspekten diskutiert: zum einen („ödipal") als Rekapitulation der „Urszene" (Beobachtung des elterlichen Koitus), zum anderen („präödipal") als Kompromiss zwischen dem imperativen Sexualtrieb und der Angst vor dem „verschlingenden bösen Objekt" (Mutter). Aus diesem Grund sei die Distanz unabdingbar, die zudem das „Objekt" vor der eigenen Aggression sichert (s. Kaplan & Krueger 1997). Auch wenn mehrere Voyeure nebeneinander Liebespärchen im Auto oder auf der Parkbank belauschen, bleibt jeder von ihnen isoliert und stumm. Oft gibt in der sexualanamnestischen Exploration die Frage, welche Szene die intensivste Befriedigung hervorrufen würde und welche Rolle der Voyeur dabei spielt, Aufschluss, ob das voyeuristische Verhalten stabil bleibt oder eine Eskalation zu befürchten ist.

Frotteurismus (DSM-IV: 302.89; ICD-10: F 65.8)

> Das Hauptinteresse des Frotteurs besteht im Berühren und Sich-reiben an einer nicht einwilligenden Person.

Vor allem überfüllte Orte, wo sich der Betreffende leichter einer Festnahme entziehen kann (Massenveranstaltungen) werden für die frotteuristischen Tätigkeiten ausgesucht: die Genitalien werden an Oberschenkel oder Gesäß des Opfers gerieben, es kann aber auch zum Streicheln von Genitalien oder Brüsten mit den Händen kommen. Der Frotteur stellt sich dabei häufig eine reale Beziehung zum Opfer vor, richtet sein Verhalten aber danach ein, sich jederzeit von dem körperlichen Kontakt zurück-

zuziehen, um einer Entdeckung zu entgehen und eine mögliche strafrechtliche Verfolgung zu vermeiden. Das paraphile Aktivitätsmuster beginnt häufig in der Adoleszenz und nimmt nach dem 25. Lbj. allmählich ab, spielt aber in der Rechtspraxis oder der Begutachtung keine große Rolle.

Fetischismus (DSM-IV: 302.81; ICD-10: F 65.0)

Der Ausdruck „Fetisch" stammt aus dem Portugiesischen („Feitico", Zauberei) und wurde von Alfred Binet 1857 in die Psychologie eingeführt. Nach Freud hat „keine andere ans Pathologische streifende Variation des Sexualtriebes […] so viel Anspruch auf unser Interesse, wie diese durch die Sonderbarkeit der durch sie veranlassten Erscheinung" (Freud 1905: 63f).

> Das paraphile Hauptinteresse beim Fetischismus betrifft in der Regel unbelebte Objekte, den „Fetisch". Dafür können Strümpfe, Schuhe, Stiefel, Büstenhalter oder auch andere Gegenstände in Frage kommen.

Über Einzelfallberichte hinausgehende Studien haben v.a. die Uneinheitlichkeit von Auswahl des Fetischs und seines Einbaus in das Sexualverhalten herausgestellt, ohne aber Untergruppen von Fetischisten typologisieren zu können (North 1970; Chalkley & Powell 1983). Von den 48 Fetischisten in der Untersuchung von Chalkley & Powell bevorzugten zwar die meisten (fast 60%) **Wäschestücke**, jedoch höchst unterschiedlicher Art (wie etwa Babywindeln, Strümpfe oder Regenjacken). Bemerkenswerterweise fand sich in 10 Fällen auch eine Bevorzugung von Männerhosen (und ebenfalls bei 10 Fetischisten eine homosexuelle Orientierung; ein Zusammenhang mit der Benutzung männlicher Wäschestücke liegt nahe, ist von den Autoren aber nicht publiziert worden). Nur 25% hatten im Zusammenhang mit ihren fetischistischen Neigungen nachweisbare **Wäschediebstähle** begangen. Große Bedeutung für die Etablierung fetischistischer Wünsche und Vorstellungen hat mittlerweile das Internet erlangt, das über eine Vielzahl von Adressen verfügt, in denen Bildvorlagen für **hochspezifische Vorlieben** angeboten werden (s. Junginger 1997). Der Fetisch wird bei der Masturbation verwandt, indem der Betroffene an ihm reibt oder riecht oder einen Sexualpartner bittet, das jeweilige Objekt beim sexuellen Kontakt zu tragen. Die

Bindung an den Fetisch hinsichtlich der Erlangung sexueller Erregung kann sehr stark sein, so dass psychische Imbalancen und in ihrem Gefolge Erregungs- und Orgasmusstörungen auftreten können, wenn er nicht verfügbar ist. Der Beginn liegt üblicherweise in der Adoleszenz und neigt stark zu chronischem Verlauf. Aus psychoanalytischer Sicht ist der Fetischismus im engeren Sinne dadurch gekennzeichnet, dass der Fetisch „verabsolutiert" wird; es gibt aber auch fetischistische Neigungen, bei denen ein sexueller Kontakt angestrebt wird und der Fetisch eher eine Hilfsfunktion besitzt (Faust zu Mephisto: „Schaff mir ein Tuch von ihrer Brust, ein Strumpfband meiner Liebeslust").

Fallbeispiel

Der 39jährige Patient J. stellte sich in der sexualmedizinischen Ambulanz vor mit dem Wunsch, eine seit der frühen Adoleszenz (seinem 11. Lbj.) bestehende Bindung an einen Fetisch (Gummistiefel) loszuwerden, da diese ihn massiv in seiner partnerschaftlichen Beziehungsfähigkeit behindern würde. Er habe bereits mehrere Versuche von Frauen, mit ihm eine Partnerschaft aufzubauen, im Anfangsstadium „boykottiert", weil er die Befürchtung hatte, mit ihnen keinen zufriedenstellenden sexuellen Kontakt haben und damit ihren (vermuteten) sexuellen Interessen nicht gerecht werden zu können. Ein Orgasmus war für ihn nur herbeizuführen, wenn er an Kindergummistiefel roch und sie an seinem Penis rieb. Er besaß eine Sammlung von mehr als 100 Kindergummistiefeln, was – wie er meinte – „keiner Frau vernünftig zu erklären sei". Als in den Vorgesprächen zur Therapieeinleitung die kindliche Entwicklung, insbesondere aber die Beziehung zur Mutter thematisiert wurde, erkundigte sich der Patient, ob „das nötig ist" und ob man es nicht mit „Hypnose" versuchen könne. Die vorgeschlagene „Probetherapie" zum Aufbau eines tragfähigen Arbeitsbündnisses mochte er nicht annehmen, da sie ihm zu „anstrengend" schien.

Die von Freud entwickelte psychodynamische Erklärung besagt, der Junge würde seine **Kastrationsangst** durch die Vorstellung besänftigen, dass die Mutter ebenfalls einen Penis besitzt, andernfalls – so seine kindliche Phantasie – wäre sie ja kastriert. Aus Angst vor der Gefahr, das Schicksal der Mutter teilen zu müssen, hält der Junge auch im Erwachsenenalter – entgegen seinem faktischen Wissen – den Glauben an den weiblichen Penis aufrecht, indem er sein sexuelles Interesse auf Symbole (Fetische) verschiebt, die ihm zugleich als Ersatz für den Verlust der Frau dienen. Da er den genitalen Kontakt mit einer erwachsenen Frau meidet (er würde feststellen, dass sie keinen Penis hat) und sich sexuell mit dem Fetisch vereinigt, hat er sowohl unbewusst die Intaktheit der mütterlichen

Genitalität bewiesen als auch mit dem Fetisch symbolisch den phantasierten Penis der Mutter zur Verfügung. Diese sehr spekulativ wirkenden psychodynamischen Erklärungsversuche wurden in vielen psychoanalytischen Behandlungen bestätigt, in denen Männer, die einen Fetischismus entwickeln, tatsächlich Phantasien von einer penistragenden Mutter aufwiesen (Koesters & Koesters 1992). Andererseits ist gerade beim Fetischismus der „prägungstheoretische" Ansatz nicht unplausibel, der – weit weniger kompliziert als psychoanalytische Konstruktionen – dem Fetisch die schlichte Funktion des (nachfolgend sexualisierten) „Seelentrösters" in einer vulnerablen Phase zuschreiben würde (s. 9.4.1).

Transvestitischer Fetischismus (DSM-IV: 302.3; ICD-10: F 65.1)

> Hier besteht eine intensivere Stimulierbarkeit beim Tragen der Kleidung des anderen Geschlechts. Diese Störung ist bisher nur bei sexuell auf Frauen orientierten Männern beschrieben worden: Diese besitzen meist eine **Kollektion weiblicher Kleidung**, in denen masturbiert wird, wobei als zusätzliche Phantasie vorkommen kann, sowohl das männliche Subjekt als auch das weibliche Objekt der vorgestellten sexuellen Handlung zu sein.

Ein Beginn in der **frühen Adoleszenz** ist eher häufig, und das Tragen der Kleidung des anderen Geschlechts wird meist nur im privaten Bereich (oft zur Onanie in weiblicher Unterwäsche vor dem Spiegel) vorgenommen. Es sind aber auch Verläufe bekannt, wo das **„Crossdressing"** (Tragen der Kleidung des anderen Geschlechts) zur Angst- und Depressionsabwehr eingesetzt wird und erheblich zur inneren Beruhigung beiträgt, was die differenzialdiagnostische Abklärung mitunter erschwert (s. Kap. 8). Zudem bestehen zwischen transsexueller Geschlechtsidentitätsstörung und transvestitischem Fetischismus fließende Übergänge, worauf Benjamin bereits 1953 hinwies.

Sexueller Masochismus (DSM-IV: 302.83; ICD-10: F 65.5)

> Beim sexuellen Masochismus wird der reale (kein virtueller) Akt der Demütigung oder totalen Submission (z.B. Geschlagen- oder Gefesseltwerden) als sexuell erregend empfunden. Möglicherweise gehören auch selbstverursachte Drosselungen, die die Sauerstoffaufnahme vermindern und zu sexueller Erregung führen (Hypoxyphilie) ins Spektrum masochistischen Erlebens und Verhaltens.

Nach dem DSM-IV ist der Masochismus die einzige Paraphilie, die bei Frauen nicht als absolute Rarität auftritt, sondern bei der ein Geschlechterverhältnis von **20 Männer zu 1** Frau zugrundegelegt werden muss.

In vielen Fällen ist eine Beschränkung auf die Phantasie möglich (z.B. die Vorstellung, vergewaltigt zu werden). Nach traditioneller Auffassung neigen männliche Masochisten mehr dazu, sich selbst zu fesseln, mit Nadeln zu stechen, sich im Genitalbereich elektrische Schocks zuzufügen oder mit einem Partner **Knechtschaftsinszenierungen** mit vielfältigen Demütigungen und Bestrafungen zu arrangieren, wegen (gespielter) Aufsässigkeit wie ein Hund kriechen und bellen zu müssen, mit Urin oder Fäkalien beschmutzt zu werden.

Selbstverursachte Drosselungen zur Verminderung der Sauerstoffaufnahme (sog. Hypoxyphilie oder Asphyxie), die zur sexuellen Erregung und zum Höhepunkt führen, können – so etwa im DSM-IV – als besonders gefährliche Varianten des Masochismus angesehen werden. Sie sind Hintergrund der immer wieder auftretenden **autoerotischen (besser autosexuellen) Todesfälle** (jährl. etwa 1-2 pro 1 Mio. Einwohner).

Den Begriff Masochismus leitet Krafft-Ebing von dem Namen des Schriftstellers Leopold Ritter von Sacher-Masoch ab, in dessen Roman *Venus im Pelz* (1870) der männliche Protagonist von Venusstatuen erotisch angezogen wird. In einem Kurort gerät er dann an eine lebendige „Venus im Pelz", die sich bereit erklärt, ihn seinen Phantasien und Wünschen entsprechend seelisch zu erniedrigen und körperlich zu züchtigen. Er muss sich verpflichten, der nur mit einem Zobel bekleideten und die Peitsche schwingenden Domina als Sklave zu dienen. Krafft-Ebing sah darin eine Erscheinungsform der Perversion, die er „als ein pathologisches Überwuchern weiblicher psychischer Elemente" durch „morbide Verstärkung bestimmter Züge der Frauenseele" beschrieben hat (*Psychopathia sexualis,* 1886).

Auch in der psychoanalytischen Theorie herrscht die Auffassung vor, dass der Masochist sich in seiner Phantasie oder in der Realität in Situationen hineinversetzt, die für die „Weiblichkeit" charakteristisch sein sollen („unterdrückt zu werden"). Entsprechend sind die psychodynamischen Erklärungsversuche weitgehend abgestellt auf **Vermutungen über die weibliche psychosexuelle Entwicklung**, z.B.

dass Mädchen sich kaum aggressive Erlebens- und Verhaltensanteile zugestehen, sondern in einer **passiv-duldsamen Rolle** verbleiben und Wut, Ärger, rebellisches Verhalten wie auch sexuelles Begehren für sich behalten und vom alltäglichen Leben abkapseln. Dies könne das sexuelle Erleben in gleicher Weise vereinnahmen, weil die Betroffene zwar seelisch und auch körperlich gequält wird, aber auch hier die Illusion hat, dass der quälende Partner sie lieben und achten werde, wenn sie nur lange genug „durchhält" und ihm mit ihrer Leidensbereitschaft ihre Liebe beweist. Im übrigen habe die masochistische Rolle auch den Vorteil, dass die Betroffene die Verantwortung für das sexuelle Geschehen nicht übernehmen muss, sondern dem quälenden Partner zuschiebt, so dass sie sich auch nicht für den als unerlaubt empfundenen Genuss innerlich verantworten muss und es so zu einer Vermischung aus Lust und Leid kommt.

Diese Interpretation stellt ganz auf die Frau in sadomasochistischen Beziehungen und auf deren unbewusste Hoffnung ab, eine Lösung für den Umgang mit Selbstwertzweifeln zu finden, indem sie sich schließlich in einer sexuellen Beziehung zu einem Mann als besonders wertvoll erleben kann, wobei sie die Hoffnung hat, dass er ihren früh erlittenen Mangel an Zuwendung aufhebt, wenn sie tut, was er will. Es handelt sich um die **Reinszenierung** der Beziehung zu einem versagenden und unterdrückenden Vater (s. Baumeister 1991).

Diese Überlegungen erhielten in den 50er Jahren Nahrung durch den Roman *Die Geschichte der O,* in der eine Frau durch extreme seelische und körperliche Folterung zu einem willenlosen Objekt abgerichtet wird. Sie erduldet (freiwillig) immer ausgeklügeltere Grausamkeiten. Das wesentliche Motiv für ihre Opferbereitschaft lag jedoch in der unstillbaren Sehnsucht nach Liebe und Beachtung. Diese detaillierte Beschreibung weiblicher Erniedrigungswünsche stammte von einer Frau (Anne Declos) und passte zu den Erfahrungen vieler Analytiker/innen, die in zahlreichen Behandlungen immer wieder beobachten konnten, dass Frauen sich bis zur **Selbstaufgabe** demütigen ließen und selbst schlimmste sexuelle Zumutungen auf sich nahmen (s. Mitscherlich-Nielsen 1980). Auch empirische Untersuchungen (z.B. Friday 1980) zeigen, dass bei.Frauen Vergewaltigungsphantasien vorkommen können, wenn auch keinesfalls der Wunsch hinzutritt, eine Vergewaltigung real zu erleben.

Vor allem neuere, das Mann-Frau-Verhältnis generell thematisierende Theorieentwürfe haben herauszustellen versucht, dass Sadomasochismus dem Geschlechterverhältnis ohnehin zu eigen ist und weitgehend dem Herr-Knecht-Verhältnis entspricht, das Hegel in seiner *Phänomenologie des Geistes* beschrieb (Benjamin 1994): Die Frau stifte durch ihre Unterwerfung („passiver Wille") erst die sadistische Herrschaft des Mannes („aktiver Wille"). Die Macht des Sadisten ist demnach nur möglich durch die Machtabgabe der masochistischen Partnerin. Gleichwohl hinkt dieser Vergleich insofern, als das Herr-Knecht-Verhältnis bei Hegel eine Mann-Mann-Beziehung schildert, die sich nicht umstandslos auf ein Mann-Frau-Verhältnis übertragen lässt. Im übrigen erklärt dies auch nicht, warum masochistische Sexualisierungen deutlich häufiger bei Männern als bei Frauen vorkommen.

Selbst wenn man hypothetisch zugrundelegt, dass 500 von 1000 Frauen tatsächlich eine intrapsychische Konfliktstelle aufweisen, die sich um die „aktive" vs. „passive" Rolle dreht und geschlechtsrollenbedingt mehr die passive Rolle internalisiert haben, ist anzunehmen, dass von diesen 500 Frauen die meisten andere (z.B. depressive) Symptome ausbilden, ihre Opfer- und Dulderrolle im Rahmen der Kindererziehung fortschreiben oder aber gegen diese ankämpfen; nur ganz wenige – vielleicht 5 von 500 Frauen – werden den Konflikt sexualisieren. Umgekehrt: Hätten von 1000 Männern nur 50 einen vergleichbaren Konflikt (wie er als typisch für Frauen angenommen wird), dann wäre davon auszugehen, dass alle 50 diesen Konflikt sexualisieren, was wiederum erklären würde, dass mehr Männer als Frauen zu masochistischem Sexualverhalten neigen.

Darüber hinaus fällt auf, dass die Extremformen masochistischer Sexualpraktiken, die eine Fülle selbstausgeführter lebensgefährlicher Handlungen (z.B. Drosselungen) umfassen, fast ausschließlich bei Männern vorkommen. Nach der Übersicht von Uva (1995) über **autoerotische Todesfälle** in den Vereinigten Staaten sind Frauen nur selten Opfer von autoerotischen Unfällen, und die dann auffindbaren Szenarien sind in der Regel nicht durch weitere perverse Symptombildungen (z.B. Wäschefetischismus) gekennzeichnet. Das Verhältnis von Männern zu Frauen ist auch hier etwa 20:1.

Wie bei anderen sexuellen Minderheiten regt sich auch in der **sadomasochistischen Subkul-**

tur der Unmut darüber, dass diese Erlebensformen von den Psychowissenschaften pathologisiert werden und eigene Ziffern in den Diagnosemanualen erhalten. Ähnlich den Tendenzen beim Transsexualismus sind Bestrebungen zur „Entpathologisierung" erkennbar (s. Baumeister und Butler 1997). Darüber hinaus wird eine zunehmend offenere Umgangsweise mit den eigenen Vorlieben deutlich, was z.B. darin zum Ausdruck kommt, dass mittlerweile Handbücher für geeignete Drosseltechniken und ggf. Notfallmaßnahmen über „Selbsthilfegruppen" (und Internet) verfügbar sind. Erneut bestätigt sich damit der Leidensdruck (DSM-IV: „klinisch bedeutsames Leiden oder Beeinträchtigung zwischenmenschlicher Beziehungen") als notwendig für die Feststellung einer krankheitswertigen Störung.

Sexueller Sadismus (DSM-IV: 302.84; ICD-10: F 65.5)

Als sexuell erregend werden hier (reale, nicht virtuelle) Handlungen erlebt, welche einem anderen Menschen psychisch oder physisch Leiden zufügen. Bei dem **großen Spektrum sadistischer Phantasieinhalte** und Intensitäten beschränken sich manche auf das Durchleben sadistischer Impulse in der Phantasie, während andere – z.B. in der spezialisierten Bordellszene – Inszenierungen arrangieren, in denen sie weitestgehend die Kontrolle über ein Opfer erhalten, aber auf ein verabredetes Zeichen den sadistischen Akt unterbrechen müssen. Bei gewöhnlich chronischem Verlauf beginnen die sadistischen Aktivitäten im frühen Erwachsenenalter, während entsprechende Phantasieinhalte bereits während der Kindheit auftreten können.

Fallbeispiel

Der 39jährige K. war zum Zeitpunkt der Begutachtung seit 14 Jahren im Maßregelvollzug nach § 63 StGB untergebracht. Die Strafvollstreckungskammer hatte einen externen Sachverständigen hinzugezogen, um zu prüfen, ob „eine positive Persönlichkeitsentwicklung" eingetreten sei und „inwieweit seine Gefährlichkeit noch fortbesteht".

K. hatte im Alter zwischen 22 und 25 Jahren vier Frauen getötet, nachdem er sie zuvor über Zeiträume zwischen 1 und 20 Stunden auf verschiedene Weise gequält und sexuell missbraucht hatte. Es kam zu Knebelungen, Auspeitschen, Verbrennungen der Brustwarzen, an denen darüber hinaus mit Messern oder sogar einem Seitenschneider herumgeschnitten und die teilweise auch mit Nadeln durchstochen wurden; er brachte Clips und Wäscheklammern an der Haut im Bauch-, Brust- und Genitalbereich an, führte verschiedene Gegenstände (sogar Eisenrohre) in die Scheide der Frauen ein und drang zwischendurch immer wieder auch mit seinem Penis in Mund, Scheide oder Anus, sofern dies nicht durch eine mangelnde Erektion verunmöglicht war. Bei diesen stundenlangen sexuell motivierten Quälereien hatte K. mehrfach Orgasmen und tötete die Opfer schließlich entweder durch Erstechen oder Erwürgen. Überführt wurde er, weil sein letztes Opfer, eine 19jährige Frau, die er ebenfalls 2 Stunden lang missbraucht und misshandelt hatte, zu ihm eine Gesprächsbeziehung aufbauen konnte und ihn zu überreden vermochte, sie freizulassen, nachdem sie ihm das Versprechen gegeben hatte, ihn nicht anzuzeigen.

K. war einziges Kind seiner Eltern und erkrankte im Alter von 14 Monaten an einer Hirnhautentzündung. In der Folgezeit hatte er Krampfanfälle und blieb ab da ständig unter ärztlicher Kontrolle. Bereits in der Schulzeit rieten die Ärzte, das hyperkinetische und konzentrationsschwache Kind nicht ohne Aufsicht zu lassen, weil er Impulsstörungen habe und anderen Kindern etwas antun könne. Mit 9 Jahren begann er, die Schule zu schwänzen oder von zu Hause wegzulaufen und fiel durch Lügen, Stehlen und Tierquälereien auf. Ab dem 11. Lbj. war er mehrfach in stationärer kinder- und jugendpsychiatrischer Behandlung. Er musste die 6. Klasse dreimal wiederholen, terrorisierte andere Patienten, schrieb Erpresserbriefe, legte Kothaufen in Schränke und beging mit 15 Jahren seine erste Vergewaltigung; der betroffenen 13jährigen Mitpatientin wurden dabei bereits Brandwunden an der Brust zugefügt, deren Entstehung von K. heruntergespielt wurden (ihm sei die Zigarette aus dem Mund gefallen). Die Eltern waren überfordert; der Vater neigte zu schwersten Prügelstrafen, und die Mutter, die ihn schließlich als nicht mehr beeinflussbar aufgegeben hatte, war über die Inhaftierung sichtlich erleichtert.

Bei der Begutachtung gab K. an, seit dem 14. Lbj. während der Selbstbefriedigung sadistische Phantasieinhalte zu kennen, bei denen es v.a. darum gehe, Frauen körperlichen Schaden zuzufügen. Er habe sich jedoch nie getraut, in seinen späteren drei Beziehungen, die 6 Monate bis 2 Jahre andauerten, den Einbau aggressiv-sadistischer Elemente in die gemeinsame Sexualität auch nur anzuregen. Er sei beim „normalen Sex" durchaus erlebnisfähig gewesen, aber es habe immer etwas gefehlt. Er habe etwa 5 vollendete Vergewaltigungen und weitere 5 Vergewaltigungsversuche vorgenommen, bevor es zu den Tötungshandlungen kam. Offenbar intensivierten sich seine sadistischen Wünsche und drängten auf Realisierung. Nach der ersten Tötungshandlung habe er sich wie ausgebrannt gefühlt, innerlich tief ruhig, wie erlöst. Einverständliche sadistische Sexualkontakte (etwa mit Prostituierten) seien für ihn nicht interessant gewesen, weil der Reiz ja gerade dadurch entstünde, dass der andere ihm ausgeliefert sei.

Aus diagnostischer Sicht lag bei K. ein Borderline-Organisationsniveau der Persönlichkeit (d.h. eine mangelhaft integrierte Objektbeziehung) und eine narzisstische Persönlichkeitsstörung vor (v.a. ein grandioses Größenselbst mit dem tief verwurzelten Gefühl, etwas Besonderes, Einzigartiges zu sein); ferner bestanden antisoziale Verhaltensweisen, die bereits im Kindesalter einsetzten (Diebstähle, Lügen, Schule schwänzen etc.) und ein ich-syntoner Sadismus, d.h. eine in die Persönlichkeit ich-nah eingefügte sexuelle Aggression.

Im Laufe der Behandlung im Maßregelvollzug war die antisoziale Komponente in den Hintergrund getreten. Er hatte zunehmend gelernt, auch Schuldgefühle gegenüber Mitpatienten und Betreuern zu äußern. Weiterhin bestand jedoch die schwere Charakterpathologie mit der narzisstischen und sadistischen Komponente, in der das phantasierte Erleben totaler Kontrolle eine wichtige Rolle spielte. Erkennbar waren weiterhin die früh angelegten Zerstörungsimpulse, die völlige Identifizierung mit dem pathologischen Größenselbst und die Idealisierung des spezifischen Perversion, von der K. unbewusst ahnte, welche Bedeutung sie für den Zusammenhalt seines Persönlichkeitsgefüges besaß. Hierzu passte, dass er sich unter keinen – fiktiv vorgegebenen – Umständen bereiterklären konnte, auf seine sadistischen Phantasieinhalte zu verzichten; einer Veränderung seiner Bedürfnisstruktur würde er nie zustimmen, auch wenn er es lebenslang im Maßregelvollzug verbleiben müsse. Er hatte die Hoffnung, die sadistischen Phantasien nun kontrollieren und eine Partnerschaft aufbauen zu können, auch wenn ihm auf der bewussten Ebene klar geworden war, dass eine egalitäre Partnerschaft mit seinem unbewussten Modell eines grandiosen Selbst konkurrieren musste (dem absolute Macht und Kontrolle zukommt). K. war zutiefst davon überzeugt, dass die Lust an sadistischer Kontrolle die einzige Alternative dazu ist, als der Schwächere zu leiden und vernichtet zu werden (bzw. damit verbundene Ängste und Ohnmachtsgefühle aushalten zu müssen).

Aus forensisch-sexualmedizinischer Sicht konnte bei diesem ausgeprägten Sadismus nur eine ungünstige Krankheits- und Gefährlichkeitsprognose abgegeben werden.

Krafft-Ebing prägte auch den Begriff „Sadismus", abgeleitet vom Namen des Marquis de Sade (1740-1814), der in seinem Werk *Die 120 Tage von Sodom* eine Vielzahl von sexuellen Praktiken beschrieb, bei denen anderen Menschen massive seelische und/oder körperliche Qualen bereitet wurden. In der psychoanalytischen Theoriebildung wird das sadistische Erleben eng mit einer defizitär verlaufenden Persönlichkeitsentwicklung verbunden gedacht: Eine mangelnde Zufuhr von Emotionen in der frühen Kindheit und eine damit verbundene „narzisstische Wunde" führt zu Aggressionen und Ängsten sowie zu Verzweiflung und Wut aufgrund des ungestillten Liebeshungers. In der weiteren **Entwicklung des Jungen** verknüpfen sich die dramatischen Gefühle von Angst, Enttäuschung und Wut gegenüber der versagenden Mutter mit dem Wunsch, sie für immer zu beherrschen, um sicherzustellen, dass sie sich der ersehnten liebevollen Zuwendung nicht entziehen kann. Diese jetzt eingeschlossene sadistische Komponente wird in der weiteren Entwicklung des Jungen dann sexualisiert – es kommt zu einer Verkopplung der sadistisch ausgeformten Phantasien mit sexueller Erregung, gewissermaßen ihrer Legierung in der **„perversen Plombe"** (Morgenthaler 1987; s. 9.4.2). In der sadomasochistischen Täter-Opfer-Konstellation lässt der sadistische Partner sein eigenes Leid um eine nichterfüllte Liebe nun die masochistische Partnerin erleben. Zugleich hat er die Möglichkeit, seine Aggressionen gegenüber der Frau (als dem versagenden Objekt) selber auszuleben. Bei vielen Männern ist die **sadomasochistische Inszenierung** in einem Ritual in kontrollierter Weise verwirklicht, was zumindest ermöglicht, die verkapselten Gefühle erlebbar zu machen und somit aus anderen sozialen Netzwerken herauszuhalten. Bei psychologischen Laien und Juristen ruft die mit dem Begriff der „perversen Plombe" verbundene Annahme, dass das perverse Verhalten eine Art **Selbstreparatur einer defekten Persönlichkeitsstruktur** ist, oftmals die Assoziation hervor, eine Therapie könne den ohnehin labilen Zustand eher noch verschlechtern. In der Tat ist die perverse Inszenierung oft extrem starr und hat auch bei therapeutischer Unterstützung nur geringe Entwicklungschancen. Vor allem entsteht dabei gerade nicht die intensive liebende Zuneigung, die der Sadist – nach psychoanalytischer Lesart – eigentlich entbehrt.

Psychodynamische Erklärungsansätze müssen sich zudem vorwerfen lassen, auf Einzelfallanalysen oder bestenfalls kleinen Untersuchungsgruppen zu basieren (Breslow 1989). Von beträchtlichem theoretischen Interesse ist nämlich die Tatsache, dass die wenigen Hinweise auf die **Prävalenz sadistischer Neigungen** dafür sprechen, dass diese – auch bei Männern(!) – deutlich seltener auftreten als masochistische Neigungen. So wertete Baumeister (1988, 1989) in Sex-Magazinen veröffentlichte Selbstberichte und Briefe aus und fand ein klares Überwiegen von Erfahrungen mit submissiven gegenüber solchen mit dominanten Sexualpraktiken. Friday (1980) und Scott (1983) berichteten über ein Verhältnis von 4:1 hinsichtlich der sexuellen Präferenzen bei Mitgliedern von S/M-Klubs. Auch ist nach den Arbeiten von Janus und Mitarbeitern (1977) bekannt, dass nach Angaben von Prostituierten mehr Kunden die submissive Position einnehmen wollen, wo-

bei dies zusätzlich mit sozioökonomischen Faktoren korrelieren könnte: Mitglieder in S/M-Klubs gehören häufiger der Mittel- oder Oberschicht an (Scott 1983; Spengler 1977), und wie Prostituierte berichten, weisen Kunden aus dieser Zielgruppe häufiger den Wunsch nach sexuellem Dominiertwerden auf als die Kundschaft aus unteren sozialen Schichten. In der gehobenen SM-Szene sind „echte Sadistinnen" äußerst gefragt und hoch bezahlt. Baumeister und Scott stellten übereinstimmend fest, dass die Mehrzahl der Menschen mit sadistischen Neigungen zunächst oder temporär eine Vorliebe für die masochistische Rolle aufwiesen und erst im weiteren Verlauf „die Seite wechselten".

Seltene Formen paraphilen Erlebens

Es gibt eine Vielzahl von teilweise hochspezifischen paraphilen Präferenzen, die jedoch eher selten vorkommen. Dazu zählt z.B. das Durchführen obszöner Telefonanrufe (Scatologie) oder das sexuelle Interesse an bestimmten Körperteilen (Partialismus), Tieren (Zoophilie), Fäkalien (Koprophilie), Klistierspritzen (Klismaphilie), Urin (Urophilie) oder auch an Leichen (Nekrophilie).

Fallbeispiel

L. war mit 37 Jahren zum wiederholten Male strafverfolgt worden, weil er Jungen im Alter zwischen 12 und 14 Jahren gegen kleinere Geldmengen (5 bis 10 Mark) animiert hatte, eine bestimmte Hose anzuziehen und in diese zu urinieren. Den Moment des zunehmenden Nasswerdens der Hose dokumentierte L. mit einer Fotoserie, die er dann als Onanievorlage benutzte. Die sexuelle Erregbarkeit und Orgasmusfähigkeit war sektoriert auf diesen spezifischen Stimulus: Die eigene Hose, die ein Junge im Alter von 12 bis 14 Jahren „vollpinkeln" musste. Sexuelle Handlungen im engeren Sinne führte er mit den Jungen nicht aus. Er selbst hatte als 12jähriger nicht in die Hose gemacht, aber solange er denken könne die Vorstellung sehr erregend gefunden, dass sich ein Junge in die Hose macht. Alle seine Versuche, zu anderen Menschen personale oder auch sexuelle Beziehungen aufzubauen, seien gescheitert. Er spüre eine große Vereinsamung, weil der spezifische sexuelle Stimulus sein Erleben so dominiere, dass andere zwischenmenschliche Begegnungsformen schnell unattraktiv würden. Er begab sich in Behandlung, um „beziehungsfähiger" zu werden, wozu die Aufnahme einer therapeutischen Beziehung einen Anfang darstellte.

Der Versuch einer – mitunter extensiv anmutenden – begrifflichen Differenzierung paraphiler Erlebens- und Verhaltensweisen (z.B. Money 1986) kann nicht darüber hinwegtäuschen, dass hier keine „Entitäten" beschrieben werden, son-

Tab. 9-7 Auswahl seltener Paraphilien mit erotischem Fokus und den möglichen Überlappungen zu anderen Paraphilien. Nach Millner und Dopke (1997)

Bezeichnung der seltenen Paraphilie	erotischer Fokus	mögliche Überlappung zu anderen Paraphilien
Nicht-menschliche Objekte		
Zoophilie	Tiere	
Formikophilie	kleine Tiere	Zoophilie
Klismaphilie	Einläufe	
Olfaktophilie	Gerüche	
Mysophilie	Schmutz, Dreck	
Urophilie	Urin	Fetischismus, Masochismus, Sadismus
Koprophilie	Faeces	Fetischismus, Masochismus, Sadismus
Vampirismus	Blut	Sadismus
Leiden oder Demütigung von sich selbst oder des Partners		
Telefonscatophilie	telefonisch mitgeteilte Obszönitäten	Exhibitionismus
Narratophilie	obszönes Sprechen mit dem Partner	
Saliromanie	Beschmutzen oder Zerstören von Kleidung oder Körper	Sadismus
Vomerophilie	Erbrechen	
Nicht einwilligungsfähige Personen		
Nekrophilie	Leichen	sexueller Sadismus
Somnophilie	schlafender Partner	
Eigen- oder Fremdstimulierung durch atypische Objekte		
Hypoxyphilie (Asphyxie)	reduzierte Sauerstoffaufnahme	sexueller Masochismus
Urethrale Manipulationen	Einbringen von Gegenständen in die Harnröhre	sexueller Fetischismus Masochismus
Morphophilie	besonders ausgeprägte Körpereigenschaften des Partners	Partialismus
Partialismus	Fokus auf einen Körperteil	Morphophilie
Stigmatophilie	tätowierter oder gepiercter Partner	
Acrotomophilie (Amputophilie)	Amputationen beim Partner	Morphophilie, Partialismus
Apotemnophilie	eigene Amputation	Masochismus
Infantilismus	behandelt zu werden wie ein Kind	Masochismus
Juvenilismus	behandelt zu werden wie ein Jugendlicher	Masochismus
Gerontophilie	Partner in hohem Lebensalter	
Autogynäphilie	Bild oder Selbsterleben als Frau ohne Ablehnung der männlichen Genitalien	Transvestitischer Fetischismus
Gynandromorphophilie	'Cross-dressed' feminisierter Mann	Transvestitischer Fetischismus
Scoptophilie	Beobachten sexueller Aktivitäten	Voyeurismus

dern – ganz abgesehen von den Überlappungen zwischen den einzelnen Paraphilien das gleiche paraphile Grundmuster ein **Symptom ganz unterschiedlicher Störungen** sein kann (s. Tab 9-7).

Interaktionale Erklärungsmodelle, die sich – hierin dem ursprünglichen sexualwissenschaftlichen Programm (s. Kap. 2.2) folgend – auf die Vernetzung von biologischen, psychologischen und soziokulturellen Faktoren beziehen müssten, wurden, wie auch Milner und Dopke (1997) bedauernd feststellen, bisher nicht vorgelegt. Insbesondere fällt auf, dass alle Daten weitgehend von klinischen Untersuchungsgruppen (Patienten) oder aus forensischen Zusammenhängen stammen und über die allgemeine Prävalenz, über Geschlechtsunterschiede sowie ethnische und soziale Klassenunterschiede etc. kaum etwas bekannt ist. Nach Davis und Whitten (1987) scheinen die westlichen Wohlstandskulturen von der unterschwelligen Intention geleitet zu sein, das Nichtnormale („Paraphile") abzustecken, um das Normale herauszustellen. Gleichwohl konnten Vorschläge, die Kategorie der Paraphilie überhaupt abzuschaffen (z.B. Silverstein 1984) insbesondere aus klinischer Sicht bisher wenig überzeugen.

9.4 Ätiologie sexueller Verhaltensabweichungen

9.4.1 Lerntheoretische Ansätze

Etablierte lerntheoretische Ätiologiemodelle zur Erklärung sexuell abweichenden Verhaltens fehlen; insbesondere gibt es kein Konzept, das sowohl die Entstehung „normaler" Heterosexualität als auch ihrer Abweichungen erklären würde. Einige Arbeiten lassen jedoch vermuten, dass die Ursachen für sexuelles Verhalten nicht unbedingt in einem intrapsychischen Konflikt (s. 9.4.2) zu suchen sind, sondern auf ein erlerntes Verhalten zurückgehen könnten.

Aus der Verhaltensbiologie ist bekannt, dass neugeborene Tiere durch **Prägungsvorgänge** in einem bestimmten kritischen Zeitraum anstelle der eigenen Mutter an ein unbelebtes Objekt, ein anderes Tier oder an einen Menschen gebunden werden können. Unter Laborbedin-

gungen lassen sich bei Tieren auch sexuelle Orientierungen und Präferenzen prägen, wobei aber unklar bleibt, inwieweit dies in der natürlichen Umwelt eine Entsprechung haben könnte – von der Übertragbarkeit auf die Ausbildung menschlicher Sexualverhaltensweisen ganz zu schweigen. Näher liegen da schon primatologische Befunde, die darauf hinweisen, dass ein emotionales Mangelmilieu (Affen, die bei unbelebten Attrappen-Müttern aufwuchsen) tiefgreifende Störungen in der Sozialisation und im Sexualverhalten zur Folge haben kann (de Waal 1991).

Konditionierungsversuche, die das menschliche Sexualverhalten beeinflussen, wurden selten unternommen. Bei einem derartigen Experiment konnte z.B. eine reversible und milde Form von Fetischismus dadurch erzeugt werden, dass sexuell stimulierende Bilder mit Schuhen kombiniert wurden (Rachman 1966). Derartige Modelle, die sich an der klassischen oder operanten Konditionierung orientieren, greifen aber vermutlich zu kurz: Wenn der determinierende Ausgangspunkt für die Entstehung einer sexuellen Deviation ein erstes Erlebnis ist, bei dem ein neutraler Reiz (z.B. ein Wäschestück) zufällig mit sexueller Erregung zusammentrifft und beide Reize also miteinander gekoppelt werden, dann ist damit noch nicht erklärt, warum nicht viel mehr Menschen ungewöhnliche sexuelle Stimuli ausbilden, da in der kindlichen Entwicklung spontan auftretende sexuelle Erregung mit allen möglichen Reizen zusammenfallen kann. Merkel (1972) hält sogar aufgrund seiner empirischen Befunde Prägung als Erklärungsprinzip von Paraphilien für widerlegt. Es müssen weitere kognitive und emotionale Faktoren (Einstellungen, Erwartungen, Haltungen) hinzukommen, die jedoch in eine lerntheoretische Konzeption des Entstehens menschlicher Sexualität noch keinen Eingang gefunden haben. Dies wird auch daran erkennbar, dass verhaltenstherapeutische Techniken zur Behandlung von Störungen des soziosexuellen Verhaltens lange Zeit symptomzentriert eingesetzt wurden – z.B. eine **aversive Konditionierung** zur Auslöschung des devianten Verhaltens. Mehrmodale und von der kognitiven Wende der Verhaltenstherapie inspirierte Vorgehensweisen sind noch nicht systematisch etabliert, abgesehen von neueren, breit angelegten und pragmatisch orientierten Ansätzen, insbesondere der intramuralen Behandlung von Sexualdelinquenten (Marshall et al. 1990, 1998).

9.4.2 Psychodynamische Erklärungsansätze

Die Entstehung der Sexualwissenschaft fällt in eine Phase besonders intensiver Auseinandersetzungen der Medizin mit sexuell straffälligem Verhalten. Der Bogen spannte sich von der Inneren Medizin (Tissot 1760) bis zur (forensischen) Psychiatrie Krafft-Ebings, der mit seiner *Psychopathia sexualis* (1886) in großem Umfang Material präsentierte, das ein komplettes Bild gestörter Sexualität vermitteln sollte (s. Kap. 2.2). Die Sexualwissenschaft nimmt hier eine ganz eigene Position ein, indem sie die „sexuellen Abirrungen" oder „Perversionen" bereits vor Freud in den größeren Zusammenhang der psychosexuellen Entwicklung stellte (Ellis 1903) bzw. ihr Augenmerk auf die Normalität der kindlichen Sexualentwicklung richtete; so geht der Begriff „Libido sexualis" auf die gleichnamige Veröffentlichung von Albert Moll (1896) zurück und wurde später von Freud aufgegriffen.

> Sigmund Freud erklärte die Perversion als eine radikale Betonung von sexuellen Wünschen, die **prinzipiell in der Entwicklung eines jeden Menschen** vorkommen und im Regelfall symptomfrei verarbeitet werden, hier jedoch als nicht integriertes Sexualverhalten imponieren. Das perverse Symptom ist nach Freud nur ein abgewandeltes „Normales". Es entsteht aus einer – wodurch auch immer – verfehlten Verarbeitung normaler, obligatorisch (bei jedem) vorkommender Entwicklungskonflikte (s. Freud 1905).

Freud nahm an, dass die kindlichen Äußerungen des Sexualtriebs eine Reihe von „Partialtrieben" umfasst, die zunächst noch nicht integriert sind („polymorph perverses" Kind), erst allmählich eingebunden werden und dann in die genitale Sexualität des Erwachsenen eingehen.

> In diesem Zusammenhang bezeichnete Freud die **Neurose als Negativ der Perversion** – mit der Neurose sollte also das Persistieren eines perversen Partialtriebs abgewehrt werden.

Sachs (1923) hat später ausgeführt, dass möglicherweise nicht nur ein Partialtrieb, sondern eine viel größere und stark bedrohlich empfundene Problematik durch die Neurose im Unbewussten gehalten werden müsse, wofür Freud

die **Abwehr der Kastrationsangst** in den Mittelpunkt gerückt hatte. Erst deutlich später haben vor allem Bak (1953) und Gillespie (1956) **präödipale Ängste** als maßgeblich angeführt.

Ein ebenfalls über den Ansatz Freuds hinausreichendes und in der klinischen Arbeit sehr verbreitetes Konzept ist das Konstrukt der „**perversen Plombe**" von Morgenthaler (1987), der die Perversion unter funktionalen Aspekten als eine Art **Reparaturmechanismus** verstand.

Wenn in der psychischen Entwicklung das Selbstsystem strukturelle Mängel aufweist, lassen sich die damit verbundenen Ängste der brüchigen Identität über eine **forcierte Sexualisierung** erfolgreich abwehren (s. Übersicht). Dieser Abwehrmechanismus der forcierten Genitalbesetzung ist aber lediglich die Übersteigerung einer normalen Funktion. Denn grundsätzlich gilt: genitale Erregung und sexuelle Befriedigung sind **Selbst-stabilisierend**, stärken die Geschlechtsidentität und fördern die Autonomie (s. Mentzos 1990: 207).

Konfliktverarbeitungsmodus der Perversion

„Perversionen sind – metapsychologisch gesehen – in allererster Linie Funktion. Diese Funktion läßt sich am besten als Plombe, als Pfropf, als ein heterogenes Gebilde beschreiben, das die Lücke schließt, die eine fehlgegangene narzisstische Entwicklung geschaffen hat. Dank dieser Plombe wird die Homöostase im narzisstischen Bereich ermöglicht und aufrechterhalten".

Diese „Plombenbildung" betrifft bei Männern in erster Linie den Bereich der Sexualität – perverser Verarbeitungsmodus:

Defizitäre psychische Entwicklung des Selbstsystems mit strukturellen Mängeln

Störung des Selbsterlebens:
Brüchige (männliche) Identität mit damit verbundenen Ängsten

Angstbesetzte reife genitale Sexualität – Aggressionsproblematik – Beziehungsproblematik

Forcierung sexueller Impulse als Abwehrmechanismus: Einseitige Betonung (nicht integrationsfähiger) sexueller Wünsche

Kompensation des psychischen Haushaltes und Stabilisierung des Selbstsystems; die Konflikte sind in der Sexualität thematisiert und dort ausreichend gebunden

Ein besonders eingängiges Beispiel hierfür ist wohl die „gesellschaftsfähigste" aller Perversionen: der Don-Juanismus. Don Juan ist keineswegs der optimal normgemäße Held des Liebeslebens, den man um seine Erfolge beneiden müsste, denn jede sexuelle Eroberung hat für ihn die wichtige Funktion der männlichen Selbstvergewisserung, die mangels stabiler Ich-Struktur nur von kurzer Dauer ist. Boss (1947) hinterfragt unter mehr daseinsanalytischen Aspekten den Sinn der Perversionen, während Khan (1983) die Gefahren für die Partnerschaft durch die Entfremdung vom eigenen Ich thematisiert. Dabei kann es zum „süchtigen Erleben" kommen, zu einem „Getriebensein" bis hin zur sozialen Dekompensation (s. Giese 1962).

> Nach psychoanalytischer Lesart sind die ausgeformten perversen Phantasien und Handlungen ein Erlebensanteil, auf den der Betroffene in Zeiten seelischer Not zurückgreift, um sonst unterdrückte Gefühle im Schutze eines sexualisierten Rituals zum Ausdruck zu bringen.

Die auf andere Weise nicht ausdrückbaren Gefühle stammen wiederum aus den typischen Konfliktsituationen der kindlichen Entwicklungsphasen: So die Befürchtung aus der **oralen Phase,** durch hungriges Saugen die Mutter und damit – aufgrund der existentiellen Angewiesenheit auf sie – sich selber zu verletzen oder gar zu zerstören; so die Angst in **der anal-sadistischen Phase,** wegen analer Beschmutzungslust die Macht über die Mutter und deren Liebe zu verlieren; so die Sorge aus der **ödipalen Phase,** in seiner Liebessehnsucht nicht beachtet oder zurückgewiesen zu werden bzw. Vergeltungswünsche beim Rivalen zu induzieren (Kastrationsangst).

Das psychoanalytische Konzept Morgenthalers basiert auf der Überlegung, dass diese Gefühle (bzw. ein Gemisch von Gefühlen) infolge einer gestörten Entwicklung von Selbst und Selbstwertgefühl verkapselt werden und später in sexualisierter Form eine Ausdrucksmöglichkeit gefunden wird. Dies macht auch verständlich, warum die perversen Inszenierungen so starr wirken; unbewusst ist vor allem intendiert, einen Weg abzusichern, um die Gefühle auslebbar zu machen. So ist einem Mann mit sadistischer Perversion die Realitätsferne seiner Inszenierung absolut klar (selbst dann, wenn er sie mit einer masochistischen Kompli-

zin weitgehend umsetzen kann), was deutlich macht, dass vornehmlich auf der Phantasieebene eine Art „Nebenrealität" hergestellt werden soll, um das Erleben von Gefühlen auf diese (definierte und abgegrenzte) Weise überhaupt möglich zu machen.

9.4.3 Biomedizinische Erklärungsansätze

Biomedizinische Erklärungsmodelle legen zugrunde, dass sexuelles Erleben und Verhalten von einer Vielzahl von Faktoren bestimmt wird, von denen einige auch eine physiologische Basis haben. Insofern sind sie von vornherein im Rahmen eines biopsychosozialen Modells menschlicher Geschlechtlichkeit zu sehen (s. Grubin & Mason 1997).

Hingewiesen wird in diesem Zusammenhang v.a. auf die Bedeutung der **Androgene** für die fetale Maskulinisierung während der körperlichen Sexualentwicklung, für die Ausbildung der männlichen Genitalien, für den Beginn der Pubertät, die Spermatogenese und die Konturierung der sekundären Geschlechtsmerkmale (Wilson & Foster 1983), ferner auch darauf, dass **Rezeptoren** für Androgene in verschiedenen Arealen des Gehirns einschließlich des **limbischen Systems** und des vorderen **Hypothalamus** gefunden wurden (Liang et al. 1977). Vor allem die mediale präoptische Region des Hypothalamus wird mit dem Sexualverhalten in Verbindung gebracht (Davidson et al. 1977). Auf die – teilweise noch ungeklärten – Zusammenhänge zwischen prä-/perinatalen Sexualhormonspiegeln, somatosexueller Differenzierung (unter mutmaßlicher Einbeziehung des Gehirns) und psychosexueller Entwicklung wurde im Kapitel 2.3 bereits eingegangen.

Die Tatsache, dass sich Annahmen über Zusammenhänge zwischen „sexueller Hirndifferenzierung" und postpuberalem Sexualverhalten nach wie vor im Hypothetischen bewegen, war – neben den teilweise erheblichen Nebenwirkungen derartiger Eingriffe – die Grundlage dafür, dass stereotaktische Operationen, wie sie z.B. in Deutschland bis Mitte der 70er Jahre in den neurochirurgischen Abteilungen von Göttingen, Hamburg und Homburg/Saar durchgeführt wurden (s. Dieckmann et al. 1975), inzwischen als obsolet betrachtet werden.

Es wird angenommen, dass die Verhaltenseffekte von Androgenen Ausdruck ihrer neurobiologischen Wirkungsweise sind, auch wenn die grundsätzlichen Mechanismen – insbesondere hinsichtlich der Aromatisierung von Testosteron in Östrogen im Gehirn und damit die Einflussnahme auf Östrogenrezeptoren (Naftolin et al. 1972) – nach wie vor ungeklärt sind. Viele Studien haben ergeben, dass auch aggressive Verhaltensweisen mit Androgenen assoziiert sind (im Überblick s. Bradford 1997).

Dies ist der rationale Hintergrund des Einsatzes von Antiandrogenen wie Cyproteronacetat (CPA) oder auch Medroxyprogesteronacetat (MPA; v.a. in den USA) sowie Östrogenen und LHRH-Analoga bei der Behandlung von sexuellen Verhaltensabweichungen.

Ein weiteres biomedizinisches Erklärungskonzept betrifft die komplexen Zusammenhänge zwischen Sexualhormonen, Neurotransmittern und sexuellem Verhalten. Insbesondere die zerebralen Amine **Dopamin** und **Serotonin** sind mit ihren Wirkungen auf das sexuelle Erleben und Verhalten auf Interesse gestossen, wobei das Serotonin mit Blick auf therapeutische Einflussnahmen besondere Beachtung findet (Bradford 1997). Dies hängt auch damit zusammen, dass die Paraphilien insbesondere von amerikanischen Klinikern zunehmend in den Kontext der Zwangsstörungen („obsessive-compulsive disorders") gestellt werden (Bradford 1991, 1994; Stein et al. 1992). Dabei wird der **Suchtcharakter** hervorgehoben und darauf verwiesen, dass bei Zwangsstörungen in vielen pharmakologischen Behandlungsstudien die Effektivität von **Serotonin-Wiederaufnahmehemmern** nachgewiesen wurde. Dagegen ist einzuwenden, dass deren Einsatz bei Patienten mit paraphiler Symptombildung nicht durchgängig Erfolge zeigt (s. 9.8). Auch bedürfen die etablierten Auffassungen zur Bedeutung der verschiedenen Neurotransmitter auf das sexuelle Erleben und Verhalten der Überprüfung: Wurde bislang davon ausgegangen, dass Levodopa und Dopaminagonisten grundsätzlich das sexuelle Verlangen steigern (Segraves 1989), so legen aktuelle Daten aus Befragungen von Parkinson-Betroffenen und ihren Partnern eher nahe, dass die Wirkung auf die Sexualität sogar entgegengesetzt sein kann (Beier et al. 2000b; Kap. 11.9.). Andererseits können Störungen des Dopaminstoffwechsels forensisch-relevant werden, indem z.B. eine Paraphilie nicht mehr auf die Phantasieebene eingrenzbar ist und sich auf der Verhaltensebene manifestiert (s. 9.3.2).

Alle biomedizinischen Denkmodelle bergen die Gefahr, schnelle und scheinbar effektive Machbarkeit zu suggerieren. Bei therapeutischen Anwendungen entsteht deshalb die besondere arztethische Verpflichtung, in jedem Einzelfall die personale Würde des Patienten zu wahren. Andererseits ist der Hinweis geboten, dass es einige (allerdings nicht systematisch einzuordnende) **biomedizinische Auffälligkeiten** bei Sexualstraftätern gibt, wie z.B. die immer wieder beschriebenen linkstemporalen EEG-Auffälligkeiten bzw. Ausfälle in neuropsychologischen Testverfahren (s. Langevin 1990). Daher sollten die biomedizinischen Befunde nicht nur unter dem Aspekt ihrer Instrumentalisierung/Utilisierung diskutiert werden; sie könnten nämlich auch erklären, warum nicht alle Sexualstraftäter mit gleichen sozialisatorischen Konstellationen gleiche Störungen entwickeln. Biopsychosozial gedacht: Es wird mutmaßlich je individuelles Biologisches „mitgebracht".

9.5 Klinische Einteilung der Paraphilien

Für die klinische Arbeit sind drei Aspekte von Bedeutung, die getrennt voneinander betrachtet werden sollten, obschon sie eng miteinander zusammenhängen:

▷ die unterschiedliche **Intensität** und Häufigkeit der Symptombildung

▷ ihr **Stellenwert** in der psychischen Organisation des Betroffenen

▷ die unterschiedliche **Ich-Nähe** der Symptomatik (s. Schorsch et al. 1985)

1. Nach der Intensität der Symptomatik lassen sich unterscheiden:

▷ das **einmalige oder sporadische Auftauchen eines paraphilen Impulses,** der an einen aktuellen Konflikt oder an eine besonders kritische Lebenssituation gebunden ist (hierher gehören die sexuellen Übergriffe im Rahmen einer adoleszenten Reifungskrise);

▷ ein **wiederkehrendes habituelles Konfliktlösungsmuster,** das bei inneren Belastungen und in Krisensituationen als Impuls aktuell werden und durchbrechen kann, ohne dass es sonst die sexuellen Wünsche bestimmt (z.B. exhibitionistische Handlungen);

▷ eine **vorherrschende stabile Orientierung**, welche die sexuellen Wünsche und Phantasien bestimmt. Zur Symptomäußerung bedarf es keiner Krisen und nicht einmal situativer Auslöser (wenn letztere auch in der forensischen Praxis gern als Erklärung bemüht werden). Unter Verlaufsaspekten im biographischen Längsschnitt kann die Intensität der Symptomatik noch zunehmen oder aber vom frühen Erwachsenenalter an stabil bleiben (z.B. bei den primären, also nicht ersatzweisen pädophilen Erlebensformen sowie bei ausgeprägt sadistisch-masochistischen Symptombildungen).

2. Der Stellenwert der paraphilen Symptomatik in der Persönlichkeitsstruktur kann sich unterscheiden:

▷ er kann in Analogie zu neurotischen Symptombildungen ganz **umschrieben** und durch feste Ritualisierung gekennzeichnet sein, möglicherweise sogar im Kontrast zur übrigen „sozialen Persönlichkeit" (z.B. bei „typischen" Exhibitionisten; s. 9.3.4);

▷ er kann sich **diffus** über weite Teile der Persönlichkeit erstrecken, insbesondere im Zusammenhang mit einer geringen Impulskontrolle, die u.U. auch in sexualisierter Form durchbrechen kann (z.B. bei sexuellen Aggressionsdelikten von dissozialen Tätern);

▷ er kann die **gesamte Persönlichkeit umfassen** wie eine stabilisierende Klammer, d.h. ohne die perverse Symptomatik ist ein Leben nicht mehr vorstellbar (z.B. bei der pädophilen „Hauptströmung"; s. 9.3.2).

3. Schließlich gibt es Unterschiede in der Ich-Nähe der paraphilen Symptomatik:

▷ **Ich-nah** (Ich-synton), d.h. die Symptome werden voll akzeptiert und im Selbstkonzept positiv integriert.

▷ **Ich-fremd** (Ich-dyston), d.h. mit dem Selbstbild nicht in Einklang zu bringen: das negativ bewertete Symptom wird als etwas Fremdes, nicht zur Persönlichkeit Gehöriges, erlebt.

Aus diesen verschiedenen Aspekten paraphiler Symptombildungen lassen sich wiederum – ohne Kausalitätsanspruch – unterschiedliche Störungsaspekte der Persönlichkeit ableiten, die mehr oder weniger stark miteinander verbunden sind:

▷ **Störungen** der (Entwicklung zu einer reifen) **männlichen Identität**. Das schließt Selbstkategorisierungsprozesse ebenso ein wie die innere Einstellung zur männlichen Geschlechtsrolle (mit ihren aktuellen kulturellen Implikationen und auch geschlechtsstereotypen Vorstellungen) sowie das fehlende Vertrauen in die (sexuell-) funktionale Vollwertigkeit als Mann.

▷ **Störungen im Umgang mit Aggressionen** (insbesondere feindselige Impulsdurchbrüchigkeit bei sadistischen Tätern).

▷ **Narzisstische Störungen**, also eine gestörte Einschätzung des Selbsterlebens und des Selbstbildes.

▷ **Störungen der Paarfähigkeit**, d.h. die starke Begrenzung innerer Möglichkeiten bis hin zur gänzlichen Unfähigkeit, emotional reife Partnerschaften einzugehen (d.h. Beziehungen, die auf einer egalitär-komplementären Rollenverteilung fußen); ohne stabiles „Ich" lässt sich kein dauerhaftes „Wir" entfalten.

9.6 Prognose bei Dissexualität

In der griechischen Mythologie steht Prometheus für die „Überbringung" der Kultur (versinnbildlicht durch das Feuer) einschließlich prognostischer Fähigkeiten: „Und viele Arten lehrte ich sie der Seherkunst" lässt Aischylos Prometheus (griech. „der Voraussehende", oder etymologisch genauer: „der prospektiv Gestaltende") sagen – jedoch, wie es später heißt, „einer rätseldunklen Kunst". Während für Wetterprognosen fehlerhafte Voraussagen (wenn auch nicht klaglos) als prinzipiell nicht vermeidbar akzeptiert werden, gelten für die prognostischen Einschätzungen menschlichen (zumal straffälligen) Verhaltens offensichtlich andere Maßstäbe, und in der Öffentlichkeit wird gern so getan, als handle es sich dabei gerade nicht um eine „rätseldunkle Kunst", sondern um erlernbare Fähigkeiten.

> In der Strafrechtsdogmatik und auch nach der einschlägigen (bundesdeutschen) Rechtsprechung sind Schuld, Strafzumessung und Prognosestellung eng miteinander verknüpft. Entsprechend finden sich an vielen Stellen des Strafgesetzbuches Formulierungen, die als Grundlage für das Urteil Prognoseentscheidungen fordern, wobei in der Regel die Auswirkungen künftiger Bedingungsgefüge auf die weitere Entwicklung vorhergesehen werden sollen (s. insbesondere die Vorschriften zur Aussetzung von Strafen zur Bewährung).

Für Jugendliche und Heranwachsende (§105 JGG) kommt der Einschätzung ihrer zukünftigen Entwicklung eine herausgehobene Bedeutung zu, wie aus den einschlägigen Vorschriften über die „Zuchtmittel" (§§13ff JGG), die Jugendstrafe (§§17ff JGG) und die Aussetzung der

Jugendstrafe zur Bewährung (§§21ff JGG) hervorgeht. Nur in wenigen Fällen machen dabei die Richter bisher von der Möglichkeit Gebrauch, die Hilfe von Sachverständigen in Anspruch zu nehmen, d.h. sie erstellen ihre Prognosen meist selbst, weil diese ja Voraussetzung für die richterliche Domäne der Strafzumessung sind.

> Erst durch die neue Gesetzeslage (seit 1998) wird u.a. bei vorzeitigen Haftentlassungen das Einholen eines Gutachtens obligatorisch. Ab 2003 hat jeder zu mehr als 2 Jahren Verurteilte einen Anspruch auf Behandlung, es sei denn, ein Gutachter stellt zu geringe Erfolgsaussichten mit oder ohne Therapiebereitschaft fest.

Lassen sich biographisch überdauernde Persönlichkeitsmerkmale diagnostizieren wie z.B. eine Intelligenzminderung, eine pädophile Neigung oder eine Borderline-Störung, dann werden diese auch das zukünftige Leben des Betreffenden beeinflussen, so dass in dieser Hinsicht Prognosen – wenn auch nur in einem gewissen Spielraum und mit einer **prinzipiellen Fehlerquote** – konkretisiert werden können. Zutreffende Prognosen sind über die strafrechtliche Anwendung hinaus auch von wissenschaftlicher Bedeutung, weil sie die Annahme rechtfertigen, nicht völlig realitätsfernen Hypothesen nachzugehen. Denn erfolgreich prognostizieren und therapieren lässt sich nur, wenn man den wirklichen Ursachen und Motiven für die dissexuellen Handlungen dicht auf der Spur ist.

Auch bei Herbeiziehung eines Sachverständigen muss das Gericht aber davon ausgehen, dass empirisch überprüfte, deliktspezifische Prognosekriterien über die weitere Entwicklung von Sexualstraftätern, die der eigenständigen gerichtlichen Urteilsbildung die gewünschte Sicherheit verleihen könnten, weitgehend fehlen. Die bisher erarbeiteten Kriterien vermögen nicht mehr, aber auch nicht weniger, als auf empirischer Grundlage wenigstens **Wahrscheinlichkeitsspielräume** zu eröffnen, was hinsichtlich der konkreten Konsequenzen für die Betroffenen sicherlich angemessener ist als lediglich intuitiv ein „gutes" oder „schlechtes" Gefühl zu Rate zu ziehen. Ein praktischer Nutzen wäre auch dann schon erzielt, wenn die Verantwortlichen für **Einzelfallentscheidungen** an Faktoren der Persönlichkeitsstruktur und -entwicklung erinnert werden, die empirisch-wissenschaftlich gewonnen worden sind, jedoch leicht übersehen werden können. Von großer Bedeutung ist darüber hinaus der „soziale Empfangsraum" (s. Nedopil 1996), in den sich ein Täter nach der Aburteilung oder nach der Entlassung aus der Freiheitsstrafe hineinbegibt – für Sexualstraftäter insbesondere auch die soziosexuellen Entfaltungsmöglichkeiten.

> Die im Rahmen der Sexualanamnese gewonnenen Erkenntnisse spielen prognostisch eine große Rolle, weil sie Entwicklungspotenzial und Vulnerabilität des Betroffenen verdeutlichen – aber auch Hinweise über das sexuelle Selbstbild, die Problemwahrnehmung und die Veränderungsbereitschaft einschließen.

Davon strikt zu trennen ist stets die **Realisierbarkeit geäußerter Veränderungswünsche**: Ein Angeklagter wird (auch mit Leidensdruck) nicht darauf hoffen können, sein pädophile Haupt- oder Nebenströmung durch Vernunft, Einsicht oder gute Vorsätze je „abstellen" zu können, so eingängig diese Vorstellung auch sein mag. Für viele Paraphilien und Delinquenzbereiche fehlen an größeren Stichproben gewonnene **Daten mit langen Nachuntersuchungszeiträumen**, die über das weitere Lebensschicksal der Täter bzw. die biographische Relevanz der dissexuellen Verhaltensbereitschaften Aufschluss geben könnten; wichtig wäre ferner, dass sich diese Daten auch auf eine **Differenzialtypologie innerhalb der Deliktgruppe** beziehen lassen und entsprechend Angaben zur Rückfälligkeit getrennt für verschiedene typologische Beschreibungen aufgeführt werden können. Empirische Arbeiten über „die Pädophilen" oder „die aggressiven Sexualstraftäter" sind zu undifferenziert und schränken dadurch den prognostischen Wert erheblich ein. Wenn sich derartige Prädiktoren auf datengestützte Metaanalysen berufen, sind auch diese zurückhaltend zu bewerten (s. Quinsey 1984; Furby et al. 1989; Grubin 1997; Hanson & Bussiere 1996).

Nicht nur für forensische Fragen, etwa prognostische Überlegungen im Rahmen von Schuldfähigkeitsbegutachtungen, sondern auch für die Abwägung verschiedener therapeutischer Optionen (s. 9.8) bedarf es eines **Orientierungsrahmens** über die weitere Entwicklung von Betroffenen mit dissexuellen Verhaltensbereitschaften – nicht zuletzt im Hinblick auf die vielen nicht-strafverfolgten Patienten, die im klinischen Alltag um Rat und Hilfe bitten.

Vor diesem Hintergrund sollen in den folgenden Abschnitten empirische Daten einer retro-

spektiven Lebenslängsschnittanalyse von Sexualstraftätern dargestellt werden, die zwischen
1945 und 1981 am Institut für Rechtsmedizin
bzw. der Sexualmedizinischen Forschungs- und
Beratungsstelle der Universität Kiel begutachtet
wurden. Diese Studie ragt im internationalen
Schrifttum methodisch deshalb heraus, weil sie
sich neben den Institutsakten und Strafregister-
auszügen im Wesentlichen auf **Ergebnisse per-**

sönlicher Nachuntersuchungen von insgesamt
302 Tätern stützt, wobei zudem auch die nicht
strafverfolgten sexuellen Übergriffe in einer Ka-
tamnesezeit von mindestens 10 und durchschnittlich mehr als 25 Jahren einbezogen sind
(s. Abb. 9-4). Sowohl die katamnestischen als
auch die prognostischen Daten beziehen sich
auf eine Differenzialtypologie der jeweiligen
Deliktgruppe (Beier 1995; 1998).

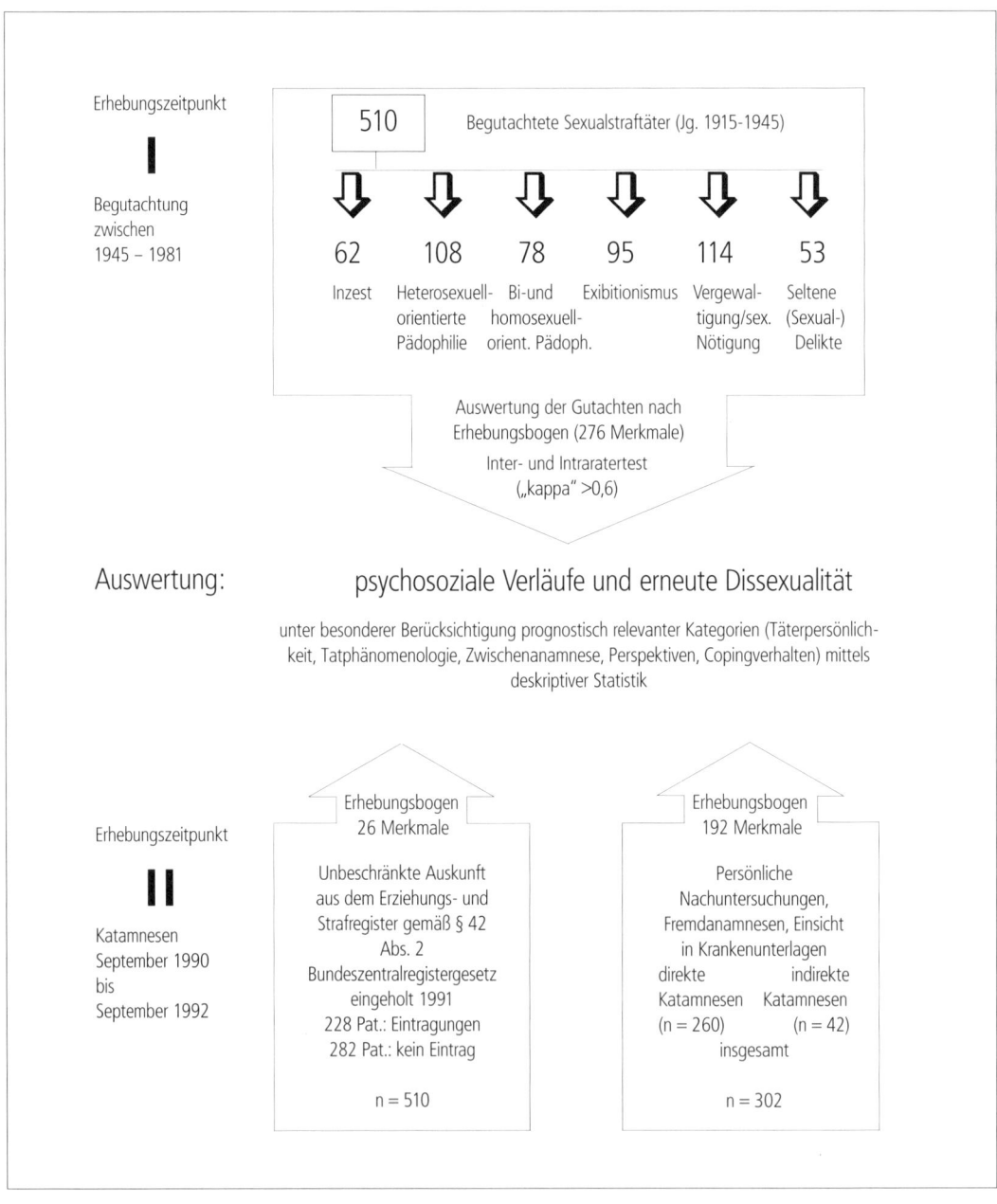

Abb. 9-4 Methodischer Aufbau der katamnestischen Studie von Beier (1995)

9.6.1 Vergewaltigung/Sexuelle Nötigung

Von den sexuellen Aggressionstätern sind als Untergruppe mit besonderem Rückfallrisiko die **dissozialen Täter** anzusehen (s. Kap. 9.3.1): Sowohl vor der Begutachtung als auch im Nachuntersuchungszeitraum zeigten sie bei geringer Lern- und Leistungsmotivation eine unstete Lebensführung und ein Muster wenig stabiler partnerschaftlicher Beziehungen. In ca. 75% der Fälle kommt es auch lange Zeit nach der Begutachtung noch zu erneuten sexuellen Übergriffen, so dass hier eine biographisch überdauernde dissexuelle Verhaltensbereitschaft angenommen werden muss.

Eine dissexuelle Episode hingegen liegt bei den **sexuell unerfahrenen Jugendlichen** vor (nicht einer von ihnen war im Katamnesezeitraum mit erneuten dissexuellen Handlungen aufgefallen). Von den **schwachsinnigen Tätern** war im Katamnesezeitraum nur einer (von 7) und von den **symbolisch-agierenden** Tätern keiner erneut auffällig geworden; insbesondere letztere boten aber Hinweise auf eine labilisierbare psychosoziale und soziosexuelle Einbettung, wobei narzisstische (ggfs. auch paraphile) Persönlichkeitsanteile sowie sexuelle Dysfunktionen eine Rolle gespielt haben könnten.

Die weitere soziale Entwicklung verläuft nur bei den jugendlichen Tätern durchgehend günstig, am schlechtesten bei den dissozialen und leider auch bei den schwachsinnigen Tätern. Hierzu passt, dass die zum Tatzeitpunkt ausnahmslos nicht partnerschaftlich gebundenen Jugendlichen alle eine Beziehung aufbauen konnten, während dies der Mehrzahl der schwachsinnigen Täter nicht gelang. Geht man von der Kontaktstörung als einem hervorragenden Merkmal dissozialer Persönlichkeiten aus, dann ist überraschend, dass immerhin fast die Hälfte der dissozialen Täter eine längere Beziehung eingegangen waren.

9.6.2 Sexueller Missbrauch von Kindern

Die biographische Relevanz der dissexuellen Verhaltensbereitschaft ist bei den „genuinen" Pädophilen, also **Tätern mit pädophiler Haupt- oder Nebenströmung** (s. 9.3.2), überdauernd (in den einzelnen Untergruppen, z.B. differenziert nach der sexuellen Orientierung, war die Hälfte bis mehr als drei Viertel dieser Täter erneut dissexuell auffällig), während sie für die **sexuell unerfahrenen Jugendlichen** und auch für die **stark intelligenzgeminderten (schwachsinnigen) Täter** als episodenhaft bzw. lebensphasisch angesehen werden kann: Bei nur einem Zehntel bis maximal einem Viertel dieser Täter waren erneute Fälle dissexuellen Verhaltens im Katamnesezeitraum aufgetreten. Schwer einschätzbar aber bleiben **dissoziale Persönlichkeiten**, die sexuelle Übergriffe auf Kinder begangen hatten und in etwa einem Drittel der Fälle wieder dissexuell auffielen. Hinsichtlich der soziosexuellen Entwicklung im Katamnesezeitraum wurde deutlich, dass die **sexuell unerfahrenen Jugendlichen** nur zur Hälfte (heterosexuell orientierte Täter) oder in drei Viertel der Fälle (bi- und homosexuell orientierte Täter) eine partnerschaftliche Beziehung aufbauen konnten. Zwar haben sie innerhalb der verschiedenen tätertypologischen Zuordnungen bei sexuellem Kindesmissbrauch neben den Tätern mit pädophiler Nebenströmung diesbezüglich noch die günstigste Entwicklung aufzuweisen, aber sie unterscheiden sich deutlich von den Jugendlichen, die wegen des Indexdelikts „Vergewaltigung/sexuelle Nötigung" begutachtet worden waren.

9.6.3 Inzest

Bei den Inzesttätern wurde eine im Katamnesezeitraum weiterhin bestehende Dissexualität und eine ungünstige soziale Entwicklung für die Hälfte der Täter festgestellt, bei denen eine pädophile Motivation bestand (s. 9.3.3). Der „klassische" Inzesttäter hingegen, bei dem es vor dem Hintergrund spezifischer innerfamiliärer Beziehungsmuster zu einem langjährigen Missbrauch des Opfers kommt, ist meist nur auf diese Phase begrenzt dissexuell: nur bei 2 von 19 nachuntersuchten **Konstellationstätern** war im Katamnesezeitraum ein erneutes dissexuelles Verhalten (keine erneuten Inzesthandlungen) feststellbar gewesen. Von besonderer Bedeutung ist in diesem Zusammenhang, dass die meisten Konstellationstäter (13 von 19), v.a. im Vergleich zu den **pädophil-motivierten** Tätern signifikant häufiger noch mit der Partnerin (ggfs. sogar mit dem/n Opfer/n) familiär zusammenlebten, mit der sie auch zur Tatzeit verbunden waren. Nur 3 Konstellationstäter und 1 Promisker, aber 4 (von 8) pädophil-motivierten Tätern hatten keine partnerschaftliche Beziehung im Katamnesezeitraum aufbauen können.

9.6.4 Exhibitionismus

Für Exhibitionisten, die prinzipiell als langjährige Rückfalltäter anzusehen sind, legen die Ergebnisse ebenfalls eine unterschiedliche prognostische Beurteilung nach dem Tätertyp (s. 9.3.4) nahe: Bei den zum Zeitpunkt des Indexdelikts sozial gut und unauffällig integrierten Tätern (**typische** Exhibitionisten) und bei den damit weitgehend vergleichbaren, sich aber vor Kindern zeigenden (**pädophil-orientierten**) Exhibitionisten ist die Dissexualität weitgehend auf eine mittlere Lebensphase (ca. vom 25. bis 45. Lbj. – Partnersuchphase) beschränkt geblieben. Fälle erneuter (einschlägiger) Dissexualität im Katamnesezeitraum fanden sich überwiegend in den ersten 5 Jahren nach der Begutachtung. Bei den sozial randständigen und z.T. desintegrierten (darum: **atypischen**) Exhibitionisten muss hingegen eher von einer biographisch überdauernden dissexuellen Verhaltensbereitschaft ausgegangen werden: Zwei Drittel dieser Täter sind erneut dissexuell auffällig. Weiterhin fiel auf, dass die typischen Exhibitionisten sowohl im Vergleich zu den atypischen Tätern als auch im Vergleich zu den sich vor Kindern zeigenden Exhibitionisten häufiger in der ehemaligen Beziehung lebten oder eine neue Partnerin gefunden hatten.

9.7 Forensisch-sexualmedizinische Begutachtung

Ein vom Gericht oder von der Staatsanwaltschaft beauftragter Sachverständiger ist strafprozessual ein herausgehobenes (persönliches) Beweismittel wie Zeuge, Dokument oder Augenschein. Der (Vorsitzende) Richter vermittelt ihm Art und Umfang des Gutachtenauftrags und leitet ihn in seiner Tätigkeit an (§78 StPO). Der Sachverständige soll sein spezifisches Fachwissen – etwa zur Persönlichkeit, Diagnose und Einschätzung der Widerstandsfähigkeit des Täters gegenüber Tatimpulsen sowie zur Prognose und Therapie – für alle am Prozess Beteiligten verständlich und plausibel darlegen und dabei ebenso selbstbescheiden wie konsequent vom Primat der juristischen Begriffe (Schuldfähigkeit, Gefährlichkeit) und von der alleinigen normativen Wertungskompetenz des Gerichtes ausgehen. Die fachliche Bewertung durch den Sachverständigen ist der juristischen immer nachgeordnet. Das soll ihn nicht daran hindern – ggf. nach Präzisierung des Gutachtenauftra-

ges – alle ihm zukommenden Ermessensspielräume nach Erfahrung und fachlicher Einschätzung auszufüllen. Er darf auch auf rechtliche Hinweise über Ausschöpfung und Grenzen seiner Erkenntnisquellen vertrauen und ggf. auf die Fürsorgepflicht des Vorsitzenden, wie sie heute gegenüber Zeugen und Opfern üblich ist.

9.7.1 Position des Sachverständigen

Auf dem juristisch-medizinischen Kooperations- und Konfliktfeld der strafrechtlichen Schuldfähigkeit treffen die Denkweisen und Handlungsziele zweier Fakultäten aufeinander, wie sie unterschiedlicher kaum gedacht werden können (pointiert: Aufgabe des Arztes ist es zu heilen, Aufgabe des Juristen Bedenken zu haben). Die medizinisch-psychologischen Sachverständigen müssen als „Geschäftsgrundlage" zunächst voll anerkennen, dass ihnen lediglich (oder immerhin) die Rolle eines Beraters/Helfers oder **Gehilfen des Gerichtes**, keineswegs aber die Rolle eines „Richters in Weiß" – auch nicht die eines affirmativen „Reserveengels der Jurisprudenz" (Robert Musil) – zugewiesen ist.

Der **juristische Primat** gilt nicht nur für seine prozessuale Stellung im Strafverfahren; der Sachverständige ist kein Prozessbeteiligter mit Antrags- oder Beschwerderechten, sondern Beweismittel wie Augenschein, Dokument oder Zeuge, bestenfalls ein gewichtiger oder auch (z.B. im Maßregelrecht) obligatorischer Teilnehmer am Strafprozess. Er ist auf die **Fürsorge des Gerichtsvorsitzenden** angewiesen, falls er einmal von Staatsanwaltschaft oder Verteidigung unfair instrumentalisiert werden sollte. Seine Position und Mitwirkung hängt in erster Linie von seiner fachlichen Kompetenz und seinem adäquaten Auftreten vor Gericht ab. Speziell der Sachverständige für Sexualdelinquenz sollte in dem bekannten Dreieck „Täter – Opfer – strafende Gesellschaft" seine eigene – idealiter äquidistante – Position eigenkritisch reflektiert haben. Zusätzlich bedarf es persönlicher Souveränität und „innerer Haltung", also Standfestigkeit gegenüber den eigenen Grundsätzen und den spezifischen Maximen seiner Profession.

Eine effektive Mitwirkung des Sachverständigen an der nach den Prozessregeln begrenzten Wahrheitssuche und dem juristischen Bemühen um Rechtsfrieden und Rechtssicherheit setzt ein Eingehen auf die gegenseitigen Erwartungsvorstellungen, Rollen und Interessendifferenzen aller am Strafprozess Beteiligten voraus: Der Angeklagte wird einem öffentlichen Schuldvorwurf ausgesetzt; er muss sich einer Konfrontation mit seinen u.U. emotionsgeladenen Opfern stellen. Er ist prozessual berechtigt und kann sich – etwa im Interesse seiner Familie – auch verpflichtet fühlen, seine Verteidigung so effektiv wie gerade noch zulässig einzurichten, bis hin zur (straffreien) Lüge. Da der Sachverständige im Allgemeinen den Angeklagten und seine speziellen Konflikte so gut kennengelernt hat wie kein anderer im Gerichtssaal, verbietet es kein „Knigge für Gutachter", auf die Anklagebank zuzugehen und ihn sowie auch die anderen Anwesenden (per Handschlag) zu begrüßen.

In der argumentativen Auseinandersetzung muss der Sachverständige den Aussagewert, aber auch die durch Methodik und Wissen vorgegebenen Grenzen seiner Ausführungen für die richterliche **Beweiswürdigung** kennen. In der Hauptverhandlung soll nicht der unauflösbare Streit um die Willensfreiheit (für die es keinen seinswissenschaftlichen Parameter gibt) diskutiert, sondern als allgemeine Grundlage akzeptiert werden, dass die alltagspsychologische und auch strafrechtsdogmatische Entscheidungsfreiheit des Normadressaten unseres Strafgesetzbuches ein gesellschaftlich und strafpädagogisch notwendiges Postulat ist, das sich allerdings einer Beweisbarkeit entzieht.

Die Maxime „in dubio pro reo" gilt nur für Tat- und Beweisfragen und sollte bei Rechtsfragen (z.B. zur Schuldfähigkeit) vom Sachverständigen als nicht beantwortbar und letzlich nicht in seine Zuständigkeit fallend zurückgewiesen werden (z.B. bei der Frage: „Können Sie bei dem Angeklagten entgegen Ihrer eben dargelegten Auffassung mit völliger Sicherheit ausschließen, dass nicht doch die Schuldfähigkeit erheblich vermindert gewesen ist"). Ein Sachverständiger **haftet** nur, wenn er mindestens grob fahrlässig durch Verschleierung methodischer Mängel das Gericht zu Fehleinschätzungen des „Beweismittels Gutachten" veranlasst. Stellt er etwa im schriftlichen Gutachten eigene Fehler fest, soll er sie in der Hauptverhandlung offenlegen und Vorschläge zur Abhilfe machen. Das Gericht muss die **Dignität eines Gutachtens** nach Form und Inhalt als Beweismittel würdigen, sich entsprechend zu eigen machen und dann auch verantworten.

Das komplexe medizinisch-psychologische Menschenbild deckt sich nur partiell mit dem der Juristen, die mehr von einem vernunftgeleiteten Handeln des Menschen ausgehen. Wie der Strafrechtler Jakobs (1983) pointiert formuliert,

taucht für den Strafjuristen der Angeklagte frühestens mit der Tatvorbereitung oder mit Versuchshandlungen und eigentlich erst als Erfüller von Tatbestandsmerkmalen auf. Diese (tatzeit-) punktuelle Fokussierung ist eine unsichere Basis für prognostische Erwägungen, während sich für den Sachverständigen das Bild des Täters anhand der am Lebenslängsschnitt orientierten Erhebung einer ausführlichen Vorgeschichte ergibt. Er darf – anders als das Gericht – dazu auch im Strafregister getilgte Straftaten heranziehen.

9.7.2 Strafrechtsdogmatische Konstruktion der §§ 20, 21 StGB

Alle psychiatrischen und psychologischen Schulen, sowohl die gnostischen als auch die agnostischen, stimmen mit den Normwissenschaften darin überein, dass bei der letztlich zwar juristischen Prüfung der strafrechtlichen Verantwortlichkeit die **vier psychischen Eingangsmerkmale** die eigentliche Domäne der Sachverständigen aus den Psychofächern sind. 1955 veröffentlichte der erste Strafsenat des Bundesgerichtshofs (BGH St 14, 30ff) ein Urteil, das letztlich als eine wichtige Vorentscheidung für die Neufassung der damals noch so genannten „Zurechnungsfähigkeit" angesehen werden kann: Danach kommen „alle Störungen der Verstandestätigkeit sowie des Willens-, Gefühls- oder Trieblebens" für eine De- oder Exkulpierung in Frage, soweit ihr „Träger einer naturwidrigen geschlechtlichen Triebhaftigkeit" dieser nicht ausreichend widerstehen kann. Diese weitgehende Loslösung vom rein somatischen Krankheitsbegriff wurde in den 1974 neugefassten §§ 20/21 zwar etwas zurückgenommen, unstrittig aber gilt gerade für die forensisch-sexualmedizinisch so wichtigen „Triebstörungen", dass es sich dabei um quantitativ „abnorme" Ausprägungen normaler psychischer Persönlichkeitseigenschaften handelt. So kommt es entscheidend auf die **Quantifizierung der „Schwere"** an, die aber für jeden Gutachter und auch für den letztlich normativ entscheidenden Richter erheblichen subjektiven Spielraum zulässt.

Der nicht gerade glücklich gewählte Terminus der **„schweren anderen seelischen Abartigkeit"**, den im Gerichtssaal vor dem Angeklagten anzuwenden schon ein gewisses Unbehagen hervorruft, sollte besser durch den Begriff einer „krankheitsgleichwertigen seelischen Abweichung" ersetzt werden. Die Vorherrschaft der juristischen Begriffe prägt auch die inhaltliche Konkretisierung der eben nur vermeintlich psychiatrischen Diagnosen, selbst wenn deren Kennzeichnung anhand der internationalen Klassifikationssysteme erfolgt. Denn dort wird der schon unbestimmte Krankheitsbegriff weitestgehend durch den noch ungenaueren der Störung (disorder) ersetzt.

Sind schon die medizinischen bzw. psychiatrischen Bezeichnungen in den internationalen Klassifikationen Kompromisse und noch ohne die wünschenswerte Begriffsschärfe, so bedarf die Übertragung auf das juristische Bezugssystem eines fachkompenten Interpreten, der die traditionsbedingten Unschärfen kennt und die sonst nahezu unvermeidlichen Missverständnisse in foro auflösen kann.

Der Gesetzgeber nennt in den §§ 20, 21 StGB vier Besonderheiten der Persönlichkeit, die zu einer Einschränkung oder Aufhebung der Schuldfähigkeit führen können:
1. eine krankhafte seelische Störung
2. eine tiefgreifende Bewusstseinsstörung
3. Schwachsinn
4. eine schwere andere seelische Abartigkeit.

Sie werden auch als **Eingangsmerkmale** bezeichnet, weil **nur** bei ihrem Vorhandensein die Prüfung in der zweiten Stufe, dem sog. **„normativen Stockwerk"**, erfolgen darf.

Unter die **„krankhafte seelische Störung"** werden alle somatisch-bedingten Störungen der Geistestätigkeit subsumiert wie Psychosen, Intoxikationen, neurologische Gehirnerkrankungen, aber auch alle Intelligenzminderungen, soweit sie als Symptome einer Hirnerkrankung anzusehen sind.

Unter die **„tiefgreifende Bewusstseinsstörung"** fallen keineswegs Unbesonnenheiten oder situative Verwirrungen, sondern in erster Linie hochgradige Affektzustände sowie auch die in seltenen Fällen als zwang-dranghaft beschriebenen Wahrnehmungs- und Reaktionsstörungen bei einigen Exhibitionisten (s. Fallbeispiel im Abschn. 9.7.3).

Mit **„Schwachsinn"** sind nicht die „landläufige Dummheit" oder eine Minderbegabung gemeint, sondern ein **erhebliches Intelligenzdefizit** vom Mindestrang einer Debilität. Gerade weil der Intelligenzquotient relativ leicht zu quantifizieren ist, dürfen nicht etwa mangelhafte Schulleistungen zugrunde gelegt werden, die auch durch emotionale Störungen bedingt sein können.

Unter dem vierten Eingangsmerkmal, der **„schweren anderen seelischen Abartigkeit"**, werden seit 1974 die Persönlichkeitstörungen, Neurosen und sexuellen Deviationen erfasst. Detailfragen sollen der speziellen Subsumierung bei Sexualdelinquenten vorbehalten bleiben (s. 9.7.3).

Im „normativen Stockwerk" (das nur geprüft werden darf, wenn die Persönlichkeitsauffälligkeiten unter eines der vier Eingangsmerkmale fallen) muss sich der Sachverständige mit der **„Einsicht in das Unrecht"** (Einsichtsfähigkeit) und der **„Fähigkeit, nach dieser Einsicht zu handeln" (Steuerungsfähigkeit)** befassen. Die praktische Ausfüllung dieser Begriffe ist keineswegs unproblematisch. Zu beachten ist, dass sich die Fähigkeit zur Unrechtseinsicht auf die Zeit des Entschlusses zur Tat bezieht, weshalb die diesbezügliche Frage im schriftlichen Gutachten nicht beantwortet werden kann, wenn der Angeklagte die Tat bestreitet (s. 9.7.5).

Unrechtseinsicht zur Tatzeit ist auch vorhanden, wenn der Täter durch das intendierte Tatgeschehen völlig absorbiert war und an das Unrecht „einfach nicht gedacht" hat. Entscheidend ist die **generelle Fähigkeit**, die aus der tatsächlichen Verwirklichung meist unschwer abgelesen werden kann (wenn etwa der modus operandi **Verheimlichungskomponenten** enthält). Nur eine völlige Unbefangenheit spräche für eine aufgehobene Einsichtsfähigkeit (analog dem sog. „Verbotsirrtum", für den außerhalb der Schuldfähigkeitsbeurteilung im § 17 StGB eine generelle Regelung vorgesehen ist). Wenn überhaupt eine Einschränkung der Einsichtsfähigkeit in Frage kommt, dann erscheint dies bei einigen Pädophilen diskussionswürdig, denn ihre in einschlägigen Selbsthilfegruppen propagierte Auffassung, nicht sie als „wahre Kinderfreunde" würden den Kindern schaden, sondern die strafende Gesellschaft – indem ihnen das Recht auf Erfüllung auch präpubertärer sexueller Wünsche abgesprochen wird –, kann zu einer paranoid anmutenden Fehlverarbeitung der Unrechtseinsicht führen (wobei aber im forensischen Sinne eine erhebliche Einschränkung der Unrechtseinsicht nicht gegeben ist). Die pädophilen Wiederholungstäter kennen die tief verankerte Überzeugung nicht nur der Mütter, sondern auch der Mehrheit der Rechtsgemeinschaft, die pädosexuelle Kontakte strikt missbilligt und als abstraktes Gefährdungsdelikt (d.h. auch ohne nachweisbare, aber prinzipiell stets mögliche Schädigung des Kindes) unter Strafe stellt.

Die Rechtsprechung in der Nachkriegszeit hat auch als Reaktion auf die justizielle Deformierung zwischen 1933 und 1945 das Schuldstrafrecht und die Tatschuld betont und damit einen ausgesprochen indeterministischen Standpunkt eingenommen. Denn Vorwerfbarkeit, trotz vorhandener Einsicht Unrechtes getan zu haben, setzt Willensfreiheit voraus, für die es zumindest keinen seinswissenschaftlich praktikablen Parameter gibt. Seit dem Marburger Manifest (1882) des bedeutenden Strafrechtslehrers Franz von Liszt steht in der Rechtstheorie neben dem Schuldstrafrecht das Konzept der sozialen Verteidigung, welches im November 1933 als **Maßregelrecht** eingeführt wurde und seither die für das deutsche Strafrecht charakteristische Zweispurigkeit (Schuldstrafrecht neben Maßregelrecht) mit sich brachte.

Der in letzter Zeit hervorgehobene **Opferschutzgedanke** führt zur Betonung einiger strafrechtlicher Maßregeln (insbesondere § 66 StGB, die Sicherungsverwahrung), und zwar vom Prinzip her meist radikaler als in dem Ruf „Therapie statt Strafe" während der Reformdebatten um 1970. Die damals im § 65 StGB vorgesehenen sozialtherapeutischen Anstalten mussten nach einigen Jahren still zu Grabe getragen werden, einmal mangels einer auch für das Vollzugspersonal praktikablen Konzeption, dann aber auch wegen der sich abzeichnenden – und für die damals noch reiche Bundesrepublik zu hohen – finanziellen Belastungen. Es ist deshalb kein Zufall, dass gerade für die als besonders gefährlich geltenden Sexualdelinquenten (entsprechend dem Titel des seit 1998 gültigen Gesetzes *Zur Bekämpfung von Sexualdelikten und anderen gefährlichen Straftaten*) einerseits drastisch verlängerte Strafen verhängt werden und auch für das Jahr 2003 eine obligatorische Neuauflage der sozialtherapeutischen Anstalten vorgesehen ist.

Angesichts dieser strafpolitischen Umwälzungen steht der forensische Sexualmediziner vor der speziellen Aufgabe, soweit wie möglich sich in die aktuelle Situation und in die Biographie des zu begutachteten Sexualstraftäters einzufühlen, bei der Diagnose auch dessen personale Würde zu achten und bei der Prognose den Schutz der potenziellen Opfer – meist Frauen und Kinder – besonders zu beachten.

9.7.3 Besonderheiten der Befunderhebung

Ob der sexualmedizinische Sachverständige nun von einem limitierten Indeterminismus ausgeht, eine Abweichung von der postulierten seelischen Durchschnittsnorm zugrundelegt oder aber von dem „strukturell sozialen" Krankheitsbegriff nach Rasch (1986) als pragmatischer Leitlinie am meisten überzeugt ist, stets muss er die damit verknüpften Entscheidungen vor seinem eigenen Gewissen verantworten und kann diese an keine andere Instanz delegieren. Er muss sich also zugleich den individuellen Problemen des von ihm begutachteten Sexualdelinquenten öffnen und in seiner ärzlichen Einschätzung samt Konsequenzen einen Weg beschreiten, den er vor sich selbst sowie vor der strafenden und vor Schaden zu bewahrenden Gesellschaft verantworten kann. In Anlehnung an BGH 14, 30 (s. 9.7.2) sollte er dem Gericht erläutern, ob und weshalb dieser Angeklagte seinen (ggf. paraphilen) Antrieben eben nicht ausreichend widerstehen konnte (die damalige Formulierung des BGH von der „naturwidrigen geschlechtlichen Triebhaftigkeit" ist ebenso anachronistisch wie der damalige Straftatbestand des § 175 StGB). Selbst wenn z.B. ein Pädophiler bei der Kontaktaufnahme mit dem späteren Opfer parallele Werbungsmuster wie bei erlaubten (altersentsprechenden) Beziehungen eingesetzt hat, liegt gerade für die forensisch-sexualmedizinische Beurteilung der entscheidende Unterschied darin, dass für den Pädophilen jeglicher libidinöser Wunsch unter dem innerpsychischen Damoklesschwert des Strafrechts stehen könnte (und bei einer pädophilen Hauptströmung auch steht). Für die auch dann noch geforderte Gesetzestreue sind alternative Befriedigungsmöglichkeiten aufzuzeigen und zu erörtern, damit das Gericht normativ die Widerstandskräfte des Angeklagten abwägen und beurteilen kann. Dies gilt zwar insbesondere für pädophile Straftäter, kann aber auch für die Beurteilung von Exhibitionisten zutreffen, wenn diese sich im Zustand einer spezifischen Zwang-Dranghaftigkeit befinden, die auch durch Zeugenaussagen bestätigt wird.

Fallbeispiel

Ein schon mehrmals angezeigter Exhibitionist (37 Jahre alt, kinderlos verheiratet) lief eine belebte Hauptstraße entlang, indem er sein entblößtes halberigiertes Genitale nur mit einer Aktentasche verdeckte und anfangs selektiv vor entgegenkommenden Frauen freilegte; nach einigen 100 Metern geriet er in einen wie abwesend wirkenden, sensorisch völlig eingeengten Ausnahmezustand, in dem er nur noch dem Drang zu exhibieren nachgab, ohne Reaktion auf die empörten Passanten. Er bemerkte nicht einmal den längere Zeit neben ihm herfahrenden Polizeiwagen und musste schließlich durch Anrufen und Schütteln wieder in die Realität zurückgerufen werden; sicherlich ein Sonderfall. Die Zubilligung einer situativen Schuldunfähigkeit (§20 StGB) konnte durch die Schilderung der Ehefrau gestützt werden, die sich eines Tages dazu durchrang, das seltene und eigenartig ritualisierte Sexualleben – ihr Mann schloss sich stets vorher im Badezimmer ein und vollführte dort ausgedehnte Waschungen besonders am Unterleib – dadurch zu normalisieren, dass sie durch ihr sexuelles Entgegenkommen die Initiativhemmung ihres Mannes bei der Anbahnung des ehelichen Koitus überwinden wollte. Sie kaufte sich teure Reizwäsche und erwartete ihren Mann in lasziver Pose, als er das Schlafzimmer betrat. Die für sie verblüffende Wirkung bestand darin, dass er in einen ähnlichen Ausnahmezustand geriet wie bei der Tatbegehung, indem er sie an den Schultern anfasste und sein halb erigiertes Glied rhythmisch gegen ihren Körper schlug, bis er nach einer 3/4 Stunde (auf ungläubiges Nachfragen des Gutachters „sogar mindestens 45 Minuten"!) völlig erschöpft und wie geistig abwesend mit schweißiger Haut aufs Bett sank.

Wie die Kasuistik deutlich macht, zählt es zu den Besonderheiten der forensischen Sexualmedizin, dass in die Untersuchung – wo immer möglich – der Partner mit einbezogen wird. Sexualität ist auf Zweisamkeit und Wir-Bildung angelegt, was die Überwindung der sonstigen Individualbeziehung zwischen Arzt und Patient in der sexualmedizinischen Diagnostik und Therapie erforderlich macht und in der forensisch-sexualmedizinischen Begutachtungssituation zumindest angestrebt werden sollte. Jede frühere und besonders die aktuelle Partnerin ist eine ergiebige Erkenntnisquelle für die Sexualproblematik und kann subjektive Einseitigkeiten eines Sexualstraftäters zurechtrücken.

Für die – immer anzustrebende – Exploration der aktuellen und einer früheren Partnerin im Rahmen von forensischen Begutachtungen ist eine strafprozessuale Absicherung dieser erweiterten Befunderhebung unumgänglich (s. § 80 StPO). Der Sachverständige sollte vorab dem Vorsitzenden Richter darlegen, welche Erkenntnisse er von dieser geplanten Einbeziehung erwartet, damit die Prozessbeteiligten darüber befinden können, ob oder gegebenenfalls auf welche andere Weise die erhoffte Auskunft der Zeugin zu erlangen ist. Ohne Einverständnis des zu begutachtenden Sexualstraftäters (schriftlich) und des Gerichts (dem die Einbeziehung aller anderen Prozessbeteiligten obliegen würde) muss mit Vorwürfen der Befangenheit und Ablehnung gerechnet werden, weil der Sachverständige damit in die Beweisermittlung eingreift und gegen den Wortlaut des § 80 StPO verstoßen würde.

Zunächst sind für die Begutachtung wichtige Anknüpfungspunkte durch das sorgfältige **Aktenstudium** zu erhalten, wobei für den forensischen Sexualmediziner meist andere Details über motivationale Zusammenhänge oder sexualpathologische Auffälligkeiten des Täters relevant sind als für Gutachter, die diese Paardimension nicht in gleicher Weise im Blick haben.

Der weitestgehende Aufschluss ist jedoch stets durch die sorgfältige **Sexualanamnese** zu erhalten, welche bis zu 80% zur diagnostischen Einschätzung beiträgt. Es bedarf allerdings eines ausreichenden Zeitrahmens für das gegenseitige Kennenlernen und einer empathischen Aufgeschlossenheit auch gegenüber den libidinösen Besonderheiten von Tätern mit sexuellen Verhaltensabweichungen. Dies setzt beim Gutachter ein besonders hohes Maß an **kritischer (und selbstkritischer)** Auseinandersetzung mit der menschlichen Geschlechtlichkeit und ihrem außerordentlichen Variationenreichtum voraus. Schließlich sind auch **empirische Kenntnisse** über erwartbare sexuelle Erlebens- und Verhaltensanteile erforderlich, um angemessene Einschätzungen und Zuordnungen vornehmen zu können.

Es zeugt von reflektierter Standortbestimmung, wenn der Gutachter seine eigene sexuell-erotische Unbefangenheit selbstkritisch prüft und gegebenenfalls **subjektive Sensibilitäten** gegenüber speziellen Paraphilien nicht verdrängt, zumal jede Befangenheit des Gutachters vom Gegenüber registriert wird. Dazu gehört auch dessen Dialogfähigkeit mit adäquater Terminologie. Der forensische Sexualmediziner muss szenenspezifische Vulgärausdrücke kennen und aussprechen können, auch wenn dies nicht auf seinen **persönlichen Sprachstil** in der Exploration und erst recht nicht im Gutachten abfärben darf.

Völlig unzulänglich ist es, sich mit Blockade- und/oder **Verschleierungstaktiken** des Gutachtenpatienten zufrieden zu geben. Mit Antworten, die auf ein „völlig normales Sexualleben" hinauslaufen, kann sich nur der abfinden, der sie hören möchte, weil eine weitere Vertiefung der Thematik dann scheinbar nicht mehr erforderlich ist. Ähnliches gilt für die Verneinung von Vorgestalten der Tat oder aber **selbstgestrickte Erklärungsansätze**, mit denen der Täter nahelegen will, er habe durch eigene „Einsicht" sein Sexualproblem bereits gelöst.

Von spezifisch sexualdiagnostischer Bedeutung ist es, sich einen Überblick zu verschaffen über die prozentuale Verteilung der sexuellen Stimuli
▷ bei der Selbstbefriedigung,
▷ bei soziosexuellen Aktivitäten in aktuellen oder früheren
▷ gelegentlichen oder stabilen
▷ normophilen oder paraphilen Kontakten jeweils für das letzte Jahr und für die Zeit ab dem 20. Lebensjahr.

Eine solche Häufigkeitsverteilung liefert der Patient nicht von selbst, sondern nur auf gezieltes Nachfragen, und grundsätzlich gilt: Alles, wonach man nicht fragt, wird auch nicht berichtet, was bedeutet, dass alle wichtigen paraphilen Muster systematisch exploriert werden müssen.

Die minimal zu fordernde Informationsmenge aus der forensisch-sexualmedizinischen Begutachtung umfasst Angaben

1. zur primär-familiären Situation (Einstellung zur Sexualität, Umgang mit Nacktheit)
2. zur sexuellen Aufklärung (durch Eltern, Schule oder Peergroup etc.)
3. zu den wichtigsten Parametern der somato- und psychosexuellen Entwicklung:
▷ Alter bei Beginn der Schambehaarung, beim ersten Samenerguss, der ersten Selbstbefriedigung, dem ersten Geschlechtsverkehr, der ersten partnerschaftlichen Beziehung etc.
▷ Alter des Partners/der Partnerin – beim ersten Geschlechtsverkehr, bei der ersten partnerschaftlichen Beziehung etc.
▷ ggf. erlittene gewaltlose und/oder gewaltsame sexuelle Übergriffe und deren Häufigkeit
▷ die sexuelle Orientierung der Begleitphantasien bei der Selbstbefriedigung
▷ das Alter des jüngsten Phantasiepartners bei der Selbstbefriedigung
▷ paraphile Phantasieinhalte

Hinsichtlich der soziosexuellen Entwicklung ist von Interesse,

▷ mit wievielen Personen der Gutachtenpatient koitale Beziehungen eingegangen ist
▷ wie lange diese Beziehungen gedauert haben und auf wessen Initiative sie beendet wurden
▷ ob eine Koitusbeziehung zum Tatzeitpunkt bestand und
▷ deren Qualität auf personaler und auf sexueller Ebene.

Von Bedeutung sind ferner Informationen

▷ über die sexuellen Praktiken des Tatgeschehens (z.B. oral-aktiv oder oral-passiv, genito-genital etc.)
▷ ob und gegebenenfalls mit welcher körperlichen, psychischen oder instrumentellen Gewaltanwendung die Tat erzwungen wurde
▷ Alter und Verhalten der Opfer

▷ ob Parallelität mit früheren sexuellen Übergriffe in Motivation und Tatphänomenologie besteht,
▷ frühere oder aktuelle sexuelle Funktionsstörungen (der Appetenz, Erregung und des Orgasmus).

Alle diese Angaben sind in operationalisierter Form verschlüsselbar im Dokumentationsmodul für Sexualstraftäter von Beier et al. (2000), welches Teil des Forensisch-psychiatrischen Dokumentationssystems (FPDS) ist (s. Nedopil et al. 1988, 1996, 2000).

Zu einem vollständigen Untersuchungsablauf gehört auch die **körperliche Basisuntersuchung** mit Erhebung des internistischen und neurologischen Status und des **Genitalbefunds**. Dass darüber hinaus die grundsätzlichen Regeln sexualmedizinischer Diagnostik gelten (z.B. spezielle Medikamenten- und Suchtmittelanamnese) soll hier nur der Vollständigkeit halber erwähnt werden (s. Kap. 3). **Zusatzuntersuchungen** werden bei forensischen Begutachtungen grundsätzlich nicht nach den klinischen Bedürfnissen des Gutachters bestellt, sondern nur dann, wenn die Ergebnisse eine bessere Beantwortung der im Gutachtenauftrag gestellten Fragen ermöglichten. Aus forensisch-sexualmedizinischer Sicht kann dies insbesondere Laboruntersuchung (Hormonbestimmung), Elektroenzephalogramm, kraniale Computertomographie sowie auch Kernspintomographie oder Positronen-Emmissionstomographie umfassen, im speziellen auch besondere Untersuchungsverfahren zur Diagnostik einer erektilen Impotenz.

9.7.4 Schuldfähigkeit und Gefährlichkeitsprognose

Die Gesamtheit der erhobenen Erkenntnisse muss unter forensisch-sexualmedizinischen Aspekten analysiert und ihr Aussagewert in den strafrechtlich entscheidenden Bereichen (Eingangsmerkmale, Unrechtseinsicht, Steuerungsfähigkeit und Wiederholungsgefahr) interpretiert werden. Dabei bietet sich folgender Orientierungsrahmen an:

1. Prüfung, ob Tatverhalten **normo- oder paraphil**: Da die Sexualität des Menschen nicht von Vernunft oder Verstand, sondern in nicht unerheblichem Maße von animalischen Kräften abhängt, besagt unbesonnenes, situativ unverständliches, irrationales Tatverhalten nichts darüber, ob dieses normo- oder paraphil ist.

2. Ausmaß der **quantitativ/qualitativen Abweichung** des Sexualverhaltens:

Nur bei sehr auffälligen bis bizarren Abweichungen von der heutigen breiten Durchschnittsnorm (im Sinne einer Dissexualität mit einer Verletzung kollektiv erwartbarer Vorstellungen oder von Partner/Opferinteressen) ist Krankheitswertigkeit zu diskutieren.

3. Erstellung einer klinischen Diagnose, möglichst operationalisiert (heute meist nach ICD-10/DSM-IV): Bei diagnostischer Einordnung ist konkret zu präzisieren, ob ein Anhalt für **Stabilität oder Progredienz** besteht.

Während in den Punkten 1 bis 3 die Anwendung medizinischer/psychowissenschaftlicher Denkweisen im Vordergrund steht, ist in den nachfolgenden Punkten die Dominanz der strafrechtlichen Begriffe (§§ 20/21, 63, 64, 66 StGB) zu beachten.

4. **Subsumtion** unter die vier Eingangsmerkmale: Für Sexualstraftäter kommt ggf. die „schwere andere seelische Abartigkeit", ganz selten eine „tiefgreifende Bewusstseinsstörung" in Frage.

5. Auswirkung der Subsumtion (unter 4.) im normativen Stockwerk (Unrechtseinsicht, Steuerungsfähigkeit)?

a) **Unrechtseinsicht** ergibt sich oft aus verheimlichenden Tatumständen und Schweigegebot bzw. -drohungen.

b) Opportunistische Ersatzhandlungen oder zusätzlicher sinnlicher, möglicherweise auch orgastischer „Kick", hedonistischer Reizhunger bei ansonsten unproblematischer Sexualität und Partnerschaft indizieren **keine Einschränkung der Steuerungsfähigkeit**.

c) Dagegen muss bei chronisch-defizitären Vollzügen aufgrund von sexuellen Dysfunktionen mit drohendem Partnerverlust, weiterhin bei pädophiler Nebenströmung in Krisen oder starken Versuchungssituationen eine erheblich **verminderte Steuerungsfähigkeit** ernsthaft erörtert und ggf. grenzwertig interpretiert werden.

d) Bei länger anhaltender triebdynamischer Ausweglosigkeit (pädophile Hauptströmung, okkupierender Fetischismus, Tatdurchführung auch in sozial stark kontrollierter Situation, archaisch-destruktiver Ablauf) ist eine grenzwertige **Aufhebung der willentlichen Steuerungsfähigkeit** zu erörtern.

6. Sexualmedizinische Voraussetzungen für die richterliche Zuerkennung des § 21 StGB (Dekulpierung) oder des § 20 StGB (Exkulpierung): Fachliche Kriterien und eigene Grenzen der Erkenntnis- und Einfühlungsmöglichkeiten sind im Gutachten zu erörtern und als **Sachverständigenempfehlung** dem Gericht zu dessen Entscheidungsfindung anzubieten.

Die nachfolgenden Punkte betreffen prognostische Erwägungen mit unterschiedlicher Kompetenzverteilung zwischen Sachverständigem und Gericht.

7. Erörterung der **Wiederholungswahrscheinlichkeit** als Folge einer habituellen Deviation: Da das Gericht nur an der individuellen Prognose des Angeklagten interessiert ist, muss auf deren prinzielle Unsicherheit hingewiesen werden. Der Sachverständige kann sich aber auf empirisch gewonnene Prognosedaten stützen (s. 9.6), die sich auf Tätergruppen beziehen, für die folgende Erfahrungssätze gelten:

a) bei Exhibitionisten zwischen 20 und 45 Jahren ohne Paartherapie

b) bei Tätern mit pädophiler Haupt- oder Nebenströmung (insbesondere bei gleichzeitig bestehender Persönlichkeitsstörung und/oder Dissozialität)

c) bei überwertig okkupierten Fetischisten mit erschwerter Partnerakzeptanz

d) bei anderen Paraphilien mit progredientem Verlauf treten **häufiger dissexuelle Rückfälle** auf, wobei grundsätzlich hinzuzufügen ist, dass einschlägige Rezidive umso seltener vorkommen, je personaler und partnerschaftlich akzeptabler die Paraphilie ist.

8. Gesamtwürdigung von Tat und Täter zur Gefährdung der Öffentlichkeit durch Aussagen über **weiteren Verlauf**: Die Gefährlichkeitsbeurteilung ist normative Bewertungsdomäne. Mangels empirisch gesicherter Kriterien können vom Sachverständigen lediglich Mutmaßungen über eine abnehmende, gleichbleibende oder sich verstärkende Gefährdungsintensität (Progredienz) ausgesprochen werden.

9. Unterbringung in einem **psychiatrischen Krankenhaus**: Wenn Punkte 4-7 bejaht werden (d.h. einschließlich eindeutiger Dekulpierung nach § 21 StGB), wird die Unterbringung nach § 63 StGB vom Gericht angeordnet (zeitlich unbegrenzt; jährliche Überprüfungen vorgeschrieben), deren Vollzug aber ausgesetzt werden kann; dies entscheidet sich nach den regionalen Therapiemöglichkeiten unter Einbeziehung des Sicherungsgedankens, sodass auch von der gesetzlich vorgeschriebenen Reihenfolge der Sanktionen (Maßregelvollzug vor Regelvollzug) abgewichen werden kann.

10. Unterbringung in der **Sicherungsverwah-**

rung: Wenn nur Punkt 7 bejaht wird und bestimmte frühere Verurteilungen vorliegen, kann nach § 66 StGB die Sicherungsverwahrung verhängt werden (die u.U. zeitlich unbegrenzt, im Regelfall auf maximal 10 Jahre limitiert ist). Wegen der jüngst reduzierten Voraussetzungen zur Verhängung der Sicherungsverwahrung nach § 66 StGB entscheidet über die Alternative der Unterbringung in einer psychiatrischen Anstalt nach § 63 StGB letztlich die positive Feststellung der Voraussetzungen des § 21 StGB. Durch den forcierten Opferschutzgedanken ist es zu einem Anstieg der Verhängung von Sicherungsverwahrung gekommen (s. Nedopil 1999). Mit anderen Worten: Zeitgeistbedingt „landen" Täter, gegen die früher eine Unterbringung nach § 63 StGB verhängt wurde, heute eher in der Sicherungsverwahrung, was noch einmal die Relativität der gutachterlichen Kriterien für die Zuerkennung der Voraussetzungen der §§ 20/21 StGB demonstriert.

11. Erörterung der **Effektivität von Sozio- und/oder Psychotherapie sowie medikamentös/operativer Desexualisierung**: Die Minderung der dissexuellen Rückfälligkeit durch Sozio-, Sexual- oder Psychotherapie, die ab dem Jahre 2003 auch dem Verurteilten (nicht aber einem Psychotherapeuten) auferlegt werden kann, ist noch nicht umfassend geklärt, da Vergleiche von behandelten Straftätern mit unbehandelten weder quantitativ noch unter Berücksichtigung ausreichend langer Katamnesezeiten vorliegen. Demgegenüber verdichten sich die Hinweise, dass deliktspezifisch etwa 15-25% der Täter von den angebotenen, sonst hilfreichen therapeutischen (inkl. medikamentösen) Interventionen (s. 9.8) aus vielfältigen Gründen nicht im Sinne einer Rückfallfreiheit profitieren können.

12. Unterbringung in einer **Entziehungsanstalt**: Die Unterbringung nach § 64 StGB wegen eines „Hanges" zu übermäßigem Konsum von psychotropen Drogen (der im psychischen Zusammenhang mit den begangenen und zu erwartenden Taten stehen muss) ist auch ohne Zuerkennung des § 21 StGB, aber mit ärztlich attestierter Erfolgsaussicht anzuwenden. Zu bedenken ist, dass insbesondere bei alkoholkranken sexuellen Aggressionstätern eine evtl. gebotene Sicherung in Entziehungsanstalten wegen der stark therapeutischen Ausrichtung nicht gewährleistet werden kann.

> Aus forensisch-sexualmedizinischer Sicht ergeben sich für den Sachverständigen folgende Aussagen zur strafrechtlichen Verantwortlichkeit:
>
> ▷ eindeutig im Normbereich
> ▷ grenzwertig zur Dekulpierung
> ▷ eindeutig Dekulpierung (§21 StGB)
> ▷ grenzwertig zur Exkulpierung
> ▷ eindeutig Exkulpierung (§20 StGB)
>
> Die im Einzelfall bedeutsame Unterscheidung zwischen konkret gegebener und lediglich nicht-ausschließbarer De- oder Exkulpierung (bei Nicht-Ausschließbarkeit fakultative Strafminderung bzw. Straflosigkeit ohne Verhängung von Maßregeln) muss vom Gutachter plausibel begründet werden, fällt aber in die richterliche Kompetenz, weil das Sachverständigengutachten als Beweismittel der richterlichen Beweiswürdigung unterliegt.

9.7.5 Begutachtung bei nicht voll geständigen Angeklagten

Vielleicht wegen der allgemeinen Tabuierung von Sexualität – „überführte Triebtäter" rangieren nicht nur im Strafvollzug an unterster Stelle – machen überproportional viele Sexualdelinquenten von ihrem offiziösen (und erst jüngst vom Bundesgerichtshof wieder betonten) Recht Gebrauch, im Strafprozess außer bei den Angaben zur Person zu **schweigen**, zu **verschleiern** oder meist mehr bis minder ausgiebig zu **leugnen**.

Bei dem Beispiel des sexuellen Aggressionstäters reicht die Skala von strafrechtlich irrelevanten Abschwächungen („zum Schluss hat sie ihre Unterwäsche selbst ausgezogen") über die in der Praxis häufigste Behauptung eines einverständlichen Verkehrs oder eines Kontakts ohne Koitus bis hin zur Ablehnung einer Untersuchung zum Tatvorwurf oder noch weitergehend zur Person und Biographie (manchmal mit der Variante, nur vor einem Gutachter der eigenen Wahl Rede und Antwort zu stehen; s. dazu unten: „Der präsente Sachverständige").

Was früher als vielfältige Vorteile versprechende Verteidigung galt, kann sich heute und besonders ab 2003 bei Einreichung eines Halb- oder Zweidrittel-Strafengesuchs als Bumerang erweisen; denn ohne zugegebene Dissexualität kann kein sinnvolles Therapiebündnis geschlossen werden, und ohne Therapie muss jede über zweijährige Freiheitsstrafe zentral (d.h. vollständig) verbüßt werden.

Bei der Begutachtung eines nicht vollgeständigen Angeklagten muss der Sachverständige die herangezogenen und auch die notgedrungen nicht ausgeschöpften Erkenntnisquellen seines

Gutachtens dem Gericht schriftlich und nochmals mündlich nach Ende der Beweisaufnahme darlegen, damit dieses sich auf den evtl. **eingeschränkten Wert des „Beweismittels Gutachten"** einstellen kann. Der Sachverständige sollte bei problematischer Kooperation des Angeklagten dies entsprechend kennzeichnen, etwa indem er seine Ausführungen nicht als „fachwissenschaftliches Gutachten", sondern als „gutachterliche Stellungnahme" oder „fachliche Expertise" deklariert. Auch lückenhafte, sogar nur aus den Akten oder den Eindrücken während der Hauptverhandlung gewonnene Expertisen können für das Gericht hilfreich sein.

Das schriftliche Gutachten vor der Hauptverhandlung muss allerdings die Einlassungen des leugnenden Angeklagten zu den Tatvorwürfen zugrundelegen. Ihm sollten ggf. Widersprüche und wahrscheinliche prozessuale Folgen mitgeteilt werden mit dem Rat zu einer offenen Konsultation mit seinem Verteidiger. Der Gutachter sollte dafür gewappnet sein, dass das Gericht nach der Beweisaufnahme **konkrete Vorgaben für Alternativen des Tatgeschehens** präzisiert, auf die der Sachverständige dann eingehen muss.

Der präsente Sachverständige

Nach den §§ 220 und 245 StPO kann der Angeklagte die gerichtliche Vernehmung eines Zeugen erzwingen, den der (Vorsitzende) Richter als „Herr der Beweisaufnahme" nicht für beweiserheblich ansieht. Das gilt prinzipiell und analog auch für einen präsenten, also im Gerichtssaal anwesenden und dem Gericht präsentierten Sachverständigen, allerdings mit einigen Einschränkungen bzw. Vorbedingungen:

Die Ladung muss über den Verteidiger erfolgen, der im Namen seines Mandanten einen Vorschuss in erwartbarer Höhe der Sachverständigenentschädigung einzahlt (evtl. ist eine Abtretungserklärung empfehlenswert, damit der Sachverständige bei Freispruch und den Vorschuss übersteigenden Kosten einen direkten Anspruch bei der Gerichtskasse geltend machen kann).

Da der Vorsitzende diesen „präsenten Sachverständigen" nicht für erforderlich gehalten hat, ist er im Allgemeinen nicht gesonnen und kann auch nicht prozessual gezwungen werden, diesen bei seiner beabsichtigten Tätigkeit zu unterstützen, wenn zu befürchten ist, dass er die Tätigkeit des bestellten Sachverständigen stören

könnte. So hat etwa der präsente Sachverständige **keinen Anspruch auf Besuchs- und Untersuchungserlaubnis** in einer JVA oder auf richterliche Zustimmung für Drittbefragungen. Denn wenn für den bestellten Sachverständigen eine eigene Beweisermittlung – etwa durch unkonsentierte Befragung bisher nicht hinzugezogener Intimpartner – unzulässig ist, dann sicher auch für einen präsenten.

Falls letzterer anstrebt, als **weiterer** Sachverständiger vom Gericht bestellt zu werden, könnte er versuchen,

▹ die Sachkunde des ersten Gutachters in Zweifel zu ziehen oder
▹ Widersprüche im Gutachten aufzuzeigen.

Derartigen Tendenzen wird aber das Gericht die bekannte und prinzipiell kaum vermeidbare Beurteilungsvarianz psychowissenschaftlicher Gutachten entgegenhalten können, so dass andere Auffassungen nicht gleichbedeutend sind mit fehlerhaften Gutachten oder mit Inkompetenz des Gutachters. Es kann durchaus ein Verfahren beim ärztlichen Berufsgericht wegen Verunglimpfung von Kollegen einbringen, wenn etwa Worte und Abwertungen des noch nicht etablierten Sachverständigen vom Verteidiger zur Begründung eines Beweisantrages vorgebracht werden.

Als letztes Argument wird mitunter vorgebracht, der vom Angeklagten gewählte Sachverständige verfüge über **überlegene Forschungsmittel**, weil der Angeklagte sich nur dem Sachverständigen seiner Wahl in der Exploration eröffnen wolle. Hier hat der 1. Strafsenat des BGH im Februar 1998 unmissverständlich die rechtliche Auffassung vertreten: Zu den Forschungsmitteln im Sinne des § 244, Abs. 4.2 StPO gehört **nicht** die Exploration durch den psychowissenschaftlichen Sachverständigen. Daraus folgert der BGH: Lässt sich ein Angeklagter vom gerichtlichen Sachverständigen nicht untersuchen, muss er in Kauf nehmen, überhaupt nicht untersucht bzw. nach einer entsprechend reduzierten fachlichen Expertise abgeurteilt zu werden.

Erscheint letztlich aber der präsente Sachverständige als „persönliches Beweismittel", so kann das Gericht ihn wie einen sachverständigen Zeugen behandeln; er hat im Gegensatz zum bestellten Sachverständigen, der bis zum Ende der Beweisaufnahme Prozessbeteiligter ist, **kein unbegrenztes Anwesenheitsrecht** und insbesondere **kein ergänzendes Fragerecht**, sondern kann sich nur über den Verteidiger einbringen. Üblich ist lediglich, dass der Vorsitzende ihn zu gegebener Zeit bittet, schriftlich oder meist mündlich seine Meinung über Beweisthematik und Methodik vorzutragen. Erst nach einer positiven Prüfung, dass diese Ausführungen mutmaßlich zur weiteren Wahrheitsfindung beitragen, den Prozess nicht unverhältnismäßig verzögern – nach BGH St 6,289ff ist ein Sachverständiger nur präsent, wenn er unmittelbar sein Gutachten vortragen kann – und die angekündigten Beweiserkenntnisse nicht als bereits erwiesen oder widerlegt angesehen bzw. als wahr unterstellt werden, kann das Gericht ihn zum Sachverständigen ernennen und sein Gutachten anhören. Erst dann hat er alle Rechte und Pflichten wie ein bestellter Sachverständiger.

Das Recht des Angeklagten, einen präsenten Zeugen und Sachverständigen dem Gericht anzubieten, darf **nicht als Selbstladerecht** des Sachverständigen umgedeutet werden; die strafprozessuale Aschenputtel-Position des präsenten Sachverständigen eignet sich schwerlich als effektives Mittel zur Qualitätsverbesserung der psychowissenschaftlichen Gutachten. Im Strafprozess muss das Gericht in erster Linie ein gerechtes Urteil anstreben und dabei auch auf Rechtssicherheit, Rechtsgleichheit und Rechtsfrieden achten, zu dem vielleicht auch der Frieden unter den viel zu wenigen Gutachtern gehört.

9.7.6 Begutachtung bei Jugendlichen und Heranwachsenden

Hier betreffen die Fragen an den Sachverständigen die für Jugendliche bzw. Heranwachsende spezifische Verantwortungsreife (§§ 3 u. 105 JGG), die Schuldfähigkeit (§§ 20, 21 StGB), ggf. die Unterbringung in einem psychiatrischen Krankenhaus (§63 StGB), aber implizit auch immer die Prognose und – viel stärker als bei Erwachsenen – die Behandlung der zugrundeliegenden Störung. Die Untersuchung wird daher die lebensgeschichtliche Entwicklung genauso erfassen müssen wie mögliche konstitutionelle (Intelligenzminderung) oder konstellative Bedingungen (Alkohol, Drogen), die zu den dissexuellen Handlungen geführt haben könnten. Dabei sind allerdings **entwicklungsphasische Besonderheiten** unbedingt zu beachten, die letztlich auch Auswirkungen auf die Prognose (s. 9.6) bzw. auf die Behandlung (s. 9.8) haben werden. Im Jugendalter muss die sich

ausbildende körperlich-sexuelle Reife einschließlich der neu hinzugekommenen Funktionen der Genitalorgane (Samenerguss, Orgasmus) auch psychisch integriert werden. Daher kommt der sozialen Vernetzung der Jugendlichen in dieser Lebensphase und ihren Möglichkeiten zur **Kommunikation über Sexualität** innerfamiliär (Geschwister, Eltern) und außerfamiliär (Schule, Gleichaltrigengruppe) eine herausgehobene Bedeutung zu, weil sonst ein „sexuelles Weltbild" konstruiert werden könnte, das eine Vielzahl von **Fehlvorstellungen** enthält. Hierzu zählen nicht nur nach wie vor in unserer Gesellschaft lebendige **Mythen über Männlichkeit**, sondern auch Fehlverarbeitungen eigener Körpererfahrung einschließlich der Entwicklung von Angst- und Schuldgefühlen bei der Erkundung des eigenen Körpers und der Selbstherbeiführung sexueller Erregung bis zum Orgasmus. Der verhängnisvolle Einfluss der jedem Jugendlichen zugänglichen brutalen Aggressivität und paraphil-pornographischen Werbung im Fernsehen (bzw. zunehmend im Internet) ist zwar sexualpädagogisch plausibel, aber kaum exakt nachweisbar, weil dieser Vorrang von Kommerz gegenüber dem Kindeswohl erst nach zwei oder drei Jahrzehnten widerspruchslos manifest wird.

Bei den Explorationen dissexueller Jugendlicher muss die Rekonstruktion der bisherigen psychosexuellen Entwicklung besonders differenziert erfolgen, damit im Gutachten Aufschluss gegeben werden kann über
- ▶ die **konkreten sexuellen Erfahrungen** vom Beginn der Kindheit (Umgang mit Nacktheit in der Primärfamilie, präpubertäre Sexualerfahrungen) bis hin zur psychischen Verarbeitung der körperlichen Sexualentwicklung in den verschiedenen Stadien der Pubertät (Präadoleszenz, frühe und späte Adoleszenz)
- ▶ die dabei bestehenden **sozialen Bindungssysteme** (bester Freund, gleichzeitige und/oder gegenseitige Onanie etc.)
- ▶ den **Bestand an Wissen** über sexuelle Aktivitäten, Fortpflanzung und Kontrazeption sowie Partnerschaft
- ▶ die ersten **sozio-sexuellen Erfahrungen** (und ihre Reihenfolge) über Kuss- und Pettingfreundinnen (aktives, passives, Brust-, Genitalpetting) und die dabei entstandenen Phantasiewelten.

Viele sexuelle Übergriffe Jugendlicher lassen sich dann als verfehlte psychische Verarbeitung von „normalen" körperlichen Entwicklungsvorgängen während der altersgerecht eingetretenen Pubertät verstehen und sind noch im Rahmen einer **adoleszenten Reifungskrise** erklärbar. Das rechtfertigt sogar eine eigene typologische Beschreibung bei den Deliktgruppen „Vergewaltigung/Sexuelle Nötigung" und „Sexueller Missbrauch von Kindern" (s. 9.3). Es handelt sich dann aber nicht um einen dauerhaften Zustand, sondern um eine entwicklungsphasisch auftretende Störung. Die alternative Betrachtungsweise, welche die dissexuellen Handlungen als Ergebnis einer statischen und **fixierten Struktur** (etwa im Sinne einer pädophilen Bedürfnisstruktur) betrachtet, wäre besonders **kritisch** zu prüfen und ggf. die **Manifestation im frühen Erwachsenenalter abzuwarten**. Aus forensisch-sexualmedizinischer Sicht bedeutsam sind dabei strukturelle Abweichungen in der sexuellen Präferenz oder der sexuellen Praktik wie bei der Pädophilie oder dem sexuellen Sadismus bzw. auch früh auftretende Störungen des Sozialverhaltens, die befürchten lassen, dass die sexuellen Übergriffe Teil einer sich ausbildenden Dissozialität sind (vor diesem Hintergrund verdienen die hyperkinetischen Störungen als mögliche Vulnerabilitätsfaktoren besondere Beachtung, obschon empirisch gesicherte Daten über die Koinzidenz mit dissexuellen Verhaltensbereitschaften derzeit noch fehlen; s. Vaih-Koch & Bosinski 1999). Sowohl die Störungen der sexuellen Präferenz als auch dissoziale Entwicklungsverläufe wären ggf. unter der „schweren anderen seelischen Abartigkeit" nach § 21 StGB subsumierbar, während eine starke Intelligenzminderung das Eingangsmerkmal des „Schwachsinns" rechtfertigen würde. Bei starker Alkoholisierung oder psychischen Veränderungen durch anderweitigen Substanzmissbrauch wäre die Annahme einer akuten „krankhaften seelischen Störung" im Sinne der §§ 20, 21 StGB zu diskutieren.

> In der Regel dürfte die Bejahung eines Eingangsmerkmals nach den §§ 20, 21 StGB bei Jugendlichen und Heranwachsenden – ja sogar bei jungen Erwachsenen – eher den Ausnahmefall darstellen. Ob bereits eine pädophile Haupt- oder Nebenströmung vorliegt oder ob die Dissexualiät Teil einer Dissozialität ist, die bereits ein solches Ausmaß erreicht, dass man von einer (schweren!) antisozialen Persönlichkeitsstörung sprechen kann, wird für die jungen Täter meist erst der Verlauf zeigen können.

Andererseits darf man sich in Einzelfällen auch nicht scheuen – insbesondere beim Aufbrechen

einer sadistisch-perversen Symptombildung bereits im Jugendalter – trotz des immer zu berücksichtigenden Entwicklungsaspekts die **Voraussetzungen der Dekulpierung** (im Sinne des § 21 StGB) sicher zu bejahen und auch zur **Wiederholungsgefahr** eindeutig Stellung zu nehmen. Meist jedoch werden sich Überlegungen zur Einsichts- und Steuerungsfähigkeit zum Zeitpunkt der Tat deshalb erübrigen, weil diese ja bereits daran gekoppelt wären, dass eine der Eingangsvoraussetzungen des § 20 StGB – etwa die „schwere andere seelische Abartigkeit" – sicher vorliegt. Der umgekehrte Fall, dass eine solche Eingangsvoraussetzung angenommen wird, aber Unsicherheit besteht, ob diese tatsächlich zu einer erheblichen Verminderung der Einsichts- oder Steuerungsfähigkeit geführt haben könnte, dürfte noch seltener sein, weil lebensaltersbedingt die Kontrollmechanismen noch nicht so ausgebildet sein können wie in der Phase des Erwachsenenalters.

9.7.7   Frauen

Sowohl bei der „eingebildeten Schwangerschaft", die schon von Aristoteles beschrieben wurde, als auch besonders bei der „negierten" oder **„nicht wahrgenommenen"** Schwangerschaft könnte für forensisch-sexualmedizinische Gutachten weit über die bisherigen Verstehensmodelle hinaus das Konzept der reproversen Symptombildung Bedeutung erlangen (s. 9.10.2). Die reproverse Symptomatik einer „Scheinschwangerschaft" entlädt sich in den relativ seltenen, dann aber aufsehenerregenden Fällen, wenn von geburtshilflichen Abteilungen oder aus kurzfristig unbeaufsichtigten Kinderwagen Kleinkinder oder Neugeborene entführt werden. Ein extrem ungewöhnlicher Fall wurde im Dezember 1998 von der Nachrichtenagentur AP (s. Süddeutsche Zeitung vom 16.12.1998) aus Tuscaloosa/USA berichtet:

Fallbeispiel

Eine 30jährige mit allen Symptomen einer eingebildeten Schwangerschaft hatte sich so sehr bei ihrer Umgebung und insbesondere bei ihrem Verlobten in die Situation einer Schwangeren hineinsuggeriert, dass sie letztlich aus ihrem Dilemma nur den Ausweg sah, ihre 17jährige hochschwangere Freundin zu töten, ihr das Kind aus dem Leib zu schneiden und als eigenes auszugeben.

Wegen des zu vermutenden monatelangen **biopsychosozialen Ausnahmezustandes** lässt sich bei solchen „Scheinschwangerschaftsverläufen" mitunter schwer entscheiden, was psychodynamische Vorgeschichte ist und ab wann der Tatentschluss gefasst wurde.

Eine ähnliche Problematik liegt auch bei der – allerdings weit häufigeren – „nicht wahrgenommenen" Schwangerschaft vor, die jährlich in Deutschland zu etwa dreißig Fällen von (polizeilich bekannt gewordenen) Tötungen unter der Geburt führt.

Nachdem der **§ 217 StGB** – nicht zuletzt auf feministische Initiative, die diesen frauenspezifischen Tatbestand mit dem besonderen Privileg durch Nichtehelichkeit als anachronistisch empfand – **ersatzlos gestrichen** worden ist, entfällt die explizite Privilegierung bei dem psychosomatisch völlig unerklärlichen Phänomen einer bis zur Geburt nicht wahrgenommenen Schwangerschaft, das auch bei verheirateten Frauen mit mehreren unauffälligen Schwangerschaften und normalen Geburten in der Vorschichte vorkommen kann. Von 1998 an muss geprüft werden, ob ein **minderschwerer Fall des Totschlags (§ 213 StGB)** vorliegt, wofür der peripartale Überforderungszustand bei einer überraschenden Sturzgeburt Anknüpfungspunkte liefern dürfte. Unglücklicherweise fällt der Fortfall der bisherigen Privilegierung mit einer gleichzeitigen Verdopplung der Mindeststrafe von 6 auf 12 Monate nach § 213 StGB zusammen, sodass deutlich häufiger drastisch verlängerte Freiheitsstrafen verhängt werden. Die tiefliegende Hintergrundsproblematik einer reproversen Symptombildung ist möglicherweise analog zu den Perversionen des Mannes einzuordnen (s. 9.10.2). Um diese Störung der weiblichen Reproduktion aus den prä- und auch postnatalen Verläufen besser verstehen zu können, um weiterhin aber auch die perinatale Mortalität zu senken und insbesondere postnatale Beziehungsstörungen zwischen Mutter und Kind (mit dem Ausweg einer überstürzten Freigabe zur Adoption) zu reduzieren, sollten Geburtsmediziner, Juristen und die Öffentlichkeit sich mit diesem Thema näher vertraut machen.

Die **juristische Problematik** liegt bei diesen monatelangen biopsychosozialen Ausnahmesituationen mit einer Diskrepanz zwischen Biologie und Erleben in der zeitlichen Konkretisierung des Tatentschlusses. Aus der Vorstellung einer Verdrängung bzw. eines ambivalenten Schwebezustands mit **Entschlusspassivität** entwickelte Gerchow (1954) ein auf den Beginn der Schwangerschaft vorverlegtes **psychosoziales Tatgeschehen**. Die differenzierenden Untersuchungsergebnisse von Wille & Beier, insbesondere die klinische Repräsentativstudie zur Epidemiologie von Wessel (s. 9.10.3) erlauben jetzt wieder dem Sachverständigen die Empfehlung, den **Beginn der wahrgenommenen bzw. erkannten Schwangerschaft als Tatzeitentschluss** anzusehen. Für die forensische Beurteilung ist mit dem Konzept der reproversen Symptombildung ein psychodynamisches Erklärungsmodell gegeben, das z.B. bei einer „negierten Schwangerschaft" die Anwendung einer verminderten Schuldfähigkeit nach § 21 StGB (unter dem Eingangsmerkmal der „schweren anderen seelischen Abartigkeit") plausibel machen könnte.

9.8 Therapie bei Dissexualität

Grundsätzlich gilt, dass die Behandlung sexueller Störungen vom Therapeuten ein besonders hohes Maß an kritischer (und selbstkritischer) Auseinandersetzung mit der menschlichen Geschlechtlichkeit und den Möglichkeiten erfolgversprechender therapeutischer Interventionen verlangt. Hierfür sind nicht nur **theoretische Kenntnisse**, sondern auch **praktische Fertigkeiten** erforderlich, die sich über **spezielle Ausbildungen** erwerben lassen und Elemente umfassen, die sich in keinem anderen Fort- oder Weiterbildungsangebot finden (themenzentrierte Selbsterfahrung; Supervision sexualmedizinischer Diagnostik und Behandlung; s. Kap. 1.2). Hinzu kommen die Besonderheiten (z.B. der Übertragungs-Gegenübertragungsproblematik) in der Behandlung von Menschen mit sexuellen Verhaltensabweichungen (insbesondere Sexualstraftätern), die schnell dazu führen können, dass anfangs gutwillige und engagierte Therapeuten nach ersten Enttäuschungen und Frustrationen nicht mehr bereit sind, diese Patienten in Therapie zu übernehmen.

Von großer Wichtigkeit ist es schließlich, auch zusätzliche Möglichkeiten der somatischen Therapie in die Überlegungen mit einzubeziehen. Diese sind leider bei nicht wenigen Behandlern negativ besetzt, was dazu führen kann, dass sie dem Patienten pauschal als ungeeignete Therapieformen geschildert werden und entsprechend Chancen ungenutzt bleiben können. Prinzipiell ist davor zu warnen, eine Ausbildung einzig für die Therapie von Sexualstraftätern zu etablieren. In einer derartigen „Schmalspurausbildung" fehlt der **notwendige Blick auf die Bandbreite menschlichen Sexualverhaltens**, vor dessen Hintergrund erst die Einordnung und entsprechende Therapie gestörter sexueller Verhaltensweisen möglich ist.

Bei der Therapie der Dissexualität (i.e. ein „sich im Sexuellen ausdrückendes Sozialversagen") reicht das Spektrum der Interventionen von sexualpädagogischen Maßnahmen und sexualmedizinischen Interventionen bis hin zur Anwendung psychotherapeutischer Verfahren ggf. in Kombination mit medikamentösen Optionen.

9.8.1 Sexualpädagogischer Schwerpunkt

Steht das Sexualdelikt im Zusammenhang mit einer **adoleszenten Reifungskrise**, dann sind supportive Therapiemaßnahmen sinnvoll, welche eine besondere Gesprächsmöglichkeit für sexuelle Themen bieten und eher **sexualpädagogisch** orientiert sind.

> Gerade sexuell unerfahrenen Jugendlichen, die sich als typologische Beschreibung sowohl bei der Deliktgruppe Vergewaltigung/sexuelle Nötigung als auch beim sexuellen Kindesmissbrauch finden (s. 9.3), aber auch nicht wenigen erwachsenen (keineswegs nur intelligenzgeminderten) Sexualstraftätern aller Deliktgruppen müssen basale Kenntnisse über die Anatomie der Genitalorgane, über den sexuellen Reaktionszyklus bei Mann und Frau sowie über Fortpflanzung und Verhütung vermittelt werden, um Fehlvorstellungen über Sexualität und Partnerschaft zu korrigieren.

Dies setzt Behandler voraus, die nicht nur atmosphärisch den Raum geben können, offen über Sexualität zu sprechen (und damit gleichsam als Modell dienen), sondern dem nach Orientierung suchenden Jugendlichen auch **ein Konzept von Sexualität und Partnerschaft authentisch vermitteln**. Da eine nähere Auseinandersetzung mit dem Thema erst neuerdings in Deutschland im Rahmen spezieller Ausbildungen möglich ist, wird in vielen Fällen eine derartige sexualpädagogische Begleitung nicht angeboten. Dabei liegen hier gute Möglichkeiten vor, um die Selbstsicherheit der Jugendlichen und ihre soziale wie soziosexuelle Kompetenz zu stärken.

9.8.2 Sozial-stützender Schwerpunkt

Ein supportives Vorgehen mit sozial-stützendem Schwerpunkt bietet sich v.a. bei **den stark intelligenzgeminderten (schwachsinnigen) Tätern** an – wobei zusätzlich und zeitlich begrenzt der **Einsatz von Antiandrogenen** (s. 9.8.5) erwogen werden kann –, nicht zuletzt um den meist bestehenden sozialen Bezugsrahmen zu bewahren und einer stets **drohenden Desintegration** vorzubeugen. Der Anteil stark intelligenzgeminderter Täter unter den Sexualdelinquenten liegt zwischen 25 und 30% mit einer gewissen Häufung bei den Deliktgruppen Vergewaltigung/sexuelle Nötigung und sexueller Missbrauch von Kindern. Katamnestischen Daten zufolge ist das sexuelle Fehlverhalten bei ihnen lebensphasisch weitgehend auf die 3. Lebensdekade begrenzt (s. 9.6). Auch bei ihnen ist im übrigen eine Verbindung mit sexualpädagogischen Zielstellungen gegeben (s. 9.8.1).

> Eine wichtige Aufgabe besteht ferner darin, ein möglicherweise gegebenes institutionelles Umfeld (Heime etc.) zu beeinflussen, indem z.B. das Betreuungspersonal durch Vermittlung von Informationen ein adäquates Problembewusstsein entwickelt und auch entängstigt wird.

9.8.3 Psychotherapeutischer Schwerpunkt

Unter den psychotherapeutischen Behandlungsmethoden sind sowohl **die konfliktzentrierten Verfahren** (Psychoanalyse, tiefenpsychologisch fundierte Psychotherapie) als **auch lerntheoretische Verfahren** (Verhaltenstherapie) von Bedeutung, während erlebnisorientierte Verfahren (z.B. Gestaltpsychotherapie) kaum Anwendung finden. Einen gewissen Stellenwert haben noch **Mischformen** wie z.B. die Gesprächstherapie nach Rogers. Eine Übersicht über bisherige Behandlungsergebnisse verhaltenstherapeutischer oder psychoanalytisch orientierter Therapieverfahren zeigt Tab. 9-8a/b, aus der auch die (eher kurzen) Katamnesezeiten hervorgehen. Die im **ambulanten Bereich** angebotenen Therapieverfahren hängen weitaus mehr von der Persönlichkeit und dem Ausbildungsstand des Therapeuten/der Therapeutin als von einer Indikation für das entsprechende Verfahren ab. Dabei gibt es in der allgemeinen Psychotherapie

Tab. 9-8a Behandlungserfahrungen mit Verhaltenstherapie bei Sexualstraftätern. Nach Kockott (1991)

Autoren (Jahr)	Patientengruppe	Behandlungsverfahren	Erfolg	Methode
Evans (1970)	20 Exhibitionisten	Aversionstherapie (aktives Vermeidungslernen)	Abnahme der perversen Masturbationsphantasien (10 Patienten)	keine Veränderung bei den Therapieabbrechern (10 Pat.); signifikant höhere Rückfallhäufigkeit
Abel und Mitarb. (1970)	3 Exhibitionisten 2 Transvestiten 1 Masochist	5 Pat.: Aversionstherapie (Elektroschocks kontingent) 1 Pat.: Aversionstherapie (Elektrosch. inkontingent)	5 Pat.: keine Penisreaktion auf „perverse" Inhalte 1 Pat. (Kontrollpatient): keine Veränderung	physiologische Messungen (Penisumfang)
Callahan und Leitenberg (1973)	2 Exhibitionisten 1 Transvestit 2 Homosexuelle 1 Pädophiler	a) Aversionstherapie b) „ covert sensitization" 3 Pat.: erst a) dann b) 3 Pat.: erst b) dann a)	bei 6 Patienten keine Penisreaktion auf „perverse" Inhalte	Katamnesen (1 1/2 Jahre); verbale und physiologische Messungen
Rooth und Marks (1974)	12 Exhibitionisten (8 ambulant, 4 intramural)	„zyklische Vertauschung" von elektrischer Aversionstherapie, Selbstkontrollverfahren und Entspannungstraining	Günstige Reihenfolge: Aversionstherapie – Selbstkontrolle – Entspannungstraining; 4 Rückfälle (verurteilt)	mehrdimensionale Veränderungsmessung auf der Basis von Selbsteinschätzungen Katamnesen (1 Jahr)
Perkins (1987)	intramural (!): N = 62 32 Pädophile 19 Exhibitionisten 5 Homosexuelle 2 Notzuchttäter 4 Sonstige	„Broad based behavioural" Kontrollgruppe (N = 14)	14 % Rückfalltäter in der Patientengruppe 64 % Rückfalltäter in der Kontrollgruppe	Katamnesen (4 Jahre)

Tab. 9-8b Behandlungserfahrungen mit tiefenpsychologisch fundierter (ambulanter) Therapie bei Sexualstraftätern. Nach Kockott (1991)

Autoren (Jahr)	Patientengruppe	Behandlungsverfahren	Erfolg	Methode
Conn (1949)	N = 23 8 Pädophile (het.) 4 Exhibitionisten 3 Pädophile (hom.) 4 Homosexuelle 1 Brandstifter 3 Briefschreiber und Telefonanrufer	analytische Kurztherapie 1/2 h pro Woche; kombiniert mit hypnotischen Entspannungsübungen	19 erfolgreiche Therapieverläufe (keine Rückfälle bei fortlaufender Sozialkontrolle). Behandlungszeiten: 10 Pat.: 6-12 Monate 4 Pat.: 1-2 Jahre 4 Pat.: 2-3 Jahre 3 Pat.: 3-5 Jahre 2 „Therapieversager" 2 lehnten Therapie ab	Katamnesen (bis zu 8 Jahren)
Bräutigam (1966)	12 Sexualdelinquenten Delikte bei 14 Patienten: 6 Exhibitionismus 5 Pädophilie (hom.) 4 Pädophilie (het.) 2 Notzucht 2 Fetischismus 1 Sodomie 1 Inzest	(2 Pat. wurden abgelehnt) Kontaktpsychotherapie nach Goudsmit: Phase1: Kontaktbehandlung (Vertrauensbeziehung) Phase 2: „Ich-Verstärkung" (Realitätstüchtigkeit) Phase 3: aufdeckend, deutend, konfliktzentriert	7 abgeschlossene Behandlungen: 1 Rückfall 5 nicht abgeschlossene Behandlungen: 1 Rückfall während der Therapie	Katamnesen (1 bis 2 Jahre)
Hackett (1971)	37 Exhibitionisten	analytische Kurztherapie; Behandlungsperiode zwischen 6 Monaten (N = 16) und 14 Jahren 50 Minuten pro Woche	33 ohne Rückfall 4 Rückfälle waren identisch mit Therapieabbrechern	Katamnesen (zwischen 2 und 14 Jahren)

Fortsetzung Tab. 9-8b Behandlungserfahrungen mit tiefenpsychologisch fundierter (ambulanter) Therapie bei Sexualstraftätern. Nach Kockott (1991)

Petri (1980)	N = 20 14 Exhibitionisten 3 Homosexuelle 2 Pat. mit „krankhafter" Masturbation 1 Pat. mit Ejaculatio praecox	analytische Kurztherapie kombiniert mit Antiandrogenbehandlung	6 Pat. „sehr gut" (Symptombeseitigung mit psychischer und/ oder sozialer Umstrukturierung) 5 Pat. „gut" (Symptombeseitigung oder -besserung) 9 Pat. „kein Erfolg" (nur vorübergehende Triebdämpfung; Abbrüche) Rückfallquote 33%	Katamnesen zwischen 1 1/2 und 6 Jahren

Behandlungserfahrungen mit schulenübergreifendem Konzept und kombinierten Techniken

Schorsch et al. (1985)	N = 86 25: Exhibieren vor Frauen 21: Exhibieren vor Kindern 23: Sexuelle Handl. an Kindern 11: Aggressive sexuelle Handlungen an Frauen 6: Sonstige (Fetischismus u. a.)	„offene therapeutische Gestalt": individuell auf der Grundlage eines psychodynamischen Verständnisses der Symptomatik; aus pragmatischen Gründen Einsatz von direktiven Methoden und Techniken der Selbstkontrolle	1/5 gute Bewertung 2/5 mittlere Bewertung 2/5 schlechte Bewertung einschließlich „Therapieabbrechern" (N = 22) Rückfallquote 27%; keine Aussagen über die Beziehung zwischen Therapiebewertung und Rückfälligkeit	mehrdimensionale Veränderungsmessungen auf der Basis von Selbsteinschätzung durch eine Ratergruppe (die Therapeuten) Katamnesen durchschnittlich 2,5 Jahre für 59% der Fälle Leitgesichtspunkte u. a.: - Qualität der therapeutischen Beziehung - Veränderung der devianten Symptomatik - Veränderung von psychischen Symptombildungen und Befindlichkeit - Veränderung im sozialen Bereich

bewährte Indikationskriterien für die Anwendung **konfliktaufdeckender** (psychoanalytischer) und **problemlösungsorientierter** (verhaltenstherapeutischer) Verfahren, die auch für Sexualstraftäter gelten. So bietet sich z.B. bei einem durchschnittlich intelligenten aggressiven Sexualstraftäter ein tiefenpsychologisch fundiertes Psychotherapieverfahren an, wenn die sexuellen Aggressionen Ausdruck einer **neurotischen Erlebensstruktur** sind. Bei schwerer gestörten narzisstischen Persönlichkeiten mit antisozialen Verhaltensanteilen können umschriebene verhaltenstherapeutische Interventionen mitunter sinnvoller sein; es geht dann mehr um Symptomlinderung ohne Strukturveränderung, bestenfalls um eine partielle Strukturveränderung mit Stabilisierung von Abwehrmechanismen, um künftig ein kriminelles Ausagieren von Konflikten zu verhindern.

Gerade bei **Dissozialität** muss allerdings bedacht werden, dass der Leidensdruck durch die vielen negativen sozialen Reaktionen verschüttet sein kann, weshalb ein möglichst flexibles therapeutisches Vorgehen erforderlich ist, das stark auf die soziale Realität der Täter eingeht. Sonst ist ein Arbeitsbündnis nicht herzustellen und damit die Gefahr größer, dass dissexuelle Karrieren weiter chronifizieren und erneut Opfer fordern (s. Rauchfleisch 1994; Beier 1995). Zu der erwähnten Flexibilität gehört – mit den unten genannten Vorbehalten – die **mögliche Applikation von Antiandrogenen**. Auch aus psychotherapeutischer Sicht können sie eine sinnvolle zusätzliche therapeutische Option darstellen, wenn sie **sexuelle Impulse entdynamisieren** helfen und dadurch für den Patienten alternative Strategien der Konfliktbewältigung erst wahrnehmbar werden, somit also **günstigere Voraussetzungen für einen Zuwachs an verhaltenskontrollierenden Ich-Funktionen** geschaffen werden. Für diesen Zuwachs bedarf es dann aber der Psychotherapie, weshalb eine alleinige Gabe von Antiandrogenen obsolet ist (s. z.B. Petri 1980).

Je nach Rahmenbedingungen und Ausbildungsstand verfügbarer Therapeuten sind im **Regelvollzug bzw. im Maßregelvollzug** auch Gruppentherapien sinnvoll, die den Vorteil haben, dass die Teilnehmer von den Erfahrungen der anderen profitieren können. Dass die **Sozialtherapie** des Regelvollzugs und im Maßregelvollzug darüber hinaus die **Milieutherapie** einen wichtigen Einflussfaktor darstellen, soll nur am Rande erwähnt werden, weil die dadurch erreichbare Verbesserung sozialer Fertigkeiten sowie auch interpersonaler Problemlösungsfähigkeit (einschließlich der Zunahme von Eigenkritikfähigkeit und der Entwicklung von Werten) ohne Zweifel wünschenswerte Zielstellungen sind, welche aber nicht nur für Sexualstraftäter gelten.

Sofern jedoch spezielle forensisch-sexualmedizinische Störungsbilder vorliegen, sind darüber hinausgehende, an den konkreten Ressourcen des Patienten orientierte Zielvorgaben unabdingbar. So wird man bei Straftätern mit einer perversen Symptombildung, aber noch weitgehend erhaltener Beziehungsfähigkeit (z.B. bei typischen Exhibitionisten) v.a. durch die Einbeziehung der Partnerin ein effektives psychotherapeutisches Setting etablieren können, während bei Abweichung der sexuellen Präferenz auch zusätzlich medikamentöse Optionen (neben der Psychotherapie!) in Betracht gezogen werden müssen: Eine derartige Abweichung der sexuellen Präferenz ist biographisch überdauernd und kann ein so prominenter Faktor im Erleben sein, dass deren medikamentöse Reduzierung für die psychotherapeutische Arbeit (Aufbau von Verhaltenskontrolle) sinnvoll genutzt werden kann.

Ein ernstes Problem ist allerdings, dass bei der psychotherapeutischen Behandlung von Sexualstraftätern neben den Erschwernissen der Therapiemotivation der Betroffenen oft genug auch noch ungesicherte **Rahmenbedingungen** besonders beachtet werden müssen. So ist der **Schutzraum der Schweigepflicht** häufig gefährdet, weil Dritte (Gericht, Bewährungshilfe etc.) Einblick in den therapeutischen Prozess nehmen möchten und den Therapeuten für ihre prognostischen Einschätzungen benutzen wollen. Praxisrelevante Hinweise zu den Möglichkeiten der **Absicherung** von Rahmenbedingungen forensischer Psychotherapien liegen seit einiger Zeit mit den „Sankelmarker Richtlinien" (s. Beier & Hinrichs 1995; s. 9.9) vor.

9.8.4 Sexualmedizinischer Schwerpunkt

Bei einer überraschend hohen Anzahl von Sexualstraftätern (ca. einem Drittel) liegen sexuelle Funktionsstörungen vor, für deren Diagnostik und Therapie es einer speziellen sexualmedizinischen Kompetenz bedarf (Unterscheidung von primären vs. sekundären, generalisierten vs. situativen Appetenz-, Erregungs- oder Orgasmusstörungen unterschiedlicher Genese), zumal in nicht wenigen Fällen spezielle apparative Untersuchungen erforderlich sein können (s. Kap. 4 und 6).

Es entspricht klinischen Erfahrungen in der forensischen Sexualmedizin, dass bei Sexualstraftätern meist eine große Therapiebereitschaft für die Behandlung der sexuellen Funktionsstörungen besteht und über dieses Symptom ein günstiger Einstieg für die Therapie des eigentlichen Sexualkonflikts gegeben sein kann. Zu den Behandlungstechniken spezieller sexualmedizinischer Interventionen gehört die Einbeziehung der Partnerin für eine anzustrebende Paartherapie.

9.8.5 Somatische Therapieoptionen

Antiandrogene

Eine Rolle spielen – auch im internationalen Schrifttum (s. Bradford 1997) – v.a. die Antiandrogene, LHRH-Analoga und Serotonin-Wiederaufnahmehemmer, während chirurgische Interventionen (z.B. die Kastration) nicht zuletzt aufgrund dieser medikamentösen Optionen ohne nennenswerte praktische Relevanz sind. Die im Rahmen der Sexualanamnese gewonnenen Erkenntnisse spielen prognostisch eine große Rolle, weil sie Entwicklungspotenzial und Vulnerabilität des Betroffenen verdeutlichen – aber auch Hinweise über das sexuelle Selbstbild, die Problemwahrnehmung und die Veränderungsbereitschaft einschließen.

Im deutschsprachigen Raum wird die steroidale Verbindung **Cyproteronacetat** (Handelsname: Androcur) von den verfügbaren Medikamenten bei der Behandlung sexueller Verhaltensabweichungen sicherlich am häufigsten verschrieben. Cyproteronacetat verdrängt das männliche Geschlechtshormon Testosteron von den Rezeptoren in den Zielorganen (periphere Wirkung) und hemmt zugleich die Androgen-Biosynthese aufgrund von Wirkmechanismen im Gehirn (zentrale Wirkung; s. Neumann und Kalmus 1991).

Wie Doppelblindstudien gezeigt haben, kommt es bei **richtiger Dosierung** (hohe Anfangsdosen, um die Rezeptoren zu besetzen; Erhaltungsdosis: 300-600 mg i.m. alle 2 Wochen oder 50-100 mg per os; intramuskuläre Verabreichung ist aufgrund der geringeren Leberbelastung immer vorzuziehen) in den meisten Fällen zu **einem Rückgang von sexueller Appetenz, Erektions- und Orgasmusfähigkeit**, während **Zärtlichkeits- und Zuwendungsbedürfnis** sogar zunehmen. Nur bei wenigen Patienten erzielen – möglicherweise aufgrund androgenunabhängiger Erregungen in den Rezeptorarealen (z.B. nach frühkindlicher Hirnschädigung oder Schädel-Hirn-Trauma; s. Laschet 1990) – auch hohe Dosen von Antiandrogenen kaum Effekte. Als mögliche **Nebenwirkungen** müssen Müdigkeit, Konzentrations- und muskuläre Leistungsabschwächung, Gynäkomastie und Gewichtszunahme genannt werden. Es versteht sich, dass solche Nebenwirkungen v.a. von Patienten hervorgehoben werden, die sich mit diesem Behandlungskonzept nicht einverstanden fühlen. Dies sollte dann erneut Anlass sein, die Indikation sorgfältig zu prüfen. Regelmäßige Kontrollen (alle 2 bis 3 Monate) des Routinelabors, insbesondere der Transaminasen (Leberbelastung!), sind während der Behandlung erforderlich. Die Wirkung von Cyproteronacetat kann durch Alkoholkonsum abgeschwächt, ja aufgehoben werden. In seltenen Fällen kann es zu Thrombosen kommen, die dann zum Absetzen des Medikaments zwingen (s. Übersicht).

Antiandrogene: Cyproteronacetat (Handelsname: Androcur)

Wirkmechanismus:

- Rezeptorblockade in den androgensensiblen Hirnarealen (zentrale antigonadotrope Wirkung)
- Verdrängung des Testosterons von den Rezeptoren in den Zielorganen (periphere Wirkung)

Wirkungen:

Fast immer: Rückgang von sexueller Appetenz, Erektions- und Orgasmusfähigkeit
Nicht selten: Zunahme von Zärtlichkeits- und Zuwendungsbedürfnis
Ganz selten: Androgenunabhängige Erregung in den Rezeptorarealen (z. B. bei Zustand nach frühkindlicher Hirnschädigung oder nach Schädel-Hirn-Trauma), wo auch hohe Dosen von Antiandrogenen kaum Effekte erzielen.

Nebenwirkungen:

Müdigkeit, Konzentrationsschwäche, Gynäkomastie, Gewichtszunahme, Thrombosen

Vor-/Verlaufsuntersuchungen:

Spermiogramm, Leberstatus (während Medikation: Leberstatus alle 2 – 3 Monate)

Dosierung:
300 – 600 mg i.m. alle zwei Wochen oder 50 – 100 mg täglich per os; intramuskuläre Verabreichung ist aufgrund der geringeren Leberbelastung immer vorzuziehen.

Cave:
Aufklärung und schriftliche Einwilligung gut dokumentieren.
Niemals Antiandrogene als einzige therapeutische Maßnahme!
Immer eingebettet in einen Gesamtbehandlungsplan!

Alternativ kommen die (zur Behandlung von Männern mit sexuellen Verhaltensabweichungen in Deutschland bislang noch nicht zugelassenen) **LHRH-Analoga** in Frage, z.B. Triptorelin (Handelsname Decapeptyl), das einmal monatlich intramuskulär verabreicht werden muss. Durch die vielfachen Erfahrungen mit der chemischen Kastration von Männern mit Prostatakarzinom können sie kontolliert und sicher eingesetzt werden. Pharmakologisch kommt es nach anfänglicher Stimulierung der Gonadotropinsekretion zu einem Verlust von LHRH-Rezeptoren an den gonadotropinsynthetisierenden Zellen der Hypophyse; dieses Phänomen wird als „receptor down regulation" bezeichnet. Folgen sind eine verminderte LH-Sekretion und damit verbunden eine **deutliche Reduzierung der testikulären Androgenbiosynthese**. Nach Behandlungsbeginn kommt es initial zu einer vermehrten Testosteronausschüttung, weshalb eine 6-wöchentliche zusätzliche Antiandrogengabe (Cyproteronacetat) erforderlich ist, um den „hot flushes", die im Zusammenhang mit erhöhten Testosteronspiegeln auftreten können, vorzubeugen. Bei LHRH-Analoga ist die Gefahr einer irreversiblen Schädigung der Leydigschen Zwischenzellen im Hoden höher als bei der Verwendung von Cyproteronacetat, bei dem bisher von einer Reversibilität der Auswirkungen auf die Spermatogenese ausgegangen wird (s. nachfolgende Übersicht). Daher ist es erforderlich, vor Beginn einer Behandlung mit Antiandrogenen ein **Spermiogramm** zu machen, um später auftretende Fertilitätsstörungen beurteilen zu können. Darüber hinaus ist eine genaue Aufklärung über Sinn und Zweck der Behandlung im Rahmen eines Gesamtbehandlungsprogramms erforderlich (s. Wille 1990). Diese ist zu dokumentieren und durch Unterschrift vom Patienten zu bestätigen (s. Muster im Anhang). In Deutschland fehlen noch einschlägige Behandlungserfahrungen mit LHRH-Analoga bei sexuellen Verhaltensabweichungen. Bisher vorgelegte Studien sind aber eher ermutigend (s. Seifert 2000).

Antiandrogene: LHRH-Analoga (z. B. Triptorelin, Handelsname: Decapeptyl)

Wirkmechanismus:

▷ Nach anfänglicher Stimulierung der Gonadotropin-Sekretion Verlust von LHRH-Rezeptoren an den Gonadotropin-synthetisierenden Zellen der Hypophyse („receptor-down-regulation").

▷ Als Folge verminderte LH-Sekretion und dadurch deutliche Reduzierung der testikulären Androgen-Biosynthese.

Besonderheit:

Durch initial vermehrte Testosteron-Ausschüttung (mit „hot flushes") wird eine 6wöchentliche zusätzliche Antiandrogengabe (Cyproteronacetat) erforderlich

Cave:

Gefahr der irreversiblen Schädigung der Leydigschen Zwischenzellen im Hoden.
Nicht für die Indikation „Paraphilien" zugelassen.
Aufklärung und schriftliche Einwilligung gut dokumentieren.
Niemals Antiandrogene als einzige therapeutische Maßnahme!
Immer eingebettet in einen Gesamtbehandlungsplan!

Selektive Serotonin-Wiederaufnahmehemmer

Wirkmechanismus:

▷ Für die Behandlung von Depressionen und Angst entwickelte Medikamente, welche die Konzentration des Überträgerstoffes Serotonin im Gehirn an den Synapsen der Nervenzellen erhöhen.

▷ Dadurch langsamere Anflutung von Gefühlszuständen.

Wirkungen:

Verminderung von sexueller Appetenz, Erregbarkeit und Orgasmusfähigkeit (keineswegs in allen Fällen)

Dosierungen:

▷ Am besten untersucht: Fluoxetin (Fluctin): 10 – 80 mg/Tag, Anfangsdosis 20 mg (häufigste angewandte Dosierung 40 – 60 mg/Tag). In erfolgreichen Studien über Fluoxetin wurde die erste klare Verbesserung der Symptome nach 2 – 4 Wochen und eine maximale Reduktion der Symptome nach 2 – 3 Monaten berichtet. Es fehlen jedoch follow-up-Untersuchungen und es gibt auch Berichte über Wirkungslosigkeit von Fluoxetin auf Patienten mit paraphilen Symptomen.

▷ Fluvoxamin (Fevarin 200 – 300 mg/Tag) und Paroxetin (Seroxat, Tagonis 20 – 40 mg/Tag).

Serotonin-Wiederaufnahmehemmer

Über die zunehmende Nutzung der für die Behandlung von Depressionen und Angst entwickelten Serotonin-Wiederaufnahmehemmer zum Zwecke der Minderung sexueller Impulsivität informiert die Literaturübersicht von Gijs und Gooren (1996). Im Vordergrund steht dabei **Fluoxetin** (Handelsname Fluctin), das die Konzentration des Überträgerstoffes Serotonin im Gehirn an den Synapsen der Nervenzellen erhöht und dadurch modulierend in die Affektentwicklung eingreift. Durch die **langsamere Anflutung von Gefühlszuständen** – so die Überlegung – entsteht mehr Zeit, um (psychotherapeutisch aufgebaute) alternative Bewältigungsstrategien in Gang zu setzen.

Die Ergebnisse müssen aber bisher – aufgrund der geringen Fallzahlen und der überwiegend unkontrolliert durchgeführten Studien – als vorläufig und ungesichert gelten. Wenn man berücksichtigt, dass die Einflussnahme auf die sexuelle Appetenz, Erregbarkeit und Orgasmusfähigkeit nicht so gravierend und außerdem leberschonender ist als bei den Antiandrogenen, handelt es sich hierbei durchaus um eine mögliche Ergänzung im **Gesamtbehandlungsplan**. Hinzu kommt, dass die antidepressive Wirkungskomponente in manchen Fällen sehr willkommen sein kann.

Kastration

Die Einführung von Antiandrogenen (sog. chemische Kastration) in die Behandlung von Männern mit sexuellen Verhaltensabweichungen bzw. dissexuellen Verhaltensbereitschaften hat die chirurgische Kastration in den Hintergrund gedrängt (in den letzten Jahren nur 6 Eingriffe jährlich in den alten Bundesländern, kein einziger in den neuen Bundesländern). Das **Gesetz über die freiwillige Kastration** von 1969 erlaubt auf Antrag und mit Genehmigung durch die zuständige Ärztekammer diesen einschneidenden Eingriff.

Nicht nur wegen der historischen Belastung (zwischen 1934 und 1944 wurden knapp 3000 „Triebverbrecher" zwangskastriert), sondern auch aus einfühlbarem Unbehagen aufgrund von mehr ideologisch-antibiologischen Vorurteilen trifft die Orchiektomie auf weit verbreitete Vorbehalte. Der teilweise auch von Sexualforschern bestrittene kriminalpräventive Effekt ist empirisch gut untersucht und methodisch kaum anfechtbar.

Wille und Beier (1989, 1997) haben alle zwischen 1970 und 1980 in den Ärztekammerbezirken Westfalen-Lippe und Schleswig-Holstein kastrierten Sexualstraftäter (n=104) nachuntersucht und mit 53 Fällen verglichen, bei denen die Anträge auf Kastration (größtenteils von den Antragstellern) zurückgezogen oder abgelehnt wurden. Mittels persönlicher Explorationen, Drittbefragungen, Einsicht in Akten (nach vorher eingeholtem Einverständnis) und Strafregisterauszüge wurde die **Sozial- und Legalbewährung** der beiden Untersuchungskollektive erforscht, außerdem für die kastrierten Antragsteller auch die **postoperative Sexualität und psychosoziale Befindlichkeit**. Während bei den kastrierten Sexualstraftätern eine sexuelle Rückfälligkeit von max. 3% und eine Reduzierung der außersexuellen Straffälligkeit auf 25% gefunden wurden, lagen diese Zahlen bei der Kontrollgruppe der nicht-kastrierten Antragsteller bei 46% bzw. 43%. Der nach einem Index berechnete staatlich auferlegte Freiheitsentzug (Strafe und/oder Maßregel), der vorher bei beiden Gruppen gleich hoch war, dauerte bei den Nicht-Kastrierten im Nachuntersuchungszeitraum um eine Zehnerpotenz länger: Sie waren also durchschnittlich zehnmal so lange inhaftiert wie die kastrierten Sexualstraftäter.

Bei allen orchiektomierten Probanden reduzierten sich nach dem Eingriff libidinöses Interesse und sexuelle Aktivitäten. Bei gut 70% war 6 Monate postoperativ die sexuelle Aktivität praktisch erloschen; rund 25% aber waren noch nach 3 Jahren und 20% sogar noch nach 5 Jahren kohabitationsfähig. Die Zunahme eines neuen Bedürfnisses nach Hautzärtlichkeit und nicht genital zentrierter Körpersexualität ohne koitalen Abschluss war für viele ein neuartiges und keineswegs unangenehmes Gefühl (vgl. die ganz ähnlichen Auswirkungen von Antiandrogenen, s.o.).

Wenn daher Männer mit gefährlichen (etwa sadistischen) **Paraphilien**, aber auch immer wieder verurteilte Pädophile die rückfallmindernde chirurgische De- oder Asexualisierung erwägen, darf der konsultierte Arzt objektiv über den gesicherten Stand der Wissenschaft informieren – tunlichst ohne die **Entscheidungsfindung des Antragstellers** zu beeinflussen. Von den Kritikern der Kastration wird meist nicht nur der viktimologische Aspekt vernachlässigt, sondern auch der täterbezogene, dass chronisch missglückte Sexualität eine Quelle von Leid und Niederlagen, von Frustration und Fremdbestimmung sein kann, die persönliche Freiheit aber die Basis für eine individuelle Lebensgestaltung ist. 70% der nachuntersuchten kastrierten Sexualstraftäter waren mit ihrer sozialen und sexuellen Befindlichkeit voll, 20% eingeschränkt und 10% gar nicht zufrieden.

9.9 Justiz – Gesellschaft – Patient – Therapeut

Der gesellschaftliche Umgang mit sexuellen Verhaltensabweichungen ist inkonsequent, inkompetent und intransparent: Zum einen hat sich die Medienlandschaft in breiter Form aller Spielarten des sexuellen Verhaltens angenommen und lässt vom Voyeur über den transvestitischen Fetischisten bis hin zum Zoophilen alle Betroffenen nach dem Motto „Erlaubt ist, was Spaß macht, solange kein anderer Schaden nimmt" gern zu Wort kommen. Diese Offenheit lässt sich auch gegenüber sado-masochistischen Zirkeln finden: Allen, die Einblick geben in ihre sadistischen Phantasien, ohne dies mit nicht einwilligenden oder nicht einwilligungsfähigen Personen zu praktizieren, ist ein breites Medieninteresse gewiss, weil dies die Einschaltquoten hebt. Die Angebote im Pornographiemarkt und in der Prostitutionsszene – vermittelt über das Fernsehen sowie neuerdings im Internet – erreichen bereits strafrechtliche Zonen, wenn z.B. der Tatbestand des sexuellen Missbrauchs von Kindern erfüllt wird. Auf der anderen Seite sind die Reaktionen der Gesellschaft sehr drastisch, wenn Opfer zu beklagen sind – insbesondere getötete Kinder haben aufruhrähnliche Stimmungslagen zur Folge gehabt, obschon kriminalstatistisch der sexuelle Missbrauch von Kindern mit Todesfolge außerordentlich selten ist (1996 insgesamt 7 Fälle). Der Ruf nach einer drastischen Verschärfung des Sexualstrafrechts mit Einführung von **Therapiezwang** für Sexualstraftäter deutet darauf hin, dass es v.a. um Sühne und „Ghettoisierung" geht. Damit besteht die Gefahr, dass Medizin und Psychowissenschaften für diese Zwecke „benutzt" werden bzw. sich bereitwillig benutzen lassen. Wenig vorteilhaft ist in diesem Zusammenhang, dass derzeit in die allermeisten „Begutachtungen" aufgrund von fehlenden eigenen Behandlungserfahrungen der Gutachter kaum Kenntnisse über therapeutische Optionen bei Sexualstraftätern einfließen. Dies scheint sich allerdings mit den Interessen des Gesetzgebers zu decken, der bisher nicht in der Lage war, der Forderung nach einer Therapie von Sexualstraftätern überzeugend nachzukommen. So ist das in der aktuellen Strafrechtsreform verankerte Modell des Therapiezwangs von therapeutisch tätigen Experten aus gutem Grund abgelehnt worden. Die momentane Signatur der Zeit lautet eben eher „Strafe statt Therapie". Ansonsten wären die **Besonderheiten der Behandlung von Sexualstraftätern** in den gesetzlichen Richtlinien entsprechend aufgenommen worden, denn die **Situation des Therapeuten** in der Behandlung von Straffälligen unterscheidet sich grundsätzlich von seiner Situation in der Therapie nichtstraffälliger Patienten. Dies hängt v.a. mit den **Kontroll- und Sicherheitsinteressen** der Justiz und der Gesellschaft zusammen (s. Abb. 9-5).

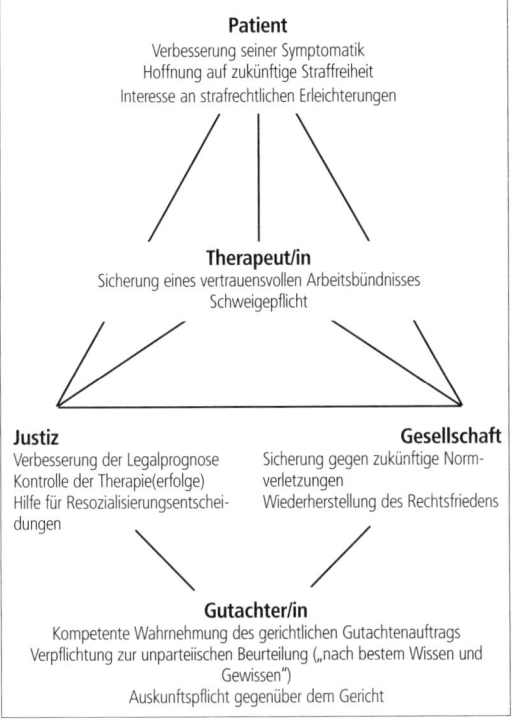

Patient
Verbesserung seiner Symptomatik
Hoffnung auf zukünftige Straffreiheit
Interesse an strafrechtlichen Erleichterungen

Therapeut/in
Sicherung eines vertrauensvollen Arbeitsbündnisses
Schweigepflicht

Justiz
Verbesserung der Legalprognose
Kontrolle der Therapie(erfolge)
Hilfe für Resozialisierungsentscheidungen

Gesellschaft
Sicherung gegen zukünftige Normverletzungen
Wiederherstellung des Rechtsfriedens

Gutachter/in
Kompetente Wahrnehmung des gerichtlichen Gutachtenauftrags
Verpflichtung zur unparteiischen Beurteilung („nach bestem Wissen und Gewissen")
Auskunftspflicht gegenüber dem Gericht

Abb. 9-5 Verschiedene Interessen im Spannungsfeld Patient – Therapeut/in – Justiz – Gesellschaft

Die **Justiz** erhofft sich von der Behandlung eine Verbesserung der Legalprognose und möchte den Entwicklungsfortschritt oder die Erfolge auch kontrollieren können. Insbesondere bei den intramuralen (vollzugsabhängigen) Behandlungen wird eine große Transparenz der Therapie erwartet. Das kommt auch in der **aktuellen Änderung des Strafvollzugsgesetzes** zum Ausdruck, wonach jetzt eine Auskunftspflicht des Therapeuten gegenüber dem Anstaltsleiter besteht, in dessen Ermessen nämlich gestellt wird, zu beurteilen, was prognostisch relevant ist und was nicht (§182 Abs. 2 StVG).

Der **Patient** (Sexualstraftäter) erwartet vom Therapeuten eine Besserung seiner Symptomatik bis hin zur Heilung und hofft auf zukünftige Straffreiheit, ist aber vordergründig durchaus an strafrechtlichen Vergünstigungen und Vollzugserleichterungen interessiert. Die **Gesellschaft** wiederum verlangt die Befriedigung ihres Sicherheitsbedürfnisses, weiterhin auch Sühne und erst nachgeordnet eine therapeutisch unterstützte soziale Reintegration des Täters. Im Schnittpunkt dieser nicht immer gleichsinnigen Interessen steht der **Therapeut**. Er muss seine Identität behaupten und eine Arbeitsatmosphäre zwischen sich und dem Patienten sichern, die Vertrauen und Offenheit voraussetzt. Ein Gutachter wiederum hat andere Aufgaben in diesem Spannungsfeld, weil er als Helfer des Gerichts zu Voraussetzungen normativer Kategorien Stellung nehmen muss. Aus diesen Gründen ist die Rolle des Therapeuten mit der des Gutachters nicht kompatibel: Die Unterschiede zwischen den **Rahmenbedingungen** einer forensischen Begutachtung und einer Behandlung sind dafür zu groß (s. Tab. 9-9), und es ist allen-

Tab. 9-9 Unterschiedliche Rahmenbedingungen von forensischer Begutachtung und Psychotherapie

	Begutachtung	**Psychotherapie**
Auftraggeber	Gericht, Staatsanwalt	Patient
Aufsicht	Gericht (§ 78 StPO)	therapeutenabhängig, meist via Supervision, Balintgruppe
Innere Einstellung	„unparteiisch" (§ 79 StPO)	parteiisch
Schweigepflicht	Auskunft „nach bestem Wissen und Gewissen"	Schweigepflicht gilt voll (§ 203 StGB)
Rahmen	öffentlich	nicht öffentlich
Ziel	„Richtergehilfe" zu Voraussetzungen normativer Kategorien	Symptombesserung bis hin zur Heilung (patientenabhängig)
Chance	täteradäquate Reintegration durch diagnoseabhängige Therapiemotivierung	Zuwachs an Selbstverständnis und Bewältigungsmöglichkeiten
Risiko	Fehleinschätzung der Täterpersönlichkeit, missverständliche Vermittlung (in foro), Fehlprognose	Enttäuschte Erwartungen an den Therapeuten (therapeutischer Prozess kommt nicht in Gang); fehlende Therapiekonzeption; versteckter Dissens über das Therapiebündnis

falls eine anschließende Therapie durch den Gutachter denkbar, nicht aber eine Begutachtung durch den Therapeuten (s. Beier 1996).

Zudem weisen die äußeren Rahmenbedingungen einer Behandlung von Sexualstraftätern derzeit keine verbindlichen Handlungsmaßstäbe auf. Dies betrifft so essentielle Dinge wie den Umgang mit der **Schweigepflicht** bzw. die Absprache von **Offenbarungsbefugnissen**. Eine Psychotherapie kann aber nur im Schutzraum der Schweigepflicht durchgeführt werden; wenn dieser Schutzraum nicht besteht, ist der äußere Rahmen der Behandlung nicht gesichert. Orientierungshilfen, wie eine solche Rahmensicherung realisierbar wäre, liegen mit den „**Sankelmarker Thesen**" vor (s. Beier & Hinrichs 1995). Zwar ist eine Behandlung mit psychotherapeutischem Schwerpunkt nur eine von mehreren möglichen Optionen (s. Kap. 9.8), aber wenn die Indikation für ein psychotherapeutisches Verfahren gestellt worden ist, sollte – wie bei Psychotherapien sonst auch – der **Schutzraum der Schweigepflicht in vollem Umfang** gelten. Gemäß den „Sankelmarker Thesen" wird sogar empfohlen, den Patienten ausdrücklich darüber aufzuklären, dass für schweigepflichtige Therapeuten die strafrechtliche Vorschrift des § 203 StGB zunächst grundsätzlich gilt und Schweigepflichtsverletzungen nur dann nicht vorliegen, wenn sie befugt sind, wenn also z.B. ein Patient seine Einwilligung in eine Geheimnisoffenbarung gegeben hat oder zur Unterrichtung von Strafvollstreckungskammern nach Maßgabe des jeweiligen Maßregelvollzugsrechts. Allerdings ist hier einschränkend zu sagen, dass in der Fachdiskussion bisher die Frage offen blieb, ob eine pauschale Offenbarungspflicht besteht und das Therapeut-Patient-Verhältnis daher praktisch ungeschützt ist (s. Volckart 1990). Die „Sankelmarker Thesen" haben die folgenden – als konsensfähig eingeschätzten – Orientierungshilfen vorgeschlagen:

▷ Bei **vollzugsunabhängiger Therapie**, etwa im Rahmen von Therapieweisungen, gilt die Schweigepflicht praktisch unbegrenzt wie in anderen, nach § 203 StGB geschützten therapeutischen Vertrauensbeziehungen.

▷ Bei der Psychotherapie im Rahmen des **Maßregelvollzugs** ist die grundsätzlich ebenfalls bestehende Schweigepflicht durch die Verpflichtung der Maßregelkrankenhäuser zur Stellungnahme im Rahmen des Vollstreckungsverfahrens eingeschränkt. Diese Stellungnahme muss über eine bloße Ergebnismitteilung hinausgehen

und anhand nachvollziehbarer, beweisfähiger Tatsachen den Behandlungsverlauf so verdeutlichen, dass der Strafvollstreckungskammer eine eigenverantwortliche prognostische Beurteilung nach § 67d Abs. 2 StGB möglich ist. In aller Regel reichen hierfür diejenigen Tatsachen aus, die im Behandlungs- und Eingliederungsplan dokumentiert sind. Informationen aus der Vertrauensbeziehung zwischen dem Therapeuten und dem Patienten werden dafür nicht benötigt. Sonstige diagnostische, prognostische oder therapeutische Überlegungen sind umso mehr geschützt, je stärker die Behandlung einer Psychotherapie im engeren Sinne entspricht. In solchen Fällen kann eine Trennung von Therapeut und berichtendem Arzt zweckmäßig sein.

Nach der Änderung des § 182 des Strafvollzugsgesetzes sind ähnliche Vorgehensweisen nun auch für den **Regelvollzug** zu empfehlen.

> Als sinnvolle und praktikable Möglichkeit, den Auskunftsinteressen der Justizbehörden auf der einen Seite sowie dem Bedürfnis nach Rahmensicherung der Psychotherapeuten auf der anderen Seite entgegenzukommen, wird in den „Sankelmarker Thesen" vorgeschlagen, vor Therapieaufnahme mit dem Patienten Offenbarungsbefugnisse zu vereinbaren und für diese Geheimnisse vorab eine (partielle) Entbindung von der Schweigepflicht auszumachen. Unter die Offenbarungsbefugnis fallen dürfen aber lediglich Tatsachen über den formalen Ablauf der Therapie (Termine, Wahrnehmung) sowie über den äußeren Behandlungsverlauf (z.B. Lockerung, Lockerungsmissbrauch, soziale Erprobung, Behandlungsmodus bei Begleitmedikation wie z.B. Antiandrogenen).

Ausdrücklich nicht unter die Offenbarungsbefugnis fallen sollten hingegen Inhalte der therapeutischen Beziehung, Beurteilungen oder therapeutische Einschätzungen. In der **ambulanten Arbeit** hat sich dieses Vorgehen bewährt, wobei sich die Dokumentation über Aufklärung und Einwilligung für diese Vorgehensweise anbietet (s. Aufklärungsbogen für ambulante Behandlung [im Anhang]). Alles hängt dann von der „Compliance" des Patienten ab: Liegt bei ihm ein **Veränderungsmotiv** vor, wird er sich in einen therapeutischen Prozess hineinbegeben wollen, auch wenn der Therapeut für Auskünfte gegenüber dem Gericht oder der Bewährungshilfe nicht zur Verfügung steht. Mit anderen Worten: Der erforderliche **Schutzraum** für die Durchführung einer Psychotherapie ist am sichersten **durch den Patienten selbst** zu gewährleisten, weil nur dieser ihn auflösen kann, indem er den Therapeuten von der Schweigepflicht entbindet. Nach hinreichender **Aufklärung** über Sinn und Zweck der Psychotherapie und die Gefahren einer solchen Entbindung von der Schweigepflicht wird der veränderungsmotivierte Patient dies in aller Regel nicht tun. Bei dieser Vorgehensweise hat sich die „drop-out-Quote" drastisch reduziert, dafür aber auch die Zahl der unter diesen Bedingungen Behandlungsmotivierten („drop-in-Quote") gesenkt: Einen Therapieplatz nimmt dann nur noch derjenige wahr, dem es tatsächlich um Therapie und Veränderung geht und nicht vordringlich um Vorteile gegenüber den Strafverfolgungsbehörden.

Hinsichtlich der durch die Neugestaltung des § 182 StVG veränderten Rahmenbedingungen im Regelvollzug hat die Kieler Sexualmedizin aufrund ihrer jahrelangen intramuralen Therapieerfahrungen mit Therapeuten in den Justizvollzugsanstalten Kiel und Neumünster ein Vorgehen etabliert, wonach auf einem **standardisierten Beurteilungsbogen** auch Auskünfte über den Behandlungsverlauf gegeben werden, die der Anstaltsleitung eine eigenverantwortliche prognostische Beurteilung möglich machen (s. im Anhang: Therapieablaufschema und Behandlungsdokumentation für Sexualstraftäter im Regelvollzug, Sexualmedizin Kiel). Der Verlaufsbogen wird in Anwesenheit des Patienten ausgefüllt und mit ihm besprochen. Er weiß also genau, welche Informationen in welcher Form an die Anstaltsleitung weitergereicht werden. Dieses Vorgehen findet nicht nur in den genannten JVA durch die Anstaltsleitung Zutimmung, sondern wird auch von einem Erlass des schleswig-holsteinischen Justizministeriums gedeckt.

9.10 Frauen und Forensische Sexualmedizin

9.10.1 Paraphilien bei Frauen?

Die empirisch belegte Tatsache, dass Paraphilien oder dissexuelle Verhaltensbereitschaften bei weiblichen Jugendlichen und Frauen sehr selten auftreten (s. APA 1994; Hunter und Mathews 1997), bedarf einer plausiblen Erklärung. Die ätiologischen Konzepte zu sexuellen Verhaltensabweichungen (s. 9.4) betreffen Mädchen genauso wie Jungen, und man würde aus entwicklungspsychologischer und psychodynamischer Sicht auch bei Frauen prinzipiell mit der Möglichkeit einer defizitär verlaufenden Geschlechtsidentitäts- und Persönlichkeitsentwicklung rechnen müssen, die dann aber entsprechend mit Störungen der weiblichen Identität und des **weiblichen Selbsterlebens** verbunden wären. Würde man nun das psychoanalytische Erklärungsmodell – insbesondere das Morgenthalersche Konzept der **„Plombe"** – zugrunde legen, dann gäbe es keinen einleuchtenden Grund, warum Störungen des weiblichen Selbsterlebens nicht auch einer derartigen **„Reparatur"** bedürfen sollten.

Eine innerpsychische Bewältigungsstrategie, die – wie eben der perverse Konfliktverarbeitungsmodus – Sexualität und Geschlechtlichkeit betrifft, kann jedoch nur da ihre Wirkung entfalten, wo sie mit einem plausiblen „Ort" des Leibes, d.h. mit den biologischen Gegebenheiten korrespondiert. Zu bedenken sind insofern zum einen die **biologischen Geschlechtsunterschiede** sowie zum anderen die Tatsache, dass im Rahmen der Geschlechtsidentitätsentwicklung die Geschlechtsorgane und ihre Funktionen auch psychisch integriert werden müssen – eine Entwicklungsaufgabe, die gelingen, aber ebenso fehlgehen kann und für Frauen in weit stärkerem Maße die Integration von Funktionen im reproduktiven Bereich beinhaltet.

Dies lässt eigentlich nur den Schluss zu, dass auch hier unbewusste (in „archaischen Erlebensprogrammen" fundierte) Motive die inhaltlichen Entscheidungen und das konkrete Verhalten mitdeterminieren. Im Hinblick etwa auf den (unbewussten) Kinderwunsch wurde darauf längst hingewiesen (Molinski 1975), und dies ist meist auch Bestandteil von Diskussionen verschiedener Aspekte der Reproduktion, etwa der Problematik des Schwangerschaftsabbruchs (z.B. Menne & Moersch 1980) oder der In-vitro-Fertilisation (z.B. Schuth et al. 1989). Steckt die **Irrationalität**, die bei Männern im Sexuellen so häufig anzutreffen ist, bei Frauen vielleicht mehr **in den reproduktiven Anteilen von Geschlechtlichkeit**?

9.10.2 Ein neues Konzept: Reproversion

> Es wäre einleuchtend, eine innerpsychische Bewältigungsstrategie, welche sich über die Geschlechtlichkeit vermittelt, bei Frauen mehr mit den Funktionen der weiblichen Geschlechtsorgane „zusammenzudenken" – also dem reproduktiven Bereich. Dann würde man theoretisch davon ausgehen können, dass es eine **„weibliche Analogie" zur männlichen Perversion** gibt, dass also ein vergleichbarer spezifischer Modus der Konfliktverarbeitung angenommen werden kann, der prinzipiell dem gleichen Mechanismus folgt, aber jeweils ein anderes Thema hat: Beim Mann aus dem sexuellen (und mehr verknüpft mit den äußeren Genitalien) und bei der Frau aus dem reproduktiven Bereich (mehr verknüpft mit den inneren Genitalien).

Konfliktverarbeitungsmodus der Reproversion

Die „Plombenbildung" betrifft bei Frauen in erster Linie den Bereich der Reproduktion – daher reproverser Verarbeitungsmodus:

Defizitäre psychische Entwicklung des Selbstsystems mit strukturellen Mängeln

Störung des Selbsterlebens:
brüchige (weibliche) Identität mit damit verbundenen Ängsten

Angstbesetzte reife Reproduktion – Aggressionsproblematik – Beziehungsproblematik

Forcierung reproduktiver Impulse als Abwehrmechanismus: Einseitige Betonung (nicht integrationsfähiger) reproduktiver Wünsche

Kompensation des psychischen Haushaltes und Stabilisierung des Selbstsystems; die Konflikte sind in der Reproduktion thematisiert und dort ausreichend gebunden.

Dieser Denkfigur folgend wäre es sinnvoll, nicht von einer Perversion, sondern in sprachlicher Analogie von einer **Reproversion** zu sprechen (s. Beier 1994a, 1994b); die „Plombenbildung" i.S. von Morgenthaler beträfe bei Frauen entsprechend in erster Linie den Bereich der Reproduktion und nicht (wie bei Männern) der Sexualität – darum ist dieser Verarbeitungsmodus auch nicht pervers, sondern **reprovers**.

Wenn also – warum auch immer – in der psychischen Entwicklung das Selbstsystem einer Frau (erhebliche) strukturelle Mängel aufweist, dann lassen sich die damit verbundenen Ängste einer brüchigen weiblichen Identität über eine **Forcierung reproduktiver Impulse** (in Analogie zur Forcierung sexueller Impulse beim Mann) erfolgreich abwehren. Es handelt sich auch hier nur um die Intensivierung eines normalen Vorgangs, der im Dienste der neurotischen Abwehr auftritt und eine Lücke in der psychischen Struktur zu schließen versucht. Auf diese Weise sind die Konflikte in der Reproduktion thematisiert und dort auch ausreichend gebunden – die übrige Person wird nicht mehr damit belastet (s. Übersicht).

Es handelt sich also um einen **identischen Mechanismus wie bei der Perversion**, der aber aufgrund der weiblichen biologischen Vorgegebenheiten eine **andere thematische Ausgestaltung** erfährt. Die Verschiebung von Konflikten in die reproduktiven Anteile von Geschlechtlichkeit lassen sich zumindest theoretisch genauso unter klinischen Leitgesichtspunkten differenzieren wie die forcierte Sexualisierung als Konfliktverarbeitungsmechanismus bei Männern (s. Kap. 9.4): Auch hier können die **Intensität der Symptomatik** und deren Stellenwert in der Persönlichkeitsstruktur sich stark unterscheiden. So wäre der Kinderwunsch bei auseinandergehender Partnerschaft ein Beispiel für einen **reproversen Impuls**, der einmalig und gebunden an einen aktuellen Konflikt auftritt, während z.B. Frauen mit sehr vielen (manchmal mehr als 10) Schwangerschaftsabbrüchen, bei denen der Kinderwunsch sozusagen „konterkariert" wird vom „Abtreibungswunsch", eher an ein **wiederkehrendes Konfliktlösungsmuster** – im Sinne eines neurotischen Wiederholungszwangs – denken lassen. Schließlich gibt es hochintensive reproverse Symptombildungen als **stabile Orientierungen**, die sich in der überwertigen Besetzung der Beziehung zum Kind äußern: Das Kind wird zum „Selbstobjekt" der Mutter und von dieser für die Erfüllung der eigenen Bedürfnisse „benutzt", was bis zum Umschlag in destruktive Impulse gehen kann, wenn sich das Kind diesem Zweck entziehen will (s. Beier 1994a, 2000a).

Darüber hinaus gibt es Unterschiede in der **Ich-Nähe** der Symptombildung: **Ich-nah** wäre z.B. die eingebildete Schwangerschaft und **ich-fremd** die „negierte" oder nicht wahrgenommene Schwangerschaft (s. 9.10.3). Auch bei Frauen wäre an **Störungsaspekte der Persönlichkeit** zu denken, welche die weibliche Identität (insbesondere hinsichtlich des Vertrauens in die funktionale Vollwertigkeit als Frau und ihre reproduktive Potenz) genauso betrifft wie eine gestörte Einschätzung des Selbsterlebens (narzisstischer Aspekt) sowie Störungen der **Aggressivität** und der **Beziehungsfähigkeit**.

9.10.3 Kindstötung unter der Geburt

So wie sich der ärztliche Zugang zur Sexualität über die Forensik der (männlichen) Perversionen eröffnete, so gab auch die rechtsmedizinische Beschäftigung mit der Kindstötung unter der Geburt den Anstoß, weibliche Äquivalente der Perversionen nicht auf sexuelles Verhalten, sondern auf Schwangerschaft und Geburt zu beziehen. In einer empirischen Verbundstudie in den alten Bundesländern über die Jahre 1980 bis 1989 wurden (bei insgesamt 213 Fällen) 98 Fälle von **nicht-wahrgenommener Schwangerschaft** (n=42; manche Autoren sprechen auch von einer „negierten" oder „verdrängten") oder von **verheimlichter Schwangerschaft** (n=51) neben nicht zuordenbaren Sonderfällen (n=5) untersucht (Thomsen et al. 1992; Bauermeister 1993; Wille und Beier 1994).

Entscheidendes – und meist ungläubiges Staunen hervorrufendes – Merkmal bei diesen 98 Frauen war das völlige **Fehlen von Schwangerschaftszeichen** oder das Vorhandensein von subjektiv hinreichenden Umdeutungen, **Unbefangenheit bei Arztbesuchen** wegen schwangerschaftstypischer Beschwerden und weiterhin auch in sozialen Situationen, die zu einer Aufdeckung führen könnten (Schwimmbadbesuche, Kleideranproben). Es gab insbesondere bei bestehender Partnerschaft **Kohabitation in gewohnter Art und Häufigkeit** bis kurz vor der Geburt, **zu keinem Zeitpunkt Gedanken an Schwangerschaftsabbruch, Fehlen von Geburtsvorbereitungen, Verkennung der einset-** zenden **Wehen** und **Überraschtwerden durch die „Sturzgeburt"** – Äußerungen des Nicht-Wahrhaben-Wollens, die bis heute bei Staatsanwälten und vielen Rechtsmedizinern als nahezu absurde Einlassungen auf allergrößte Skepsis stoßen.

Über die Hälfte der Frauen waren bis zu 20 Jahre alt, der gleiche Anteil lebte noch bei den Eltern, ein Viertel zusammen mit Ehemann oder Freund; die wenigsten führten einen eigenen Haushalt und waren meist Schülerinnen, Auszubildende und Angestellte. Drei Viertel waren nicht verheiratet, aber zwei Drittel in Partnerschaft gebunden.

Schon diese Befunde passen nicht zu dem heute noch immer tradierten Klischee der vom Liebhaber verlassenen Frau, die bei intakter Partnereinstellung ihr Neugeborenes akzeptiert hätte. Überhaupt nicht mehr in Einklang zu bringen mit bisherigen Vorstellungen über die sexuell und lebensunerfahrenen Täterinnen ist aber der Befund, dass immerhin ein Drittel der Mütter **Plurigravidae** waren (davon sogar 4 Frauen mit mehr als 3 Schwangerschaften), die mit normalen Schwangerschaftsverläufen und den damit verbundenen körperlichen Veränderungen durchaus vertraut waren.

Fallbeispiel

Wegen des Verdachts, ihr neugeborenes Kind getötet zu haben, wurde 1990 gegen eine 18jährige ledige Gymnasiastin ermittelt, die sozial wie familiär gut eingeordnet in einem 5-Personen-Haushalt bei den Eltern lebte und dem Abitur zustrebte.

Sie hatte ohne fremde Hilfe aus Steißlage ein Kind zur Welt gebracht und etwa eine halbe Stunde nach der Geburt das mit allen Zeichen der Reife versehene Neugeborene, in Tücher gewickelt, nachts bei kalter Witterung vor der Tür einer Sozialstation abgesetzt und nach dem Klingeln geglaubt, es würde dort aufgefunden. Tatsächlich starb es an Unterkühlung.

In den Explorationen anlässlich der forensisch-sexualmedizinischen Begutachtung bot sie keine gröberen psychischen oder psychosexuellen Auffälligkeiten. Mit 17 Jahren hatte sie eine erste koitale Beziehung zu einem 19jährigen; hierbei ist es trotz Empfängnisverhütung mit Kondomen zur Konzeption gekommen.

Zum Schwangerschaftsverlauf gab sie nun rückblickend an, nie Schwangerschaftszeichen, keine Übelkeit, kein Erbrechen, insbesondere keine Zunahme des Bauchumfangs oder gar Kindsbewegungen festgestellt zu haben. Sie habe bis zum Schluss ihre Monatsblutung gehabt, ganz regelmäßig wie immer, vielleicht nicht ganz so stark. Noch in der 27. bis 30. Schwangerschaftswoche fuhr sie mit gleichaltrigen Mitschülern ans Mittelmeer und badete dort ebenso unbekleidet wie unbefangen mit den anderen. Nie sei sie auf den Gedanken gekommen, schwanger zu sein, aber auch nie von anderen auf diese Möglichkeit angesprochen worden.

Bis 2 Tage vor der Geburt nahm sie regelmäßig am Schul-, einschließlich Sportunterricht teil. Am Abend der Geburt ging sie mit „Magenverstimmung", wie sie der Mutter sagte, ins Bett, verspürte etwa gegen Mitternacht ein „Rumoren im Bauch", fasste sich zwischen die Beine, bemerkte Blut, ertastete dann Hodensack und Gesäß und begriff erst jetzt, dass sie dabei war, ein Kind aus Steißlage zu gebären.

Die detaillierte, mit Hilfe der Familie objektivierte Rekonstruktion von Schwangerschaft und Geburt ließ in dem geschilderten Fall nur den Schluss zu, dass eine intelligente, altersentsprechend entwickelte und sexuell aufgeklärte, über Möglichkeiten und Anwendung von Empfängnisverhütungsmitteln gut informierte 18jährige mit durchschnittlichen schulischen Leistungen in der gymnasialen Oberstufe und gutem sozialen Hintergrund ihre Schwangerschaft nicht wahrgenommen hat und von der Geburt überrascht wurde.

Die sich danach aufdrängende Frage lautete: Handelt es sich um eine Ausnahme und entsprechen in anderen Fällen die Mütter mehr dem in der Literatur beschriebenen **„klassischen" Täterinnentyp einer minderbegabten, unreif-infantilen, zumeist sozial desintegrierten jungen Frau**, die ihre Schwangerschaft durchaus registriert, aber aus Angst vor Schande und materieller Not gegenüber der Umgebung zu verbergen weiß? Ist also die Verheimlichung der Schwangerschaft der übliche motivationale Hintergrund bei Kindstötungen unter der Geburt, und nicht wie bei der beschriebenen Gutachtenpatientin eine lückenlos anmutende massive Erlebnisabwehr im Sinne einer Ausblendung von Wahrnehmungen auf der köperlichen und seelischen Ebene?

Die nachfolgende Entwicklung dieser Gymnasiastin weist auf eine weitere Besonderheit hin: Sie hat ziemlich genau ein Jahr nach der tödlich endenden Aussetzung ihres ersten Kindes eine zweite Schwangerschaft über die ersten 7 Monate hinweg erneut negiert, in den letzten Wochen dann verheimlicht und die wiederum völlig überraschte Mutter erst anlässlich der Austreibungswehen mehr beiläufig informiert („Du ich bekomme ein Kind"). Trotz der sofort herbeigerufenen ärztlichen Hilfe wurde es dann eine Hausgeburt mit Assistenz der Mutter, die bis heute das prächtig gedeihende Enkelkind versorgt. Nur konstellative Bedingungen haben hier möglicherweise verhindert, dass es wieder zum Tod des Kindes gekommen ist.

Das könnte bedeuten, dass es auf die Intensität der eingesetzten Abwehrmechanismen – anfänglich komplette oder später aufgelockerte „Negierung" – gar nicht so sehr ankommt, sondern vielmehr auf den dahinterliegenden Konflikt, der offenbar über die Geschlechtlichkeit bzw. die geschlechsspezifischen Ressourcen der Betroffenen einer Scheinlösung zugeführt wird.

Überlegungen zur Psychodynamik

Die Lebensgeschichte der 18jährigen Gymnasiastin gibt einige Anhaltspunkte für eine unsichere weibliche Identität und ein erschüttertes weibliches Selbsterleben: Sie hatte im Alter von 6 Jahren ihren Vater verloren (er starb an Hodenkrebs) und ihn ab ihrem 3. Lbj. nur noch sporadisch gesehen, worunter sie (fremdanamnestische Angaben der Mutter) sehr gelitten habe, da sie den Vater über alles liebte. Über die gesamte Grundschulzeit habe sie dann den Tod des Vaters verleugnet und in phantasiereichen Aufsätzen beschrieben, was sie alles mit ihm aktuell erleben würde. Die Lehrer und auch die Mutter haben sie hierin nicht korrigiert. Nachdem die Mutter erneut geheiratet hatte, fühlte sich das Kind eher an den Rand gedrängt (2 ältere Stiefgeschwister) und blieb stark auf die Mutter orientiert, von der sie sich innerlich nie gelöst hat.

Dies ist auch nachvollziehbar, weil hier der Übergang zur „Dreiecksbeziehung Vater–Tochter–Mutter durch äußere Umstände verwehrt war – Umstände, die sie aber nicht verstehen konnte und in der kindlichen Phantasie möglicherweise einer anderen Bewertung unterzog: etwa indem sie eine kausale Verknüpfung zwischen ihrer Liebe zum Vater und seinem Tod vornahm – womit dann libidinöse Wünsche gefährlich und mit Schuldgefühlen verbunden wären. Ihr erster Koituspartner (also der Vater des ersten Kindes) war nach ihrer Aussage der zweite Mann, den sie geliebt hatte. Entsprechend war sie schwer enttäuscht, als dieser sich – sie war bereits im 3. Monat schwanger – von ihr trennte. In der Exploration sagte sie: „Alles, was ich liebe, verliere ich immer". Es ist gut vorstellbar, dass durch diese Trennung eine Verunsicherung ihres Selbstwertgefühls und auch ihres (weiblichen) Identitätsgefühls einsetzte und sich hier der Verlust eines Liebesobjekts wiederholte. Das dürfte Selbstwertzweifel, Schuldgefühle und negative Anteile im Selbstkonzept verstärkt haben. Vor diesem Hintergrund hätte die

Schwangerschaft eine identitätsstärkende Funktion und wäre ein unbewusst willkommener (körperlicher) Beweis ihrer Liebe. Doch aufgrund der eingeschränkten Identifikationsmöglichkeiten mit der Mutter (in der kindlichen Phantasie auch die Rivalin um den Vater) ist das Selbst-Mutter-Werden für die junge Frau psychisch noch nicht integrierbar. Vor diesem psychodynamischen Hintergrund – so könnte man schlussfolgern – wäre die „Negierung" der Schwangerschaft dann eine (Schein-)Lösung.

Ohne Frage sind diese Überlegungen recht spekulativ und gehen lediglich auf Erkenntnisse während der Begutachtung zurück, nachdem die junge Frau eine angebotene Psychotherapie abgelehnt hatte.

Empirische Daten aus der Geburtsmedizin

Schließlich gibt es auch aus dem Bereich der **Geburtshilfe** über Einzelfallberichte hinausgehende **klinische Beobachtungen** bei Patientinnen, die in einer schwangerschaftsüberdauernden subjektiven Gewissheit, nicht schwanger zu sein, meist ihre Wehentätigkeit fehlinterpretieren und ratlos-besorgt einen Arzt konsultieren, um schließlich zur eigenen und ärztlichen Überraschung, dann aber unter kontrollierten Bedingungen, zu gebären (s. Brezinka et al. 1991; Brych 1992; Wessel et al. 1990).

Wessel (1998) hat als Rechtsmediziner und Frauenarzt eine regional repräsentative und klinisch prospektive Studie über alle (n=98) innerhalb von zwölf Monaten von den Berliner Geburtsmedizinern erst nach der 20. SSW erkannten graviden Frauen vorgelegt. Sie erlaubt Aussagen zur **Epidemiologie** (etwa 1 „nicht-wahrgenommene" auf knapp 500 Schwangerschaften) und **Endokrinologie** (lange fortbestehende Monatsblutungen) und beschreibt die bizarr bis absurd anmutende Phänomenologie. Dazu gehört auch die von Aszodi aus Ungarn berichtete Kasuistik, dass eine wegen Kindstötung angeklagte Frau nach mehreren unauffällig wahrgenommenen Gerichtsterminen zum Abschluss der Beweisaufnahme nicht erschien, weil sie nach Ablauf von zwei Jahren wiederum überraschend ein Kind gebar. Drei Gynäkologen und auch das Hohe Gericht hatten die Schwangerschaft nicht bemerkt.

Nach den aktuellen epidemiologischen Erkenntnissen von Wessel (1998) liegt der Schluss nahe, dass das gar nicht so seltene Phänomen der „nicht-wahrgenommenen" Schwangerschaft recht häufig klinisch aufgedeckt wird und zur Geburt eines körperlich reifen Kindes führt, wenn auch die Mutter-Kind-Beziehung nicht ganz ungestört sein dürfte (oft überstürzte Adoption und Fehlen von spontaner mütterlicher Zuwendung, die sich aber im Laufe der Wochen und Monate ausgleichen kann). Dies ergibt sich aus Wessels Angaben, wonach **von 1000 Schwangerschaften 2 negiert** werden, so dass jährlich bei insgesamt 800.000 Geburten in ganz Deutschland etwa 1600 klinische Fälle (das heißt täglich 4 Fälle!) zu erwarten sind. Dem stehen laut Kriminalstatistik lediglich jährlich etwa 30-50 **forensisch relevante Fälle** (evtl. mit einem gleich großen Dunkelfeld) gegenüber. Die Tötung unter der Geburt mit gerichtlichem Nachspiel kommt demnach in nicht einmal 10% aller negierten Schwangerschaften vor.

Etwa 5% sind Sonderfälle mit psychotischen oder erheblich intelligenzgeminderten Müttern, die auch aus der Phänomenologie herausfallen und etwa Arztbesuche während der Schwangerschaft in Anspruch genommen hatten oder auch biopsychosozial eine weitgehend normale Schwangeschaftssymptomatik aufwiesen.

Bei Kenntnisnahme der reproversen Symptomverarbeitung und der kaum glaublichen, aber nachweisbaren Fälle würden nicht nur einige Strafurteile anders ausfallen, sondern es wäre auch die empirische Basis für Überlegungen geschaffen, wie diesen Frauen gezielter geholfen, die Perinatalmortalität gesenkt und einer denkbaren Zunahme dieser Erscheinungsformen gestörter weiblicher Reproduktion (mit konkreten kindlichen Opfern) entgegengesteuert werden könnte.

Diesem Ziel könnten auch Überlegungen im Bundesjustizministerium dienen, den § 213 um eine Sondervorschrift für diese reproversen Tötungen mit ganz spezifischen subjektiven Tatbestandsmerkmalen zu erweitern.

10
Opfer sexueller Übergriffe

Nachdem das Thema sexueller Missbrauch jahrzehntelang öffentlich marginalisiert und von der viktimologischen Forschung vernachlässigt worden war, ist es – nicht zuletzt durch die Frauenbewegung – seit Beginn der 80er Jahre zunehmend ins Licht sowohl der öffentlichen als auch der wissenschaftlichen Aufmerksamkeit gerückt: Wurden von 1971 bis 1982 (der umfassenden Literaturdatenbank PsycLIT zufolge) lediglich **108** psychowissenschaftliche Artikel zu diesem Thema veröffentlicht, so waren es 1983 bis 1988 schon **898**, 1989 bis 1993 bereits **1800**, 1994 bis 1997 stolze **2076** und allein in der Zeit von 1998 bis zum Oktober 2000 etwa **859**.

Dieser immense Publikationsanstieg macht es dem Einzelnen zwar mittlerweile unmöglich, die methodische, quantitative und qualitative Vielfalt der Arbeiten zu überschauen, hat aber den unabweisbaren Vorteil, dass unser Wissen zu dieser „dunklen Seite" der Sexualität und der Geschlechterverhältnisse um einiges differenzierter geworden ist. Überdies erlaubt die Fülle der Studien die Durchführung von Meta-Analysen (s. Kap. 2.3.4) und somit eine effiziente Bündelung und Bewertung der vorhandenen Kenntnisse.

Auch im deutschsprachigen Bereich liegen mittlerweile umfangreiche Monographien vor (Rutschky & Wolff 1994; Amann & Wipplinger 1997; Egle et al. 1997b), in denen die gesamte Themenpalette von Epidemiologie über Diagnostik, Früh- und Spätfolgen sowie Behandlungsmöglichkeiten bei sexuellem Missbrauch abgehandelt wird. Diese Publikationen erlauben im Rahmen dieses Buches eine Beschränkung auf wesentliche Themenstränge. Für spezifische Fragen – etwa zum hoch umstrittenen „Recovered-Memory-Komplex", d.h. zum angeblichen Nachweis stattgehabten Missbrauchs im Kindesalter bei Frauen im Erwachsenenalter, die hieran zunächst keinerlei Erinnerungen haben und diese erst mit Hilfe von „Therapeuten" wiedergewinnen, wodurch sich dann eine Fülle von psychischen Gebresten „zwanglos erklären lassen" - sei auf die spezifische Literatur verwiesen (zusätzlich zur o.g. etwa Loftus & Ketcham 1995). Die gewachsene Aufmerksamkeit für Probleme des sexuellen Missbrauchs erweist sich indes als nicht ganz unproblematisch: Nicht nur, dass die Medien in teilweise voyeuristischer Manier das Thema skandalisieren; auch im Bereich der wissenschaftlichen und therapeutischen Bearbeitung ist ein gewisser Wildwuchs selbst ernannter Helfer und Experten unübersehbar. Kritische Stimmen konstatieren „ein verbreitetes Pseudowissen, die Vereinnahmung durch die Medien, die Politik und die politische Korrektheit und damit die Gefahr der aufgeblähten Prävalenzen und der dramatisierten Folgeschäden. Eine solche Banalisierung des sexuellen Missbrauchs im Kindesalter schadet schließlich niemandem in höherem Maße als seinen wirklichen Opfern." (Ernst 1997: 69)

10.1 Sexueller Kindesmissbrauch

10.1.1 Begriffe und Definitionen

Die angedeutete Brisanz der wissenschaftlichen Annäherung an das Thema wird bereits in der Begriffswahl deutlich: Wipplinger und Amann (1997) zählen nicht weniger als 23 Begriffe auf, die von „sexuellem Missbrauch" über „sexuelle Kindesmisshandlung", „Vater-Tochter-Vergewaltigung" bis hin zu „Seelenmord" reichen. Dahinter verbergen sich **enge** (auf genitale Kontakte beschränkte) oder **weite** (auch „sexualisierte Blicke" einbeziehende) **Definitionen**, gesellschaftlich-ideologische Sichtweisen, die auf „strukturelle Gewalt" oder alleinige Opferschaft von Mädchen und die alleinige Täterschaft von Männern abstellen, oder Definitionen, die in verschiedenem Maße klinisch-entwicklungspsychologische Aspekte miteinbeziehen.

Im Folgenden soll von einer **forensischen Definition** ausgegangen werden. Nach dem einschlägigen Paragraphen 176, 176a,b StGB (s. Anhang) fallen unter den Tatbestand „sexueller Missbrauch von Kindern/sexueller Kindesmissbrauch" sexuelle Handlungen

- **an einem Kind** (d.h. einer unter 14jährigen Person),
- **von einem Kind** am Täter,
- auf Bestimmung des Täters **vom Kind an einem anderen**,
- **vom Kind** (auf Veranlassung des Täters) **an sich selbst** sowie
- **vor einem Kind**.
- Weiterhin gehört dazu die **Einwirkung des Täters auf ein Kind** durch Vorzeigen pornographischer Abbildungen, Abspielen entsprechenden Tonmaterials oder Führen entsprechender Reden.

Als **geschütztes Rechtsgut** wird die ungestörte sexuelle Entwicklung des Kindes betrachtet. Es handelt sich somit um ein **abstraktes Gefährdungsdelikt**, das unabhängig von den Motiven des Täters, dem Verhalten des Kindes, dessen Verständnis, Vigilanz oder auch seinen sexuellen Vorerfahrungen ist. „Das Gesetz ist hier rigoros: **Sexuelle Körperkontakte mit Kindern haben zu unterbleiben**" (Horn 1997, Bl. 24).

Dem Richter wird dabei ein gewisser Ermessensspielraum zugebilligt: Sexuelle Handlungen müssen nach § 184c StGB von einiger Erheblichkeit sein. Dies bezieht sich bei Körperkontakthandlungen im Wesentlichen auf sexuelle Berührungen im Genital- und Analbereich, bei Mädchen zusätzlich an der Brust.

Auch wird der Altersabstand (der 15jährige und die 13jährige) eine gewisse Berücksichtigung erfahren. Bei exhibitionistischen Handlungen vor einem Kind (als sexueller Kindesmissbrauch pönalisiert!) ist deren Wahrnehmung durch das Kind erforderlich (so dass beispielsweise die Exhibition vor einem schlafenden Kleinkind nicht nach dieser Bestimmung zu ahnden wäre).

Der – nicht zuletzt wegen der Festschreibung im Strafgesetzbuch – gewählte Begriff „sexueller Kindesmissbrauch/sexueller Missbrauch von Kindern" ist gelegentlich kritisiert und durch den Terminus „sexuelle Misshandlung" ersetzt worden, da er einen „sexuellen Gebrauch von Kindern" insinuiere und überdies das Opfer verdingliche. Diese Sicht erscheint in mehrfacher Weise problematisch: Zum einen können und werden Menschen – leider – zu verschiedensten (politischen, religiösen u.a.) Zwecken missbraucht, und zwar umso mehr, je weniger ihnen das Merkmal der selbstbestimmten und informierten Autarkie und

Autonomie eignet (was juristisch den Status des Kindes mit kennzeichnet). Zweitens gibt es durchaus einen Gebrauch, den Kinder selbst von der Sexualität (mit sich selbst oder auch mit anderen Kindern) machen; ihnen dies abzusprechen, wäre fatal und könnte die ungestörte sexuelle Entwicklung ebenfalls erheblich gefährden. Und drittens setzt der Begriff „Misshandlung" gravierende und körperlich verletzende Angriffe auf das Kind mit andauernden körperlichen Folgeschäden voraus, was zwar bei sexuellem Kindesmissbrauch vorkommt, jedoch keinesfalls die Regel ist.

10.1.2 Epidemiologie

Als „Delikt ohne Zeugen" und allzu häufig auch ohne objektivierbare körperliche Befunde oder andere „stumme Tatzeugen" (s.u.) ereignet sich die Mehrzahl der sexuellen Missbrauchshandlungen im Verborgenen. Abhängig von gewählter Begriffsbestimmung (eng vs. weit), Erhebungsmethode (anonym vs. personal), Altersvorgabe (konkret vs. allgemein) sowie untersuchter Stichprobe (klinisch vs. nicht-klinisch) werden in der Literatur extrem divergierende Prävalenzzahlen genannt, die von 5 bis 40% reichen (i. Überbl. Ernst 1997, Finkelhor 1997).

Prinzipiell stehen **zwei Wege zur Feststellung der Häufigkeit sexuellen Kindesmissbrauchs** zur Verfügung (s. Bosinski 1997):

- Die lediglich das absolute **Hellfeld** ausleuchtende **Polizeiliche Kriminalstatistik** (PKS), welche polizeilich gemeldete sowie aufgeklärte Fälle und ermittelte Tatverdächtige erfasst.
- Die **retrospektive Befragung** möglichst repräsentativer Stichproben über erlebte sexuelle Missbrauchshandlungen.

In der Zusammenschau ermöglichen beide Erkenntnisquellen die Abschätzung des **Dunkelfeldes** (d.h. des Verhältnisses von angezeigten Taten zu insgesamt vorkommenden Taten).

Als Vorteil der PKS erweist sich, dass sie einen Vergleich über einen längeren Zeitraum ermöglicht. Wie in Kap. 9 ausgeführt, kann von einer gravierenden Zunahme zumindest der polizeilich ermittelten sexuellen Missbrauchsdelikte an Kindern in Deutschland nicht die Rede sein. Aus der die Ver- und Abgeurteilten erfassenden Strafverfolgungsstatistik (SVS) geht im Übrigen hervor, dass zumindest von den strafrechtlich geahndeten Taten ca. ein Sechstel ohne Körperkontakt erfolgten (Exhibitionismus vor Kindern) und eine unter 10 gelegene Zahl zum Tode des Kindes führte (1997: 1.979 Verurteilungen insgesamt, davon 342 ohne Körperkontakt, 8 mit Todesfolge).

Bei retrospektiven Erhebungen erweist sich die Vorgabe konkreter Tatmerkmale, einer konkreten Altersgrenze, vor der die Taten erlebt wurden, sowie die Wahl einer möglichst repräsentativen Stichprobe als beste Möglichkeit, die Verbreitung sexuellen Kindesmissbrauchs in der Grundgesamtheit einigermaßen verlässlich zu beurteilen. Eine allgemeine Frage ohne Altersgrenze („Sind Sie als Kind oder Jugendlicher Opfer sexuell übergriffigen Verhaltens gewesen?") überlässt dem Respondenten die subjektive Einordnung sowohl dessen, was er/sie als sexuell übergriffig erlebt hat (dies könnten dann auch beispielsweise pöbelnde Reden gewesen sein), als auch von „Kindheit und Jugend" (die etwa bis zum 18. Lbj. reicht, also in eine Phase, die nicht nur aus juristischer, sondern auch aus entwicklungspsychologischer Sicht durch merklich andere Kompetenzen als die Kindheit vor dem 14. Lebensjahr gekennzeichnet ist).

Schon Kinsey (1953) hatte in seiner Befragung zum sexuellen Verhalten der Frau unter 4.441 Frauen in den USA einen Anteil von 24% ermittelt, der vor der Menarche sexuelle Annäherungen durch einen über 15jährigen und mindestens fünf Jahre älteren Jungen/Mann erlebt hatte. Von diesen 1.075 Frauen berichteten 9% über eine „bloße Annäherung", 52% über die Entblößung männlicher Genitalien, 31% über Streicheln ohne genitale Kontakte, 22% über Manipulation an den weiblichen und 5% über solche an den männlichen Genitalien, je ein Prozent über aktive oder passive oral-genitale Kontakte und 3% über Koituserlebnisse.

In Deutschland stammt die diesbezüglich umfassendste Studie von Wetzels (1997), der 1992 mittels vom Untersucher versiegelt abgeholter Fragebögen (Rücklaufquote 98,2%) 3.289 Personen im Alter von 16 bis 59 Jahren befragte. Die Stichprobe war für die Bevölkerung der BRD repräsentativ und beinhaltete 1.604 Männer und 1.685 Frauen. 74,8% der Befragten kamen aus den alten und 25,2% aus den neuen Bundesländern. Der Autor befragte zu – genau definierten – sexuellen Missbrauchserfahrungen, weiterhin zum Erleben physischer Gewalt durch die Eltern sowie zur Konfrontation mit elterlicher Partnergewalt in der Kindheit. Bei Anwendung einer engen Definition sexuellen Missbrauchs (nur Delikte mit Körperkontakt vor dem 16. Lbj. durch erwachsene Täter) fand Wetzels eine **Prävalenzrate** von **8,6% für Frauen** und **2,8 % für Männer**. Bei Verwendung der weitesten Definition lagen diese Raten bei 7,3% für Männer und 18,1% für Frauen (s. Tab. 10-1).

Diese häufigere Viktimisierung von Mädchen als von Jungen (ca. 4:1) ist im Übrigen in allen einschlägigen Untersuchungen beschrieben worden.

Legt man diese Zahlen zugrunde – die im übrigen den Angaben anderer Untersuchungen mit seriöser Methodik nahekommen (s. dazu die Diskussion bei Wetzels 1997 sowie die Untersuchung von Lange 1998) –, so kann man bei einer jährlichen Geburtenzahl von ca. 700.000 Kinder pro Jahr von ca. 70.000 bis maximal 100.000 neuen Fällen sexuellen Kindesmißbrauchs ausgehen. Eine erschreckend hohe Zahl, die zwar weit entfernt ist von den immer wieder in den Medien „gehandelten" 300.000 bis 400.000 Fällen (die jeglicher Grundlage entbehren), die aber eine **Dunkelzifferschätzung von ca. 1: 5** nahelegt, d.h. auf ein gemeldetes Delikt kommen fünf nicht gemeldete!

Die Daten von Wetzels enthalten auch einen Hinweis auf die Gründe für diese hohe Dunkelziffer: Ca. **ein Drittel der Taten ereignen sich im familiären Nahraum**, aus dem heraus

---

Tabelle 10-1 Prävalenzraten sexuellen Kindesmissbrauchs vor dem 16. Lebensjahr nach Geschlecht: Einzelne Handlungsformen sowie zusammenfassende Indikatoren. Aus: Wetzels (1997: 97)

	Männer (n=1580)		Frauen (n=1661)	
	Einmal	Mehrfach	Einmal	Mehrfach
1. Exhibitionismus	1,6 %	1,3 %	4,9 %	4,0 %
2. sexuelle Berührung durch Opfer beim Täter	0,7 %	0,9 %	2,7 %	1,9 %
3. sexuelle Berührung durch Täter beim Opfer	0,8 %	1,0 %	2,6 %	2,9 %
4. Penetration mit Objekt, Finger oder Zunge	0,1 %	0,3 %	0,7 %	0,8 %
5. vaginale Penetration mit Penis	-	-	1,1 %	0,8 %
6. anale/orale Penetration mit Penis	0,1 %	0,4 %	0,4 %	0,2 %
Opfer inklusive Exhibitionismus	2,3 %	2,0 %	7,5 %	6,3 %
Opfer exklusive Exhibitionismus	1,4 %	1,4 %	4,7 %	3,9 %

Anm.: Abgekürzte Darstellungsweise, nur Opferraten sind angegeben. Bei den Einzelhandlungen sind Mehrfachnennungen möglich

bekanntermaßen wesentlich seltener Anzeigen erstattet werden. Dies entspricht auch anderen Untersuchungen und klinischen Erfahrungen, wobei dies insbesondere jene Taten sind, die lang anhielten und durch massive (penetrative) Übergriffe gekennzeichnet waren.

Wetzels konnte im Übrigen zeigen, dass Opfer sexuellen Kindesmissbrauchs zu einem Drittel auch Opfer elterlicher physischer Misshandlung wurden, womit diese Rate ca. dreimal höher ist als bei den nicht sexuell Missbrauchten. Ferner waren 45% der Missbrauchsopfer in ihrer Kindheit auch mit physischer Gewalt in der Beziehung des Elternpaares konfrontiert, eine Rate, die doppelt so hoch ist wie bei den nicht sexuell missbrauchten Personen. Diese Befunde sind besonders bedeutsam für die Darlegung der Auswirkungen sexuellen Kindesmissbrauchs (s. 10.1.3). Sie deuten aber auch auf ein Problem, dass – bei aller dringend gebotenen Aufmerksamkeit für den sexuellen Kindesmissbrauch – gelegentlich aus dem Blick zu geraten droht, und das Wetzels (1997: 105) wie folgt beschreibt:

„Die Fixierung auf den Aspekt des Sexuellen scheint jedenfalls in der Auseinandersetzung um Gewalt gegen Kinder der medialen voyeuristischen Tendenzen Genüge zu tun, als dass sie den vorfindlichen Problemkonstellationen entspräche. Sexueller Kindesmissbrauch ist eine verbreitete und gravierende Form der Gewalterfahrung in der Kindheit, aber eben nur eine. Die multiple Viktimisierung scheint eher die Regel als die Ausnahme zu sein. Zudem kommt rein quantitativ der körperlichen Misshandlung offenbar ein höherer Stellenwert zu, was in dieser Debatte schnell in Vergessenheit geraten könnte."

Baurmann (1996) nennt für das Jahr 1982 in der Bundesrepublik folgende Relationen: Fünf Kinder starben als Sexualopfer, 112 wurden Opfer einer vorsätzlichen Tötung, 727 Kinder starben im Straßenverkehr, 34.708 Kinder wurden im Straßenverkehr leicht oder schwer verletzt.

10.1.3 Symptome und Frühfolgen sexuellen Kindesmissbrauchs

Mindestens ebenso kontrovers wie die Diskussion um die Häufigkeit sexuellen Kindesmissbrauchs ist jene um dessen Früh- und Spätfolgen und – damit zusammenhängend – um seine medizinische und/oder psychologische Nachweisbarkeit. Beitchman und Mitarbeiter (1991) haben zu den unmittelbaren Folgen eine metaanalytische Übersichtsarbeit unter Auswertung der bis dahin publizierten Untersuchungen im nordamerikanischen Raum vorgelegt, die an die instruktive Arbeit von Browne und Finkelhor (1986) anknüpft. Die Ergebnisse neuerer Studien wurden von Kendall-Tackett und Mitarbeitern (1997) zusammengetragen.

Hinsichtlich der **Frühfolgen** sexuellen Missbrauchs und der bei Kindern nachweisbaren Symptome kommen sowohl Beitchman (1991) als auch Kendall-Tackett (1997) zu dem Schluss, dass es – außer dem empirisch äußerst schwer validierbaren „sexualisierten Verhalten" im Kindesalter – **keine spezifischen verhaltensmäßigen Hinweise** auf stattgehabten sexuellen Missbrauch gibt. Es kann letztlich nur festgestellt werden, dass Kinder auf sexuellen Missbrauch mit jenen unspezifischen Verhaltensauffälligkeiten reagieren, die sie auch als Reaktion auf andere psychische Traumata entwickeln (s. Tab. 10-2).

Tab. 10-2 Verhaltensmäßige Frühfolgen bzw. Hinweise auf sexuellen Kindesmissbrauch

Unspezifisch	Hochgradig verdächtig	Spezifisch
Altersabhängig:		
▷ Diffuse Leibbeschwerden ohne morphologisches Korrelat		
▷ Essstörungen (↑ u. ↓)	„Sexualisiertes Verhalten" im Kindesalter	Nicht bekannt
▷ Schlafstörungen		
▷ Verlassensängste u. „Anklammerungsattacken", aber auch Kontaktabweisung	**Cave:** Normales Sexualwissen u. Sexualverhalten im Kindesalter empirisch kaum gesichert!	
▷ Verhaltensregression (Einnässen, Einkoten)		
▷ Konzentrationsstörungen		
▷ Schulleistungen ↓		
▷ Verhaltensauffälligkeiten verschiedener Ausprägungsart, bei Jungen eher externalisiert, d.h. (auch sexuell) aggressiv bis delinquent, umtriebig, bei Mädchen eher internalisiert (depressiv, devot, autoaggressiv [„Schnibbeln"] bis hin zu Suizidversuchen)		
▷ Depressionen		

▷ Die in Tab. 10-2 aufgeführten unspezifischen Verhaltensäußerungen lassen sich keinesfalls zwingend auf sexuelle Übergriffe zurückführen, sondern begründen höchstens einen Anfangsverdacht.

Die Fehldeutung derartiger Verhaltensweisen als „Beweis" für stattgehabten Missbrauch ohne weitere Berücksichtung der Besonderheiten des Kindes, seiner spezifischer Äußerungen, seines familiären und sonstigen Umfeldes usw. kann ebensolchen Schaden wie das Übersehen eines tatsächlichen Missbrauchs anrichten. Dies haben mehrere spektakuläre Prozesse leidvoll gezeigt, in denen aufgrund haltloser Anschuldigungen und obsessiver Überzeichnungen willkürlich gewählter „Symptome" durch selbsternannte „Helfer und Experten" Familien zerrissen und Kinder traumatisiert wurden (s. Rutschky & Wolff 1994).

Ein spezifisches *„Post-Sexual-Abuse-Syndrome"* gibt es – allen vorliegenden Untersuchungen zufolge – nicht!

Dies gilt auch und insbesondere für die Deutung von **Kinderzeichnungen** oder des Spiels mit **anatomisch korrekten Puppen** (s. Greuel 1997). Diese können zwar eine hilfreiche Ergänzung bei der Exploration eines Kindes sein, bei dem zuvor gemachte Äußerungen und Hinweise einen Missbrauch dringend nahelegen; die spontane Zeichnung eines Kindes oder ein (sich schon material- und spieltechnisch anbietendes) spielerisches „Zusammenstecken" derartiger Puppen als Hin- oder gar Beweis für einen Missbrauch zu deuten, scheint jedoch eher Ausdruck einer ideologisch aufgeladenen Phantasie des Beobachters als einer tatsächlich am Kindeswohl orientierten Grundhaltung zu sein. Auch die Bewertung des in der Literatur immer wieder als hochgradig verdächtig, gewissermaßen als pathognomonisches Symptom beschriebenen **„sexualisierten Verhaltens"** erweist sich als nicht unproblematisch. Beitchman und Mitarbeiter (1991) verstehen darunter „sexualisiertes Spiel mit Puppen, Einführen von Gegenständen in den After oder die Scheide, exzessives oder öffentliches Masturbieren, verführerisches Verhalten, Ersuchen um sexuelle Stimulation von Erwachsenen oder anderen Kindern und altersunangemessenes sexuelles Verhalten". Die Beurteilung als abweichend setzt aber voraus, dass man über genügend Kenntnisse zum normalen sexuellen Verhalten im Kindesalter verfügt. Davon kann in Anbetracht der dürftigen Forschungslage in diesem Bereich (fatalerweise auch mit der Angst der Forscher vor einem etwaigen Missbrauchsvorwurf begründet!) nicht die Rede sein. Volbert (1997), die den (sehr begrenzten) Forschungsstand analysiert, weist darauf hin, dass auch seltene sexuelle Verhaltensweisen von Kindern nicht zwingend auf ein Missbrauchserleben zurückzuführen sind. Sie rät zur Verlaufs-Beobachtung und diskreten Abklärung etwaiger Hintergrundbedingungen: „Besonders zu warnen ist davor, jede sexuelle Verhaltensäußerung von Kindern als erklärungsbedürftig und möglichen Hinweis auf einen sexuellen Missbrauch zu erachten. Dies kann in der Konsequenz nicht nur zur Suggestion einer Aussage über einen sexuellen Missbrauch führen, sondern tangiert sicherlich auch in negativer Weise die weitere Sexualentwicklung des Kindes." (Volbert 1997: 395)

Aus Untersuchungen zum Sexualwissen im Vorschulalter (Bosinski 1989) lässt sich dies nur bestätigen. Demnach sollten allerdings im Vorschulalter detaillierte Kenntnisse koitaler Vollzüge im Verein mit der Verwendung von – in dieser Altersstufe (nicht aber im Grundschulalter) noch sehr unüblichen – Vulgärausdrücken sowie gehäuften Nachahmungen erwachsener sexueller Handlungen Anlass zur dezenten Ansprache der familiären Hintergrundbedingungen mit den Eltern sein, ohne allerdings sogleich in Panik zu verfallen.

Nicht minder problematisch – da ähnlich unspezifisch – ist auch die medizinisch-morphologische Nachweisbarkeit **körperlicher Missbrauchsfolgen** (s. Tab. 10-3).

Tab. 10-3   Morphologische Hinweise auf sexuellen Kindesmissbrauch

Unspezifisch	Hochgradig verdächtig	Spezifisch
Hämatome, Würgemale	Venerolog. Infektionen	Nachweis v. Spermien/ Samenflüssigkeit
Risse / Kratzspuren sowie	Hymenaldefekte	
rezidivierende Entzündungen im Anogenitalbereich		

Zumal die immer wieder diskutierten **Hymenalbefunde** (mit teilweise postulierten „beweisenden Defektgrößen" u.ä.) sind – wie die instruktiven Untersuchungen von Heinze (1996) und Wachter (1999) über die außerordentliche Variabilität gesunder und erst recht krankhaft veränderter Hymen gezeigt haben – nur von **forensisch erfahrenen Kindergynäkologen** und auch dann nur in der Zusammenschau mit anderen Befunden aus dem sozialen und Verhaltensbereich interpretierbar!

Die Diagnostik, zumal aber auch die Behandlung der Frühfolgen und -symptome eines sexuellen Missbrauchs im Kindesalter, gehört in die Hand von speziell sexualmedizinisch geschulten und erfahrenen, nicht einem ideologischen Paradigma, sondern dem Kindeswohl verpflichteten Kinder- und Jugendmedizinern.

Dabei sollte stets bedacht werden, dass eine psychotherapeutische Behandlung (a) eine Indikationsstellung, (b) eine oder mehrere Zielvorstellungen und (c) einen Anfang und ein Ende hat! Die von einigen Protagonisten einer sich gelegentlich andeutenden „Missbrauchsindustrie" geforderte „lebenslange Therapie für Überlebende" dürfte (außer einer Unterhaltsgarantie für den „Therapeuten") eher das Trauma und damit die Viktimisierung perpetuieren denn zu einer Be- und Verarbeitung beitragen.

10.1.4 Spätfolgen sexuellen Kindesmissbrauchs

Noch problematischer als die Beurteilung von Frühfolgen und –symptomen sexuellen Kindesmissbrauchs erscheint die Einordnung und Bewertung von Langzeitfolgen.

Die Diskussion um die Auswirkungen sexuellen Kindesmissbrauchs auf die psychische Entwicklung wird seit Beginn des 20. Jahrhunderts kontrovers geführt. Wie Baurmann (1996: 166 ff) in einem instruktiven Überblick zeigt, beteiligten sich daran v.a. namhafte Vertreter der neu entstandenen Psychoanalyse, allerdings mit z.T. entgegengesetzten (und nicht empirisch gestützten) Vor-Annahmen.

Auch aktuell wird die Debatte sehr emotional geführt und Forscher, die sich in den USA meta-analytisch mit dem Thema befassten, gerieten ins Kreuzfeuer der *„moral majority"* (s. Paul 1999).

Dabei wird oft übersehen, dass sowohl ungestörtes als auch gestörtes psychisches Befinden und Verhalten stets das Ergebnis eines hochkomplexen, interaktionalen und multifaktoriellen („biopsychosozialen") Ursachengefüges ist und sich nicht auf einen einzelnen Faktor (und sei es eine Noxe) reduzieren lässt.

Die monokausale und einseitige Attribuierung psychischer und Verhaltensprobleme auf einen stattgehabten sexuellen Missbrauch verkennt nicht nur die Plastizität menschlicher Entwicklungsressourcen, sondern kann auch diagnostisch und therapeutisch ebenso in die Irre leiten – und damit schaden – wie das Übersehen eines Missbrauchs!

In der Tat haben eine Reihe von Untersuchungen gezeigt,

▷   dass es „das" Spätsyndrom sexuellen Kindesmissbrauchs nicht gibt

▷   die Ausprägung diverser Langzeitfolgen von der Existenz sowohl negativ kumulierender als auch protektiver Faktoren abhängig ist.

Selbstverständlich können meta-analytische Übersichtsarbeiten nur eine Orientierung geben. In der therapeutischen Arbeit wird es stets um die Bewertung des **konkreten Einzelfalles** gehen müssen. Gleichwohl können auf Grundlage der vorliegenden Untersuchungen folgende Faktoren benannt werden, die das Risiko negativer, sich zumeist potenzierender Langzeitfolgen erhöhen:

Je näher der Täter dem Opfer steht, je früher der Missbrauch beginnt und je länger er anhält, je massiver (penetrativer) und gewalttätiger die Übergiffe sind und je weniger Möglichkeiten das Opfer hat, sich dem Einwirken des Täters zu entziehen und/oder sich anderen zu offenbaren, umso gravierender werden die Spät- und Langzeitfolgen sein.

Das bedeutet, dass die **Varianz der Tatphänomenologie** Auswirkungen hat auf die **Varianz der Langzeitfolgen**: Das einmalige Sehen eines Exhibitionisten hat nachweislich keinerlei negative Langzeit-Auswirkungen auf das Kind, aber auch die indezente Betastung, ja, selbst der massive einmalige Übergriff durch einen Fremden kann von einem Kind, das in einer behüteten, offenen und vertrauensvollen Familien-Atmosphäre heranwächst, wo es Beistand und Rat (nicht aber ausschließliche Dramatisierung) erfährt, ohne längere gravierende Folgen verarbeitet werden.

Auf diese **protektive Wirkung der Familienatmosphäre (**_„buffering-effect"_**)** für die Überwindung von Traumafolgen ist in der Entwicklungspsychologie immer wieder hingewiesen worden (i. Überbl. Kinzl 1997).

Genau im Fehlen dieses protektiven Effekts in „Missbrauchsfamilien" besteht dann auch einer der psychotoxischen Faktoren für die immer wieder beschriebenen massiven, psychiatrisch relevanten Langzeitfolgen bei **Opfern innerfamiliären Missbrauchs**. Dieser

▷   wird dem Kind von einer Person angetan, die eigentlich als Vertrauens- und Zuwendungsperson den Aufbau eines „Urvertrauens" ermöglichen sollte,

▷   währt zumeist Jahre und

Tab. 10-4 Probleme, Tendenzen und Faktoren für die Entwicklung von Langzeitfolgen sexuellen Kindesmissbrauchs im Erwachsenenalter

Probleme	Bedeutsame Faktoren	Gefundene Tendenzen
Definition	▷ Dauer des Missbrauchs (einmalig vs. andauernd)	Sexuelle Funktionsstörungen ↑
Altersbegrenzung	▷ Beziehung/Nähe zum Täter (Fremdtäter vs. Familienmitglied)	Re-Viktimisierung ↑
Retrospektion	▷ Schwere des Missbrauchs (Penetration vs. Exhibitionismus)	Homosexuelle Erfahrungen ↑
Stichproben	▷ Einsatz/Androhung von Gewalt	
Kontrollgruppen	▷ Mitteilungsmöglichkeiten (insbes. Rolle der Mutter)	Geschlechtsidentitätsstörungen ↑
	▷ Vorgehen der Ermittlungsbehörden	Angst-Störungen
		Depressionen
wesentlich: Interagierende Variablen		Suizid-Gedanken, Suizid-Versuche
		Drogenkonsum/Prostitution (?)

▷ ist durch die massivsten (penetrativen) Missbrauchshandlungen gekennzeichnet.

▷ Die familiär abgeschottete Situation bringt es überdies mit sich, dass das Kind oft keinen Ausweg aus dem Einflusskreis des Täters findet. Den Tätern innerfamiliären Missbrauchs gelingt es häufig jahrelang, mit subtilen Drohungen („Wenn Du das sagst, passiert Dir etwas!"), Korruptionsstrategien („Du bist doch meine Beste!"), Schuldzuweisungen („Du willst es doch auch, wir haben es beide gemacht!") und Appellen an die Familiensolidarität („Wenn Du das sagst, komme ich ins Gefängnis und Du ins Heim!") eine Aufdeckung zu verhindern. Nicht selten kommt es erst viel später, wenn beispielsweise das Opfer erwachsen und nicht mehr im elterlichen Haushalt lebt und/oder partnergebunden ist, zur Offenbarung, wobei mitunter der Anlass die Beobachtung des Opfers ist, dass nun eine jüngere Schwester/ein jüngerer Bruder missbraucht werden soll.

Entgegen immer wieder aufgestellten Behauptungen ist innerfamiliärer sexueller Missbrauch **kein ubiquitäres**, in allen Familien und sozialen Schichten vorkommendes **Ereignis**, sondern ereignet sich **häufiger in sozial randständigen, isolierten Familien**. Diese sind daneben auch überdurchschnittlich häufig durch nicht-sexuelle Gewalt gegenüber den Kindern und unter den Ehepartnern, nicht selten auch durch Alkoholabusus und soziale Unabgesichertheit gekennzeichnet – alles Faktoren, die einander potenzieren, so dass es im Nachhinein unmöglich ist, die später gezeigten Symptome und Verhaltensauffälligkeiten bei den Opfern einzig auf den sexuellen Missbrauch zurückzuführen. **Insgesamt** handelt es sich um ein Urvertrauen, Selbst-

sicherheit und Selbstbestimmtheit nachgerade verunmöglichendes Amalgam negativer Entwicklungsbedingungen.

Als Folgen derartiger **missbrauchender Gesamt-Konstellationen** (d.h. nicht nur, aber eben auch des sexuellen Missbrauchs) findet sich dann im Erwachsenenalter

▷ ein erhöhtes Maß an Depressionen (bis hin zu Autoaggressivität und Suizidalität)

▷ ein erhöhtes Maß an Panikstörungen und Angstsyndromen

▷ ein erhöhtes Maß an Substanzabusus

▷ ein erniedrigtes Maß an Selbstwertgefühl und Selbstsicherheit

▷ ein erhöhtes Risiko für Re-Viktimisierung (d.h. eine Frau, die als Kind langzeitig innerfamiliär missbraucht wurde, hat ein erhöhtes Risiko, später Opfer einer Vergewaltigung zu werden). Oft treten diese Symptome (wie auch ihre Bedingungsfaktoren!) in verschiedenen Kombinationen auf (s. Tab. 10-4).

Die Fülle der Langzeitfolgen von längerwährendem, zumal innerfamiliärem sexuellem Kindesmissbrauch, lässt sich am ehesten unter den Begriff der **posttraumatischen Belastungsstörung** (DSM-IV: 309.81; ICD-10: F43.1) subsumieren. Deren Diagnostik und Therapie gehört in die Hand eines speziell ausgebildeten, sexualmedizinisch erfahrenen Psychotherapeuten.

10.1.5 Auswirkungen sexuellen Kindesmissbrauchs auf die Sexualität?

Betrachtet man die massiven Eingriffe zumal längerwährenden innerfamiliären Missbrauchs in die sexuelle Autonomie und darüber hinaus die gestörte Etablierung eines „Ur- und Selbstvertrauens", bedenkt man die massiven Abwertungen, denen das Opfer fortwährend ausgesetzt ist, die Besetzung der Sexualsphäre mit Angst, Schmerz, Scham und Schuldgefühlen, so scheint es eigentlich erwartbar, dass die sexuelle Erlebnis- und Beziehungsfähigkeit der Betroffenen im Erwachsenenalter auf das Schwerste gestört, wenn nicht völlig zerstört ist. Gleichwohl zeigen epidemiologische Studien (i. Überbl. Mullen 1997), dass von einem regelhaften Bestehen **systematisierbarer** Einschränkungen in der sexuellen Funktions-, Erlebnis- und Beziehungsfähigkeit bei Erwachsenen mit der Vorgeschichte eines sexuellen Missbrauchs nicht ausgegangen werden kann.

Vielmehr finden sich neben einer Reihe von Störungsverläufen (**vorzeitige Aufnahme promisker sexueller Beziehungen,** nicht selten als Ausdruck einer Suche nach Anlehnung und Geborgenheit durch einen Adoleszenten, dem zwischenmenschliche Beziehung nur in einer sexualisierten Form bekannt geworden ist, **sexuelle Funktionsstörungen** verschiedenen Ausmaßes, **sexuell-delinquentes Verhalten** [ausschließlich bei Männern]) **auch unauffällige Langzeitverläufe** mit unbeeinträchtigtem sexuellen Erleben in einer tragfähigen Partnerschaft (Leitenberg et al. 1989; Rind et al. 1998). Hierfür dürfte es mehrere Ursachen geben:

▷ Erneut wird dadurch die Plastizität menschlicher Entwicklungspotenzen deutlich: Wer einmal Opfer war, muss nicht lebenslang Opfer bleiben!

▷ Die vorliegenden Untersuchungen haben möglicherweise nicht ausreichend zwischen einzelnen Faktoren innerhalb des Missbrauchsgeschehens und darüber hinaus innerhalb des Sozialisationsgefüges differenziert. Tatsächlich hängen die Auswirkungen von sexuellem Missbrauch nicht nur von dessen Dauer und Intensität, sondern auch von protektiven (familiären) Faktoren ab.

▷ Nur wenige Untersucher differenzieren einzelne Störungsformen sexuellen Erlebens und Verhaltens (etwa entspr. DSM-IV).

▷ Es scheint geschlechtstypisch verschiedene Auswirkungsmechanismen für spätere sexuelle Beeinträchtigungen durch sexuellen Kindesmissbrauch zu geben, wobei aber ausreichende Langzeitdaten insbesondere für männliche Opfer fehlen.

▷ Schließlich fehlen ausreichend repräsentative Daten für die Verbreitung der verschiedenen

sexuellen Störungsformen in der Normalpopulation, so dass nicht sicher gesagt werden kann, ob eine bestimmte Störungsrate in einer Population Missbrauchter höher, niedriger oder gleich derjenigen in der nicht-betroffenen Population ist.

Andererseits findet man in klinischen (nicht-epidemiologischen) Studien wie auch im **klinischen Alltag** immer wieder Hinweise auf Missbrauchserlebnisse bei Patienten mit sexuellen Funktionsstörungen.

> Die Erfragung sexueller Missbrauchserfahrungen muss deshalb zum regelmäßigen Bestandteil der sexualmedizinischen Anamneseerhebung gehören!

Dabei sollte man sich im Einzelgespräch (viele Patienten haben derartige Erfahrungen bislang aus Scham verschwiegen) diesem Thema behutsam nähern. Etwa durch die Frage, ob der Patient in seinem Leben (die Kindheit sollte explizit angesprochen werden – viele Patienten halten dies für den „nicht-sexuellen Teil" ihres Lebens!) schon sexuelle Erlebnisse hatte, die ihm unangenehm oder peinlich waren, über die er bislang mit niemandem sprechen konnte oder wollte, die gegen seinen Willen, vielleicht aber auch nur mit seinem teilweisen Einverständnis geschahen.

Wird diese Frage bejaht, so ist behutsam nachzufragen, ob es sich um ein einmaliges oder längerwährendes Erlebnis handelte, ob er dies jemals mit anderen (auch mit seinem Partner) besprochen hat, um schließlich die Details (handelnde Personen, Art und Umfang der Handlungen, Einsatz körperlicher Gewalt oder verbaler Drohungen usw. – siehe hierzu die oben angesprochenen konfundierenden Faktoren) einfühlend zu erfragen.

Sollte sich im Ergebnis der Befragungen (die sich durchaus nicht auf eine Stunde beschränken müssen) herauskristallisieren, dass der Patient Opfer eines sexuellen Missbrauchs im Kindesalter geworden ist, so gilt auch hier,

▷ dass die Gesamtkonstellation der traumatisierenden Faktoren ihre Wirkmächtigkeit im Erwachsenenalter bestimmt und

▷ dass unilineare, monokausale Störungserklärungen eher hinderlich sind.

So wird im Regelfalle ein einmaliges derartiges Erlebnis mit einer fremden Person weniger zur Erklärung des geklagten Symptoms beitragen als ein fortgesetzter penetrativer Missbrauch durch einen Familienangehörigen.

Sodann ist abzuschätzen, ob der Patient einer (möglichst sexualmedizinisch geschulten) psychotherapeutischen Behandlung bedarf, da sich hinter dem zunächst geklagten sexuellen Symptom weitere, „tieferliegende" innerpsychische Störungen verbergen (s. Kap. 3). Dies kann v.a. bei innerfamiliärem Langzeitmissbrauch der Fall sein.

Beschränkt sich die Symptomatik auf eine – diffizil zu diagnostizierende – sexuelle Funktionsstörung, so gelten für deren Behandlung im Wesentlichen die gleichen Prinzipien, wie sie in den Kapiteln 5 und 6 besprochen wurden. Einem kommunikationsorientierten Verständnis menschlicher Sexualität entspricht es dabei, dass die vom Patienten erlebten Missbrauchserfahrungen, auch und gerade wenn sie bislang dem Partner gegenüber verschwiegen wurden, in die paarzentrierte Therapie eingebracht werden müssen. Nur so wird es **beiden** Partnern möglich sein, das sie in ihrem Paarerleben beeinträchtigende Trauma zu bearbeiten und – optimalerweise – zu verarbeiten (s. Nijs 1997).

Dabei kann es hilfreich sein, wenn man beiden erklärt, dass die „Pufferfunktion", die in der Herkunftsfamilie des Opfers vielleicht versagt hat, nun von ihnen beiden übernommen werden kann und dass auch diese seelischen Wunden heilen. Ziel sollte sein, dem Täter keine weitere „Macht" über sein früheres Opfer zu geben, indem er – quasi aus der Ferne – dessen Erlebnisfähigkeit weiter beeinträchtigt.

10.2   Sexuelle Übergriffe im Erwachsenenalter

10.2.1   Häufigkeitsangaben

Ebenso wie beim Delikt des sexuellen Kindesmissbrauchs fehlt es auch bei sexuellen Übergriffen im Erwachsenenalter – also Vergewaltigung und sexueller Nötigung entspr. dem neugefassten §§ 177/178 StGB (s. Anhang) – an sicheren Zahlen zur tatsächlichen Häufigkeit.

Der lediglich das Hellfeld ausleuchtenden **Kriminalstatistik** (s. Kap. 9.2) ist indes zu entnehmen, dass es – im Unterschied zu angezeigten Missbrauchsdelikten im Kindesalter – seit 1971 (8.606 erfasste Fälle) bis 1999 (13.060 erfasste Fälle) zu einer stetigen Zunahme von

Anzeigen wegen sexueller Nötigung und/oder Vergewaltigung gekommen ist, die heute ca. 1/3 der Sexualstraftaten ausmachen. Es muss allerdings unklar bleiben, ob diese Entwicklung auf einer tatsächlichen Zunahme beruht oder aber auf die gewachsene Bereitschaft zur Anzeige durch die Frauen zurückzuführen ist.

Baurmann (1996) geht davon aus, dass bei sexuellen Aggressionsdelikten eine Dunkelziffer von 1:5 bis 1:10 anzunehmen ist, und errechnet aus diesen Angaben eine tatsächliche Zahl von ca. 65.000 bis 130.000 Vergewaltigungen bzw. sexuellen Nötigungen in der Bundesrepublik. Die vorliegende PKS teilt aufgrund von Hellfeldzahlen die altersspezifizierte Risikoabschätzung in Form von „Opfergefährdungszahlen" mit, d.h. die Zahl derjenigen in 100.000 Frauen, die statistisch Opfer einer Vergewaltigung bzw. einer besonders schweren (penetrierenden) sexuellen Nötigung werden: Für das Jahr 1998 betrug diese Gefährdungszahl bei 14- bis 18jährigen ca. 72, bei 18- bis 21jährigen ca. 60 und bei 21- bis 60jährigen 15, wobei das Risiko in Großstädten drastisch ansteigt.

Bei **retrospektiven Dunkelfelduntersuchungen** ergibt sich erneut das Problem der zugrundegelegten Definition, der Erhebungsmethode und der untersuchten Population (s. Koss 1993). Die in der Literatur referierten Daten zum Anteil der Frauen, die im Laufe ihres Lebens Opfer eines sexuellen Übergriffs geworden sind, variieren von **10 bis 35%.**

Brener und Mitarbeiter (1999) fanden in einem nationalrepräsentativen Studenten-Sample in den USA, dass 20% der per Fragebogen befragten Frauen (mindestens) eine Vergewaltigung (i.e. erzwungenen Geschlechtsverkehr) erlebt hatten. Noch höhere Zahlen (27,7%) teilten Koss und Mitarbeiter (1987) für die gleiche Population sowie Merrill und Mitarbeiter (1999) für weibliche Marine-Rekruten (35% von 1.887) mit. Dagegen erhoben Dansky und Mitarbeiter (1997) bei Telefonbefragungen von 3.006 US-amerikanischen Frauen mit einem Durchschnittsalter von 46,1 Jahren in 13,3% der Fälle Angaben zu einer erlebten Vergewaltigung. Diese Zahl erhöhte sich jedoch drastisch, wenn nur die Frauen mit Bulimia/Anorexia nervosa berücksichtigt wurden, bei denen die Vergewaltigungsrate 26,6% betrug. In Äthiopien gaben in einer Studie von Mulugeta und Mitarbeitern (1998) fünf Prozent der befragten 1.401 Studentinnen das Erlebnis einer vollzogenen Vergewaltigung an, aus Brasilien berichten Diniz und d'Oliveira (1998) über 12,3% aller erwachsenen Frauen mit mindestens einer Vergewaltigung in der Vorgeschichte. Xu und Mitarbeiter (1998) erhoben bei 7,3% der von ihnen befragten 178 Studentinnen in China mindestens ein Erlebnis einer vollzogenen oder versuchten Vergewaltigung, wobei nur 3,7% Anzeige erstattet hatten und nur

18% ihren Eltern den Übergriff berichtet hatten. In Neuseeland gaben von 347 Studentinnen 25,3% an, Opfer einer versuchten oder vollendeten Vergewaltigung geworden zu sein (Gavey 1991).

Allerdings ist in diesen Untersuchungen nicht immer explizit nach derartigen Erlebnissen jenseits des 14. Lebensjahres gefragt worden, so dass sich hinter den angegebenen Prozentzahlen auch Erlebnisse sexuellen Kindesmissbrauchs verbergen können. Andererseits ist bekannt (s. 10.1.4), dass Frauen, die als Kind Opfer sexueller Übergriffe geworden sind, ein deutlich höheres Risiko für eine Re-Viktimisierung im Erwachsenenalter haben (dies belegt auch die Untersuchung von Merill et al. 1999).

In **Deutschland** fehlen bislang repräsentative Dunkelfelduntersuchungen wie sie etwa Wetzels (1997) für das Erleben sexuellen Kindesmissbrauchs angestellt hat. Krahe (1998) fand bei der Befragung von 194 ost- und westdeutschen Frauen, dass 17% in der Vergangenheit Opfer sexueller Nötigung oder Vergewaltigung geworden waren. Baurmann (1996) beziffert das Risiko für Frauen in Deutschland, Opfer einer Vergewaltigung zu werden, als dreimal niedriger als in den USA.

Allerdings entsprechen die FBI-Angaben von 71 angezeigten Vergewaltigungen pro 100.000 US-amerikanischen Frauen (FBI 1997) tendenziell den Hellfeldangaben der PKS für Deutschland (s.o.).

Einzelne Untersucher erklären die Unterschiede zwischen strafverfolgter und geschätzter Häufigkeit von Vergewaltigungen in den USA mit den sexuellen Übergriffen in Bekanntschaftsverhältnissen (*„acquaintance rape"* oder *„date rape"*). So geben Rubenzahl und Corcoran (1998) an, dass sich über 90% der Vergewaltigungen in derartigen „Beziehungen" ereignen. In Deutschland werden bei 30 bis 50% der angezeigten sexuellen Aggressionsdelikte Männer aus dem Bekanntenkreis als Täter beschuldigt. Somit könnten die höheren Prävalenzschätzungen in den USA (zumal jene über 25%) entweder das Ergebnis hochselektiver Stichprobenauswahl oder aber einer dort unverkennbar existierenden sehr weiten Begriffs-Auslegung des Terminus *„sexual assault and/or harassment"* sein.

Die im – zumal männlichen – Alltagsgespräch immer wieder geäußerte Behauptung, Frauen würden sich durch gezielte Fehlbezichtigungen an einem Partner „rächen", ist indes durch keinerlei Daten gedeckt: Nicht nur, dass dagegen

schon die – im Verhältnis zu den tatsächlich vorkommenden Fällen – niedrige Anzeigenquote spricht; auch empirische Untersuchungen, die von der Anzeigenannahme bis zur gerichtlichen Ab- oder Verurteilung die Fälle verfolgen, widersprechen dieser Behauptung. So hatte Kröhn (1983) bei allen 158 im Jahr 1982 im Landgerichtsbezirk Kiel anfallenden Anzeigen wegen Vergewaltigung oder sexueller Nötigung lediglich vier Falschanzeigen (= 2,5%), davon nur eine mit einem konkreten Tätervorwurf (drei weitere ohne Täterangabe) gefunden. Der Autor berichtete im Übrigen auch von einer – auch in der PKS angegebenen – Aufklärungsquote von 67%, einer Anklagenquote von 37% und einer Verurteilungsquote von 28% (inkl. 6% Freisprüche).

10.2.2 Folgen sexueller Übergriffe im Erwachsenenalter

Über die Verbreitung **körperlicher Folgen** einer Vergewaltigung oder einer schweren (i.e. penetrierenden) sexuellen Nötigung liegen nur wenige Angaben vor: Volk und Mitarbeiter (1979) fanden bei 91 Vergewaltigungsopfern in 59% der Fälle schwere extragenitale und in 24% der Fälle genitale bzw. gynäkologische **Verletzungen**. Diese Angaben könnten allerdings durch die gewählte Stichprobe (nur gerichtsärztlich untersuchte Frauen) höher als üblich liegen. So gibt Thom (1992) für eine Gruppe von 35 vergewaltigten Frauen 13 Opfer ohne jegliche Verletzungen, 12 mit leichten (Abschürfungen) und 8 mit mittelschweren Verletzungen (Prellungen, Schnittwunden) an.

Venerische Infektionen und **Schwangerschaften** als besonders gravierende körperliche Spätfolgen werden in unterschiedlichem Ausmaß berichtet. Zumal die Schwängerung als Folge von Vergewaltigung dürfte jedoch mit der soziokulturell verschieden großen Verbreitung von Kontrazeptiva zusammenhängen: Die von Weis (1982) für Deutschland berichteten ca. 9% Schwangerschaften nach Vergewaltigung (7 Schwangerschaften im Gefolge von 77 Vergewaltigungen) dürften methodenbedingt überhöht sein. Martinez-Ayala und Mitarbeiter (1999) geben für eine mexikanische Stichprobe eine Frequenz von 20% Schwangerschaften (und 10% venerischen Infektionen!), Mulugeta und Mitarbeiter (1998) 17% Schwangerschaften für eine äthiopische Stichprobe an.

Der zur Untersuchung eines Vergewaltigungsopfers herbeigezogene Arzt muss sämtliche erhobenen somatischen (genitalen und extragenitalen) Befunde akribisch (auch mittels Fotografien und Material-Asservierungen) dokumentieren. Er muss dabei zugleich dem besonderen psychischen Zustand der Frau Rechnung tragen und ihr aktuelle, zumal aber auch nachfolgende Hilfe und Beratung anbieten. Dabei sind unbedingt auch Fragen einer venerischen Infektion und einer etwaigen Schwängerung zu berücksichtigen und ggf. entsprechende ärztliche Maßnahmen (z.B. postkoitale Kontrazeption) einzuleiten!

Eingedenk der fundamentalen „Intimität" menschlicher Sexualität als ganz individuellen, zugleich aber auf lust-, vertrauens- und hingebungsvollen Austausch mit dem Partner angelegten Bereichs menschlichen Lebens und Erlebens ist jede Vergewaltigung zunächst ein **schwerwiegendes psychotraumatisches Ereignis**, ein erheblicher Angriff auf die Autonomie und Autarkie der Persönlichkeit. In Anbetracht der Vielzahl von Determinanten, welche die je individuelle Entwicklung bestimmen, dürfte es verständlich sein, dass auch die **psychischen Auswirkungen** derartiger Übergriffe verschieden sind und von einer Vielzahl von Faktoren bestimmt werden.

In der Literatur (i. Überbl. Feldmann 1992) wird anhand von Längsschnitt-Untersuchungen ein **phasenhafter Verlauf** der psychischen Reaktionen auf die Vergewaltigung beschrieben:

1. Phase der unmittelbaren Tat: Hier herrschen Gefühle der Lähmung, der Blockierung der Wahrnehmung, des Ausgeliefertseins, der Angst (bis zur Todesangst), der Scham, der Entfremdung, der Leere und des Ausblendens von Realität („Ich war wie tot") vor. Diese wirken häufig noch Stunden oder Tage nach, was dann auch zu scheinbar inadäquaten Verhaltensweisen bei der Tatanzeige führen kann.

So beschrieb Kröhn (1983) bei 154 eine Vergewaltigung anzeigenden Frauen zu 40% ein äußerlich ruhig-gefasstes Auftreten, 30% der Frauen waren aufgelöst, weinten und wirkten hochgradig verängstigt, 30% zeigten sich stuporös, aber auch reizbar, kichernd oder motorisch unruhig.

2. Phase der Scheinanpassung/Verleugnung: Es überwiegen Tendenzen des Verleugnens und Verdrängens, die Alltagsroutine wird scheinbar unbeeinträchtigt fortgesetzt. Dieser psychische Selbstschutzmechanismus wirkt allerdings bei genauerer Betrachtung brüchig und insuffizient: Die Frauen vermeiden es, alleine das Haus zu verlassen, sie werden von diffusen Ängsten und Alpträumen geplagt, die unbefangene Interaktion mit einem Partner ist beeinträchtigt, Gesprächsangebote werden nicht selten brüsk zurückgewiesen. Reizbarkeit und Unruhe stoßen häufig auf Unverständnis und Vorwürfe der sozialen Umgebung.

3. Phase der Bearbeitung vs. Chronifizierung: Bleibt eine adäquate Auseinandersetzung mit und Bearbeitung des Traumas aus, so zeigen ca. 30% bis 50% der Frauen, die Opfer einer Vergewaltigung geworden sind, nach über einem Jahr Symptome einer **posttraumatischen Belastungsreaktion** (*post traumatic stress disorder*, **PTSD**; DSM-IV: 309.81; ICD-10: F43.1). Im Vordergrund stehen dabei diffuse Ängste, zumal in unbekannter Umgebung oder mit unbekannten Menschen, Schlafstörungen/Alpträume, Wiedererleben des Traumas (sog. *flashbacks*), psychosomatische Störungen, depressive Verstimmungen und soziales Vermeidungsverhalten.

Letzteres bezieht sich auch auf das **Zulassen und Erleben sexueller Interaktionen** in einer Partnerschaft, wobei die Angaben in der Literatur hierzu widersprüchlich sind: Thom (1992) untersuchte 35 Vergewaltigungsopfer mit einem Mindestzeitabstand von sechs Jahren zur Tat. Acht von denjenigen 29 Frauen, die zum Tatzeitpunkt einen Intimpartner hatten, gaben an, ein bis zwei Monate nach dem Trauma sexuelle Kontakte vermieden zu haben, vier mieden derartige Kontakte bis zu sechs Monaten nach dem Ereignis. Die betroffenen Frauen gaben sexuelle Lustlosigkeit bzw. Angst vor *flashbacks* sowie unüberwindliche Ekelgefühle beim Wahrnehmen des nackten und erregten männlichen Körpers an, die sich allerdings im Laufe eines Jahres legten. Nur zwei der 35 Frauen hatten ihre Aversion bis zum Zeitpunkt der Befragung nicht überwinden können. Immerhin 13 Frauen berichteten jedoch rückblickend, dass sie durch die Vergewaltigung keinerlei Beeinträchtigungen ihrer partnerschaftlichen Intimität erlebt hätten, sondern dass ihnen durch diese die Überwindung des Traumas leichter gelang. Allerdings erwies sich hier das einfühlende Verständnis des Partners als wesentliche Voraussetzung sowohl der Trauma-Verarbeitung als auch der Wiederaufnahme der sexuellen Begegnung. Von derart unbeeinträchtigten Verläufen hinsichtlich der sexuellen Aktivität kann Feldmann (1992) nur bei 14,7% der von ihm hierzu befragten 66 Vergewaltigungsopfer berichten. Immerhin 85% seiner Stichprobe zeigten eine längeranhaltende Sexualabwehr, davon 40% länger als 6 Monate. Zu sexuellen Funktionsstörungen i.S. eines Vaginismus bzw. einer Dyspareunie kam es in 17,3% der Fälle.

Die folgenden Fallberichte von vergewaltigten Frauen (gesammelt von Thom 1992) mögen sowohl das Phasenhafte der Trauma-Verarbeitung als auch die Bedeutung der Reaktionen der sozialen Umwelt, zumal des Partners, für diesen Prozess illustrieren.

Fallbeispiele: 1. Fall

„Unmittelbar nach dem Vergewaltigung fühlte ich mich leer. Ich stand völlig neben mir, als wenn ein Film abläuft. Am nächsten Tag bin ich wieder normal zur Arbeit gegangen, ohne jegliche Reaktionen. Vier Tage habe ich wie tot weitergemacht. Erst danach kamen ständige Weinkrämpfe, Zittern sowie Übelkeit und Erbrechen, außerdem Angst und Depressionen. Drei Wochen hielt dieser extreme Zustand an. Insgesamt waren die ersten 2 Jahre nach der Vergewaltigung die schlimmsten. In der ganzen Zeit habe ich kaum geschlafen, immer Alpträume gehabt, und bin nachts mit Todesangst aufgewacht. Wochenlang habe ich nur bei Licht schlafen können. Immer wieder phasenweise hatte ich Zustände von Depression und Schuldgefühlen. Ich wollte sogar von der Hochbrücke springen. Ich dachte, ich hätte etwas Kriminelles, sehr Schlechtes und furchtbar Falsches getan. Ich kam mir dreckig, befleckt und unsauber vor. Ich hatte das Gefühl, man könnte mich mit Straftätern in Verbindung bringen und ich könnte in ein schlechtes Milieu abgleiten. Mein Selbstwertgefühl war ganz unten."

Die Probandin berichtet gleich zu Beginn der Befragung, ohne dass das Thema angeschnitten worden war, selbst von den Schwierigkeiten, die sie im ersten Jahr nach der Vergewaltigung hatte. In dieser Zeit war die Vergewaltigung das einzige Thema, über das sie mit ihrem Mann sprach. Er stellte seine Probleme ganz zurück, um ihr beizustehen. Etwa ein halbes bis dreiviertel Jahr hatten sie keinen Geschlechtsverkehr. Sie konnte seine Nähe einfach nicht ertragen. Danach war es ihrem Mann dann zuviel, und er drohte, sich scheiden zu lassen. Im ersten Moment war ihr sogar diese Vorstellung gleichgültig. Nachdem er 14 Tage auf Reisen gewesen war, vermisste sie ihn doch zu sehr, und es fand eine Aussprache statt. Auf Drängen des Ehemannes begab sie sich in psychologische Behandlung. Dann schlief sie zweimal widerwillig mit ihm, wonach ihr so ekelte und übel war, dass sie fast erbrechen musste. Diese Reaktion behielt sie bis 1 Jahr nach der Vergewaltigung. Zusätzlich hatte sie daraufhin eine Fehlgeburt, die nach Auffassung des Hausarztes psychisch bedingt war. Bis heute hatte sie keine weitere Schwangerschaft, obwohl schon lange bei beiden Ehepartnern der Wunsch nach Kindern besteht. Im nachhinein stellte sie fest, dass es besser gewesen wäre, wenn ihr Ehemann „schon früher auf den Tisch gehauen hätte und alles nicht so lange hätte durchgehen lassen. Dann wäre das Thema nicht so lange immer wieder hochgewühlt worden." Heute hat sich ihre Einstellung zur Sexualität wieder normalisiert.

2. Fall

Sie wohnt in einer Kleinstadt und kennt dort viele Leute. Die Reaktionen dieser Mitbürger waren am Anfang das Schlimmste. Sie fühlte sich „der Masse genauso ausgeliefert wie dem Täter". „Als Opfer wird man noch dafür bestraft, dass man Opfer ist. Was Schlimmeres kann einem nicht passieren". Die Leute hatten eher Mitleid mit dem Täter und seiner hochschwangeren Frau. Selbst ihr eigener Frauenarzt machte eine solche Bemerkung. Die Leute tuschelten hinter ihrem Rücken beim Einkaufen. Ihre engeren Freunde hatten von Anfang an versucht, Gerüchte zu dementieren und richtigzustellen. Eine ihr befreundete Psychologin riet, sich auf keinen Fall zurückzuziehen, sondern demonstrativ genauso in die Öffentlichkeit zu gehen wie vorher. Dazu hat sie sich dann auch gezwungen. Gleich einige Tage später machte sie mit dem Ehemann einen Spaziergang in die Stadt, um Einigkeit zu demonstrieren. Langsam flaute das Gerede ab, und nach der Gerichtsverhandlung fühlte sie sich rehabilitiert, da nun jeder wusste, was wirklich passiert war. Nachdem sie diese Zeit überstanden hat, ist ihr heute gleichgültig, was die anderen Leute von ihr denken.

3. Fall

Sie hatte, wie sie sich ausdrückte, schreckliche Angst vor der Öffentlichkeit. Das war anfangs ihr Hauptproblem, obwohl ihr Verlobter auch große Schwierigkeiten bereitete. Sie befürchtete, z.B. beim Einkaufen auf die Vergewaltigung angesprochen zu werden. Vor dem ersten Arbeitstag nahm sie Beruhigungstabletten, weil die Kollegen von der Vergewaltigung wussten. Sie hatte vor allem Angst vor Schuldzuweisungen und davor, dass man ihr nicht glauben würde. Ca. 2 Monate hat sie sich deshalb nicht aus dem Haus getraut: „Ich habe mich bös zurückgezogen." Letztendlich war es dann aber doch nicht so schlimm gekommen, wie sie erwartet hatte: „Die Leute reagieren sehr gut." Am Arbeitsplatz wurde sie, wohl auf Anweisung des Chefs, nicht auf die Vergewaltigung angesprochen. Auch sie selbst vermied es, darüber zu sprechen. Nach der Gerichtsverhandlung war das alles aber vergessen. Das Leben normalisierte sich.

4. Fall

Eine Betroffene schilderte, dass ihr der Freund, mit dem sie fast 5 Jahre zusammen gewesen war, eine „regelrechte Szene machte", nachdem sie von der Vergewaltigung erzählt hatte. „Es flogen Gläser durch die Wohnung" und sie hatte Angst, er würde sie schlagen. Er machte ihr massive Vorwürfe („Du bist doch selber schuld, hast den Mann wohl noch animiert"). „Ich hatte mehr Angst vor ihm als bei der Vergewaltigung selbst. Vom eigenen Partner noch zusätzlich gedemütigt zu werden, war schlimmer als die Vergewaltigung. Er empfand es als Makel, dass seine Freundin vergewaltigt worden war. Er ging zum Psychiater, weil er damit nicht fertig wurde.

5. Fall

„Wochenlang, nächtelang, hundertmal habe ich mit meinem Ehemann über die Vergewaltigung gesprochen. Er war der einzige, der immer da war. Das Gespräch darüber war sehr wichtig; einfach dass jemand zuhörte. Im Nachhinein war es aber falsch, ihm davon zu erzählen. Er ist damit nicht fertig geworden, stand der Sache hilflos gegenüber. Eigentlich hat er mir nicht weiter beigestanden oder mich unterstützt; er hat nur zugehört. Er zog sich dann innerlich immer mehr von mir zurück. Er war nie wieder zärtlich zu mir. Seitdem hatten wir keinen Geschlechtsverkehr mehr. Ich wüsste auch gerne, warum. Dieses Thema wird aber totgeschwiegen. Er gibt zwar vor, er könne nicht, wegen seiner Behinderung (er ist seit 12 Jahren gehbehindert und arbeitsunfähig), das glaube ich ihm aber nicht, diese Begründung ist nur vorgeschoben. Im Grunde fasst er mich seit der Vergewaltigung nicht mehr an." Sie erzählt jedoch nach einigem Zögern, sie hätte 6 Jahre später ein außereheliches Verhältnis und damit dann auch das erste Mal wieder sexuellen Kontakt zu einem Mann gehabt. Zu Anfang seien immer wieder Weinkrämpfe und starkes Zittern aufgetreten, doch konnte sie nicht unterscheiden, ob dies tatsächlich durch die Vergewaltigung oder durch die sehr belastende Situation mit dem Ehemann bedingt war. Der neue Partner war jedoch sehr verständnisvoll und einfühlsam, so dass sie die ersten Schwierigkeiten mit ihm überwinden konnte und ihr Verhältnis zur Sexualität sich normalisiert hat. Die sexuelle Beziehung zum Ehemann blieb davon unbeeinflusst.

Als **bedeutsame Faktoren für die Verarbeitung des Vergewaltigungstraumas** haben sich erwiesen:

▹ **Sozialisationsbedingungen, Stabilität bzw. Prämorbidität der Persönlichkeit:** Frauen aus emotional verunsichernden, durch Gewalterfahrung geprägten Familienbedingungen weisen stärkere Langzeitfolgen auf. Dies gilt insbesondere dann, wenn bereits in der Vorgeschichte Erfahrungen sexuellen Missbrauchs gemacht wurden (s. 10.1)

▹ Entgegen häufig verbreiteten Mythen ist **höheres Lebensalter** ein eher negativer und **sexuelle Vorerfahrung** kein positiver Prädiktor für die Tatverarbeitung.

▹ **Tatumstände und Täterverhalten:** Feldmann (1992) fand, dass Frauen, die Opfer eines fremden, unvermittelt angreifenden Täters wurden, seltener unter einem chronifizierten PTSD litten als diejenigen, bei denen der Täter eine zuvor bestehende Bekanntschaft (und damit ein Vertrauensverhältnis) ausnutzte. Weiterhin scheinen Depressionen und gestörte Selbstwertgefühle umso häufiger zu sein, je weniger Gegenwehrmöglichkeiten das Opfer zum Zeitpunkt der Tat hatte.

▹ **Vorgehensweise der Ermittlungsbehörden:** Diesem seit längerem bekannten Wirkfaktor wird zunehmend durch den Einsatz speziell geschulter (weiblicher) Kriminalbeamten sowie durch größere Berücksichtigung der Opferschutzbelange in der StPO Rechnung getragen.

▹ **Soziale Unterstützung und Qualität der Partnerschaft:** Alle Untersuchungen stimmen darin überein, dass dies **einer der wichtigsten Faktoren** für die Überwindung der Traumafolgen nach Vergewaltigung darstellt. Wie die obigen Fallvignetten zeigen, kann die Reaktion der sozialen Umwelt von verständnisvoller Anteilnahme über Negierung der Tat bis hin zur Ablehnung und Beschuldigung des Opfers reichen. Davon hängt wesentlich das Selbstbild des Opfers ab. Die Qualität einer vorbestehenden Partnerschaft, das Einfühlungsvermögen des Partners, seine Fähigkeit, der Frau zugleich zurückhaltendes Verständnis **und** liebendes Angenommensein zu vermitteln, trägt wesentlich zur Überwindung der Traumafolgen bei. Nur so wird sie in die Lage versetzt, ihre Sexualsphäre, in die der Täter gewaltsam eingedrungen ist, wieder für sich in Besitz zu nehmen und in ihr Leben zu re-integrieren.

Während die **Behandlung** der chronifizierten posttraumatischen Belastungsreaktion in die Hand des – optimalerweise sexualmedizinisch geschulten – Psychotherapeuten oder Psychiaters gehört, ist es die Aufgabe einer sexualmedizinischen **Beratung** und Therapie bei Vergewaltigungsopfern, ihnen diese Wieder-Inbesitznahme ihrer Sexualsphäre zu ermöglichen. Dabei wird es zunächst um die Möglichkeit des An- und Aussprechens des Traumas gehen, wobei es schon hier hilfreich ist, einen vorhandenen Partner mit einzubeziehen. Das Ansprechenkönnen von Angst-, Schuld-, Wut- und Schamgefühlen durch **beide Partner** ermöglicht erst deren Bearbeitung.

Schließlich ist auch die körpersprachliche Kommunikation eine bedeutsame Ebene, um gerade im (durch die Vergewaltigung) verunsicherten Bereich der Intimität wieder die psychosozialen Grundbedürfnisse nach Vertrauen, Sicherheit, Geborgenheit und Angenommensein erfüllt zu erleben, und dadurch die Unvergleichbarkeit zwischen der liebevollen und zerstörerischen sexuellen Interaktion deutlich werden zu lassen. Daher wäre es ein Fehler, Intimität mit dem vertrautem Partner zu meiden, wobei zweifelsohne die nicht-genitale Sexualität zunächst im Vordergrund stehen sollte. Dies ist v.a. dann erforderlich, wenn nicht vorausgesetzt werden kann, dass die Partner die der Sexualität innewohnende beziehungsorientierte Dimension bewußt erschlossen haben (s. Kap. 3). Diese Bewußtmachung wäre in der Betreuung des Paares der wichtigste therapeutische Focus.

11

Krankheits- und behandlungsbedingte Sexualstörungen[*]

Die Lebenserwartung der Menschen ist weltweit gestiegen. Dies zeigen zumindest die Daten der industrialisierten Staaten (Nordamerika, Europa, Japan) mit effektiv erfasster demographischer Altersstruktur. Es wird angenommen, dass die **mittlere Lebenserwartung** von der Urzeit (ca. 19 Jahre – mitbedingt durch die hohe Säuglings- und Kindersterblichkeit) über das Mittelalter (ca. 30 Jahre) und das 19. Jahrhundert (ca. 42 Jahre) auf heute 78 Jahre für Frauen und 71 Jahre für Männer gestiegen ist. Dies ist nicht ohne Auswirkungen auf die Gesundheit der immer älter werdenden Menschen geblieben, erkennbar am parallel feststellbaren Anstieg chronischer Leiden, psychischer Erkrankungen und einer Zunahme der Pflegebedürftigkeit. Entsprechend der Erkrankungshäufigkeiten konzentriert sich auch der überwiegende Teil verordneter Medikamente auf **ältere Menschen**. 40% der Patient(inn)en von niedergelassenen Ärzt(inn)en sind über 60 Jahre alt und vereinigen auf sich mehr als die Hälfte des gesamten Arzneimittelumsatzes (s. Kuhlmey 1997).

Die umwälzenden demographischen und altersstrukturellen Entwicklungen wirken sich auch auf Partnerschaften aus. Hierfür stehen zunehmend höhere Scheidungsraten, „Lebensabschnitts-Partnerschaften", Partnerlosigkeit vieler Frauen mit zunehmendem Alter (bei den über 70jährigen Frauen sind weniger als die Hälfte partnerschaftlich gebunden). Frauen müssen um das 7. Lebensjahrzehnt mit ihrer Verwitwung rechnen; sie sind durchschnittlich 15 Jahre, Männer dagegen etwa 7 Jahre verwitwet, was bei letzteren aber – anders als bei den verwitweten Frauen – nicht bedeutet, dass sie in dieser Zeit partnerlos (sondern meist mit einer jüngeren Partnerin) leben.

Ab der Lebensmitte steigt also grundsätzlich die Wahrscheinlichkeit des Auftretens von Erkrankungen sowie auch gravierender partnerschaftlicher Veränderungen (Auseinanderleben, Trennung, Tod des Partners). Man muss sich dabei klarmachen, dass die mit der **zweiten Lebenshälfte** verbundenen gesundheitlichen und psychosozialen Probleme erstmalig in der Menschheitsgeschichte überhaupt in so großem Maßstab eine Rolle spielen und daher zu Recht Gegenstand intensiver Forschung sind (s. Mayer & Baltes 1996). Am Beispiel der kontroversen Rentenreformdiskussion zeigt sich, dass offensichtlich noch nicht auf etablierte Bewältigungsstrategien zurückgegriffen werden kann.

11.1 Erkrankungen und Sexualität

Eine Vielzahl körperlicher und psychischer Erkrankungen bzw. deren Behandlung kann direkt oder indirekt die Sexualität beeinflussen. Grundsätzlich gilt, dass einschneidende Erkrankungen je nach Persönlichkeitsstruktur und lebensgeschichtlichen Vorerfahrungen Befürchtungen und Ängste mobilisieren, die sich um den Verlust der körperlich-seelischen – und damit immer auch geschlechtlichen – Integrität drehen. Dies kann mit einer mehr oder weniger starken Verunsicherung der bisherigen Lebensbalance und einer Irritation bestehender Beziehungsgefüge verbunden sein.

Dabei ist davon auszugehen, dass die **psychosozialen Grundbedürfnisse** nach Akzeptanz, Nähe und Geborgenheit nicht nur bestehen bleiben, sondern im Zustand größerer Hilfsbedürftigkeit wesentlich größere Bedeutung erlangen, so dass noch sensibler auf deren (drohende oder definitive) Nichterfüllung reagiert wird. Sexuelle Kommunikation kann besonders intensiv diese psychosozialen Grundbedürfnisse zufriedenstellen (s. Kap. 1.1), was umso wichtiger wird, wenn andere Möglichkeiten, Anerkennung und Geborgenheit zu erfahren (z.B. durch Beruf, Karriere, Kindererziehung etc.) an Bedeutung verloren haben. Damit bekommt die **beziehungsorientierte Dimension** der Sexualität einen überragenden Stellenwert, während die Fortpflanzung (reproduktive Dimension) meist abgeschlossen und die Verwirklichung gemeinsamer sexueller Lusterfahrung – auch aus physiologischen Gründen – zumindest erschwert ist.

---

[*] Unter Mitarbeit von Prof. Dr. med. Dipl.-Psych. D. Langer, Prof. Dr. med. H.-J. Voigt und Dr. med. L. Dadaniak.

Paar- und Beziehungsaspekt

Viele körperliche und psychische Erkrankungen können krankheits- oder behandlungsbedingt zu einer Beeinträchtigung von Appetenz, Erregungs- und Orgasmusfähigkeit führen. Durch die krankheitsbedingte Irritierung der sexuellen Reaktion kann stets auch die beziehungsorientierte Dimension der Sexualität beeinträchtigt werden, weil die Erfüllung psychosozialer Grundbedürfnisse durch sexuelle Kommunikation eben nicht wie gewohnt möglich ist. Deshalb sollte der Paar- und Beziehungsaspekt stärker in das Blickfeld rücken, zumal in der Regel eine Vielzahl von – sowohl (individuellen) körperlichen als auch psychischen – Faktoren bei der Ausbildung oder Aufrechterhaltung der sexuellen Störung eine Rolle spielt und die Aufmerksamkeit im diagnostischen Prozess erheblich binden kann. Das nachfolgende Beispiel (s. Kasten) verdeutlicht, dass die Aufteilung in somatische oder psychische Verursachung von sexuellen Störungen der Wirklichkeit weniger gerecht wird als die sexualmedizinische Sicht eines in jedem Fall biopsychosozialen Gesamtgeschehens unter besonderer Berücksichtigung des Paar-/Beziehungsaspekts.

> Mögliche Zusammenhänge zwischen Erkrankung und sexueller Störung am Beispiel Bluthochdruck (s. Kockott 1988b): Die sexuelle Störung kann
> - grundsätzlich psychisch bedingt sein (z.B. aufgrund einer Erwartungsangst) und nur zufällig mit der Hypertonie zusammen auftreten,
> - körperlich durch eine neben der Hypertonie bestehende Krankheit bedingt sein,
> - durch die Hypertonie selbst hervorgerufen worden sein,
> - durch die verabreichten Antihypertensiva induziert sein,
> - auf eine Begleitmedikation (insbesondere durch Sedativa oder Psychopharmaka) zurückzuführen sein.

Subjektive Bedeutungserteilung

Die unterschiedliche Bedeutung und das individuelle Erleben der eigenen Sexualität führen dazu, dass Patient(inn)en ganz unterschiedlich auf krankheits- oder behandlungsbedingte Einschränkungen ihrer Sexualität reagieren. Eine(r) kann unter einer neu aufgetretenen sexuellen Funktionsstörung in hohem Maß leiden, ein(e) andere(r) nimmt diese eher als schicksalsgegeben hin, wieder ein(e) andere(r) reagiert sogar erleichtert, weil sich nun ein Grund

bietet, nicht mehr sexuell aktiv sein zu müssen. Dabei spielen die bisherigen sexuellen Erfahrungen eine maßgebliche Rolle, und Menschen, die überwiegend Beglückung in sexueller Aktivität empfunden haben, werden eher geneigt sein, Sexualität als wichtigen zwischenmenschlichen Erlebensbereich nicht aufzugeben, während andere, die mit Intimität Unangenehmes verbinden und (oder sekundär) eine Abneigung entwickelt haben, froh sind, dass auf diesem Gebiet endlich Ruhe eintritt.

Bestehenbleiben der Grundbedürfnisse

Dennoch erlöschen nie die Grundbedürfnisse nach Akzeptanz, Nähe und Geborgenheit, die sich – wenn auch nicht ausschließlich – über sexuelle Vollzüge besonders intensiv verwirklichen lassen. Ein solches zwischenmenschliches Beziehungsbedürfnis besteht auch bei demjenigen, der ein Leben lang unter sexuellen Schuldgefühlen und/oder negativen sexuellen (vielleicht auch Missbrauchs-)Erfahrungen gelitten hat. Das Bedürfnis nach Geborgenheit, insbesondere in existenziell verunsicherten Lebensphasen (wie einer Krankheit), ist stammesgeschichtlich in uns angelegt und findet sich über alle Kulturgrenzen hinweg bei Menschen ganz gleich welcher Gesellschaftsordnung (s. Kap. 2.1).

> Verfehlt ist die verbreitete Vorstellung, Sexualität sei nur etwas für Gesunde, Kranke hätten andere Sorgen und sollten sich nicht noch zusätzlich hiermit belasten. Dies zeigt einerseits die völlige Unterschätzung der beziehungsorientierten Dimension der Sexualität und ihre Bedeutung für Gesundheit und Genesung sowie andererseits eine weitgehende Überschätzung der orgastischen Lustdimension, aus der sich die (Fehl-)Vorstellung speist, sexuelle Aktivität wäre etwas Anstrengendes (mit Leistung Verbundenes) und schon darum von Kranken zu meiden.

Erkrankungen und Therapie als Ursache sexueller Störungen

Praktisch alle medizinisch-klinischen Fächer betreuen Patienten, bei denen es durch eine Erkrankung und/oder deren Behandlung zur Ausbildung einer Sexualstörung kommen kann. Sexualmedizinisch bedeutsam sind dabei v.a. die in der folgenden Übersicht aufgeführten **Erkrankungen**.

Sexualmedizinisch bedeutsame Erkrankungen

▷ Kardiovaskuläre Erkrankungen, wobei Herzinsuffizienz, koronare Herzerkrankung, Myokardinfarkt und Hypertonie im Vordergrund stehen (11.2)
▷ Stoffwechselerkrankungen wie Diabetes mellitus (11.3)
▷ Gynäkologische Erkrankungen (11.4)
▷ Schwere Allgemeinerkrankungen, insbesondere Krebserkrankungen (11.5)
▷ Erkrankungen des Bewegungsapparats, z.B. Arthritis oder Lupus erythematodes (11.6)
▷ Urogenitale Erkrankungen und Fehlbildungen (11.7)
▷ Operative Eingriffe im Abdominal-, Becken- und Urogenitalbereich (11.8)
▷ Neurologische Erkrankungen, insbesondere neuropsychiatrische Erkrankungen wie Multiple Sklerose und Morbus Parkinson, aber auch neurologisch bedingte Behinderungen (11.9)
▷ Psychiatrische Erkrankungen, insbesondere der Angststörungen und Depressionen (11.10)
▷ Geistige Behinderung (11.11)
▷ Suchterkrankungen, insbesondere Alkoholabhängigkeit (11.12)

Die Übersicht verdeutlicht zugleich, dass in großem Umfang Ursachen sexueller Störungen in der **Behandlung** selbst liegen und dann bedingt sein können durch:

▷ operative Eingriffe, die zu Wundschmerzen sowie Schmerzen bei der Kohabitation durch operationsbedingte Lageveränderungen innerer Organe oder Verwachsungen (z.B. nach Darmoperation) führen; gleichfalls unmittelbare anatomische Schädigungen von Genitalorganen, z.B. nach Penisteilamputationen (s. 11.8),

▷ unmittelbare physiologische Schädigungen der Genitalorgane, z.B. mangelnde Lubrikation nach Strahlentherapie des Beckens (11.5),

▷ Nebenwirkungen medikamentöser Behandlung (11.12).

Psychische Auswirkungen

Besonders zu beachten sind aber stets auch die psychosozialen Belastungen von Erkrankungen, die erheblichen Einfluss auf die sexuelle/partnerschaftliche Beziehung haben können:

▷ Veränderungen von Körperfunktionen oder Körperbild, welche die Sexualität indirekt beeinflussen und ein negativ verändertes Selbstwertgefühl sowie eine subjektiv abnehmende Attraktivitätsbewertung zur Folge haben können, z.B. nach Mammaresektion, Anlage eines Stomas bei Inkontinenz etc.,

▷ Auswirkungen auf die Zeugungsfähigkeit, z.B. nach Hysterektomie oder Kastration, die u.U. zu einer Verunsicherung und Entwertung des männlichen und weiblichen Selbstbildes führen,

▷ Fehlvorstellungen, z.B. hinsichtlich des meist überschätzten Risikos sexueller Aktivitäten bei Zustand nach Herzinfarkt,

▷ gegenseitige Fehlvorstellungen hinsichtlich der konkreten sexuellen Wünsche des Partners.

11.1.1 Das biopsychosoziale Faktorengefüge

Fallbeispiel – Patientengespräch

Erstgespräch mit einem 63 Jahre alten Mann, von Beruf Beamter der mittleren Laufbahn im Ruhestand, seit 31 Jahren verheiratet (die Ehefrau ist 4 Jahre jünger). Er schildert sehr knapp, was ihn herführt: Er sei „impotent" und wolle wissen, ob in seinem Alter „noch etwas zu machen" sei, zumal er eine vergrößerte Prostata habe und nach einem Herzinfarkt seit 6 Jahren „Mittel gegen Bluthochdruck" einnehme. Vielleicht könne alles auch direkt mit den Medikamenten zusammenhängen? Andererseits halte er es genauso für denkbar, dass es sich um eine Folge seiner häufigen Masturbationen handle, die neben koitalen Intimkontakten während der gesamten Ehe fester Bestandteil seiner Sexualität gewesen sind.

Die genauere Exploration ergab, dass der Patient wegen pectanginöser Beschwerden und mittelgradiger Hypertonie seit ca. 5 Jahren mit Beta-Rezeptoren-Blockern (Propanolol) in mittlerer Dosierung behandelt wird. Genau seit 5 Jahren sei er „Frührentner", und etwa seit dieser Zeit seien auch zunehmend die Erektionsstörungen aufgetreten (diese sind jedoch keineswegs immer gegeben, insbesondere nicht bei der Selbstbefriedigung, die er etwa einmal pro Woche vornimmt (früher seien es 2-3mal pro Woche gewesen). Seit 2 Jahren fänden keine sexuellen Kontakte mit der Ehefrau mehr statt. Dabei wird deutlich, dass der Patient sich zunehmend auch deshalb zurückgezogen hat, weil er wegen der aufgetretenen Erektionsstörungen meinte, sich seiner Ehefrau „nicht mehr zumuten" zu können. Auch habe er während des Intimkontakts ständig Befürchtungen gehabt, dass die Erektion zurückgeht, oder er war unzufrieden, wenn sie nicht „ausreichte". Er könne sich kaum vorstellen, dass seine Frau noch Interesse an ihm habe, andererseits leide er sehr unter diesem völligen Sistieren ihrer gemeinsamen Sexualität.

Bei dem Patienten waren anamnestisch eine **Vielzahl von Einflussfaktoren** auszumachen, die sich allesamt ungünstig auf das sexuelle Erleben und Verhalten auswirken konnten: zunächst der Zustand nach Herzinfarkt (mit der Folge der Frühberentung) und der behandlungsbedürftige Bluthochdruck einschließlich möglicher Nebenwirkungen durch das Medi-kament (Beta-Rezeptoren-Blocker); dann sein Bild von „Impotenz", die für ihn bereits vorliegt, wenn er nicht stets bei eigener Gestimmtheit oder Wünschen der Partnerin erektionsfähig ist, selbst wenn die Sexualfunktion prinzipiell noch gegeben war (wie bei der Masturbation; auch hatte er über morgendliche Erektionen berichtet); schließlich die konkretisierbare psychische Dimension des Geschehens (ängstliche Selbstbeobachtung seiner sexuellen Reaktion, Versagensangst gegenüber seiner Frau). Weiterhin bestand eine gewisse Sorge, dass er durch zu viel Selbstbefriedigung die sexuelle Potenz „aufgebraucht" haben könne (wobei von ihm eine Frequenz von 2–3mal pro Woche als exzessiv angesehen wurde) – möglicherweise verbunden mit weiteren Schuldgefühlen gegenüber der Ehefrau. Ihm wurde nachvollziehbar, dass es von großer Wichtigkeit sei, die Ehefrau in die Untersuchung mit einzubeziehen, um auch ihre Ansicht kennenzulernen, zumal zwischen den Eheleuten bisher kein Gespräch über dieses Thema stattgefunden hatte.

Fallbeispiel – Gespräch mit der Partnerin

Die Ehefrau des vorgestellten Patienten ist 59 Jahre alt und hat bis vor 3 Jahren als Bürokraft in einer Hausverwaltung gearbeitet. Sie ist zart gebaut, wirkt zerbrechlich und senkt im Gespräch leicht den Blick. Sie wüsste sehr wohl, dass ihr Mann sich innerlich ständig mit der Erektionsstörung befasst; auch für sie sei bedrückend, dass nunmehr seit 4 Jahren (nicht also seit 2 Jahren, wie der Mann angegeben hatte) keinerlei Intimkontakt mehr zwischen ihnen zustande gekommen sei. Sonst würden sie doch sehr gut zueinander passen, hätten sich stets blendend verstanden und hätten 3 wohlgeratene Kinder. Ihre eigenen sexuellen Erfahrungen beschränken sich auf Intimkontakte mit ihrem Ehemann, und sie habe auch stets Spaß am Sex gehabt. Sie sei orgasmusfähig, und gelegentlich (etwa einmal im Monat) führe sie masturbatorisch einen Höhepunkt herbei. Umso mehr bedauere sie, dass er sich damals nach einer Reihe von Koitusversuchen, die wegen der Erektionsstörung scheiterten, völlig zurückgezogen hatte. Sie habe dies akzeptiert und ihn „in Frieden" gelassen, obwohl sie weiterhin Lust auf sexuelle Aktivität gehabt hätte und darauf eigentlich auch nicht verzichten mochte. Immerhin aber hatte er früher einen Herzinfarkt gehabt und leide an Bluthochdruck; vielleicht sei er ja auch krankheitsbedingt und „rein körperlich" überfordert. Allerdings: Ganz nach ihren Vorstellungen sei die gemeinsame Sexualität ohnehin nie verlaufen, denn ihr Mann habe stets sehr früh einen Orgasmus bekommen, worunter er ebenfalls immer litt (diese Funktionsstörung, einen Orgasmus praecox, hatte der Patient gar nicht erwähnt). Sie hingegen sei (auch weiterhin) für Zärtlichkeiten sehr empfänglich und vielmehr interessiert an einem ausgedehnten Vorspiel. Sie glaube schon, dass er sich sehr unter Leistungsdruck setze, weil er das immer getan habe, obschon er ihr gegenüber im Sexuellen bestimmt keine Leistungen zu erbringen brauche. Über eine Wiederbelebung von sexuellen Praktiken würde sie sich sehr freuen, auch dann, wenn sie nicht zum (koitalen) Geschlechtsverkehr führen sollten.

Erst durch die Einbeziehung der Ehefrau sind hier die doch sehr **unterschiedlichen jeweiligen Vorstellungen beider Partner** zu ihrer gemeinsamen Sexualität deutlich geworden. Diese Informationen geben nun die Möglichkeit, im Paargespräch zu erörtern, wie eine (von beiden gewollte) Wiederbelebung der partnerschaftlichen Sexualität auf erreichbare Weise realisiert werden könnte.

Sexualmedizinische Interventionen

Grundsätzlich gilt, dass in den meisten Fällen die Problemlösungssuche (s. Kap. 3.2) zu sexualmedizinischen Interventionen führt, die sich auf wenige Gespräche begrenzen lassen, sofern der Paaraspekt vornehmlich Berücksichtigung findet; unter Einbeziehung des Partners/der Partnerin lassen sich meist wesentliche und ausreichende Hilfestellungen geben. Dies wird dadurch erreicht, dass

▷ der Kranke erlebt, dass es möglich ist, über sein sexuelles Problem zu sprechen – insbesondere auch mit dem Partner/der Partnerin,

▷ der Patient sich in seinen Empfindungen angenommen fühlt und sie nicht schamhaft verbergen muss,

▷ er Informationen erhält, die seine „sexuelle Weltanschauung" womöglich korrigieren,

▷ konkrete Hilfestellungen gegeben werden,

▷ Ermutigungen erfahren werden, das sexuelle Verhaltensrepertoire zu erweitern und dadurch neue Möglichkeiten auszuschöpfen, um sich (und dem Partner) Grundbedürfnisse nach Nähe, Geborgenheit und Akzeptanz zu erfüllen,

▷ durch diese Erfüllung der Grundbedürfnisse trotz aller Behinderungen oder Einschränkungen das Selbstwertgefühl anwächst,

▷ Bewältigungsmechanismen an die Hand gegeben werden, um sich auf mögliche ablehnende Reaktionen der Bezugspersonen vorzubereiten (z.B. bei Stomaträgern).

Leitgesichtspunkte sexualmedizinischer Interventionen sind dabei, dass

▷ der Paar- und Beziehungsaspekt mit in die Betrachtung rückt und damit auch der Lebenspartner und dessen Ängste; zu bedenken ist auch, dass möglicherweise irrationale Befürchtungen die sexuelle Beziehung noch zusätzlich beeinträchtigen,

▷ der Patient ein umfassenderes Verständnis seiner Sexualprobleme erhält und eine neue Sichtweise von Sexualität (einschließlich ihrer beziehungsorientierten Dimension als körpersprachlicher Kommunikationsform) entwickeln kann.

Fallbeispiel – Paargespräch

Im Paargespräch ließ sich verdeutlichen, dass die vom Patienten beklagten sexuellen Schwierigkeiten nicht in gleicher Weise von der Partnerin erlebt wurden (s.o.). Auch konnten eheüberdauernde Missverständnisse sehr eindrucksvoll ausgeräumt werden: So schilderte die Ehefrau, dass sie die ganze Ehe über geglaubt habe, sie würde ihm sexuell nicht genügen können (u.a. weil sie wusste, dass er häufig masturbierte); er hingegen hatte die ganze Ehe über angenommen, dass sie ihn für einen ,ungeeigneten Liebhaber halte, weil er so schnell zum Höhepunkt kam. Sie nutzte dies, um klarzulegen, wie wichtig für sie auch eine nicht-genitale Gestaltung der gemeinsamen Sexualität sei, was ihn sehr entlastete, denn auch er habe Lust, einfach nur an ihr zu liegen und „ihre Nähe zu spüren". Für beide war so feststellbar, dass sie von völlig falschen Vorstellungen über den Partner ausgegangen waren. Sie beschlossen, in Zukunft über ihre sexuellen Wünsche zu sprechen, mehr Gelegenheiten zu schaffen, sie umzusetzen, und dabei auch ganz pragmatisch vorzugehen (z.B. wenn sie dazu Lust hätten, seine morgendlichen Erektionen „auszunutzen").

Ein Abschlussgespräch nach 3 Monaten ergab, dass diese „Vorsätze" eingehalten werden konnten: Beide wirkten wie ausgewechselt, als Paar frisch und lebendig. Sie hatten die gemeinsame Sexualität wiederbelebt und dabei viel gelassener ihre Intimkontakte genießen können. Es war mehrfach zum Geschlechtsverkehr gekommen, bei dem keine Erektionsstörungen auftraten und sogar das Höhepunkterleben vom Mann nicht mehr als „vorzeitig" empfunden wurde, wenn er auch keinesfalls das Gefühl hatte, den Erregungsverlauf sicher kontrollieren zu können. Das Entscheidende war: Er konnte sich nun ganz sicher sein, dass es seiner Frau darauf nicht ankam, zumal diese v.a. den Ausbau auch nichtkoitaler Sexualpraktiken als ungemein positive Entwicklung ansah (i.e. veränderte Bedeutungserteilung der Sexualität, s. Kap. 3).

Kurz nach den Abschlussgespräch schrieb die Ehefrau noch einen Dankesbrief an den Therapeuten, in dem sie ihr Glück über die wiederbelebte eheliche Sexualität zum Ausdruck brachte („Es ist ein tolles Gefühl, wieder Mann und Frau zu sein") und gleichzeitig ihr Erstaunen mitteilte, dass „in einer Zweisamkeit ein Dritter eine so große Rolle spielen kann".

Abschließender Kommentar

Das Fallbeispiel zeigt in typischer Weise, dass mögliche Einflussfaktoren auf biologischer, psychosozialer und soziosexueller Ebene festgestellt werden können:

1. mögliche Auswirkungen der Grunderkrankung (Hypertonie, Zustand nach Herzinfarkt) und damit verbundene Ängste

2. mögliche Auswirkungen der Medikation (Beta-Blocker Propanolol, der häufig sexuelle Funktionsstörungen hervorruft und von diesem Patienten als Ursache angenommen wurde)

3. altersbedingte körperliche Veränderung (Hypertrophie der Prostata)

4. Veränderung des sozialen Status durch Frühberentung

5. übermächtige Dynamik sexueller Mythen („Schäden durch Masturbation")

6. Fehlvorstellungen über Bedürfnisse der Partnerin, verbunden mit Schuldgefühlen aufgrund der Selbstbefriedigung

7. Fehlvorstellungen der Partnerin über seine Wünsche und Vorstellungen, verbunden mit Schuld- und Insuffizienzgefühlen (als Frau nicht zu genügen, von ihr subjektiv dadurch belegt, dass er sich selbst befriedigt)

8. mangelnde Möglichkeit zur gegenseitigen Korrektur von Fehleinschätzungen aufgrund von (die ganze Ehe andauernden) Kommunikationsbarrieren, zumindest im Bereich des Sexuellen (unterschiedliche Angaben über die Symptomatik hinsichtlich des Beginns der Störung, die er als weniger lang zurückliegend einschätzte, und über die Vollständigkeit des Störungsbildes, da er den Orgasmus praecox verschwieg)

9. Chronifizierung mit zunehmendem Leidensdruck und Ausbildung von Selbstverstärkungsmechanismen (Versagensangst, Leistungsdruck), welche die Aufrechterhaltung der Symptomatik begünstigen.

Die Übersicht macht deutlich, dass die beklagte Erektionsstörung des Mannes nur unter Zugrundelegung eines biopsychosozialen Verständnisses von Sexualität sowie nur unter der expliziten Berücksichtigung des Paar-/Beziehungsaspekts sexueller Störungen und der beziehungsorientierten Dimension der Sexualität zu verstehen und erfolgreich zu behandeln war. Es bedurfte in diesem Fall **keines tieferen Verständnisses der Lebensgeschichte** und der soziosexuellen Vorerfahrungen, sondern v.a. der Aufmerksamkeit für die bei beiden Partnern vorhandene Bedürftigkeit nach körpersprachlicher Zuwendung – extragenital und genital. Nur durch die Einbeziehung der Partnerin war diese beiderseits bestehende Bedürftigkeit zu erhellen.

> Das Fallbeispiel zeigt zudem, dass die Wiedererlangung der sexuellen Funktion trotz Beibehaltung der potenziell erektionshemmenden Medikation möglich war. Dies soll letztlich als Hinweis darauf dienen, dass man einzelne Faktoren in ihrer Rolle für die Verursachung oder Aufrechterhaltung von sexuellen Störungen nicht überbewerten sollte, ganz abgesehen davon, dass dies einem biopsychosozialen Verständnis von Sexualität ohnehin entgegenliefe.

Allerdings handelt es sich um den idealen Verlauf einer Sexualberatung, die in der Praxis keineswegs stets so problemlos verläuft. Nicht selten ist z.B. die Einbeziehung der Partnerin oder des Partners eine erste große Hürde. Und selbst wenn dies gelingt, kann das Paargespräch auch so verlaufen, dass einer der Partner dann doch vor einer allzu großen „Neuorganisation" der sexuellen Beziehung zurückschreckt, insbesondere wenn viele einschränkende Faktoren zusammen auftreten, wie z.B. eine Erektionsstörung aufgrund einer radikalen Prostatektomie und Beeinträchtigungen der körperlichen Beweglichkeit mit Schmerzen in bestimmten Positionen. Aber auch hier wird man stets versuchen, selbst mit nur kleinen Veränderungen, die noch möglich sind, die Voraussetzungen für die Erfüllung psychosozialer Grundbedürfnisse bei beiden Partnern zu verbessern. Sehr häufig sind hier Gespräche über männliche Mythen und über Gewissensängste (Selbstbefriedigung wird als Betrug am Partner oder der Partnerin, mitunter sogar als überhaupt unmoralisch aufgefasst) sehr hilfreich.

11.2   Kardiovaskuläre Erkrankungen

Die Auswirkungen von Herzinfarkt und koronarer Herzerkrankung auf Sexualität und Partnerschaft bedürfen schon aufgrund der epidemiologischen Bedeutung von Krankheiten des Kreislaufsystems besonderer Beachtung und sind von hoher klinischer Relevanz (s. z.B. Kolodny et al. 1979; Halhuber 1982; Hertoft 1989; Wabrek & Burchell 1980; Zettl & Hartlapp 1997).

Problematik

Herzinfarktpatienten haben häufig Furcht vor einem Reinfarkt. Dabei korreliert diese Angst unmittelbar mit der Intensität aktueller körperlicher Beschwerden. Sie ist bei Angina-pectoris-Anfällen, Stenokardie oder Dyspnoe besonders stark ausgeprägt und führt zu einer Vermeidung sexueller Aktivitäten bei Patienten und ihren Partnern. So gaben in einer Untersuchung von Halhuber (1982) mehr als die Hälfte der befragten Herzinfarktpatienten (die nach einer entsprechenden Behandlung und Rehabilitation

beschwerdefrei und leistungsfähig geblieben waren) eine verminderte Appetenz und Erektionsstörungen an. Die Vorstellung von einer Überlastung des Herzens während sexueller Aktivität („koitaler Liebestod") spielt bei Patienten wie auch bei Partnern offenbar weiterhin eine Rolle.

In einer Untersuchung von Hellerstein und Friedmann (1969) klagten 20% der nach einem Herzinfarkt sexuell wieder aktiv gewordenen Patienten über Angina-pectoris-Anfälle oder unangenehmes Herzklopfen während des Geschlechtsverkehrs. Die wenigsten unterbrachen den Koitus allerdings wegen der genannten Symptome. Wurden vorbeugend Nitroglyzerin (cave: Sildenafil) bzw. Betablocker verordnet und die physische Kondition durch ein Training verbessert, nahm die Anzahl der Anfälle ab.

Folgende Symptome nach einem Herzinfarkt gelten allerdings als bedenklich (s. Mackey 1978, zit.n. Hertoft 1989):

- Angina-pectoris-Beschwerden während oder nach dem Koitus
- Herzklopfen über eine Viertelstunde nach dem Koitus
- Atemnot länger als eine Viertelstunde nach dem Koitus
- Schlaflosigkeit/Schlafstörung nach sexueller Anstrengung
- Erschöpfung am Tag nach dem Verkehr.

Reinfarktrisiko

Das Risiko eines Herzversagens während sexueller Aktivität scheint grundsätzlich eher gering zu sein. In der viel zitierten Arbeit von Ueno aus dem Jahre 1963 ereigneten sich von 5559 Fällen eines plötzlichen Todes nur 34 während sexueller Aktivitäten; 18 der dabei verstorbenen hatten eine Herzerkrankung. Von den 18 Todesfällen ereigneten sich 14 anlässlich einer außerehelichen sexuellen Beziehung, 7 davon in einem Hotelzimmer. Dies legt den Schluss nahe, dass selbst diese wenigen Todesfälle nicht primär durch die Herzerkrankungen bedingt gewesen waren, sondern mutmaßlich durch deren **Kombination** mit psychosozialen Belastungsfaktoren. Allerdings ist insofern eine „Dunkelziffer" anzunehmen, als ein koitaler Herztod – insbesondere im „Ehebett" – aufgrund der damit verbundenen Schambesetztheit einer vollständigen Informationsweitergabe in der Todesursachenfeststellung nicht mehr als solcher erkennbar ist.

Beratung und Behandlung

Sinnvoll ist deshalb der frühe Vorschlag von Masters & Johnson (1970), bei der Beratung von Herzinfarktpatienten den Lebenspartner einzubeziehen und ggf. bei einem Belastungs-EKG des Patienten anwesend sein zu lassen, um beiden plausibel machen zu können, dass die physiologische Belastung beim Geschlechtsverkehr einer fahrradergometrischen Belastung von lediglich ca. 75 Watt gleichkommt. Der systolische Blutdruck steigt bis zum Orgasmus um 20-60 mmHG, der diastolische Blutdruck um 10-20 mmHG, die Herzfrequenz kann bis 180 Schläge pro Minute erreichen und die Atemfrequenz um bis zu 40 Atemzüge pro Minute ansteigen. Dies entspricht Anforderungen, die man im Alltag beim Treppensteigen oder beim raschen Gehen erreicht, und damit einer **körperlichen** Leistung, die von der Mehrzahl der Patienten nach einem Herzinfarkt ohne weiteres zu erbringen ist, womit selbstverständlich über die körperlichen Auswirkungen **psychischer (Stress-)Faktoren** noch nichts gesagt ist.

Auch ist zu überlegen, ob die sexuelle Funktionsstörung Folge der Herzerkrankung ist oder beide eine gemeinsame Wurzel haben könnten. So wurden in einer amerikanischen Studie 131 Patienten nach ihrem Sexualverhalten vor dem Herzinfarkt befragt: 64% der Männer im Alter zwischen 31 und 86 Jahren berichteten dabei über Erektionsprobleme bereits vor dem Infarktereignis; dies waren doppelt so viele wie in der „gesunden Vergleichsgruppe" (Wabreck & Burchell 1980). Auch das spricht für eine stets gebotene Abklärung möglicher psychischer und somatischer Verursachungsfaktoren bei sexuellen Dysfunktionen (s. Kap. 4).

11.3 Metabolische Erkrankungen

Ein bedeutsames Beispiel für die vielfältigen Auswirkungen von Stoffwechselerkrankungen auf zahlreiche Organsysteme ist der Diabetes mellitus mit seinen bedrohlichen gefäßbedingten Spätfolgen (Nephro-, Retino-, Neuropathie) und den hohen psychischen Anforderungen für eine Lebensführung, die eine möglichst ausgeglichene Glucose-Stoffwechsellage zur Folge haben sollte. Soziosexuelle Faktoren sind in diesem Kontext eine nicht zu unterschätzende Größe.

Symptome

Bei ca. 12% der männlichen Diabetiker ist eine Erektionsstörung das Initialsymptom (s. Terhorst 1992). Sie kann bei ausgeglichener Stoffwechsellage wieder verschwinden, aber auch in Perioden schlechter Regulierung erneut auftreten. In jedem Fall steigt die Prävalenz mit dem Alter der Patienten sowie der Dauer der Erkrankung und korreliert mit Spätkomplikationen.

Nach Smith (1981) ist aber davon auszugehen, dass die Prävalenz der Erektionsstörungen von 15% bei Patienten zwischen 30 und 34 Jahren auf bis zu 55% bei den 60jährigen ansteigen dürfte – also deutlich höher ist als nach Daten aus nicht-klinischen repräsentativen Stichproben für die Allgemeinbevölkerung erwartbar wäre (s. die Ergebnisse der Massachusetts Male Aging Study von Feldmann et al. 1994 sowie der Studie von Laumann et al. 1994).

Bei den meisten Patienten setzen die Erektionsstörungen schrittweise ein mit allmählich nachlassender Rigidität, die innerhalb von 6–12 Monaten in eine vollständige Erektionsstörung übergehen kann. Entsprechend klagen die Patienten, dass die früher gewohnte länger anhaltende und steifere Erektion nur noch gelegentlich und teilweise erfolgt. Berichtet wird darüber hinaus, dass sich noch lange Zeit keine Appetenzveränderungen ergeben und die Ejakulationsfähigkeit auch dann nicht gestört sein muss, wenn bereits gravierende Einschränkungen der Erektion aufgetreten sind (Zettl & Hartlapp 1997).

Die Symptomatologie diabetischer Frauen ist im Vergleich zu männlichen Betroffenen weniger umfassend untersucht. Nachdem in Studien bis 1971 nur die reproduktive Dimension der Sexualität bei Diabetikerinnen überhaupt Thema war, ist zwischenzeitlich festgestellt worden, dass etwa ein Drittel (krankheitsbedingt?) an sekundärer Anorgasmie leidet, wobei sich dieser Zustand meist innerhalb von 4 bis 6 Jahren nach Diagnosestellung schrittweise entwickelt hat. Darüber hinaus gibt es Hinweise auf die hohe Häufigkeit unzureichender Lubrikation und einen erhöhten Anteil von Patientinnen mit Appetenzstörungen (s. Masters et al. 1996). Bei Frauen kommt hinzu, dass – krankheitsbedingt – häufiger chronische vaginale (z.B. Pilz-)Infektionen auftreten können, die ebenfalls Einfluss auf die Ausbildung einer sexuellen Funktionsstörung haben können. Jensen (1981) fand bei 24% der untersuchten

Diabetikerinnen eine verminderte sexuelle Appetenz, bei 11% Orgasmusstörungen und bei 8% eine sexuelle Aversion.

Ätiopathogenese

Im Vordergrund der Entstehung sexueller Störungen bei Diabetes mellitus dürfte auf der körperlichen Verursachungsebene eine **kombinierte Neuro- und Vaskulopathie** stehen, die zu einer mikroskopischen Schädigung der kavernös-autonomen neurogenen Steuerung und der kleinen Gefäße führt (Stief et al. 1997). Dies würde erklären, dass für die Betroffenen nur noch durch eine intensivere sexuelle Stimulation Erregung aufgebaut bzw. ein Höhepunkt erlangt werden kann. Masters und Mitarbeiter (1996) empfehlen aus diesem Grund auch den Einsatz eines Vibrators während des Geschlechtsverkehrs oder der Masturbation, damit der sexuelle Stimulus konzentrierter und intensiver herbeigeführt werden kann. Auf der **psychosozialen Verursachungsebene** können schließlich all diejenigen Einflussfaktoren, die auch bei Nichtdiabetikern eine Rolle spielen, bedeutsam sein: erlebnisreaktive und Selbstverstärkungsmechanismen, tieferliegende innerpsychische Reaktionen wie neurotische Verarbeitungsmuster sowie schwer gestörte Partnerschaftsstrukturen. Man muss grundsätzlich davon ausgehen, dass stets ein Zusammenspiel sowohl somatischer als auch psychischer Verursachungsfaktoren vorliegt, deren umfassende Abklärung immer anzustreben ist, auch wenn diese wegen der engen psychophysischen Verknüpfung nie vollständig und restlos möglich sein wird.

Behandlung

Therapeutisch vorrangig ist zweifelsohne die Behandlung der Grunderkrankung. Bei ausgeglichener Stoffwechsellage können sich sexuelle Funktionsstörungen zurückbilden. Für die Planung spezieller therapeutischer Interventionen bei sexuellen Störungen diabetischer Patienten ist eine Erhellung der partnerschaftlichen Situation unumgänglich. Die sexualmedizinischen Interventionen werden sich dann in ihren Grundzügen nicht von der Behandlung anderer Patienten unterscheiden, d.h. dem Paar – und nicht dem einzelnen Patienten – werden therapeutische Optionen angeboten, einschließlich der zusätzlichen Nutzung medikamentöser Möglichkeiten (oral: Sildenafil; als Schwellkörperinjektion: Prostaglandin etc.) bzw. apparativer Hilfen (Vakuumpumpe, Penisprothese).

11.4　Gynäkologische Erkrankungen[*]

In der gynäkologischen Praxis ist – gemessen am Normalfall der klinischen Medizin – eine besondere Arzt/Ärztin-Patientin-Beziehung gegeben: Schon durch die Betrachtung des entblößten Körpers, mehr aber noch durch die mit Ertasten und Eindringen verbundene genitale Befunderhebung werden auf beiden Seiten (u.a. Scham-)Gefühlsreaktionen ausgelöst, welche vom ärztlichen Untersucher ggf. verdrängt und verleugnet werden müssen, um die Rolle des objektiven beruflichen Helfers einnehmen zu können (Poettgen 1986). Falck (1999) bezeichnet die Spannung zwischen Intimität und Distanz sogar als „Grundkonflikt des Gynäkologen", mit dem die Auseinandersetzung schon im beruflichen Interesse liege, wobei seiner Auffassung nach insbesondere bei „männlichen Gynäkologen" eine gewisse Abwehrhaltung zu vermuten sei.

Mit Blick auf die vielen psychosomatisch-gynäkologischen Erkrankungen (s. Stauber et al. 1999) scheint es umso bedeutsamer, Patientinnen über die Erhebung des organpathologischen Befundes hinausgehende (Gesprächs-)Angebote machen zu können, wobei es eine Reihe von Störungsbildern gibt, die eine hohe sexualmedizinische Relevanz besitzen und dann in der Regel die Einbeziehung des Partners in die Behandlung erforderlich machen würden. Dies sind das chronische Unterbauchschmerzsyndrom, die Vulvodynie, Fluor vaginalis, Pruritus vulvae sowie Miktionsbeschwerden. Es ist sehr aufschlussreich, dass in aktuellen Lehrbüchern der psychosomatischen Gynäkologie (Stauber et al. 1999; Neiser & Ditz 1999) zwar regelmäßig auf die bei den genannten Symptombildern vielfach vorliegenden partnerschaftlichen und sexuellen Probleme der Patientinnen hingewiesen, aber der Schritt zur Einbeziehung des Partners als sinnvolle diagnostische und therapeutische Intervention praktisch nie empfohlen wird, was vermutlich an Ausbildungsdefiziten liegen dürfte (s. Kap. 1.2).

---

[*] Die Fallbeispiele lieferte Dr. med. Martina Rauchfuß, wissenschaftliche Assistentin am Institut für Sexualwissenschaft und Sexualmedizin der Charité, Berlin.

11.4.1   Chronisches Unterbauchschmerzsyndrom

Das chronische Unterbauchschmerzsyndrom, international „chronic pelvic pain syndrome" (CPPS) genannt, wird nach epidemiologischen Daten aus den USA (Reiter & Gambone 1990) bei 10% der ambulanten Patientinnen, die den Frauenarzt aufsuchen, festgestellt. 20% aller Laparoskopien und 12% der Hysterektomien erfolgen zur Abklärung des chronischen Unterbauchschmerzsyndroms. Die Schwierigkeit einer definitorischen Erfassung wird allerdings aus den **zahlreichen Bezeichnungen** für dieses Krankheitsbild in der Literatur deutlich: Nach Artner (1982) soll es ca. 150 Synonyme geben wie „Hysteralgie", „Beckenneuralgie", „Parametropathia spastica", „Pelvipathie" etc. (s. Richter 1999a). Durchgesetzt hat sich die Definition: **chronische Unterbauchschmerzen**, die unabhängig von einem Organbefund über einen Zeitraum von 6 Monaten auftreten. Konsequent scheint zu sein, in diesem Zusammenhang auch zyklusabhängige Schmerzen einzubeziehen, da insbesondere auch die Endometriose zu zyklischen Unterbauchschmerzen führen kann (s. Bodden-Heidrich 1999a). Wie Richter (1999a) hervorhebt, handelt es sich allerdings um ein **polysymptomatisches Krankheitsbild**, bei dem sich in abnehmender Häufigkeit weitere psychosomatische Symptome finden: Sexualstörung, Magenfunktionsstörung, Kreislaufstörung, Kopfschmerzen, Dysmenorrhoe, chronischer Fluor, Miktionsstörung, Obstipation, Oligomenorrhoe und Symptome des prämenstruellen Syndroms. Als Befunde der psychosozialen Diagnostik – zur somatischen Diagnostik hatte Richter in fast zwei Dritteln seines Patientengutes einen laparoskopisch unauffälligen Genitalsitus erhoben und konnte Chlamydieninfektionen in der Regel ausschließen – werden hervorgehoben: 1. konfliktreiche Partnerbeziehung, in der zu wenig Geborgenheit erlebt werden kann, 2. befürchtete oder reale Verlustsituationen (auch des Partners) sowie 3. Überforderung als Ausdruck einer ungenügenden Abgrenzungsfähigkeit der Pelvipathie-Patientin „als überwiegend depressiv strukturierter Frau" (Richter 1999a). **Paarbezogene Interventionen** scheinen demnach bei Patientinnen mit chronischem Unterbauchschmerz in hohem Maße sinnvoll (die typische Patientin ist nach Richter „etwa 30 Jahre alt, sie ist verheiratet oder lebt in fester Beziehung. Sie hat zwei Kinder, sie ist überwiegend Hausfrau, dann aber oft mit zusätzlichen Belastungen. Sie ist bereits von 2-4 Ärzten erfolglos vorbehandelt worden"), wenn dies auch derzeit nur ausnahmsweise in der gynäkologischen Praxis als Therapieoption vorgesehen ist.

Fallbeispiel

Die 24-jährige Frau T. wird von ihrer behandelnden Gynäkologin in die sexualmedizinische Ambulanz überwiesen. Sie leidet seit 5 Monaten unter Unterbauchschmerz und rezidivierenden Ovarialzysten. In diesen 5 Monaten wurden bereits mehrere konservative Behandlungsversuche und eine Laparoskopie durchgeführt. Inzwischen drängt die Patientin auf noch invasivere operative Eingriffe bis hin zur Entfernung von Gebärmutter und Adnexen.

Frau T. ist bis auf zwei unkompliziert verlaufene Routineoperationen in der Kindheit immer gesund gewesen. Vor 3 Jahren hat sie in der 34. Schwangerschaftswoche einen gesunden Sohn geboren. Die Frühgeburt wurde nach Ansicht der Patientin durch die akute Belastung im Zusammenhang mit einem Umzug ausgelöst. Der Sohn hat sich gut entwickelt, ist aber sehr lebhaft und häufiger krank.

Anfang des letzten Jahres war Frau T. ungeplant wieder schwanger geworden. Sie stand der Gravidität ambivalent gegenüber, erwartete von ihrem Mann eigentlich Ermutigung für das Austragen des Kindes. Dieser war aber genauso zerrissen wie sie. Mittags rief er sie auf der Arbeit an und sagte: „Lass uns das Kind bekommen", und abends meinte er: „Das schaffen wir nicht, geh zum Abbruch." Sie ging dann zur Schwangerschaftskonfliktberatung, machte einen Termin für den Eingriff und ließ ihn im März durchführen. Dabei fühlte sie sich allein gelassen. Im August bekam sie wehenartige Unterbauchschmerzen. Als diese sich nicht besserten, suchte sie im September ihre behandelnde Gynäkologin auf. Diese stellte eine Ovarialzyste fest und veranlasste eine konservative Behandlung. Im Oktober wurden die Schmerzen so stark, dass die Patientin eine Rettungsstelle aufsuchen musste. Im November erfolgte eine Laparoskopie, bei der Verwachsungen gelöst wurden. Nach kurzer Besserung stellten sich die Beschwerden wieder ein. Noch im Krankenhaus entwickelte Frau T. Schmerzen in der Brust, als ob die Milch einschießen würde.

In den Gesprächen wurde deutlich, dass sie für die Schmerzen im Unterbauch und in der Brust Begriffe verwendete, die mit dem Gebären und Stillen eines Kindes assoziiert sind, und es tauchte die Vermutung von psychosomatischen Zusammenhängen zwischen dem Schwangerschaftsabbruch und ihren Beschwerden auf. Frau T. war für diese Überlegungen zugänglich, wehrte sich aber zunächst vehement gegen die Annahme, dass die Symptome möglicherweise auch als Appelle an ihren Mann und als Ausdruck von Beziehungskonflikten zu verstehen seien. Frau T. kennt ihren Mann seit knapp 4 Jahren und ist seit gut 3 Jahren mit ihm verheiratet. Die Beziehung schildert sie als glücklich, auch sexuell. Der Mann ist Malergeselle, sie selbst Rechtsanwalts- und Notariatsangestellte; beide arbeiten seit 2 Jahren in der gleichen Firma.

Erst als das Gespräch wieder auf die Situation vor und nach dem Schwangerschaftsabbruch kommt und ihr Gefühl, allein gelassen zu sein, zum Inhalt hat, kann sie einen Zusammenhang zu ihrer Paarbeziehung sehen. Es wird erkennbar, dass die Beschwerden abends, wenn sie und ihr Mann zu Hause sind, besonders exazerbieren. Er ist dann sehr aufgeregt und besorgt und ruft immer wieder den Notarzt. Sie kann sich nun eingestehen, dass sie sich in solchen Situationen eigentlich wünscht, von ihm in den Arm genommen und umsorgt zu werden, ihm dies aber nicht sagen kann. Sie ist jetzt bereit, ihren Mann zu einem nächsten Termin mitzubringen, zweifelt aber an dessen Bereitschaft, und tatsächlich kommt der verabredete Paartermin nicht zustande. In den darauffolgenden Wochen meldet sie sich immer wieder, um Termine zu vereinbaren, die aus unterschiedlichen Gründen kurzfristig wieder abgesagt werden.

Hinter der von der Frau geklagten Beschwerdesymptomatik steht mit großer Wahrscheinlichkeit ein Beziehungskonflikt. Sie wünscht sich von ihm Nähe und Wärme, eigene sexuelle Wünsche sind verdrängt. Über wechselseitige Wünsche und Erwartungen wird nicht gesprochen. Das Nichtwahrnehmen der Paartermine deutet auf den Widerstand eines oder beider Partner. Das Symptom der Frau wird aber nur erfolgreich behandelbar sein, wenn der dahinter liegende Paarkonflikt aufgedeckt und bearbeitet wird. Für diese Therapie ist die Mitarbeit beider Partner erforderlich. Andererseits zeigt das Fallbeispiel aber auch, wie groß der Konfliktdruck ist und wie groß damit die Versuchung sein könnte, über weitere „Somatisierung" den „Weg des geringsten Widerstandes" zu gehen – sehr häufig der Grund für langjährige Chronifizierung der Beschwerden und vielfachen Arztwechsel bis hin zu unnötigen Operationen.

11.4.2 Vulvodynie

Die Bezeichnung Vulvodynie bezieht sich auf eine chronische Schmerzhaftigkeit (verbunden mit Brennen, Stechen, Reißen oder Wundsein der Vulva) über einen Zeitraum von mindestens 6 Monaten. Obschon auch bei der Vulvodynie **psychosomatische Entstehungsbedingungen** in Erwägung gezogen werden müssen (zumal körperliche Krankheitsbefunde nicht selten fehlen) liegen bislang diesbezüglich nur wenige Daten vor. Übereinstimmend werden aber die Auswirkungen der Vulvodynie auf die psychische Befindlichkeit und wegen der Symptomatik auch auf die sexuelle Beziehung/Partnerschaft gesehen, während die Patientinnen in ihrer Persönlichkeitsstruktur als weniger gravierend gestört eingeschätzt werden (Bodden-Heidrich 1999b).

11.4.3 Pruritus genitalis

Patientinnen mit chronischem Pruritus im Genitalbereich gehören nach Richter (1999b) zu den „wirklichen Problempatientinnen in der frauenärztlichen Sprechstunde, besonders dann, wenn sich nach anfänglicher Diagnostik herausstellt, dass keine organische Ursache vorliegt". Die Ratlosigkeit der frauenärztlichen Heilbemühungen ist durch **polypragmatische Behandlungsversuche** gekennzeichnet (Antimykotika, antibakterielle, kortisonhaltige Salben etc.), wenn nicht sogar chirurgische Maßnahmen (bis hin zur Vulvektomie) durchgeführt werden. Richter fand in einem 10-Jahres-Zeitraum überwiegend 20–40 Jahre alte Patientinnen mit Pruritus genitalis, die in den meisten Fällen tatsächlich eine **konfliktbesetzte Sexualität** aufwiesen. So waren in der Hälfte der Fälle masturbatorische Handlungen „in mehr oder weniger ritualisierter Form nachweisbar", entweder bewusst durch Waschung, Duschen, Kratzen oder Eincremen des Genitale oder aber im Sinne von Abwehrhandlungen, indem „die Patientin weiteren sexuellen Kontakten durch Pruritusentwicklung auszuweichen sucht".

Fallbeispiel

Die 25jährige Frau F. wird nach erfolgloser zweijähriger gynäkologischer Behandlung einer chronisch rezidivierenden Kolpitis und einjähriger Einzelpsychotherapie überwiesen. Sie berichtet, sie habe vor etwas mehr als 2 Jahren erstmals Schmerzen beim Geschlechtsverkehr erlebt. Kurze Zeit später sei dann eine Pilzinfektion diagnostiziert worden. Diese besserte sich durch Behandlung kurzzeitig, um dann bald wieder aufzuflammen. Auch bei ihrem Partner kam es zu rezidivierenden Infektionen im Genitalbereich, die immer wieder medikamentös vom Dermatologen oder Andrologen behandelt wurden.

Ihren Partner kennt sie seit ca. 3 Jahren. Er ist ihr erster Intimpartner und 2 Jahre jünger als sie. Anfänglich war die Sexualität für beide Partner sehr lustvoll und befriedigend. Seit 2 Jahren bestehen die Symptome, vor einem Jahr hat das Paar geheiratet.

Zunächst besteht die Patientin darauf, das „Problem" allein zu bewältigen. In drei folgenden Einzelgesprächen wird ihr aber deutlich, dass ja beide Partner unter ähnlichen Symptomen leiden, die Einzelbehandlung einschließlich ihrer eigenen Psychotherapie keinen Einfluss auf die Symptomatik hatte und die Erkrankung schon symbolisch auf ihre (sexuelle) Beziehung hinweist. Frau F. ist daher bereit ihren Mann zum nächsten Gespräch mitzubringen.

Er besteht dringend darauf, zunächst allein das Gespräch zu führen und erhält einen Termin vor seiner Frau, die aber daraufhin bereits eine Stunde vor dem vereinbarten Termin, also eine Viertelstunde vor ihrem Mann, erscheint.

In dem dennoch stattfindenden Einzelgespräch mit Herrn F. bietet sich dieser als Therapeut seiner Frau an („Frau Doktor, wir müssen am gleichen Strang ziehen"). Gleichzeitig werden aber auch unterschwellige aggressive Impulse deutlich. Er fühlt sich in der Beziehung nicht richtig wahrgenommen und mit seinen Bedürfnissen angenommen („wer fragt wie es mir geht?"). So kann er sich denn auch relativ bald und gut darauf einlassen, dass es in den geplanten Paargesprächen in gleichberechtigter Weise um beide Partner und ihre Beziehung zueinander gehen sollte. In zunächst 10 Paargesprächen geht es um Themen wie Angst vor und Wunsch nach Nähe, Vertrauen, Versorgen und Versorgtwerden. Je mehr diese Konflikte für das Paar zum Thema werden, umso mehr verschwindet die Symptomatik, und nach 3 Monaten sind beide ohne Infektionsrezidiv. Nun entwickelt Frau F. einen passageren Vaginismus, und Sexualität wird zu einem zentralen Punkt der therapeutischen Gespräche und Übungen. Durch gestuften Einsatz von Verhaltensanleitungen (im Wesentlichen nach Masters & Johnson) lernt das Paar, zunehmend spielerischer, lustvoller und unverkrampfter mit Sexualität umzugehen. Nun wird das Thema Kinderwunsch aktuell. Sie wünscht sich ein Kind, er sieht die Zeit dafür noch nicht gekommen. Es entwickelt sich eine tiefe Krise, in der das Paar sogar erwägt, sich zu trennen. Auch in dieser Situation kommen sie aber noch gemeinsam zu den Therapiesitzungen. Sie fassen den Entschluss, zusammenzubleiben. Bereits seit 2 Jahren hat keiner von ihnen mehr eine Genitalinfektion gehabt. Die Behandlung endet nach insgesamt 60 gemeinsamen Terminen.

Nach etwa 2 Jahren meldet sich Frau F. erneut mit Kinderwunsch. Sie habe seit einem Jahr ohne Erfolg versucht, schwanger zu werden. Da die Basisdiagnostik weitgehend normale Befunde ergibt, kann sich das Paar darauf einstellen, noch ein weiteres Jahr möglichst gelassen abzuwarten. Kurz vor Ablauf dieses Jahres wird Frau F. schwanger, und das Paar hat inzwischen eine gesunde Tochter.

11.4.4 Fluor vaginalis

In der Literatur ist von „psychosomatischem Fluor" die Rede, wenn trotz intensiver antimikrobieller Therapie (eingeleitet unter der Vorstellung, es handle sich um eine Infektion, auch wenn keine Erreger nachgewiesen wurden) keine Besserung oder laufend Rezidive auftreten. Aber selbst wenn Infektionskeime – wie z.B. Kokken – gefunden werden, muss eingewandt werden, dass diese auch bei klinisch unauffälligen Frauen ggf. nachweisbar sein können. Als pathophysiologische Erklärung des psychosomatischen Fluors wird eine übermäßige Sekretion der Zervix- und Vestibularisdrüsen sowie eine vermehrte Transsudation der Vaginalhaut angeführt. Die Hypersekretion kann infolge unspezifischer Stresssituation über das vegetative Nervensystem zu Zervikalabsonderungen füh-

ren. Dabei kommt dem Parasympathikus eine besondere Bedeutung zu, denn es gibt eine gegenläufige Reaktion zwischen der Haut (Minderdurchblutung) und der Vaginalwanddurchblutung (zunehmende Durchblutung) bei psychischen Belastungen (Duncan et al. 1952). Dies macht nachvollziehbar, dass **psychosomatischer Fluor** als Ausdruck einer lokal gesteigerten physiologischen Reaktion auf anhaltende oder wiederkehrende emotionale Spannungszustände auftreten kann – Spannungszustände, die sich auch aus sexuellen und/oder partnerschaftlichen Konflikten ergeben können. Dies hat dazu geführt, Subtypen des Fluors begrifflich zu kennzeichnen: „Libidofluor" als Ausdruck unerfüllter sexueller Wünsche, „Abwehrfluor", wenn eine sexuelle Befriedigung abgewehrt wird, weil diese grundsätzlich für das bewusste Erleben nicht akzeptabel ist, oder „Gewissensfluor", wo eine massive Über-Ich-Problematik sexueller Befriedigung im Wege steht (Perez-Gay 1983).

Dass auch hier bei bestehender Partnerschaft die **Einbeziehung des Partners** eine sinnvolle therapeutische Option ist, zeigt ein von Richter (1999b) mitgeteilter Verlauf:

Die 26jährige ehemalige städtische Verwaltungsangestellte klagte über hartnäckig rezidivierenden Fluor seit 1 1/2 Jahren und hatte wegen dieses Problems bereits vier Gynäkologen aufgesucht. Sie ist Hausfrau mit zwei kleinen Kindern (2 und 4 Jahre alt); Kontakte zu früheren Kolleginnen und Kollegen wurden weitgehend eingestellt. An den Wochenenden ist sie meist allein, da ihr Mann als Musiker in einer Jazzband häufig unterwegs ist. Durch Einbeziehung des Partners gelang es hier, ihre Situation für beide verständlicher und veränderbar zu machen – die Patientin fühlte sich nun mehr angenommen, da ihr Mann jetzt auch mehr Zeit in die Partnerschaft investierte. Nach einem halben Jahr war der psychosomatische Fluor nahezu verschwunden.

11.4.5 Miktionsstörungen

Durch die unmittelbare anatomische Nachbarschaft zwischen Genitalorganen und unteren Harnwegen sowie auch der Beziehung beider Organsysteme zum Beckenboden ist es für Frauen mit Miktionsstörungen naheliegend, sich an die Gynäkologin/den Gynäkologen zu wenden. Psychophysiologisch lassen sich drei Hauptinnervationsmuster des Blasen-Urethra-Systems unterscheiden:

‣ die kognitiv-motorisch-willkürliche Steuerung der Miktion, die überwiegend über den Gyrus frontalis zum sakralen Zentrum verläuft

(S2-S4: parasympathische Steuerung der Detrusorkontraktion)

▶ die überwiegend unwillkürliche vegetative Steuerung der Miktion, die vom limbisch-hypothalamischen System über periphere vegetative Zentren vermittelt wird

▶ bewusste und unbewusste emotionale Einflüsse, die über das limbisch-hypothalamische System zum sakralen reflektorischen Zentrum verlaufen (s. Bitzer 1999).

Es ist üblich, Miktionsstörungen in stärker peripher-organische und mehr zentralnervösregulatorische Störungen zu unterscheiden:

1. Die genuine Stressinkontinenz hat eine überwiegend morphologisch-fassbare Ätiologie, die auf Infekte, Tumoren des unteren Harntraktes oder morphologische Obstruktionen zurückgehen kann.

2. Bei der idiopathischen Dranginkontinenz spielen in der Regel psychogene Faktoren eine wichtige Rolle, so dass hier psychosoziale Einflussfaktoren auf die Entstehung des Symptoms abzuklären sind.

Aus sexualmedizinischer Sicht bedeutsam ist v.a. die Frage, ob die Miktionsstörung Teil einer Sexualproblematik sein könnte. Miktions- und Sexualphysiologie sind anatomisch und funktionell so eng benachbart, dass sexuelle Erregung und Spannung auf der körperlichen Ebene als Vasokongestion und glattmuskuläre Kontraktion im urogenitalen Bereich ihre Fortsetzung finden können. Dies ist auch der physiologische Hintergrund für unwillkürlichen Urinabgang beim Orgasmus, der bei manchen Frauen auftritt und mit so starker Verunsicherung einhergehen kann, dass ein Orgasmus im Beisein des Partners nicht mehr zugelassen wird. Schließlich aber muss immer abgeklärt werden, ob es sich nicht tasächlich um eine (immer noch viel zu wenig bekannte) **weibliche Ejakulation** handeln könnte, die mit Harnabgang verwechselt wird. Zur Nieden (1994) fand, dass von 309 befragten Frauen etwa ein Drittel (!) angab, die weibliche Ejakulation zu kennen, sich aber derer meist schämten und der Annahme waren, es handele sich um Urin. Pingsten (1997) hat daher die Auffassung vertreten, dass sich hinter vielen Orgasmusstörungen von Frauen womöglich die Angst vor einem – als Urinieren fehlgedeuteten – Flüssigkeitsabgang durch eine weibliche Ejakulation verbergen könne.

Bei bestehender Partnerschaft zeigt sich nicht selten auch **gestörte Kommunikation**, insbesondere aber der Wunsch der Patientin nach mehr Rücksicht, Wärme und Zuwendung (s. Bitzer 1999). Sollten sich diagnostisch Überlagerungen mit sexuellen und/oder partnerschaftlichen Störungen ergeben, sind immer sexualmedizinische Interventionen in Erwägung zu ziehen, weil diese weniger darauf abzielen, Konflikte aufzudecken (was das ohnehin labile Selbstwertgefühl dieser Patientin nur bedrohen könnte), sondern gesundheitsbegünstigende Potenziale der partnerschaftlichen Beziehung zu mobilisieren.

11.4.6   Sexualmedizin und Geburtshilfe

Schwangerschaft, Geburt, Wochenbett sind normale physiologische Vorgänge im Leben einer Frau. Durch die physischen und psychischen Vorgänge kann das Erleben dennoch so stark verändert sein, dass dies auch Auswirkungen auf die sexuelle und/oder partnerschaftliche Beziehung haben kann. Dies kann ggf. zu Beratungsbedarf führen, wobei es nach bisherigen wissenschaftlichen Daten keinen Anlass gibt, sexuelle Aktivitäten während der Schwangerschaft als gefährlich einzustufen (Perkins 1979), sieht man einmal ab von der Gefahr einer **orovaginalen Insufflation** beim Cunnilingus (insbesondere im letzten Trimenon) mit der möglichen (bis tödlichen) Folge eines atypischen (sich über die Tuben ausbreitenden) nicht-chirugischen Pneumoperitoneums (Varon et al. 1991). Dies gilt wohlgemerkt für den normalen Schwangerschaftsverlauf; bei Komplikationen wie der Placenta praevia kann der Koitus, ebenso ein Orgasmus, zu Blutungen oder zur Ablösung der Placenta führen. Vorsicht geboten ist auch bei drohender Frühgeburt bzw. angelegter Cerclage sowie allgemein nach erfolgtem Blasensprung wegen des **Infektionsrisikos** (Hertoft 1989). Bei Fehlgeburten in der Vorgeschichte ist die psychische Belastung für die Patientin und die Partnerschaft in der Regel so hoch, dass hier paarbezogene Interventionen in Verbindung mit einer sorgfältigen gynäkologischen Überwachung das geeignetste Vorgehen darstellen.

Fallbeispiel

Die 37jährige Frau J. stellt sich auf Empfehlung einer Kinderwunschspezialambulanz vor. Sie hatte innerhalb des letzten Jahres 3 Aborte in der 8., 9. und 6. SSW erlitten. Sie ist eine zierliche blasse Frau, die einen angespannten Eindruck macht. Da bei ihr dezente Hinweise auf autoimmunologische Störungen gefunden worden waren, hoffte sie stark, dass diese auch als Verursacher der Aborte zu verifizieren wären und nach einer somatischen Behandlung eine komplikationslose Schwangerschaft erfolgen könnte. Diese Erwartung erfüllte sich im Laufe der entsprechenden Untersuchungen nicht, und die Patientin war jetzt zugänglich für die Erörterung möglicher partnerschaftlicher Probleme.

Das Paar kennt sich seit 10 Jahren. Sie haben gemeinsam studiert aber bislang nie zusammengewohnt. Zum Zeitpunkt des Erstgesprächs stand bereits fest, dass der Partner aus beruflichen Gründen in eine rund 80 Kilometer entfernte Stadt übersiedeln würde. Frau J. fühlte sich bereits in den Schwangerschaften häufig allein gelassen. Dies riss bei ihr auch alte Wunden auf, da ihr Vater starb, als sie gerade 13 Jahre alt war. Ihre Mutter litt seit dieser Zeit an einer belastenden chronischen Erkrankung und war somit für die Tochter ebenfalls wenig präsent. Frau J. erwartet von ihrem Partner, dass er sich stärker für sie und einen gemeinsamen Kinderwunsch engagiert. Er aber sträubt sich zu diesem Zeitpunkt sogar gegen bestimmte Untersuchungen wie die Erhebung eines Spermiogramms und eine genetische Familienberatung.

Dennoch ist ein erstes Paargespräch möglich. Hier kann Frau J. dann wohl erstmals ihre Beziehungsängste thematisieren. Sie erklärt, dass sie sich für das Kind eine sichere familiäre Perspektive wünscht und von ihrem Partner mehr Unterstützung erwartet. Der Partner kann sich nur zögernd einlassen, scheint aber zumindest wahrzunehmen, dass seine Freundin mehr Halt und Geborgenheit von ihm erwartet.

Das Angebot weiterer Paargespräche vor einer erneuten Schwangerschaft greifen sie zunächst nicht auf. Erst nach einem erneuten Abort sucht Frau J. wieder den Kontakt. Ein nächster Termin kann aber erst 6 Monate später zugesagt werden (auswärtige Lehrverpflichtungen der Therapeutin); an diesem Tage hat sie kurz zuvor erfahren, dass sie wieder schwanger ist. Sie sieht jetzt wesentlich entspannter und gelassener aus, obwohl sie natürlich bezüglich der Schwangerschaft große Ängste hat.

Beide Partner haben Lebenssituation und Beziehung neu gestaltet. Sie hat ihre Arbeitszeit reduziert und kann nun einen Tag pro Woche zu ihm fahren; an einem weiteren Abend kommt er nach Berlin. Die Wochenenden verbringen sie meist an seinem Arbeits- und Wohnort. Die aktuelle Schwangerschaft war für beide eher eine Überraschung, die zwar manche geplante Dinge durcheinander brachte, aber dennoch freudig aufgenommen wurde. Sie haben vereinbart, dass er nun zu jedem Termin bei der Frauenärztin mit ihr gehen wird. Dies erlebt sie als große Entlastung. Er ist in der Untersuchungssituation zunächst etwas unbeholfen, aber der behandelnden Gynäkologin gelingt es, ihm die Scheu zu nehmen und ihn einzubeziehen. Inzwischen freuen sich beide auf die Ultraschalluntersuchung und haben auch etwas Angst vor dem Ergebnis. Das tragen sie aber gemeinsam. Inzwischen hat Frau J. die kritischen ersten 12 Wochen ihrer Schwangerschaft überstanden. Sie hat weiterhin Ängste, aber beide erleben, wie ihre Beziehung an den überstandenen Schwierigkeiten gewachsen ist.

Postpartal kann nach Anlage einer Episiotomie eine Beeinträchtigung des sexuellen Erlebens und Verhaltens die Folge sein, insbesondere wenn die Heilung durch schlecht adaptierte Wundränder mit Narbenbildung einhergeht (wie dies nach spontanem Dammriss regelmäßig der Fall ist). Wichtig ist, daran zu denken, dass anfängliche (innerhalb der ersten 3 bis 6 Wochen nach Entbindung auftretende) Schmerzen beim Geschlechtsverkehr sich verselbstständigen können, wenn die Patientin eine Erwartungsangst aufbaut.

Dieses Thema einschließende Beratungsgespräche durch den Gynäkologen/die Gynäkologin sind daher von eminenter Bedeutung. Das gilt auch für die Beratung über den Zeitpunkt für die Aufnahme von sexuellen Kontakten nach der Geburt, wenn ein Kaiserschnitt vorgenommen wurde (etwa 3-4 Wochen nach der Operation möglich) bzw. grundsätzlich nach der Geburt (wegen des Infektionsrisikos ist solange abzuwarten, wie noch kräftige Lochien bestehen und kein Schleimpfropf in der Cervix entstanden ist).

Besondere Aufmerksamkeit verdient im Übrigen die sexuelle/partnerschaftliche Beziehung der Patientin nach Geburt des Kindes insofern, als eine neue Rollenverteilung innerhalb der Elternbeziehung entsteht, die nicht selten Zurücksetzungsgefühle des Partners bedingen kann, der sich durch die Fürsorge, welche die Mutter dem Kind zuteil werden lässt, vernachlässigt fühlt. Der dann von den Frauen beklagte Appetenzverlust kann sich sehr leicht auf dem Boden einer gestörten partnerschaftlichen Kommunikation erst richtig etablieren, weil sich die Frau von ihrem Mann unverstanden fühlt und ein Interessensabgleich nicht mehr gelingt. In diesen Fällen ist das Paargespräche eine für alle Beteiligten entlastende Intervention, sofern es dem Gynäkologen/der Gynäkologin gelingt, eine Allparteilichkeit einzuhalten (s. Kap. 3).

11.5 Brust- und Genitalkrebserkrankungen

Sexualmedizinisch belangvolle Krebserkrankungen der Frau sind v.a. Mamma-, Korpus- und Zervixkarzinom, des Mannes das Prostata- und Hodenkarzinom (s. Zettl & Hartlapp 1997).

11.5.1 Mammakarzinom

In Westeuropa und Nordamerika ist das Mammakarzinom der häufigste Tumor bei Frauen (in Deutschland jährlich 40.000 Neuerkrankungen, 30% der Betroffenen sind jünger als 40 Jahre).

Durch den operativen Eingriff kommt es unvermeidlich auch zur Durchtrennung von Nervenbahnen; es können postoperativ Wund- oder Narbenschmerzen sowie auch dauerhafte Taubheiten oder Überempfindlichkeiten von Hautbezirken entstehen. Diese können über die Innenseite des Oberarms und die Brustwand bis in den Rücken reichen. In seltenen Fällen kommt es sogar zu Phantomschmerzen in der entfernten Brust. Zudem kann die normalerweise vorhandene Verschieblichkeit der Haut auf der Unterhaut durch Verwachsungen eingeschränkt sein.

Die Ausbildung eines Lymphödems aufgrund der operativen oder der Strahlentherapie kann zu einer zusätzlichen Verunsicherung der Patientinnen in ihrem sexuellen Erleben führen (Tobin et al 1993). Dies sollte daher immer Teil der frühzeitigen Aufklärung sein.

> Dass brusterhaltende Eingriffe eine bessere allgemeine psychische Anpassung ermöglichen, ist nicht nur empirisch belegt, sondern auch unmittelbar nachvollziehbar (Brust als Symbol der Weiblichkeit und körperlicher Attraktivität!).

Auswirkungen auf Sexualität und Partnerschaft

Herschbach (1985) befragte 385 brustamputierte Frauen nach Abschluss der Primärbehandlung zu den Auswirkungen der Erkrankung auf die Sexualität:
- 34% hatten weniger sexuelle Kontakte;
- 41% stellten Nachlassen der sexuellen Erlebnisfähigkeit fest;
- 42% vermieden es, sich dem Partner nackt zu zeigen;
- 32% beobachteten eine Zurückhaltung des Partners.

Eine Untersuchung von Lotze (1992) fand sechs Monate nach der Operation bei den betroffenen Frauen: Angst vor Berührung der gesunden Brust (75%), Angst vor Berührung der operierten Brust (85%), Angst vor dem Geschlechtsverkehr (40%) und verminderte Appetenz und beeinträchtigtes Orgasmuserleben (50%).

Eine Mastektomie ist in der Regel nicht nur ein „Einbruch" für die Patientin, sondern auch für das Paar, denn die Partner sind ebenfalls verunsichert und neigen zur Reduktion sexueller Kontakte. Nach einer Studie von Wellisch und Mitarbeitern (1978) gilt: Je befriedigender die Beziehung vor den Eingriff erlebt wurde, desto geringer war das Ausmaß der Beeinträchtigung nach dem Eingriff. Auch Schover et al. (1995) vertreten aufgrund ihrer retrospektiven Studie an über 200 Frauen die Ansicht, dass der allgemeine Gesundheitszustand, die Qualität der partnerschaftlichen Beziehung, das Körperbild, der Bildungsstand und das Sexualleben vor Ausbruch der Erkrankung viel bessere Prädiktoren für die spätere Sexualität sind als das Ausmaß des Eingriffs.

11.5.2 Zervixkarzinom

Das Zervixkarzinom ist nach dem Mammakarzinom und dem kolorektalen Karzinom der dritthäufigste Tumor bei Frauen (Neuerkrankungsrate 20 von 100.000 Frauen; gehäuftes Auftreten im fünften Lebensjahrzehnt; 7% der Betroffenen sind dabei jünger als 30 Jahre).

Beim operativen Vorgehen besteht die Gefahr einer **Verkürzung der Vagina**, die jedoch häufig keine Beschwerden verursacht oder sich durch häufigeren Verkehr von selbst korrigiert. Die Radikalität des Eingriffs bei der Zervixkarzinomoperation erfordert neben der Entfernung der Adnexen meist schon per se, insbesondere aber bei metastasierten Lymphknoten die weitgehende Zerstörung des (autonomen) Plexus pelvicus. Durch eine Strahlentherapie kann es darüber hinaus zu einer **radiogenen Kolpitis** kommen (ebenso besteht die Möglichkeit einer Verengung und Verkürzung der Vagina). In einer Studie von Flay & Matthews (1995) werden in einer Untersuchung 14 Wochen nach Ende der Strahlentherapie von den Patientinnen (n=16) folgende Ursachen für das Nachlassen von sexuellem Interesse und Aktivität genannt: Verkürzung der Vagina (64%), Dyspareunie (43%), mangelnde Lubrikation (43%), Verengung der Vagina (43%), Angst vor einem Rückfall (43%).

Zur Häufigkeit einer Stenosierung gibt es in der Literatur unterschiedliche Angaben. In Erhebungen, in denen sie nicht explizit erfragt wurde, wird sie auf 3,7-15,0% geschätzt; bei gezielter Untersuchung und Befragung wurde sie bei 62-88% der Frauen gefunden (Wulf & Flentje 1998).

Symptomatisch zu empfehlen ist die lokale Applikation östrogenhaltiger Salben sowie die Verwendung von Vaginaldilatatoren, um eine Obliteration der Scheide zu vermeiden.

Die Erkrankung der Frau belastet nach einer holländischen Untersuchung (Van der Does & Duyvis 1989) auch den Partner: 11 Ehemänner, deren Frauen sich aufgrund eines Zervixkarzinoms einer radikalen Hysterektomie hatten unterziehen müssen, äußerten Ängste vor der Wiederaufnahme sexueller Aktivität, weil sie ihrer Partnerin keine Schmerzen zufügen und sie nicht verletzen wollten. Es sei jedoch in keinem Fall zu einem Gespräch über diese Befürchtung gekommen, obwohl die Männer sich das sehr gewünscht hätten.

11.5.3 Korpuskarzinom

Von einem Korpuskarzinom betroffen sind v.a. Frauen zwischen dem 60. und 70. Lebensjahr (Neuerkrankungsrate: 15 von 100.000 Frauen); 15% sind allerdings jünger als 50 Jahre.

Die Gebärmutter stellt für viele Frauen ein wichtiges Organ dar, das insbesondere im Rahmen von Schwangerschaften als **identitätsstiftend** erlebt wird. Die Hysterektomie kann daher nicht nur den Verlust der Fortpflanzungsfähigkeit, sondern auch eine Unvollständigkeit im Erleben als Frau bedeuten. Die Auswirkungen des Eingriffs auf die Sexualität werden allerdings sehr unterschiedlich beurteilt, und die empirischen Befunde sind keineswegs eindeutig, da sowohl von negativen als auch positiven Veränderungen der Sexualität nach Hysterektomie berichtet wird (Eicher 1980). Bemerkenswert ist auch, dass der Anteil der Patientinnen, die keine Auswirkungen des Eingriffes auf ihre Sexualität angeben, in den neueren Studien kontinuierlich ansteigt: In der Untersuchung von Prill (1964) waren es noch 28% der hysterektomierten Patientinnen, bei Sievers (1977) bereits 58%, während Eicher et al. (1975) 43% fanden. Möglicherweise ist auch die innerpsychische Besetzung der Gebärmutter als Symbol weiblicher Potenz zunehmend rückläufig.

Für die Mehrzahl der Frauen scheint sich aber eher keine Einschränkung des sexuellen Erlebens zu ergeben, zumal durch das operative Vorgehen für das Lustempfinden wichtige anatomische Strukturen (Klitoris, Schamlippen, Scheideneingang) nicht beeinträchtigt werden. Als Folge der fehlenden Kontraktionen der Uterusmuskulatur kann allerdings das orgastische Erleben vermindert sein. Bei komplikationsloser Wundheilung kann nach etwa 4–6 Wochen sexuelle Aktivität wieder aufgenommen werden.

Als Folge einer **Strahlentherapie** können Blasenentleerungsstörungen und Fistelbildungen die sexulle Erlebnisfähigkeit erheblich einschränken, was dann auch Gegenstand der Beratung sein sollte.

11.5.4 Hodenkarzinom

Das Hodenkarzinom ist bei Männern zwischen 20 und 30 Jahren der häufigste Tumor (6-7 Fälle auf 100.000). Die psychische Belastung dieser Tumorerkrankung muss als besonders hoch eingeschätzt werden, zumal sie Männer in einem Lebensabschnitt trifft, in dem der Sexualität zentrale identitätsfestigende Bedeutung zukommt.

Nach Klippel & Weißbach (1976) fühlen sich ca. 20% der Betroffenen durch die Resektion des tumortragenden Hodens deutlich beeinträchtigt; nur die beidseitige Orchiektomie hat allerdings einen Abfall des Testosteronspiegels zur Folge, der durch Hormonsubstitution adäquat ausgeglichen werden kann.

Eine Gefahr der **radikalen retroperitonealen Lymphadenektomie** ist der Verlust der antegraden Ejakulation durch Verletzung der lumbalen symphatischen Ganglien von L2 bis L4 (genau genommen betrifft die Verletzungsgefahr den jeweiligen viel tiefer liegenden gemischt sympathisch-parasympathischen Ganglienplexus). Heute können durch **intraoperative Neurostimulationen** diese Nervenfasern identifiziert und dargestellt bzw. durch schonende Operationsverfahren – soweit nicht ausgeprägte Metastasierung dem entgegenstehen – erhalten werden. Zur Prävention psychischer Belastungsreaktionen nach Operationen empfehlen einige Autoren die Einlage einer Hodenprothese, wobei sich aber keineswegs alle Betroffenen wegen der möglichen Risiken des Eingriffs (Entzündung, Unverträglichkeitsreaktionen etc.) für eine solche **Prothesenimplantation** entscheiden.

11.5.5 Prostatakarzinom

An einem Prostatakarzinom erkranken in Deutschland jährlich 17.000 Männer neu (Altersgipfel zwischen dem 60. und 70. Lebensjahr). Die Metastasierung kann sowohl lympho-gen als auch hämatogen erfolgen, und mehr als 50% der Betroffenen weisen zum Zeitpunkt der Diagnosestellung bereits Knochenmetastasen auf.

Die Mehrzahl der Patienten verliert nach der **radikalen Prostatektomie** die Fähigkeit zur Erektion und zum Orgasmus. Bei etwa 10-15% kehrt die Erektionsfähigkeit durch die Regene-ration von Nervenfasern des Nervus Caverno-sus in einem Zeitraum zwischen 6 und 18 Mo-naten zurück. Um diese spontane Regeneration zu unterstützen, wird eine frühe Behandlung mit SKAT empfohlen (Kap. 6.4.5; s. auch Zettl & Hartlapp 1997). Auch ist die Effektivität **ner-venschonender Operationsverfahren** hinsicht-lich der Ausbildung von Erektionsstörungen er-wiesen (s. Pufahl 1996). Das Orgasmuserleben kann trotz eingeschränkter Erektionsfähigkeit erhalten geblieben sein. Dennoch äußerten sich in einer neueren Untersuchung von Biermann et al. (1997) viele Patienten unzufrieden über die postoperative Sexualität. Mehr als die Hälfte berichteten über Einschränkungen im sexuellen Erleben und Verhalten und damit verknüpfte Probleme in der Partnerschaft. Die Befunde aus der Studie von Murphy et al. (1994) ergaben für 1266 radikal prostatektomierte Patienten bei 56,6% vollständigen und bei 29% teilweisen Erektionsverlust und lediglich bei 14,4% keine Einschränkung.

Da bei nachgewiesener Metastasierung der überwiegende Teil der Zellklone androgenab-hängig ist, wird versucht, mit einem Entzug der gonadalen und adrenalen Androgene durch chirurgische oder **chemische Kastration** (mit LHRH-Agonisten oder Cyproteronacetat) die Tumorprogression zu verzögern. Die systemi-sche Therapie (Kastration, Antiandrogene) führte zwar in den meisten Fällen zu einer Re-duktion der sexuellen Appetenz; für ein Viertel der Patienten trifft dies aber nicht zu (s. Lopau & Verres 1995). Dies deckt sich mit den Daten der Nachuntersuchungen kastrierter Sexual-straftäter, wobei diese ja auch noch zeigen, dass es mitunter zu einem Anwachsen der Wünsche nach Hautzärtlichkeit und körperlicher Nähe kam (Wille & Beier 1989; 1997).

Für die Auswirkungen auf Sexualität und Part-nerschaft gilt, dass deren Ausmaß umso größer ist, je massiver der Eingriff in das Körperbild war bzw. je stärker er als Entstellung empfun-den wird.

11.6   Störungen des Bewegungsapparats

Beeinträchtigungen des Bewegungsapparats – gleich welcher Ätiologie – können Sexualität und Partnerschaft erheblich in Mitleidenschaft ziehen.

11.6.1   Arthritis

Patient(inn)en mit Arthritis berichten häufig von Beschwerden im Hüftgelenk, die schmerz-freien Geschlechtsverkehr kaum mehr ermögli-chen. Darüber hinaus haben Schwellungen der Gelenke Auswirkungen auf das Allgemein-befinden, indem sie etwa zu Durchschlafstö-rungen sowie nachfolgender Tagesmüdigkeit führen können. Im Anfangsstadium einer rheu-matischen Arthritis werden sexuelle Schwierig-keiten vornehmlich durch **Entzündungssym-ptome**, im chronischen Stadium durch die **Kap-selfibrose** oder die Muskelverkürzung und da-mit verbundene Schmerzen verursacht. Charak-teristische Krankheitszeichen wie z.B. die Steif-heit der Gelenke bei der rheumatoiden Arthritis überwiegend morgens nach dem Aufwachen le-gen eine Ausnutzung günstigerer Tageszeiten (später Vormittag, früher Nachmittag) für sexu-elle Zusammenkünfte nahe. Auch kann es hilf-reich sein, vor einer sexuellen Aktivität durch ein heißes Bad oder einen heißen Umschlag die Schmerzen in den betroffenen Gelenken vorü-bergehend zu minimieren, was sogar eine Möglichkeit darstellen kann, derartige Vorberei-tungen für partnerschaftliche Aktivitäten zu nutzen (z.B. gemeinsames Baden). Das partner-schaftliche Zusammenspiel und die kommuni-kativen Fähigkeiten des Paares sind auch die besten Voraussetzungen, um **positionsabhängi-ge Gelenkbeschwerden** zu vermeiden bzw. die geeigneste, für beide Partner angenehme Posi-tion ausfindig zu machen. Beispielsweise kann für eine arthritisbetroffene Frau die Position un-tenliegend durch die externe Rotation der Hüfte schmerzhafter sein als eine laterale Koi-tusposition. Einer Nachuntersuchung von Pa-tienten mit juveniler rheumatoider Arthritis zu-folge (Herstein et al. 1977) scheint die Ein-schränkung sexueller Interaktionen stärker ver-bunden mit der Aktivität der Erkrankung als mit dem Ausmaß der Gelenkverformungen, wo-bei dies stark von der Qualität der partnerschaftlichen Beziehung abhängen dürfte. Im Vergleich zu einer Nichtbetroffenen-Stichprobe fanden Herstein et al. jedenfalls sowohl eine unwesentlich gesunkene Häufigkeit sexueller Aktivitäten als auch einen erheblichen Bedarf an Sexualberatung bzw. den Wunsch, bei sexuellen Schwierigkeiten sexualmedizinische Beratung in Anspruch nehmen zu können.

Weitere Syndrome aus dem rheumatischen Formenkreis, die massiv zu arthritischen Beschwerden und in diesem Zusammenhang auch zu sexuellen Funktionsstörungen führen können, sind das Sjögren-, das Reiter- und das Behçet-Syndrom. Beim **Sjögren-Syndrom** sind wie beim Lupus erythematodes (s.u.) fast 10mal häufiger Frauen als Männer betroffen, und die arthritische Komponente ist begleitet von Trockenheit der Augen und des Mundes; entsprechend häufig, wenn auch selten erwähnt, ist eine Beeinträchtigung der vaginalen Lubrikation. Das **Reiter-Syndrom** hingegen betrifft Männer im 3. und 4. Lebensjahrzehnt in der Nachfolge einer Urethritis oder Konjunktivitis, die nicht auf eine Gonokokkeninfektion zurückgeht. Die Ätiologie dieser Erkrankung ist ebenfalls unklar; symptomatisch sind Hautläsionen, welche die Glans Penis mit einbeziehen können und beim Geschlechtsverkehr entsprechend Schmerzen verursachen.

Beim **Behçet-Syndrom**, das Männer wie Frauen betreffen kann, sind ulcerierte Läsionen des Mundes oder der Genitalien sowie auch Augenentzündungen in Verbindung mit unterschiedlichen Mustern einer entzündlichen Arthritis charakteristisch. Während die genitalen Hautaffektionen oftmals von selbst ausheilen, bereiten die arthritischen Symptome längerfristig Beschwerden, weil ihnen auch degenerative Prozesse zugrunde liegen.

11.6.2 Lupus erythematodes

> Lupus erythematodes ist eine generalisierte Erkrankung unbekannter Genese, die im Verhältnis 9:1 vor allem Frauen im fertilen Alter betrifft. Bei den Betroffenen lassen sich antinukleäre Faktoren im Serum nachweisen. Noch krankheitsspezifischer sind Antikörper gegen native ds-DNS, die sich mit ihrem Antigen zu Komplexen binden und im Gefäßbett (Intima) niederschlagen können. Durch Bindung und Aktivierung von Komplement entstehen entzündliche Reaktionen in Form von vaskulitischen Veränderungen, vorwiegend im Kapillargebiet von Gelenken, Haut, Niere, Pleura und Perikard.

In einer Untersuchung von 100 betroffenen Frauen, die mit 71 Kontrollfrauen verglichen wurden, fanden Curry und Mitarbeiter (1994) eine signifikant höhere Rate sexuell gänzlich inaktiver Frauen sowie unter den aktiven eine deutlich geringere Frequenz sexueller Handlungen, eine stark herabgesetzte vaginale Lubrikation und eine deutlich geringere sexuelle Zufriedenheit. Die Varianzanalyse zeigte eine Korrelation zwischen partnerschaftlicher und sexueller Zufriedenheit. Auch machen die Ergebnisse deutlich, dass die Patientinnen, die zuvor ungestörte Sexualfunktionen und sexuelle Zufriedenheit aufwiesen, nicht so gefährdet waren, im Verlaufe der Erkrankung sexuelle Störungen auszubilden.

In diesem Zusammenhang muss allerdings betont werden, dass das Erscheinungsbild der Erkrankung neben arthritischen Beschwerden auch **Hautveränderungen** mit sich bringen kann, was zu massiven Auswirkungen auf das **Körperbild** der Betroffenen führt; schließlich sind darüber hinaus Manifestationen im zentralen Nervensystem bekannt (bis hin zu Krampfanfällen, Psychosen, Hirnnervenbeteiligung etc.). Reaktive depressive Symptombildungen wie auch emotionale Labilisierungen werden noch ergänzt um Nebenwirkungen der hochpotenten Medikamente (Glukokortikoide, Immunsuppressiva, Antimalariamittel, nichtsteroidale Antiphlogistika), die beim systemischen Lupus erythematodes gegeben werden müssen.

Ein sehr aufschlussreiches Ergebnis der genannten Studie ist auch, dass die Mehrheit der betroffenen Frauen (72%) erwartet hätten, dass die behandelnden Ärzte sich nach Veränderungen ihrer Sexualität erkundigen, und die meisten (82%) sich ärztliche Informationen über die Auswirkungen von Lupus erythematodes auf Sexualität und Partnerschaft gewünscht hätten. Dies bestätigt eine Studie von Blake et al. (1986), die fanden, dass etwa vier Fünftel der Männer und Frauen mit Erkrankungen aus dem rheumatischen Formenkreis ärztliche Beratung hinsichtlich sexueller Schwierigkeiten erwarten, obschon lediglich ein Fünftel (22%) diese tatsächlich erhalten.

11.7 Urogenitale Erkrankungen und Fehlbildungen

Entgegen der spärlichen Bezugnahme auf psychosomatische und somatopsychische Aspekte bei urologischen Erkrankungen in aktuellen Lehrbüchern der Urologie (z.B. Sökeland 1993) schätzen Günthert & Diederichs (1990) den Anteil psychosomatisch mitbedingter Erkrankungen in der Praxis niedergelassener Urologen auf 30-50%. Das Missverhältnis zwischen den offensichtlichen Hinweisen auf **psychosomatische Zusammenhänge** und deren konkreter Berücksichtigung in der urologischen Praxis wird noch größer, wenn Sexualität und Partnerschaft Problemfelder sein könnten. So hat eine Umfrage bei 262 niedersächsischen Urologen in Klinik und Praxis (Fröhlich 2000) ergeben, dass bei Erkrankungen wie Harninkontinenz, Hypogonadismus, Fertilitätsstörungen, Orgasmus praecox oder auch bei Zustand nach Orchiektomie, Vasektomie, Zirkumzision oder einer Bestrahlungsbehandlung deren Auswirkungen auf Sexualität und Partnerschaft in der Klinik gar nicht und in der Praxis nur selten angesprochen werden (Tab. 11-1). Schon aus allgemeinen Überlegungen ist die enge physiologische **Verknüpfung von Sexual- und Ausscheidungsfunktionen** sowie ihre frühe Tabuisierung im Rahmen der Erziehung ein prädisponierendes Darstellungsfeld für innere Konflikte und zwischenmenschliche Probleme. Gleichwohl hat die psychosomatische Grundlagenforschung gezeigt, dass nicht von einem bestimmten Symptom auf eine spezifische Persönlichkeitsproblematik oder einen speziellen Konflikt geschlossen werden darf, was auch für die urologische Psychosomatik zutrifft (s. Speidel 1996, Diederichs 2000). Aus sexualmedizinischer Sicht bedeutsam ist demnach eine Bestandsaufnahme hinsichtlich der verschiedenen urogenitalen Erkrankungen und Fehlbildungen, die Auswirkungen auf die Sexualfunktionen und auf die partnerschaftliche Situation haben können. Die folgende Auflistung entsprechender Krankheitsbilder erhebt keinen Anspruch auf Vollständigkeit, soll aber die in der Praxis am häufigsten vorkommenden – und für die Sexualmedizin bedeutsamsten – Störungen hinreichend beschreiben.

Tab. 11-1 Wie häufig fragen Urologen bei verschiedenen Erkrankungen nach sexuellen Problemen?*

Krankheit	Klinik	Praxis
Benigne Prostatahyperplasie	37 %	38 %
Prostatakarzinom	25 %	32 %
Penisdeviation	31 %	3 %
Induratio penis plastica	25 %	11 %
Rectum-Ca	44 %	2 %
Blasen-Ca	12 %	3 %
Harninkontinenz	0 %	5 %
Hypogonadismus	0 %	5 %
Fertilitätsstörungen	0 %	2 %
Orgasmus praecox	0 %	6 %
Operationen		
Radikale Prostatektomie	88 %	61 %
Zystektomie	56 %	25 %
Rektumamputation	44 %	8 %
Transurethrale Prostataresektion	38 %	43 %
Prostatektomie bei benigner Prostatahyperplasie	38 %	33 %
Retroperitoneale Lymphadenektomie	19 %	5 %
Orchiektomie	0 %	12 %
Vasektomie	0 %	3 %
Zirkumzision	0 %	3 %
Radiatio	0 %	3 %

* Ergebnisse einer Umfrage bei 262 Urologen in Klinik und Praxis, März 1999; vgl. Fröhlich 2000.

11.7.1 Erkrankungen des Penis

Konnatale Erkrankungen des Penis mit Auswirkung auf die Sexualfunktion sind in erster Linie die **Hypospadie,** die **kongenitale Penisdeviation** und die **Epispadie** mit **Exstrophie**. Letztere sollte nur am Rande erwähnt werden, da v.a. die Schädigung des oberen Harntrakts durch die Spaltbildung der vorderen Bauchwand und die häufig offen liegende Blasenplatte mit entsprechender Schädigung des oberen Harntrakts das primär plastisch-operativ zu versorgende Problem darstellen. Der Penis ist hierbei breit und stummelförmig angelegt, die Glans meist gespalten; in ihr verläuft die offen liegende, aus der Blasenplatte entspringende Urethralrinne. Häufig ist ein Kryptorchismus assoziiert. Vorrangig ist die Sanierung und der Verschluss der Blasenplatte – wenn möglich – zum Schutz der oberen Harnwege. Der minderentwickelte Penis ist nur im Sinne einer aufwendigen Aufbauplastik mit Schwellkörperprothese zu korrigieren.

Deutlich häufiger, v.a. in den weniger schwerwiegenden Ausprägungen, wird die **Hypospadie** beobachtet. Der Zeitpunkt dieser embryonalen Entwicklungsstörung liegt zwischen der 9. und

13. bis 15. Embryonalwoche (s. Kap. 2.3), die Entwicklung des Corpus spongiosum urethrae ist gestört, die Harnröhre mündet mit dem Meatus je nach dem Zeitpunkt der gestörten Embryonalentwicklung an der Unterseite des Penis entweder weit proximal, perineal, skrotal, penil oder an der Ventralseite der Glans penis, wobei die weniger schweren Formen mit z.B. Mündung der Harnröhre im Sulcus coronarius oder distal ventral am Penisschaft am häufigsten gesehen werden. Durch die unzureichende Differenzierung des Gewebes distal der Harnröhrenmündung entsteht eine dorsal der Harnröhre gelegene fibröse Chorda, die bei Erektion zu einer ventralen Deviation führt, naturgemäß umso ausgeprägter, je länger die fibröse Chorda und je weiter proximal die hypospade Harnröhrenmündung gelegen ist. Die Therapie erfolgt operativ mit Ablösung der fibrösen Chorda und je nach Ausprägung der Hypospadie mit plastischem Harnröhrenaufbau.

In diesen Formenkreis gehört auch die sog. **Hypospadia sine Hypospadia**: die Bildung eines unelastischen fibrösen Stranges im Sinne einer Chorda durch unzureichende Differenzierung des lockeren Bindegewebes zwischen Corpus spongiosum und den Corpora cavernosa. Auch dies führt durch die mangelnde Elastizität der Chorda zur ventralen Deviation unter Erektion. (Therapie wie oben operativ)

Die **kongenitale Penisdeviation** wird verursacht durch eine unterschiedliche Größenentwicklung der beiden Corpora cavernosa; es kommt zumeist zur Knickbildung des Penis unter Erektion seitlich. Bei entsprechender Behinderung der Immissio wird operativ saniert, indem auf der Gegenseite der Krümmung im Sinne einer Raffplastik der gegenseitige Schwellkörper gerafft und der Penis aufgerichtet wird. Hierbei kommt es – darüber ist der Patient zu informieren – zu einer geringgradigen Verkürzung des Penis.

In ähnlicher Weise wird die **Induratio penis plastica** (IPP) therapiert: Eine ätiologisch unklare, histologisch mit Entzündungszeichen einhergehende fibröse, plattenartige Vernarbung der Schwellkörperfascie, in Einzelfällen auch auf das spongiöse Schwellkörpergewebe übergreifend, teilweise mit Kalkeinlagerung im veränderten Bezirk unterschiedlichen Ausmaßes einhergehend. Durch mangelnde Elastizität des Gewebes im veränderten Bereich kommt es zur Deviation des Penis unter Erektion, häufig verbunden mit erheblichen Schmerzen bei

Erektion. Die Veränderungen sind meist dorsal und seitlich am Penis zu tasten, teilweise in Form einer derben Spange. Bei nennenswertem Übergreifen auf das spongiöse Schwellkörpergewebe selbst kann es nicht nur zu Erektionsschmerzen, sondern durch die Gewebeveränderungen zu einer echten erektilen Dysfunktion kommen. Die operative Therapie bei erhaltener und intakter Erektion besteht in der Schwellkörperplastik ähnlich der Behandlung der kongenitalen Penisdeviation. Wichtig ist der Operationszeitpunkt: Die Erkrankung muss „ausgebrannt" (ohne weitere Progredienz) und mindestens 3 bis 4 Monate stabil sein. In Fällen eines zusätzlichen Erektionsverlustes kann nur durch Implantation einer Schwellkörperprothese saniert werden.

In diesem Zusammenhang sind auch die möglichen Folgen von erheblich narbig veränderten **Harnröhrenstrikturen** zu erwähnen, wobei es, provoziert durch mehrfache Urethrotomien, zu ausgeprägt narbigen Veränderungen des Corpus spongiosum und des umliegenden lockeren Bindegewebes kommen kann, die dann durch mangelnde Elastizität ebenfalls unter Erektion eine häufig schmerzhafte Penisdeviation nach ventral zeigen. Die Therapie besteht in der sog. offenen Harnröhrenplastik mit Lösung der fibrösen Verwachsungen.

Ein Krankheitsbild, das häufig mit erheblicher Zerstörung von Schwellkörpergewebe und entsprechend einer erheblichen erektilen Dysfunktion vergesellschaftet ist, ist die sog. **Penisfraktur**: Ein stumpfes Penistrauma unter Erektion führt zu einer Zerreißung der Tunica albuginea der Schwellkörper und in unterschiedlichem Ausmaß des Schwellkörpergewebes mit teilweise erheblichen Penishämatomen. Je nach Ausmaß der Verletzung kommt es durch die unzureichende narbige Abheilung der Verletzung der Tunica entweder lediglich zu abgeschwächten Erektionen mit Penisdeviation oder aber bei stärkerer Schädigung des spongiösen Schwellkörpergewebes zu dessen Fibrose mit nachfolgender erektiler Dysfunktion. Die operative Therapie beinhaltet in vielen Fällen die gleichzeitige Implantation einer Schwellkörperprothese.

Leichter zu behebende Peniserkrankungen mit Sexualstörungen sind die **Phimose** und das **Frenulum breve**. Letzteres führt bei entsprechender narbiger Verkürzung zur ventralen Abknickung der Glans unter Erektion, häufig mit Schmerzen verbunden. Eine eigentliche erektile

Dysfunktion entsteht nicht; Sanierung im Sinne einer Frenulumplastik oder lediglich Durchtrennung des Frenulum. Sexualstörungen durch eine Phimose sind schwer zu objektivieren; eine mechanische Behinderung der Schwellkörperausdehnung durch das mangelnde Zurückgleiten der Vorhaut erscheint logisch, zumindest Schmerzen bei hochgradiger Phimose unter Erektion wären erklärlich. Jedoch kommen durchaus zahlreich Patienten im „besten Mannesalter" mit langjährig bestehenden Phimosen zur Zirkumzision, bei denen des öfteren die Frage entsteht, wie mit einer solchen langjährig bestehenden Veränderung überhaupt Sexualverkehr möglich ist. Die Behandlung besteht in der operativen Zirkumzision.

Als Rarität seien erwähnt die sog. **Staubsaugerverletzungen**: Es kommt hier in masturbatorischer Absicht zu erheblichen Weichteilschäden und Hautablederungen bis hin zu partiellem Abriss der Glans penis mit entsprechenden Nerven- und Gefäßverletzungen. Die Therapie ist operativ-rekonstruktiv, bei größeren Verletzungen auch durch Versorgung mit einer Schwellkörperprothese.

11.7.2 Hodenerkrankungen

Der **Kryptorchismus** führt in erster Linie zu Fertilitätstörungen, bei schwerem beidseitigen Kryptorchismus sind jedoch auch Störungen der Leydig-Zellen mit entsprechendem Testosteronmangel möglich, die dann zu Störungen von Libido und Potenz führen. Das gleiche gilt für alle ausgeprägten beidseitigen **Hodenatrophien** gleich welcher Ursache (Trauma, Infektionen etc.). Eine gefürchtete Infektion ist als Beispiel die **Mumpsorchitis**: Nach der Pubertät häufiger als präpuberal kann es im Rahmen einer Mumpsinfektion zur Orchitis mit hochgradiger Schmerzhaftigkeit und hohen Temperaturen, seltener beidseitig als einseitig, sowie nachfolgender Hodenatrophie kommen. Wiederum ist in erster Linie die Spermiogenese gestört, bei schweren Verläufen jedoch auch die Testosteronproduktion. Bei einseitigem Hodenverlust durch Trauma, Tumor, Infektion und hochgradig atrophischem Resthoden können ebenso Testosteronmangelzustände und Sexualstörungen auftreten.

Seltener sind endokrin aktive Hodentumoren mit z.B. Östrogenproduktion oder Produktion von Gonadotropinen, die über die Hormonproduktion zur Sexualstörung führen (z.B. Sertoli-Zell- oder Leydig-Zelltumoren). Daneben sind bei fortgeschrittenen Hodentumoren die neurogenen Schädigungen durch ausgedehnte retropertioneale Lymphadenektomien zu nennen: In erster Linie die retrograde Ejakulation, seltener aber auch erektile Dysfunktionen. Nicht zu den Hodenerkrankungen i.e.S. zählen die **chromosomalen Anomalien**, am häufigsten das Klinefelter-Syndrom, von dem 0,2% der männlichen Bevölkerung betroffen sind, somit die häufigste Form des Hypogonadismus (s. Kap. 2.3): Hochwuchs, Gynäkomastie, kleine, feste Hoden, je nach Ausprägung Testosteronmangel mit entsprechenden Auswirkungen auf die sexuellen Funktionen.

11.7.3 Erkrankungen der Prostata

Bei der **benignen Prostatahyperplasie** sind bei Ausschluss einer entzündlichen oder malignen Erkrankung Sexualstörungen kausal nicht erklärt, allenfalls bei ausgeprägten behandlungsbedürftigen Symptomen (Miktionsstörungen, Inkontinenzerscheinungen, evtl. Schmerzen) als Folge der Beeinträchtigung des Allgemeinbefindens zu deuten. Operative Therapien der benignen Prostatahyperplasie in Form offener Adenomektomien oder aber transurethraler Eingriffe sind bei einem Teil der Patienten von Störungen der Libido und Potenz gefolgt, wobei allenfalls bei gröberen Einrissen der Prostatakapsel bei der offenen Operation oder aber thermischer Schädigung des Kapselgewebes bei tiefreichenden Elektroresektionen eine mögliche Schädigung des periprostatischen Gefäß-Nerven-Bündels als Ursache der postoperativen Sexualstörung diskutiert wird. In den übrigen Fällen sind vermutlich die postoperativ unterschiedlich lang andauernden Missempfindungen im Operationsgebiet und dysurische Beschwerden die Hauptursache für geklagte Sexualstörungen. Zusätzlich können die Patienten durch die fast obligat eintretende retrograde Ejakulation nach Prostataoperation psychisch beeinträchtigt sein.

Eine Sonderstellung nimmt das **vegetative Urogenitalsyndrom** (VUGS, häufig auch bezeichnet als Prostatodynie, chronisch-abakterielle Prostatitis, Prostatopathie etc.) ein: Die Patienten beklagen häufig diffuse Unterbauchbeschwerden, Miktionsstörungen, ziehende oder drückende Schmerzen, Kältegefühl perineal, häufig auch Abgeschlagenheit, Libido- und Potenzstörungen. Die Beschwerden können durch seelische oder körperliche Belastungen, Wetterumschwung, Kälte oder Nässe ausgelöst werden und sind am ehesten als vegetatives Beschwerdebild im kleinen Becken zu deuten, verbunden mit nachweisbaren Durchblutungsveränderungen und Tonuserhöhungen der pelvinen Muskulatur. Hormonelle Störungen sind nicht beschrieben, so dass auch hier die Sexualstörung als Folge des beeinträchtigten Gesamtbefindens gesehen werden kann. Zudem werden die Patienten häufig von ausgesprochenen oder nicht ausgesprochenen Tumorängsten geplagt, die Stimmung ist entweder als Ursache oder aber als Folge der Beschwerden häufig depressiv. Die Therapie nach Ausschluss einer infektiösen oder malignen Veränderung der Prostata ist spasmolytisch und antiphlogistisch, durchblutungsfördernd, unterstützbar durch Wärmeanwendung (Sitzbäder etc.); psychotherapeutische Behandlung bei ausgeprägter Stressbelastung, deutlicher depressiver Verstimmung oder Carcinophobie ist angezeigt.

11.7.4 Stellenwert der Sexualberatung

Eine ganze Reihe urologischer Erkrankungen haben neben somatischen auch psychosoziale und sexuelle Probleme zur Folge (s. u.a. Fröhlich 2000). Dies gilt nicht nur für die urologisch relevanten Krebserkrankungen (insbesondere Prostata- und Blasenkarzinom), sondern auch für die gutartigen Krankheitsbilder wie z.B. die benigne Prostatahyperplasie oder die psychische Verarbeitung von urogenitalen Fehlbildungen. Für die Sexualberatung kommt dem Urologen hier eine zentrale Rolle zu: Er sieht die Patienten meist im Erstkontakt, führt die Eingriffe durch, wird als besondere ärztliche Autorität wahrgenommen und kann durch angstnehmende Aufklärung über **somatopsychische Aspekte** und sexuelle Auswirkungen eines Symptombildes den Umgang des Patienten mit den Krankheits- und Behandlungsfolgen nicht nur verbessern, sondern die Akzeptanz medizinischer Rehabilitationsmöglichkeiten erhöhen. Hierin liegen große Chancen, die noch ergänzt werden um die Tatsache, dass bei Bestehen einer Partnerschaft die **Partnerinnen** kaum motiviert werden müssen, in ein gemeinsames Beratungsgespräch einbezogen zu werden (Gynäkologen/innen haben es hier deutlich schwerer). Es ist anzunehmen, dass ausbildungsbedingte Defizite, d.h. eine meist nicht vorhandene sexualmedizinische Kompetenz

sowie fehlende Sicherheit in der Gesprächsführung v.a. mit Paaren und darüber hinaus auch ökonomische Gründe (u.a. die fehlende patientengerechte Gebührenordnung – s. Günthert 1992) dazu führen, dass eine ausreichende Sexualberatung, in der den Patienten auch Zeit gelassen wird, ihre Ängste zu formulieren und die ggf. auch die Einbeziehung der Partnerin sicherstellt, in der urologischen Praxis eher unterbleibt.

Während mit den bundesweit angebotenen sexualmedizinischen Curricula ein effektives Fortbildungskonzept vorliegt (s. Beier 1999), das zunehmend auch von Urologen wahrgenommen wird, ist mittelfristig die Umstrukturierung des Einheitlichen Bewertungsmaßstabes (EBM) ohne Frage überfällig und sollte sexualmedizinische Leistungen für entsprechend qualifizierte Urologen gesondert berücksichtigen.

11.8 Operative Eingriffe im Abdominal-, Becken- und Urogenitalbereich

Problematik

Bereits die Planung von Operationen, die – häufig im Zusammenhang mit Krebserkrankungen – medizinisch zwingend indiziert sind, stellt eine große Belastung für die Patienten dar. Wichtigster Ansprechpartner ist in diesem Zusammenhang der betreuende Haus- oder Facharzt des Vertrauens, der auch mögliche sexualmedizinisch relevante Folgen eines Eingriffes zu bedenken hätte. So wird z.B. bei der geplanten Operation eines Rektumkarzinoms oder auch eines Prostatakarzinoms schon durch die Auswahl des chirurgischen Zentrums bzw. des operativen Vorgehens an diesem Zentrum eine wichtige Weichenstellung vorgenommen, da mit Blick auf die Sexualfunktionen ein möglichst **nervenschonendes Operationsverfahren** anzustreben ist. Darüber hinaus können Operationen im Zusammenhang mit Krebserkrankungen die Anlage eines Ileo-, Kolo- oder Urostomas nach sich ziehen, was – wie Zettl & Hartlapp (1997) anmerken – zwar zum alltäglichen chirurgischen Handwerk zählt, für die Betroffenen aber einen tiefgreifenden Einschnitt in ihr bisheriges Leben bedeutet.

Psychosexuelle Folgen

Nach einer Befragung von Köhler et al. (1989) bei 128 **Kolostomaträgern** (54% weiblich, 46% männlich, durchschnittlicher Katamnesezeitraum nach der Operation 7 Jahre) berichteten 31% über eine Störung des Selbstbildes durch den Darmausgang. 27% empfanden das Stoma als Makel (8% ekelten sich vor dem künstlichen Darmausgang), 48% waren traurig oder verzweifelt; 25% sahen die Partnerschaft negativ beeinflusst und 50% gaben an, dass sie sexuell nicht mehr aktiv seien (Ursachen: 40% fehlende Partner, 40% postoperativ aufgetretene Erektionsstörung, 20% durch psychische Auswirkungen des Stomas).

In einer Untersuchung von Künsebeck (1990) berichteten 62% von 213 männlichen und 28,9% von 208 weiblichen Stomaträgern über sexuelle Dysfunktionen. In annähernd 70% wurde das Sexualleben im Vergleich zum präoperativen Zustand als unbefriedigend empfunden.

> Bei einem geplanten operativen Eingriff, bei dem ein Stoma angelegt werden muss, ist der Partner von Anfang an in die Beratung und Aufklärung mit einzubeziehen und das Paar auf mögliche Auswirkungen auf ihre Sexualität hinzuweisen.

Auch das **Postproktektomie-Syndrom** kann zu sexuellen Störungen – insbesondere bei Frauen – führen (es kommt zu einer Verlagerung der inneren Genitalorgane in die Wundhöhle und wegen der dadurch fehlenden Kissenfunktion des Rektums können schmerzhafte Empfindungen beim Geschlechtsverkehr resultieren). Hier kann ggf. die Empfehlung eines Stellungswechsels (Frau oben) Beschwerden vermindern helfen. Von Männern werden zu 40% Erektions- und Ejakulationsstörungen angegeben, während die Appetenz meist nicht primär beeinflusst ist. Sowohl bei Männern als auch bei Frauen kann es aufgrund von operativ bedingten Plexusschäden zu Irritationen der Analregion kommen, die z.T. durch sexuelle Handlungen ausgelöst oder intensiviert werden (s. Zettl & Hartlapp 1997).

Vier Fünftel der Träger eines **Urostomas** können die äußerlich sichtbaren Körperveränderungen nicht akzeptieren. Inkontinente Formen, wie das „Ileum-Conduit", bringen die größten Veränderungen mit sich, z.T. mit heftigen Vermeidungsreaktionen, welche die Sexualität vollkommen blockieren. Hinzu kommen Ängste, der Beutel könne sich beim Verkehr lösen. Entsprechend ist die Abnahme sexueller Kontakte bei Patient(inn)en mit inkontinenten Formen weitaus größer (58%) als bei Patient(inn)en mit kontinenten Formen (32%).

Beratung

Umso größere Bedeutung kommt hier dem Hausarzt zu, der schon bei der Planung und Vorbesprechung des Eingriffs sowie in der späteren Begleitung Ansprechpartner für diese psychisch intensiv belastenden Beeinträchtigungen sein muss. Er sollte das Gespräch mit dem Paar suchen, um zu verhindern, dass das noch Mögliche nicht auch noch verloren geht.

Um einen sicheren Umgang mit dem künstlichen Darmausgang zu ermöglichen, ist für Stomaträger auch das Erlernen regelmäßiger **Darmspülungen** mit Wasser sinnvoll (Delbrück 1996), weil dann über 24-48 Stunden nicht mehr mit weiteren Darmentleerungen zu rechnen ist und für die Betroffenen v.a. die unkontrollierte Entleerung von Darmgasen besonders peinlich wäre und von Intimkontakten abhalten kann. Es gibt aber auch verschiedene Kontraindikationen, dieses Verfahren anzuwenden, etwa bei einer Stenose des Stomas oder bei anderen entzündlichen Darmerkrankungen (Colitis ulcerosa etc.).

11.9 Neurologische Erkrankungen

Eine Vielzahl neurologischer Erkrankungen kann – je nach den pathophysiologisch-anatomischen Ursachen – auch zu sexuellen Funktionsbeeinträchtigungen führen. Darüber hinaus ist der Einfluss von behandlungsbedingt eingenommenen Medikamenten häufig schwer abschätzbar.

11.9.1 Neurophysiologie der sexuellen Reaktionen

> Wie umweltbezogenes organismisches Verhalten überhaupt werden die sexuellen Funktionen vom Nervensystem organisiert. Das Gehirn ist zum wichtigsten „Geschlechtsorgan" geworden. Ein auch an der sexuellen Funktion sichtbar werdendes Organisationsprinzip hat die Überformung phylogenetisch älterer Strukturen, wie z.B. des vegetativen Nervensystems, zur Grundlage. Peripher nervöse Funktionen werden zentralnervös, d.h. zerebral, koordiniert, reguliert und integriert.

Eine „**supraneurologische**" Betrachtung lässt erkennen, dass das subjektive Erleben von sexueller Erregung und Orgasmus auch weitgehend abgelöst von genitaler Stimulation möglich ist: in Schlaf und Traum, hypnotisch induziert, durch Phantasie, bei Querschnittsläsionen des Rückenmarks, nach genital verstümmelnden Operationen, Beschneidungen afrikanischer Frauen und operativer Geschlechtstransformation mancher Transsexueller.

Die korrespondierende „**infraneurologische**" Sicht zeigt, dass alle nervalen Funktionen von Neurotransmission an neuronalen Junktionen und Synapsen getragen werden, von der Interaktion zwischen präsynaptisch freigesetzten Transmittern und postsynaptischen Rezeptoren. Komplexe, fein abgestimmte Integration ereignet sich bereits auf dieser Ebene: Es gibt Kotransmitter und Neuromodulatoren, Rezeptorsubtypen und über die Eröffnung von Ionenkanälen (für Na, K, Ca, Cl) im postsynaptischen Neuron hinaus Freisetzung von „second messengers" und Syntheseprozesse im Zellkern. Die meisten Pharmaka entfalten ihre Wirkung als (z.T. gemischte) Agonisten oder Antagonisten entsprechend endogenen Substanzen auf die Neurotransmission.

> Nicht zuletzt im Hinblick auf sexuelle Funktionen wird deutlich, dass sich jede simplifizierende Betrachtung der körpereigenen wie pharmakologisch beeinflussten Neurotransmission verbietet (s. 11.12).

Hinsichtlich des Kenntnisstandes, wie sexuelle Erregung zerebral organisiert wird, sind keine wesentlichen Fortschritte erzielt worden. Bedeutung wird dem **Hypothalamus** und seinen angrenzenden „limbischen" Strukturen sowie Anteilen des Temporal- und Frontalhirns zugeschrieben. Abgesehen davon, dass auf der vitalbasalen Ebene des Hypothalamus auch die Nahrungsaufnahme geregelt wird, ist dieser in zweierlei Hinsicht von Interesse. Hier finden Sympathicus und Parasympathicus eine erste Integration. In vielen Organen wirken diese beiden vegetativen Subsysteme antagonistisch, auf den Ablauf der sexuellen Reaktionen wirken sie komplementär: Grob vereinfacht kann man sagen, dass sie initiiert und (orgastisch) beendet werden von einem kurzzeitigen sympathikotonen Übergewicht. Im Rahmen der hypothalamischen Steuerung der hypophysären Hormonsekretion (durch Releasing-Hormone: RH) gibt es hier einen Pulsgenerator für das Gonadotropin-RH, der außer von Geschlechtshormonen von vielen hormonalen, neuronalen, metabolischen und umweltbedingten Faktoren beeinflusst wird. Vereinfacht kann man sich den **peripheren nervalen Apparat**, der die sexuellen Reaktionen ermöglicht, folgendermaßen vorstellen: Der im Sakralmark entspringende, unterhalb des Beckenbodens verlaufende Pudendalnerv ist im Wesentlichen zuständig für genitale Empfindungen (Afferenz) und orgastische Kontraktionen der quergestreiften Beckenbodenmuskulatur (Efferenz). Im Beckenplexus laufen sympathische, thorakale und parasympathische sakrale Fasern zusammen. Auf der Basis cholinerger parasympathischer Neurotransmission bewirken (Peptid-)Kotransmitter eine Relaxation der glatten vaskulären Muskulatur und dadurch genitale Vasocongestion – beim Mann Erektion, bei der Frau vulväre, circumvaginale und circumurethrale Tumeszenz. Beides kann auch durch Stimulation der Sakralnerven (durch implantierte Elektroden) entstehen, die Querschnittsgelähmten Sphinkter-Kontrolle ermöglicht hat. Kurz nach Beginn des Orgasmuserlebens kommt es beim Mann zu kurzfristigem Überschießen noradrenerger sympathikotoner Neurotransmission, was erst die glattmuskuläre Emission und anschließend die striärmuskuläre Expulsion bewirkt. Nicht so klar sind die orgasmusassoziierten Vorgänge bei Frauen. Offenbar besteht eine viel größere Variabilität hinsichtlich Kontraktionen glatter circumvaginaler Muskulatur und der des Beckenbodens.

11.9.2   Neurologische Störungsbilder und Sexualität

Hypophysentumore, insbesondere Prolaktinome, wirken sich, bedingt durch Hyperprolaktinämie, oft lange bevor sie erkannt werden auf Fertilität und Sexualität aus. **Prolaktin** ist ein hypophysäres Hormon, für das es weder ein RH noch eine negative Rückkopplung (wie u.a. bei Geschlechtshormonen) zu geben scheint. Erhöhung des Thyreotropin-RH (z.B. bei primärer Schilddrüsenunterfunktion) wirkt stimulierend, hypothalamisches **Dopamin** hemmend – letzteres mit der Folge, dass es bei Dopaminverarmung (etwa bei Morbus Parkinson) oder unter Dopaminantagonisten (z.B. Neuroleptika) ebenfalls zu Hyperprolaktinämie kommt. Bei deren Verursachung durch Hypophysentumore reduziert sich das sexuelle Verlangen von Männern deutlich (bis hin zum Verlust), oft kombiniert mit niedrigem Testosteron. Auch bei Frauen kommt es (außer zu Zyklusstörungen) ebenfalls zu erheblichen sexuellen Funktionsstörungen und Appetenzverlust, bei nicht ganz so ausgeprägter Korrelation mit Prolaktin- und Testosteronspiegeln.

Die meisten anderen **zerebralen Schädigungen** bewirken ebenfalls Minderung oder Verlust des sexuellen Verlangens. Dies ist zusätzlich zu neurohormonalen Einflüssen in unterschiedlichem Ausmaß bedingt durch neurologische Symptomatik, Reduzierung des allgemeinen Antriebs und psychosoziale Faktoren. Das gilt zumal für **Morbus Parkinson** (s. 11.9.3), **Epilepsie und Hirnverletzungen**. Bei letzteren wie auch bei Schläfenlappen-Epilepsie sind sexuelle Enthemmungen und Deviationen beschrieben worden. Bei **Hirninfarkten**, die meist kardiovaskuläre Vorschäden zur Grundlage haben, hängt die sexuelle Beeinträchtigung besonders stark vom Lebensalter und von der sexuellen Verfassung vor dem neurologischen Einbruch ab.

Die **multiple Sklerose** (s. 11.9.4) ist charakterisiert durch Entmarkungsherde der Leitungsbahnen, in Rückenmark wie Gehirn auftretend. Der typisch schubförmige Verlauf macht Entstehen wie Abklingen der schweren Beeinträchtigungen aller sexuellen Funktionen besonders deutlich. Beide Geschlechter sind betroffen, Männer besonders durch die Erektionsstörung, Frauen durch quälende genitale Dysästhesien (s.u.). Erstaunlich lange hingegen bleibt Sexualität erhalten bei der (tödlich endenden) **amyo-**trophen **Lateralsklerose** (ALS) mit ihrer (das Sakralmark verschonenden) Degeneration der motorischen Neurone.

Von **traumatischen Querschnittsläsionen** sind meist jüngere Männer betroffen, die in Abhängigkeit von der Höhe und dem Ausmaß der Läsion Lähmungen und Sensibilitätsausfälle unterhalb des spinalen Querschnittssegments ausbilden, welche mit massiven Beeinträchtigungen der sexuellen Funktionen verbunden sein können (s. 11.9.5).

Periphere sexualrelevante nervale Strukturen können mit unterschiedlicher Lokalisation und Verursachung geschädigt werden. Es können die im Wirbelkanal abwärts laufenden Wurzelfasern der jeweiligen Segmente des (in Höhe des ersten Lendenwirbelkörpers endenden) Rückenmarks vor (traumatisch oder durch Dikusprolaps) oder nach Austritt (Tumore, Operationen) betroffen sein, weiterhin der urogenitale Plexus sowie periphere Nerven, die von distal aufsteigenden motorischen, sensiblen oder/und vegetativen Polyneuropathien (z.B. bei Diabetes, Alkoholismus und sonstigen Intoxikationen) geschädigt werden.

Eine Betrachtung neurologisch bedingter sexueller Funktionsstörungen ist unvollständig ohne Vergegenwärtigung der enormen Beeinträchtigung sexuellen Erlebens und sexueller Interaktionen durch **Schmerzsyndrome** verschiedenster Art. Umgekehrt ist von Interesse, dass in seltenen, aber eindeutigen Fällen Orgasmus regelmäßig heftigen Kopfschmerz auslöst, wie auch, sehr selten, bei Epileptikern zerebrale Krampfanfälle – was den Blick wieder zurück richtet auf zerebrale Prozesse.

11.9.3   Morbus Parkinson

Morbus Parkinson ist eine chronische Erkrankung des höheren und zunehmend auch mittleren Lebensalters, an der in Deutschland über 250.000 Menschen leiden. Die Schwere der Erkrankung variiert sehr stark und reicht von geringen Einschränkungen der Beweglichkeit bis zu massiver Behinderung. Die vier klinischen Kardinalsymptome sind:

▷   Bradykinesie bzw. Hypo- oder Akinesie (verlangsamte und verarmte Körperbewegung)
▷   Muskelstarrheit (Rigor)
▷   Ruhetremor („Geldzähltremor"), der sich bei bewussten Bewegungen verringert
▷   Verschlechterung der aufrechten Balancehaltung mit Gangunsicherheit und Sturzneigung.

Ätiopathogenese

Grund für diese vielfachen Symptome ist ein **Dopaminmangel** vornehmlich in einer Gruppe von Hirnkernen (Basalganglien), die für die Bewegungsabläufe enorme Bedeutung haben. Nach dem gegenwärtigen Stand der Forschung existieren aber zwei Dopaminrezeptorfamilien und insgesamt fünf **Dopaminrezeptoren** mit unterschiedlicher Verteilung in verschiedenen Gehirnstrukturen. Während die Rezeptoren D1 (im Striatum und Neocortex) und D5 (im Hippocampus und Hypothalamus) die D1-Rezeptorfamilie bilden, sind die Rezeptoren der Rezeptorfamilie 2 (D2-D4) über das Striatum, die Substantia nigra und Hypophyse (D2), den Hypothalamus und Nucleus accumbens (D3) bis zum vorderen Cortex und das Mittelhirn (D4) verteilt.

Dies erklärt die außerordentlichen Erschwernisse bei der medikamentösen Behandlung des Morbus Parkinson und die völlig unterschiedlichen, z. T. entgegengesetzten Auswirkungen der gleichen Substanzen bei verschiedenen Betroffenen. Schon theoretisch lassen sich Auswirkungen auf die Sexualität durch drei wichtige Dopaminsysteme herleiten (s. Tab. 11-2).

Einen weiteren bedeutsamen Einflussfaktor auf die Sexualität stellen ferner die parkinsonspezifischen Medikamente dar:

1. Levodopa-Präparate, die das wirksamste Antiparkinsonmittel darstellen, weil sie den Spiegel von Dopamin im Gehirn erhöhen. Dabei wird Levodopa mit Stoffen kombiniert (z.B. mit Benserazid: Madopar; oder mit Carbidopa: Striaton, Isicom, Nacom), die bewirken sollen, dass die Substanz möglichst ausschließlich ins Gehirn gelangt.

2. Dopamin-Agonisten, welche dazu führen, dass das vorhandene Dopamin an den Rezeptoren im Gehirn noch besser wirksam wird: Bromocriptin (Pravidel, Kirim), Lisurid (Dopergin), Ropinirol (Requip), Pergolid (Parkotil), Dihydroergocriptin (Almirid, Cripar), Cabergolin (Cabaseril).

3. Enzymhemmer und Amantadine: Erstere (z.B. COMT-Hemmer wie Tasmar oder MAO-B-Hemmer wie Selegam, Antiparkin oder Movergan) führen dazu, dass das vorhandene Dopamin noch besser wirksam wird, indem bestimmte Enzyme gehemmt werden, die sonst den Abbau von Dopamin bewirken würden; Amantadine (z.B. PK Merz) verschieben hingegen die Transmitterbalance zugunsten von Glutamat, was wiederum die Dopamin-Wirkung begünstigt.

4. Anticholinergika werden deshalb eingesetzt, weil Acetylcholin bei Morbus-Parkinson-Betroffenen in stärkerem Umfang wirksam ist, da das Dopaminsystem nur abgeschwächt funktioniert. Anticholinergika (Akineton) wirken besonders gut auf den Tremor, beeinflussen aber die Akinese praktisch nicht.

Bereits durch die Antiparkinsonmittel und den damit verbundenen Eingriff in die Neurotransmittersysteme des Gehirns kann theoretisch eine Vielzahl von Einflussnahmen auf die sexuellen Funktionen erfolgen.

Hinzu kommen mögliche Nebenwirkungen medikamentöser Behandlungen anderer Erkrankungen, welche Parkinson-Betroffene – nicht zuletzt aufgrund ihres höheren Alters – haben können: Hierzu zählen insbesondere Herz-Kreislauf-, Nieren- sowie Stoffwechselerkrankungen. Schließlich kann durch die Behandlung von Begleiterscheinungen des Morbus

Tab. 11-2 Beeinflussung der Sexualität durch Dopaminsysteme

Dopaminsysteme	Auswirkungen auf die Sexualität
1. Dopaminerge Verschaltungen mit dem Hypothalamus-Hypophysen-System, dem Hauptkontrollzentrum der endokrinen Drüsen, welches auch die Freisetzung von Geschlechtshormonen regelt.	Durch Veränderung der hormonellen Situation.
2. Die Basalganglien im Mittelhirn, die eine wichtige Rolle bei der Bewegungsabstimmung spielen.	Durch die erschwerte Realisierung von Wünschen und Vorstellungen aufgrund der Bewegungseinschränkungen (Hypo- und Akinese), des Zitterns (Tremor) oder der erhöhten Muskelanspannung (Rigor), die alle geeignet sind, um die aktive Ausgestaltung von sexuellen Wünschen zu behindern.
3. Verbindungen zwischen dem Mittelhirn, dem Großhirn und dem sog. limbischen System (Einfluss auf Gefühle und Wahrnehmungen).	Durch Veränderungen von Gefühlswelt und Wahrnehmungsinhalten, die auch dazu führen können, dass Angst und depressive Verstimmungen zunehmen – schlechte Voraussetzung, um sich auf sexuelle Begegnungen einzulassen.

Parkinson – z.B. depressive Verstimmungen, die medikamentös therapiert werden – noch ein weiterer substanzbedingter Einflussfaktor gegeben sein, der sich negativ auf das sexuelle Erleben und Verhalten auswirkt.

Empirische Befunde

Erst seit einigen Jahren finden verschiedene sexuelle Dysfunktionen als Begleitsymptome des idiopathischen M. Parkinson in der Forschung Beachtung (s. Brown et al. 1990; Singer et al. 1989; Quinn et al. 1983). Nur in vereinzelten Studien wurde allerdings untersucht, welche sexuellen Dysfunktionen auftreten (Brown et al. 1990; Basson 1996; Hyyppa et al. 1970; Koller et al. 1990). Häufig sind die Definitionen der einzelnen Veränderungen der Sexualität auch sehr uneinheitlich. Unter „Hypersexualität" z.B. verstehen Brown und Mitarbeiter eine erhöhte sexuelle Appetenz, während andere Autoren zusätzlich eine erhöhte sexuelle Aktivität in diese Definition einschliessen (Uitti et al. 1989). Über mögliche Einflussfaktoren auf die Sexualität der von der Parkinsonschen Krankheit Betroffenen – wie Krankheitssymptomatik, Pharmaka, ggf. chirurgische Maßnahmen, soziale und psychische Faktoren – liegen z.T. widersprüchliche Ergebnisse vor (Brown et al. 1990; Basson 1996; Courty et al. 1997; Hyyppa et al. 1970; Korpelainen et al. 1998; Wermuth & Stenager 1992; Szasz et al. 1989). Die Angaben zur Häufigkeit sexueller Funktionsstörungen schwanken z.B. zwischen 35% und 80%, was allerdings an der fehlenden Operationalisierung der Variable „Funktionsstörung" liegen dürfte – ein systematischer Fehler, der in der nachfolgend vorgestellten Untersuchung durch die Orientierung an der Kriteriologie des DSM-IV (APA 1994) vermieden wurde.

In einer aktuellen Studie des Instituts für Sexualwissenschaft und Sexualmedizin der Charité (Boxdorfer 2000; Diss. Lüders i.Vorb.; Lüders et al. 1999) wurden alle 12.000 Mitglieder der Deutschen Parkinson-Vereinigung (DPV) und ihre Partner befragt. Insgesamt 2.099 Betroffene (davon 330 Frauen und 1008 Männer, die sich in einer Partnerschaft befanden) füllten die Fragebögen aus. Das Durchschnittsalter lag etwa bei 65 Jahren und die durchschnittliche Partnerschaftsdauer bei 37 Jahren. Etwa zwei Drittel waren berentet, und die Betroffenen waren im Durchschnitt ca. 10 Jahre an Morbus Parkinson erkrankt.

Sowohl bei den Männern als auch bei den Frauen war eine starke **Zunahme sexueller Funktionsstörungen** festzustellen (erfasst nach den Kriterien des DSM-IV und nur als Störung gewertet, wenn eine funktionelle Beeinträchtigung in Verbindung mit subjektivem Leidensdruck und Unzufriedenheit angegeben wurde). Bei den betroffenen Männern war dieser Anstieg besonders auffällig: Während vor Diagnosestellung weniger als 10% eine Appetenz-, Erregungs- oder Orgasmusstörung beklagten, waren dies seit Diagnosestellung 50%. Bei den Frauen betrug der Anstieg von ca. 10%, die eine Funktionsstörung vor Diagnosestellung angaben, bis zu 30% seit Diagnosestellung.

Besonders bemerkenswert war aber, dass **auch bei den Partner(inne)n** der betroffenen Parkinson-Patient(inn)en ein signifikanter Anstieg von sexuellen Funktionsstörungen und bei allen Betroffenen und allen Partnern eine starke Abnahme der sexuellen Zufriedenheit festzustellen war: Während vor Diagnosestellung ungefähr 90% der Befragten mit ihrer Sexualität zufrieden waren, sank dieser Prozentsatz seit Diagnosestellung auf unter 60% (s. Abb. 11-1a,b und 11-2a,b).

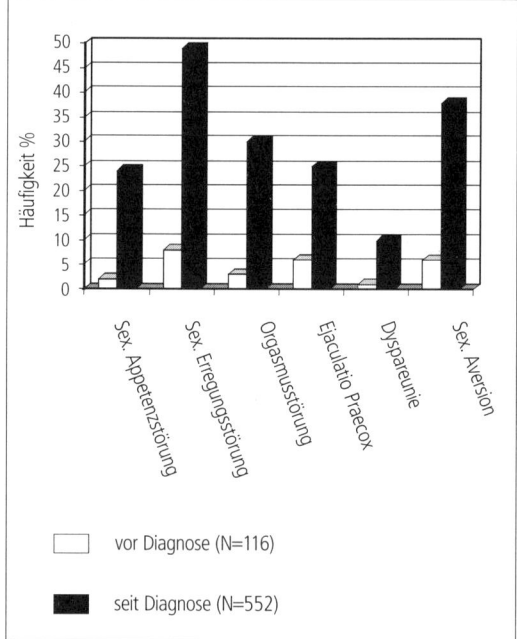

Abb. 11-1a Gesamtstichprobe partnerschaftlich gebundener Parkinson-betroffener Männer (N=1008); prozentuale Häufigkeit sexueller Dysfunktionen, die mit Leidensdruck verbunden sind

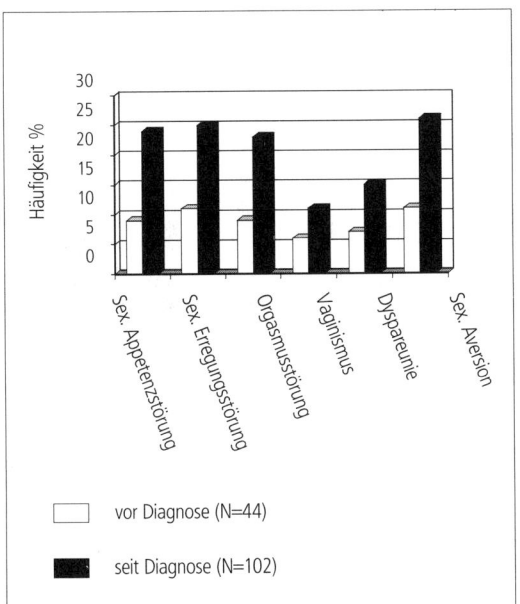

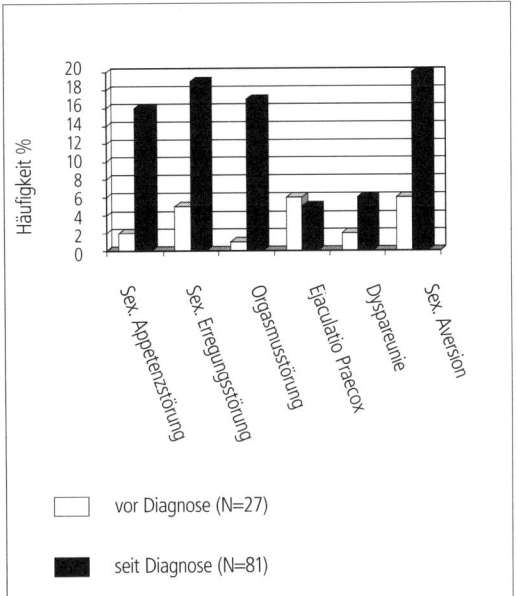

Abb. 11-1b Gesamtstichprobe (N=330) partnerschaftlich gebundener Parkinson-betroffener Frauen; Häufigkeit sexueller Dysfunktionen, die mit Leidensdruck verbunden sind

Abb. 11-2b Gesamtstichprobe der Partner (N=330) Parkinson-betroffener Frauen; Häufigkeit sexueller Dysfunktionen, die mit Leidensdruck verbunden sind

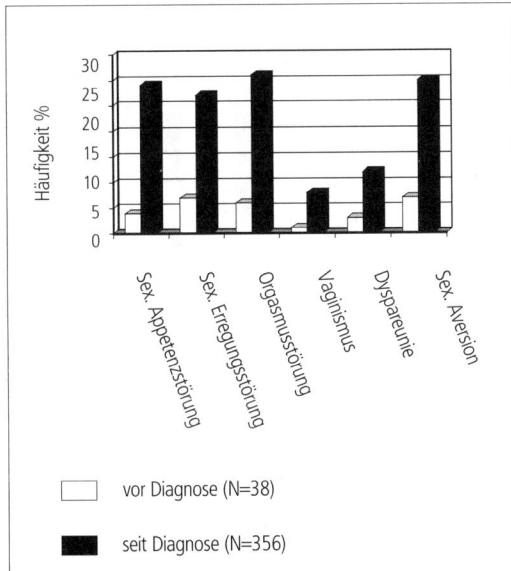

Abb. 11-2a Gesamtstichprobe der Partnerinnen (N=1008) Parkinson-betroffener Männer; Häufigkeit sexueller Dysfunktionen, die mit Leidensdruck verbunden sind

Die Betroffenen gaben v.a. **parkinsonspezifische Symptome** als maßgeblich für die Beeinflussung ihrer Sexualität an. Dies gilt sowohl für die betroffenen Frauen als auch für die Männer, wobei die Frauen etwas häufiger auch die Auffassung vertraten, dass bei ihnen Depressionen und Angst zu einer Veränderung ihres sexuellen Erlebens und Verhaltens beigetragen haben könnten.

Etwa ein Drittel der betroffenen Frauen und zwei Drittel der Männer sahen einen Zusammenhang zwischen **Medikamenteneinnahme** und Veränderung ihrer Sexualität. Bei den Levodopa-Präparaten wurde v.a. Madopar® genannt, bei den direkten Dopaminagonisten Pergolid (Parkotil®) sowie Bromocriptin (Pravidel®, Kirim®). Auffällig war aber, dass ein und dieselbe Substanzgruppe bei den Betroffenen für fast alle sexuellen Funktionen sowohl eine Abnahme als auch eine Zunahme oder auch gar keine Veränderung bewirken konnte, wobei auch noch eine **geschlechtstypisch unterschiedliche Verteilung** der Zuordnung auffiel: So führen Levodopa-Präparate z.B. bei Männern in etwa zwei Drittel der Fälle zu einer Abnahme der sexuellen Erregung und Orgasmusfähigkeit, aber nur bei einem Drittel der Frauen. Die meisten Frauen berichten sogar über eine Zunahme von Erregung und Orgasmusfähigkeit unter Levodopa-Präparaten. Auch innerhalb der einzelnen Substanzgruppen fallen Unterschiede auf: Lisurid (Dopergin®) führte z.B. bei etwa 50% der Frauen, die eine Veränderung ihrer Sexualität bemerkten, zur Abnahme des sexuellen Verlangens, bei Männern lediglich bei 25%.

Fallbeispiel

Wie deutlich das gesamte (Er-)Leben der Patienten und somit auch des Partners durch die Parkinsonsche Erkrankung beeinträchtigt werden kann, zeigt der folgende Erfahrungsbericht einer 54jährigen Patientin, die den Einfluss von Parkinsonmedikamenten auf ihr Sexualleben beschreibt:

„Ich bekam das Medikament Pravidel®. Bei einem Gespräch mit jungen männlichen Parkinsonpatienten, die über ihre veränderte Potenz unter der Einnahme von Pravidel® sprachen, wurde ich gefragt, wie das denn bei Frauen sei. Ich sagte, dass bisher keine Frau mit mir darüber gesprochen habe. Da ich an mir keine Veränderung verspüre, gehe ich davon aus, dass dies auch bei anderen Frauen so sei. Darauf schaltete sich mein Mann in das Gespräch ein. Er sagte, dass aus seiner Sicht sehr wohl eine Veränderung in Richtung verstärkter sexueller Aktivität zu verzeichnen sei. Danach stellte ich das auch selbst fest. Als das Medikament abgesetzt wurde, beobachtete ich einen deutlichen Rückgang der sexuellen Bedürfnisse. Später, unter Einfluss von Dopergin, registrierte ich wieder ein erhöhtes Sexualbedürfnis. Nach dem Absetzen beobachtete ich die gleiche Reaktion an mir wie beim Absetzen des Pravidel®. Anschließend nahm ich an einer Cabergolin-Studie teil. Es veränderte sich nichts, außer meinem Sexualbedürfnis. Die sexuellen Vorstellungen waren gesteigert, ebenso meine Potenz. Unter Erhöhung der Medikamentendosis erhöhte sich auch Libido und Potenz (dieses Präparat musste aus anderen Gründen abgesetzt werden). Als nächstes wurde ich auf Parkotil® umgestellt. Erst normalisierte sich das Ganze. Nach einigen Wochen stellte sich der erhöhte Bedarf an sexueller Aktivität erneut ein. Zeitweise waren die Wunschvorstellungen so stark ausgeprägt, dass sie schon einem Suchtverhältnis nahe kamen. Trotz ausgefüllter sexueller Aktivität war dieses Bedürfnis kaum zu befriedigen. Im Kopf ging es zu wie auf einem Karussell. Ich hatte große Mühe, mich auf andere Dinge zu konzentrieren. Nur unter größten geistigen Anstrengungen war mir dies möglich. Unter äußerster Selbstdisziplin gelang es mir, meinen Alltag zu bewältigen."

Hinsichtlich der **partnerschaftlichen Situation** wird sowohl von den Männern als auch von den Frauen angegeben, dass der Austausch von Zärtlichkeiten, die Mitteilung von Empfindungen wie überhaupt die Kommunikation seit der Diagnosestellung abgenommen hatten, wobei der Wunsch nach einer gemeinsamen Gestaltung des Alltags aber unvermittelt fortbestand, und zwar sowohl bei den Erkrankten als auch bei ihren Partnern; bei beiden kam es auch zu einer Zunahme von Erwartungsängsten, d.h. der Befürchtung, den Erwartungen des Partners nicht gerecht werden zu können (s. Abb. 11-3a/b).

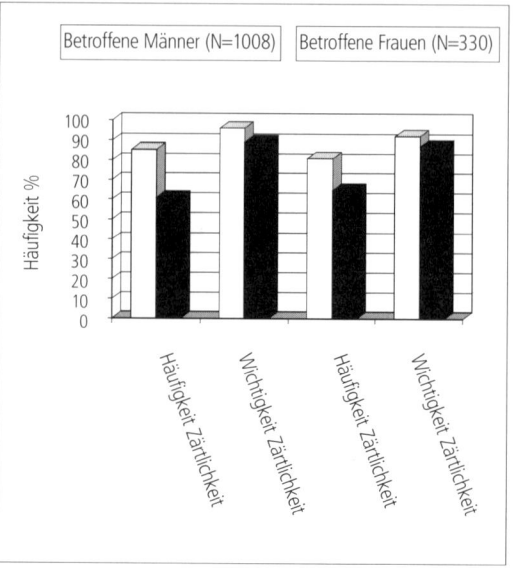

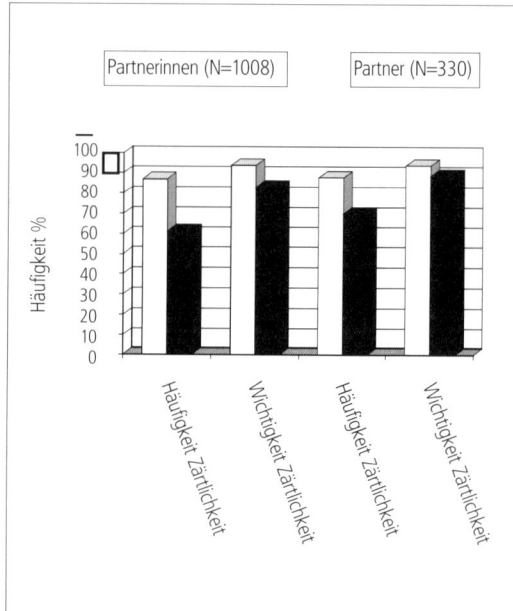

Abb. 11-3a/b   Verhältnis von Wunsch (Wichtigkeit) und Wirklichkeit (Häufigkeit) hinsichtlich der Zärtlichkeit bei Parkinson-betroffenen Männern (N=1008) und Frauen (N=330) sowie deren Partnern – jeweils vor und seit Diagnose Morbus Parkinson

Beratung und Therapie

Die Hauptschwierigkeit für die Parkinson-Betroffenen besteht offensichtlich darin, dass sie mit Veränderungen ihrer gewohnten Sexualität konfrontiert werden, zunächst ratlos reagieren und nicht wissen, an wen sie sich diesbezüglich am besten wenden könnten. Auch fällt es – trotz der Liberalisierungstendenzen in unserer Gesellschaft – den meisten Menschen weiterhin schwer, sexuelle und/oder partnerschaftliche Verunsicherung selbst gegenüber dem Partner – geschweige denn gegenüber anderen Menschen – zum Thema zu machen. Unternimmt ein Patient dennoch den Versuch, das für ihn belastende Problem anzusprechen, stößt er meist auf jene Unsicherheit, die er von sich selbst schon kennt – auch bei den betreuenden Ärzten, zumal diese in ihrer Aus- und Weiterbildung in der Regel nicht auf derartige Gespräche vorbereitet sind. Dabei wäre es wichtig, die Patienten zu **ermutigen**, die mit der Erkrankung einhergehenden Veränderungen hinsichtlich Partnerschaft und Sexualität wahrzunehmen und gegenüber beruflichen Helfern offen anzusprechen (Beier 2000b).

Die Ergebnisse der Befragung von Parkinsonbetroffenen machen deutlich, dass bei bestehender Unzufriedenheit über die sexuelle und/oder partnerschaftliche Situation folgende Fragen zu klären wären:

1. Gibt es einen Zusammenhang mit der **Krankheit** Morbus Parkinson, oder bestanden die Probleme bereits vor der Diagnosestellung?

2. Gibt es einen Zusammenhang mit den parkinsonspezifischen **Symptomen**?

3. Gibt es einen Zusammenhang mit den parkinsonspezifischen (oder anderen) **Medikamenten**?

4. Gibt es einen Zusammenhang mit ungeklärten Fragen oder unterschiedlichen Vorstellungen in der **Partnerschaft**?

Die Abklärung dieser Fragen macht die Einbeziehung des Partners/der Partnerin unbedingt erforderlich. Veränderungsmöglichkeiten können sich dann beziehen auf:

1. eine Beeinflussung der parkinsonspezifischen Symptome, wenn diese sich negativ auf das sexuelle Erleben und Verhalten auswirken

2. eine Umstellung der aktuellen Medikation (wobei selbstverständlich nicht gemeint ist, dass die sexuelle Symptomatologie zum Leitmotiv der Parkinsonmedikation erhoben werden soll, sondern lediglich ein Aspekt unter vielen anderen sein kann)

3. eine Verbesserung der partnerschaftlichen Kommunikation (z.B. Klärung gegenseitiger Vorstellungen)

4. den Einsatz von Hilfsmitteln oder Medikamenten zur Behandlung sexueller Funktionsstörungen (z.B., sofern keine Kontraindikationen bestehen, bei Erektionsstörungen auch Sildenafil, s. Brewer & Stacy 1998), was immer gemeinsam vom Paar getragen werden muss und wobei es stets zu einer Besprechung der Erfahrungen mit dem verschreibenden Arzt kommen sollte.

11.9.4 Multiple Sklerose

Die Multiple Sklerose gehört zu den Entmarkungsenzephalomyelitiden und ist eine der häufigsten und zugleich schwersten organischen Erkrankungen des zentralen Nervensystem. In Deutschland sind schätzungsweise 120.000 Menschen erkrankt. Das Verhältnis von betroffenen Frauen zu Männern beträgt 2:1, wobei die Gründe für diese ungleiche Verteilung ungeklärt sind.

Ätiopathogenese

Es stehen verschiedene exogene (z.B. Virusinfektionen im Kindesalter) und endogene (genetische) Ursachenfaktoren zur Diskussion. Allgemein wird aber angenommen, dass T-Zell-vermittelte **Autoimmunreaktionen** gegen Myelinkomponenten pathogenetisch bedeutsam sind. Aktivierte T-Zellen überwinden die Blut-Hirn-Schranke und initiieren eine lokale Entzündungsreaktion, die zur Zerstörung der Myelinscheiden und reaktiver Glyose führen.

Problematik

Die Erkrankung kann sich durch eine Vielzahl von motorischen, sensorischen und kognitiven Symptomen äußern und es sind zudem **verschiedene Verlaufsformen** bekannt, so dass die Entwicklung im Einzelfall weitgehend unvorhersehbar ist. Das Spektrum kann von einem einzigen Schub ohne nennenswertes neurologisches Defizit bis hin zur raschen, progredient eintretenden Behinderung und zum Tod reichen. Dennoch ist die Erstdiagnose einer Multiplen Sklerose in der Vorstellung der Betroffenen nach wie vor gleichbedeutend mit dem baldigen Verlust der Gehfähigkeit und einer verkürzten Lebenserwartung. Die Krankheit beginnt meist beim jüngeren Erwachsenen zwischen dem 20. und 40. Lebensjahr – ein wichtiger Zeitpunkt im Leben für die Bildung einer Partnerschaft, der Gründung einer Familie und für die berufliche Karriere.

Empirische Befunde

Sexualmedizinisch relevante Fragestellungen fanden bisher nur begrenzt Eingang in die Forschung, und diejenigen Daten, die vorliegen, sind eher uneinheitlich. Die Angaben zur Inzidenz sexueller Dysfunktionen reichen bei Frauen von 5-52%, bei Männern von 23-80%. Auch lassen sich die in den verschiedenen Studien (Mattson et al. 1995; McCabe et al. 1996; Szasz et al. 1984; Stenager et al. 1992) gemachten Aussagen (etwa zu sexuellen Problemen im Zusammenhang mit Alter, Zeitpunkt der Erstsymptome und Diagnose, Grad der körperlichen Beeinträchtigung, Partnerschaft, sozialem Umfeld und körperlichen Symptomen) kaum miteinander in Einklang bringen. Offensichtlich ist aber, dass die erektile Impotenz des Mannes weit größere Aufmerksamkeit erfuhr als sexuelle Funktionsstörungen von MS-kranken Frauen.

In einer aktuellen Studie des Berliner Instituts (Diss. Babinsky u. Goecker i.Vorb.; Goecker et al. 1998) wurden 1998 insgesamt 6500 Betroffene (der Deutschen Multiple-Sklerose-Gesellschaft) und deren Lebens- bzw. Ehepartner befragt (es antworteten 615 MS-betroffene Frauen und 332 der Partner sowie 331 betroffene Männer und 193 Partnerinnen). Die Ergebnisse zeigen einen deutlichen Anstieg von – mit Leidensdruck verbundenen – sexuellen Funktionsstörungen sowohl bei den betroffenen Männern als auch bei den Frauen und bei ihren jeweiligen Partnern (s. Tab. 11-3).

Etwa 30% der betroffenen Frauen und 40% der Männer sehen eine Beeinflussung ihrer Sexualität durch die Multiple Sklerose (im Vordergrund stehen negative Auswirkungen der Bewegungs- und Sensibilitätsstörung sowie der Spastik). Allerdings zeigte sich, dass harninkontinente MS-Betroffene noch häufiger sexuelle Dysfunktionen und sexuelle Unzufriedenheit ausbildeten. Lediglich etwa 15% der Befragten

sahen einen Zusammenhang zwischen Medikamenteneinnahme und veränderter Sexualität, wobei Glukokortikoide, Spasmolytika und Interferone noch am häufigsten genannt wurden.

Hinsichtlich der **partnerschaftlichen Situation** wird angegeben, dass der Austausch von Zärtlichkeiten, die Mitteilung von Empfindungen wie überhaupt die Kommunikation seit der Diagnosestellung abgenommen hatte, wobei der Wunsch nach einer gemeinsamen Gestaltung des Alltags aber unvermittelt fortbestand, und zwar sowohl bei den Betroffenen als auch bei ihren Partnern.

Ganz offensichtlich aber ist es, dass in der bisherigen Betreuung von MS-Erkrankten der hohe Beratungsbedarf (86% der Patienten haben einen Informations- und Aufklärungsbedarf hinsichtlich sexueller Funktionsstörungen im Rahmen der Erkrankungen angegeben) in krassem Widerspruch zu den tatsächlichen Beratungsangeboten steht (nur ein Drittel der Männer und ein Zehntel der Frauen haben von ärztlicher Seite diesbezüglich Unterstützung erfahren).

Interessant ist auch, dass annähernd die Hälfte der Betroffenen (46% der MS-betroffenen Frauen, 36% der MS-betroffenen Männer) sich Paargespräche wünschen würden, um eine sexuelle Problematik zu verändern.

Beratung und Therapie

Multiple Sklerose ist eine Erkrankung, die von dem Betroffenen besondere Anpassungsleistungen verlangt. Hierzu trägt insbesondere die wechselnde Symptomatik der Erkrankung bei, die dazu führt, dass die Betroffenen gegenüber sich selbst und auch gegenüber Angehörigen in „Beweisnot" geraten können, weil Symptome wieder zurückgehen und schnell als „rein psychogen" interpretiert werden. Die Folge ist eine erhöhte Verunsicherung gegenüber den Signalen aus dem eigenen Körper und auch in der Kommunikation mit den Mitmenschen, v.a. den

Tab. 11-3 Häufigkeit sexueller Dysfunktionen (die mit Leidensdruck verbunden sind) – bei MS-betroffenen Männern und Frauen und ihren Partner/innen

	MS-betroffene Männer		Partnerinnen MS-betroffener Männer		MS-betroffene Frauen		Partner MS-betroffener Frauen	
	Vor Erkrankung	Seit Erkrankung	Vor Erkrankung	Seit Erkrankung	Vor Erkrankung	Seit Erkrankung	Vor Erkrankung	Seit Erkrankung
Appetenzstörung	< 5 %	30 %	5 %	25 %	10 %	25 %	< 1 %	15 %
Erregungsstörung	< 5 %	30 %	< 5 %	10 %	5 %	20 %	< 1 %	8 %
Orgasmusstörung	< 5 %	30 %	< 5 %	15 %	8 %	20 %	< 1 %	10 %

nahen Angehörigen bzw. Lebenspartnern. Das Auftreten von **sexuellen Funktionsstörungen** ist in diesem Zusammenhang besonders problematisch, weil die partnerschaftliche Situation durch die genannten Gründe bereits durch eine **Verunsicherung** beider Partner gekennzeichnet sein kann. Wie die Untersuchung von Görres et al. (1988) zeigt, nehmen die sozialen Bezugspersonen bzw. bei (meist) bestehender Partnerschaft die Lebenspartner eine zentrale Rolle in der Krankheitsbewältigung ein, da die Krankheitssymptomatik einschließlich der sexuellen Funktionseinschränkung das **Gleichwertigkeitsgefühl** des betroffenen Partners stark tangiert und das Selbstbild einer unterlegenen, hilflosen Person fördert. Tatsächlich gibt es – abhängig vom Zustand und Funktionsniveau der Partnerschaft – unterschiedliche Umgangsformen in der Interaktion mit dem Lebenspartner: Die Krankheit kann als gemeinsame Aufgabe angegangen werden, sie kann zum dominierenden Familienthema werden, sie kann auch ein einseitiges Thema des Erkrankten oder aber zum „Nicht-Thema" im Sinne gemeinsamer Verleugnung werden.

> Bei der Multiplen Sklerose ist also die frühzeitige Einbeziehung des Partners/der Partnerin in die Diagnostik wichtige Voraussetzung für sexualmedizinische Interventionen. Zum einen nämlich können problematische Beziehungen schon vor Erkrankungsbeginn bestanden haben, zum anderen ist dem schwer vorhersagbaren Krankheitsverlauf und der damit verbundenen Ungewissheit für die Betroffenen gut durch eine verlässliche, Sicherheit und Geborgenheit bietende Vertrauensbeziehung zum Partner/zur Partnerin zu begegnen, weshalb die sexualmedizinischen Interventionen auch vornehmlich auf die beziehungsorientierte Dimension der Sexualität fokussieren sollten.

11.9.5 Querschnittslähmungen

> Traumatische Querschnittsläsionen des Rückenmarks werden meist von jüngeren Menschen (von Männern häufiger als von Frauen) erlitten und bewirken – stark abhängig davon, ob die Läsion total oder partiell ist – Lähmungen und Sensibilitätsausfall unterhalb des spinalen Querschnittssegments.

Grundsätzlich gilt, dass in den ersten Wochen nach dem Ereignis ein spinaler Schock zu einer Paralyse der Blasen- und Rektummuskulatur sowie auch zu einem Sensibilitätsverlust führt. In dieser Phase kann es zur Ausbildung eines

Priapismus aufgrund von venösen Stauungen kommen. Wenn die Reflexaktivität nach einigen Wochen zurückkehrt, verbessern sich auch wieder die verschiedenen Körperfunktionen, aber das Ausmaß späterer Einschränkungen ist in diesem Stadium nur schwer vorhersagbar. Beeinträchtigungen, die nach 6 Monaten noch bestehen, haben allerdings keine große Aussicht auf Veränderung mehr (s. Kolodny et al. 1979). Trotz Empfindungslosigkeit der Genitalien und/ oder Verlust der Kontrolle über die Beckenbodenmuskulatur kann es bei beiden Geschlechtern zu orgasmusartigem Erleben kommen. Die Ejakulation allerdings ist häufig gestört, was sich daraus erklärt, dass sie aus zwei Komponenten, der Emission und der Expulsion, besteht. Erstere hat die (aus erhaltenem Hodendruckschmerz abschätzbare) Intaktheit der sympathikotonen Efferenzen am Ende des Thorakalmarks, letztere die des (parasympathikotonen) sakralen Sexualzentrums zur Voraussetzung. Erektionen, wenn auch oft labile und nicht koitustaugliche, sind relativ häufig möglich – reflektorische bei Erhalt des Sakralmarks und seiner Afferenzen und Efferenzen, „psychogene" bei Erhalt des thorakal-sympathicotonen Zuflusses.

Bei Männern ist davon auszugehen, dass bei einer kompletten oberen Querschnittslähmung (oberhalb Th 12) über 90% eine **reflektorische Erektion** (Erektionen aufgrund von taktiler Stimulation der Genitalien, die nur sehr kurz anhalten und auch nicht zu angenehmen körperlichen Gefühlen bei dem betroffenen Mann führen) erreichen, aber nur weniger als 5% ejakulieren können. Bei einer inkompletten oberen Querschnittslähmung können annähernd 100% reflektorische Erektionen erreichen und etwa 30% ejakulieren. Männer mit tiefer Querschnittslähmung sind in 25% der Fälle in der Lage, **psychogene Erektionen** zu erlangen (Erektionen aufgrund von Phantasien und nicht durch direkte Stimulation, die länger anhalten können als reflektorische, nicht immer vollständig und durch taktile Stimulation nicht auszubauen sind), und etwa 20% können ejakulieren. Bei einer inkompletten unteren Querschnittslähmung können 90% eine Erektion erreichen und 70% ejakulieren (s. Tab. 11-4). Männer mit einer inkompletten Querschnittslähmung haben also die bessere Prognose. Darüber hinaus haben Männer mit einer oberen Querschnittslähmung zwar eine höhere Rate der Erektionsfähigkeit, aber eine geringere Rate der Ejakulationsfähigkeit.

Tab. 11-4 Zusammenfassung der neuronalen Kontrolle der Genitalreflexe beim Mann. Modifiziert nach Schmidt u. Thews; aus Birbaumer u. Schmidt (1996)

	Erektion	Emission und Ejakulation	Orgasmus
Afferenzen	Von Glans penis und umliegenden Geweben zu Sakralmark (im N. pudendus)	Von äußeren und inneren Geschlechtsorganen zum Sakralmark (Nn. pudendi und splanchnicus pelvinus) zum Thorakolumbalmark (Plexus hypogastricus); Afferenzen von Skelettmuskulatur	Vorhanden, wenn mind. ein afferenter Eingang intakt (von Genitalien zu Sakral- oder Thorakolumbalmark, von Skelettmuskulatur zu Sakralmark)
Vegetative Efferenzen	1. Parasympathisch sakral 2. Sympathisch thorakolumbal (psychogen)	Sympathisch thorakolumbal (reflektorisch und psychogen)	
Somatische Efferenzen		Zu Mn. bulbo- und ischiocavernosi; Beckenbodenmuskulatur	
Sakralmark komplett zerstört	Bei 25 % der Patienten vorhanden (psychogen), thorakolumbal	Emission bei 20 % vorhanden	Vorhanden
inkomplett zerstört	Bei 90 % der Patienten vorhanden	Bei 30 % vorhanden	
Rückenmark im oberen Thorakal- oder Zervikalmark komplett zerstört	Bei 90 % der Patienten vorhanden (reflektorisch)	Fast nie vorhanden (weniger als 5 %)	Fast immer
Inkomplett zerstört	Bei annähernd 10 % vorhanden	Bei etwa 30 % der Patienten vorhanden	

Bekannt ist auch die exzessive Aktivierung des autonomen Nervensystems bei sexueller Erregung von Männern mit ganz hohen Querschnittslähmungen (oberhalb des 4. Brustwirbels). Dies ist gekennzeichnet durch einen plötzlichen Blutdruckanstieg mit klopfenden Kopfschmerzen, Schweißausbrüchen und kardialen Symptomen. Schließlich kann die Spastik – insbesondere, wenn sie stark ausgeprägt ist – eine zusätzliche Beeinträchtigung darstellen.

Vor allem bei Männern kommt hinzu, dass die **Fertilität** nach einer Rückenmarksverletzung beeinträchtigt sein kann: Entweder durch eine Verringerung der Spermatogenese oder – bei normalem Spermienbefund – durch mechanische Probleme wie der retrograden Ejakulation und/oder zusätzlich bestehenden Erektionsstörungen. Frauen mit Querschnittslähmungen weisen hingegen nur eine geringe Reduktion ihrer Fertilität auf, wenn auch bei einer Schwangerschaft zusätzliche Komplikationen auftreten können (z.B. Harnwegsinfektionen). Hier sind eher Fragen der Kontrazeption zu diskutieren, da orale Kontrazeptiva die Gefahr einer Thrombophlebitis noch erhöhen und die Nutzung von „Spiralen" limitiert ist, weil eine fehlerhafte Position aufgrund des Sensibilitätsverlustes von der Frau nicht gespürt wird. Wenn kein Kinderwunsch besteht, ist eine definitive Kontrazeption durch Sterilisation sicherlich empfehlenswert.

Kaum etwas ist bekannt über Auswirkungen der Querschnittslähmung auf die **Sexualität der Frauen**. Nach klinischen Erfahrungen ist aber davon auszugehen, dass es zu einer Reduktion von Lubrikation und Orgasmusfähigkeit kommen kann. Möglicherweise „verschieben" sich auch erogene Zonen. Masters & Johnson (1966) berichteten über eine ihrer Probandinnen, die durch einen Autounfall eine Querschnittslähmung erlitt und nach diesem Ereignis weitaus stärkere Brust- und Mundreaktionen zeigte (z.B. Verdopplung des Lippenumfangs in der Plateauphase), als dies früher der Fall war. Allerdings ist anzumerken, dass die Einschränkungen hinsichtlich koitaler Intimität für Frauen, die eine traumatische Rückenmarksläsion erlitten haben (ganz gleich welcher Höhe und ob komplett oder inkomplett), nicht so umfassend sein müssen, weil funktional der Geschlechtsverkehr möglich bleibt und ihnen sozialisationsbedingt die Übernahme der passiven

Rolle in der sexuellen Interaktion nicht so schwer fällt wie querschnittsgelähmten Männern.

11.9.6 Sexualanamnese und -beratung bei Behinderung

Die Auswirkungen einer Behinderung auf Sexualität und Partnerschaft sollten möglichst in einer systematischen Weise erhoben werden, wobei in Anlehnung an Kolodny, Masters & Johnson (1979) v.a. folgende Gesichtspunkte bedeutsam erscheinen:

▷ demographische Daten: Alter, Geschlecht, Bildungsstand, Beruf;

▷ Ursache der Behinderung: körperlich, geistig oder kombiniert;

▷ Zeitpunkt des Beginns der Behinderung: angeboren oder erworben; vor oder nach der Etablierung von psychosozialer Kompetenz einschließlich altersadäquater Kommunikationsfähigkeiten; vor oder nach soziosexueller Erfahrungsbildung;

▷ mit der Behinderung verbundene Einschränkungen: motorisch, sensorisch, sozial-kognitiv oder kombiniert;

▷ Einstellung zu der Behinderung: Bewältigungsstrategien, Selbstakzeptanz, Motivation zur Rehabilitation, Selbstwertgefühl, Körperschema, Verleugnung, Verdrängung oder andere Abwehrmechanismen;

▷ relevante Sexualanamnese: sexuelles Erleben und Verhalten vor Auftreten der Behinderung einschließlich möglicher sexueller Funktionsstörungen (sexuelle Zufriedenheit, sexuelle Orientierung, Kinderwunsch); entsprechende Daten für die Zeit nach Auftreten der Behinderung; aktuelle partnerschaftliche Situation, aktuelle und zukünftige (sexuelle) Erwartungen (inkl. Kinderwunsch);

▷ relevante medizinische Anamnese: Krankheits- oder behandlungsbedingte Auswirkungen auf die Sexualität (Medikamente)

▷ soziale Ressourcen: familiäre Einbindung, Qualität der Partnerschaft, Qualität von Freundschaftsbeziehungen.

Der richtige Zeitpunkt einer Thematisierung von Sexualität und Partnerschaft ist in hohem Maße von individuellen Faktoren abhängig (Alter, Art der Behinderung, partnerschaftlicher Status etc.). Es gilt: niemals das Thema aufzwingen, aber Gesprächsbereitschaft signalisieren, so dass möglicherweise zu einem späteren Zeitpunkt (bei geänderten körperlichen, psy-

chologischen oder sozialen Umständen) das Angebot leichter wahrgenommen werden kann. In diesem Zusammenhang sind allgemeine Formulierungen wie „viele Menschen mit einer vergleichbaren Behinderung haben Fragen zu den Auswirkungen auf ihre Sexualität" hilfreich.

> Die Einbeziehung des Partners/der Partnerin – sofern vorhanden – ist von enormer Bedeutung, nicht nur, weil diese wichtige Informationen über spezielle Schwierigkeiten, Verhaltensweisen oder Bedürfnisse der behinderten Person mitteilen, sondern auch, um Ängste und Vorbehalte abzubauen und ein neues Zusammenspiel im Sinne beider Partner und orientiert an ihren jeweiligen Bedürfnissen zu ermöglichen.

Besonders effektiv sind Gruppenangebote (auch möglichst unter Einbeziehung der Partner), wenn es gelingt, neben der Vermittlung von Wissen auch auf die praktischen Probleme im Zusammenhang mit der speziellen Behinderung einzugehen. Dafür bedarf es eines speziellen Wissens hinsichtlich der Besonderheiten der vorliegenden Behinderung (aus dem urologischen, neurologischen Bereich etc.), weshalb die Zusammenarbeit mit den entsprechenden Spezialisten gesucht werden sollte. Ohne Frage profitieren die Betroffenen besonders, wenn man in der Lage ist, sich sowohl in ihre Situation hineinzuversetzen als auch ermutigend zu wirken. Dafür haben Anderson & Cole (1975) sehr eingängige Merksätze formuliert:

▷ Ein steifer Penis oder eine feuchte Vagina machen noch keine solide Partnerschaft.

▷ Harninkontinenz ist nicht gleichbedeutend mit genitaler Inkompetenz.

▷ Verlust der Sensibilität ist nicht gleichbedeutend mit Verlust von Gefühlen.

▷ Unfähigkeit sich zu bewegen bedeutet nicht Unfähigkeit zu gefallen.

▷ Die Anwesenheit von Deformitäten ist nicht gleichbedeutend mit der Abwesenheit von Bedürfnissen.

▷ Die Unfähigkeit zu gestalten ist nicht gleichbedeutend mit der Unfähigkeit zu empfangen.

▷ Der Verlust der Genitalien ist nicht gleichbedeutend mit dem Verlust der Sexualität.

> Es wäre naiv zu behaupten, dass die Einschränkungen körperlicher und/oder geistiger Behinderung auf Sexualität und Partnerschaft durch adäquate sexualmedizinische Beratung oder Behandlung überwindbar seien. So muss zunächst davon ausgegangen werden, dass v.a. unfallbedingte Umwälzungen des gesamten Lebensentwurfs (wie etwa bei Querschnittslähmungen) die beste-

henden Beziehungsstrukturen, in denen die Betroffenen bis zum Unfall gut gelebt haben, nicht nur irritieren, sondern sogar zerstören können. Dennoch gibt es viele Betroffene, die von einer Aufmerksamkeit für ihre individuelle Situation einschließlich ihrer sexuellen Wünsche und Vorstellungen profitieren, um im Rahmen des Möglichen mehr persönliche Zufriedenheit zu erlangen.

11.10 Psychiatrische Erkrankungen

Aus sexualmedizinischer Sicht sind v.a. die Angststörungen und Depressionen von Bedeutung. Sie zeigen einige Gemeinsamkeiten auf:

- Sie treten oft zusammen bzw. gemischt auf.
- Sie sind in ihrer Häufigkeit in der Vergangenheit erheblich unterschätzt worden.
- Sie werden immer noch von nicht psychiatrisch spezialisierten Ärzten unzureichend diagnostiziert und behandelt.
- Die neurobiologische Forschung ist Belegen für somatische Verursachungskomponenten näher gekommen.
- Die Kenntnis des aktuellen Stands psychopharmakologischer Behandlungsmöglichkeiten in Kombination mit (zumal Verhaltens-)Psychotherapie ist von großer Bedeutung.

Die meisten mit Angst verbundenen Störungen (z.B. Anpassungsstörungen, Phobien und Zwangsstörungen) sind umfassender und erfordern in der Regel eine entsprechend umfassendere Behandlung, obwohl in deren Rahmen ein schwerpunktmäßig sexualbezogener Aspekt einer sexualmedizinischen (Begleit- oder Folge-) Behandlung zugänglich sein kann.

11.10.1 Störungsbilder mit Angstsymptomatik

Anpassungsstörungen

Anpassungsstörungen (ICD-10: F 43.2) können Angst und depressive Reaktion gemischt sowie auch Störungen des Sozialverhaltens beinhalten. Sie können nach belastenden Lebensereignissen wie auch nach schwerer Krankheit auftreten und halten meist nicht länger als 6 Monate an. Individuelle Vulnerabilität spielt bei ihnen eine größere Rolle als bei posttraumatischer Belastungsstörung (ICD-10: F 43.1), ist aber nicht entscheidend. Supportive Therapie ist hier indiziert.

Phobien

Phobien sind eine Gruppe von Störungen, bei denen Angst praktisch ausschließlich durch eindeutig definierte, im Allgemeinen ungefährliche Situationen oder Objekte hervorgerufen wird, die deshalb gemieden werden. Phobische Angst ist subjektiv, physiologisch und im Verhalten von anderen Angstformen kaum unterscheidbar; sie reicht von Unbehagen bis zu panischer Angst. Häufig resultiert Erwartungsangst („Angst vor der Angst").

- **Agoraphobien** (ICD-10: F 40.0), die mit oder ohne Panikstörung auftreten können, sind (neben dem Ausschluss sekundärer Entstehung aus Wahn- oder Zwangsgedanken) nach der Leitlinie des Auftretens in Menschenmengen, auf öffentlichen Plätzen, bei Reisen allein oder mit weiter Entfernung von zu Hause zu diagnostizieren und können so weit gehen, dass Haus oder Wohnung nicht mehr allein verlassen werden können. Ein Risiko für die Partnerbeziehung entsteht aus der Tendenz zum Anklammern.
- **Soziale Phobien** (ICD-10: F 40.1) zentrieren sich auf Furcht vor kritischer Betrachtung in eher kleineren Gruppen und resultieren in Vermeidung sozialer Situationen bis zu vollständiger sozialer Isolierung mit entsprechenden Folgen für die Aufnahme von Partnerbeziehungen.
- **Isolierte Phobien** (ICD-10: F 40.2) beziehen sich auf ganz spezifische Situationen (wie z.B. Tiere, Blut, enge Räume, Höhen, Flugreisen, Wasser u.ä.), denen u.U. auch sexuelle Aspekte zugeordnet werden können.
- **Die Panikstörung** (ICD-10: F. 41.0) ist charakterisiert durch wiederkehrende schwere Angstattacken, die spontan ohne vorhersehbare Anlässe auftreten, mit Todesangst verbunden sein können und erhebliche Erwartungsangst induzieren. Ein Ausschluss von Körperkrankheiten ist zwingend.
- **Die generalisierte Angststörung** (ICD-10: F 41.1) ist „frei flottierend", beinhaltet Befürchtungen, motorische Spannung und vegetative Übererregbarkeit und verläuft schwankend, oft chronisch.

Zwangsstörungen

Zwangsstörungen (ICD-10: F 42) beinhalten wiederkehrende **Zwangsgedanken** (Grübeln, Ansteckung, Vorstellungen von Gewalt, Angst vor Schädigungsimpulsen, abwegige sexuelle Vorstellungen oder Impulse, Ordnung, Religiöses etc.) oder **Zwangshandlungen** (Nachprüfen, Säubern und Waschen, Zählen, Sammeln und Horten, Aufräumen, stereotype Wiederholungen etc.), die – bei Unfähigkeit, Widerstand zu leisten – meist als quälend und sinnlos erlebt werden. Die Auswirkungen beim Betroffenen oder seinem Partner auf die sexuelle und Paar-Beziehung können beträchtlich sein. Die Erkennung von Zwangsstörungen ist oft schwierig und gelingt meist nur durch gezieltes Erfragen der genannten Symptome.

> Angststörungen müssen sorgsam unterschieden werden von organisch bedingter Angst bei Körperkrankheiten (respiratorisch, kardial – z.B. paroxysmale Tachykardie), zerebralen Störungen (z.B. bei Epilepsie, Hirninfarkten), Gebrauch psychotroper Substanzen und Substanzabhängigkeit.

Jenseits subtiler Beziehungen zwischen Angst und sexueller Erregung ist gesamtorganismische Angst ein Stress-Zustand mit sympathikotoner Adrenalin- und Kortikoid-Mobilisierung, der sexuellem Verlangen und Funktionieren auf genitaler Ebene wenig zuträglich ist, wohl aber nicht-genital das Bedürfnis nach Schutz und Nähe aufkommen lassen kann.

Sexualbezogene Angst

Sexuelle Versagensangst bezieht sich darauf, eine bestimmte sexuelle Funktion (Appetenz, Erektion, Lubrikation, Orgasmus) nicht oder nicht in der für die Partnerbefriedigung erforderlichen Weise erbringen zu können. Mit **Chronifizierung** und/oder Ausweitung bekommt die Versagensangst deutlich depressives, defensiv-resignatives Gepräge. Steuerbar sind nicht die sexuellen Funktionen, sondern lediglich die situativen Voraussetzungen für sie, und das auch nur so lange sexualproduktiv, wie dies nicht zwanghaft geschieht. Sexuelle Versagensangst ist ein wichtiger Ansatzpunkt für sexualtherapeutische Strategien.

Das gilt auch in modifizierter Form für ein weiteres prägnantes sexualbezogenes Angstsyndrom, für das Sexualaversion, Sexualphobien und Panikreaktionen kennzeichnend sind. Diese Form von Sexualangst, stark mit Ekel vermischt, ist heftiger und aktiver als die mildere und mehr passive Sexualvermeidung bei fehlendem sexuellen Verlangen und richtet sich meist auf Details der sexuellen Interaktion. Zwar kann sich fehlende sexuelle Appetenz durch

sexuelle Überforderung sexualaversiv zuspitzen, aber der Leidensdruck bei umschriebenen Sexualaversionen resultiert daraus, dass sexuelles Verlangen durchaus vorhanden ist. Dass es häufiger Frauen sind, die wegen eines sexuellen Angst-Ekel-Syndroms Rat und Hilfe suchen, mag sich einerseits daraus erklären, dass sie eher das Objekt des (männlichen) Begehrens sind, und andererseits vielleicht daraus, dass es Männern leichter fällt, sexualaversive Aspekte auszublenden oder zu überspielen.

Pharmakologische Interventionen

Pharmakologische Angstminderung sollte stets mit Psychotherapie kombiniert werden, kann aber deren Durchführbarkeit oft erst ermöglichen. Pharmaka, die die periphere adrenerge (sympathikotone) Neurotransmission antagonisieren, können bestenfalls willkürlich steuerbare Leistungen verbessern, nicht aber die sexuelle Funktion, die die Integration des vegetativen Nervensystems zur Voraussetzung hat. Von den – notwendig zentral – dämpfenden Pharmaka spielen heute die **Benzodiazepine** die größte Rolle. Sie wirken angstlösend, sedativ, hypnotisch, muskelrelaxierend und antikonvulsiv, unterscheiden sich aber danach, welche Wirkungskomponente im Vordergrund steht. Bei Sexualphobien mit sexualaversiven Panikzuständen sind nicht Benzodiazepine in erster Linie indiziert, sondern **Antidepressiva**, unter denen – wie auch für die Behandlung von Depressionen – nebenwirkungsarme Substanzen eine Bedeutung gewonnen haben, die selektiv die Wiederaufnahme von Serotonin (und Noradrenalin) in das zerebrale präsynaptische Neuron hemmen (SSRI bzw. SSNRI).

11.10.2 Störungsbilder mit depressiver Symptomatik

> Die Klage über Depression findet sich bei fast allen psychiatrischen Störungen – wobei organisch bedingte Depressionen besondere Aufmerksamkeit erfordern. In verschiedensten Verfassungen kann die Stimmung deprimiert sein, aber klinisch bedeutet „Depression" mehr – nämlich ein Syndrom, das eine Störung der Stimmung, psychomotorische Veränderungen und unterschiedliche kognitive und vegetative Störungen umfasst. Symptome sind traurige (oder zu Traurigkeit unfähige) Verstimmung, Freudlosigkeit, Entmutigung, Hilflosigkeit, Hoffnungslosigkeit, innere Leere, ein negatives Selbstbild und Gefühle, dem Leben nicht mehr gewachsen und eine Belastung für die Umwelt zu sein.

Anpassungsstörungen

Anpassungsstörungen (ICD-10: F 43.2) können eine kürzere oder längere depressive Reaktion (bis zu 2 Jahren) beinhalten, die mit der Beeinträchtigung anderer Gefühle vermischt sein kann und meist keine Indikation für gezielte sexualtherapeutische Interventionen darstellt, auch wenn sexuelles Verlangen wie Funktionieren beeinträchtigt sind. Therapie besteht hier in Bewältigungs- bzw. Anpassungshilfe, die der Sexualmediziner, sollte er konsultiert worden sein, durchaus geben kann.

Dysthymien

Dysthymia (ICD-10: F 34.1 – früher „neurotische Depression") hat als wesentliches Kennzeichen die langdauernde depressive Verstimmung. Sie beginnt meist früh im Erwachsenenalter und dauert mitunter lebenslang. Bei Beginn im höheren Lebensalter tritt sie häufig nach einer abgrenzbaren depressiven Episode (ICD-10: F 32), Verlusterlebnissen oder anderen schweren Belastungen auf. Auswirkungen auf Partnerbeziehung und Sexualität ergeben sich fast immer, wenn sich auch oft ein Bedürfnis nach nicht-genitaler Nähe und Zärtlichkeit findet. Im Gegensatz zu Anpassungsstörungen hat die Dysthymie keinen durch ein auslösendes Ereignis identifizierbaren Beginn, eine Dauer von mindestens 2 Jahren und eine schlechte Behandlungsprognose.

Depressive Episoden

Depressive Episoden (ICD-10: F 32), die rezidivierend auftreten können (ICD-10: F 33), weisen zwar unterschiedliche Schweregrade auf, sind aber – trotz günstigerer Behandlungsprognose als Dysthymien – ernsthafte Erkrankungen, die fachpsychiatrischer Behandlung bedürfen, zumal sie (wie alle Depressionen) ein hohes Suizidrisiko haben. Dem Sexualmediziner können sie begegnen wegen des oft völligen Verlusts sexuellen Verlangens, der aber eingebettet ist in den Verlust von Interessen, Lebensfreude und emotionaler Reaktivität, frühmorgendliches Erwachen, Morgentief, psychomotorische Hemmung oder Agitiertheit, Appetit- und Gewichtsverlust. Schwere depressive Episoden können einhergehen mit psychotischen Symptomen wie Wahnideen (der Versündigung oder Verarmung), Halluzinationen anklagender Stimmen oder psychomotorischem Stupor. Langanhaltende Depressionen können auch für den Partner sehr belastend sein.

Bipolare affektive Störungen

Bipolare (manische und depressive) affektive Störungen (ICD-10: F 31) gehen ebenfalls mit einer massiven Beziehungsbelastung einher – sei es durch den z.B. manischen Partner mit teilweise erheblich gesteigertem sexuellem Verlangen oder durch die Perspektive zukünftiger Rezidive. Auch hier ist fachpsychiatrische Behandlung (mit Rezidivprophylaxe) unabdingbar.

Psychosexuelle Auswirkungen

Sieht man von der Möglichkeit ab, dass sich sexuelle Versagensangst in Versagensdepression wandelt, die sexuelle Störung selbst also eine depressive Anpassungsstörung verursacht, gibt es keine sexualrelevanten depressiven Einzelsyndrome. Hauptgrund dafür ist, dass depressive Störungen in der Regel noch umfassender sind als Angststörungen und die gesamte Persönlichkeit kontinuierlich beeinträchtigen. Gleichwohl gibt es bei ihnen eine Reihe durchaus heterogener Gesichtspunkte, die sexualmedizinische Relevanz haben.

Nicht unwichtig ist z.B. die Tatsache, dass depressive Störungen oft, und ganz besonders im Alter, in Gestalt körperlicher Beschwerden auftreten und Ausdruck der Missbefindlichkeit sind. Angesichts der Kernsymptome des depressiven Syndroms ist es plausibel, fehlendes genital-sexuelles Verlangen als einen der Schwerpunkte depressiver sexueller Gestörtheit anzunehmen, aus der heraus verstärkt nicht-genitale Nähe und Geborgenheit gesucht wird. Ergänzt wird diese rein psychologische Erklärung durch Hinweise auf eine „Depression" auch des hypothalamisch-hypophysär-gonadalen Systems.

Beratung und Therapie

Wie sonst und überhaupt müssen bei depressiven Störungen **beide Partner** im Blick sein. Im Fall des sexuell beeinträchtigten Depressiven können leicht Schuldgefühle dem Partner gegenüber aufkommen, bei dem wiederum eine zunächst fürsorgliche Haltung in Ärger umschlagen kann. Nicht unproblematisch ist die Situation, wenn einer der Partner sexuell funktionsgestört und der andere depressiv ist. In beiden Fällen ist es sinnvoll, oft sogar geboten, dass zunächst einmal die Depression behandelt wird. Sollte das auf rein psychotherapeutischem Weg möglich oder indiziert sein, wird die sexuelle Störung in ihrem Stellenwert erkennbar und bearbeitbar werden.

Die überwältigende Mehrzahl der Patienten mit – insbesondere schweren – depressiven Störungen bedarf einer Behandlung mit **Antidepressiva**, deren Auswahl v.a. mit Blick auf Minderung von Nebenwirkungen erfolgt. Im Falle guten Ansprechens wird sich mit der Lösung der Depression auch sexuelles Verlangen wieder einstellen. Da das Antidepressivum nicht zu früh abgesetzt werden darf, wird man darauf eingestellt sein müssen, dass sexuelle Funktionen durch dieses negativ beeinflusst werden. Die häufigen Depressionen im Alter zeigen die multifaktorielle Verursachung von depressiver wie sexueller Gestörtheit besonders deutlich: Zu den Risikofaktoren des Alterns in biologischer wie psychosozialer Hinsicht kommen die häufiger werdenden Krankheiten und ihre Behandlungen sowie vielfach bedingte Pharmaka-Interferenzen hinzu (s. 11.13).

11.11 Geistige Behinderung

Nach DSM-IV (APA 1994) ist das Hauptmerkmal der geistigen Behinderung eine deutlich unterdurchschnittliche allgemeine intellektuelle Leistungsfähigkeit (Kriterium A). Diese ist begleitet von starken Einschränkungen der Anpassungsfähigkeit in Bereichen wie eigenständiger Versorgung, häusliches Leben, soziale/zwischenmenschliche Fertigkeiten, Arbeit, Freizeit, Gesundheit etc. (Kriterium B). Der Beginn der Störung muss nach Kriterium C vor dem Alter von 18 Jahren liegen.

Geistige Behinderung kann verschiedene Ätiologien haben und stellt letztlich eine gemeinsame „Endstrecke" unterschiedlicher pathologischer Prozesse dar, die die Funktionsfähigkeit des zentralen Nervensystems beeinträchtigen.

▷ Bei den meisten Betroffenen (ca 85% der Fälle) liegt eine **leichte geistige Behinderung** (IQ etwa 50-70) vor: Im Vorschulalter entwickeln die Betroffenen bereits soziale und kommunikative Fertigkeiten, der sensomotorische Bereich ist nur minimal beeinträchtigt. Bis zur Adoleszenz können sie sich Schulkenntnisse bis etwa zum Niveau der 6. Klasse aneignen und im

Erwachsenenalter genügend berufliche Fähigkeiten, um für sich selbst zu sorgen. Eine selbständige Lebensform oder ein weitgehend unauffälliges Leben in betreuten Einrichtungen ist für sie möglich.

▷ Von **mittelschwerer geistiger Behinderung** (IQ etwa 35-50) ist nur ein sehr kleiner Teil geistig Behinderter (ca. 10%) betroffen: Ihre sozialen Fertigkeiten und ihre Arbeitsfähigkeit lassen sich durch Training verbessern, aber sie erwerben selten Schulkenntnisse, die über das Niveau der 2. Klasse hinausgehen. Sie können lernen, sich in vertrauter Umgebung allein zu bewegen. Im Erwachsenenalter sind die meisten in der Lage, unter Aufsicht Anlernarbeiten zu verrichten. Die Integrationsfähigkeit in die Gemeinschaft ist eher gut und eine Unterbringung in betreuten Einrichtungen meist unumgänglich, sofern nicht die Primärfamilie den Betreuungsaufwand zu leisten in der Lage ist.

▷ Zur Gruppe der Betroffenen mit **schwerer geistiger Behinderung** (IQ etwa 20-35) gehören etwa 3-4% aller geistig behinderten Personen. Sie erwerben in der frühen Kindheit nur wenige oder keine Fähigkeiten der sprachlichen Kommunikation. Durch Training können sie aber grundlegende Selbstversorgungsfertigkeiten erlernen und im Erwachsenenalter unter enger Aufsicht einfache Arbeiten durchführen.

▷ Unter **schwerster geistiger Behinderung** leiden lediglich 1-2% (IQ unter 20). Meist ist ein bekannter neurologischer Krankheitsfaktor für die Behinderung verantwortlich, und optimale Entwicklungsmöglichkeiten sind nur in einer hochstrukturierten Umgebung mit ständiger Aufsicht und einer individualisierten Beziehung zu einer Pflegeperson gegeben (APA 1994).

Die Prävalenz komorbider psychischer Störungen wird bei geistig behinderten Personen als drei- bis viermal höher eingeschätzt als in der Allgemeinbevölkerung. So kann z.B. ein Hirntrauma gleichzeitig eine geistige Behinderung und eine Persönlichkeitsveränderung zur Folge haben. Am häufigsten vorkommende Begleitstörungen sind Aufmerksamkeitsdefizit-Hyperaktivitätsstörung, affektive Störungen, tiefgreifende Entwicklungsstörungen sowie psychische Störungen aufgrund eines medizinischen Krankheitsfaktors (z.B. Demenz aufgrund eines Schädel-Hirn-Traumas).

Im DSM-IV (APA 1994) werden als prädisponierende Faktoren genannt:

▷ Erblichkeit (ca. 5%): angeborene Stoffwechselstörungen (z.B. Tay-Sachs-Krankheit), Chromosomenaberrationen (z.B. Down-Syndrom aufgrund von Non-disjunction).

▸ Frühe Alterationen der Embryonalentwicklung (ca. 30%): Zu diesen Faktoren gehören Chromosomenveränderungen oder pränatale Schäden durch toxische Stoffe (z.B. Alkoholkonsum der Mutter, Infektionen).

▸ Probleme während der Schwangerschaft und Geburt (ca. 10%): Hierzu gehören Mangelernährung des Fötus, Frühgeburt, Sauerstoffmangel während der Geburt, Virus- und andere Infektionen sowie Traumata.

▸ In der frühen (Kindheit) erworbene medizinische Krankheitsfaktoren (ca. 5%): Infektionen, Traumata, Vergiftungen.

▸ Umwelteinflüsse und andere psychische Störungen (ca. 15-20%): Hierzu gehören Mangel an Nahrung und an sozialen, sprachlichen und anderen Stimulationen sowie schwere psychische Störungen.

Psychosexuelle Auswirkungen

Es ist auffällig, dass Menschen mit geistiger Behinderung hinsichtlich ihrer sexuellen Bedürfnisse und Verhaltensweisen entweder grob überschätzt („impulsgesteuert") oder aber unterschätzt werden („asexuell"). Dies steht in scharfem Kontrast zu den intensiven Bemühungen der diese Patienten versorgenden Einrichtungen und Betreuer hinsichtlich einer Verbesserung der sozialen Anpassung (einschließlich emotionaler Stabilisierung). Während man also ansonsten gerade bei der **psychosozialen Kompetenz** geistig Behinderter anzusetzen versucht, spart man die Sexualität – obschon wesentlicher Teil psychosozialer Fertigkeiten – weitgehend aus. Leider existieren auch kaum nennenswerte Forschungsarbeiten zum Thema Sexualität und geistige Behinderung, nicht zuletzt wegen der methodischen Schwierigkeiten, die entstehen, wenn man die Auswirkungen der geistigen Behinderung (und der Nachreifung) von den Auswirkungen der Institutionalisierung unterscheiden will. Zudem ist eine sorgfältige **Differenzierung** der verschiedenen Ursachen für geistige Behinderung (Stoffwechselerkrankung, Chromosomenaberration, fetale Infektionen, frühkindlicher Hirnschaden etc.) erforderlich. Wie schon die frühen Studien von Gebhard (1973) zeigen, haben geistig behinderte Männer meist eine verzögerte sexuelle Entwicklung und deutlich weniger soziosexuelle Erfahrungen mit Frauen, aber dafür häufiger

sexuelle Kontakte mit Männern, was allerdings ein Effekt der Institutionalisierung sein dürfte.

> Es gibt keinen Anlass zu der Vermutung, dass geistig Behinderte ein geringeres sexuelles Interesse, weniger sexuelle Bedürfnisse und weniger Wunsch nach Realisierung ihrer (allerdings womöglich anders strukturierten) sexuellen Vorstellungen haben als nicht behinderte Menschen. Auch sind sie – abgesehen von den schwersten Behinderungen (die aber eher Ausnahmen darstellen) – pädagogisch erreichbar und imstande, adäquat vermittelte Informationen über Sexualität und Empfängnisverhütung zu nutzen. Wie Nicht-Behinderte reagieren sie allerdings umso weniger rational, je mehr das Thema die emotionale Erregung steigert.

In Zusammenarbeit mit den Betreuern und Institutionen, in denen geistig Behinderte leben, ist es wichtig, eine Atmosphäre herzustellen, in der die Behinderten sexuelle (einschließlich masturbatorischer) Aktivitäten ohne Vorbehalte und Schuldgefühle ausführen können. In der Regel kann ihnen auch vermittelt werden, dass sexuelle Bedürfnisse in unserem Kulturkreis nicht in der Öffentlichkeit ausgelebt werden sollten. Hierzu steht allerdings im Widerspruch, dass die Institutionen nicht genügend private Rückzugsmöglichkeiten bieten. Eine **adäquate Sexualerziehung** bedarf also einerseits geeigneter institutioneller Rahmenbedingungen, andererseits entsprechend ausgebildeter Sexualerzieher/innen, die ein authentisches Konzept von Sexualität besitzen, sich über ihre eigene Sexualität im Klaren sind und zudem noch eine angemessene Sprache finden – Gründe genug, um entsprechend strukturierte sexualpädagogische Zusatzausbildungen zu etablieren.

Kontrazeptionsberatung

Die Forderung, geistig Behinderten im Rahmen des Möglichen ihre sexuellen Wünsche verwirklichen zu helfen, muss allerdings zusammengedacht werden mit der bei ihnen zumeist bestehenden **Fertilität**, so dass die Gefahr unerwünschter Schwangerschaften mit der Realisierung soziosexueller Kontakte auch ansteigt. Dies macht wiederum **sexualpädagogische Aktivitäten** erforderlich, die nicht nur, aber in erster Linie Fragen der Empfängnisverhütung mit einschließen. In diesem Zusammenhang sind folgende Punkte zu beachten:

▸ Für geistig behinderte Frauen dürften Kontrazeptionsmethoden vorzuziehen sein, die weniger Mitwirkung durch die Betroffenen verlangen (wie Drei-Monats-Spritze, Spirale etc.). Auch diese kommen nur bei einem konkreten Schwangerschaftsrisiko in Betracht, wenn also soziosexuelle Kontakte bestehen oder aufgenommen werden könnten.

▸ Bei geistig behinderten Männern dürfte es unrealistisch sein, von ihnen die regelmäßige Benutzung eines Kondoms erwarten zu wollen.

Die Indikation für eine definitive (d.h. operative) Kontrazeption ist stets sehr sorgfältig zu prüfen, wobei in Deutschland bei der Änderung der Entmündigung in eine Betreuung auch die Regelung der **Sterilisation geistig Behinderter** angehängt (§1905 BGB; s. Anhang) und durch besonders strenge und aufwendige Verfahrensvorschriften für das **Genehmigungsverfahren** verschärft wurde. Erforderlich sind danach

▸ ein besonderer Betreuer, der für die Entscheidung über die Einwilligung in eine Sterilisation stets zu bestellen ist,

▸ ein weiterer Verfahrenspfleger,

▸ die Einholung eines Sachverständigengutachtens, welches sich auf die medizinischen, psychologischen, sozialen, sonder- und sexualpädagogischen Gesichtspunkte beziehen soll,

▸ die persönliche Anhörung des Betroffenen,

▸ die Anhörung der Verwandten.

Dahinter stand die in Einzelfällen begründete Befürchtung, dass im Interesse der Eltern und Verwandten oder auch der Allgemeinheit, weil sie für Unterhalt und (sonder)pädagogischen Aufwand aufkommen müssen, sogar (peri)pubertierende Mädchen sterilisiert werden. Das Verständnis für die über viele Jahre durch Pflege des behinderten Kindes und vielfältige Benachteiligungen überforderten Eltern soll aber nicht dazu führen, das **Wohl des Behinderten** als zentralen Richtwert zu vernachlässigen. So muss abgewogen werden, welche körperlichen und insbesondere seelischen Belastungen ein alternativer Schwangerschaftsabbruch mit sich bringen würde und wie stark ggf. eine pädagogisch notwendige Trennung vom eventuell ebenfalls behinderten Kind die geistig Behinderte belasten würde.

Einigkeit besteht, dass **gegen den „natürlichen Willen"** (auch im Sinne eines u.U. nur vage realisierten Wunsches) der Betroffenen **kein** operativer Eingriff vorgenommen werden darf – mit Ausnahme einer vitalen Indikation, für die der extra dafür bestellte Betreuer die juristisch wirksame Ersatzeinwilligung abgeben müsste.

Bei der oft zu beobachtenden **Beeinflussbarkeit** schon leichtgradig geistig Behinderter ist

die erforderliche subtile Einfühlung äußerst zeitaufwendig. Das Explorationsgespräch sollte stets abgeschirmt von anderen erfolgen; insbesondere in Betreuungseinrichtungen (Heimen etc.) ist von internen Sexualkontakten auszugehen, die mitunter schwer einschätzbar sind, weil z.B. unvermeidbare engste Körperkontakte bei Pflege und Reinigung sowohl vom Personal ausgenutzt wie auch von den Betroffenen missdeutet werden könnten. Die für die Sterilisationsproblematik relevante Gruppe sind zweifellos die geistig eher geringer behinderten sexuell Ansprechbaren, bei denen der „natürliche Wille" auch zum Ausdruck gebracht wird.

Noch sublimer stellt sich das Problem für die sexualmedizinische Beratung und Begutachtung, wenn **Kinderwunsch** besteht, die geistig Behinderte als Mutter aber ihren Elternaufgaben kaum gerecht werden kann. Wie sonst auch, existiert (bisher) kein einklagbares Recht auf erziehungsfähige Eltern, so dass alle Möglichkeiten für die Erfüllung dieses Kinderwunsch ggf. unter Einbeziehung der Familie geprüft werden sollten.

11.12 Suchterkrankungen

> Der Sexualmediziner muss sich intensiv mit Abhängigkeit(en) vertraut machen. Diese Notwendigkeit in der gebotenen Kürze zu begründen oder zumindest für sie zu sensibilisieren, ist Hauptanliegen und -schwierigkeit dieses Abschnitts. Dabei steht Alkoholabhängigkeit nur exemplarisch für eine Vielzahl von Süchten: der stoffgebundenen – von Tranquilizern und Stimulantien über Cannabis und Heroin bis hin zu Designer-Drogen – wie der nicht-stofflichen (u.a. Spielsucht, neuerdings Internet-Sucht und last not least „Sexsucht"). Pointiert formuliert, unterscheiden sich unbehandelt die Süchte nach Art und Geschwindigkeit der aus ihnen resultierenden seelischen und/oder körperlichen An- und Hinfälligkeit.

11.12.1 Alkoholabhängigkeit

Alkoholabhängigkeit (ICD-10: F 10 bis F 19) ist eine bemerkenswerte psychische Störung:

▸ Sie kostet unsere Gesellschaft jährlich rund 40 Mrd. DM (Alkohol, Nikotin und illegale Drogen verursachen rund ein Viertel der Kosten, die weltweit durch Tod, Krankheit und Behinderung entstehen).

▸ Man geht davon aus, dass 8-9% der 18-59jährigen (ca. 4 Mio.) eine Alkoholmissbrauchs- oder –abhängigkeitsproblematik aufweisen.

▶ Rund ein Drittel aller stationären psychiatrischen Aufnahmen erfolgt wegen Alkoholismus und seiner Folgeerscheinungen.

▶ Im Schnitt steht für 300 Abhängige nur ein Therapieplatz zur Verfügung, doch wird bei jährlich etwa 25.000 bewilligten Behandlungs-Anträgen nur etwa ein Viertel der entsprechenden Plätze in Anspruch genommen;

▶ Der ärztliche Umgang mit Alkoholabhängigkeit kann leider nur als desolat bezeichnet werden, wobei auch eine wichtige Rolle spielt, dass Ärzte auf ihre Weise an der Krankheitsverleugnung ihrer Patienten partizipieren und Alkoholismus nicht als Krankheit der gesamten Familie wahrnehmen.

▶ Nahezu das gesamte Spektrum psychischer Störungen und Gestörtheiten kann den Boden bereiten, auf dem Alkoholismus erwächst, und aus diesem wiederum entwickelt sich ein breites Spektrum von psychischen Folge-Störungen – von Angststörungen und Depressionen (mit hohem Suizidrisiko) über ausgeprägte Persönlichkeitsdeformierungen bis zu organischen psychischen Störungen. Hinzu kommen Körperkrankheiten, die dem die Konfrontation mit dem Grundproblem scheuenden Arzt ein reiches Betätigungsfeld für „Behandlungen" bieten, die man allenfalls als „Palliativmaßnahmen" bezeichnen kann.

Allgemeine Problematik

Auch sexualmedizinisch ist es unabdingbar, sich das **„soziokulturelle Vorfeld"** zu vergegenwärtigen. Zwar ist es richtig, dass von dem jährlichen Pro-Kopf-Verbrauch reinen Alkohols von fast 10 Litern für Männer und 3 Litern für Frauen ein großer Teil auf die Missbraucher und Abhängigen entfällt – rund 15% (knapp 4 Mio.) der Männer und über 8% (2 Mio.) der Frauen konsumieren täglich mehr als 40 bzw. 20 g reinen Alkohol. Aber für die übrige Bevölkerung bleibt mehr als genug „übrig" – und das lenkt den Blick auf den sozialen wie auch sexuellen Stellenwert von Alkohol (und anderen Drogen). Alkohol ist eine zentralnervös dämpfend-hemmende Substanz. Wie bei anderen Substanzen (Anästhetika, Barbiturate), die das ZNS unspezifisch hemmen, ist eine extreme Intoxikation tödlich. Der initiale Effekt geringer Dosen ist wahrscheinlich eine Mischung exzitatorischer Aspekte mit der Disinhibition von Kontrollen. Sie bewirkt die erwünschte „Anregung", „Entspannung" und „Erleichterung" sozialer Kontakte, die Produktion geselliger Gestimmtheit und Überwindung kommunikativer Gehemmtheiten. Diese Phänomene sind bedeutsam hinsichtlich der **Interaktion zwischen Sexualität und Alkohol**. Steigende Dosen beeinträchtigen bei beiden Geschlechtern Erregung wie Orgasmus hinsichtlich ihrer registrierbaren physiologischen Zeichen. Frauen unterscheiden sich von Männern durch die Tendenz, dennoch Sexualität genussvoller zu empfinden. Wie auch bei anderen Rauschdrogen – besonders augenfällig bei Cannabinoiden – spielt die Erwartung bei der Alkoholisierung eine große Rolle. Es liegt auf der Hand, dass aus diesem Vorfeld viele Wege in die Abhängigkeit führen können.

Diagnostik

Hinsichtlich der diagnostischen Kriterien für das Abhängigkeits-Syndrom hält man sich am besten an das ICD 10 (F 1x.2):

▶ eine „Art Zwang", Substanzen oder Alkohol zu konsumieren;

▶ die verminderte Kontrollfähigkeit;

▶ der Substanzgebrauch zur Milderung von Entzugssymptomen;

▶ das Vorkommen von körperlichen Entzugssyndromen

▶ der Nachweis einer Toleranz (mit Dosissteigerung);

▶ das eingeengt-auffällige Verhaltensmuster im Umgang mit Alkohol oder der Substanz;

▶ die fortschreitende Vernachlässigung anderer Interessen;

▶ der anhaltende Konsum trotz eindeutig schädlicher Folgen körperlicher, sozialer und/oder psychischer Art.

Hierzu ist anzumerken, dass Toleranz und Entzugssyndrome bei Rauschdrogen zwar besonders augenfällig, aber keineswegs für sie spezifisch sind. Bei den meisten Pharmaka (ohne jede psychische Wirkung) ist das Phänomen der Desensibilisierung (auch das der Sensibilisierung) wohlbekannt.

> Diagnostisch sollte weniger die Ermittlung von Menge und Häufigkeit des Konsums im Vordergrund stehen als vielmehr die Fokussierung auf dessen medizinische und soziale Auswirkungen auf das Individuum und sein Verhalten, die Paarbeziehung und die Familie.

Psychosoziale und sexuelle Auswirkungen

Auf vielen Feldern ergeben sich für den Abhängigen Konflikte und Probleme. Die habituell gewordenen Versuche, diese durch Alkohol zu „lösen", führen regelmäßig zu ihrer Verstärkung. Es sind diese **„Teufelskreise"** zunehmender Schädigung des Selbstwertgefühls, der Partnerbeziehung und der beruflichen Leistungsfähigkeit, die den Prozess der Abhängigkeit ausmachen – und die es recht schwer gemacht haben, die geradezu sprichwörtliche Beeinträchtigung sexueller Funktionen empirisch zu belegen.

Über mehr oder minder lange Zeit, aber eher in frühen Stadien ihrer Abhängigkeit haben Alkoholiker/innen Geschlechtsverkehr in alkoholisiertem Zustand, scheinen also Alkohol für ihre sexuelle Funktionsfähigkeit zu benötigen. Dies schädigt typischerweise früher oder später die sexuelle Beziehung. Oft zeigt sich – und zur Bestürzung der Betroffenen, ihre Therapie erschwerend – bei erlangter Abstinenz die sexuelle Funktionsstörung in vollem Ausmaß. Spätere Stadien der Alkoholabhängigkeit sind vorwiegend durch **Verlust des sexuellen Verlangens** charakterisiert. Dabei ist besonders kennzeichnend, was möglicherweise für alle Süchte, insbesondere die Heroinsucht, gilt, dass nämlich die süchtigen Erlebnisinhalte in den Hintergrund treten lassen, was Sexualität geben kann. Hinzu kommt bei Alkoholabhängigkeit eine (wohl überwiegend direkte) Gonadenschädigung mit der Folge, dass (zumindest bei Männern) **Testosteronmangel** Appetenzverlust bewirkt. Unter den zahlreichen körperlichen Folgeschäden bei der Alkoholkrankheit beeinträchtigt die häufige **Polyneuropathie** die sexuelle Funktionsfähigkeit peripher-neurologisch.

Beratung und Therapie

> Bei manifester Abhängigkeit von Alkohol oder anderen Drogen besteht – obwohl diese meist sexuellen Funktionsstörungen verbunden sind – eine Kontraindikation zur Einleitung einer Sexualtherapie. Die Behandlung der Grundkrankheit hat absoluten Vorrang.

Etwas anders liegen die Dinge bei Nikotinabhängigkeit, auf die hier nicht näher eingegangen wird. Auch in diesem Fall ist Entwöhnung vordringlich – im Hinblick auf die erheblichen gesundheitlichen Risiken und wenn diese Anteil an der Verursachung sexueller Funktions-störungen (zumal erektiler Dysfunktion) haben. Sexualtherapie ist hier am ehesten vergleichbar mit dem Vorgehen bei Vorhandensein somatischer Risikofaktoren. Behandlung bei nicht-stofflichen Süchten bedarf sorgfältiger Prüfung der individuellen Voraussetzungen.

11.13 Substanzinduzierte sexuelle Funktionsstörungen

> Häufig wird der Sexualmediziner vor der Frage stehen, ob eine vorliegende sexuelle Funktionsstörung durch ein Arzneimittel verursacht oder mitverursacht ist. Ebenfalls häufig wird die Medikation von einem anderen Arzt angesetzt worden sein, und die Antizipation einer geteilten Zuständigkeit und Verantwortung mag dazu verleiten, sich nur oberflächlich mit dem pharmakologischen Problem zu beschäftigen. Es muss aber vergegenwärtigt werden, dass es um die Pharmakotherapie der Krankheit eines bestimmten Menschen geht, die unausblendbar in den sexualmedizinischen Blick gerückt wird und zumindest ein Nachvollziehen von Indikation und (Nebenwirkungs-)Risiko erfordert.

11.13.1 Plausibilitätseinschätzung und Vororientierung

Der zeitliche Zusammenhang zwischen Medikation und Auftreten einer sexuellen Störung ist mehrdeutig. Letztere kann, durch die Grundkrankheit verursacht, aber nicht genau genug erfragt, schon vorher bestanden haben. Sie kann psychoreaktiv auf die Krankheit oder deren Behandlungsbedürftigkeit entstanden sein und sogar bestehen bleiben, wenn – empfehlenswert bei begründetem Verdacht – die Dosis reduziert oder ein anderes Medikament eingesetzt worden ist.

> Wenn eine Störung sehr spezifisch ist, sollte das ein Hinweis auf Arzneimittelbedingtheit sein. Spezifisch meint hier, dass bei Fehlen unspezifischer, z.B. das Allgemeinbefinden beeinträchtigender Nebenwirkungen eine bestimmte sexuelle Funktion betroffen ist.

Nun ist es schwierig, eine zentral bewirkte spezifische Minderung von sexuellem Interesse, Erregungs- und Orgasmusfähigkeit auszumachen. Aber auch mit der Spezifität genitaler Funktionen gibt es Probleme. Seit dem Befund einer Ejakulations-, aber nicht Orgasmustörung durch (heute nicht mehr verwendete) post-ganglionäre adrenerge Neuronenblocker gilt es als plausibel, dass die Emission durch α_1-Neurotransmission gesteuert und durch deren Blockierung gehemmt werden kann. Die gleiche Wirkung wird aber auch dem Neuroleptikum Thioridazin zugeschrieben, obwohl es stärker anticholinerg als antiadrenerg wirkt, und das Antidepressivum Clomipramin, ein Serotonin-Noradrenalin-Wiederaufnahmehemmer mit zusätzlichem anticholinergem Effekt, wirkt reproduzierbar ejakulationsverzögernd. Somit scheint die Annahme einer Störung des distinkten Zusammenwirkens unterschiedlicher **Neurotransmissionsmechanismen** naheliegend.

Eine weitere Orientierung gibt der Blick auf Pharmaka, die häufig verordnet werden und (z.T. auch deshalb) mit Nebenwirkungen auf die sexuellen Funktionen assoziiert werden. Man kann sie folgendermaßen zusammenfassen:

- **kardiovaskulär wirkende Pharmaka**, die teils auf periphere Neurotransmissionsmechanismen wirken, teils (auch) zentrale Wirkungen haben,
- **Psychopharmaka** mit primärer Wirkung auf die zerebrale Neurotransmission, aber unterschiedlichen peripheren Begleiteffekten,
- verschiedenartige **Pharmaka mit endokrinen Wirkungen**, sei es durch Prolaktinerhöhung, Beeinträchtigung der Testosteronbiosynthese, erhöhte Testosteronbindung oder als komplexe Folge von Rezeptorenblockaden.

Der Nutzen von in der Literatur vorfindbaren Listen alphabetisch aufgeführter Generika, die in irgendeinem Zusammenhang mit sexuellen Funktionsstörungen assoziiert worden sind (Buffum 1982; Kaplan 1981; Kolodny et al. 1979; Medical Letter 1987, 1992; Rosen 1991b; Schill & Przybilla 1983; Segraves & Segraves 1993; Sitsen 1988; Zettl & Hartlapp 1997), erscheint fraglich. Die Kenntnis typischer Wirkungsmechanismen ist noch äußerst lückenhaft – und wird es bleiben, bis ein genaueres Verständnis der zentralen und peripheren neuronalen Funktionsmechanismen von Sexualität als System und Prozess erarbeitet worden ist.

Deshalb soll im Folgenden versucht werden, dem praktischen sexualmedizinischen Interesse dadurch zu dienen, dass einerseits pharmakologisches Hintergrundwissen vermittelt wird und andererseits Prinzipien aufgezeigt werden, nach denen substanzinduzierte Störungen der sexuellen Funktion entstehen können. Als vorläufiges Konzept zum Verständnis der Nebenwirkungen

von Pharmaka wird der Begriff der **Regulationsstörung** vorgeschlagen. Regulation ist das Prinzip auf allen Ebenen der organismischen Organisation. Was sexuelle Funktionsstörungen anbetrifft, so kann man sich als Beispiele vorstellen, dass eine pharmakoninduzierte Veränderung der Neurotransmission die notwendige Feinabstimmung behindert oder dass die medikamentöse Korrektur einer Hypertonie – ihrerseits eine Art von Regulationsstörung – einen so blutdruckabhängigen Mechanismus wie die Erektion beeinträchtigt.

11.13.2 Pharmakokinetik und Pharmakodynamik

Grundsätzlich muss im Auge behalten werden, dass sexuelle Nebenwirkungen erst dann ernsthaft diskutiert werden können, wenn sich umfassendere krankheitsbezogene Nebenwirkungen sehr in Grenzen halten.

Pharmakokinetik

> Pharmakokinetik beinhaltet Resorption, Verteilung, Biotransformation und Elimination von Arzneimitteln. Um einen rationellen Dosierungsplan erstellen zu können, muss der Kliniker Bioverfügbarkeit, Clearance, Verteilungsvolumen und Halbwertzeit kennen und etwas über die Resorptions- und Verteilungsgeschwindigkeit wissen.

Für die Biotransformation hat das phylogenetisch uralte Cytocrom-P450-Monooxidasesystem (in der Leber) allergrößte Bedeutung für Oxidations-, Hydrolyse- und Konjugationsreaktionen. Einflüsse auf die **Biotransformation** haben medikamentöse Induktion oder Hemmung von Enzymen, genetische Metabolisierungsunterschiede (verantwortlich für sog. idiosynkratische Reaktionen), Krankheit, Alter und Geschlecht. Viele Psychopharmaka sind betroffen, teils untereinander, teils gegenüber anderen Arzneimitteln, die deshalb (neben anderen Risikofaktoren) immer vollständig erfasst werden müssen.

Pharmakodynamik

> Pharmakodynamik hat die Pharmaka-Wirkungsmechanismen zum Inhalt, insbesondere die Transmitter-Rezeptor-Wechselwirkungen. Arzneimittel-Wirkungen und Interaktionen spielen sich an den auf physiologische, also körpereigene Transmitter eingerichteten Rezeptoren ab.

Es gibt sehr verschiedene **Rezeptor-Familien** und deren Mediator-/Effektor-Systeme. Auch regulieren Rezeptoren nicht nur physiologisch-biochemische Funktionen, sondern sind selbst Ziel vielfältiger Regulationsmechanismen, die u.a. verschiedene Typen der Desensibilisierung/Toleranz ermöglichen, wofür der verzögerte Wirkungseintritt von Antidepressiva ein Beispiel ist. Jeder Schritt der neuronalen Übertragung stellt einen potenziellen Angriffspunkt für pharmakotherapeutische Interventionen dar, deren Mechanismen Interferenz mit Synthese und Freisetzung von Transmittern, Stimulation der Transmitterfreisetzung, Agonismus und Antagonismus, Interferenz mit dem Transmitterabbau umfassen. Man kennt heute eine Vielzahl von **Rezeptorsubtypen** (einschließlich ihrer Agonisten und Antagonisten):

a) Cholinozeptoren – nikotinisch muskulär und neuronal, muskarinisch M_1 bis M_5;

b) Adrenozeptoren – α_1, α_2, β_1, β_2, β_3;

c) Dopaminrezeptoren D_1, D_2, D_3;

d) Histaminrezeptoren – H_1, H_2, H_3;

e) Serotoninrezeptoren – 5-HT_{1A} bis $_{1F}$, 5-HT_{2A} bis $_{2C}$, 5-HT_3, 5-HT_4, 5-HT_{5A} und $_{5B}$, 5-HT_6, 5-HT_7, eine Vielfalt mit großer wissenschaftlicher Aktualität. Im ZNS sind darüber hinaus ca. 30 Rezeptorsubtypen definiert bzw. modelliert, mit den zugehörigen Transmittern GABA, Glycin, Glutamat und Aspartat, Vasopressin, Oxytocin, Tachykinine, Cholezystokinin, Neuropeptid Y, Neurotensin, Opioidpeptide, Somatostatin, Purine.

Die sich hieraus nahelegende Vielfalt und **Komplexität von Effektormechanismen** rückt ein umfassenderes Verständnis zentralnervöser Prozesse sowie von Pharmaka-Wirkungen und -Nebenwirkungen in weite Ferne und macht alle einfachen Erklärungen unplausibel. Vergegenwärtigt man sich die Vermischung zentraler und peripherer Substanzeffekte, die Organisation der Sexualität als „psychosomatischem Kreis" und die Interdependenz ihrer Komponenten sexuelles Interesse/Verlangen, Erregung/Vasokongestion, Orgasmus/genitale Kontraktion, so wird man sich vielleicht bis auf weiteres damit zufriedengeben müssen, eine – statt eine spezifische – sexuelle Störung als Pharmakon-Nebenwirkung zu identifizieren.

11.13.3 Medikamente mit renaler und kardiovaskulärer Wirkung

Die Zusammenfassung dieser Medikamente begründet sich daraus, dass die Niere ein entscheidendes Organ der Blutdruckregulierung ist. Sie finden Anwendung bei der Hypertonie, und zwar durch Beeinflussung von peripherem Gefäßwiderstand und/oder Herzzeitvolumen. Die Häufigkeit von Hypertonie und Hypertoniebehandlung erklärt die Häufigkeit, mit der (auch) sexuelle Nebenwirkungen von **Antihypertensiva** berichtet wurden. Hypertonie unterscheidet sich von kardialen Ischämien, Herzinsuffizienz und Herzrhythmusstörungen dadurch, dass sie sehr oft keine Beschwerden macht – ein Faktor der schlechten Compliance –, jedoch das hohe Risiko von Gefäßschäden und Linksherzhypertrophie hat. Ein weiterer Faktor der Compliance-Probleme liegt in Arzneimittel-Nebenwirkungen unterschiedlicher Art, wobei Erektionsstörungen eigentlich gar keine Nebenwirkung, sondern Folge der Blutdruckabsenkung sind.

Die folgende Klassifikation der Antihypertensiva nach ihrem hauptsächlichen Wirkort/Wirkmechanismus soll dem Verständnis des Risikos von (sexuellen) Nebenwirkungen dienen.

Diuretika

> Diuretika haben ihren Wirkort in bestimmten Abschnitten des Nephrons, werden häufiger zur Herzinsuffizienz-Behandlung als bei Hypertonie angewendet und meist mit anderen Stoffen kombiniert.

Thiaziddiuretika (Inhibitoren des Na/Cl-Imports) verursachen gelegentlich zentralnervöse wie sexuelle Störungen und haben zahlreiche Wechselwirkungen mit anderen Arzneimitteln. Kaliumsparende Diuretika, Inhibitoren der renalen epithelialen Na-Kanäle (Amilorid, Triamteren) sind mit dem Risiko einer Hyperkaliämie behaftet und können zentralnervöse wie gastrointestinale Nebenwirkungen haben. Antagonisten der Mineralkortikoid-Rezeptoren (Aldosteron-Antagonisten), z.B. Spironolacton, haben ebenfalls ein hyperkaliämisches und Interaktionsrisiko, bewirken aber vor allem, bedingt durch ihre Steroidstruktur und eine Störung der Testosteronsynthese, erhebliche sexuelle Störungen und Interferenzen mit der Gonadenhormon-Regulation.

Sympathikolytika

> Sympathikolytika wirken antihypertensiv durch Herabsetzung des (erhöhten) Sympathikotonus, dies allerdings durch ganz unterschiedliche Mechanismen. Im Prinzip, aber stark abhängig von der Ausgangslage, können sie die Erregungsinitiierung und/oder den orgastisch-kontraktilen Abschluss der sexuellen Reaktion beeinträchtigen.

Heute nur noch von historisch-experimentellem Interesse sind die auf eine genital-vegetative Denervierung hinauslaufende Ganglienblockade und die emissionshemmende postganglionär-adrenerge Blockade. Zu erinnern ist außerdem an die weitreichenden psychischen und sexuellen Auswirkungen von Reserpin, das durch Aufhebung der Funktionsfähigkeit der Speichervesikel eine Verarmung an biogenen Aminen bewirkt. Die α-**Adrenozeptor-Agonisten** bewirken wiederum eine Hemmung der zentralnervösen (pontomedullären) Sympathikusefferenz. Clonidin und Methyldopa (letzteres durch Umwandlung in Methyladrenalin) haben ebenfalls diese Wirkung und beeinträchtigen beide die sexuelle Funktion, Methyldopa durch zusätzliche Induzierung einer Hyperprolaktinämie.

Auch α-**Adrenozeptor-Antagonisten** haben ein breites Spektrum von pharmakologischen Spezifitäten und sind chemisch heterogen. Phenoxybenzamin und Phentolamin sind aus der Erektionsforschung bekannt. Beide blockieren α_1- und α_2-Rezeptoren (intracavernös, tumeszenzfördernd), ersteres bewirkt bei systemischer Anwendung Emissionshemmung. Selektive α_1-Blocker wie Prazosin wirken antihypertensiv durch Hemmung der Vasokonstriktion und wirken günstig bei benigner Prostatahyperplasie, da α_1-Rezeptoren zum Widerstand des Harnflusses beitragen. Kombinierte α_1- und β-Antagonisten wie Carvediol bedürfen sorgsamer Indikationsstellung.

β-**Adrenozeptor-Antagonisten** (Betablocker) finden zur Behandlung kardiovaskulärer Erkrankungen umfangreiche Verwendung. Zum Verständnis ihrer Wirkung muß man sich – wie auch bei α-Rezeptoren – das Vorkommen und die Reaktionen (auf Impulse autonomer Nerven) von β_1- und β_2-Rezeptoren in allen Organen des Körpers vergegenwärtigen. Ihr antihypertensiver Effekt läuft auf kardiale Wirkungen und Verminderung von Angiotensin II hinaus, ist aber (einschließlich Nebenwirkungen und Arzneimittel-Interaktionen) viel zu komplex,

um hier abgebildet werden zu können. Die noch nicht klar definierten Auswirkungen auf die sexuelle Funktion dürften teils zentral, teils vaskulär zustande kommen. Alle Generika-Namen enden auf ...olol. Die Unterschiede liegen u.a. in der Selektivität (β_1 und β_2 versus β_1), der intrinsischen sympathikomimetischen Aktivität, der membranstabilisierenden Wirkung und der, für das Passieren der Blut-Hirn-Schranke bedeutsamen, Lipidlöslichkeit.

Vasodilatatoren

Vasodilatatoren scheinen keine besonderen sexuellen, wohl aber andere gewichtige Nebenwirkungen zu haben: Hydralazin u.a. immunologische Reaktionen und Minoxidil u.a. Hypertrichose.

Kalziumkanalblocker

Kalziumkanalblocker (oder -antagonisten), unterschiedlich in ihrer chemischen Struktur, finden wie Betablocker umfangreiche kardiovaskuläre Behandlungsanwendung. Auch ihre – auf Relaxation der Gefäßmuskulatur hinauslaufenden – Wirkungen, Nebenwirkungen und wesentlichen Arzneimittelinteraktionen sind komplex, ohne dass eindeutige sexuelle Auswirkungen abgrenzbar geworden wären. Zur Orientierung: Eine Reihe der Generika-Namen endet auf „-dipin", weitere auf „-pamil", und hinzu kommt Diltiazem.

Antiotensin-II-Rezeptorantagonisten

Das Renin-Angiotensin-System hat größte Bedeutung für die Blutdruckregulation. Angiotensinogen (hepatogen) wird durch nephrogenes Renin zu Angiotensin I, dieses durch Konversionsenzym (ACE) zu Angiotensin II, das auf AT1-Rezeptoren wirkt und zu Vasokonstriktion, Anstieg von Katecholamin und dem adrenergen Mineralokortikoid Aldosteron sowie Minderung des renalen Blutflusses führt. Blockierungsmöglichkeiten bestehen durch die umfangreich angewendeten ACE-Hemmer (alle Namen enden auf „-pril") sowie durch die neueren Angiotensin-II-Rezeptorantagonisten (alle Namen enden auf „-sartan"). Sexualmedizinisch ist deren fetotoxisches Potenzial von Bedeutung. Die Nebenwirkungen auch dieser insgesamt gut verträglichen Substanzen sind komplex, und für eher seltene sexuelle Auswirkungen dürften außer Arzneimittelinteraktionen endokrin-adrenale Interferenzen von Bedeutung sein.

Lipidsenker

Ergänzend seien Lipidsenker, Substanzen zur Behandlung von Hyperlipoproteinämien – einem weiteren vaskulären Risikofaktor – erwähnt. Die Entwicklung spezifischer und kompetitiver Inhibitoren der Cholesterolsyntheseenzyme (HMG-CoA-Reduktase) – der Statine – war ein bedeutender Schritt zur Senkung des LDL-Cholesterins. Erwähnenswert ist Fetotoxizität, und die metabolischen Auswirkungen machen sexuelle Funktionsstörungen plausibel. Schon länger auf dem Markt sind Derivate der Clofibrinsäure, die Fibrate, mit relativer Häufigkeit von gastrointestinalen Nebenwirkungen. Auch bei den Fibraten besteht Fetotoxizität, Übergang in die Muttermilch und die Möglichkeit von Erektionsstörungen – wobei hier, wie auch sonst, zu bedenken ist, dass die Erektion nur ein besonders vulnerabler und darum auffälliger Mechanismus ist.

11.13.4 Psychopharmaka

> Es sollte nicht vergessen werden, dass Psychopharmaka zur Behandlung ernster psychischer Störungen dienen und Sexualität oft erst wieder ermöglichen.

Die Anstrengungen der pharmakologischen Forschung zielen weiterhin darauf, das Verhältnis zwischen erwünschten und unerwünschten Wirkungen zu optimieren, aber entscheidend ist die Indikation ihrer Anwendung. Es versteht sich, dass zerebrale Strukturen die Hauptwirkorte sind. Die Sexualität betreffend bestehen hochkomplexe Beziehungen zwischen den Eigenarten der behandelten psychischen Störung und der Pharmakon-Wirkung. Komplizierend kommen metabolische Auswirkungen, Arzneimittelinteraktionen und Wirkungen auf peripher-nervale Rezeptoren hinzu.

Neuroleptika

> Neuroleptika dienen zur Behandlung von (zumal schizophrenen) Psychosen. Auf Nebenwirkungen ist besonders zu achten, wo sie mit anderer Indikation (z.B. als Anxiolytika) verordnet werden.

Die Liste der Neuroleptika ist zu umfangreich, um hier besprochen werden zu können, und eine Zusammenfassung ihrer Relevanz für die Ausbildung sexueller Dysfunktionen ist schwierig. Traditionell werden unterschieden

▷ Neuroleptika mit hoher **antipsychotischer Potenz**, stärkerer antidopaminerger Wirkung und entsprechend starken extrapyramidalen und prolaktinogenen Nebenwirkungen (z.B. Haloperidol, Benperidol)

▷ Neuroleptika, die **stärkere sedierende** Wirkung und Auswirkungen auf das vegetative Nervensystem haben.

Die Verschiedenkeit letzterer – durch Antagonismus an peripheren α-adrenergen, $5-HT_2$-, H_1- und Cholino-Rezeptoren – sieht man am Beispiel der Miose durch Chlorpromazin, aber einer Mydriasis durch Thioridazin. Weiterhin könnte z.B. eine Ejakulationshemmung sowohl durch periphere Rezeptorenblockade wie auch zentral durch Dopaminblockade entstehen. Schließlich ist schwer zu entscheiden, ob das für das hochpotente Benperidol registrierte herabgesetzte Sexualinteresse (ohne Beeinflussung von Reaktivität und Testosteronspiegel) direkte zentrale Wirkung oder Effekt der Prolaktinerhöhung durch die neuroleptische Blockade der hypophysären Wirkungen auf das tuberoinfundibuläre dopaminerge System ist.

Aktuell wird – ausgehend vom atypischen Clozapin und seinen Nachfolgern Risperidon, Raclorpid, Remoxiprid – versucht, Moleküle zu synthetisieren, deren optimales Wirkspektrum durch Antagonismus-Mischungen auf D_1- bis D_5-Rezeptoren und auf D- plus 5-HT-Rezeptoren entsteht.

Antidepressiva

> Antidepressiva unterscheiden sich in ihrer Anwendung von Neuroleptika u.a. dadurch, dass sie im Allgemeinen zeitbegrenzt verordnet werden. Das gilt natürlich nicht für die Phasenprophylaktika Lithium, Carbamazepin und Valproinsäure, die bezüglich sexueller (und sonstiger, auch interaktionsbedingter) Nebenwirkungen besonderes Augenmerk erfordern.

Vereinfacht gesagt, sind Antidepressiva zerebrale Noradrenalin- und/oder Serotonin-Wiederaufnahmehemmer in das präsynaptische Neuron (Transporterblocker), wobei diese Funktion die antidepressive Wirkung lediglich initiiert. Naturgemäß kommt bei den Monoaminooxydasehemmern (MAOH) die Dopamin-Transporterblockade hinzu.

Die älteren **trizyklischen Antidepressiva** (wie z.B. Amitriptylin, Clomipramin, Doxepin, Imipramin, Desipramin, Maprotilin, Nortriptylin) haben stärkere peripher-vegetative Auswirkungen durch Hemmung des Noradrenalin(rück)-transports in adrenergen Nervenendigungen und auf den Antagonismus von muskarinergen, cholinergen und α_1-adrenergen Antworten auf die vegetativen Transmitter, was einen Teil ihrer sexuellen Nebenwirkungen erklärt.

Der nächste Schritt bestand in der Entwicklung selektiver **Serotonin-Wiederauf-nahme-hemmer** (SSRI) wie Fluoxetin, Fluvoxamin, Paroxetin, Sertralin, Venlafaxin, die hauptsächlich gastrointestinale Nebenwirkungen haben, aber auch Unruhe und sexuelle Störungen (z.B. eine Verzögerung der Ejakulation, was wiederum bei Patienten mit Orgasmus praecox therapeutisch genutzt werden kann) verursachen können. Die berichteten sexuellen Nebenwirkungen könnten einerseits durch Stimulation von 5-HT_2-Rezeptoren bedingt sein, andererseits aber auch durch die beträchtlichen Auswirkungen auf das Cytochrom-P-450-System (besonders bei schnellen Metabolisierern) zustandekommen.

Aktuelle Bemühungen gehen aus von etwas atypischen Antidepressiva wie Nefazodon (mit eher negativem Einfluss auf die Sexualität) oder Trazodon (mit eher positivem Einfluss auf die Sexualität) und versuchen, Moleküle zu synthetisieren, die einen dualen, noradrenergen und spezifisch serotonergen Wirkungsmechanismus mit gleichzeitiger Blockade von 5-HT-Rezeptoren haben. Es muss sich herausstellen, ob z.B. Mirtazepin bestätigt, dass Blockade von 5-HT_1-, 5-HT_2- und 5-HT_3-Rezeptoren Unruhe, sexuelle Dysfunktionen und gastrointestinale Beschwerden verhindert.

Benzodiazepine

Benzodiazepine haben fast alle ihre (schwerpunktmäßig unterschiedlichen) Effekte am ZNS: Sedierung, Hypnose, Angstlösung, Muskelrelaxierung, anterograde Amnesie und antikonvulsive Wirkung. Molekulare Angriffspunkte sind inhibitorische Neurotransmitterrezeptoren, die direkt durch die Gamma-Amino-Buttersäure aktiviert werden.

Die Namen der meisten Benzodiazepine enden auf „-pam" oder „-lam". Entscheidend ist auch hier die Indikation: Die bei freiwilligen gesunden Versuchspersonen beobachtbare Beein-

trächtigung aller sexuellen Funktionen findet sich im Behandlungsfalle nur bei Überdosierung und (kontraindiziertem) langfristigem Gebrauch, und bei Benzodiazepinabhängigkeit kann es zu unterschiedlichen Dissoziationen der sexuellen Funktion kommen. Benzodiazepine führen nicht zur Induktion hepatischer Enzyme (sind aber davon betroffen). Im Alter ist jedoch die Halbwertzeit der langwirksamen Benzodiazepine (z.B. Diazepam) erheblich verlängert, und deren initial kurze Wirkdauer ist Folge der Umverteilung in Fett- und Muskelgewebe.

11.13.5 Pharmaka mit endokrinen Nebenwirkungen

In den vorausgehenden Abschnitten wurden solche Wirkungen, die teils zentral (Prolaktinerhöhung), teils metabolisch zustandekommen, schon mehrfach berichtet, so dass – zunächst wieder mit Blick auf häufig verwendete Arzneimittel – im Folgenden Ergänzungen angeführt werden.

Magen-Darm-Mittel

Metoclopramid ist eine viel gebrauchte antiemetische und die Peristaltik anregende Substanz, chemisch ein Butyrophenon und D2-Antagonist, was verständlich macht, dass es bei langfristigem Gebrauch zu Prolaktinerhöhung und in deren Folge zu sexuellen Störungen kommen kann. H_2-Histamin-Rezeptorantagonisten inhibieren die Magensäureproduktion und veränderten seinerzeit die Behandlung der Ulcuskrankheit. Unter ihnen (die alle auf „-tidin" enden) ist offenbar nur Cimetidin belastet mit Hemmung der Cytochrom-P450-Aktivität (und damit des Metabolismus verschiedener Medikamente) sowie mit sexuellen Beeinträchtigungen, die durch Bindung an Androgenrezeptoren und Prolaktinerhöhung verursacht sind. Inhibitoren der H/K-ATPase („Protonenpumpe"), dem letztendlichen Mediator der Säuresekretion – sie enden auf „-prazol" – haben kaum Nebenwirkungen irgendwelcher Art.

Antikonvulsiva

Antikonvulsiva seien hier nur kursorisch erwähnt, da die Verursachung sexueller Störungen bei Epileptikern durch das Zusammenwirken von psychosozialen, neurophysiologischen und medikamentösen Faktoren äußerst komplex ist. Zumindest für die älteren Antikonvulsiva ist jedoch deren hepatische Enzyminduktion bedeutsam, die den endokrinen Effekt einer erhöhten Produktion von Sexhormon bindendem Globulin (SHBG) bewirkt.

Digoxin

Von Digoxin, dem wichtigsten Pharmakon zur Behandlung der Herzinsuffizienz, sind endokrine Veränderungen in Gestalt erhöhter Östradiol- und erniedrigter LH- und Testosteron-Spiegel bekannt. Doch scheint hier eine Grenze der vorliegenden Erörterungen insofern erreicht, als Herzinsuffizienz so gravierend und Digitalisierung so schwierig ist, dass endokrine Faktoren sexueller Funktionsgestörtheit als weniger bedeutsam ins Gewicht fallen dürften.

Wirkungen versus Nebenwirkungen

Verallgemeinerbar ist, dass – abgesehen von Substitutionen (z.B. von Schilddrüsen- oder Gonaden-Hormonen) – jede Behandlung mit Hormonen Auswirkungen auf die Sexualität hat, wie z.B. die langfristig entzündungshemmende, immunsupprimierende und viele indirekte ZNS-Effekte entfaltende Behandlung mit Glukokortikosteroiden (u.a. bei Autoimmunkrankheiten) zeigt. Diese ist zugleich eine Behandlung der mit der Erkrankung verbundenen Schmerzen, deren sexualdestruktive Bedeutung offensichtlich ist. Von hier aus eröffnet sich ein Seitenblick auf die weit verbreiteten Behandlungen mit nicht-steroidalen Antiphlogistika (NSA), deren Wirkung durch Hemmung der Zyklooxygenase (COX-1 und -2) in Prostaglandinverminderung besteht. Unter den dadurch bedingten gemeinsamen Nebenwirkungen der NSA hat die Hemmung der Uterusmotilität sexualmedizinische Relevanz.

Bei einer Reihe von Pharmaka ist es nicht wirklich angebracht, von Nebenwirkungen auf die Sexualität zu sprechen. Bei Chemotherapie von Malignomen, z.B. dem Mammakarzinom, kommt es u.a. zur Begleiterscheinung der Ovarienschädigung – im Prinzip vergleichbar lokalen oder nervalen Schäden durch Bestrahlung oder Operation. Ähnlich ist die Situation bei notwendiger Anti-Gonadenhormonbehandlung: durch GnRH (bei kontinuierlicher Zuführung) oder Agonisten (bei kontinuierlicher Zuführung) und Östrogenrezeptor-Antagonisten

wie z.B. Tamoxifen bei gynäkologischen Malignomen oder Androgenrezeptor-Antagonisten wie z.B. Cyproteronazetat bei Prostatakarzinom.

In gewisser Weise schließt sich hier der Kreis der Betrachtungen zu sexuellen (und anderen) Nebenwirkungen von Pharmaka durch Konfrontation mit dem Faktum Krankheit.

11.13.6 Pharmakotherapeutisches Umfeld

Die enormen pharmakologischen Fortschritte der letzten Jahrzehnte beschleunigen sich weiterhin, u.a. durch molekulargenetische Anschübe. Auf der anderen Seite sind die Kosten durch unerwünschte Arzneimittelwirkungen besorgniserregend hoch, zumal sie zu rund der Hälfte als potenziell vermeidbar gelten. Gegenüber Nebenwirkungen, die sich erst nach Markteinführung von Pharmaka zeigen, spielt wahrscheinlich unzureichende Berücksichtigung von Pharmakokinetik, Pharmakodynamik und insbesondere **Arzneimittelinteraktionen** die größere Rolle. Die Häufigkeit letzterer nimmt zu mit dem Alter des Patienten, dessen Morbidität, der Anzahl verschiedener Medikamente und der Anzahl behandelnder Ärzte. Diese genießen in der Bevölkerung nach wie vor großes Vertrauen. Gleichwohl ist das Compliance-Problem groß, wie allein schon aus den Medikamentenmengen hervorgeht, die auf dem Müll landen. Selbstmedikation hat einen beträchtlichen Stellenwert erlangt. Neben Placebo-Effekten hat heute eine Nocebo-Einstellung fast endemisches Ausmaß, das möglicherweise auch für das Empfinden sexueller Nebenwirkungen bedeutsam ist. Ein aktueller Problembereich besonderer Brisanz ist durch die Stichworte Budgetdruck vs. Qualitätskontrolle umrissen. Darüber hinaus ist zu wünschen, dass auch die pharmazeutische Industrie den medikamenteninduzierten sexuellen Dysfunktionen zukünftig mehr Beachtung schenkt; bisher fällt auf, dass sie bei den **klinischen Prüfungen** Nebenwirkungen ihrer Medikamente auf die Sexualität gar nicht erst abfragt und die Betroffenen entsprechend schlecht informieren kann. Dies ist besonders dann misslich, wenn die Medikamente – wie z.B. Levodopa-Präparate oder auch Dopamin-Agonisten bei der Behandlung des Morbus Parkinson – ganz häufig zu sexuellen Funktionsstörungen führen (s. 11.9.3).

Das fortlaufende Gelingen, Pharmaka mit einem immer günstigeren Verhältnis zwischen erwünschten und unerwünschten Wirkungen zu entwickeln, bedarf der Ergänzung durch ärztliches Verhalten. Auf richtige Indikationsstellung muss eine medikamentenbezogene Zusammenarbeit mit dem Patienten folgen, vergleichbar einer guten präoperativen Aufklärung, unter eingehender Thematisierung möglicher, auch sexueller Nebenwirkungen (s. Pfeiffer & Kockott 1992).

▷ von dem Medikament bekannt ist, dass es Funktionsstörungen hervorrufen kann
▷ die bekannten biochemischen Wirkmechanismen des Medikaments das Auftreten der Funktionsstörung erklären
▷ in der sexualmedizinischen Anamneseerhebung keine Selbstverstärkungsmechanismen und keine weiteren Hinweise auf andere Ätiologien (z.B. Vorkommen von Sexualstörungen in der Vorgeschichte, konfliktbeladene Partnerbeziehung etc.) erkennbar werden (s. APA 1994).

11.13.7   Schlussfolgerungen für die Praxis

Die Übersicht über verschiedene Prinzipien substanzinduzierter Störungen sexueller Funktionen hat deutlich gemacht, dass Arzneimittel auf verschiedenen Ebenen Einfluss auf das sexuelle Erleben und Verhalten nehmen können: Diese umfassen das zentrale Nervensystem, wenn die Medikamente – wie z.B. Psychopharmaka, aber auch Antihypertensiva – auf Neokortex, lymbischen Kortex und/oder Hypothalamus einwirken und mit Neurotransmittern wie insbesondere Dopamin und/oder Serotonin interferieren; ferner Einwirkungen auf peripher-nervöse Vorgänge, also z.B. durch Herz-Kreislauf-Medikamente, die sympathikotone oder parasympathische Nervenimpulse auslösen, oder die Wirkung von Pharmaka mit endokriner (östrogener, gestagener, androgener) Potenz, die mit entsprechenden Hormonrezeptoren interferieren und Einfluss auf die Hypothalamus-Hypophysenvorderlappen-Gonadenachse nehmen können.

Dabei muss man sich allerdings immer verdeutlichen – und dem dient das hier vorgestellte Modell der Regulationsstörung – dass die pharmakoninduzierte Veränderung der Neurotransmission die individuell eingespielte Feinabstimmung von sexuellen Reaktionsabläufen beeinträchtigen kann. Dies macht verständlich, warum ein und dieselbe Substanz (z.B. Bromocriptin) bei einem Menschen eine Steigerung des sexuellen Verlangens und bei einem anderen Menschen deren drastische Abnahme nach sich ziehen kann.

Für die Praxis gilt, dass ein Zusammenhang von medikamentöser Behandlung und sexueller Dysfunktion bestehen könnte, wenn
▷ ein zeitlicher Zusammenhang zwischen Medikation und Funktionsstörung besteht

Sollte ein Zusammenhang zwischen der Medikation und der sexuellen Dysfunktion wahrscheinlich sein, wäre immer – falls medizinisch möglich – eine Dosis-Reduktion oder der Ersatz durch ein anderes Präparat zu diskutieren. Wichtig ist, eine psychische Fixierung auf die Dysfunktion zu vermeiden. Das gelingt v.a. dann, wenn man bereits vor der Verordnung des Medikaments ausreichend sexualanamnestische Befunde über den Patienten verfügbar hat (bestehen bereits sexuelle Dysfunktionen oder partnerschaftliche Konflikte?), um bei der allgemeinen Aufklärung über Nebenwirkungen auch auf mögliche sexuelle Störungen hinweisen zu können, ohne ängstliche Erwartungshaltungen (im Sinne der „self-fulfilling-prophecies") zu induzieren.

Zusammenfassung

Der Einfluss von Medikamenten auf die sexuellen Funktionen ist häufig schwer abschätzbar. Die Induktion einer medikamentös bedingten sexuellen Störung ist möglich bei
▷ Medikamenten mit renaler und kardiovaskulärer Wirkung, die teils auf periphere, teils auch auf zentrale Neurotransmissionmechanismen einwirken;
▷ Psychopharmaka mit primärer Wirkung auf die zerebrale Neurotransmission (aber unterschiedlichen peripheren Begleiteffekten) und
▷ verschiedenartigen Pharmaka mit endokrinen Wirkungen.

Die bisher übliche Orientierung an den in der Literatur vorfindbaren Listen meist alphabetisch aufgeführter Generika (von denen angenommen wird, dass sie die sexuellen Funktionen beeinträchtigen können) ist genauso unplausibel wie Erklärungsmodelle, die spezifische Auswirkungen von Medikamenten etwa auf bestimmte Phasen des sexuellen Reaktionszyklus nahelegen. Als vorläufiges Konzept zum Verständnis der Nebenwirkungen von Pharmaka wird empfohlen, von einer Regulationsstörung auszugehen, bei der pharmakainduziert die individuelle Neurotransmission so verändert wird, dass die für einen regelgerechten Ablauf der sexuellen Funktion erforderliche Feinabstimmung beeinträchtigt ist.

12

Sexualerziehung und Kontrazeptionsberatung

Definitionsgemäß gehört die Prophylaxe sexueller Störungen zu den Aufgaben der Sexualmedizin. Das betrifft in erster Linie die nicht-reproduktive Seite von Sexualität, also ihre beziehungsorientierte Dimension; es bestehen aber enge Wechselbeziehungen mit ihrer reproduktiven Dimension (s. Kap. 13). Prophylaxe bedeutet nicht nur Sexualberatung bei Erwachsenen, sondern – will sie nicht zu spät ansetzen – auch Sexualerziehung im engeren Sinn einschließlich Sexual- und Kontrazeptionsberatung bei Jugendlichen. Sie ist somit durchaus eine ärztliche Aufgabe, die in einem Lehrbuch für Sexualmedizin nicht unerwähnt bleiben darf.

12.1 Sexualmedizin und Sexualerziehung

Die ersten Sexualerzieher sind die Eltern, auch wenn sie sich der Tragweite ihres Einflusses nicht immer bewusst sind, denn es ist unmöglich, „nicht zu erziehen". Auch das immer noch verbreitete Totschweigen des Themas in den Familien sagt eine Menge aus. Um die in der Regel noch sehr unbefriedigende Qualität der Sexualerziehung in der Familie zu verbessern, brauchen Eltern Hilfestellung von außen. Hier können sexualmedizinisch kompetente Ärzte als Referenten bei den verschiedensten Formen von Elternbildung mitwirken, das Thema in der Schwangerenbetreuung, Geburtsvorbereitung, den Mutter-Kind-Pass-Untersuchungen usw. mitansprechen und erst recht in ihrer hausärztlichen oder fachärztlichen Tätigkeit (z.B. Gynäkologie, Urologie, Pädiatrie) zur Sprache bringen. Letzteres gilt besonders für den Schularzt – Einrichtung spezieller Sprechstunden für Jugendliche – und seine Zusammenarbeit mit den Erziehungs- und Bildungsinstitutionen einschließlich der entsprechenden Elternverbände.

Dabei ist anstelle der bisher primär somatisch-biologischen Fokussierung auf Anatomie und Physiologie der Geschlechtsorgane, auf Fortpflanzung bzw. Empfängnisverhütung und auf sexuell übertragbare Krankheiten einschließlich HIV/AIDS ein wesentlich umfassenderer Zugang erforderlich: Es gibt mehr zu verhüten als unerwünschte Schwangerschaften oder sexuell übertragbare Krankheiten. Auch hier sollte das Hauptaugenmerk auf das Ganze, auf die biopsychosoziale Einheit menschlicher Sexualität und ihre Entfaltung gerichtet sein. Jede individuelle Entwicklungsgeschichte ist von Anfang an eine Geschichte von Beziehungen, und Sexualität beginnt nicht erst in der Pubertät bzw. bei Geschlechtsverkehr und Fortpflanzung, sondern (prä- und postnatal) bei den Partialtrieben der sogenannten kindlichen Sexualität (Kap. 2.3.7).

> Angebahnt werden muss ein für viele neues Verständnis von Sexualität, das entgegen der bisherigen Fixierung auf das Genitale, auf Geschlechtslust, Fortpflanzung und auf die Schattenseiten und Gefahren der Sexualität auch deren beziehungsorientierte, d.h. kommunikative Dimension umfasst und bewusstmacht.

Das bedeutet konkret, Sexualität (auch) als Möglichkeit körpersprachlicher Kommunikation zu verstehen und zu leben. Als solche kann sie in liebevollen Beziehungen die psychosozialen Grundbedürfnisse nach Akzeptanz, Nähe, Wärme und Geborgenheit in verlässlicher Beziehung – in Summe nach „lieben und geliebt werden" – sinnlich verwirklichen (Kap. 1.1). Sexualität und Erotik können also als körpersprachliche Verleiblichung der Grundbedürfnisse angesehen werden, welche ihrerseits den (ersehnten, aber nicht immer erreichten) Inhalt von Beziehungen ausmachen. Diese universellen menschlichen Grundbedürfnisse stellen über ihre unmittelbar evidente Bedeutung für das Individuum hinaus zugleich interindividuell den kleinsten gemeinsamen Nenner in zwischenmenschlichen Beziehungen dar. Speziell in einer zunehmend multikulturellen Gesellschaft kommt dieser gemeinsamen Basis größte Bedeutung als Ort bzw. Möglichkeit gegenseitigen Verstehens und gemeinsamer Lebensnotwendigkeiten zu.

Gerade heutige Jugendliche verstehen die dargelegten Zusammenhänge im Allgemeinen sehr gut. Sie verbinden in hohem Maße Sexualität und Liebe, wobei sich ein deutlicher Trend der Annäherung von traditionell als männlich und als weiblich geltenden Bedürfnissen zeigt. So wurde in einer nach 20 Jahren wiederholten Interviewstudie an 16-17jährigen westdeutschen Großstadtjugendlichen die Aussage: „Ich will nur Geschlechtsverkehr mit Mädchen/Jungen haben, die ich richtig liebe" 1970 von nur 46%, 1990 jedoch von 71% der Jungen bejaht, während die Zustimmung der Mädchen mit 80% bzw. 81% unverändert hoch geblieben ist. Ähnlich im Kurs gestiegen ist der Wunsch nach Treue. Den Satz: „Man verspricht sich Treue und ist sich auch treu" bejahten 1970 56% der Jungen und 73% der Mädchen, 1990 waren es 89% bzw. 95% (Schmidt et al. 1992). Jugendliche können also durch die skizzierte kommunikative Betrachtungsweise ein Rationale für ihre eigenen, noch unklaren Vorstellungen oder ein Korrektiv für ein durch Medien und Pornographie verzerrtes Bild von Sexualität und Geschlechtlichkeit erhalten. Solche Orientierungs- und „Anhalts-"Punkte erleichtern ihnen eigene Entscheidungen und können Anstöße für die Verwirklichung ihres Vorhabens einer partnerschaftlich gelebten Sexualität darstellen. Ein nachvollziehbares „funktionales Modell der Sexualität", wie es in diesem Buch entworfen wird, kann somit eine wertvolle Orientierungshilfe sein. Integriert in eine umfassende Sexualerziehung wird solche Hilfe vor allem in der (Umbruchs-)Zeit der Adoleszenz benötigt, besonders in einer pluralistischen Gesellschaft (s. Kluge 1998; Loewit 1998).

Durch das Bewusstmachen der beziehungsorientierten Dimension der Sexualität erhält auch ihre Lust-Dimension neuen Stellenwert. Das ist insofern von Bedeutung, als „Lustlosigkeit" – zunehmend auch beim männlichen Geschlecht – derzeit eine verbreitete sexuelle Funktionsstörung darstellt. Dafür mag es vielfältige Gründe geben, von toxischen Umweltfaktoren und anderen äußeren Einflüssen (Stres-

soren) bis hin zur Verunsicherung durch den Umbruch bisheriger Geschlechtsrollen. Es könnte aber auch ein Ungleichgewicht innerhalb der drei Dimensionen von Sexualität, z.B. eine Unterschätzung oder Ausklammerung ihrer beziehungsorientierten Dimension, wie dies in Sexualtherapien immer wieder zu beobachten ist, eine gewichtige Rolle spielen. Damit wäre aber Sinnfindung nicht nur die Voraussetzung umfassender Lusterfahrung, sondern gleichzeitig die Chance, Lust von dualistischer Verdächtigung und Abwertung zu befreien und auf Dauer zu emanzipieren: Kommunikation und Grundbedürfnisse bzw. -werte unterliegen keinen Tabus und historischen Hypotheken.

Das alles mag in einem Kapitel über Sexualerziehung und Sexualberatung weit hergeholt erscheinen. Es soll aber bewusstmachen, in welche Richtung eine Sexualerziehung zielen muss, die sich nicht bloß auf die Vermittlung biologischer Vorgänge beschränken möchte. Allerdings sollte der Erzieher über ein plausibles Modell von Sexualität verfügen, weil er selbst als Modell wirkt.

> Derzeit ist Sexualerziehung noch weit davon entfernt, sich in eine permanente „Kommunikationserziehung" zu einem sensibleren Umgang miteinander zu integrieren.

Erst dann können „Geschlechts- oder Fortpflanzungsorgane" zu intimen „Kommunikationsorganen" werden, die zu gegebener Zeit auch der Fruchtbarkeit dienen können. Erst dann wird sich Sexualethik an der Wahrhaftigkeit und Stimmigkeit der sexuellen Kommunikation statt an vermeintlichen Naturgesetzen orientieren.

12.2   Sexualmedizin und Kontrazeption

Zu einem sensibleren und partnerschaftlicheren Umgang (allgemein und innerhalb von Paaren) gehört auch der Respekt vor der Person des Kindes. Diese Achtung vor einem eigenständigen neuen Leben muss bzw. müsste damit beginnen, ein Kind nicht voreilig, leichtfertig und vor der Zeit, in der es willkommen ist, zu zeugen bzw. auf die Welt zu bringen. So müssten Fragen der Familienplanung viel stärker auch aus der Sicht des zukünftigen Kindes, nicht nur aus der seiner potenziellen Eltern diskutiert werden – derzeit gewiss eine Utopie. Dennoch sei darauf hingewiesen, dass aus der Pflege und Entfaltung der beziehungsorientierten Dimension von Sexualität auch der verantwortliche Umgang mit ihrer reproduktiven Dimension erwächst. Die dann aus innerer Einsicht kommende Verantwortlichkeit ist die Voraussetzung bzw. liefert die Motivation, sich über Familienplanung und Kontrazeption nicht nur kundig zu machen, sondern dieses Wissen auch anzuwenden.

> Mit Kontrazeptionsberatung allein, oder gar mit dem bloßen Verschreiben der „Pille", ist es nicht getan.

Derzeit jedenfalls muss von gravierenden Unkenntnissen und mangelhafter Kommunikation über Fragen zu Empfängnisverhütung und Partnerschaft ausgegangen werden; dies umso mehr, je jünger die Paare sind. So ergibt sich aus einer repräsentativen Jugend- und Elternstudie über Verhalten und Einstellungen zur Sexualität bei 14-17jährigen Jungen und Mädchen in Deutschland: „Zwischen vermeintlichem und tatsächlichem Wissen über reproduktive Tatbestände herrscht insbesondere zum Zeitpunkt der sexuellen Reife bei den Mädchen eine bemerkenswerte Diskrepanz. Die Jungen wissen ohnehin weniger, ja zuwenig über biologische Fakten" (Kluge 1998: 118). Nicht zu vergessen sind Jugendliche am Rande der Gesellschaft bzw. ohne ein familiäres/soziales Netz, welches sie auffangen kann. Sie können schon früh in besonderer Weise Gefahren ausgesetzt sein, die auch das Sexualverhalten betreffen (z.B. Alkohol- und Drogenkonsum, Promiskuität, hetero- und homosexuelle Prostitution, hohes Infektions-, Schwangerschafts- und Abtreibungsrisiko etc.). Dies hat sich auch aus Vergleichsstudien in verschiedenen europäischen Ländern ergeben (Creatsas 1995).

Das Folgende bezieht sich daher hauptsächlich (der Vollständigkeit halber aber nicht ausschließlich) auf die **Kontrazeptionsberatung junger Menschen**, wobei bezüglich methodischer Einzelheiten auf die jeweilige Fachliteratur verwiesen werden muss.

> Zu fordern sind Grundkenntnisse über die Physiologie des weiblichen Zyklus (einschließlich der fruchtbaren und unfruchtbaren Zeiten und ihrer Erkennbarkeit), über die (meist deutlich unterschätzte) Überlebensfähigkeit der Spermien im weiblichen Genitaltrakt, über Konzeptionsmöglichkeiten, Schwangerschaft und Geburt.

Allerdings darf bei Jugendlichen daraus keinesfalls eine sog. **natürliche** Methode der Empfängnisverhütung gemacht werden. Deren Verlässlichkeit setzt stabile Zyklen und Beziehungen mit guter Paarkommunikation, einen einigermaßen geregelten Lebenswandel und gründliche methodische Detailkenntnisse voraus. Besonders letztere sind bei Jugendlichen in der Regel nicht gegeben. Auch die immer mehr perfektionierten Computer zur Anzeige fruchtbarer und unfruchtbarer Zyklustage können auf diese Erfordernisse nicht gänzlich verzichten. Bei der Beratung Erwachsener können die notwendigen Voraussetzungen zu sachgerechter und damit sicherer Anwendung solcher Methoden bzw. Geräte durchaus gegeben sein, wenn auch die Akzeptanz in der Bevölkerung gering ist. Von den **traditionellen Methoden der Kontrazeption** (Hoffmann 1989) ist das Diaphragma (evtl. in Kombination mit Spermiziden) wohl nur in Einzelfällen annehmbar und zu verantworten. Abzuraten ist von der alleinigen Anwendung von Scheidenzäpfchen, Cremes oder Sprays und jedenfalls vom immer noch verbreiteten unterbrochenen Verkehr (Aufpassen, Rückzieher), der speziell bei Jugendlichen viel zu unzuverlässig ist. Dasselbe gilt von (häufig noch dazu falsch verstandenen) Rechenregeln oder der Behauptung junger Mädchen oder Frauen, den Zeitpunkt ihres Eisprungs (ohne Basaltemperaturmessung) genau zu kennen.

Hingegen ist vor allem in Zeiten von HIV/AIDS die richtige Handhabung – und nicht nur der Besitz – von Kondomen als zugleich einem Kontrazeptivum und einem wirkungsvollen, wenn auch nur relativen Schutz vor sexuell übertragbaren Krankheiten ein unerlässliches Thema. Welche Hemmungen bestehen dabei, sie zu erwerben (cave: Automaten) und anzuwenden, welche Fehler können dabei gemacht werden, was sind die Gründe für ein Kondomversagen (Riss, Abgleiten, Verbleiben in der Scheide, Überfließen, zu spät übergezogen, zu früh abgestreift?), wovor können sie oder können sie nicht schützen („safer sex", nicht „safe sex"!), wie verhält man sich beim Verdacht auf ein Versagen usw.? Das „Femidom" oder Kondom für die Frau hat sich bei uns nicht in nennenswertem Ausmaß durchsetzen können.

Ebenso muss ausführlich über orale **hormonale Kontrazeption** und die „Pille danach" bzw. postkoitale Kontrazeption (häufig nach Kondomversagen) informiert werden (Hammerstein & Kuhl 1989). Dazu gehört heute auch der Hinweis, dass hormonale Kontrazeption zwar vor ungewollter Schwangerschaft, aber nicht vor Übertragung des HI-Virus schützt: HIV-positive Frauen mit sicherer Antikonzeption (Sterilisation, Pille) bestanden weniger auf gleichzeitiger Kondomverwendung als solche mit weniger sicheren Verhütungsmethoden (Diaz et al. 1995). Gerade für Jugendliche wurde die kombinierte Anwendung von oraler Kontrazeption und Kondomen gefordert, um jeweils die größtmögliche Sicherheit zu erreichen (Wirz 1997). Die „Spirale" (Intrauterinpessare, IUP) kommt nur in Sonderfällen in Betracht; jugendliches Alter und Nullparität gelten – trotz kontroverser Diskussion als relative Kontraindikation (Wagner 1989).

Erst recht sind irreversible Methoden der Sterilisation oder besser der **„chirurgischen Kontrazeption"** (Petersen 1976) für Jugendliche nur von theoretischem Interesse, sollten aber wegen ihrer zunehmenden Bedeutung für die endgültige Kontrazeption eigens besprochen werden. Ganz allgemein lohnt sich die Frage nach den eigenen Kenntnissen oder Vorstellungen der Ratsuchenden, die häufig eher Mythen als der Wirklichkeit entsprechen.

> Prinzipiell sollte (wie generell in der Sexualmedizin) die Beratung **mit dem Paar** erfolgen, um die im Einzelfall optimale (oder mit den geringsten Nachteilen verbundene) Methode zu finden und gleichzeitig die Motivation zur verlässlichen Kontrazeption zu testen bzw. zu unterstützen.

Vor allem darf Kontrazeptionsberatung nicht isoliert, also losgelöst von einer Gesamtsicht von Sexualität und ihrer Bedeutung in der Partnerschaft erfolgen. In Tab. 12-1 finden sich Angaben über die Verlässlichkeit verschiedener reversibler Verhütungsmethoden. Dabei muss man sich gerade bei Jugendlichen darüber klar sein, dass Methoden- und Anwendersicherheit auseinanderfallen können und die Verlässlichkeit einer Methode zudem von ihrer Akzeptanz durch das Paar und von der Art oder Dringlichkeit der kontrazeptiven Motivation abhängt.

Tab. 12-1   Eine Übersicht über die Pearl-Indices der gängigen Verhütungsmethoden

Pearl-Index: unerwünschte Schwangerschaften in 100 Frauenjahren, bzw. 1200 Anwendungsmonaten
Bewertung: <1: sicher, 2-3: relativ sicher, 5-10: mittel sicher, >10: unsicher

Verhütungsart	Feige et al. 1997	Schmidt-Matthiesen 1998	Diedrich 2000
Hormonpräparate			
Kombinationspäparat	0,1-0,8	0,03-1	0,1-1,0
Minipille	0,5-2,5	0,4-4,3	1
Gestagen-Depotpräparat	0,3-2,9		<0,03-0,9
Pille danach	0,5-1,0	0,1-2,6	
Mechanische Methoden			
Intrauterinpessar	0,5-2,5	0,8-6	0,14-2
Diaphragma	* 3-18	** 2-2,5	** 2-4
Kondom	3-5 (-20)		4-5
spermizide Präparate	1-5	5-42	12-20
„Natürliche Methoden"			
Zeitwahl nach Knaus Ogino	15-35	14-35	15-40
Temperatur-Methode		0,5-3	1-3
symptotherme Methode	2-3		0,8
Coitus interruptus	ca. 20	10-38	8-38
Operative Sterilisation	0,05-0,2	0,05-0,3	0,09-0,4
Ohne Verhütungsmethode	115-200	60-80	>80

* mit oder ohne Gebrauch von spermizidem Gel
** mit Gebrauch von spermizidem Gel

Neuere Daten weisen darauf hin, dass das Kontrazeptionsverhalten Jugendlicher zunehmend verantwortungsbewusster erfolgt: „Beim ersten Geschlechtsverkehr beispielsweise haben 1990 55% aller Jugendlichen (Jungen und Mädchen zusammengefasst), 1970 hingegen nur 25% ein Kondom benutzt" berichten Schmidt und Mitarbeiter (1992: 213) in der bereits erwähnten Studie. Auch die Anwendung der „Pille" ist häufiger geworden: „Beim ersten Koitus wendeten sie 1970 21% aller Jugendlichen an, 1990 34%" (ebd.). Ähnlich findet Kluge (1998), dass von den koituserfahrenen Mädchen in den ersten Jahren nach der Geschlechtsreife 87-95% angeben, fast immer oder immer darauf zu achten, nicht schwanger zu werden. 76-89% der Jungen geben an, fast immer oder immer darauf zu achten, dass ihre Partnerin nicht schwanger wird. Dabei wird zunächst das Kondom, später die Pille bevorzugt.

Auch über **Abtreibung** muss in diesem Zusammenhang gesprochen werden, damit diese nicht zu einer Art „Reservefallschirm" wird, der die Mühen verlässlicher Kontrazeption erspart nach der Devise: Es wird schon nichts passieren, sonst kann „frau" ja immer noch ... (z.B. Antiprogesteron einnehmen). Nach sexualmedizinischen Erfahrungen ist die Entscheidung für oder gegen einen Schwangerschaftsabbruch u.U. eine Zerreissprobe für die Beziehung, oder sie geht ausschließlich zu Lasten der Frau. Kluge (1998) fand in seiner Jugenduntersuchung, dass sich Mädchen in den ersten beiden Jahren nach der Geschlechtsreife bei der hypothetischen Frage nach einem Schwangerschaftsabbruch eher als Jungen dafür entscheiden würden, sich aber in den darauffolgenden Jahren vermehrt gegen eine Abtreibung wenden und das ungeplante Kind austragen möchten. Jungen sind zur Hälfte in dieser Problemsituation ratlos. Es sollte daher alles unternommen werden, damit Jugendliche erst gar nicht vor diese Entscheidung gestellt werden. Bezeichnenderweise werden aus Ländern mit einer offenen schulischen Sexualerziehung, mit Kontrazeptionsberatung und entsprechendem Zugang zu Verhütungsmitteln in Verbindung mit einer problembewussten Einstellung der Gesellschaft niedrige Zahlen sowohl von Teenagerschwangerschaften als auch von Abtreibungen berichtet (Creatsas 1995).

Soll in späteren Jahren die Reproduktion endgültig abgeschlossen werden, die sexuelle Kommunikation aber angstfrei weiterbestehen, so bieten sich die Tubenligatur oder die Vasektomie als irreversible Methoden an. Erstere hat immer noch eine größere Akzeptanz, obwohl die Vasektomie ambulant und in Lokalanästhesie durchgeführt werden kann und von keinen nennenswerten Komplikationen belastet ist. Auch die Sorge vor immunologisch bedingten Langzeitfolgen erwies sich bisher als unbegründet (Mumford 1987). Allerdings wird mit dem Entschluss zur Vasektomie eine Entscheidung für einen längeren Lebensabschnitt getroffen als mit der Tubenligatur der Frau (Knuth & Nieschlag 1989). Auch wenn beide Eingriffe fallweise rückgängig gemacht werden können, muss das Paar, dessen einer Partner sich unterbinden lässt, doch von der Endgültigkeit dieses Schrittes ausgehen und sich ausführlich beraten lassen. Der Verzicht auf Empfängnis- und Zeugungsfähigkeit kann je nach der Bedeutung, die der Fortpflanzungsfähigkeit im Bild der eigenen Weiblichkeit oder Männlichkeit beigemessen wird, und je nach der Fähigkeit, Verluste zu akzeptieren und zu verarbeiten, tiefgreifende Auswirkungen haben. Bei dieser Paarberatung

muss einerseits basales Wissen vermittelt und andererseits die Motivation und Konsequenz dieses Schrittes thematisiert werden, und zwar für beide, nicht nur für den direkt betroffenen Partner. Tubenligatur und Vasektomie dürfen z.B. nicht mit vorzeitigem Klimakterium oder Kastration (Entmannung) verwechselt werden: sie führen zu keiner hormonellen Umstellung, der Zyklus bzw. die Samenbildung bestehen weiter; Libido, sexuelle Funktions- und Erlebnisfähigkeit werden nicht beeinflusst (es sei denn psychisch durch falsche Vorstellungen), das Ejakulat bleibt erhalten. Was die Prognose, d.h. die Zufriedenheit mit der Sterilisation angeht, so gibt es gesicherte günstige bzw. bei gegenteiligen Faktoren ungünstige Voraussetzungen. Günstige Bedingungen sind eine ausgeglichene, harmonische stabile Persönlichkeit und Partnerschaft, eine klare kontrazeptive (und nicht medizinische) Indikation, eine in Absprache mit dem Partner getroffene freie Entscheidung, die nicht erst in unmittelbarem Zusammenhang mit einem Abortus oder einer Geburt erfolgt ist, und eine ausreichende Fachberatung mit der Möglichkeit, ungeeignete Kandidaten zu erkennen; dies alles verbunden mit ausreichender Entscheidungszeit (von einigen Wochen bis Monaten) für beide Partner. Demgegenüber haben das Lebensalter der Frau, die Kinderzahl, Religionszugehörigkeit und soziale Schicht keine entscheidende Bedeutung (Petersen 1976; Hirsch & Keller 1989).

Zusammenfassend geht es in allen Fragen von Sexualerziehung und verantwortlichem Umgang mit der Fruchtbarkeit darum, die nächste Generation ins Leben zu begleiten, also die Heranwachsenden in ihrer Persönlichkeitsentwicklung, ihrem Selbstwertgefühl und ihrer Kommunikationsfähigkeit zu fördern und zu stärken, ihnen ein menschengerechtes Bild von Sexualität als Ausdruck und gleichzeitig Erfüllung ihrer Grundbedürfnisse nach liebevoller Beziehung zu vermitteln, sie zu informieren und ihnen Entscheidungshilfen an die Hand zu geben. Das wird immer nur bruchstückhaft gelingen und erspart keiner Generation, selbst durch Versuch und Irrtum lernen zu müssen. Vor allem kann es nicht darum gehen, Entscheidungen abzunehmen oder aufzuzwingen. Sexualerziehung und Sexualberatung (insbesondere auch) Jugendlicher soll möglichst gute Voraussetzungen für die eigene Urteilsfähigkeit schaffen; entscheiden muss jeder selbst.

13

Gestörte Sexualität bei Infertilität und Sterilität

13.1 Sexualmedizin versus Reproduktionsmedizin

Die eigentliche Lehre von den Fortpflanzungsfunktionen, ihren Störungen und von der Diagnostik, Therapie und Prävention dieser Störungen ist Gegenstand und Aufgabe der Reproduktionsmedizin. Ähnlich der Sexualmedizin versteht diese sich als eine psychosomatische, interdisziplinäre, auf zwei Personen, ihre Beziehung und ihr Umfeld abzielende Disziplin, die „gemessen an ihrer Bedeutung für die ärztliche Betreuung eines großen Teils der Bevölkerung [...] in Forschung, Lehre und Fortbildung unzureichend vertreten" und in Deutschland als eigenständiges klinisches Fach „nicht existent" ist (Schirren et al. 1995: 13), obwohl an verschiedenen Zentren z.T. seit Jahrzehnten Reproduktionsmedizin in Forschung, Klinik und Lehre betrieben wird. Was den psychosomatischen Zugang betrifft, so hat z.B. Stauber schon vor über 25 Jahren eine umfassende Betreuung von Frau und Mann inauguriert, bei der gynäkologische, andrologische und psychosomatische Aspekte gleichrangig berücksichtigt werden, um einer „neuen Denkweise" zum Durchbruch zu verhelfen (Stauber 1988, 1995; Kentenich 1989), der Integration biomedizinischen und psychosozialen Denkens bei jeder Konsultation (Bitzer et. al. 1995). Sexual- und Reproduktionsmedizin sind darüber hinaus beide mit dem Phänomen konfrontiert, dass Sexualität in ihren verschiedenen Dimensionen offensichtlich **nicht bewusst reflektiert, sondern naiv als selbstverständlich hingenommen** wird. Das betrifft ihre nicht-reproduktive Seite ebenso wie ihre reproduktive. Die meisten können mit der Frage, was es für sie heißt, miteinander zu schlafen, ebenso wenig anfangen wie mit der Frage, warum sie Kinder haben möchten. Antworten wie: „Soll das etwas besonderes heißen?", „Das gehört einfach mit dazu", „Das macht man eben, wenn man sich mag" usw. (Loewit 1998) oder „Wir haben die Kinder einfach bekommen", „Ein Kind gehört eben dazu", „Wenn ich schon heirate, dann will ich auch Kinder" etc. (Stauber 1989) bringen dieselben Schwierigkeiten zum Ausdruck, nämlich etwas bewusst überlegen und begründen zu sollen, worüber man sich noch nie Gedanken gemacht hat. Wenn aber das Selbstverständliche nicht funktioniert, ist die psychische Belastung enorm: sexuelle Funktionsstörungen können bis zu Selbstmordversuchen belasten, und Unfruchtbarkeit nimmt in der subjektiven Stresswahrnehmung noch vor Scheidung oder dem Tod einer geliebten Bezugsperson die erste Stelle ein (Felder & Brähler 1995).

Beide Disziplinen beschäftigen sich also mit verschiedenen Aspekten ein und derselben menschlichen Sexualität. Trotzdem ist die höchst notwendige Zusammenarbeit von Sexual- und Reproduktionsmedizin in der Praxis noch kaum irgendwo zufriedenstellend umgesetzt. So wird etwa im oben zitierten Leitfaden von Schirren und Mitarbeitern das korrespondierende sexualmedizinische Standardwerk, die *Klinische Sexologie* von Hertoft (1989), weder erwähnt noch zitiert, obwohl beide Bücher sogar im selben Verlag erschienen sind. Der Begriff „Sexualmedizin" kommt nicht vor, und nur in einer einzigen Tabelle findet sich ein Hinweis auf „Sexual- oder Psychotherapie" als Behandlungsmöglichkeit von Koitusproblemen bei Frau und Mann (Leidenberger 1995: 139). Folgt man Schirren, so werden die psychosozialen Probleme bei Fertilitätsstörungen eher als Domäne der klinischen Psychologie oder der Psychotherapie angesehen. Von wenigen Ausnahmen abgesehen, erhalten aber (klinische) Psychologen/Psychotherapeuten, nicht anders als angehende Ärzte, ebenfalls keine spezielle sexologische/sexualmedizinische Ausbildung und fühlen sich diesbezüglich nicht viel kompetenter als ihre ärztlichen Kollegen, von denen sie aus dem Bewusstsein der eigenen Inkompetenz um Zusammenarbeit gebeten werden. Vor diesem Hintergrund ist es umso notwendiger, eine sinnvolle Zusammenarbeit zwischen Reproduktions- und Sexualmedizin nach jenen Kriterien zu entwickeln, die Schirren (1995: 255), grundsätzlich fordert: Austausch von Informationen; Absprache über die evtl. erforderliche erweiterte Diagnostik und über das therapeutische Vorgehen bei beiden Partnern; Austausch von Informationen nach erfolgreicher Behandlung – wobei er betont, dass Überweisung noch keine Zusammenarbeit darstellt.

Im Folgenden soll daher den Berührungspunkten zwischen Sexual- und Reproduktionsmedizin bzw. ihrer gegenseitigen Ergänzung bei der Behandlung von Infertilität und Sterilität nachgegangen werden. Terminologisch beibehalten wird dabei die Unterscheidung von Sterilität (der Unmöglichkeit zu zeugen oder zu empfangen) und Infertilität (der Unmöglichkeit eine Frucht auszutragen), obwohl diese Begriffe im angloamerikanischen Schrifttum meist synonym verwendet werden und diese Tendenz auch im deutschen Sprachraum zunimmt.

> Die Zahl der ungewollt kinderlosen Paare oder Kinderwunschpatient(inn)en, die bisher für entwickelte Länder mit etwa 10-15% aller Paare im geschlechtsreifen Alter angegeben wurde (Stauber 1988; Schirren 1995; Felder & Brähler 1995), scheint im Steigen begriffen.

Dementsprechend hoch ist die Inanspruchnahme reproduktionsmedizinischer Einrichtungen, wo jenen „geholfen" wird, denen die Natur (bisher) Kinder versagt hat. Eine Schätzung für die westlichen Länder besagte 1995, dass ca. 1% aller Erstgeborenen durch In-vitro-Fertilisierung (IVF) entstanden sind und dass wegen der Erweiterung der medizinischen Indikationen für IVF ein Anstieg dieses Prozentsatzes zu erwarten ist (van Balen 1995). Inzwischen versucht man mit immer besseren technischen Methoden von der bereits „herkömmlichen" assistierten Reproduktion und In-vitro-Fertilisierung mit Embryotransfer über den intratubaren Gametentransfer (GIFT), Zygotentransfer (ZIFT) usw. bis hin zur intracytoplasmatischen Injektion eines einzelnen Spermiums in die Eizelle (ICSI) den „Mangel der Natur" zu beheben. Die Probleme scheinen v.a. naturwissenschaftlich-medizintechnischer Art zu sein (s. Dale & Elder 1997; Rabe et al. 1997), so dass sich das Interesse der meisten Forscher und klinisch tätigen Re-

produktionsmediziner auf diese Ebene konzentriert. Das kommt z.B. in einem von Leidenberger & Graf (1995: 46-51) als Hilfsmittel der Anamnese zur Vorgeschichte verwendeten „Fragebogen für die Patientin mit aktuellem Kinderwunsch" zum Ausdruck, von dessen 39 Fragen sich nur zwei („Wie häufig haben Sie durchschnittlich sexuellen Verkehr?" und „Sprechen Sie mit Ihrem Ehemann/Partner über Ihren Kinderwunsch?") auf die Partnerschaft beziehen. Ähnlich finden sich in einem ausführlichen „andrologischen Untersuchungsbogen" (Schirren 1995: 164-173) keine qualitativen Fragen nach der Beziehung, der sexuellen Zufriedenheit etc., auch nicht bei den Themen Potenzstörungen und Sexualität. Selbst wenn beabsichtigt war, v.a. quantitative Auskünfte („harte Fakten") einzuholen und das Übrige im ärztlichen Gespräch mit dem Patienten zu erheben, könnte bei diesem der Eindruck entstehen, das eine sei wesentlich und das andere unwichtig oder gar „psycho-" – wo doch überhaupt kein Grund bestünde, an seiner geistigen Gesundheit zu zweifeln!

Die psychosoziale (evtl. auch psychopathologische) und partnerschaftliche Seite der Problematik von unfreiwilliger Kinderlosigkeit droht also – weniger in der Theorie als in der reproduktionsmedizinischen Alltagspraxis – übersehen oder zumindest unterbewertet zu werden: Es herrscht ein **Ungleichgewicht in der Bewertung der reproduktiven und der beziehungsorientierten Dimension der Sexualität.** Diese Gewichtsverschiebung findet sich nochmals in der nicht zu übersehenden Tendenz, die biologischen Aspekte jeweils stärker zu beachten als die psychosozialen und partnerschaftlichen. Diese Unausgewogenheit kann ihrerseits zu einem weiteren Störfaktor in der biopsychosozialen Ganzheit des Sexuallebens einschließlich der Fortpflanzung werden. Von ihren Kritikern wird einer einseitig biologisch-technisch orientierten Reproduktionsmedizin ja vorgeworfen, sie reproduziere nicht nur genetische Defekte bzw. Erbkrankheiten (welche die Natur sonst eliminiert hätte), sondern möglicherweise auch entwicklungspsychologisch-biographische Störungen, wenn etwa die Erfüllung eines neurotischen Kinderwunsches dazu führt, dass das „erfolgreich" gezeugte Kind dann in einem pathogenen, „psychotoxischen" und/oder sozial schädigenden Milieu aufwachsen muss. Die Sexualmedizin ist also nicht nur dann zur Mitsprache aufgefordert, wenn es aufgrund einer sexuellen

Funktionsstörung, z.B. Ejaculatio deficiens oder Vaginismus, zu keiner Konzeption kommt, sondern immer dann, wenn eines der **Postulate**, denen sie sich verpflichtet fühlt, nicht oder nicht ausreichend beachtet wird: **die biopsychosoziale Sichtweise der Sexualität, die grundsätzliche Ausrichtung auf das Paar und die beziehungsorientierte, kommunikative Dimension der Sexualität.** Diese Postulate sind theoretisch zwar weitgehend akzeptiert, in der Alltagsrealität aber allzu häufig (noch) nicht umgesetzt; fallweise erscheinen sie auch als utopisch. Dies trifft besonders dann zu, wenn man „Vorhersagen" medienwirksamer Bestseller betrachtet, wonach die gänzliche Trennung von Sexualität und Fortpflanzung bevorstünde und „Fortpflanzung durch simplen Geschlechtsverkehr nur eine von vielen Optionen sein wird":

„Künstliche Befruchtung, Leihmütter, Miet-Hoden, das Klonen, Samenbanken und Zelltransfers – all diese Möglichkeiten werden auf der Speisekarte im Reproduktionsrestaurant des 21. Jahrhunderts stehen. [...] Hier versammeln sich Singles, Paare, um folgende Entscheidungen zu treffen: Soll man frischen Samen und Eier benutzen oder solche, die man in seiner Endpubertät hat einfrieren lassen? Ist es für die Karrierefrau nicht ökonomischer, sich jemand für das Austragen anzumieten? Oder wäre es nicht überhaupt am praktischsten, einen Klon aus seinen eigenen Zellen anfertigen zu lassen?" (Baker 1999)

Schon heute kann ein Kind fünf Eltern haben (z.B. in England, während hierzulande rechtlich [noch?] an der [bisher] untrennbaren Einheit von Abstammung und Geburt festgehalten wird): die Spenderin der Eizelle, den Samenspender, die Leihmutter, die es gebiert, und die sozialen Eltern, die es aufziehen (Golombok et al. 1995). Angesichts solcher technisch möglicher, aber menschlich – gemessen an den psychosozialen Grundbedürfnissen – ebenso „unmöglicher" Szenarien muss Sexualmedizin, wie sie hier verstanden wird, klar Stellung beziehen.

13.2 Dimensionen der Sexualität

Entsprechend dem in diesem Buch vertretenen Modell von Sexualität (s. Kap. 1.1), das ihre beziehungsorientierte (oder sozial-kommunikativen), reproduktive und Lust-Dimension verbindet, interessiert zunächst das Verhältnis dieser Dimensionen zueinander.

▷ Von der **kommunikativen Dimension** war zu sagen, dass Sexualverhalten als Körpersprache im Sinne einer Mimik und Gestik der Beziehung jene Grundbedürfnisse nach Annahme, Zuneigung, Nähe, Geborgenheit, Beheimatung usw. „leibhaftig" verwirklichen kann, die v.a. in Liebesbeziehungen gesucht und als Intimität erlebt werden. In der Art und Weise der sexuellen Kommunikation verwirklichen sich die vielen Facetten von Erotik, Leidenschaft und Lust, wobei zur umfassenden Geschlechtslust auch die „Beziehungslust" gehört, die Freude am „lieben und geliebt werden". Diese beziehungsorientierte, eben kommunikative Dimension der Sexualität ist lebenslang aktuell, d.h. sie geht der Fortpflanzungsfähigkeit voraus und überdauert sie, umfasst viele Abstufungen des körpersprachlichen Ausdrucks und ist wegen der „Unmöglichkeit nicht zu kommunizieren" (Watzlawick et al. 1969) obligatorisch. In ihr wurzelt die salutogene Bedeutung von beglückenden Beziehungen und ihrer sexuellen Verkörperung in Zärtlichkeit und Koitus, aber ebenso die pathogene, leidschaffende und zerstörerische Macht der Sexualität.

▷ Die **reproduktive Dimension** ist demgegenüber nur in der Zeit der Fortpflanzungsfähigkeit aktuell: für die Frau zwischen Pubertät und Menopause, für den Mann zwischen Pubertät und dem Ende seiner sexuellen Aktivität. Sie ist nicht nur zeitlich, sondern auch zahlenmäßig begrenzt, unterliegt einem „Alles-oder-Nichts"-Prinzip und ist zudem fakultativ. Ihr Sinngehalt liegt nicht in der sinnenhaft erfahrbaren Verkörperung und dadurch Festigung der Beziehung durch sexuelle Kommunikation, sondern im schöpferischen Akt des Zeugens und Zur-Welt-Bringens eigener Kinder, was allgemein unreflektiert als Selbstverständlichkeit angesehen wird. Häufig beginnt bewusstes Nachdenken über die Motivation des Kinderwunsches erst im Falle ungewollter Kinderlosigkeit: „Der Wunsch nach Selbsterfüllung, das Bedürfnis, Leben zu geben und sich und seinen Partner im Kind wiederzuerkennen und damit auch selbst in irgendeiner Weise weiterzuleben", sind z.B. Motive, die Stauber (1989) immer wieder in seiner Sprechstunde für Kinderwunschpaare gefunden hat. Die Motive, Kindern das Leben zu schenken, können äußerst vielfältig, mehr oder weniger reif oder unreif, beziehungs- oder selbstbezogen, bewusst oder unbewusst sein. Im fortpflanzungsfähigen Alter müssen Methoden der Familienplanung – de facto meist kontrazeptive Maßnahmen – dafür sorgen, dass die gelebte Verleiblichung der Beziehung durch die sexuelle Kommunikation nicht zu unerwünschter oder nicht zu verantwortender ungewollter Schwangerschaft (und zur beständigen Angst davor) führt. Natürlich kann eine bewusst angestrebte Schwangerschaft ebenfalls eine Verleiblichung der Beziehung bedeuten, sofern auch der Koitus an sich als eine solche verstanden wird. Dabei hat ebenso wie die kommunikative Dimension der Sexualität („Beziehungslust") auch die Fortpflanzungsfähigkeit Anteil an der sexuellen Lust als Erfahrung der eigenen lebensschöpferischen Potenz („Schöpferlust").

> Die reproduktive Dimension der Sexualität ist im Gegensatz zur beziehungsorientierten zeitlich und zahlenmäßig begrenzt, ermöglicht keine graduelle Realisierung und ist fakultativ.

▶ Damit ist bereits die **Verbindung zwischen kommunikativer und reproduktiver Dimension der Sexualität** angedeutet, indem die kommunikative Dimension der reproduktiven nicht nur zeitlich, sondern auch inhaltlich und sinngemäß vorausgeht: Die durch die Sprache der Sexualität vermittelten und erfahrenen Inhalte einer liebevollen Beziehung zwischen den potenziellen Eltern sind auf einer anderen Ebene und auf ihre Weise auch die in der späteren Eltern-Kind-Beziehung unverzichtbaren Elemente, die Summe dessen, was Kinder von der Konzeption an zum Leben und Gedeihen brauchen. Wiederum geht es um Annahme und Bestätigung, Nestwärme und Geborgenheit, Zuneigung und Zuwendung, oder mit einem Wort von R. Spitz (1985): um die lebensnotwendige affektive Zufuhr. Eine ausreichende Befriedigung dieser Grundbedürfnisse des Kindes schafft die besten Voraussetzungen einer gesunden Entwicklung zu einem beziehungs- und liebesfähigen Menschen.

> Konsequenterweise ist also die beziehungsorientierte, kommunikative Dimension der Sexualität das tragende Fundament und die anthropologisch notwendige Voraussetzung ihrer reproduktiven Dimension.

Sie bereitet gewissermaßen das „psychische Nest", den Mutterschoß der Familie als soziale Gebärmutter vor und ermöglicht, dass die Weitergabe des Lebens nicht nur biologisch, sondern gesamtmenschlich, eben biopsychosozial,

erfolgen kann. Die zukünftigen Eltern müss(t)en zuerst ihre Liebesfähigkeit und die Stabilität ihrer Beziehung entwickeln und festigen, also ihre Sexualität zunächst (und auch weiterhin) als Mittel der Kommunikation gebrauchen, bevor sie ihnen als Mittel der Fortpflanzung dient. **Aus der Sicht des Kindes müss(t)en „Geschlechtsorgane" zuerst „Kommunikationsorgane" sein, bevor sie zu „Fortpflanzungsorganen" werden können.** Umgekehrt müss(t)en sie aber auch bei Kinderwunsch zugleich immer noch Kommunikationsorgane bleiben. Gerade diesbezüglich besteht jedoch bei Sterilitätspaaren die große Gefahr, dass die Fortpflanzungsfunktion alle anderen Aspekte überwuchert und sozusagen die ganze Sexualität in Beschlag nimmt. Der Koitus ist dann nurmehr ein präzise geplanter, nach äußeren Notwendigkeiten ausgerichteter Zeugungsakt, nicht mehr die spontane Liebesbegegnung, die eigentlich der menschliche „Ort" von Zeugung und Empfängnis sein könnte. Es ist evident, dass solche Überlegungen weithin utopisch anmuten, dass überwiegend noch nicht einmal so gedacht, geschweige denn gehandelt wird. Dennoch könnten die aufgezeigten inneren Zusammenhänge wegweisend für die Kooperation von Sexual- und Reproduktionsmedizin in Fragen der normalen und gestörten Fortpflanzung sein.

13.3   Fallbeispiele[*]

Durch Fallvignetten aus dem klinischen Alltag soll einerseits versucht werden, das zuvor Referierte zu illustrieren, und andererseits Neugierde geweckt werden. Dabei ist es gut und hilfreich, eine umfassende Einsicht in sexualmedizinische Problematiken zu haben, denn der klinische Alltag zeigt, dass ungewollte Kinderlosigkeit ein Rückzugsverhalten aus der Sexualität begünstigt und alle bekannten sexuellen Funktionsstörungen auftreten können, sofern diese nicht schon zuvor vorhanden waren. Dabei ist insbesondere der Appetenzverlust und die häufig daraus resultierende Ersatzbefriedigung kein Einzel-, sondern eher der Regelfall.

Wie realitätsentfremdet Kinderwunsch-Patienten sein können, zeigt sich in der Anmeldung einer Praxis für Kinderwunschbehandlung. So wird die Bitte der Sprechstundenhilfe um die Kranken-Chip-Karten beider Partner vom

---

[*] Unter Mitarbeit von Dr. phil. Andreas Herter

Mann häufig so kommentiert: „An mir liegt es nicht [...] es geht hier nur um meine Frau [...] ich habe schon ein Kind aus einer anderen Beziehung [...] unser Gynäkologe hat gesagt, meine Frau muss hier nur eingestellt werden [....] etc." Dieses erste Segment des Patientenkontakts zeigt nicht nur den immensen Druck, der auf die Frau ausgeübt wird, sondern auch die Verletzbarkeit und Kränkung des Mannes, der den Geschlechtsakt, sofern er überhaupt noch ausgeführt wird, als reine Triebreduktion ansieht oder seine Frau zur „Onanierunterlage" degradiert (Zitat eines Patienten in der Retrospektive nach erfolgreicher Kinderwunschbehandlung mit sexualtherapeutischer Begleitung).

Fallbeispiel

Besonders eindrucksvoll ist der Fall einer 28jährigen Diplombiologin und ihres 34jährigen Mannes (Kinderarzt in einem großen Klinikum). Die Patientin erscheint wie ein gehetztes Tier, sitzt völlig verkrampft da, ist so angespannt, dass man den Eindruck hat, es bricht gleich aus ihr heraus. Sie kann ihr Weinen nicht unterdrücken. Mit gepresster Stimme und verzerrtem Gesicht berichtet sie zunächst, im Inhalt wenig passend zur Gefühlslage, welche Erfolge sie in ihrem Studium hatte und wie hervorragend sie ihre Prüfungen absolviert habe. Das nunmehr geplante Kind sei leider ausgeblieben, so dass man sich in gynäkologische und andrologische Beratung begeben habe. Während bei ihr Normalbefunde vorlägen, habe ihr Mann nur etwa 4 Mio. Spermien, die allerdings in ihrer Qualität durchaus gut seien. „Das ist doch gar nichts!" bricht es aus der Patientin heraus: „So kann es doch mit einem Kind nicht klappen, vor allen Dingen nicht innerhalb der nächsten 4-8 Monate."

Als der Behandler nach den Gründen für den Zeitdruck fragt, blickt ihn die Patientin verständnislos an. 8 und 9 Monate seien etwa 1 1/2 Jahre, das passe gut zwischen die anstehende Promotion, denn in 2 Jahren müsse sie – dann ja promoviert – spätestens eine Stelle annehmen, so dass nunmehr das Kind am besten dazwischen passe. Die Bitte des Behandlers, er wolle auch zum Ehemann Kontakt aufnehmen, wird so beantwortet: „An seinen wenigen Spermien kann man auch mit Reden nichts machen. Schließlich bin ich Biologin. Ich muss darauf programmiert werden, dass der nächste ICSI-Versuch klappt." Schließlich meint sie achselzuckend: „Probieren Sie doch Ihr Glück."

Beim ersten telefonischen Gespräch mit dem Ehepartner bemerkt dieser abweisend: „Die Befunde stehen fest. Ich habe dazu keine Zeit. Das ganze muss jetzt nur schnell klappen. Sie sind doch der Spezialist." Der Versuch des Einwirkens durch den Hinweis, dass zu einer Schwangerschaft immer noch 2 Partner gehören, wird mit dem Satz beantwortet: „Es muss nicht unbedingt ein Kind der Liebe sein!"

Auch wenn dieses Patientenpaar einen Extremfall darstellt, sind solche oder ähnliche Denkweisen bei einer Vielzahl von Patienten zu entdecken. Die Überbrückung des Weges der Spermien durch Insemination und In-vitro-Fertilisation oder intracytoplasmatische Spermatozoen-Injektionstherapie sind in ihrer Vorstellung Garanten für die Schwangerschaft. Dabei fällt dem Kliniker im Alltag immer wieder auf, dass eine Vielzahl von Komponenten als förderlich bzw. hinderlich erscheint.

Beschrieben wird das Ehepaar Norbert (45) und Bettina (38) D.: Kinderwunsch bestehe seit etwa 4 Jahren. Das Paar erscheint harmonisch, zugewandt, sitzt dicht beieinander, rückt die Stühle zusammen, während der ersten Sequenzen der Therapiestunde werden „Händchen gehalten", Blicke ausgetauscht – man könnte den Eindruck haben, es handle sich um das Idealpaar. Beide sind wissbegierig und kleben förmlich an den Lippen des Therapeuten, scheinen unendlich motiviert und in einer heilen Welt zu leben. Die Frage nach dem Geschlechtsverkehr wird beiderseits mit „ganz normal" beantwortet. Erst ein Insistieren des Therapeuten führt zu Blickaustausch und einer gewissen Peinlichkeit, die in Unsicherheit und Lachen mündet: „Das ist für uns nicht so wichtig", erklärt der Patient. „Bei uns zählen andere Werte. Also vielleicht so 2-3mal im Monat." Schließlich wird eingeräumt, dass Geschlechtsverkehr in den letzten 2 Jahren nicht mehr stattgefunden habe. Davor sei es auch eher spärlich gewesen, zunächst etwa 2 Kontakte in der Woche, das habe aber rasch nachgelassen. Zum Schluss seien die Zeitspannen immer größer geworden, so dass man insgesamt vielleicht 50-80mal miteinander geschlafen hätte.

Erneutes Betonen, dass das nicht so wichtig sei, da andere Werte zählten, und schließlich gäbe es ja die Reproduktionsmedizin, um das Sperma „an den Ort des Geschehens" zu bringen (Zitat des Patienten). Das Gespräch hat inzwischen der Mann (Jurist) übernommen. Auf den Hinweis des Therapeuten, dass die Kinderwunschbehandlung immer beide Partner berücksichtigen müsse, kommt ein erbostes Kontra, indem der Mann hervorbringt, an ihm könne es nicht liegen, er habe schließlich einen gesunden 9jährigen Sohn aus erster Ehe – was das harmonische Setting auf einen Schlag verändert. Ein starker Emotionsausbruch der Patientin („Ich gehe, so ist das immer") lässt das Empfundene erkennen.

Die Beziehung der beiden hat sich vollkommen auf den Reproduktionsgedanken als Statussymbol reduziert. Der Bruder der Patientin hat 5 Kinder, der Patient selbst 1 Kind, seine beiden Schwestern je 3 bzw. 4 Kinder. Der Erwartungsdruck der Familien ist immens, die Erwartungen sind völlig fokussiert. Im späteren Verlauf stellt sich heraus, dass bei ihm eine ausgeprägte sado-masochistische Devianz und bei ihr eine seit dem jungem Erwachsenenalter bestehende, immer wieder eruptierende Depression vorliegt. Dieses Paar hat 8 ICSI-Behandlungen gemacht, die bei einer guten Spermienqualität von ca. 40 Millionen, regelrechtem Befund und „Bilderbuchzyklen" der Ehefrau (Zitat des gynäkologischen Kollegen) erfolglos blieben, was die Beziehung letztendlich nicht ausgehalten hat. Die Ehe wurde geschieden.

Diese Vignette mag deutlich machen, dass auch bei optimalen äußeren Faktoren die Psyche ganz offensichtlich eine Einflussgröße darstellt, die hier nicht quantifiziert werden soll, aber als „erheblich" beschrieben sein mag. Das emotionale Gefühl und die Sexualität müssen als Einheit verstanden werden – sowohl in der Betrachtung als auch in der Behandlung, da das eine ohne das andere in der Kinderwunschbehandlung nicht funktionieren kann. Dennoch ist die minutiöse Abfrage unverzichtbar, wie das Beispiel von Rainer K. zeigt.

Fallbeispiel

Er ist 60 Jahre alt, vor 2 1/2 Jahren verwitwet, nach einem Jahr der Trauer neu liiert und seit einem halben Jahr verheiratet mit einer 34jährigen Frau. Es bestehe Kinderwunsch seit Beginn der Partnerschaft. Wegen seines Alters habe er keine Zeit zu verlieren; er sei in exponierter Stellung in einer Krankenkasse tätig und wisse von daher um die Möglichkeiten der Behandlung. Auch bei seiner Frau seien die biologischen Voraussetzungen nicht optimal. Hier stehe auch eine Erstschwangerschaft zur Debatte. Man habe sich aus diesen Gründen zur ICSI-Behandlung entschlossen, wobei sich das Problem ergeben habe, dass die hormonellen Behandlungen bei der Frau gut angeschlagen hätten. Es sei auch zur Punktion von Eizellen (jeweils 8 bzw. 9) gekommen. Er habe jedoch bei der Samenspende „versagt" (Zitat des Patienten).

Der Leidensdruck des Patienten wird kongruent erlebt. Die Darstellungen wirken in keiner Weise aufgesetzt. Das Verhältnis zwischen den Eheleuten macht einen ausgewogenen Eindruck – im Gegensatz zum Ehepaar D. sind sie nicht euphorisch, sondern sehr angepasst: „Das Kind wäre die Krone unserer Zweisamkeit" (Zitat des Patienten). Wenn es nicht zur Schwangerschaft käme, müsse man sich damit arrangieren; andererseits wolle man sich nicht den Vorwurf machen, eine Chance unversucht gelassen zu haben. Und nach 3 fehlgeschlagenen ICSI-Behandlungen, bei denen es jeweils zum „Versagen des Mannes" gekommen sei, habe man sich nun entschlossen, eine Hodenbiopsie zum Zwecke des Spermiumgewinns machen zu lassen. Die Termine seien insoweit bereits gemacht. Allerdings solle auf Anraten des Reproduktionsmediziners noch psychologisch abgeklärt werden, inwieweit sich aus der Hodenbiopsie weitere Probleme ergeben könnten.

Aus der weiteren Exploration und Anamnese stellte sich durchaus reger Geschlechtsverkehr dar, der mit einer intakten Beziehungs- und Tragfähigkeit zwischen den Partnern sehr wohl nachvollziehbar dargestellt wurde und auch glaubhaft so erlebt zu sein scheint, so dass das Versagen des Mannes kaum nachvollziehbar scheint. Dennoch ergaben sich Fragen, die ein erstaunliches Ergebnis zu Tage brachten, weswegen dieser Teil aus der Therapie wörtlich transkribiert wird.

TH: Haben Sie auch sonst schon einmal Schwierigkeiten gehabt, einen Orgasmus zu bekommen?
Pat: Nun, beim Verkehr klappt es mal besser und mal

schlechter. Es kommt durchaus vor, dass ich schon vorzeitigen Samenerguss hatte oder das Schwänzchen nicht so wollte wie ich. Meine verstorbene Frau und ich haben es – genau wie meine jetzige Frau – immer mit Humor betrachtet. Ich habe meine Frau auf andere Weise befriedigt (lächelnd). Ich denke, Sie können sich denken, was ich meine.
TH: Könnten Sie es mir trotzdem bitte beschreiben.
Pat: Na, mit meine oral, mit den Fingern oder auch schon mal mit so nem Beate-Uhse-Stab.
TH: Haben Sie auch schon einmal Schwierigkeiten beim Onanieren gehabt?
Pat: Ich habe so ausreichenden Geschlechtsverkehr mein Leben lang gehabt, dass ich dafür kein Bedürfnis verspürt habe. Aber vielleicht lag es ja diesmal daran, dass ich wusste, was alles dran hing. Mit der Hormonverseuchung meiner Frau und so – und das schon zum dritten Mal.
TH: Kann es sein, dass der Leistungsdruck das so aufgepuscht hat, dass Sie eigentlich gar keine Chance mehr hatten?
Pat: Ja, das denke ich schon. Darum habe ich mich auch zur Biopsie entschlossen.

Der Patient wirkt hierbei soweit differenziert und abgeklärt, dass die Versuchung bestand, es dabei zu belassen. Es stellte sich jedoch die Frage, ob man evtl. noch ein paar „Tipps" zum erfolgreichen Onanieren geben könnte, so dass das Gespräch fortgesetzt wurde.

TH: Wie war das beim Onanieren?
Pat: Ganz normal.
TH: Was heißt „ganz normal"?
Pat: Na, wie man das eben so macht.
TH: Nämlich wie?
Pat (verlegenes Lächeln): Naja, eben so, also eben ganz normal.
TH: Ich möchte es mir bitte genauer vorstellen können, ich bitte Sie, es mir so genau wie möglich zu beschreiben.
Pat (verlegenes Lächeln, die ersten Tränen): Das ist mir jetzt unangenehm, das ist sehr intim.
TH: Ich weiß, ich möchte Ihnen aber bei einem noch intimeren Problem behilflich sein.
Pat: Ich kann nicht.
TH (nach einer Pause): Ich beginne zu erzählen und Sie berichten, was Sie gemacht haben.
Pat (nickt schweigend)
TH: Sie haben die Tür zum Onanierraum der Praxis geöffnet, sind eingetreten, haben die Tür hinter sich geschlossen (Pat nickt), haben sie abgeschlossen (Pat nickt), und dann ...
Pat: Ich habe meine Hose heruntergelassen.
TH: Sie haben die Hose geöffnet, den Gürtel ...
Pat: Ich trage Hosenträger.
TH: ... die Hosenträger heruntergelassen (Pat nickt) und dann ...
Pat: Ich habe meine Unterhose ausgezogen und mich mit diesem kleinen Behälter beschäftigt.
TH: Mit der U-Box?
Pat (nickt): Das ist so ein enges Röhrchen, da habe ich schon Angst gehabt: wie kriege ich das Schwänzchen da nur wieder raus, wenn es dick ist?!
TH: Haben Sie versucht, den Penis in das Röhrchen zu stecken?
Pat: Ja, aber das ging nicht.

TH: Was haben Sie dann gemacht?

Pat: Naja, ganz normal.

TH: Bitte erklären Sie mir das genau.

Pat: Wie man das so macht.

TH: Nämlich wie?

Pat: Ich habe in der linken Hand das Röhrchen gehalten, in der rechten das Schwänzchen, die Augen zugemacht und mir meine Frau versucht nackt vorzustellen.

TH: Und dann?

Pat: Dann ist nichts passiert. Ich hab' immer gedacht, die liegt da jetzt drüben – und alles wartet!

TH: Wie ging es mit dem Onanieren weiter?

Pat: Naja, so wie beschrieben.

TH: Das heißt, Sie haben Ihren Penis in der Hand gehalten, das Röhrchen davor, die Augen geschlossen und auf ein Steifwerden gewartet.

Pat: Ja, aber es hat nicht geklappt.

TH: Haben Sie Ihren Penis immer gleich fest gehalten? Oder geschüttelt? Gerieben?

Pat (erstauntes Aufschauen, fragender Blick): Wie meinen Sie das?

Aus der weiteren Exploration wurde deutlich, dass der Patient in seinem ganzen Leben noch nie onaniert hatte und auch nicht wusste, wie es geht. Als Pubertierender hatte er erste sexuelle Kontakte mit seiner Freundin, die er später auch heiratete. Es sei nach den ersten körperlichen Begegnungen oft zum klassischen Geschlechtsverkehr gekommen. Er stamme aus einer sehr religiösen Familie. Es stand fest, dass er dieses Mädchen heiraten werde. Aufklärung im eigentlichen Sinne hat nie stattgefunden. Onanieren sei ihm als Sünde vermittelt worden, und daran hätte er sich auch immer gehalten. Als seine Frau an Krebs erkrankte, hätte er so unter Stress gestanden, dass er keine sexuellen Gelüste verspürte. Auch im Trauerjahr habe er an andere Dinge gedacht. Sexualität sei erst mit seiner jetzigen Frau wieder „aufgeflammt".

Der Patient erhielt eine deutliche „Onanieranleitung", und vom Setting her wurde besprochen, dass das gewonnene Ejakulat kryokonserviert werde, um ihn am Tag der Punktion aus dem Leistungsdruck zu nehmen; er könne aber dennoch eine Zweitsamenspende am Tag der Punktion abgeben, dies jeweils in unserem Hause, und erst nach entsprechendem Erfolg werde die Anästhesie bei der Frau eingeleitet. Dies verschaffte ihm unübersehbare Erleichterung. Die sofort nach der Onanieranleitung durchgeführte In-vivo-Übung mit dem „Onanator" in unserem Samenspenderaum verlief so erfolgreich, dass nach wenigen Minuten ein gebrauchsfähiges Ejakulat gewonnen und kryokonserviert werden konnte. Die gleiche Übung, am Tage der Punktion wiederholt, klappte ebenso problemlos. Die ICSI verlief erfolgreich, es wurde eine gesunde Tochter geboren.

Dieser Fall wurde deswegen genau beschrieben, weil er – so unglaublich er klingt – zwar ein Extremfall, aber durchaus kein Einzelfall ist. Wir haben in unserer Sprechstunde durchaus jeden 20. männlichen Patienten in dieser Hinsicht unterstützen müssen. Wir haben auch festgestellt, dass nach dem therapeutischen Gespräch und der Gewinnung des Spermas in unserem Hause mit einem speziellen Vibrator und dem beschriebenen Setting, erst das Ejakulat, dann die Anästhesie der Frau, bei räumlicher Trennung – die Ergebnisse in der reproduktionsmedizinischen Praxis deutlich positiver wurden.

So soll letztlich noch der **Fall** des Ehepaars Leonhard und Karin V. vorgestellt werden.

Er (34) ist Dipl.-Kaufmann und arbeitet sehr erfolgreich als freiberuflicher Steuerberater in eigener Praxis. Sie (32) ist Kontoristin in einer Großhandelskette. Zusammen sei man seit 8 Jahren, seit 4 Jahren verheiratet, Kinderwunsch bestehe seit dem Kennenlernen – allerdings gebe es erhebliche Probleme beim Geschlechtsverkehr. „Es liegt sicherlich am mir", bringt der Mann hervor, der von Erektionen berichtet, die aber vor der Penetration zusammenbrechen würden. Er habe zuvor flüchtige Begegnungen gehabt, in denen es zwar auch Schwierigkeiten beim Geschlechtsverkehr gegeben habe, aber irgendwie habe es dann doch geklappt. Es sei zwar nicht die Erfüllung gewesen, aber irgendwie doch ganz nett. Vielleicht benötige er auch eine Psychotherapie. Die Frau berichtet, sie habe bis zu dieser Beziehung normalen Geschlechtsverkehr mit anderen Partnern gehabt, sich aber inzwischen in ihren sexuellen Wünschen ganz zurückgenommen. Die Beziehung reiche ihr, man komme auch so gut aus. Die Zweisamkeit wird als sehr innig und schön dargestellt. Sie wirkt fast symbiotisch.

In der weiteren Abklärung fällt ein extrem schlechtes Spermiogramm auf: weniger als 700.000 Spermien, von denen nur 6% beweglich sind. Bei der Frau regelrechte Befunde. Weiterhin imponiert das FSH bei dem Mann mit einem Wert von 13 – mithin rund 30% über dem oberen Normwert. Das Testosteron ist bei sonst unauffälligen Befunden deutlich unter dem unteren Grenzwert. Anstelle einer Testosteronsubstitution wird entschieden, den Patienten mit einem Antiöstrogen zu versorgen.

Wir haben die Beobachtung gemacht, dass sich in Abhängigkeit von der Psychodynamik auch die Befindlichkeit des Patienten und die Werte änderten. Zwar sank das FSH nur auf den oberen Grenzwert und das Testosteron ging knapp über den unteren Grenzwert, jedoch veränderte sich die Spermienqualität immens. Nach einer Substitution von 270 Tagen zeigte das Spermiogramm 12 Millionen (davon etwa 12% beweglich), und der Patient fühlte sich in seiner Psychodynamik auch geordneter, „nicht so zerfließend", wie er sagte.

Hinter seiner sexuellen Problematik verbarg sich eine frühkindliche Störung, die im Übrigen häufig mit erhöhten Stresshormonen korreliert und in seiner individuellen Problemlösung in der Ausbildung einer Fetischphantasie gemündet war. Sie bestand darin, sich Babypuppen zu besorgen, sie zu köpfen, hierbei einen Orgasmus zu erleben und anschließend in tiefer Scham zu versuchen, diese Puppen irgendwie loszuwerden und zu entsorgen.

Mit dem hochmotivierten, leicht überdurchschnittlich intelligenten Patienten und seiner Frau konnte eine intensive Aufarbeitung der in seiner Kindheit erlebten Schmähungen durchgeführt werden. So konnte er sich mit seinen „Peinigern" auseinandersetzen, wobei die Kreativität und die Ausdauer, Leidensfähigkeit und Motivation des Paares bemerkenswert war. Aus der symbiotischen entwickelte sich eine paritätische Beziehung, die die Wechselbäder der Gefühle stabil überstanden hat. Nach etwa 2jähriger Behandlung waren die Fetischhandlungen umgedeutet, in die Phantasie zurückverlagert und in einen neuen Kontext eingebettet. Nach einer erfolgreichen ICSI-Schwangerschaft und 3 nachfolgenden Fehlgeburten erlebte das Paar eine zweite erfolgreiche Schwangerschaft.

Bei Kinderwunschpaaren ist häufig auffällig, dass neben einem fokussierten Kinderwunsch, der entkrampft werden muss, auch ein Hang zum Perfektionismus – meist bei beiden Partnern – vorherrscht, so dass vereinbart wird, zunächst einmal den Kinderwunsch selbst ganz hintanzustellen. Bei Paaren, die hier bereits blockieren, verspricht eine Therapie aus gegenwärtiger Sicht weniger Erfolg als bei jenen, die sich diese Zeit lassen und darauf einlassen, mit dem Therapeuten erst einmal das Umfeld abzuklären.

Der nach abgeschlossener Therapie sinnvoll erscheinende Versuch wird in Zusammenarbeit mit den Reproduktionsmedizinern unter einem bestimmten Setting eingeleitet. Sinnvoll erscheint er dann, wenn Therapeut und Patienten sich darüber einig sind und darüber hinaus der Eindruck besteht, dass die Patienten einen Großteil ihrer Verantwortung für sich wieder selbst übernehmen können, ihre Sichtweise im Hinblick auf Perfektionismus und Selbstausbeutung deutlich verändert haben und vor allem eine gewisse Gleichgültigkeit zum Kinderwunsch an den Tag legen können: Wenn es klappt, ist es gut; wenn nicht, haben wir uns bereits arrangiert (auch gut) – das wären nach unserer Erfahrung die idealen Orientierungsmarken.

13.4 Praktische Konsequenzen

Es ergibt sich also, dass den Fragen nach der Qualität und Stabilität der Beziehung, nach der Bedeutungserteilung der Sexualität (z.B. Lust vs. Kommunikation oder Fortpflanzung), nach sexueller Zufriedenheit oder Unzufriedenheit, nach sexuellen Funktionsstörungen usw. aus der Sicht des Kindeswohls ein hoher Stellenwert zukommt. Diese Fragen erfassen zugleich

all jene Faktoren, die im Erleben der Sexualität in der Partnerschaft zum Ausdruck kommen können und die Familienatmosphäre wesentlich bestimmen werden. Das schließt auch die bereits erwähnte grundlegende Frage nach den Motiven des Kinderwunsches mit ein. Es erscheint wichtig, diese „Selbstverständlichkeiten" zu betonen, da der Arzt nicht unmittelbar mit den **Wünschen oder potenziellen Nöten des zu zeugenden Kindes** konfrontiert ist, sondern mit dem oft **imperativen Verlangen des Paares**, er möge ihm (unter allen Umständen) zu einem Kind verhelfen. Angesichts des in der Regel beträchtlichen Leidensdrucks, der sich – besonders in privaten Einrichtungen – als entsprechender Erfolgsdruck auch dem Arzt mitteilt, sowie der oft beeindruckenden Einsatzbereitschaft vor allem der Frauen ist die Versuchung oder Gefahr gegeben, in erster Linie „seiner Patientin" bzw. dem Kinderwunschpaar zu helfen und das Kindeswohl diesem Ziel unterzuordnen. Es sollen daher einige an sich selbstverständliche Grundsätze in Erinnerung gerufen werden, die gerade in der Reproduktionsmedizin besondere Bedeutung erhalten können:

▸ **Das Kind ist der schwächste Teil im System**, d.h. in der Abwägung der Interessen der Erwachsenen und des potenziellen Kindes darf nicht vergessen werden, dass sich das Kind nicht wehren, nicht selbst helfen kann, auch meist keinen Anwalt oder Vertreter hat und in seiner weiteren Entwicklung von den vorgegebenen Startbedingungen weitestgehend abhängig ist. Dementsprechend müssen seine Lebensnotwendigkeiten Priorität genießen, d.h. der Satz

▸ **Kinder brauchen Eltern** muss Vorrang haben vor „Eltern in spe brauchen ein Kind". In diesem Spannungsverhältnis kommt es darauf an, wie reif und realistisch oder wie unreif und illusionär der jeweils konkrete Kinderwunsch ist und welchen Zielen er eigentlich dienen soll. Hat das Paar einen gemeinsamen Lebenssinn gefunden, den es zu teilen bereit ist und den es weitergeben möchte?

▸ **Kinder brauchen Eltern, die Sinn in ihrem Leben gefunden haben**, sie können kein Ersatz für fehlenden Lebenssinn sein – sozusagen Lükkenbüßer, die mütterliche, väterliche oder partnerschaftliche Leere ausfüllen sollen. Damit wären sie heillos überfordert, auch wenn unbestritten ist, dass Kinder neue Sinnfülle und Freuden bedeuten bzw. mit dem Übergang von der Zweierbeziehung zur Familie neue Dimensionen des Lebens eröffnen können – allerdings immer in ambivalenter Spannung zu den Belastungen und Opfern, die sie wiederum mit sich bringen bzw. verlangen. Schließlich müssen die Eltern später wieder allein weiterleben können; ihre Kinder gehören ihnen nicht. Sie sind deswegen auch kein Heilmittel gegen Einsamkeit – schon gar nicht bei freiwillig oder unfreiwillig Alleinlebenden, denn

▷ **Kinder brauchen beide Eltern** für eine ausgewogene Entwicklung, vor allem zur Erlangung ihrer Geschlechtsidentität und eigenen Partnerfähigkeit. Dabei ist zu unterscheiden, ob in einer gegebenen Alleinerzieher-(Not-)Situation die bestmögliche Lösung gefunden werden soll, oder ob aus dieser Situation eine Ideologie und ein Prinzip für andere gemacht wird. Letzteres ist im Hinblick auf das Kindeswohl entschieden abzulehnen. Das gilt erst recht dort, wo sich z.B. entsprechend der eingangs zitierten Zukunftsvision eine alleinlebende (Karriere-) Frau ein Kind aus der anonymen Samenbank anschaffen möchte (was hierzulande schon rechtlich nicht möglich ist), denn

▷ **Kinder haben ein Recht darauf, ihre Eltern zu kennen,** das Wissen um ihre genetische Abstammung darf ihnen nicht vorenthalten werden. Das Interesse von illegitimen oder Adoptivkindern, ihren Vater bzw. ihre „richtigen" Eltern zu finden ist sprichwörtlich. Der Gesetzgeber geht aber nicht nur von praktisch-medizinischen und psychologischen Gründen aus, wie z.B. Fragen nach Erbkrankheiten, der Unmöglichkeit genetischer Beratung oder Problemen mit Identitätsfindung und Selbstwert, sondern von einem fundamentalen Menschenrecht, die eigene genetische Abstammung zu erfahren. Er hält es für eine Verletzung der Menschenwürde, wenn dem nicht Rechnung getragen wird. Daher darf nach deutschem Recht auch bei heterologer Insemination der Samenspender nicht anonym bleiben und ist in Österreich a priori nur die homologe Insemination gestattet. Aus demselben Grund ist sogar die homologe post-mortem-Insemination verboten, weil die Vorstellung, von einem Toten abzustammen, die Identitätsfindung des Kindes und damit das Kindeswohl beeinträchtigen könnte (Hirsch 1995).

Diese keineswegs neuen Grundsätze können in der Kinderwunsch-Sprechstunde bei Anamnese, Einsichts- und Entscheidungsfindung hilfreich sein, weil sie häufig konkret gegebene Probleme betreffen. Bei der entscheidend wichtigen Suche nach den Motiven des Kinderwunsches schlägt Frick-Bruder (1995: 251) z.B. die Frage vor: „Was könnte der Grund dafür sein, dass das Kind bislang noch nicht in ihre Beziehung kommen wollte, obwohl Sie es sich so wünschen?" Anhand solcher Fragen lässt sich erarbeiten, wie reif und realistisch der Kinderwunsch ist. Molinski (1969) spricht dann von reifer Weiblichkeit, wenn der Kinderwunsch sich spezifisch auf Partner und Beziehung richtet: ein Kind von Dir. Von unreifer, archaischer Mütterlichkeit spricht er, wenn es ohne weiteren Bezug zum Mann nur um das Kinderkriegen geht. Auch Frick-Bruder (1995) unterscheidet zwischen partnerschafts- und ichbezogenem Kinderwunsch. Stammt der Kinderwunsch aus der partnerschaftlichen Beziehung, so wollen beide ein Drittes zur Bereicherung ihrer gemeinsamen Lebensqualität. Ein Kinderwunsch ohne den Partner, an ihm vorbei oder ohne Rücksicht auf ihn, ist dann undenkbar.

Schon hier kann die Exploration aufschlussreiche Hinweise geben, wenn etwa eine Frau ihrem Partner zur Erfüllung ihres Kinderwunsches auch eine heterologe Insemination zumutet oder ein Mann „aus Liebe zu seiner Frau" dazu bereit ist, ohne dass das Ambivalente solchen Vorgehens gesehen wird. Ist der Kinderwunsch hauptsächlich ichbezogen, so ist das Kind „ein Substitut der eigenen, nicht vollzogenen Selbstverwirklichung und wird deshalb um jeden Preis gewünscht" (Frick-Bruder 1995: 235). Richter (1969) wies schon vor 30 Jahren auf die Möglichkeit hin, dass ein Kind den Eltern als Substitut für eigene und unbewusste Beweggründe dient, Goldschmidt & de Boor (1976) sprachen sogar von der „Messiaserwartung", die manche Eltern an ihr Kind hegen. Daran ist zu denken, wenn sich nicht selten ungesicherte Lebensgemeinschaften – Frauen, die bereits aus einer anderen Beziehung Kinder haben und deren jetziger Lebensgefährte arbeitslos ist und/oder ebenfalls eigene Kinder mitbringt, Paare, in denen beide Partner Sozialhilfeempfänger sind usw. – unter den Kinderwunschpatienten finden und offensichtlich kein realitätsgerechtes Problembewusstsein vorhanden ist. Gelegentlich wird auch der Partner gewechselt, um so an das eigene Ziel zu kommen. Im Falle solcher „narzisstischer Selbsterweiterung" durch das erwünschte Kind hat dieses von Anfang an bestimmte Funktionen zu erfüllen, z.B. besonders schön oder intelligent zu sein, Leere auszufüllen und Einsamkeit zu vermeiden, eine bessere Welt zu schaffen, den Partner zu ersetzen oder zu binden usw. Der Satz „Kinder brauchen Eltern" wird hierbei pervertiert, auf den Kopf gestellt – zu Lasten der Kinder. Partnerschaftliche und narzisstische Motive werden bei jedem Menschen immer beide eine Rolle spielen. Ob das Maß des „Normalen" dabei überschritten wird, hängt von der Größe der jeweiligen Anteile ab, auch davon, ob diese Ambivalenz angenommen und wie mit ihr umgegangen wird. Frick-Bruder betont, „dass der Kinderwunsch seinem Wesen nach immer ambivalent ist", d.h. der Wunsch und die Angst vor den mit einem Kind verbundenen Belastungen sind gleichzeitig vorhanden; „unerwünschte Kinderlosigkeit" kann der Abwehr dieser Ambivalenz dienen: Das bewusst so sehr gewünschte Kind stellt sich nicht ein, solange es unbewusst so gefürchtet werden muss. Hinweise auf eine tieferliegende, persönlichkeitsbezogene Problematik können in gleichzeitig bestehenden psychosomatischen Symptomen, z.B. vaginaler Fluor, Dysmenorrhoe, Magen-Darm- oder Herz-Kreislauf-Beschwerden, Gelenk-, Glieder-, Kreuz- und Rückenschmerzen, Migräne und im signifikant gehäuften Vorliegen sexueller Funktionsstörungen gegeben sein, die möglicherweise versteckte Botschaften in zwischenmenschlichen Beziehungen darstellen oder Affekte mitteilen, die anders nicht geäußert werden können (Küchenhoff 1995). Ebenso finden sich oft bestimmte Muster der Partnerwahl und der Beziehungsform, am häufigsten nach Stauber (1988, 1989) symbiotisch-anklammernde Beziehungen mit einer depressiven Grundstimmung der Partnerin, seltener und weniger ausgeprägt auch des Partners, wobei besonders die Frau unter dem Gefühl leiden kann, sozial wertlos, unattraktiv, missachtet und ungeliebt zu sein. Auch bei erfolgreicher Behandlung bleibt eine immer noch erhöhte Depressivität und eine erhöhte Komplikationsrate während Schwangerschaft, Geburt und Wochenbett. Die große Bedeutung psychischer Faktoren zeigte sich in den Untersuchungen von Stauber auch darin, dass von den 30,9% erzielter Schwangerschaften nur gut ein Viertel unter therapeutischen Maßnahmen eingetreten sind, der größte Teil (49,7%) jedoch außerhalb der organmedizinischen Behandlung: im Urlaub, in Behandlungspausen, nach Aufgabe des Behandlungswunsches oder Adoption eines Kindes. Weitere 22,7% der Graviditäten traten in engem Zusammenhang mit diagnostischen Eingriffen, z.B. Laparosko-

pien, auf. Bei den männlichen Partnern konnte erstmalig gezeigt werden, dass psychosozialer Stress die Samenqualität in Bezug auf Spermienzahl, Motilität und Morphologie gleichermaßen negativ beeinflusst. In einer Analyse von 69 aufgezeichneten Beratungsgesprächen bei unerfülltem Kinderwunsch fanden Kemeter & Fiegl (1999) psychosozial belastende Faktoren aus dem Umfeld und der sozialer Lebenssituation, der Partnerschaft, der eigenen Biographie und Persönlichkeit sowie iatrogene Stressfaktoren aus der Behandlung als besondere Gesprächsschwerpunkte bei Frau und Mann. Dabei führte vor allem die Bearbeitung von psychischen Belastungen aus dem Umfeld, der Lebenssituation und der Partnerschaft (hier an erster Stelle Probleme der gestörten Sexualität als „Arbeit im Dienste der Fruchtbarkeit") zu einer akuten Entlastung der Betroffenen – an der Notwendigkeit eines biopsychosozialen Zugangs kann also kein Zweifel bestehen.

13.5 Differenzierung der Kinderwunsch-motivation

Zur praktischen Differenzierung können auch die von Stauber (1989) an ca. 5000 Kinderwunschpaaren erarbeiteten Kriterien herangezogen werden. Er unterschied drei große Gruppen von Patienten: Paare mit „überwertigem", mit „starkem" und mit „gesundem" Kinderwunsch.

▶ **Überwertig** bzw. fixiert ist der Kinderwunsch dann, wenn er in irrealer Weise dominiert, keine Ambivalenz zulässt, zu überschießendem Agieren und unangemessenen Reaktionen führt, was auch die Arzt – Patientin/Paar-Beziehung u.U. massiv belastet. Scheinbar leiden solche Patientinnen/Paare besonders unter der Kinderlosigkeit und sind auch besonders motiviert. Sie scheuen keine finanziellen Opfer, gehen von einem Spezialisten zum andern, geben die Hoffnung nicht auf – und doch ist es gerade in solchen Fällen besonders problematisch, den sinnvollen Schutz der Natur, den die Kinderlosigkeit darstellen kann, einfach zu durchbrechen, ohne die psychosomatischen (Mit-)Ursachen oder Folgen der Sterilität therapeutisch zu berücksichtigen. Stauber berichtet von Katamnesen, wo noch 15 Jahre nach

Geburt des Wunschkindes große Schwierigkeiten in der Partnerschaft und Entwicklung der Kinder bestanden und Einzelbeobachtungen zeigen, dass endlich schwanger gewordene Frauen ihr Kind dann nicht annehmen und stillen wollen, es sehr früh abgeben und wieder zur Arbeit gehen, die Eltern sich trennen oder scheiden lassen usw. Der Arzt muss sich also bewusst davor hüten, in einer unheiligen Allianz von Forscherehrgeiz und überwertigem Kinderwunsch mit der Patientin/dem Paar mitzuagieren.

▷ Die Frauen/Paare mit **starkem Kinderwunsch** haben ebenfalls einen hohen Leidensdruck, befinden sich in einer „tiefen Lebenskrise" und möchten alle, auch operativen und extrakorporalen medizinischen Möglichkeiten ausschöpfen. Sie weisen aber genügend „gesunde Ich-Anteile" auf, um einerseits eine vertrauensvolle Arzt-Patient-Beziehung aufbauen zu können und andererseits eine evtl. notwendige Einstellung der ärztlichen Bemühungen zu akzeptieren, und dies nach entsprechender therapeutischer Begleitung sogar ohne größere Einschränkungen ihrer Lebensqualität.

▷ Zu den sterilen Paaren mit **gesundem Kinderwunsch** zählt Stauber (1989: 477) jene, „die zwar unter dem nicht erfüllten Kinderwunsch leiden, jedoch kritisch und realitätsgerecht mit den Grenzen der Behandlungsmöglichkeiten umgehen". Sie sind sich bestehender Ambivalenzen bewusst und verdrängen sie nicht, zögern eher gegenüber invasiven medizinischen Eingriffen, fragen frühzeitig nach Möglichkeiten der Adoption und können auch anderen Lebenszielen Priorität einräumen.

13.6 Beiträge der Sexualmedizin

Ohne hier weiter auf psychologische Befunde im Zusammenhang mit Sterilität und Infertilität einzugehen (weiterführende Literatur bei Jürgensen & Richter 1985, Stauber 1988, Strauss 1991, Brähler et al. 1991, Frick-Bruder 1995, Kemeter 1996) wollen wir nochmals auf die häufigen sexuellen Funktionsstörungen bei Kinderwunschpaaren und auf die mögliche Rolle des Sexualmediziners in der Kinderwunsch-Sprechstunde zurückkommen. Direkte sexuelle Funktionsstörungen bei Frau und Mann können entweder als Ausdruck individueller oder partnerschaftlicher Probleme von Anfang an bestehen – nach Stauber (1988) signifikant häufiger bei sterilen Paaren – oder sich im Laufe der therapeutischen Bemühungen entwickeln bzw. manifest werden und sich verstärken.

▷ Besteht die Funktionsstörung von Anfang an, so sollte dieses Problem vorrangig behandelt werden, wofür sich sexualmedizinische Interventionen geradezu aufdrängen (während bei schweren Persönlichkeitsstörungen der Psychotherapeut zuständig ist). Möglicherweise können dabei bereits Erkenntnisse, vor allem Einsichten für das betroffene Paar, über Funktion und Aufgaben des Kinderwunsches gewonnen werden. So ergab sich bei einem Paar mit auffallend überwertigem Kinderwunsch, dass es gar nicht um das Kind ging, sondern um die Angst der Frau, ihren Mann zu verlieren und geschieden zu werden, wenn sie kinderlos bliebe. Jedenfalls sollte durch die Sexualtherapie die Paarbeziehung verbessert, d.h. die Befriedigung der basalen Grundbedürfnisse in der Beziehung – auch durch die sexuelle Kommunikation – wieder ermöglicht werden. Zugleich geht es im Kontext der Reproduktionsmedizin um eine möglichst optimale Vorbereitung auf die angestrebte Elternschaft und ebenso um die gedanklich vorweggenommene Bewältigung eines eventuellen Misserfolgs der Sterilitäts- oder Infertilitätsbehandlung. Damit wird zumindest versucht, die Prioritäten der Lebensrealität zurechtzurücken und u.U. von der fixen Idee loszukommen, ein Kind würde alle Probleme lösen. Die Person des Partners/der Partnerin und die Qualität ihrer Beziehung rücken wieder in den Mittelpunkt, und der Kinderwunsch kann relativiert oder wenigstens entkrampft und entlastet werden, so dass im Rahmen einer revitalisierten Beziehung und vita sexualis, sofern keine organischen Ausschlussgründe vorliegen, auch die Chance einer spontanen Konzeption steigt.

▷ Sexuelle Funktionsstörungen, v.a. Libidoverlust bis hin zu aversiven Reaktionen bei Mann und Frau, können sich auch im Laufe der Anforderungen einer Sterilitätsbehandlung entwickeln. Vom möglichen Verlust der Spontaneität und der kommunikativen Bedeutung der Sexualität durch die primäre Ausrichtung des Koitus auf die Notwendigkeiten von Zeugung und Empfängnis war bereits die Rede – mit Kalender- bzw. Tabellenführung, evtl. Zervixschleimbeobachtung, Temperaturmessung, Karenzzeiten, Hoffnung und Frustration und erneutem Warten auf die nächste Zyklusmitte, dazu womöglich Schuldzuweisungen oder Schuldgefühle, Anspannung und psychischem Stress schon vor dem ersten Arztbesuch. Danach und bei den für Diagnostik und Therapie dann erforderlichen zahlreichen Arztbesuchen steigern sich die reproduktionsmedizinischen Erfordernisse je nach Behandlungsart. Zum Beispiel kann bei extrakorporaler Befruchtung längerdauerndes Koitusverbot notwendig werden: während der 8-12 Tage dauernden hormonellen Stimulation ab dem 5.-7. Zyklustag und u.U. noch bis zu einen Monat danach. Es kann aber auch mehrere Zyklen dauern, bis die richtige Hormondosis gefunden ist. Dabei kann das Wohlbefinden der Frau beeinträchtigt, ihre Stimmungslage labil sein. Ihr Interesse konzentriert sich auf die Frage, wie viele Eier heranreifen, die Sorge ihres Partners gilt der Qualität seines Spermas. Allein schon der Gedanke, es könne „an ihm liegen", ist für den Mann in der Regel eine enorme Belastung und Kränkung seiner Männlichkeit. Die Angst vor der Gewissheit lässt immer noch viele vor der andrologischen Untersuchung zurückschrecken. Stauber (1988) berichtet, dass schon die Mitteilung eines ungünstigen Spermiogrammbefundes ein Nachlassen der sexuellen Funktionen mit sich bringen kann. Am Punktionstag soll der Mann dann an Ort und Stelle guten Samen produzieren und abliefern, was wiederum für viele Unlust, Ängste oder (schuldbeladene?) Onanie-Assoziationen hervorrufen kann.

Das alles hat mit Intimität oder gar romantischen Hochgefühlen nicht viel zu tun, ganz zu schweigen von der zwar geringen, aber doch realen Gefahr eines lebensbedrohlichen Überstimulierungs-Syndroms, der Notwendigkeit einer Operationseinwilligung, der Änderung von Lebensgewohnheiten wie z.B. dem Verzicht auf das Rauchen usw. Es ist also kein Wunder, dass Frustration aufkommen kann, dass latente partnerschaftliche Spannungen und Konflikte aufbrechen und/oder verschärft werden können und unbewusster oder lauter Groll gegen das erwünschte Kind aufkommen kann, das schon jetzt solche Opfer und Einschränkungen verlangt bzw. Gefahren mit sich bringt. Viele Paare haben nur noch widerwillig Geschlechtsverkehr, und nach den Erfahrungen Staubers reduziert sich bei Paaren mit langjährigem Kinderwunsch die Kohabitationshäufigkeit.

Masters et al. (1996: 328) illustrieren dies mit Patientenzitaten nach über einem Jahr Behandlung. Eine 41jährige Frau: „In den Jahren vor der Behandlung schliefen wir zwei- bis dreimal die Woche miteinander. Heute lieben wir uns vielleicht dreimal im Monat. Und der Zeitpunkt für diese dreimal wird immer vom Arzt bestimmt. Sex hat nicht nur aufgehört, Spass zu machen, sondern wurde zur ständigen Erinnerung an unser Versagen und unsere Enttäuschung."

Ein 29jähriger Mann berichtet, dass seine Frau sich weigerte „beim Geschlechtsverkehr auf mir draufzusitzen, weil sie gehört hatte, dass die Samenflüssigkeit tiefer in die Vagina eindringt, wenn der Mann oben ist. Es gab Tage an welchen ich keine Samenprobe produzieren konnte, woraufhin wir uns stritten und ich mir wie ein totaler Idiot vorkam. Wir liebten uns nur noch mechanisch, und anschließend stellten wir uns ständig die Frage: Hat es diesmal geklappt? Da bleibt dann von Lust oder Spass nicht mehr viel übrig."

Das sind deutliche Hinweise auf die oben erwähnten Ungleichgewichte zwischen der beziehungsorientierten und der reproduktiven Dimension von Sexualität. Dabei ist es für die Beurteilung der Gesamtsituation und für die Abschätzung der Prognose wichtig abzuklären, inwieweit die sexuellen Funktionsstörungen tatsächlich erst während der Behandlung entstanden oder durch die Behandlung bloß manifest geworden sind. In jedem Fall muss im Interesse des zu zeugenden Kindes versucht werden, die Ambivalenz zu bearbeiten, damit das Kind nicht nur bewusst, sondern auch unbewusst gewollt und erwünscht sein kann – oder der Kinderwunsch zurücktritt und dem eigentlichen Problem Raum gibt. Es versteht sich von selbst, dass dieses Arbeiten an der Ambivalenz bzw. an den Motiven des Kinderwunsches nur mit beiden Partnern gemeinsam sinnvoll ist. Daher genügt es nicht, dass nach einem gemeinsamen Erstgespräch und nach der Abgabe des Spermas nurmehr die Frau in die Sprechstunde kommt. Hier muss der Sexualmediziner die Zentrierung auf das Paar und auf die kommunikative Sinndimension betonen und, wo nötig, den Reproduktionsmediziner ergänzen und im Interesse auch seines Erfolges unterstützen.

> Um diese hier nur angedeutete Fülle an körperlicher und vor allem psychischer Belastung bei unerfülltem Kinderwunsch und seiner Behandlung ausreichend und ohne größeren Schaden für die Partner, ihre Beziehung und das „Wunschkind" bewältigen zu können, bedarf es also einer eingehenden ärztlichen Begleitung. Stauber (1989) spricht von der „ganzheitlichen Betreuung steriler Paare".

14

Sexuell übertragbare Krankheiten (STD) und HIV/AIDS

Dieses Kapitel befasst sich in erster Linie mit der sexualmedizinischen Bedeutung sexuell übertragbarer Krankheiten; für spezifisch venerologische Detailfragen muss auf die entsprechende Fachliteratur verwiesen werden.

> Sexuell übertragbare Krankheiten (STD: sexually transmitted diseases) sind Infektionskrankheiten, welche bei sexuellen Aktivitäten übertragen/erworben werden.

STD betreffen im Unterschied zu anderen Infektionskrankheiten direkt den besonders sensiblen und intimen Bereich von Sexualität und Partnerschaft. Sie haben daher so gut wie immer besondere psychische Auswirkungen und große gefühlsmäßige Bedeutung, nicht nur für den unmittelbar Betroffenen, sondern auch für seine Partnerschaft(en): Das (reale oder phantasierte) Sexualleben wird gestört, die Beziehung zum Partner (zu Partnern) evtl. in Mitleidenschaft gezogen, das eigene Körperbild, Selbstsicherheit und Selbstbewusstsein sind mitbetroffen, und fast immer werden große Ängste ausgelöst. Dadurch kann das Ansprechen diesbezüglicher Fragen und Probleme sehr erschwert werden. Das gilt für Fragen Jugendlicher, für das Gespräch unter Partnern in einer Beziehung, aber ebenso für das ärztliche Gespräch – wenn immer möglich mit beiden Partnern – bei der Erhebung der Sexualanamnese und bei der Besprechung der Therapie bzw. der Auswirkungen der Infektion (und ihres Zustandekommens) auf die Beziehung.

14.1 Epidemiologie

Die Zahl der sexuell übertragenen Krankheiten (STD) nimmt nach Hochrechnungen der WHO weltweit weiterhin zu. Die geschätzte Inzidenz stieg von 250 Millionen im Jahr 1991 auf über 333 Millionen im Jahr 1995 an (s. Tab. 14-1).

Tab. 14-1 STD-Inzidenz weltweit (WHO 1996)

Trichomaden	170 Mio
Chlamydien	89 Mio
N. gonorrhoeae	62 Mio
Humane Papillom-Viren	30 Mio
Herpes genitalis	20 Mio
Lues	12 Mio
HIV/AIDS	31 Mio

Tab. 14-2 AIDS nach Regionen (WHO 1998)

Westeuropa	520 000
Osteuropa u. Zentralasien	360 000
Ostasien u. Pazifikregion	530 000
Süd- u. Südostasien	6 000 000
Australien und Neuseeland	12 000
Nordafrika u. Mittlerer Osten	220 000
Südliches Afrika	23 300 000
Nordamerika	920 000

Allein für die HIV-Infektion wurden bis Ende 1998 33,4 Mio. Infizierte errechnet (s. Tab. 14-2), davon mehr als 90% in Entwicklungsländern. Die Anzahl der Menschen, die bisher an AIDS verstorben sind, wird mit 13,9 Millionen angegeben.

Pro Tag werden etwa 16.000 Neuinfektionen angenommen. Davon sind 10% Kinder unter 15 Jahren, und mehr als 50% der Betroffenen sind zwischen 15 und 24 Jahre alt. Allein in Afrika stecken sich in jeder Minute etwa 10 Menschen an. Die sexuell übertragbare Virus-Infektion hat sich auf diesem Kontinent zu einer drohenden Katastrophe gigantischen Ausmaßes entwickelt. Der UN-Sicherheitsrat hat erkannt, dass AIDS längst nicht mehr nur ein Gesundheitsproblem, sondern eine Bedrohung für die weltweite Stabilität und Sicherheit darstellt. Alarmierend ist, dass 27 Mio. HIV-Träger nicht wissen, dass sie sich angesteckt haben. In Europa haben zum Zeitpunkt der Diagnosestellung AIDS etwa die Hälfte der Betroffenen keine Kenntnis von ihrer HIV-Infektion.

Die Entdeckung von Penicillin für die Therapie der sog. klassischen Geschlechtskrankheiten hat zu einem dramatischen Rückgang, doch nicht zu einer Eradikation dieser Erkrankungen geführt. Im Zuge der Aufklärungskampagnen nach Erkennen der viralen Genese von HIV ist in allen technisch hochstehenden Ländern erneut ein drastischer Rückgang dieser Erkrankungen zu verzeichnen, doch keineswegs auf Null. Dies belegt die Notwendigkeit präventiver Maßnahmen.

Wenngleich in Deutschland die gemeldeten Erkrankungen an den sog. klassischen Geschlechtskrankheiten ständig sinken, ist die Infektionshäufigkeit der Syphilis nahezu konstant (s. Tab. 14-3). Die Neuinfektionen mit HI-Virus sind mit etwa 2000 pro Jahr ebenfalls konstant (dies bedeutet, dass jeden Tag bzw. jede Nacht mindestens fünf Ansteckungen mit einer tödlichen Erkrankung erfolgen, deren Symptome sich allerdings im Gegensatz z.B. zur Gonorrhoe nicht nach einigen Tagen, sondern erst nach Jahren erkennen lassen). Derzeit sind in Deutschland mehr als 37.000 Menschen mit dem HI-Virus infiziert, davon Männer viermal häufiger als Frauen. Als Folge der verbesserten Therapiemöglichkeiten ist in den vergangenen 5 Jahren die Zahl der Neudiagnosen des AIDS-Vollbildes halbiert und die der HIV/AIDS-bedingten Todesfälle auf nahezu ein Drittel gesunken (Robert-Koch-Institut 1998).

14.2   Sexuelle Transmission

STD werden, wie der Name sagt, praktisch ausschließlich durch Geschlechtsverkehr übertragen, wobei es mehr als um Risikogruppen um Risikoverhalten geht. Das gilt auch für die derzeit gefährlichste STD, die HIV-Infektion. Das HI-Virus ist nur in Blut, Samen- und Scheidenflüssigkeit und evtl. Muttermilch in so hoher Konzentration vorhanden, dass es zu einer Übertragung auf andere kommen kann. Es ist außerhalb der genannten Körperflüssigkeiten nicht überlebensfähig. Daher besteht beim Handgeben, Umarmen, Küssen, Anhusten oder Niesen, beim Benutzen von Toiletten, Bädern, Handtüchern, Geschirr, Essbesteck usw., also beim alltäglichen Zusammenleben mit Virusträgern (sog. HIV-positiven Menschen) keine Infektionsgefahr. Ebensowenig wird das Virus durch Insektenstiche übertragen.

Die Angst vor AIDS hat zunächst zu einer Hysterie, später zur Gleichgültigkeit und zu Verdrängungserscheinungen geführt. Dies entspricht dem menschlichen Verhalten, wie es seit Beginn des 16. Jahrhunderts bekannt ist, als sich die Lustseuche Syphilis wellenförmig über ganz Europa ausbreitete. So konnten z.B. Bade-Edikte, entstanden aus der richtigen epidemiologischen Erkenntnis der Verbreitung der Syphilis durch ungezügeltes Treiben in damaligen Badelandschaften, die Ausbreitung wohl behindern, aber nicht stoppen. Zwar konnte man weite Teile der Bevölkerung aufrütteln, doch war eine allgemeine Änderung des Sexualverhaltens aus präventiver Sicht nicht zu erwarten. Barrieremethoden wie z.B. Kondome aus tierischem Darm waren zwar schon den alten Ägyptern bekannt, doch standen diese Methoden der Bevölkerung nicht allgemein zur Verfügung.

Mit unserem heutigen Wissen über die Epidemiologie und die Übertragungswege ist die Infektionshäufigkeit aller STD in den hochentwickelten Ländern eindeutig gesunken, was den Erfolg der AIDS-Aufklärung durch vielfältige Kampagnen auf allen Ebenen belegt. Leider werden auf diesen Wegen nicht alle Menschen erreicht. Zum anderen betreffen STD naturgemäß die Menschen mit der höchsten sexuellen Aktivität. So sind z.B. 75% der HIV-Infizierten in unserer Region zwischen 20 und 39 Jahre alt. Man muss davon ausgehen, dass die Fähigkeit zur Steuerung der sexuellen Lust zu einem wesentlichen Teil abhängig ist von Charakter und libidinöser Impulsivität, wobei ab einem bestimmten Moment der Erregung die zentrale Steuerung und Kontrolle aussetzt.

Tab. 14-3 Gemeldete Geschlechtskrankheiten in Deutschland (Statistisches Bundesamt)			
	1992	1995	1998
Insgesamt	10.184	5.251	3.584
Syphilis	1.389	1.138	1.152
Tripper	8.698	4.061	2.412
Weicher Schanker	37	22	12
Venerische Lymphknotenentzündung	42	21	4
Mehrfachmeldung	18	9	4

14.3 Prävention und Verhaltens- modifikation

Sicher ist, dass es sowohl bei der HIV-Erkrankung als auch bei den anderen STD keinen einheitlichen und absolut richtigen präventiven Weg gibt, der bundes- oder weltweit akzeptiert werden könnte. Prophylaktische Maßnahmen haben zum Ziel, eine entsprechende Übertragung zu verhindern. Dies gilt zum einen für das Sexualverhalten, darüber hinaus aber auch für Ärzte (besonders auf Notfall- und Intensivstationen), Labor- und Pflegepersonal im Umgang mit den Patienten oder mit kontaminiertem Material. Das ärztliche und pflegerische Verhalten entspricht dem Verhalten bei anderen Infektionskrankheiten, die ebenfalls auf nicht-aerogenem Wege übertragen werden. Als Musterbeispiel sei auf die Prophylaxe vor der Hepatitis-B-Infektion verwiesen.

Aus der allgemeinen Verhaltenslehre weiß man, dass eine Verhaltensänderung nicht durch Ge- und Verbote, Strafandrohung oder Schocktherapie zu erreichen ist, sondern nur dadurch, dass der Nutzen des „richtigen" Verhaltens überzeugend herausgestellt wird. Andererseits sind sexuelle Leidenschaft und Ekstase genau das Gegenteil von Logik, Beherrschung und Vernunft. Auch ist Aufklärung nur bei einsichtigen und kooperativen Personen möglich; sie bleibt problematisch bei geistig Behinderten, Psychotikern, Analphabeten, Drogensüchtigen oder Personen mit Desperado-Mentalität. Das eingeforderte Grundrecht auf unreglementierte sexuelle Entfaltung endet naturgemäß da, wo es das Grundrecht des Anderen tangiert. Es soll ja nicht die Sexualität, sondern das Sexualverhalten geändert werden, damit ein angstfreies mit- und zwischenmenschliches Verhalten in gegenseitiger Achtung und Verantwortung möglich ist. Es hat keinen Sinn, unerfüllbare Forderungen wie z.B. nach absoluter sexueller Enthaltsamkeit aufzustellen, da man hierdurch nur Angst und Unsicherheit schürt.

14.3.1 Safer Sex

„Safer Sex"-Kampagnen haben das Bewusstsein für die Übertragung einer Infektion durch Geschlechtsverkehr geschärft, insbesondere bei den Hauptrisikogruppen (promiske Heterosexuelle, Homosexuelle, i.v.-Drogenabhängige). Bei aller Beachtung der Safer-Sex-Richtlinien muss man sich darüber im klaren sein, dass es keinen sicheren Sex gibt, außer in einer stabilen monogamen Partnerschaft. Wegen situativer Anwendungsfehler kann die Benutzung eines Kondoms weder beim vaginalen noch beim analen Verkehr eine 100%ige Garantie gegen eine Ansteckung sein, doch ist das Kondom unter allen Barrieremethoden mit Abstand am effektivsten. Die Infektionsrate mit bakteriellen STD wird eindeutig herabgesetzt, jedoch ist eine verlässliche Senkung der Infektiosität bei viralen STD nicht sicher (Stone et al. 1986). Es bleibt je nach Vergleichsstatistik ein Restrisiko von 0-27% und mehr. Die Ursachen für die Versagerquoten sind weiterhin unklar (Gordon 1989).

Untersuchungen bei Jugendlichen haben ergeben, dass diese bei einer neuen Partnerschaft zu 80% ein Kondom benutzen wollen. Die tatsächliche Rate der Benutzung liegt bei 20%, bedingt durch die irrige Ansicht, durch die Hormonpille seien alle Gefahren abgewendet, aber auch durch die Angst vor Ablehnung. Der Wunsch nach Nähe und Verschmelzung widerspricht den Präventionserfordernissen. Bei der Suche nach rationalen Gründen für einen Kondomdispens folgt man gern der subjektiven Überzeugung, dass die Partnerin nicht infiziert sei. Darüber hinaus ist ein Kondom nicht immer verfügbar. Begünstigende Faktoren für einen ungeschützten Geschlechtsverkehr sind in einer hohen Zahl von Sexualkontakten mit unterschiedlichen Sexualpartnern zu sehen sowie in der Erfahrung von Zurückweisung und Ablehnung von Kondomen, was bei einem schwach ausgebildeten Selbstbewusstsein zur Unterwerfung unter die Situation führt. Fatalerweise besteht auch die Meinung, ein konkordanter Serostatus würde die Benutzung von Vorsichtsmaßnahmen unnötig machen oder ein Analverkehr ohne Ejakulation führe nicht zu einer Ansteckung. Wunschdenken ist es auch, dass der Partner deshalb negativ sei, weil er die Kondombenutzung nicht thematisiert. Die Suche nach möglichst jungen Partnern wird von der Hoffnung diktiert, dass diese bei geringer Sexualerfahrung nicht infiziert sein können. Eine Schutzbehauptung ist die sogenannte Gefühlsbeeinträchtigung durch ein Kondom.

Sicher ist, dass Infektionsrisiken meist situationsbedingt eingegangen werden. Nur wenige Menschen verhalten sich immer „safe" oder immer „unsafe", normal ist ein situativer Wechsel. Dabei ist zumindest in Risikogruppen bekannt, dass das Übertragungsrisiko für HIV und damit für alle sexuell übertragbaren Erkrankungen abhängig ist vom sexuellen Rollenverhalten. Naturgemäß kann man sich bei einem einzigen – zumal ungeschützten – Geschlechtsverkehr infizieren, die größte Gefahr besteht jedoch bei ungeschütztem rezeptiven Analverkehr; geringer ist die Gefahr bei insertivem Analverkehr und bei rezeptivem Oralverkehr mit Aufnahme von Samenflüssigkeit. Andere Übertragungswege spielen keine praktisch bedeutsame Rolle.

Entscheidend für den Erfolg präventiver Maßnahmen ist die Stärkung des Problembewusstseins sowie die Aufklärung der Bevölkerung. Nur dann ist es möglich, Kenntnis und Erkenntnisse in das eigene Leben, in das Sexual- und insbesondere Partnerverhalten zu integrieren.

14.3.2   Allgemeine Richtlinien

Zum Schutz vor der Transmission einer sexuell übertragbaren Erkrankung sind 3 Wege wichtig: gezielte Behandlung, Impfung und Verhaltensänderungen.

Gezielte Behandlung

Bei **HIV/AIDS** haben die Fortschritte in der antiretroviralen Therapie nicht nur die Lebenserwartung verlängert, sondern vielfach auch die Lebensqualität deutlich verbessert und nicht mehr erwartete Lebensperspektiven wieder eröffnet. Wenn die HIV-Infektion auch zur Zeit nicht geheilt werden kann, so ist sie doch wenigstens kontrollierbar geworden.

Bei den **STD, die geheilt werden können,** lässt sich die Infektionskette durch gezielte Behandlung unterbrechen. Nach einer speziellen Anamnese, in der insbesondere auch das individuelle Verhalten/Risiko des Patienten erfragt wird, und der korrekten Diagnostik wird eine gezielte Therapie eingeleitet. Bis die Behandlung abgeschlossen ist, muss auf sexuellen Kontakt verzichtet werden. Partnerdiagnostik und ggf. -behandlung ist anzustreben.

Impfung

Weltweit wird nach einer prophylaktischen sowie therapeutischen Impfung gegen HIV geforscht. Erfolge sind leider noch nicht abzusehen. Unter den sexuell übertragbaren Erkran-

kungen könnte einzig die Hepatitis B durch konsequentes Durchimpfen der gefährdeten Population erfolgreich bekämpft werden. Für andere STD existiert bislang noch keine effektive Möglichkeit zur Schutzimpfung.

Verhaltensänderungen

Da es sich bei allen STD um Pandemien handelt, müsste weltweit das Sexualverhalten den Notwendigkeiten angepasst werden. Sexuelle Enthaltsamkeit auf Dauer ist utopisch. Deshalb enthalten die Empfehlungen zur Prophylaxe zunächst den Hinweis auf eine monogame Beziehung, mindestens aber auf eine begrenzte Anzahl von Sexualpartnern. Kontakte mit anonymen Partnern oder mit Personen, die mehrere Sexualpartner haben, sollten vermieden werden. Jeder neue Sexualpartner sollte gefragt werden, ob er an einer Geschlechtskrankheit leidet. Falls jemand Symptome einer STD an sich selbst bemerkt, sollte er sich schnellstmöglich in Behandlung begeben. Angehörige einer Risikogruppe für Hepatitis B (medizinisches Personal, Dialysepatienten, i.v.-Drogenabhängige oder Personen mit häufigem Partnerwechsel) sollten sich impfen lassen.

Dringend anzuraten ist bei sexuellem Kontakt mit Menschen, bei denen eine STD nicht ausgeschlossen werden kann, die Benutzung von Kondomen und/oder Spermiziden. Ein Kondom kann naturgemäß keine 100%ige Garantie gegen Ansteckung sein, doch ist es unter allen Barrieremethoden (s. Übersicht) mit Abstand am effektivsten, insbesondere gegen bakteriell bedingte STD. Die häufigsten Fehler passieren durch unsachgemäße Handhabung, insbesondere durch Beschädigung beim Auspacken, falsches Anlegen, verzögertes Zurückziehen nach der Ejakulation oder (selten) durch Produktionsfehler. Es ist darauf hinzuweisen, dass für jeden Geschlechtsverkehr jeweils ein neues Kondom benutzt werden muss.

Barriere-Methoden zur STD-Prophylaxe

▷   bei jedem Sexualakt neues Kondom
▷   keine Schädigung beim Aufpacken
▷   korrektes Anlegen bei Erektion
▷   sofortiges Zurückziehen nach Ejakulation
▷   Markenprodukte sind geprüft
▷   bei mangelnder Lubrikation Gleitmittel
▷   ggf. Frauenkondom und Spermizide
▷   kein Schutz durch hormonelle Kontrazeption, Spirale oder operative Sterilisation

Falls keine ausreichende vaginale Lubrikation besteht, sollten Gleitmittel (Femovir®, Gleitgelen® o.a.) verwendet werden. Diese sollten wasserlöslich sein, da Gleitmittel auf Ölbasis möglicherweise Latex-Kondome schädigen können. Wenn der Mann kein Kondom benutzen kann, ist ein Frauenkondom (in Internationalen Apotheken erhältllich) zu erwägen. Ob die zusätzliche Verwendung von spermiziden Substanzen die Infektionsrate vermindert, ist nicht bewiesen. Die alleinige Verwendung von vaginalen Spermiziden, Schwämmen oder Diaphragmen ist als HIV-Prävention nicht geeignet. Die Infektion mit N. gonorrhoeae oder C. trachomatis wird hierdurch zwar geringer, doch das Candida-Risiko steigt. Eine hormonelle Kontra-zeption bietet naturgemäß ebenso wenig Sicherheit vor einer sexuell übertragbaren Infektionskrankheit wie eine operative Sterilisation.

Ein besonderes Problem in Bezug auf STD bieten i.v.-Drogenabhängige. Aus prophylaktischer Sicht steht an erster Stelle das absolute Verbot von bereits durch andere benutzten Nadeln und Spritzen. Desinfektion ist nicht gleichzusetzen mit einer Sterilisation und garantiert nicht die Inaktivierung von Viren.

> Grundsätzlich gilt, dass neben dem infizierten Patienten auch dessen Partner untersucht werden muss/müssen.

Umgebungsuntersuchungen sind anzustreben. Da bei einer STD die Möglichkeit besteht, dass Erreger einer oder mehrerer weiterer Krankheiten übertragen wurden, welche möglicherweise nur eine längere Latenzzeit zwischen Infektion und dem Auftreten erster Krankheitssymptome haben als die jetzt vorliegende, ist grundsätzlich ein serologischer Status für Syphilis und HIV (Einwilligung!) zu erheben. Weiterhin muss die Notwendigkeit präventiver Maßnahmen (s. Übersicht) der Bevölkerung Ärzten, Eltern, Schulen und allen Medien klar gemacht werden durch, ebenso auch dem einzelnen Ratsuchenden oder Patienten. Der erste Schritt hierfür ist die Anamnese, welche bei jedem Patienten Fragen über die sexuelle

Prävention von STD/HIV

Expositionsvermeidung utopisch, deshalb
▷   Information über STD: Übertragungswege
▷   Vermeidungsverhalten: Gezielte Behandlung – Impfung –
      Verhaltensänderungen
▷   Grundlagen- und Therapieforschung

Entwicklung und das Sexualverhalten beinhalten soll. Werden Risikofaktoren erkannt, muss auf die spezifischen Risikofaktoren für STD bis hin zur Abstinenz von sexuellen Aktivitäten während der ansteckungsfähigen Zeit eingegangen werden.

14.4   Erreger von STD

Eine Vielzahl von Viren, Bakterien und anderen Mikroorganismen (s. Tab. 14-4) können bei sexuellen Aktivitäten übertragen werden. Weltweit stehen zahlenmässig Trichomonaden im Vordergrund (s. Tab. 14-1). Seit in Deutschland eine konsequente Partnertherapie vorgenommen wird, ist diese Erkrankung hier selten geworden. Harte epidemiologische Daten fehlen jedoch. Durch symptomarme oder symptomlose

Tab. 14-4   Geschlechtskrankheiten und ihre Erreger. Nach Golsch und Vogt (1996)

Erreger	Erkrankung
Viren	**Entzündlich**
HSV 2, HSV 1 (Herpes-simplex-Virus hominis)	Fieberblasen („Herpes genitalis")
HBV (Hepatitis-B-Virus)	Serum-Hepatitis
CMV (Cytomegalie-Virus)	Zytomegalie
HIV (human immunodeficiency virus)	AIDS (Entzündungen und Neoplasien durch Immundeffekt)
	Nichtentzündlich
HPV (human papilloma virus)	Condylomata acuminata (Feigwarzen)
MCV (Mollusca-contagiosa-Virus)	Mollusca contagiosa (Dellwarzen)
Bakterien	
Treponema pallidum	Lues (= Syphilis)
Neisseria gonorrhoeae	Gonorrhoe (Tripper)
Haemophilus ducreyi	Ulcus molle (weicher Schanker)
Chlamydien der Subtypen $L_1 - L_3$	Lymphogranuloma venereum
Calymmatobacterium granulomatis	Granuloma inguinale (Donovanosis)
Chlamydien, Mykoplasmen oder Ureaplasmen	Mann: Urethritis, Prostatitis, Epididymitis Frau: Cervicitis, Adnexitis, Urethritis
Aerobier + Anaerobier	Aminkolpitis, „unspezifische" Vaginitis, beim Partner Urethritis
Andere	
Pilze	Candidose und andere
Protozoen	
Trichomonas vaginalis	Trichomoniasis
Spinnentiere	
Sarcoptes hominis	Scabies (Krätze)
Insekten	
Phthirius pubis (Filzlaus)	Phthirlasis (Filzlausbefall)

Verläufe bei der Frau wie beim Mann wird oft eine frühzeitige Diagnose verhindert. Die Behandlung erfolgt ein- oder mehrzeitig mit Metronidazol. Dieses Medikament ist kontraindiziert im ersten Trimenon der Schwangerschaft und darf im zweiten und dritten Trimenon nur äußerst zurückhaltend angewendet werden. Da die unerwünschten Wirkungen von Metronidazol mit Übelkeit, Verlängerung der Prothrombinzeit und Alkoholunverträglichkeit selten und gering sind, hat sich die sofortige Mitbehandlung des Sexualpartners durchgesetzt, um so auch bei latenten Infektionen oder falsch negativen Befunden einer Reinfektion vorzubeugen.

Eine Untersuchung zum Ausschluss von Chlamydia trachomatis ist neben der Lues-Serologie seit wenigen Jahren in die Mutterschaftsvorsorge aufgenommen worden. Dies unterstreicht, dass auch in unseren Breitengraden die Chlamydieninfektion weiterhin eine ernst zu nehmende STD ist, die auch auf das Neugeborene übertragen werden kann (Abb. 14-1). Sie kann 1-2 Wochen postpartal zu einer purulenten papillären Konjuktivitis oder aber 1-3 Monate post partum zu einer Pneumonie führen.

14.5   Klassische STD

Die sogenannten klassischen Geschlechtskrankheiten wie Lues (Syphilis), Gonorrhoe (Tripper), Ulcus molle (weicher Schanker) und Lymphogranuloma venereum (venerische Lymphknotenentzündung) haben ihren Schrecken weitgehend verloren, seit verlässliche therapeutische Optionen bestehen. Zudem nimmt die Zahl der Infektionen in Deutschland infolge präventiver Maßnahmen weiterhin ab (s. Tab. 14-3). Trotzdem zeigt die Anzahl der Erkrankungen an diesen obligat pathogenen Keimen, dass das Sexualverhalten nicht geeignet war, eine Ansteckung mit diesen – und somit auch allen anderen Erregern einschließlich HIV – zu vermeiden. Der Kenntnis des klinischen Bildes, der Diagnostik und Therapie muss deshalb nach wie vor ein hoher Stellenwert eingeräumt werden (s. die Richtlinien zur Diagnostik und Therapie der Deutschen STD-Gesellschaft).

Nach wie vor sind Erkrankungen an den Geschlechtsorganen ein Tabu. Selbst bei Genitalwarzen, die durch humane Papillomviren (HPV) hervorgerufen werden, holt ein erheblicher An-

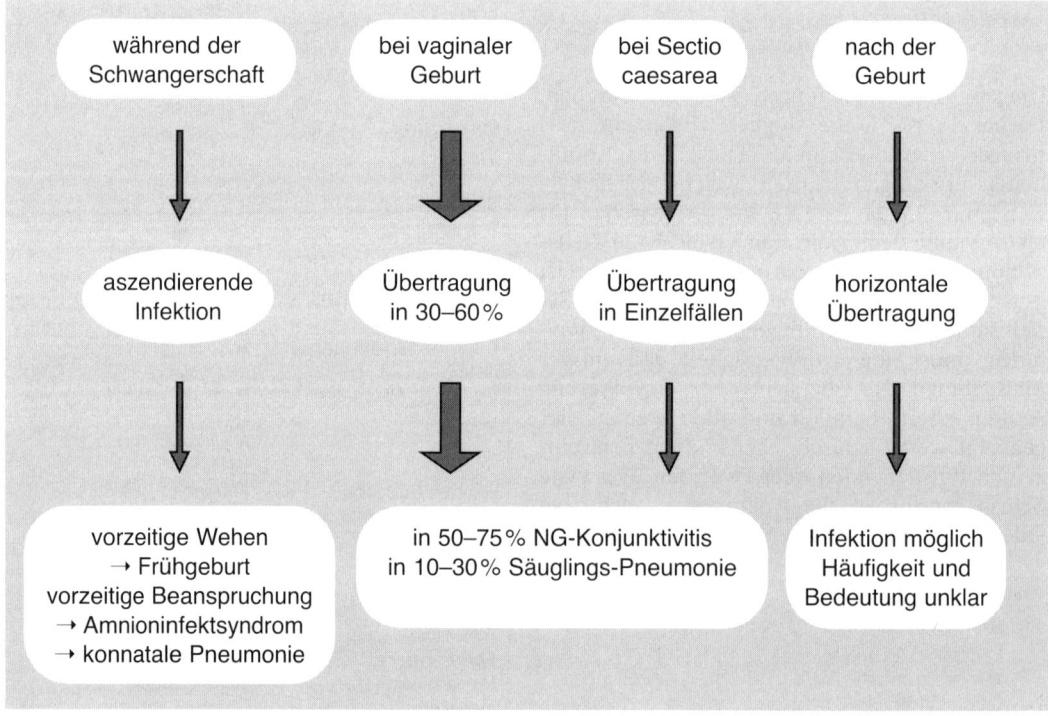

Abb. 14-1 Übertragungswege von Chlamydien auf das Neugeborene

teil der erkrankten Patienten viel zu spät ärztlichen Rat ein. Etwa 80% der deutschen Männer sprechen zunächst mit ihrem Arzt, bevor sie sich der Partnerin anvertrauen. Bei einem Drittel der weiblichen Betroffenen wird die Erkrankung zufällig beim Gynäkologen entdeckt. In Bezug auf den Zusammenhang von HPV-Infektionen und Zervix-Karzinomen besteht in der Bevölkerung erheblicher Aufklärungsbedarf. Auch die Ansteckungsgefahr wird häufig unterschätzt. Dies erklärt die enorme Zunahme von Genitalwarzen in den letzten Jahrzehnten auch in Deutschland. Neben der bisher üblichen operativen Behandlung mit und ohne nachgehende Interferon-Behandlung steht seit Neuestem Imiquimod als Creme zur Verfügung. Diese neue Substanzklasse der Immune response modifier (IRM) wirkt topisch indirekt antiviral und antitumoral. Erste Studien belegen, dass der therapeutische Effekt von Imiquimod, erreicht über die Induktion von Interleukinen und TNF-α und ihre Stimulation natürlicher Killerzellen, die ihrerseits eine antivirale und antitumorale Aktivität ausüben, zumindest vergleichbar ist mit allen ärztlicherseits durchgeführten Behandlungsmethoden.

Der Herpes genitalis, hervorgerufen durch das Herpes-simplex-Virus Serotyp 2 (HSV), verläuft in 50% völlig asymptomatisch. Dies ist der Grund dafür, dass die Durchseuchung mit HSV-2-Antikörpern, z.Zt auf 20-30% geschätzt, stetig ansteigt. Klinisch manifestieren sich nur 30% der Fälle von Herpes genitalis eindeutig. Die restlichen 20% machen atypische Symptome aus, die nicht als Herpes genitalis erkannt werden. Nach der Primärinfektion schwankt die Rezidivhäufigkeit individuell erheblich. Bei genitalen HSV-2-Infektionen gibt es häufiger Rezidive als bei genitalen HSV-1-Infektionen. Durch Aciclovir und pharmakologische Weiterentwicklungen (Famciclovir, Valaciclovir) kann die Behandlung sowohl des primären Herpes als auch des episodischen Herpes-Rezidivs sowie die Suppressionsbehandlung des Herpes genitalis bei Menschen, die alle 6 Wochen oder öfter unter Herpes-Rezidiven leiden, gut gesteuert werden. Von einer Aciclovir-Behandlung sollte in der Frühschwangerschaft (1-14 SSW) abgesehen werden. In der Schwangerschaft sollte bei strenger Indikationsstellung behandelt werden bei

▹ primärem Herpes genitalis
▹ lebensbedrohlichen mütterlichen HSV-Infektionen wie disseminierter Herpes-Infektion, Pneumonie, Hepatitis

manifestem Herpes genitalis zu Beginn der Wehentätigkeit zur Vermeidung einer Sectio caesarea.

Ein Neugeborenes mit manifester HSV-Infektion sollte unverzüglich mit Aciclovir behandelt werden.

14.6 HIV und Kinderwunsch

Schon bald nach Auftreten von HIV/AIDS hatten einige der davon meist betroffenen Männer angesichts des unausweichlichen Endes den Wunsch, sich in einem eigenen Kind fortzupflanzen. Was seinerzeit aus infektiologischer Sicht unverantwortlich erschien, wurde trotzdem praktiziert. Bei ungeschütztem Geschlechtsverkehr wurde die Möglichkeit einer Infektion des Partners und des Kindes von beiden Partnern bewusst in Kauf genommen. Das Risiko einer viralen Transmission wird auf 0,05-0,8% je Koitus berechnet. Im Individualfall ist jedoch die Statistik unerheblich. Genau wie bei der syphilitischen Infektion sind Fälle der HIV-Transmission beschrieben, bei denen ein einziger Geschlechtsverkehr zur Serokonversion führte.

Die Fortschritte in der antiretroviralen Therapie lassen die Betroffenen hoffen, dass ihre Infektion zumindest kontrollierbar, auf Dauer vielleicht sogar heilbar ist. So wird der Wunsch nach einem eigenen Kind immer häufiger vorgetragen. Dazu trägt bei, dass moderne Verfahren der assistierten Reproduktion die Möglichkeit einer extrakorporalen Konzeption eröffnen.

Bei einer HIV-Infektion der Frau ist die materno-fetale Transmission zu bedenken. Das Übertragungsrisiko korreliert eng mit der HIV-Viruslast im Blut und mit dem Stamm der HIV-Infektion (Garcia et al. 1999). Das fetale Infektionsrisiko erhöht sich durch pathologische Wehentätigkeit, Frühgeburtlichkeit, blutiges Fruchtwasser, vorzeitigen Blasensprung, Amnioninfektionssyndrom und eine vaginale Geburt. Die Transmissionsrate wird z.B. durch einen über 4 Stunden bestehenden Blasensprung um 50% gesteigert (Landesman et al. 1996). Nach bisheriger Datenlage (ausführliche Literaturangaben s. Weigel et al. 1999) ist in Deutschland ein Standard zur Prävention der materno-fetalen Transmission erarbeitet worden, der neben einer antiretroviralen Therapie während der Schwangerschaft, einer neonatalen antiretroviralen Prophylaxe und einem Stillverzicht die elektive Sectio caesarea am wehenlosen Uterus unter Schonung der Amnionmembran vorsieht (Brockmeyer 1999). Hierdurch kann eine Reduktion des Infektionsrisikos auf 1–2% erreicht werden. Eine ausführliche Beratung ist zwingend erforderlich, damit dem Paar klar wird, dass ein Infektionsrisiko von 1–2% für das Kind auch unter Anwendung aller Vorsichtsmaßnahmen nicht tolerabel ist und damit eine Kontraindikation darstellt (Weigel et al. 1999).

Ist bei HIV-diskordanten Paaren der Mann infiziert und sind bewegliche Spermatozoen im Ejakulat enthalten, lassen diese sich durch die bekannten Aufbereitungstechniken separieren. Nach heutigem Kenntnisstand kann man davon ausgehen, dass virales Material zwar im Seminalplasma und in beigemengten Leukozyten und anderen korpuskulären Anteilen nachweisbar sein kann, nicht jedoch in vitalen Spermatozoen (Literatur s. Weigel et al. 1999). Da auf diesem Wege eine Kontamination mit HIV-RNA nicht absolut sicher ausgeschlossen werden kann, muss die Probe einer hochsensitiven RT-PCR unterzogen werden. Durch assistierte Reproduktionstechniken wie Insemination, IVF oder ICSI mit aufbereiteten und getesteten Spermien kann die gesunde Ehepartnerin dann (fast) risikolos schwanger werden. Mit dieser Methodik wurden mehr als 300 Schwangerschaften erzielt, und mehr als 240 Kinder wurden gesund geboren (Brechard et al. 1997; Marina et al. 1998; Semprini et al. 1999; Sonnenberg-Schwan et al. 1999).

Fallbeispiel

Ein junges türkisches Ehepaar (21/18) ist verzweifelt, weil beim Mann eine HIV-Infektion festgestellt wurde. Nach seinem Tode hätte die Frau in seiner Familie und in seiner Heimat ohne ein Kind keine Chance. Die Fürsorge für seine Frau und für das Kind verbietet eine Schwängerung durch ungeschützten Geschlechtsverkehr. Er will in seinem Kind weiterleben und seine Frau zusammen mit ihrem gemeinsamen Kind in seine Familie, seinen Clan, sein Dorf in der Heimat integrieren. Schon die Aufklärung über die heutigen Möglichkeiten gab Vertrauen und Hoffnung für die Zukunft.

14.7   Venerophobie

Die Angst, an einer sexuell übertragenen Infektion erkrankt zu sein, ist seit alters her bekannt und auch verständlich im Wissen um die tragischen Folgen z.B. der Syphilis in der Vor-Penicillin-Ära. In heutiger Zeit kumulieren die Ängste um eine Infektion mit HI-Viren. Definitionsgemäß handelt es sich bei dieser Angst jedoch um eine objektbezogene Furcht, also um eine rational begründete Angst, sich in einer bestimmten Situation infiziert zu haben. Patienten mit unrealistischen Ängsten gehören dagegen nur selten einer Hauptbetroffenengruppean. Die vermutete Ansteckung und insbesondere die körperlichen Symptome werden von ihnen sehr detailliert geschildert und meist dramatisiert. Dieses Verhalten ist begreiflich, da AIDS-Phobiker ja davon überzeugt sind, HIV-infiziert oder bereits an AIDS erkrankt zu sein. Im Vordergrund der Klagen stehen massive Ängste mit schuldhaft erlebten Sexualkontakten (s. Übersicht). Nicht selten werden auch Ängste vor Sexualität allgemein sowie massive Befürchtungen deutlich, wegen gesellschaftlich nicht akzeptierter Wünsche und Aktivitäten (z.B. Homosexualität) abgelehnt oder geächtet zu werden (Hutner & Zemann 1988). In zahlreichen Kasuistiken wurden für derartige hypochondrische Ängste vor einer HIV-Infektion Begriffe wie AIDS-Paranoia (Alroe 1988), AIDS-Angst, AIDS-Panik oder Pseudo-AIDS (Ricco & Thompson 1987) geprägt. Allen Kasuistiken und Übersichten ist zu entnehmen, dass der vielfältigen Symptomatik unterschiedliche psychiatrische Krankheitsbilder zugrunde liegen können,

---

Irrationale Ängste (Phobien)

- in objektiv ungefährlichen Situationen (Agoraphobie)
- Angstausmaß nicht angemessen
- willentlich nicht kontrollierbar
- Vermeidungsverhalten
- persistent ohne verstärkende Anlässe
- rationalen Begründungen nicht zugänglich
- Belastung für den Betroffenen und sein soziales Umfeld

Auslöser der HIV-Phobie

Kontaminationsangst durch
- (unrealistische) Traumen
- wahnhafte Verletzungen
- vor-/außerpartnerschaftlichen GV
- Medienberichte

Auffallend bei HIV-Phobikern

Kontakte meist telefonisch
- Überprüfung anderer ärztlicher Aussagen, da von einer Infektion überzeugt
- Misstrauen gegenüber HIV-Testergebnissen („heutige Wissenschaft hat Lücken")
- häufig schuldhaft erlebte Sexualkontakte
- gehören nicht zu Hauptbetroffenengruppen

die entweder im Zusammenhang mit der vermeintlichen HIV-Infektion auffällig wurden oder bei einem primär andersartigen Auslöser im Verlauf der Krankheit auf HIV/AIDS bezogen wurden. Im Vordergrund der psychiatrischen Krankheitsbilder, bei denen eine HIV-Hypochondrie Teilsyndrom ist, steht endogene Depression sowie Angst vor Erkrankungen unterschiedlicher Genese. In der Beratungsarbeit (Vogt & Hutner 1997) hat es sich als hilfreich erwiesen, dann von einer AIDS-Phobie zu sprechen, wenn folgende Kriterien vorliegen:

▷ frühere psychiatrische und psychotherapeutische Behandlung wegen einer Angstneurose (Agoraphobie, hypochondrische Ängste, z.B. vor Krebs);

▷ wenn der Patient sachliche Information über Infektionsmöglichkeiten und Ansteckungsgefahr auch nach mehreren Gesprächen nicht annehmen kann und diesbezüglich mit ausgeprägter Abwehr reagiert oder kognitiv immer wieder neue, kaum im Bereich der Wahrscheinlichkeit liegende Infektionsquellen konstruiert;

▷ wenn bei einem Patienten keinerlei Bereitschaft besteht, den Bedeutungsgehalt des angstauslösenden Ereignisses zu reflektieren (z.B. Gespräch über Gefühle, Einstellungen, Bewertung bezüglich des Sexualkontakts, der als Ursache für die vermeintliche Infektion angesehen wird).

Ursachen der irrationalen Ängste sind in aller Regel gestörte soziale Bezüge wie Arbeitslosigkeit, Partnerverlust sowie daraus resultierend ökonomische Schwierigkeiten.

Das Therapieziel bei der Venerophobie ist Angstminderung und, wenn möglich, Angstbeseitigung. Die psychodynamischen Zusammenhänge mit Schuldgefühlen und Selbstbestrafungstendenzen wegen sündhaft erlebter Sexualkontakte wurden hinreichend beschrieben (Oats und Gomez 1984; Vollmoller 1988). Bei psychotischen Patienten ist eine primäre medikamentöse Therapie unumgänglich. Differenzialdiagnostisch müssen fehlverarbeitete Organerkrankungen ausgeschlossen werden, ebenso psychiatrische Krankheitsbilder, bei denen das hypochondrische Venerophobie-Syndrom Teilsymptom ist, insbesondere bei endogener Depression oder einer Neurose. Gelingt es, den Patienten einer Psychotherapie zuzuführen, besteht begründete Hoffnung auf eine dauerhafte Angstminderung. Erste Aufgabe ist es also, den Patienten zu einer Psychotherapie zu motivieren.

Fallbeispiel

Noch in der Vor-Penicillin-Ära hat sich ein junges Mädchen beim ersten (und einzigen) vorehelichen Geschlechtsverkehr mit einer Syphilis angesteckt. In der damals üblichen Weise wurde sie kurmäßig mit Neo-Salvarsan behandelt. Bei der jährlichen Kontrolle der immunologischen Parameter (Lues-Serologie) blieben diese auf niedrigem Niveau (erwartungsgemäß) reaktiv. Fälschlicherweise wurde daraus der Schluss gezogen, dass Behandlungspflicht bestünde, auch noch nach vielfacher Infusions- sowie intramuskulärer Penicillin-Therapie. Jahrzehntelang gesteuert wurde dies alles durch die übergroße Angst der Frau vor den Infektionsfolgen – verbunden mit Schuldgefühlen – wegen des damaligen „Fehltritts“. Sie heiratete einen Mann, dem es nicht gelungen ist, mit rationalen Begründungen die Ängste seiner Frau zu zerstreuen. Aus Angst vor einer Lues connata verzichtete das Paar bewusst auf Nachwuchs. Aus Scham wurden alle Untersuchungen und stationären/ambulanten Therapien fern vom Wohnort und unter großen finanziellen Opfern durchgeführt. Bei erneuter Kontrolluntersuchung mit modernen immunologischen Methoden konnte eine luische Aktivität ausgeschlossen werden. In einer Einzel-Kurztherapie und einem Paargespräch gelang es der Patientin, eine andere Einstellung zur Problematik und zu ihrem Leben innerhalb ihrer Partnerschaft zu gewinnen.

14.8 Paar- und beziehungsspezifische Probleme

STD können gerade bei Beachtung der Paar-Dimension bzw. beim ärztlichen Paargespräch besondere Probleme verursachen. Wie soll z.B. verfahren werden, wenn der/die Infizierte bei den behandelbaren und heilbaren klassischen STD seine Partnerin/ihren Partner nicht informieren, den Hergang der Ansteckung nicht preisgeben möchte, um den Fortbestand der Beziehung fürchtet, den Arzt zum Geheimnisträger oder Komplizen macht, ihn zu (Not-)Lügen gegenüber dem Partner veranlassen möchte usw.?

Für die Beantwortung solcher Fragen gibt es – wie generell beim Umgang mit Geheimnissen, welche die Partner voreinander haben – wegen der jeweils andersartigen Situation unterschiedlicher Paare keine Patentrezepte. Hier ist wiederum die sprichwörtliche (reflektierte und nach Möglichkeit supervidierte!) ärztliche Kunst gefordert. Kann durch Offenheit – wie sie etwa bei der HIV-Infektion unumgänglich ist – die Beziehung letztendlich gewinnen, oder wird sie daran zerbrechen? Kann das Ereignis, welches zur Infektion führte, tatsächlich und auch aus der Sicht des Partners keine tiefere Bedeutung haben, lässt es sich evtl. als Alarmzeichen, „Schuss vor den Bug" oder Schocktherapie verstehen, oder ist es symptomatisch für eine (noch veränderbare oder bereits irreversible?) Zerrüttung, also mehr Folge und Anzeiger einer latent vorhandenen Krise als deren Ursache? Kann der jeweils „unschuldige" Partner seinen Anteil am Geschehen erkennen und akzeptieren, so dass letztlich doch wieder Vertrauen wachsen, tiefere Intimität möglich werden kann? Solche und ähnliche Fragen muss jedoch nicht der Arzt, sondern das Paar bzw. der einzelne Partner beantworten. Der Arzt muss sich dabei hüten, die Situation von seiner persönlichen Warte statt von ihrer Bedeutung für den Patienten/das Paar her zu beurteilen und darf keinesfalls mitagieren. Grundsätzlich geht es um das Wohl des Paares, welches einerseits nicht auf dem doppelten Boden von Verbergen und Unwahrheit gedeihen kann, anderseits auch nicht durch vermeidbare Belastungen unnötig gefährdet werden soll. Fraglos hängt das Ausmaß an erlebbarer Intimität in allen wesentlichen Belangen vom Ausmaß an Vertrauen und damit an möglicher Offenheit ab.

Erschwerend oder erleichternd kommt hinzu, dass nach neuester Rechtsprechung (OLG Frankfurt/M. 8.7.1999 – 8 U 67/99) eine Rechtspflicht des Arztes zur Offenbarung der drohenden Gefahr für die Angehörigen von AIDS-Infizierten besteht. In dem betreffenden Fall wurde vom Gericht entschieden, dass sich der behandelnde Arzt nicht auf seine Schweigepflicht berufen kann, wenn er feststellt, dass sein Patient an AIDS erkrankt ist und dieser ihm verbietet, dies seiner Lebensgefährtin, die ebenfalls Patientin dieses Arztes ist, zu offenbaren; die vorzunehmende Güterabwägung verpflichtet ihn angesichts der für seine Patientin bestehenden Lebensgefahr, dem Rechtsgut Leben gegenüber dem Geheimhaltungsinteresse des Erkrankten den Vorrang zu geben.

Zusammenfassung

Der sexualmedizinische Zugang zu STD darf sich in der Regel nicht auf die Diagnose der Infektion und die medikamentöse Behandlung des/der Erkrankten und seines/ihres Partners beschränken. Sie sollte, wo dies nötig ist, auch Hilfestellung im partnerschaftlich-kommunikativen Bereich anbieten, was ein sensibles Achten auf die Paarbeziehung und auf die beziehungsorientierte Dimension der Sexualität durch den Arzt/die Ärztin erfordert.

Farbtafeln

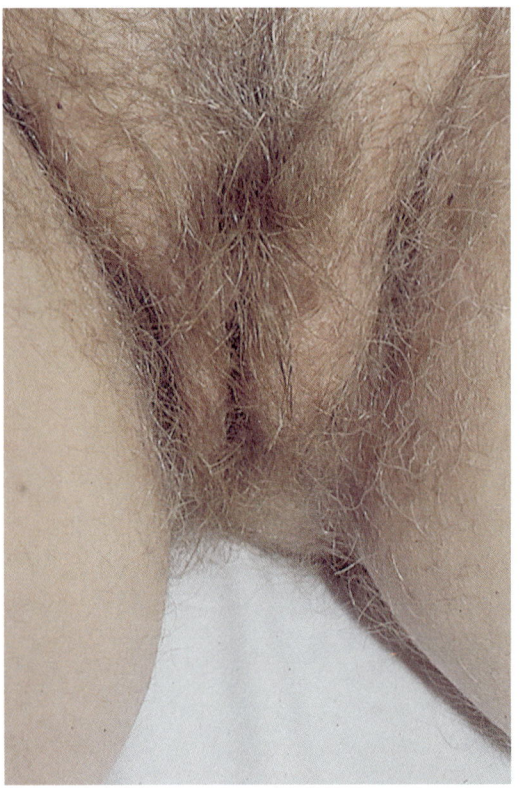

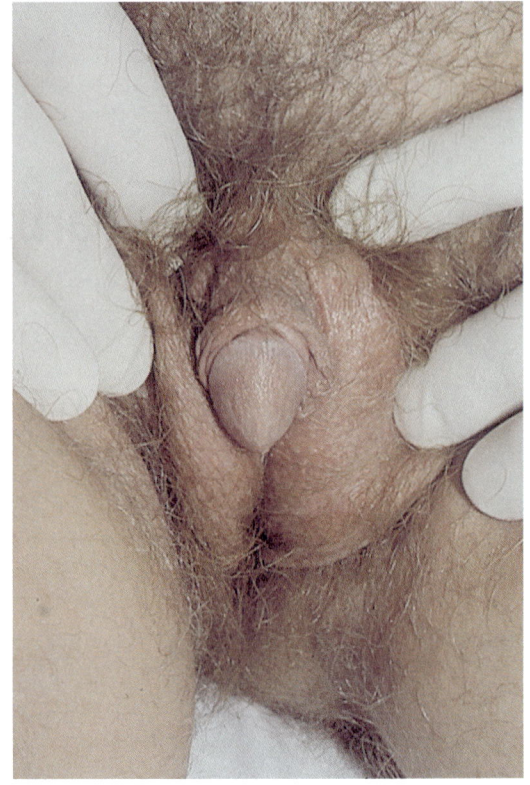

▲
Abb. 2-21a und 2-21b   Genitalbefund bei Verdacht auf 5-α-Reduktase-2-Mangelsyndrom oder 17-β-Hydroxysteroid-Dehydrogenase-3-Mangel (Quelle: Priv.-Doz. Dr. med. Mönig, I. Med. Klinik des Universitätsklinikums der Universität Kiel)

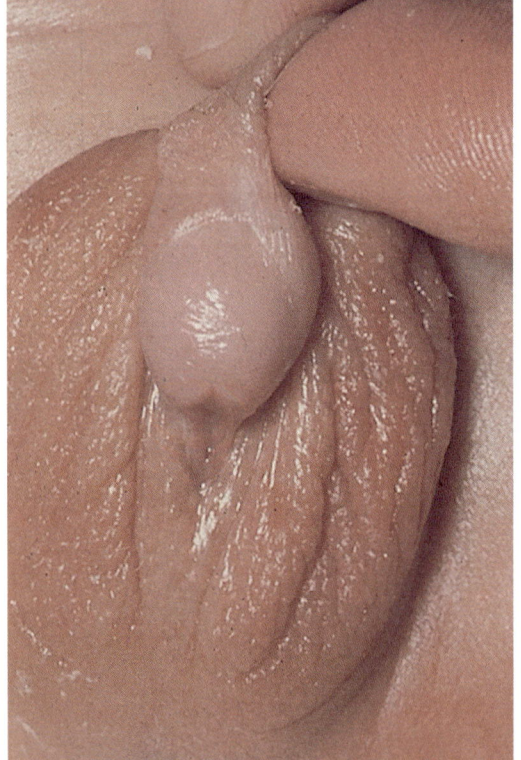

Abb. 2-23   Genitalbefund bei AGS. Intersexuelles Genitale (PRADER Typ IV) bei neugeborenem Mädchen (46,XX) mit klassischem 21-Hydroxylase-Defekt (mit Salzverlust) infolge homozygoter 30 kB-Deletion des gesamten CYP 21 B-Gens (Quelle: Prof. Dr. med. Sippell, Kinderklinik des Universitätsklinikums der Universität Kiel)

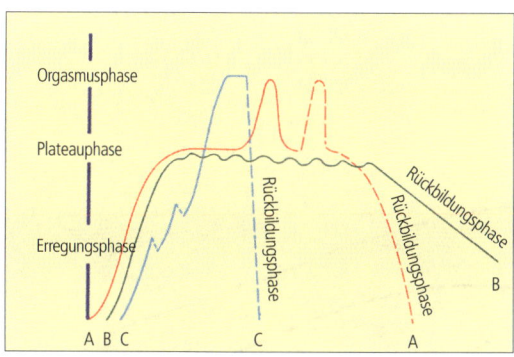

Abb. 5-1 Sexueller Reaktionszyklus der Frau mit unterschiedlichen Reizbeantwortungsmustern (A, B, C)

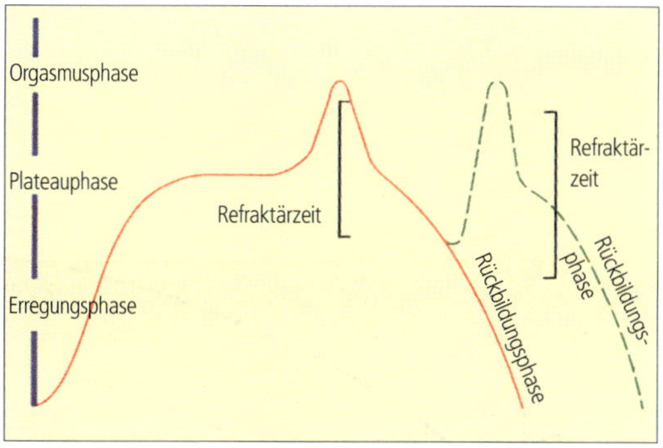

Abb. 6-1 Sexueller Reaktionszyklus des Mannes. Nach Masters & Johnson (1966/1970)

	Sexueller Reaktionszyklus der Frau *		Sexueller Reaktionszyklus des Mannes	
	Genitale Reaktionen	Extragenitale Reaktionen	Genitale Reaktionen	Extrag. Reakt.
Erregungsphase	▷ Anschwellen der Glans und des Corpus clitoridis ▷ vaginale Lubrikation (Transsudat durch die Vaginalwand) ▷ Erweiterung, Verlängerung und Ver-färbung der Vagina ▷ partielle Elevation des anteflektierten Uterus ▷ Auseinanderweichen der Labia majora ▷ Vergrößerung der Labia minora	▷ Mamillenerektion ▷ Zunahme der Muskelspannung ▷ Herzfrequenz- und Blutdruckanstieg parallel zum Erregungsanstieg	▷ Schnelles Erreichen der Erektion; leicht zu stören durch nichtsexuelle Einflüsse ▷ Verdickung und Anspannung der Skrotalhaut; Elevation des Skrotums ▷ Elevation der Hoden	
Plateauphase	▷ Klitoris wird an den vorderen Rand der Symphyse gezogen ▷ Ausbildung der orgastischen Man-schette ▷ volle uterine Elevation ▷ weiteres Anschwellen der Labia ma-jora ▷ „Sex-Skin"-Phänomen der Labia mi-nora (dunkel-weinrote Färbung) ▷ Bartholinische Drüsen: Sekretion	▷ Zunahme der Brustgröße, Mamillen prall gefüllt ▷ weitere Zunahme der Muskelspan-nung ▷ Herzfrequenz 100-175/min ▷ Blutdruck erhöht, syst. 20 - 60 mmHg, diast. 10 - 20 mmHg	▷ Weiteres Anschwellen und Farbände-rung der Corona glandis ▷ Vergrößerung der Hoden (Vasokon-gestion) ▷ Cowpersche Drüsen sondern Sekret ab	
Orgasmusphase	▷ Kontraktionen der orgastischen Man-schette ▷ Uteruskontraktionen vom Fundus aus über Korpus bis zum Kollum. Stärke parallel zur Intensität des Orgasmus	▷ unwillkürliche Kontraktionen und Spasmen von Muskelgruppen ▷ unwillkürliche Kontraktionen des Sphincter ani ▷ Atemfrequenz bis 40/min ▷ Herzfrequenz 110-118/min	▷ Emission (Kontraktion der Muskulatur der Nebenhoden, Vasa deferentia, Samen-blase und Prostata, Bereitstellung des Ejakulats in der hinteren Harnröhre) und Expulsion des Ejakulats durch unwillkürli-che Kontraktionen	
Rückbildungsphase	▷ Klitoris: Rückkehr zur Normallage und Abnahme der Vasokongestion ▷ Abschwellen der orgastischen Man-schette ▷ Uterus kehrt zur Ausgangslage zu-rück, Zervix taucht in Receptaculum seminis ▷ Labien: Rückbildung der Verfärbung und der Vasokongestion	▷ Abschwellen der Mamillen und Brüste ▷ Muskelspannung bildet sich langsa-mer zurück als Vasokongestion ▷ Rückkehr von Herzfrequenz, Blutdruck und Atemfrequenz zur Norm	▷ Abschwellen des Penis in zwei Stadien: 1. schnelles Verschwinden der Vasokon-gestion, bis Penis um max. das 1 1/2fache vergrößert ist 2. meist langsame Rückbildung bis zur Ausgangslage ▷ schnelle Rückbildung der Anspan-nung und Verdickung der Skrotalhaut ▷ Größenabnahme und Dehiszenz der Hoden	weitgehend identisch mit denen der Frau

* Basson geht in einem ganz aktuellen Modell (s. R. Basson, The Female Sexual Response: A Different Model. J. of Sex & Marital Therapy, 26: 51-65, 2000) davon aus, dass – in Ergänzung des Masters&Johnson/Kaplan-Modells und vor allem in Langzeitbeziehungen – die sexuelle Reaktion der Frau bzw. das Erwachen ihrer Libido eher von Bedürfnissen nach Intimität als vom Bedürfnis nach physischer sexueller Erregung und Befriedigung ausgeht. Die her-kömmlichen Schemata der sexuellen Reaktion ignorieren für die Frau wesentliche Komponenten der sexuellen Zufriedenheit wie: Vertrauen, Intimität, Respekt, Kommunikation, Zuneigung und die Freude an sinnlicher Zärtlichkeit. Dementsprechend wird sexuelle Libido eher als Antwort auf zunächst nicht-sexuelle Bedürfnisse bzw. „Belohnungen" verstanden und weniger als spontanes oder primäres Ereignis gesehen. Ausgehend von einem Zustand „sexuel-ler Neutralität" wird aufgrund zunächst nicht-sexueller Bedürfnisse nach Intimität dann auch bewusst sexuelle Stimulation gesucht, was wiederum die Erfahrung von Intimität verstärken, die sexuelle Erregung steigern und schließlich – mit oder ohne Orgasmus – zu körperlich-seelischem Wohlbefinden führen kann. Das Modell unterstreicht den hohen Stellenwert der Grundbedürfnisse, versteht aber genitale Sexualität nicht als Möglichkeit körpersprachli-cher Kommunikation und zugleich Realisierung eben dieser Grundbedürfnisse, wie das in diesem Lehrbuch getan wird.

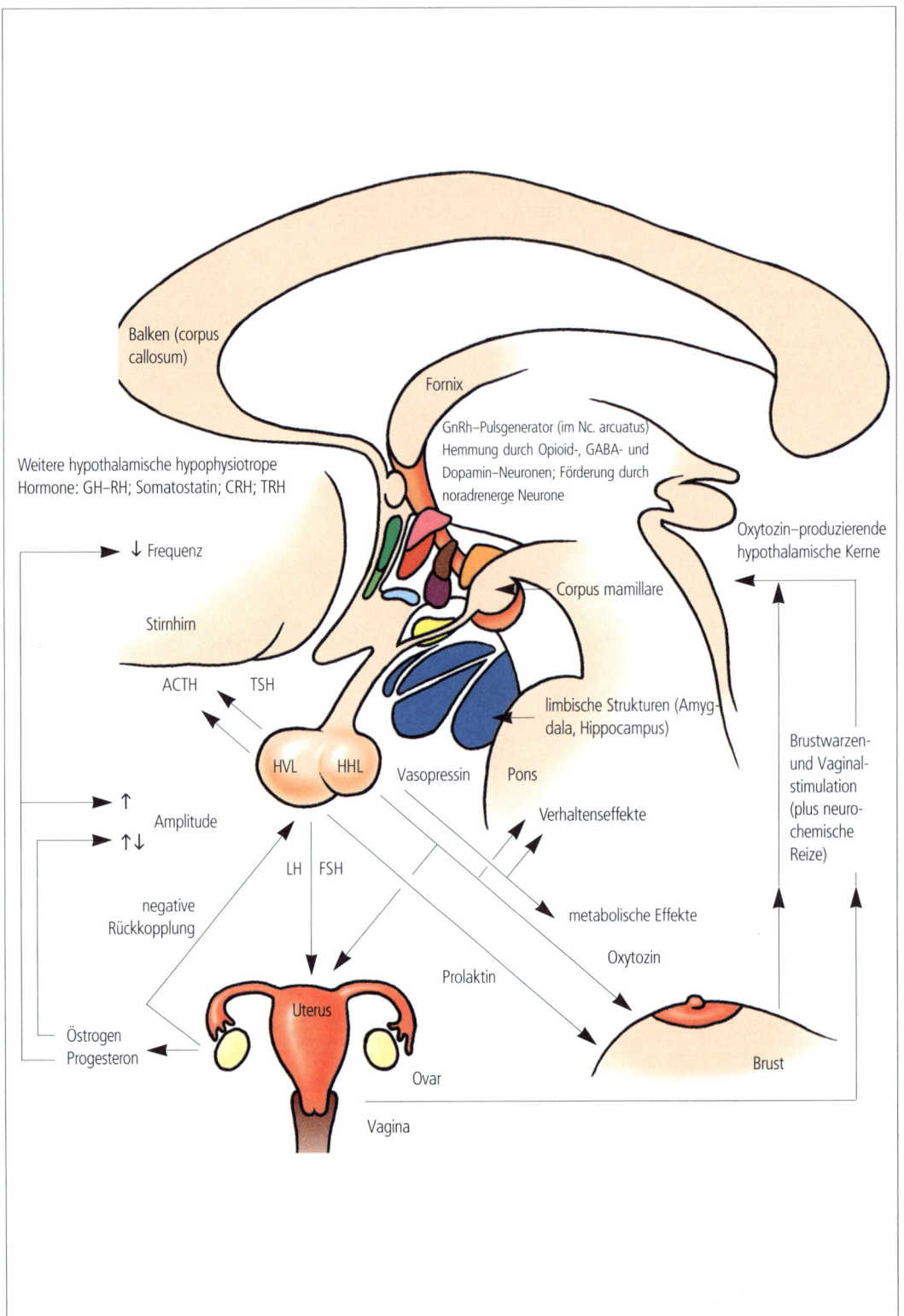

Abb. 5-2 Strukturen und Funktionen des Hypothalamus-Hypophysen-Gonaden-Systems

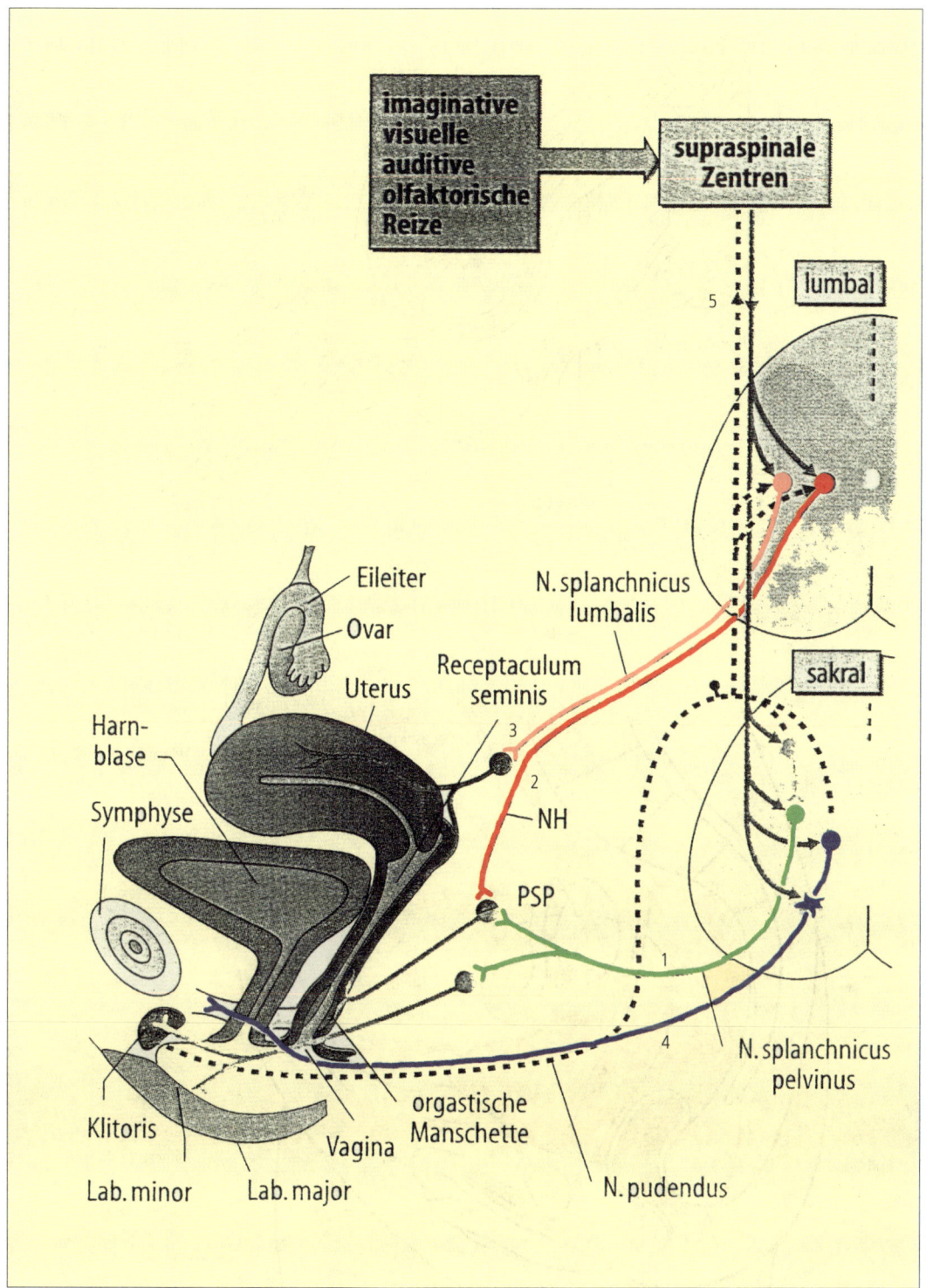

Abb. 5-3 Innervation und spinale Reflexbögen zur Regulation der weiblichen Genitalorgane. 1 parasympathische Neurone zu erektilem Gewebe; 2 sympathische Neurone zu erektilem Gewebe; 3 sympathische Neurone zu Uterus und hinterer Vaginalwand; 4 Motoaxone; 5 aszendierende und deszendierende Bahnen. Interneurone im Rückenmark sind z.T. weggelassen. NH, N. hypogastricus; PSP, Plexus splanchnicus pelvinus. Nach W. Jänig, aus: N. Birbaumer; R.F. Schmidt: Biologische Psychologie. Berlin etc: Springer (1996)

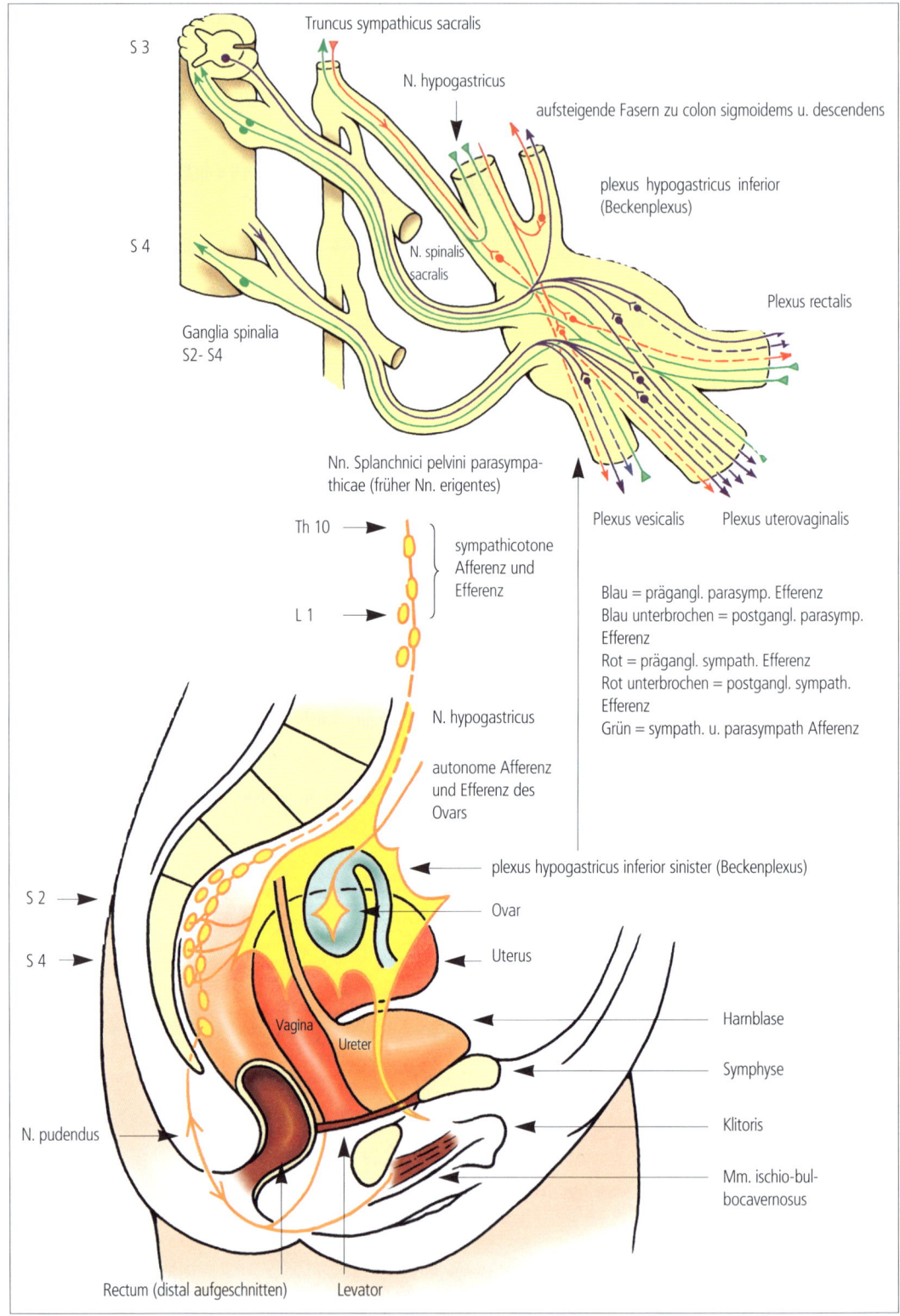

Abb. 5-4 Innervationsstrukturen der weiblichen Genitalreaktion

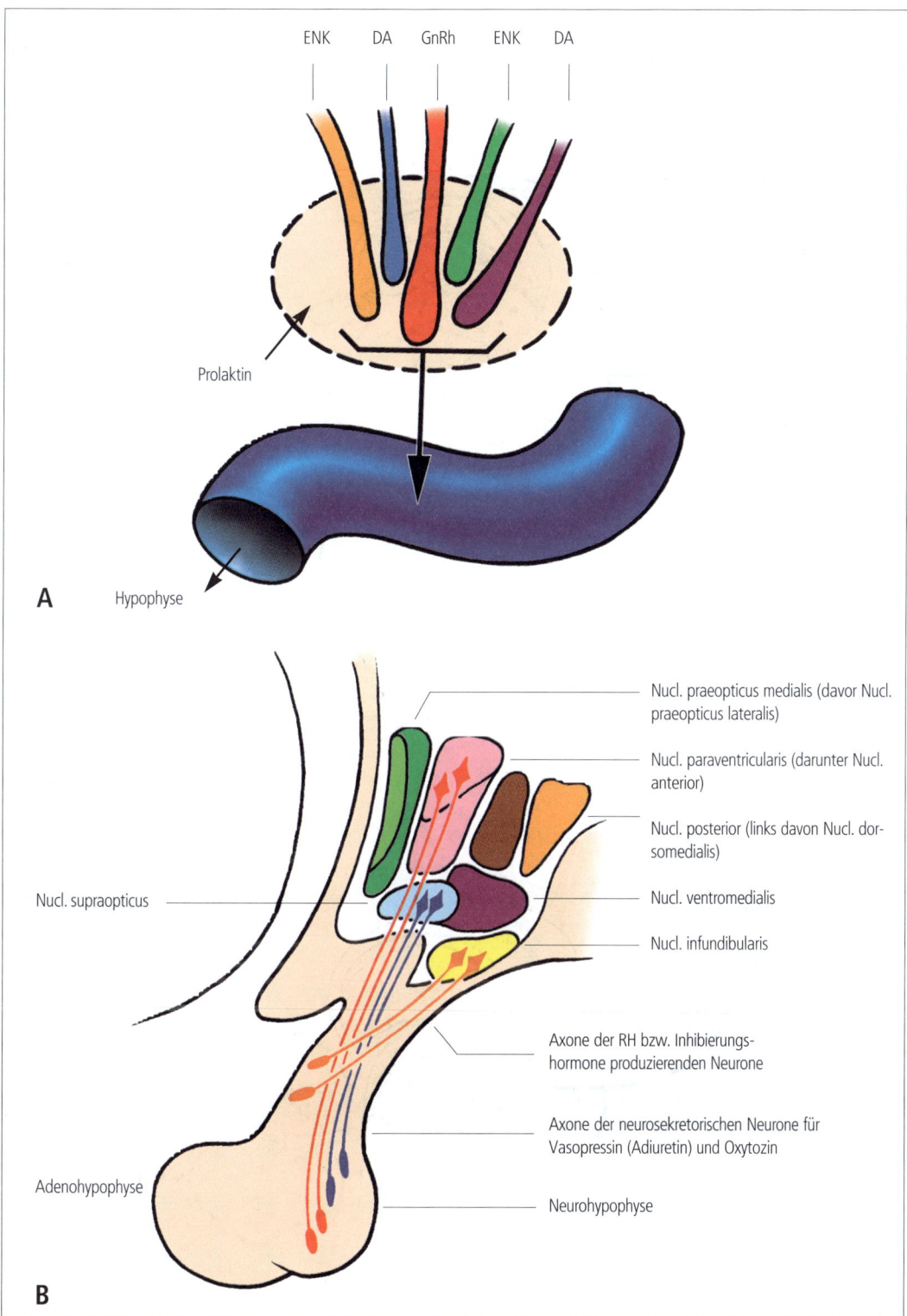

ENK DA GnRh ENK DA

Prolaktin

A   Hypophyse

Nucl. praeopticus medialis (davor Nucl. praeopticus lateralis)

Nucl. paraventricularis (darunter Nucl. anterior)

Nucl. posterior (links davon Nucl. dorsomedialis)

Nucl. supraopticus

Nucl. ventromedialis

Nucl. infundibularis

Axone der RH bzw. Inhibierungshormone produzierenden Neurone

Axone der neurosekretorischen Neurone für Vasopressin (Adiuretin) und Oxytozin

Adenohypophyse

Neurohypophyse

B

Abb. 5-5 Beispiele für hypothalamisch-hypophysäre Verbindungen
A: Neuro-humorale Integration; B: Neuronale Verschaltungen

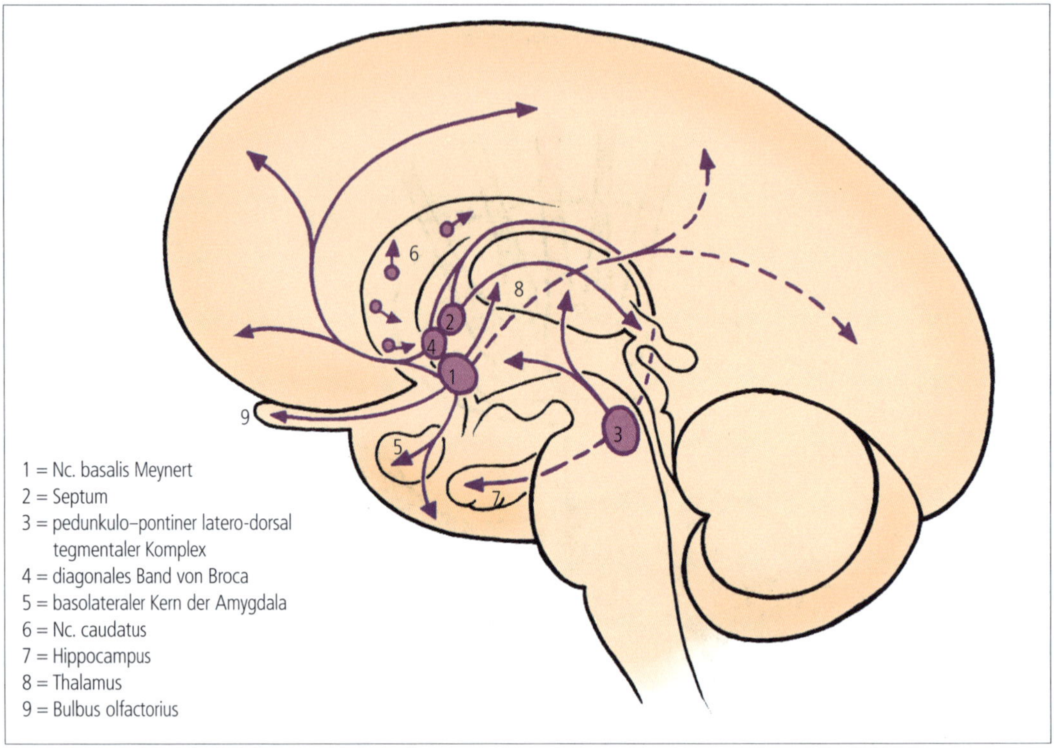
6
8
2
4
1
9
3
5
7
1 = Nc. basalis Meynert
2 = Septum
3 = pedunkulo–pontiner latero-dorsal tegmentaler Komplex
4 = diagonales Band von Broca
5 = basolateraler Kern der Amygdala
6 = Nc. caudatus
7 = Hippocampus
8 = Thalamus
9 = Bulbus olfactorius

Abb. 5-6 Azetylcholin-Systeme

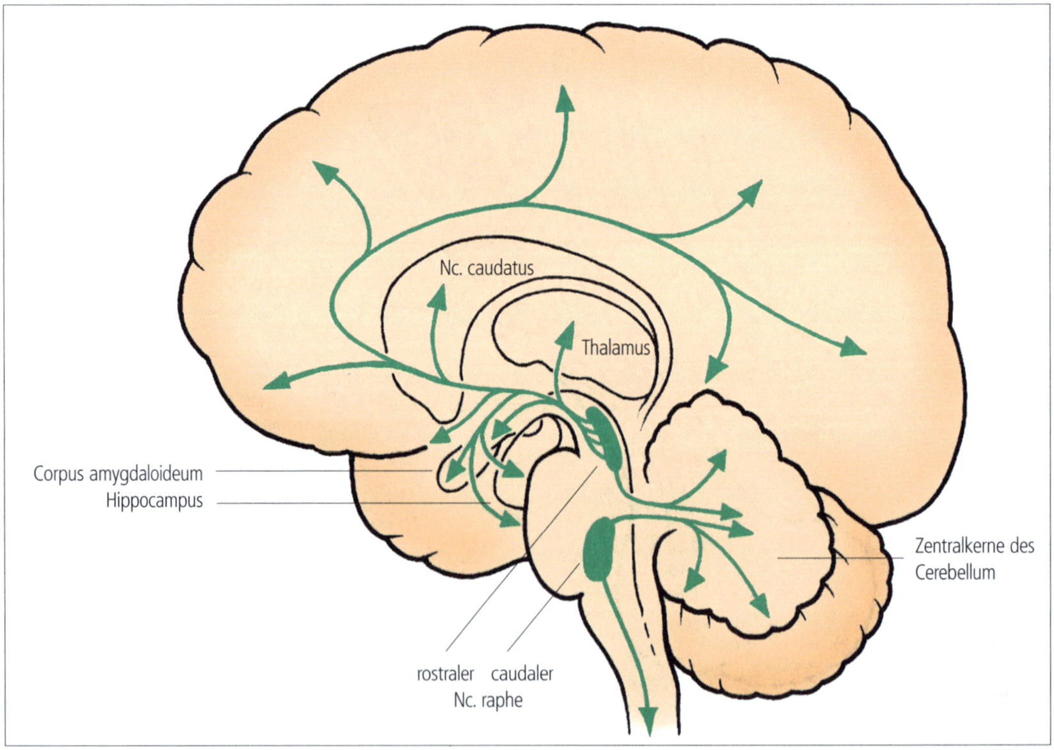
Nc. caudatus
Thalamus
Corpus amygdaloideum
Hippocampus
Zentralkerne des Cerebellum
rostraler caudaler
Nc. raphe

Abb. 5-7 Serotonin-Systeme

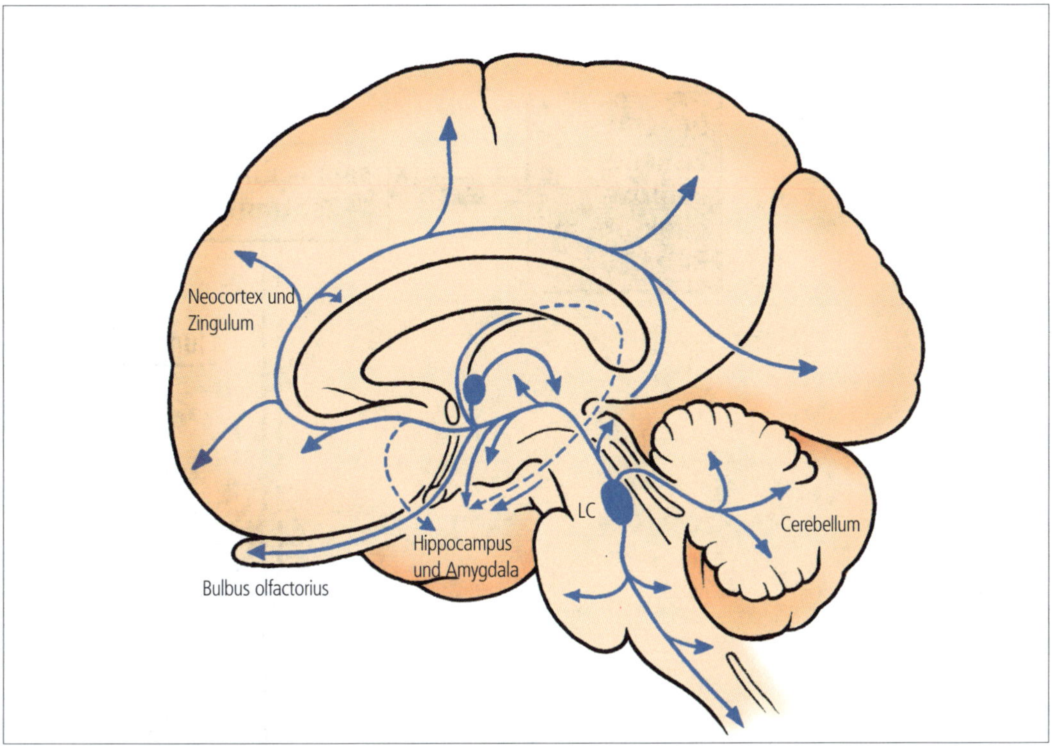

Abb. 5-8 Noradrenalin-Systeme (LC = Locus coeruleus)

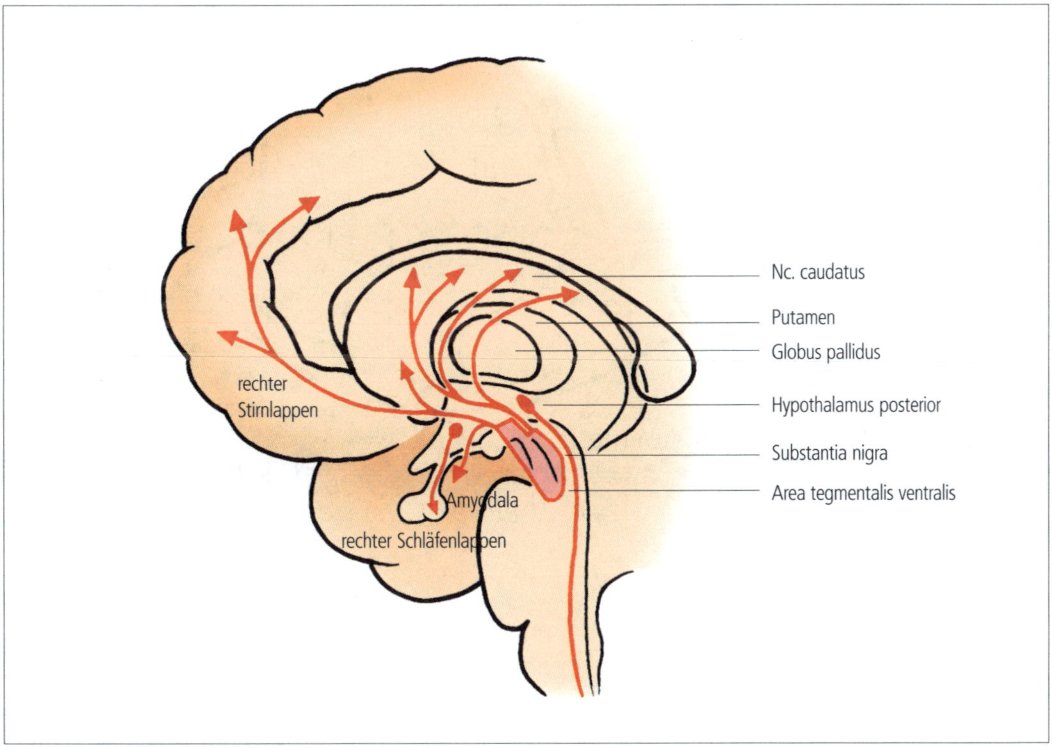

Abb. 5-9 Dopamin-Systeme

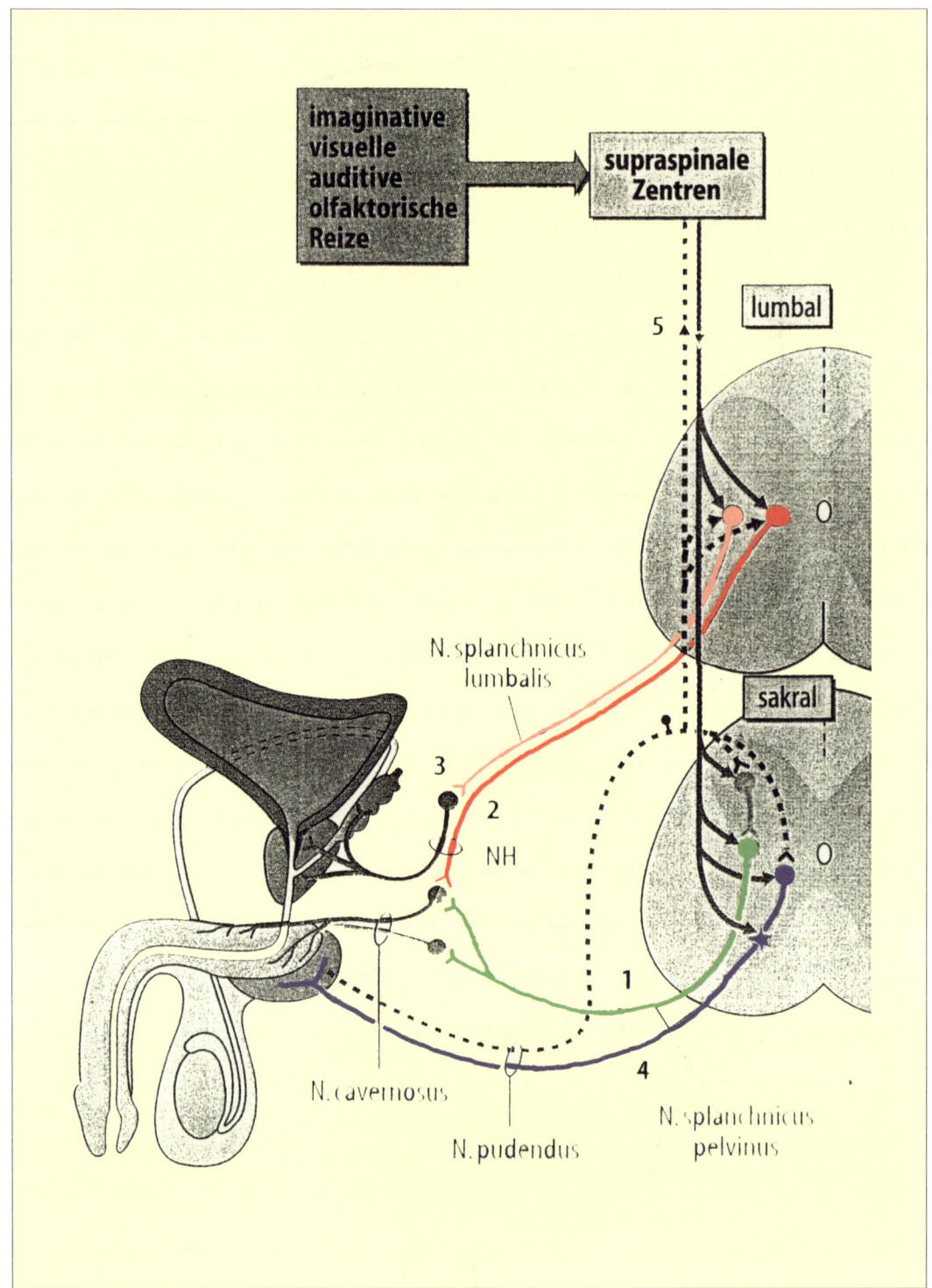

Abb. 6-9 Innervation und spinale Reflexbögen zur Regulation männlicher Geschlechtsorgane. 1 parasympathische Neurone zu erektilem Gewebe; 2 sympathische Neurone zu erektilem Gewebe; 3 sympathische Neurone zu Duktus deferens, Prostata, Samenbläschen und Blasenhals. 4 Motoaxone; 5 aszendierende und deszendierende Bahnen. Interneurone im Rückenmark sind z. T. weggelassen worden. NH, N. hypogastricus. Nach W. Jänig, aus: N. Birbaumer; R.F. Schmidt: Biologische Psychologie. Berlin etc: Springer (1996)

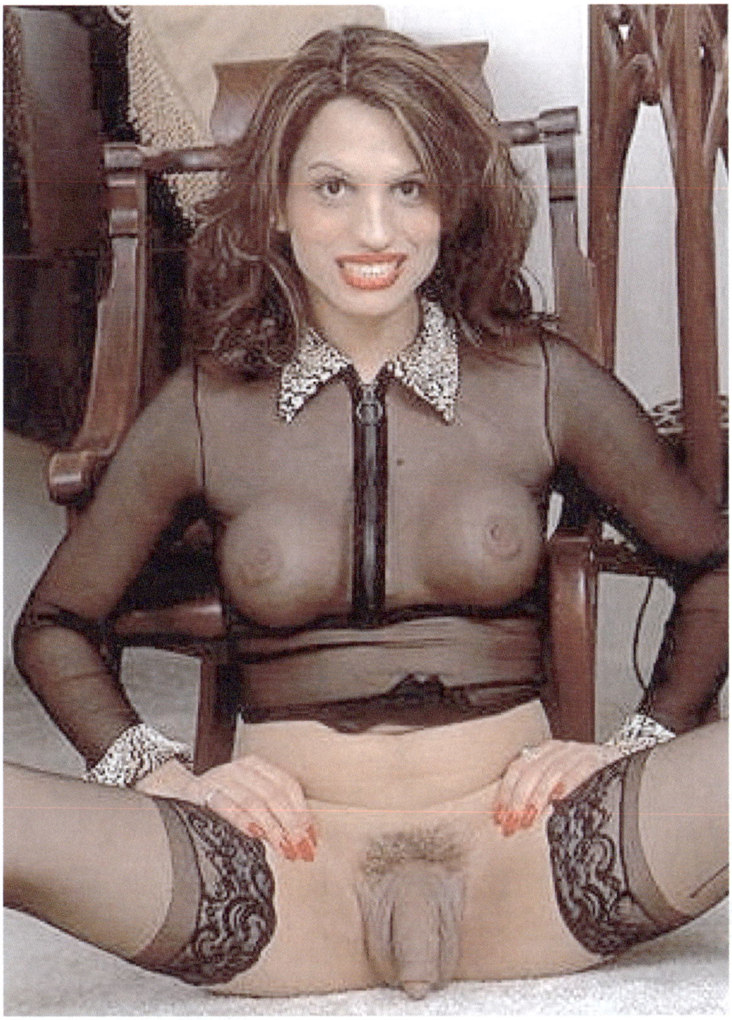

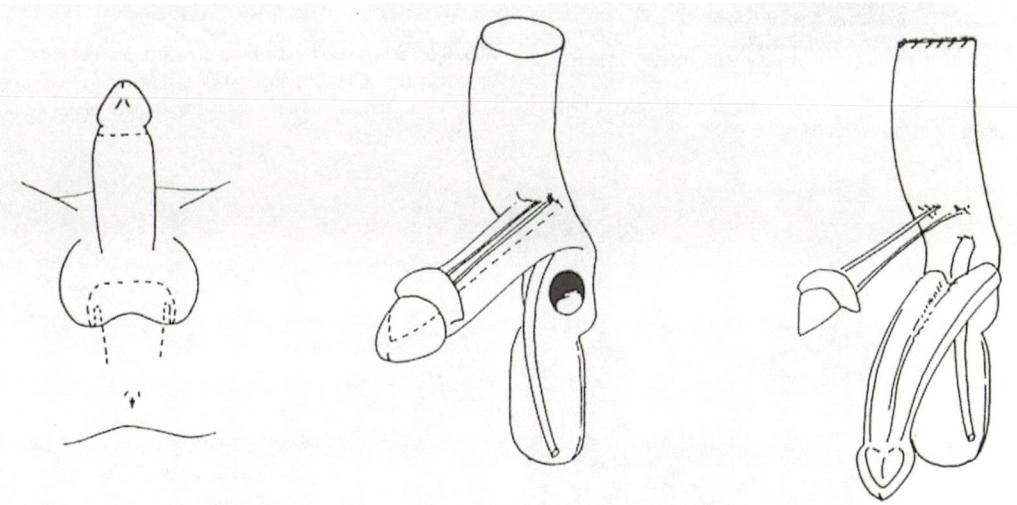

Abb. 8-1 Das „She-Male-Phäno-men" mit partieller Geschlechtstrans-formation als Ausdruck autogynäphi-ler sexueller Attraktion (in der Porno-graphie)

Abb. 8-2 Schematische Darstel-lung der Dissektion der männlichen Genitalorgane zur Rekonstruktion einer weiblichen Vagina und Vulva: Vollständige Resektion der Corpora cavernosa, Kürzung der Urethra und Präparation einer Neoklitoris aus einem dreieckförmigen Teil der Glans unter Erhaltung des dorsalen Gefäß-Nervenbündels. Nach Schaffung der Neovaginalhöhle Einstülpen der peni-len Haut und Schaffung der Scham-lippen aus Skrotalgewebe
▼

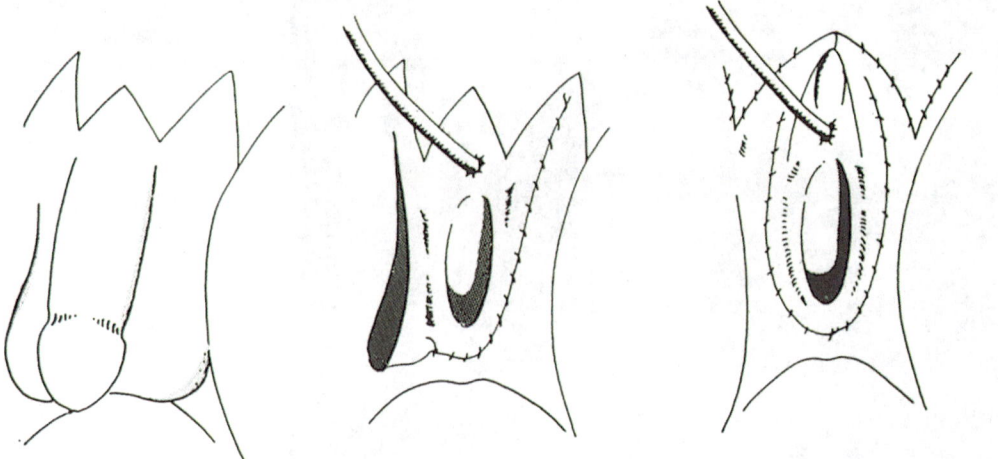

Abb. 8-3 Mons pubis-Plastik: Durch Doppel-Z-Naht infrapubisch erfolgt die Ovalisierung der Vulva

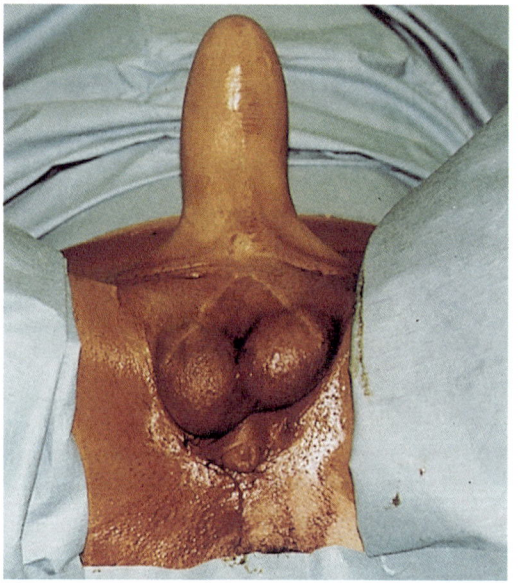

Abb. 8-4 Darstellung eines Neophallus aus zwei Leistenlappen sowie einem Rektus abdominis-Flap

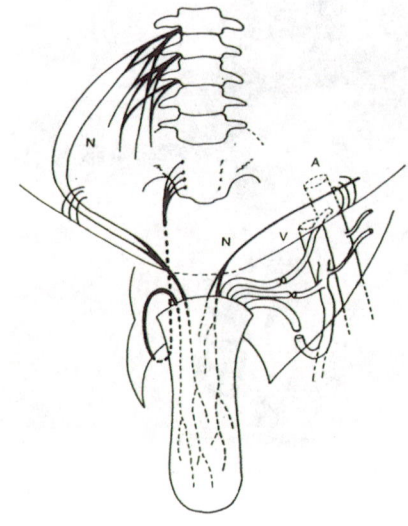

Abb. 8-5 Schematische Darstellung der Anschlüsse des Unterarmlappens an die lokalen Empfängergefäße und Nerven (Arteria epigastrica, Vena saphena magna sowie Klitoridalnerven und Äste des Ramus genito femoralis)

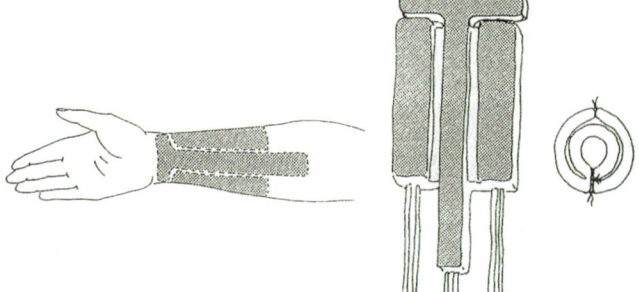

◄

Abb. 8-6 Schematische Darstellung eines Unterarmlappens zur Bildung der Harnröhre sowie des Penisschaftes und der Eichel

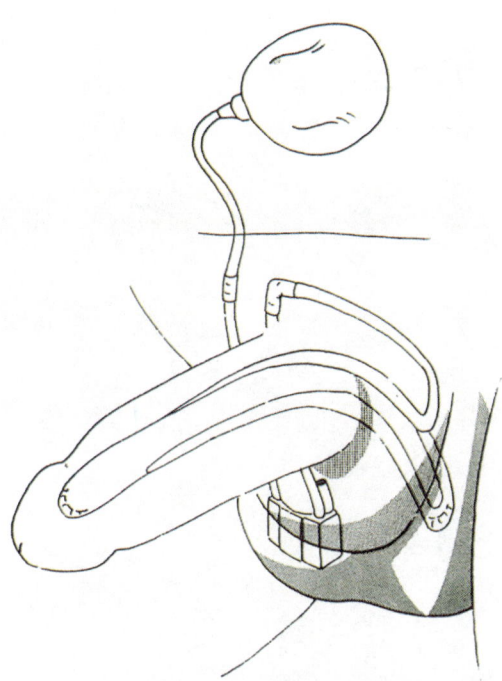

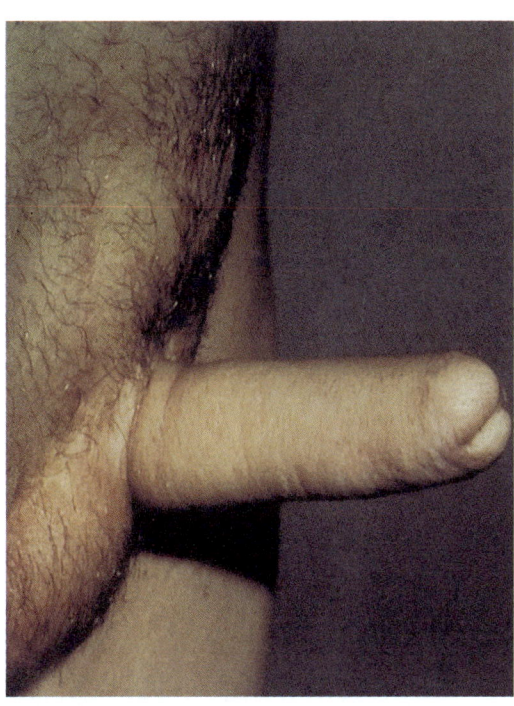

Abb. 8-7 Schematische Darstellung der Implantation einer hydraulischen Penisprothese mit einem Prothesenschenkel in einer Dacron-Hülle. Der Pumpmechanismus wird im Neoskrotum plaziert

Abb. 8-9 Darstellung eines Neophallus mit zentraler Urethra im Bereich der Glans nach Implantation einer Penisprothese (14 Tage p.o.)

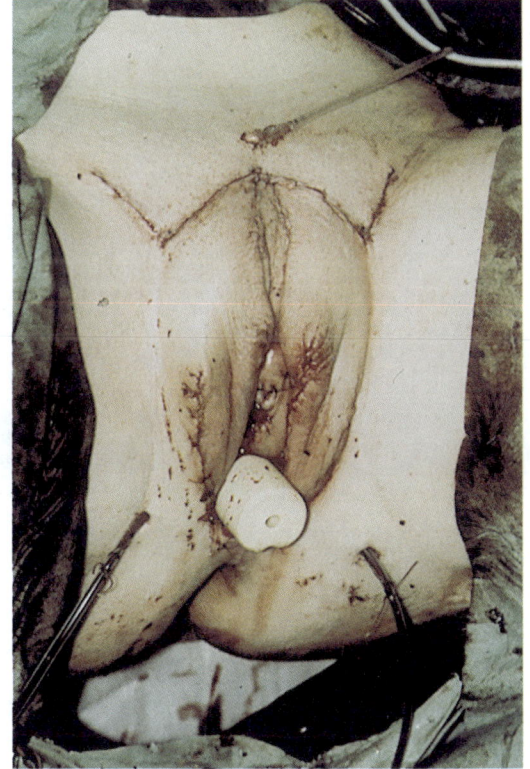

Abb. 8-8 Zustand nach Mann-zu-Frau-Genitaltransformation: Gut sichtbar die gut durchblutete Neoklitoris, sowie die Vagina mit eingelegtem Vaginalstent. Infrapubisch Abschluss der Doppel-Z-Plastik

Anhang

Praxisleitlinien der Akademie für Sexualmedizin zur Diagnostik und Therapie von sexuellen Störungen

Kommission der Praxisleitlinien
Mitglieder
Prof. Dr. med. Dr. phil. K. M. Beier (Sexualmedizin/ Psychotherapeutische Medizin; Berlin)

Priv. Doz. Dr. med. H. A. G. Bosinski (Sexualmedizin/Pädiatrie; Kiel)

Dr. med. G. Fröhlich (Urologie; Lohne)

Prof. Dr. phil. Dipl.-Psych. U. Hartmann (Klinische Psychologie; Hannover)

Prof. Dr. med. K. Loewit (Sexualmedizin/Endokrinologie; Innsbruck)

Dr. med. M. Peglau (Allgemeinmedizin; Berlin)

Dr. med. M. Rauchfuß (Gynäkologie; Berlin)

Prof. Dr. med. H. Völkel (Psychiatrie; Kiel)

Prof. Dr. med. H.-J. Vogt (Dermatologie/Andrologie; München)

Redaktion
Prof. Dr. med. Dr. phil. K. M. Beier
Prof. Dr. med. K. Loewit

Die Entwürfe der Praxisleitlinien und Algorithmen zur somatischen Diagnostik, zu den substanzinduzierten sexuellen Funktionsstörungen und zu den Paraphilien wurden von Prof. Beier vorgelegt, die zur psychosozialen Diagnostik von Prof. Hartmann und die zu den paarbezogenen Interventionen von Prof. Loewit. Die interdisziplinäre Kommission der Akademie hat diese Entwürfe geprüft und einen endgültigen Text verabschiedet.

Einleitung
Diagnostische und therapeutische Qualität lässt sich nur in Bezug auf explizite Standards beurteilen. Definitionsgrundlagen für Standards sind wiederum statistisch-quantitative sowie qualitative Normen, die sich an den Ergebnissen empirischer Untersuchungen orientieren. Sie sind nicht als rigide Vorschriften gedacht, sondern als Elemente der Qualitätssicherung, die im Einzelfall mit Risiko-, Nutzen- und Kostenabwägungen verknüpft werden müssen und ohnehin nicht die Ermessens- und Therapiefreiheit des Behandlers ersetzen können.

Während Richtlinien als verbindliche Regeln der ärztlichen Kunst eine berufsrechtliche Norm darstellen, haben Leitlinien im Referenzbereich diagnostischer und therapeutischer Standards lediglich die Funktion, Rahmenvorgaben zu machen, die den Arzt/Psychologen nicht binden, dennoch aber eine gewisse Verbindlichkeit ausdrücken. Sie sollen dem jeweiligen Stand des Wissens angepaßt sein, Zweckmäßigkeits- und Wirtschaftlichkeitserwägungen berücksichtigen und eine Mindestanforderung darstellen, die nicht unterschritten werden sollte.

Die Akademie für Sexualmedizin hat sich – entsprechend den Empfehlungen der Arbeitsgemeinschaft Wissenschaftlicher Medizinischer Fachgesellschaften (AWMF) – seit Entwicklung und Realisierung eines sexualmedizinischen Curriculums für die postgraduale Ausbildung mit dem Praxistransfer qualitätssichernder Maßnahmen bei der Diagnostik und Therapie sexueller Störungen intensiv auseinandergesetzt.

Dabei musste eine Form gefunden werden, die in der Lage ist, hinsichtlich der Erkennung und Behandlung von Sexualstörungen unterschiedlichen Fächern eine gemeinsame Basis zu bieten, da diese Fächer im klinischen Alltag mit sexuellen Störungen konfrontiert sind (v.a. Allgemeinmedizin, Andrologie, Dermatologie, Gynäkologie, Klinische Psychologie, Nervenheilkunde, Psychotherapeutische Medizin, Urologie) ohne diesbezüglich über eigene Praxisleitlinien zu verfügen.

Die von der Akademie für Sexualmedizin eingesetzte Expertenkommission repräsentiert entsprechend diese Fächervielfalt und jedes einzelne Mitglied hatte im Wesentlichen die Aufgabe, die Praxisleitlinien aus Sicht seines Fachgebietes zu prüfen und gegebenenfalls zu ergänzen. Es ging also im Wesentlichen darum, eine gemeinsame Basis der Fächer zu beschreiben und nicht darum, alle aus Sicht der jeweiligen Fachgebiete möglicherweise notwendigen Schritte vollständig abzubilden.

Praxisleitlinie zur somatischen Diagnostik bei sexuellen Störungen

1. Die biopsychosoziale Anamneseerhebung macht in jedem Fall auch die Abklärung des somatischen Befundes (ggf. auch des Partners) erforderlich.

2. Hinsichtlich der Sexualfunktionen ist zu prüfen, ob aktuelle gynäkologische oder urologische/andrologische Untersuchungsbefunde vorliegen.

3. Hinsichtlich allgemeiner Körperfunktionen ist zu prüfen, ob abklärungsbedürftige allgemeine Beschwerden (etwa zu Gewichtsentwicklung, Appetit, Durst etc.) geklagt werden.

4. Sofern keine aktuellen Befunde (vgl. 2. u. 3.) vorliegen, ist eine entsprechende fachärztliche Untersuchung entweder (bei entsprechender fachärztlicher Kompetenz) selbst durchzuführen oder aber konsiliarisch zu veranlassen.

5. Bei Erhebung des somatischen Befundes durch Kollegen/in ist in engem fachlichen Austausch eine zusammenfassende somatische und sexualmedizinische Beurteilung erforderlich, in welche der psychische und soziale Befund genauso integriert werden muss wie die Ergebnisse der Sexualanamnese.

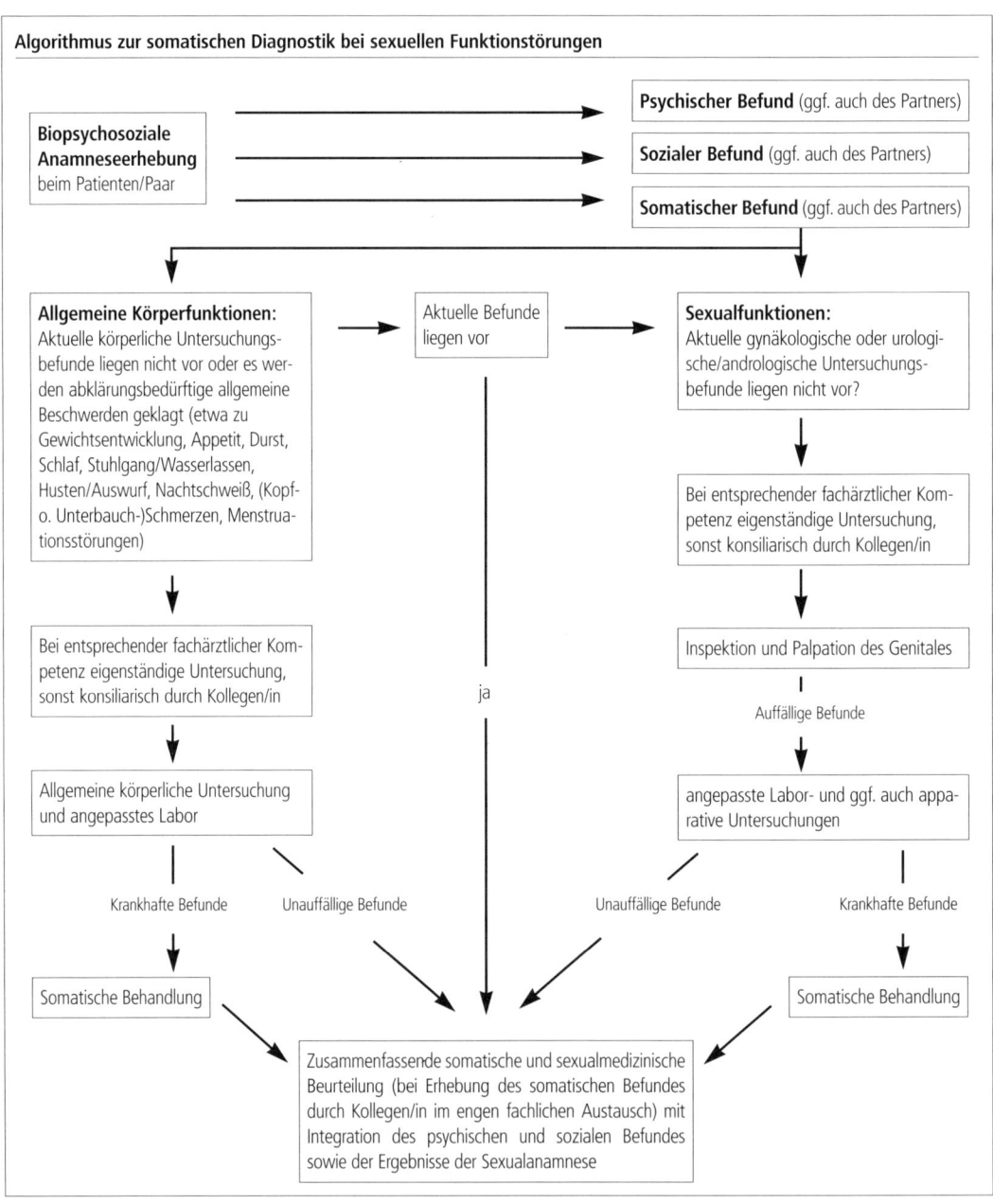

Algorithmus zur somatischen Diagnostik bei sexuellen Funktionstörungen

Biopsychosoziale Anamneseerhebung beim Patienten/Paar

Psychischer Befund (ggf. auch des Partners)

Sozialer Befund (ggf. auch des Partners)

Somatischer Befund (ggf. auch des Partners)

Allgemeine Körperfunktionen: Aktuelle körperliche Untersuchungsbefunde liegen nicht vor oder es werden abklärungsbedürftige allgemeine Beschwerden geklagt (etwa zu Gewichtsentwicklung, Appetit, Durst, Schlaf, Stuhlgang/Wasserlassen, Husten/Auswurf, Nachtschweiß, (Kopf- o. Unterbauch-)Schmerzen, Menstruationsstörungen)

Aktuelle Befunde liegen vor

Sexualfunktionen: Aktuelle gynäkologische oder urologische/andrologische Untersuchungsbefunde liegen nicht vor?

Bei entsprechender fachärztlicher Kompetenz eigenständige Untersuchung, sonst konsiliarisch durch Kollegen/in

Bei entsprechender fachärztlicher Kompetenz eigenständige Untersuchung, sonst konsiliarisch durch Kollegen/in

Inspektion und Palpation des Genitales

Auffällige Befunde

Allgemeine körperliche Untersuchung und angepasstes Labor

angepasste Labor- und ggf. auch apparative Untersuchungen

Krankhafte Befunde   Unauffällige Befunde   ja   Unauffällige Befunde   Krankhafte Befunde

Somatische Behandlung

Somatische Behandlung

Zusammenfassende somatische und sexualmedizinische Beurteilung (bei Erhebung des somatischen Befundes durch Kollegen/in im engen fachlichen Austausch) mit Integration des psychischen und sozialen Befundes sowie der Ergebnisse der Sexualanamnese

Praxisleitlinie zur Diagnostik und Therapie bei substanzinduzierten sexuellen Funktionsstörungen
1. Sofern ein Verdacht auf substanzinduzierte sexuelle Funktionsstörungen vorliegt, muss neben der sexualanamnestischen Abklärung von partnerschaftlicher Situation, (sozio-)sexueller Entwicklung und Selbstverstärkungsmechanismen der mögliche Einfluss von Pharmaka bzw. Drogen auf die Sexualfunktionen abgeklärt werden.
2. Besondere Bedeutung haben kardiovaskulär wirkende Pharmaka, Psychopharmaka sowie verschiedenartige Pharmaka mit endokriner Wirkung.
3. Die Substanzinduktion ist eher wahrscheinlich, wenn ein zeitlicher Zusammenhang zwischen der Medikation und dem Auftreten der Dysfunktion besteht und die bekannten biochemischen Wirkmechanismen des Medikaments das Auftreten der Funktionsstörung hinreichend erklären.

4. Sofern eine Dosisreduktion des verdächtigten Medikaments in Absprache mit dem die Medikation verantwortenden Arzt möglich ist, sollte diese Intervention erst nach Abklärung der Vorstellung beider Partner erfolgen, insbesondere um zusätzliche Einflussfaktoren, welche für die Entstehung oder Aufrechterhaltung der Symptomatik eine Rolle spielen können, mitzuberücksichtigen.
5. Führt die Dosisreduktion nicht zu der gewünschten Problemlösung, ist unter Einbeziehung beider Partner die Bearbeitung weiterer Einflussfaktoren erforderlich.
6. Wenn aus medizinischen Gründen eine Dosisreduktion von vornherein ausscheidet, bietet sich – ebenfalls unter Einbeziehung beider Partner – die Suche nach Alternativen zur Gestaltung der gemeinsamen Sexualität an.

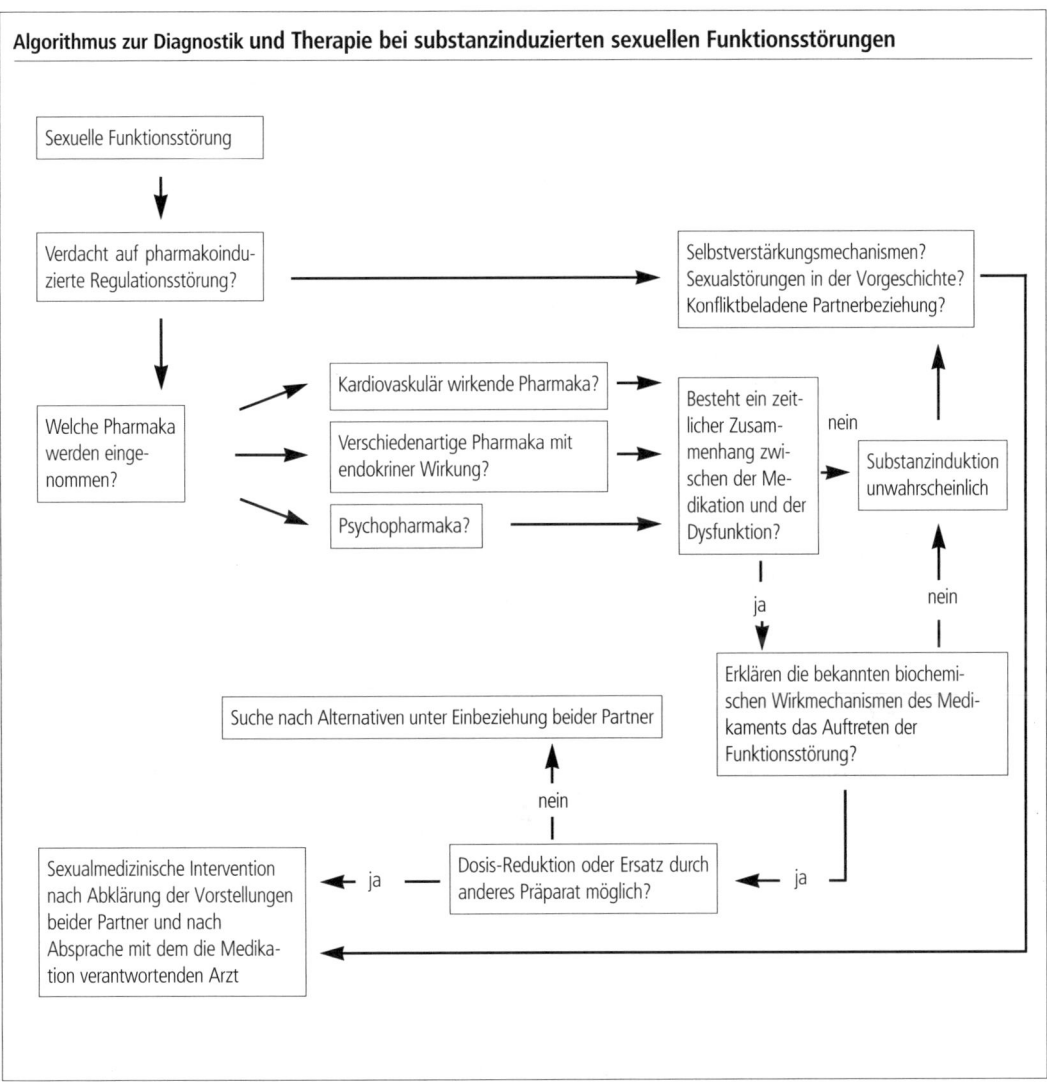

Algorithmus zur Diagnostik und Therapie bei substanzinduzierten sexuellen Funktionsstörungen

Praxisleitlinie zur psychosozialen Diagnostik bei sexuellen Funktionsstörungen: Screening und erweiterte Sexualanamnese

1. Die erweiterte Sexualanamnese steht im Zentrum der psychosozialen Diagnostik, die im Kanon der biopsychosozialen Befunderhebung bei sexuellen Funktionsstörungen bezüglich der Behandlungsplanung zumeist die größte Bedeutung hat. Sie ist modular aufgebaut und umfasst neben den sexual- und partnerschaftsbezogenen Informationen auch den psychischen Befund und die Erhebung lebensgeschichtlicher Daten.

2. Spricht der Patient von sich aus ein sexuelles Problem an, kann direkt zu den verschiedenen Schritten der erweiterten Sexualanamnese übergegangen werden. Ist das nicht der Fall, hat der Untersucher aber aufgrund objektiver Befunde (z.B. Diabetes mellitus) oder seiner klinischen Eindrucksbildung den Verdacht auf das Vorliegen eines sexuellen Problems, sollte mit einigen Screening-Fragen dieser Verdacht überprüft werden. Zuvor sollte das Einverständnis des Patienten zu einem Gespräch über Sexualität eingeholt werden.

3. Die erweiterte Sexualanamnese sollte zuerst die aktuelle Situation des Patienten(paars) in den Blick nehmen und sich ein genaues Bild des (a) sexuellen (Problem)Status, (b) des Partnerschafts-Status und (c) des Sozial-Status verschaffen. Erst dann und soweit für die Therapiewahl notwendig sind biographische Anamnese sowie soziosexuelle und Beziehungsentwicklung zu thematisieren.

4. Im sexuellen Problemstatus wird zunächst das Beschwerdebild genau evaluiert (vorzugsweise anhand des Ablaufs der sexuellen Paarinteraktion), woraus eine diagnostische Zuordnung (nach den Störungskategorien von ICD bzw. DSM) sowie eine vorläufige ätiologische Zuordnung vorgenommen wird.

5. Neben dem Status der Partnerbeziehung, in dem relevante Beziehungsdimensionen und die Sexualität bzw. etwaige sexuelle Probleme des Partners/der Partnerin als wichtiges Kriterium für die Therapiewahl zu fokussieren sind, sollten zumindest die wichtigsten Eckpunkte des aktuellen sozialen Status erhoben werden, da diese Variablen ebenfalls wichtige Einflussfaktoren im Störungsgeschehen sein können.

6. Der psychische Befund ist in gewisser Weise kein eigenständiger Schritt, da er während der erweiterten Sexualanamnese, im Kontakt und Austausch zwischen Untersucher und Patient „mit erhoben" wird (s. Schaubild).

7. Die biographische Anamnese wird üblicherweise in die „äußere" und „innere" Lebensgeschichte unterteilt, die allerdings in der Gesprächssituation eng miteinander verzahnt sind. Während die äußere Lebensgeschichte eher die „harten" Daten, unterteilt in die Lebensumstände und Lebensereignisse umfasst, geht es bei der inneren Lebensgeschichte um die motivationalen und dynamischen Zusammenhänge, die den Lebenslauf prägen (s. Schaubild).

8. Die eng zusammenhängenden Bereiche der soziosexuellen und der Beziehungsentwicklung konzentrieren sich auf die Herausbildung des sexuellen Weltbilds des Patienten und die Art und Weise, in der es sich aufgrund der individuellen Erfahrungsmuster im Zusammenspiel der drei Dimensionen der Sexualität (i.e. die beziehungsorientierte, die reproduktive und die Lustdimension) widerspiegelt, sowie auf das Zusammenwirken und Gleichgewicht des sexuellen Weltbilds und Beziehungskonzepts innerhalb des Paares.

9. Die mit Abstand wichtigste Methode zur Erhebung der erweiterten Sexualanamnese ist das Gespräch bzw. die Exploration oder das klinische Interview. In der Spalte „Methoden" im Algorithmus zur erweiterten Sexualanamnese sind weitere Methoden oder Untersuchungsinstrumente aufgeführt, die bei bestimmten Schritten und Inhalten zur Anwendung kommen können: Für die diagnostische Klassifizierung und ätiologische Spezifizierung sollte auf die in den Diagnosesystemen ICD und DSM definierten Kriterien zurückgegriffen werden. Für den psychischen Befund, den sozialen Status sowie die biographische Anamnese existieren Checklisten bzw. Variablenlisten, die Anhaltspunkte und Vorgaben zur Erhebung und Dokumentation bieten. Schließlich gibt es vier verschiedene Gruppen von Fragebögen, die in der erweiterten Sexualanamnese zum Einsatz kommen können (s. Schaubild). Im allgemeinen eignen sich lediglich die Inventare der Gruppe 4 für den Routineeinsatz, da sie einen kompakten Überblick über das Störungsbild sowie einen Anhaltspunkt bezüglich des Schweregrades der Problematik geben können. Ebenso wie die Fragebögen der anderen Gruppen können sie allerdings die klinische Eindrucksbildung nicht ersetzen, sondern lediglich ergänzen.

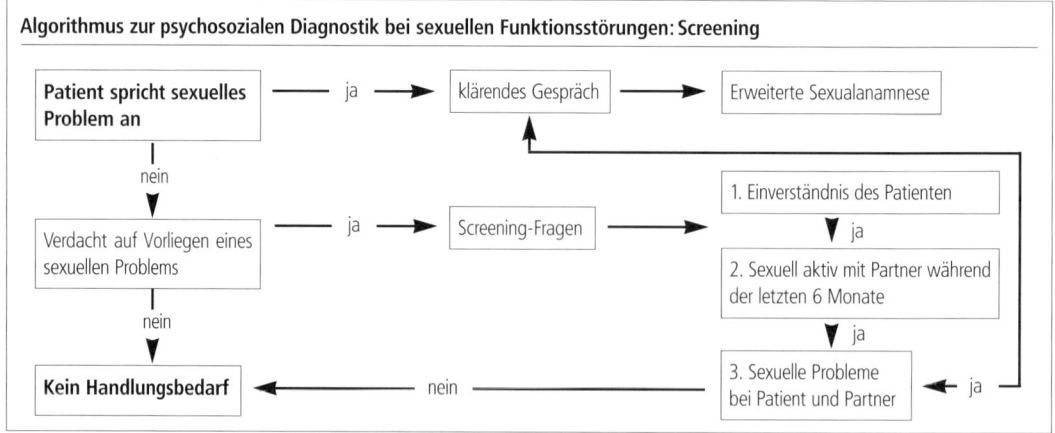

Algorithmus zur psychosozialen Diagnostik bei sexuellen Funktionsstörungen: Screening

Algorithmus zur psychosozialen Diagnostik bei sexuellen Funktionsstörungen: Die erweiterte Sexualanamnese

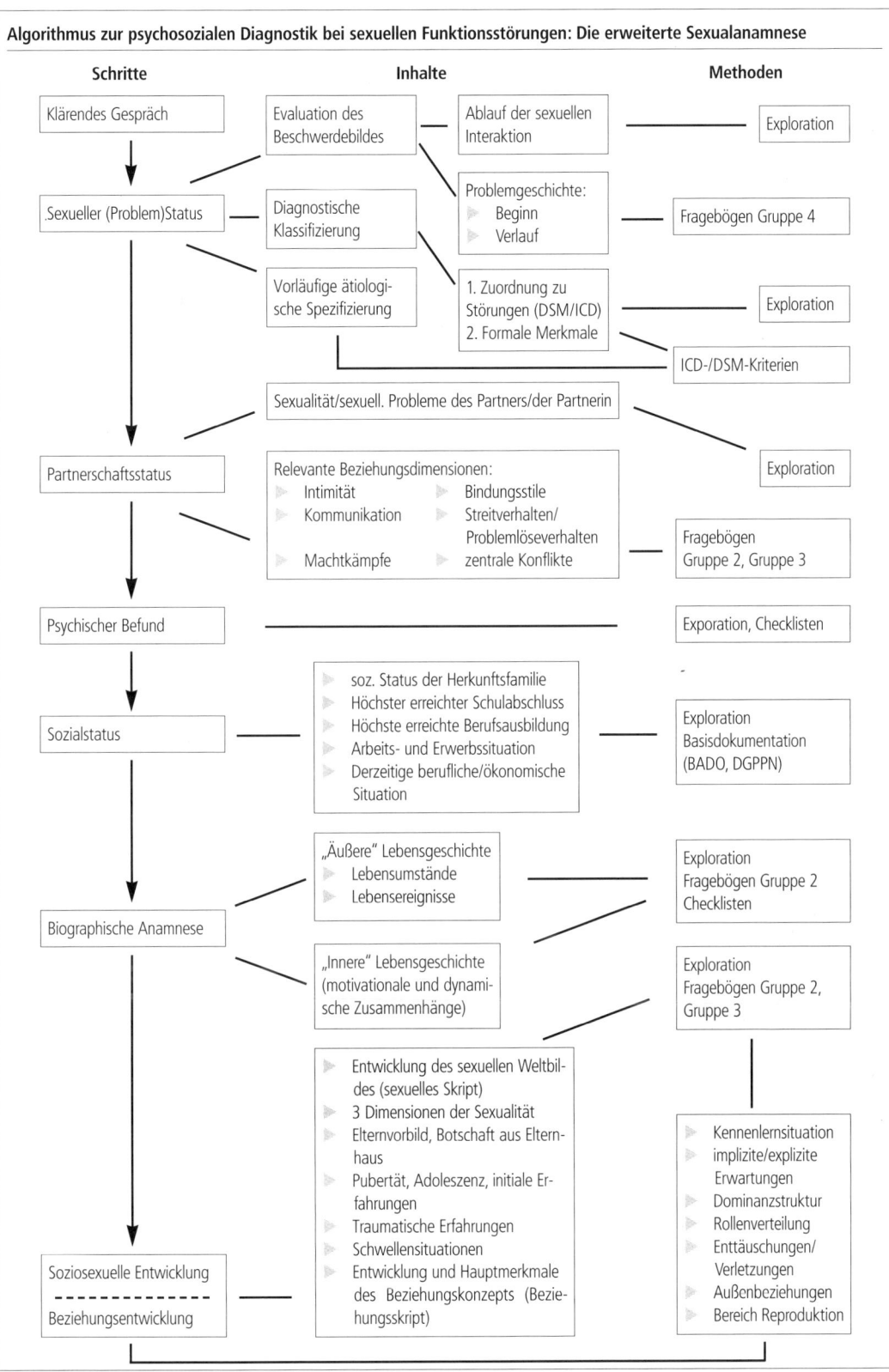

Schritte | Inhalte | Methoden

Klärendes Gespräch

Evaluation des Beschwerdebildes — Ablauf der sexuellen Interaktion — Exploration

Sexueller (Problem)Status

Diagnostische Klassifizierung — Problemgeschichte:
▷ Beginn
▷ Verlauf — Fragebögen Gruppe 4

Vorläufige ätiologische Spezifizierung — 1. Zuordnung zu Störungen (DSM/ICD)
2. Formale Merkmale — Exploration

ICD-/DSM-Kriterien

Sexualität/sexuell. Probleme des Partners/der Partnerin

Partnerschaftsstatus

Relevante Beziehungsdimensionen:
▷ Intimität ▷ Bindungsstile
▷ Kommunikation ▷ Streitverhalten/ Problemlöseverhalten
▷ Machtkämpfe ▷ zentrale Konflikte — Exploration — Fragebögen Gruppe 2, Gruppe 3

Psychischer Befund — Exporation, Checklisten

Sozialstatus — ▷ soz. Status der Herkunftsfamilie
▷ Höchster erreichter Schulabschluss
▷ Höchste erreichte Berufsausbildung
▷ Arbeits- und Erwerbssituation
▷ Derzeitige berufliche/ökonomische Situation — Exploration Basisdokumentation (BADO, DGPPN)

Biographische Anamnese — „Äußere" Lebensgeschichte
▷ Lebensumstände
▷ Lebensereignisse — Exploration Fragebögen Gruppe 2 Checklisten

„Innere" Lebensgeschichte (motivationale und dynamische Zusammenhänge) — Exploration Fragebögen Gruppe 2, Gruppe 3

▷ Entwicklung des sexuellen Weltbildes (sexuelles Skript)
▷ 3 Dimensionen der Sexualität
▷ Elternvorbild, Botschaft aus Elternhaus
▷ Pubertät, Adoleszenz, initiale Erfahrungen
▷ Traumatische Erfahrungen
▷ Schwellensituationen
▷ Entwicklung und Hauptmerkmale des Beziehungskonzepts (Beziehungsskript)

▷ Kennenlernsituation
▷ implizite/explizite Erwartungen
▷ Dominanzstruktur
▷ Rollenverteilung
▷ Enttäuschungen/ Verletzungen
▷ Außenbeziehungen
▷ Bereich Reproduktion

Soziosexuelle Entwicklung
- - - - - - - - - - - -
Beziehungsentwicklung

Algorithmus zur psychosozialen Diagnostik bei sexuellen Funktionsstörungen: Die erweiterte Sexualanamnese

Schaubild: Psychodiagnostische Verfahren, Fragebögen und Ratingskalen in der sexualmedizinischen Praxis

Gruppe	Art der Instrumente	Beispiele
1	Standardisierte multidimensionale Persönlichkeitsfragebögen	▷ MMPI IMMPI-2 ▷ 16 PF/16 PF-R ▷ NEO-FFI ▷ FPI-R
2	Standardisierte Fragebögen oder Ratingskalen, die bestimmte Bereiche der Persönlichkeit, bestimmte Symptombilder oder spezielle Merkmale adressieren	▷ Narzissmusinventar ▷ Inventar zur Erfassung interpersonaler Probleme (IIP) ▷ Fragebogen zur Partnerschaftsdiagnostik (FPD) ▷ Fragebogen zum Körperbild (FKB-20) ▷ State-Trait-Angstinventar (STAI) ▷ Beck-Depressions-Inventar (BDI) ▷ Symptom-Checkliste (SCL-90-R) ▷ Hamilton-Skalen
3	Fragebögen, die spezieller auf den Bereich Sexualität zugeschnitten sind	▷ Fragebogen zur sexuellen Interaktion (Sexual Interaction Inventory, SII) ▷ Fragebogen zur sexuellen Zufriedenheit (FSZ) ▷ Sexual Experience Scales (SES) ▷ Derogatis Sexual Functioning Inventory (DSFI)
4	Fragebögen, die gezielt für sexuelle Funktionsstörungen entwickelt wurden	▷ Internationaler Index zur Erfassung der erektilen Funktion (IIEF) ▷ Female Sexual Function Index (FSFI) ▷ Impotenzfragebogen (IFB) ▷ Fragebogen zum vorzeitigen Orgasmus (PEQUEST) ▷ Kurzfragebogen für sexuelle Probleme (KFSP-M, KFSP-F)

Schaubild: Der psychische Befund

Die wichtigsten einzuschätzenden Merkmalsbereiche

▷ Äußeres Erscheinungsbild
▷ Kontaktverhalten/Sprache
▷ Bewusstsein
▷ Orientierung
▷ Aufmerksamkeit/Konzentration
▷ Denken
▷ Ich-Störungen
▷ Grundstimmung/Affektivität
▷ Merkfähigkeit/Gedächtnis
▷ Intelligenz
▷ Psychomotorik

Wichtig: Eigene Urteilsbildung, nicht Angaben des Patienten übernehmen.

Schaubild: Die „äußere" und „innere" Lebensgeschichte

Wichtige Aspekte der äußeren Lebensgeschichte

Lebensereignisse Lebensumstände

▷ Ursprungsfamilie
▷ Gesundheit/Krankheit
▷ Ausbildung
▷ Beruf
▷ Soziale Kontakte/Freizeit
▷ Partnerschaft
▷ Schwangerschaft/Kinder
▷ Wohnung
▷ Finanzen
▷ Gericht/Gesetz

Wichtige Aspekte der inneren Lebensgeschichte

▷ Familiäres Milieu
▷ Entwicklung in Kindheit und Jugend
▷ Berufsleben
▷ Partnerschaft, Familie, soziale Beziehungen

Praxisleitlinie zur psychosozialen Diagnostik bei sexuellen Funktionsstörungen: Verdacht auf psychische Störungen; Stellung von Indikation und Prognose

1. Besteht aufgrund des psychischen Befundes, der klinischen Eindrucksbildung oder der erweiterten Sexualanamnese (evtl. Fremdanamnese) der Verdacht einer psychischen Störung, ist eine vertiefende Diagnostik notwendig. Ergibt diese konkrete Anhaltspunkte, ist die Störung nach den Kriterien von ICD bzw. DSM zu klassifizieren.

2. Neben dieser Klassifikation ist Langer folgend (s. Kap. 3) eine Einteilung der Störung unter sexualmedizinischen Praxisgesichtspunkten sinnvoll: Neben psychischen Störungen mit hoher sexualmedizinischer „Brisanz", d.h. Störungen, die die Sexualität fast immer in Mitleidenschaft ziehen und sexualmedizinischen Bemühungen zugleich enge Grenzen setzen, lassen sich Störungen mit einer besonderen „Nähe" zu sexuellen Funk-

tionsstörungen unterscheiden, die ebenfalls oft mit sexuellen Problemen vergesellschaftet sind, aber sexualmedizinischen/-therapeutischen Interventionen besser zugänglich sind. Zur dritten Gruppe gehören die in der Regel schwer und nur im Längsschnitt diagnostizierbaren Persönlichkeitsstörungen, von denen einige ein besonderes Risiko für die sexuelle Gesundheit mit sich bringen.

3. Hinsichtlich des Zusammenhangs zwischen psychischer und sexueller Störung ist zu entscheiden, ob es möglich ist, sexualbezogen zu behandeln oder ob (zunächst) eine psychiatrisch/psychotherapeutische Behandlung erfolgen sollte. Als erfahrungsgestützte Faustregel lässt sich sagen, dass der Versuch einer sexualmedizinischen/-therapeutischen Behandlung sinnvoll ist, wenn eine offene Klärung des sexuellen (Problem) Status und der Sexualanamnese möglich ist und der Patient/das Paar motiviert, aktiv und kooperativ mitarbeiten kann.

Algorithmus zur psychosozialen Diagnostik bei sexuellen Funktionsstörungen: Vorgehen bei Verdacht auf psychische Störungen

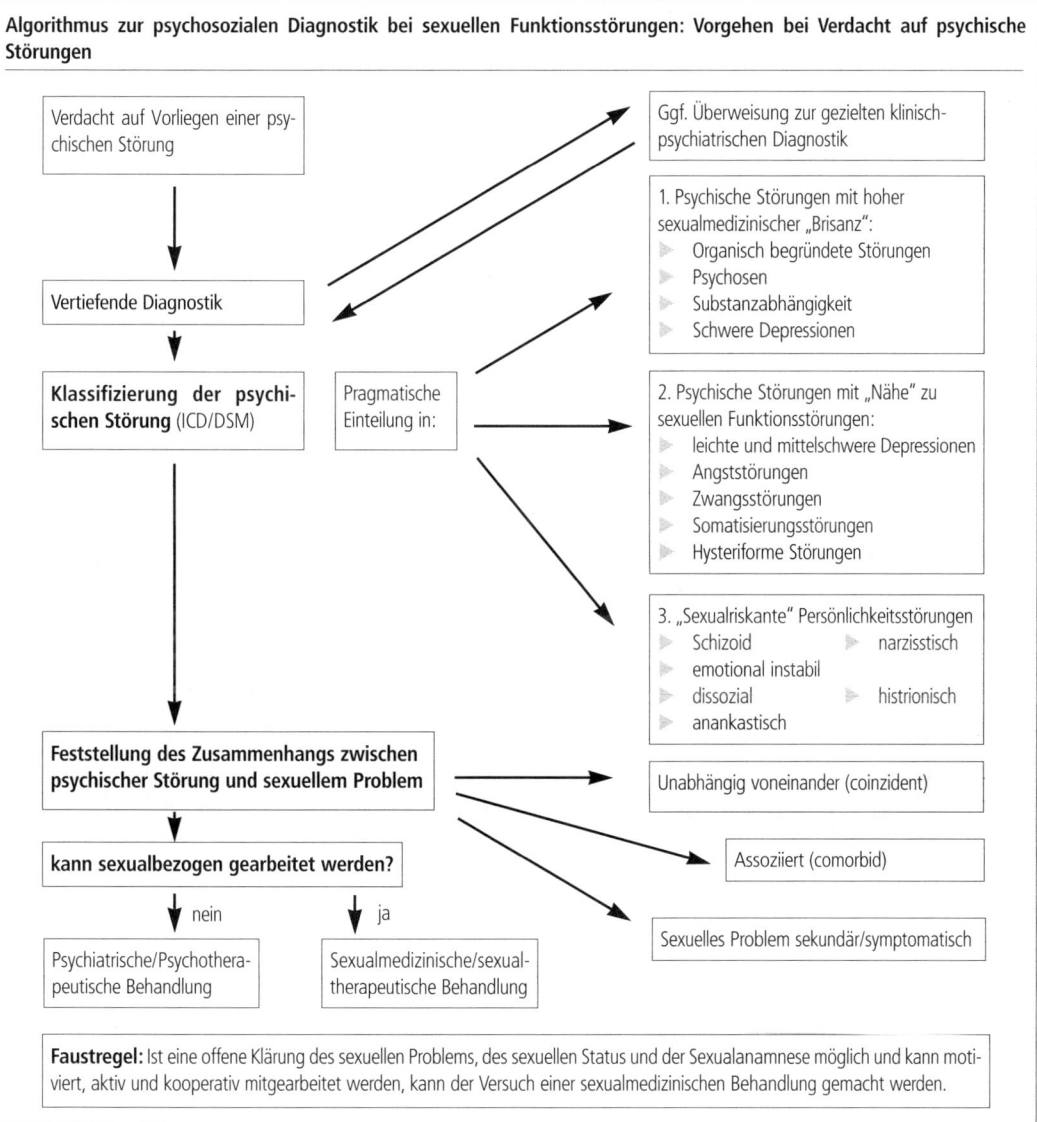

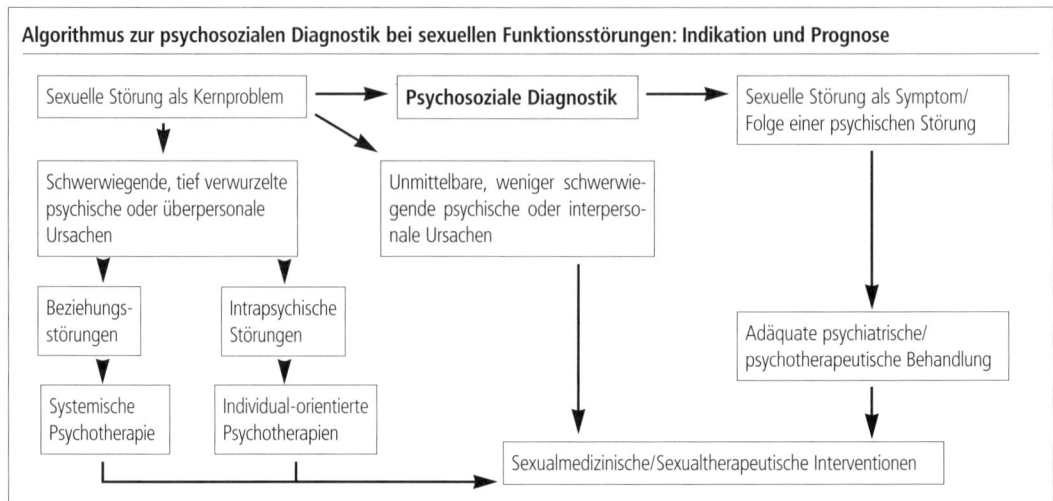

Algorithmus zur psychosozialen Diagnostik bei sexuellen Funktionsstörungen: Indikation und Prognose

Praxisleitlinie zur Abklärung der Möglichkeiten paarbezogener Intervention

1. Grundlage sexualmedizinischer/-therapeutischer Intervention, v.a. zur Behandlung sexueller Funktionsstörungen, ist die Einbeziehung des Partners. Das schließt Einzelgespräche bzw. begrenzte Interventionen beim Einzelnen nicht aus.

2. Ausschlaggebend dafür, ob eine behandlungsbedürftige sexuelle Störung vorliegt, ist nicht die Fehlfunktion an sich, sondern ob ein zusätzlicher Leidensdruck auftritt (analog DSM IV: Das Störungsbild muss deutliches Leiden oder zwischenmenschliche Schwierigkeiten verursachen). Erst dadurch wird die sexuelle Dysfunktion zur krankheitswertigen Funktionsstörung.

3. Bestehen sexuelle Funktionsstörungen, wirken sie sich in der Regel unvermeidlich auf die Beziehung aus, sofern sie nicht selbst auf eine Beziehungsstörung zurückgehen. Ziel sexualmedizinischer/-therapeutischer Interventionen ist nicht nur gestörte Genitalfunktionen zu behandeln, sondern auch gestörte Beziehungen. Deshalb ist der Paaraspekt von entscheidender Bedeutung. Kommt ein Patient allein zum Arzt oder Therapeuten, so ist nach dem Vorhandensein eines Partners zu fragen.

4. Ist der Patient (derzeit) ohne Partner, kann sich je nach Art und Schwere der zugrundeliegenden Ursache(n) die Indikation zu individueller psychiatrischer, psychotherapeutischer oder anderer fachärztlicher Behandlung ergeben. Eventuell kann Sexualberatung im Sinne von Information, Ermutigung, Entängstigung, Korrektur falscher Vorstellungen, Erlaubnisgeben etc. bereits helfen. Der Einsatz von Übungen, wie sie hauptsächlich bei sexuellen Funktionsstörungen als verschriebene Erfahrungen aufgegeben werden, ist bei der Behandlung eines Einzelpatienten nur begrenzt (masturbatorisch) möglich und nicht so wirksam, weil die reale Paarsituation nicht erfahrbar wird.

5. Hat der Patient einen Partner, kommt es auf die Bereitschaft zur paarbezogenen Sexualtherapie an: Besteht diese, kann die übende Therapie eingesetzt werden. Ist sie nicht gegeben, kann im Einzelgespräch den Gründen dafür nachgegangen und zur Paartherapie ermutigt werden. Entsteht im weiteren Verlauf die Bereitschaft, den Partner miteinzubeziehen, kann paartherapeutisch weitergearbeitet werden. Sind die Widerstände seitens des Patienten und/oder seines Partners dagegen unüberwindbar, hat die Symptomatik eine schlechte Prognose, durch die Arbeit mit dem Einzelnen läßt sie sich meist nicht auflösen. Die Bedenken vom jeweiligen Partner selbst erläutern lassen.

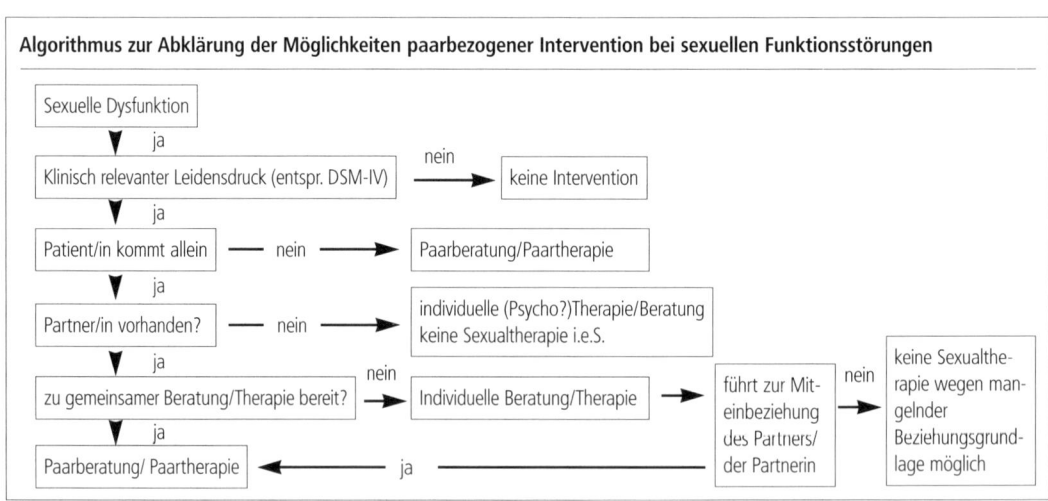

Algorithmus zur Abklärung der Möglichkeiten paarbezogener Intervention bei sexuellen Funktionsstörungen

Praxisleitlinie zur Abklärung der kommunikativen Kompetenz von Paaren

1. Zu Beginn sexualtherapeutischer Paargespräche ergeben sich aus der Einschätzung der kommunikativen Kompetenz des Paares wichtige prognostische Hinweise. Für den Verlauf der Therapie ist die Qualität der Paarkommunikation entscheidend. Dabei ist von Seiten des Behandlers eine Haltung der Allparteilichkeit (gleichverteilte Empathie für jeden der beiden Partner und ihre Beziehung) erforderlich, um eine Nutzung gemeinsamer Ressourcen des Paares zu ermöglichen.

2. Mängel kommunikativer Kompetenz können die allgemeine und/oder die speziell sexualitätsbezogene Kommunikation betreffen. Fehlende Gesprächs- bzw. Streitkultur (nicht zuhören, ins Wort fallen usw.), unaufgedeckte Missverständnisse, Unkenntnis der emotionalen Befindlichkeit, der Wünsche und Phantasien des Partners verlangen, zunächst die allgemeine Paarkommunikation zu verbessern. Dasselbe kann für die sexualitätsbezogene Kommunikation gelten. Bei schweren Defiziten ist die Bearbeitung tieferliegender Ursachen erforderlich.

3. Ist die gemeinsame Sexualität zwischen den Partnern thematisierbar, muss geklärt werden, ob das jeweilige Grundverständnis von Sexualität kongruent oder divergent zu dem des Partners ist und wieweit die subjektiven Deutungen von Sexualität und deren Folgen für die Partnerschaft ursächlich für die sexuelle Dysfunktion (mit-) verantwortlich sind und/oder diese verstärken. Besteht ein kausaler Zusammenhang, müssen die unterschiedlichen Sichtweisen bearbeitet werden, um nach einer nicht pathogenen gemeinsamen Basis zu suchen.

4. Dazu ist die beziehungsorientierte Dimension von Sexualität (Kommunikationsfunktion) anzusprechen. Ist diese bereits bewusst, kann sie bestätigt und vertieft werden. Ist dies nicht der Fall, kann das Paar die körpersprachlich-kommunikative Bedeutung als neue und mit den eigenen (häufig frustrierten) psychosozialen Grundbedürfnissen in Einklang stehende Dimension von Sexualität für sich entdecken. Damit ist eine wesentliche Basis für weitere therapeutische Interventionen gegeben.

5. „Streichelübungen" werden nun zur bewussten körpersprachlichen Kommunikation eingesetzt, um die Paarkommunikation zu erweitern, stellen aber zugleich eine unausweichliche Konfrontation mit der Beziehungswirklichkeit dar. Die bei der Durchführung (oder Verweigerung) der sog. „Hausaufgaben" häufig auftretenden Widerstände sind zunächst zu bearbeiten.

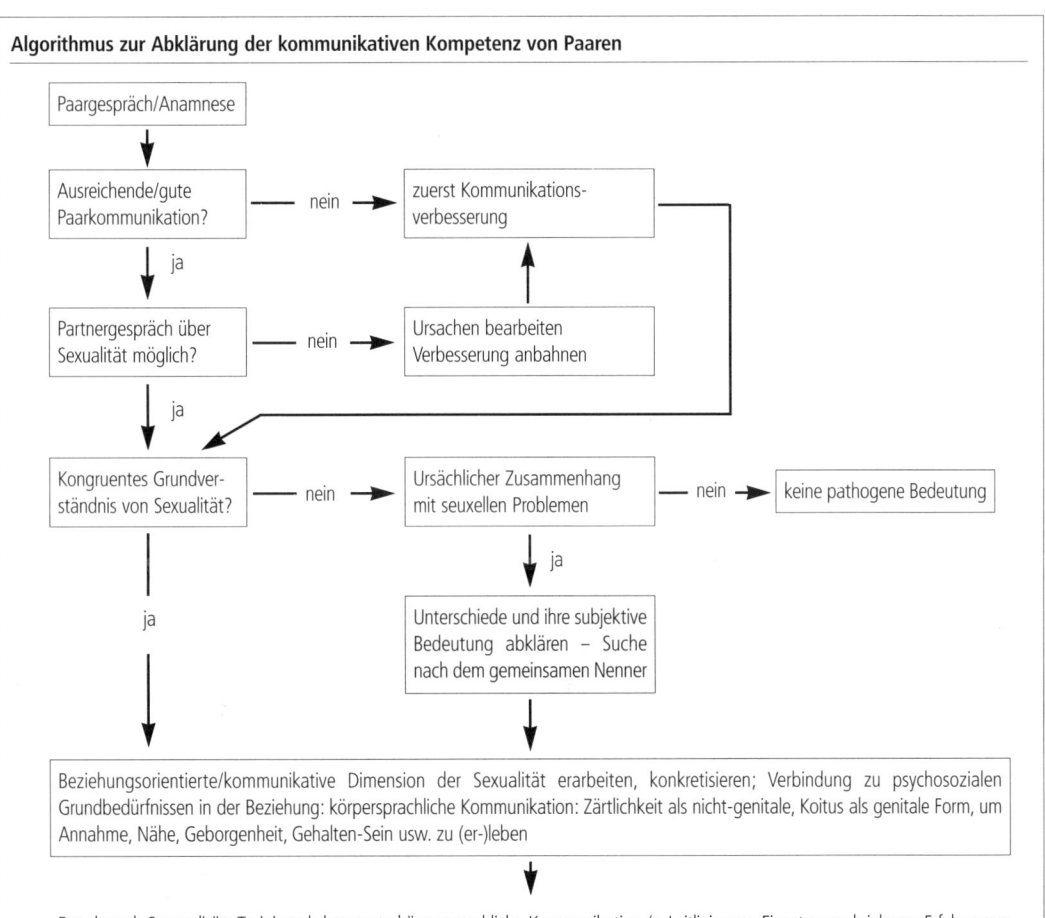

Algorithmus zur Abklärung der kommunikativen Kompetenz von Paaren

Praxisleitlinie zum Einsatz verschriebener Erfahrungen („Hausaufgaben") in der Sexualtherapie

1. Wurde unter bewusster Berücksichtigung des kommunikativen Aspektes von Sexualität als Körpersprache die erste Sensualitäts-Übung aufgegeben, vom Paar aber nicht oder nur sehr mangelhaft durchgeführt, wobei die Verhinderungsgründe plausibel sind, wird die Aufgabe erneut gestellt. Wiederholt sich dies, muss an einen tieferliegenden Widerstand gedacht und dieser bearbeitet werden. Letztlich kann es um die Frage nach dem Willen zur Beziehung überhaupt gehen (nicht zu verwechseln mit dem Bestehen aktueller Beziehungsprobleme).

2. Ist (derzeit) keine gute Beziehungsgrundlage gegeben, so ist im weiteren Verlauf der Paargespräche zu klären, ob die Beziehung sich wiederbeleben lässt. Ist dies nach sorgfältiger Prüfung auszuschließen, fehlt die Grundlage für eine paarbezogene Sexualtherapie.

3. Hat sich das Paar auf die Übungen eingelassen, so müssen die dabei gemachten Erfahrungen sehr konkret besprochen, im Detail analysiert und durchgearbeitet, dadurch vertieft, geklärt, verstärkt und gedeutet werden, um den therapeutischen Prozess zu fördern. Dabei muss immer nach dem Empfinden beider Partner gefragt werden und der Behandler darf sich nicht mit vagen allgemeinen Angaben zufrieden geben.

4. Wenn falsch oder gar nicht verstandene Aufgaben korrigiert werden müssen, ein nochmaliger Anlauf angezeigt scheint oder das Paar die neuen Erfahrungen vertiefen möchte, mehr Zeit braucht, so soll die Übung wiederholt werden, bevor weitere Schritte empfohlen werden.

5. Erst dann soll in Absprache oder auf konkreten Vorschlag des Paares der nächste Schritt erarbeitet und auf seine Realisierbarkeit geprüft werden. Dabei ist es erforderlich, die empfohlenen Übungen variabel und nicht nach einem starren Schema zu gestalten. Ein „planmäßiges" Aufgeben der (von Masters & Johnson empfohlenen) Übungen kann dem Ziel einer befriedigenderen allgemeinen und sexuellen Kommunikation innerhalb des Paares sogar entgegenstehen.

Algorithmus zum Einsatz verschriebener Erfahrungen („Hausaufgaben") in der sexualmedizinischen Behandlung

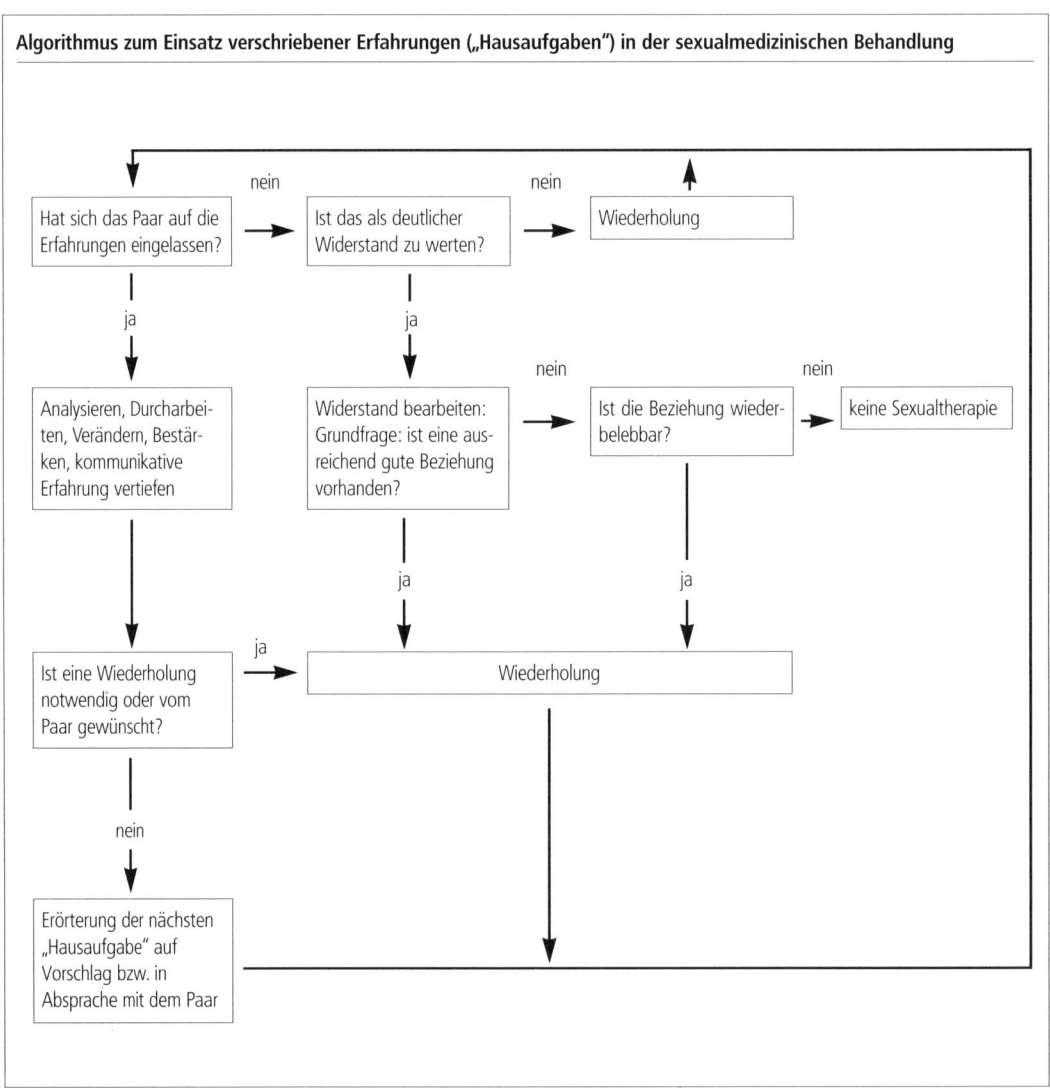

Praxisleitlinie zur Differenzialdiagnostik bei Paraphilien/Dissexualität

1. Grundsätzlich ist abzuklären, ob eine sexuelle Verhaltensabweichung/sexuelle Übergriffigkeit auf eine strukturelle Neigung (im Sinne einer Paraphilie) zurückgeht oder als „Ersatz" für – von dem Betroffenen erwünschte, aber nicht erreichbare – normophile sexuelle Handlungen zu verstehen ist. Die Analyse muss gegebenenfalls zusätzliche Informationsquellen zur Tatphänomenologie (z.B. Ermittlungsakte etc.) einbeziehen – insbesondere bei einschlägigen Vorverurteilungen.

2. Es ist mit den beiden Möglichkeiten zu rechnen, dass der Betroffene selbst eine paraphile Symptomatik (z.B. Wünsche nach sexuellem Kontakt mit Kindern) angibt oder aber nicht (bzw. sogar verneint), der Untersucher eine solche Symptomatik jedoch annimmt (z.B. bei Patienten, die im Rahmen von Weisungen eines Gerichts eine Therapieauflage erhalten haben).

3. Sofern eine paraphile Symptomatik angegeben oder vermutet wird, haben sich die diagnostischen Kriterien nach dem DSM-IV als sinnvoll erwiesen; hiernach müssen die Symptome über mindestens 6 Monate bestehen und in klinisch bedeutsamer Weise Leiden oder Beeinträchtigung in sozialen, beruflichen oder anderen wichtigen Funktionsbereichen verursachen.

4. Sofern keine paraphile Symptomatik vorliegt, sondern dissexuelles Verhalten als „Ersatz" für normophile sexuelle Handlungen zu verstehen ist, muss der im Vordergrund stehende Störungsaspekt (z.B. eine Intelligenzminderung) abgeklärt werden.

5. Es ist zu prüfen, in welchem Ausmaß das paraphile bzw. dissexuelle Erleben in der Sexualität des Betroffenen verankert ist, wobei immer bestimmt werden muss, ob ggf. mehrere Paraphilien gleichzeitig vorliegen (z.B. Pädophilie und Fetischismus), was erforderlich macht, diese selbst einzeln anzusprechen.

6. Die Befunderhebung muss stets auch die virtuelle paarbezogene sexuelle Aktivität miterfassen. Es bedarf daher der Untersuchung von mindestens drei Ebenen: der (Sexual-)Phantasie-Ebene, der (Sexual-)Verhaltens-Ebene (Masturbation ist Verhalten!) und der Selbstkonzept-Ebene (ich-naher oder ich-fremder Einbau der Symptomatik in das Persönlichkeitsgefüge).

7. Erfasst werden müssen alle möglicherweise vorliegenden sexuellen Dysfunktionen, die ebenfalls nach der DSM-IV-Kriteriologie zu diagnostizieren und vom Untersucher jeweils einzeln (Appetenz-, Erregungs-, Orgasmusstörungen) anzusprechen sind. Danach läßt sich erst einschätzen, ob und welche Funktionsstörungen primär oder sekundär, generalisiert oder situativ auftreten und ob diese während des paraphilen bzw. dissexuellen Verhaltens eine Rolle spielen/gespielt haben.

8. Unerlässlich ist, bisherige soziosexuelle Beziehungen des Betroffenen zu rekonstruieren und die Verifizierung bzw. weitere Differenzierung von Befunden nach Einbeziehung der jetzigen oder einer früheren Partnerin. Sofern eine Einbeziehung der Partnerin vom Betroffenen (häufiger) oder aber von der Partnerin abgelehnt wird, (extrem selten) ist die diagnostische Einschätzung nur begrenzt möglich; sofern keine aktuelle oder frühere Partnerschaft bestand, ist eine Diagnosestellung selbstverständlich nur nach individueller Befundlage möglich.

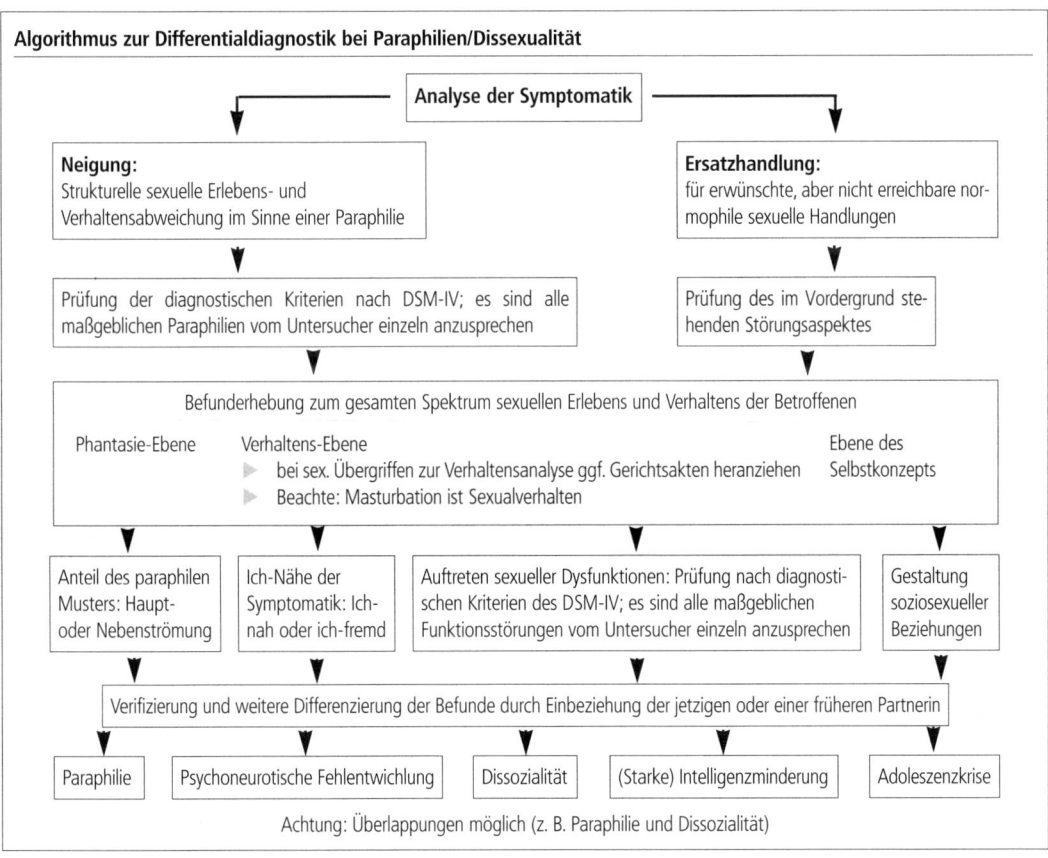

Algorithmus zur Differentialdiagnostik bei Paraphilien/Dissexualität

Analyse der Symptomatik

Neigung:
Strukturelle sexuelle Erlebens- und Verhaltensabweichung im Sinne einer Paraphilie

Ersatzhandlung:
für erwünschte, aber nicht erreichbare normophile sexuelle Handlungen

Prüfung der diagnostischen Kriterien nach DSM-IV; es sind alle maßgeblichen Paraphilien vom Untersucher einzeln anzusprechen

Prüfung des im Vordergrund stehenden Störungsaspektes

Befunderhebung zum gesamten Spektrum sexuellen Erlebens und Verhaltens der Betroffenen

Phantasie-Ebene   Verhaltens-Ebene
▶ bei sex. Übergriffen zur Verhaltensanalyse ggf. Gerichtsakten heranziehen   Ebene des Selbstkonzepts
▶ Beachte: Masturbation ist Sexualverhalten

Anteil des paraphilen Musters: Haupt- oder Nebenströmung

Ich-Nähe der Symptomatik: Ichnah oder ich-fremd

Auftreten sexueller Dysfunktionen: Prüfung nach diagnostischen Kriterien des DSM-IV; es sind alle maßgeblichen Funktionsstörungen vom Untersucher einzeln anzusprechen

Gestaltung soziosexueller Beziehungen

Verifizierung und weitere Differenzierung der Befunde durch Einbeziehung der jetzigen oder einer früheren Partnerin

Paraphilie   Psychoneurotische Fehlentwichlung   Dissozialität   (Starke) Intelligenzminderung   Adoleszenzkrise

Achtung: Überlappungen möglich (z.B. Paraphilie und Dissozialität)

Praxisleitlinie zur Therapie bei Paraphilie/Dissexualität

1. Mit der Diagnosestellung ist der im Vordergrund stehende Störungsaspekt zu klären, etwa ob eine Paraphilie vorliegt, aber auch, ob die dissexueller Verhaltensbereitschaft auf eine psychoneurotische Fehlentwicklung, Dissozialität, Intelligenzminderung oder eine Adoleszenzkrise zurückgeht.

2. Die genannten Störungsaspekte können kombiniert auftreten: ein paraphiles Muster gemeinsam mit Dissozialität oder in Verbindung mit Intelligenzminderung. Dissozialität kann auch bei Jugendlichen bereits ein erhebliches Ausmaß erreicht haben.

3. Die Analyse von Problembereichen im Einzelfall dient der Ermittlung therapiebedürftiger Störungsanteile und ist Grundlage für eine differenzielle Indikationsstellung verschiedener therapeutischer Maßnahmen. Sexuelle Übergriffigkeit bzw. Straffälligkeit ist für sich keine Therapieindikation!

4. Abzuklären ist vor allem Ausprägungsgrad und Ich-Nähe der paraphilen Symptomatik, das Vorliegen von sexuellen Dysfunktionen, die partnerschaftliche Situation (unter Einbeziehung der Partnerin) sowie das Ausmaß sozialer Fähigkeiten, die Beschaffenheit kognitiver Funktionen, das bestehende Wissen über Sexualität und Partnerschaft sowie ggf. Besonderheiten des sozialen Netzwerkes bzw. familiärer Interaktionsmuster.

5. Unter Berücksichtigung von Therapiewilligkeit (Veränderungsmotive) und Therapiefähigkeit (z.B. keine exklusive Psychotherapie bei Intelligenzminderung) sind bei der Auswahl der therapeutischen Interventionen unterschiedliche Schwerpunktsetzungen möglich.

6. Therapeutische Interventionen können einen sexualpädagogischen, sozial-stützenden, sexualtherapeutischen (Einbeziehung der Partnerin!) und/oder psychotherapeutischen Schwerpunkt aufweisen. Kombinationen sind möglich (z.B. sexualpädagogische Elemente in der eher sozial-stützenden Betreuung intelligenzgeminderter Sexualstraftäter).

7. Die zusätzliche Nutzung medikamentöser Therapieoptionen (Antiandrogene, Serotonin-Wiederaufnahmehemmer) kann im Einzelfall geprüft werden, wenn eine Entdynamisierung sexueller Impulse zur Verbesserung des Aufbaus von Verhaltenskontrolle sinnvoll erscheint und vom Patienten mitgetragen wird.

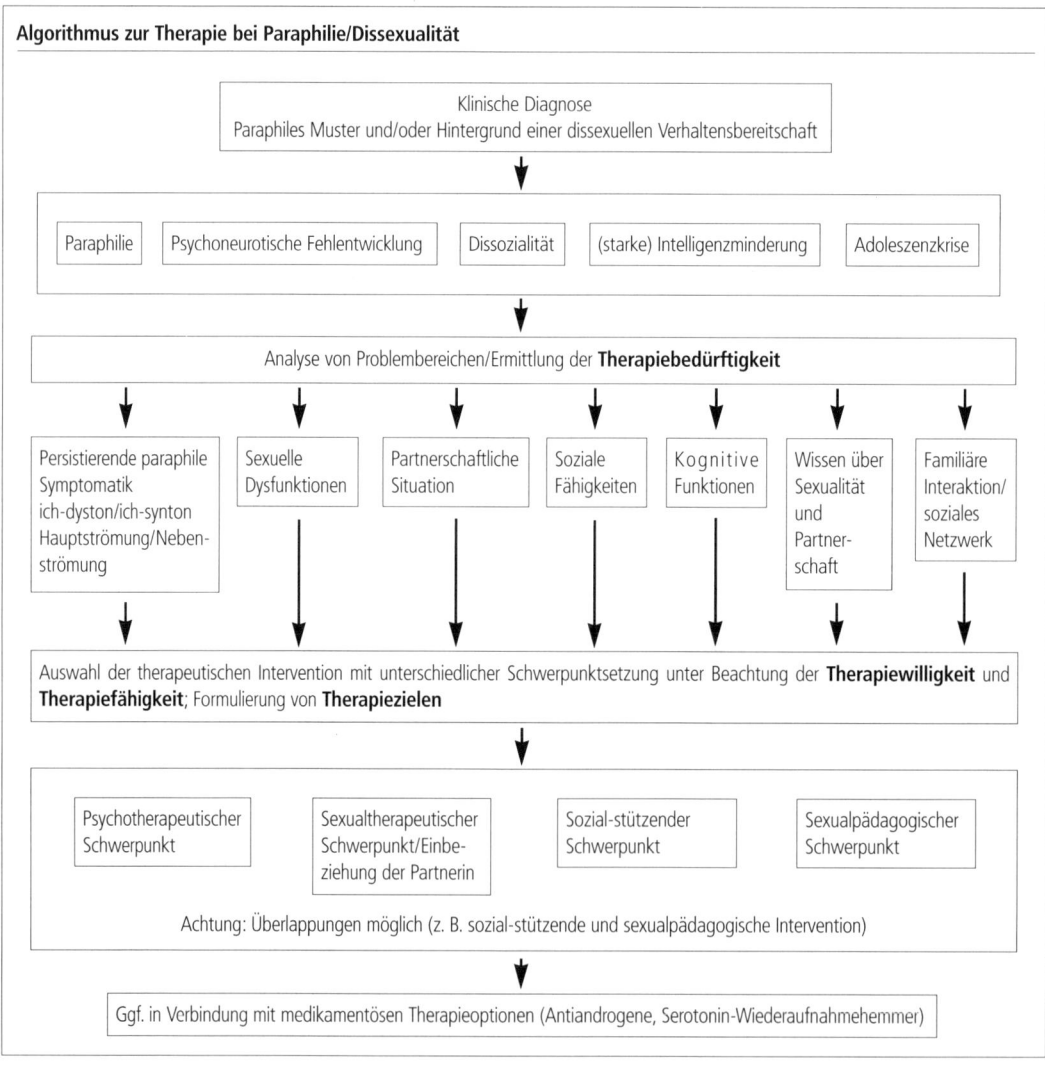

Algorithmus zur Therapie bei Paraphilie/Dissexualität

Klinische Diagnose
Paraphiles Muster und/oder Hintergrund einer dissexuellen Verhaltensbereitschaft

Paraphilie | Psychoneurotische Fehlentwicklung | Dissozialität | (starke) Intelligenzminderung | Adoleszenzkrise

Analyse von Problembereichen/Ermittlung der **Therapiebedürftigkeit**

Persistierende paraphile Symptomatik ich-dyston/ich-synton Hauptströmung/Nebenströmung | Sexuelle Dysfunktionen | Partnerschaftliche Situation | Soziale Fähigkeiten | Kognitive Funktionen | Wissen über Sexualität und Partnerschaft | Familiäre Interaktion/soziales Netzwerk

Auswahl der therapeutischen Intervention mit unterschiedlicher Schwerpunktsetzung unter Beachtung der **Therapiewilligkeit** und **Therapiefähigkeit**; Formulierung von **Therapiezielen**

Psychotherapeutischer Schwerpunkt | Sexualtherapeutischer Schwerpunkt/Einbeziehung der Partnerin | Sozial-stützender Schwerpunkt | Sexualpädagogischer Schwerpunkt

Achtung: Überlappungen möglich (z. B. sozial-stützende und sexualpädagogische Intervention)

Ggf. in Verbindung mit medikamentösen Therapieoptionen (Antiandrogene, Serotonin-Wiederaufnahmehemmer)

Musterbogen für

Aufklärung über Indikation, Verlaufsplanung, Risiken, Umfang von Schweigepflicht und Offenbarungsbefugnissen einer geplanten Psychotherapie bei dissexuellen Verhaltensbereitschaften (Sexualmedizin Berlin)

Pat.:	Geb.-Dat.:
überwiesen von:	
Ersttermine:	
ambulant/intramural:	
Antrag auf Kurzzeittherapie:	(beantragte Sitzungen:)
Antrag auf Langzeittherapie:	(beantragte Sitzungen:)

Mit dem Patienten besprochene Inhalte:

Diagnose (bzw. mutmaßliche Einordnung des Krankheitszustandes):

Behandlungsziele

Verlaufsplanung (evtl. zusätzliche Medikamente?)

Risiken der Behandlung

Aufklärung über Umfang der Schweigepflicht (in jedem Fall Hinweis auf den § 203 StGB!):
Bemerkungen zur Erörterung:

Offenbarungsbefugnis nicht erforderlich:
Die Termine werden dem Patienten bescheinigt; für die Weitergabe der Daten an Dritte (Bewährungshelfer, Gericht) ist er verantwortlich; in Zweifelsfällen wird gegenüber Dritten die Übereinstimmung mit der Urschrift direkt bestätigt.

Offenbarungsbefugnis durch partielle Entbindung von der Schweigepflicht für:
▷ den formalen Ablauf der Therapie: Beginn und evtl. Abbruch (immer!), wahrgenommene Termine, Abschluß
▷ Behandlungsmodus bei evtl. Begleitmedikation.

Nicht unter Offenbarungsbefugnis fallen Inhalte der therapeutischen Beziehung, Beurteilungen oder therapeutische Einschätzungen.

Offenbarungspflicht besteht nur, wenn eine Entbindung über die vereinbarten Inhalte hinaus vorgenommen wird. Die mit einer solchen nachträglichen (etwa anlässlich eines späteren Gerichtsverfahrens gegebenen) Schweigepflichtsentbindung verbundenen Risiken für die Fortführung der Therapie bzw. das Erreichen der Behandlungsziele sind dem Patienten verdeutlicht worden. Er sieht aus diesen Gründen ein, dass im Fall einer späteren Entbindung von der Schweigepflicht die Vertrauensbasis für das Therapiebündnis zerstört werden könnte und gibt seine Einwilligung in die geplante Behandlung.

Datum

Patient   **Therapeut/in**

Therapieablaufschema für Sexualstraftäter im Regelvollzug (Sexualmedizin Kiel)

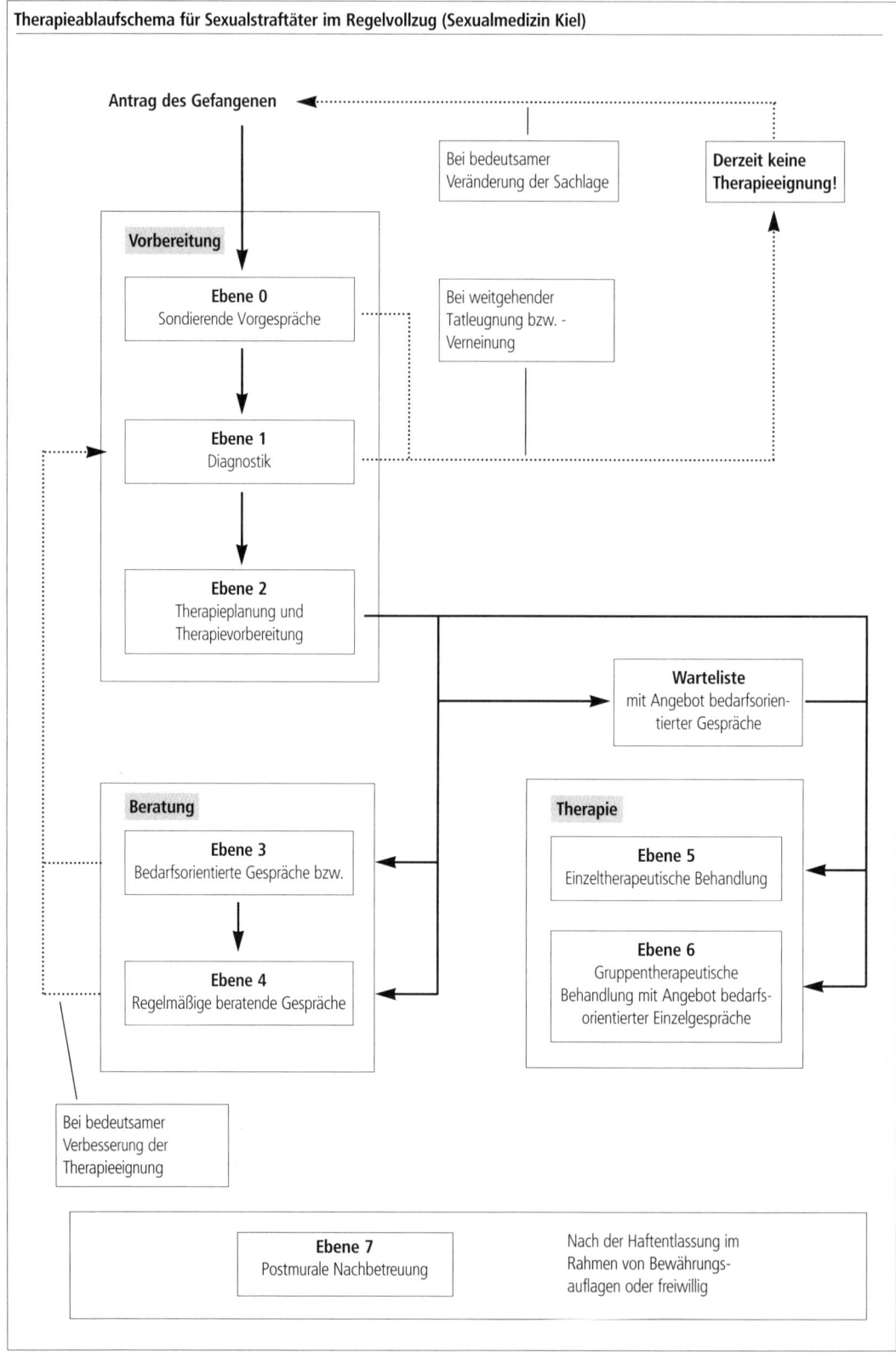

Musterbogen für

Behandlungsdokumentation für Sexualstraftäter im Regelvollzug (Sexualmedizin Kiel)

Therapieinformation   Datum: ....

....	....	....
Name, Vorname	Gefg.B.Nr.	Geburtsdatum

Beginn der Behandlung

Der Patient hat seit dem ....
insgesamt .... Termine wahrgenommen.

Ende der Behandlung

Die Behandlung wurde am ....
durch den   ☐ Therapeuten   ☐ Patienten
                ☐ unterbrochen   ☐ beendet.
                ☐ Die Behandlung dauert an.

Derzeitiger Stand der Behandlung

☐ Sondierende Vorgespräche (0)
☐ Diagnostik (1)
☐ Therapieplanung u. Therapievorbereitung (2)

☐ Bedarfsorientierte Gespräche bzw. Krisenintervention (3)
☐ Regelmäßige beratende Gespräche (4)

☐ Einzeltherapeutische Behandlung (5)
☐ Gruppentherapeutische Behandlung (6)

☐ Phase der Klärung (a)
☐ Phase der Weiterentwicklung (b)

☐ Die wesentlichen Therapieziele konnten erreicht werden.
☐ Die wesentlichen Therapieziele konnten (bisher) nicht vollständig erreicht werden.

☐ Ein wesentlicher Therapiefortschritt ist derzeit nicht mehr zu erwarten.

☐ Mangelnde Schuldeinsicht des Patienten.

☐ Mangelhafte Kooperativität des Patienten.

☐ Der Patient verneint bzw. leugnet die verurteilte(n) Straftat(en).

....
☐

Ebenen in Klammern nach Therapiekonzept 3/1999

Die Zuordnung von Patienten zu bestimmten Betreuungsstadien stellt keine Einschätzung ihrer Eignung für Vollzugslockerungen oder vorzeitige Entlassung dar.

☐ Gegenwärtig ist kein freier Therapieplatz vorhanden. Der Patient steht auf der Warteliste.

☐ Nach der Haftentlassung ist eine regelmäßige psychotherapeutische Weiterbetreuung geboten.

Anmerkungen: ....

Für die Sexualmedizin relevante Gesetzestexte

Strafgesetzbuch (StGB)

§ 20 Schuldunfähigkeit

Ohne Schuld handelt, wer bei Begehung der Tat wegen einer krankhaften seelischen Störung, wegen einer tiefgreifenden Bewußtseinsstörung oder wegen Schwachsinns oder einer schweren anderen seelischen Abartigkeit unfähig ist, das Unrecht der Tat einzusehen oder nach dieser Einsicht zu handeln.

§ 21 Verminderte Schuldfähigkeit

Ist die Fähigkeit des Täters, das Unrecht der Tat einzusehen oder nach dieser Einsicht zu handeln, aus einem der in § 20 bezeichneten Gründe bei Begehung der Tat erheblich vermindert, so kann die Strafe nach § 49 Abs. 1 gemildert werden.

§ 63 Unterbringung in einem psychiatrischen Krankenhaus

Hat jemand eine rechtswidrige Tat im Zustand der Schuldunfähigkeit (§ 20) oder der verminderten Schuldfähigkeit (§ 21) begangen, so ordnet das Gericht die Unterbringung in einem psychiatrischen Krankenhaus an, wenn die Gesamtwürdigung des Täters und seiner Tat ergibt, dass von ihm infolge seines Zustandes erhebliche rechtswidrige Taten zu erwarten sind und er deshalb für die Allgemeinheit gefährlich ist.

§ 64 Unterbringung in einer Entziehungsanstalt

(1) Hat jemand den Hang, alkoholische Getränke oder andere berauschende Mittel im Übermaß zu sich zu nehmen, und wird er wegen einer rechtswidrigen Tat, die er im Rausch begangen hat oder die auf seinen Hang zurückgeht, verurteilt oder nur deshalb nicht verurteilt, weil seine Schuldunfähigkeit erwiesen oder nicht auszuschließen ist, so ordnet das Gericht die Unterbringung in einer Erziehungsanstalt an, wenn die Gefahr besteht, dass er infolge seines Hanges erhebliche rechtswidrige Taten begehen wird.

(2) Die Anordnung unterbleibt, wenn eine Entziehungskur von vornherein aussichtslos erscheint.

§ 66 Unterbringung in der Sicherungsverwahrung

(1) Wird jemand wegen einer vorsätzlichen Straftat zu zeitiger Freiheitsstrafe von mindestens zwei Jahren verurteilt, so ordnet das Gericht neben der Strafe die Sicherungsverwahrung an, wenn

1. der Täter wegen vorsätzlicher Straftaten, die er vor der neuen Tat begangen hat, schon zweimal jeweils zu einer Freiheitsstrafe von mindestens einem Jahr verurteilt worden ist,

2. er wegen einer oder mehrerer dieser Taten vor der neuen Tat für die Zeit von mindestens zwei Jahren Freiheitsstrafe verbüßt oder sich im Vollzug einer freiheitsentziehenden Maßregel der Besserung und Sicherung befunden hat und

3. die Gesamtwürdigung des Täters und seiner Taten ergibt, dass er infolge eines Hanges zu erheblichen Straftaten, namentlich zu solchen, durch welche die Opfer seelisch oder körperlich schwer geschädigt werden oder schwerer wirtschaftlicher Schaden angerichtet wird, für die Allgemeinheit gefährlich ist.

(2) Hat jemand drei vorsätzliche Straftaten begangen, durch die er jeweils Freiheitsstrafen von mindestens einem Jahr verwirkt hat, und wird er wegen einer oder mehrerer dieser Taten zu zeitiger Freiheitsstrafe von mindestens drei Jahren verurteilt, so kann das Gericht unter der in Absatz 1 Nr. 3 bezeichneten Voraussetzung neben der Strafe die Sicherungsverwahrung auch ohne frühere Verurteilung oder Freiheitsentziehung (Absatz 1 Nr. 1 und 2) anordnen.

§ 67 d Dauer der Unterbringung

(1) Die Unterbringung in einer Entziehungsanstalt darf zwei Jahre nicht übersteigen. Die Frist läuft vom Beginn der Unterbringung an. Wird vor einer Freiheitsstrafe eine daneben angeordnete freiheitsentziehende Maßregel vollzogen, so verlängert sich die Höchstfrist um die Dauer der Freiheitsstrafe, soweit die Zeit des Vollzuges der Maßregel auf die Strafe angerechnet wird.

(2) Ist keine Höchstfrist vorgesehen oder ist die Frist noch nicht abgelaufen, so setzt das Gericht die weitere Vollstreckung der Unterbringung zur Bewährung aus, wenn zu erwarten ist, dass der Untergebrachte außerhalb des Maßregelvollzuges keine rechtswidrigen Taten mehr begehen wird. Mit der Aussetzung tritt Führungsaufsicht ein.

(3) Sind zehn Jahre der Unterbringung in der Sicherungsverwahrung vollzogen worden, so erklärt das Gericht die Maßregel für erledigt, wenn nicht die Gefahr besteht, dass der Untergebrachte infolge seines Hanges erhebliche Straftaten begehen wird, durch welche die Opfer seelisch oder körperlich schwer geschädigt werden. Mit der Erledigung tritt Führungsaufsicht ein.

(4) Ist die Höchstfrist abgelaufen, so wird der Untergebrachte entlassen. Die Maßregel ist damit erledigt.

(5) Ist die Unterbringung in einer Entziehungsanstalt mindestens ein Jahr vollzogen worden, so kann das Gericht nachträglich bestimmen, dass sie nicht weiter zu vollziehen ist, wenn ihr Zweck aus Gründen, die in der Person des Untergebrachten liegen, nicht erreicht werden kann. Mit der Entlassung aus dem Vollzug der Unterbringung tritt Führungsaufsicht ein.

§ 67 e Überprüfung

(1) Das Gericht kann jederzeit prüfen, ob die weitere Vollstreckung der Unterbringung zur Bewährung auszusetzen ist. Es muss dies vor Ablauf bestimmter Fristen prüfen.

(2) Die Fristen betragen bei der Unterbringung in einer Entziehungsanstalt sechs Monate, in einem psychiatrischen Krankenhaus ein Jahr, in der Sicherungsverwahrung zwei Jahre.

(3) Das Gericht kann die Fristen kürzen. Es kann im Rahmen der gesetzlichen Prüfungsfristen auch Fristen festsetzen, vor deren Ablauf ein Antrag auf Prüfung unzulässig ist.

(4) Die Fristen laufen vom Beginn der Unterbringung an. Lehnt das Gericht die Aussetzung ab, so beginnen die Fristen mit der Entscheidung von neuem.

§ 173 Beischlaf zwischen Verwandten

(1) Wer mit einem leiblichen Abkömmling den Beischlaf vollzieht, wird mit Freiheitsstrafe bis zu drei Jahren oder mit Geldstrafe bestraft.

(2) Wer mit einem leiblichen Verwandten aufsteigender Linie den Beischlaf vollzieht, wird mit Freiheitsstrafe bis zu zwei Jahren oder mit Geldstrafe bestraft; dies gilt auch dann, wenn das Verwandtschaftsverhältnis erloschen ist. Ebenso werden leibliche Geschwister bestraft, die miteinander den Beischlaf vollziehen.

(3) Abkömmlinge und Geschwister werden nicht nach dieser Vorschrift bestraft, wenn sie zur Zeit der Tat noch nicht achtzehn Jahre alt waren.

§ 174 Sexueller Missbrauch von Schutzbefohlenen

(1) Wer sexuelle Handlungen
1. an einer Person unter sechzehn Jahren, die ihm zur Erziehung, zur Ausbildung oder zur Betreuung in der Lebensführung anvertraut ist,
2. an einer Person unter achtzehn Jahren, die ihm zur Erziehung, zur Ausbildung oder zur Betreuung in der Lebensführung anvertraut oder im Rahmen eines Dienst- oder Arbeitsverhältnisses untergeordnet ist, unter Missbrauch einer mit dem Erziehungs-, Ausbildungs-, Betreuungs-, Dienst- oder Arbeitsverhältnis verbundenen Abhängigkeit oder
3. an seinem noch nicht achtzehn Jahre alten leiblichen oder angenommenen Kind vornimmt oder an sich von dem Schutzbefohlenen vornehmen lässt, wird mit Freiheitsstrafe bis zu fünf Jahren oder mit Geldstrafe bestraft.

(2) Wer unter den Voraussetzungen des Absatzes 1 Nr. 1 bis 3
1. sexuelle Handlungen vor dem Schutzbefohlenen vornimmt oder
2. den Schutzbefohlenen dazu bestimmt, dass er sexuelle Handlungen vor ihm vornimmt, um sich oder den Schutzbefohlenen hierdurch sexuell zu erregen, wird mit Freiheitsstrafe bis zu drei Jahren oder mit Geldstrafe bestraft.

(3) Der Versuch ist strafbar.

(4) In den Fällen des Absatzes 1 Nr. 1 oder des Absatzes 2 in Verbindung mit Absatz 1 Nr. 1 kann das Gericht von einer Bestrafung nach dieser Vorschrift absehen, wenn bei Berücksichtigung des Verhaltens des Schutzbefohlenen das Unrecht der Tat gering ist.

§ 174a Sexueller Missbrauch von Gefangenen, behördlich Verwahrten oder Kranken und Hilfsbedürftigen in Einrichtungen

(1) Wer sexuelle Handlungen an einer gefangenen oder auf behördlichen Anordnung verwahrten Person, die ihm zur Erziehung, Ausbildung, Beaufsichtigung oder Betreuung anvertraut ist, unter Missbrauch seiner Stellung vornimmt oder an sich von der gefangenen oder verwahrten Person vornehmen lässt, wird mit Freiheitsstrafe bis zu fünf Jahren oder mit Geldstrafe bestraft.

(2) Ebenso wird bestraft, wer eine Person, die in einer Einrichtung für kranke oder hilfsbedürftige Menschen stationär aufgenommen und ihm zur Beaufsichtigung oder Betreuung anvertraut ist, dadurch missbraucht, dass er unter Ausnutzung der Krankheit oder Hilfsbedürftigkeit dieser Person sexuelle Handlungen an ihm vornimmt oder an sich von ihr vornehmen lässt.

(3) Der Versuch ist strafbar.

§ 174b Sexueller Missbrauch unter Ausnutzung einer Amtsstellung

(1) Wer als Amtsträger, der zur Mitwirkung an einem Strafverfahren oder an einem Verfahren zur Anordnung einer freiheitsentziehenden Maßregel der Besserung und Sicherung oder einer behördlichen Verwahrung berufen ist, unter Missbrauch der durch das Verfahren begründeten Abhängigkeit sexuelle Handlungen an demjenigen, gegen den sich das Verfahren richtet, vornimmt oder an sich von dem anderen vornehmen lässt, wird mit Freiheitsstrafe bis zu fünf Jahren oder mit Geldstrafe bestraft.

(2) Der Versuch ist strafbar.

§ 174c Sexueller Missbrauch unter Ausnutzung eines Beratungs-, Behandlungs- oder Betreuungsverhältnisses

(1) Wer sexuelle Handlungen an einer Person, die ihm wegen einer geistigen oder seelischen Krankheit oder Behinderung einschließlich einer Suchtkrankheit zur Beratung, Behandlung oder Betreuung anvertraut ist, unter Missbrauch des Beratungs-, Behandlungs- oder Betreuungsverhältnisses vornimmt oder an sich von ihr vornehmen lässt, wird mit Freiheitsstrafe bis zu fünf Jahren oder mit Geldstrafe bestraft.

(2) Ebenso wird bestraft, wer sexuelle Handlungen an einer Person, die ihm zur psychotherapeutischen Behandlung anvertraut ist, unter Missbrauch des Behandlungsverhältnisses vornimmt oder an sich von ihr vornehmen lässt.

(3) Der Versuch ist strafbar.

§ 176 Sexueller Missbrauch von Kindern

(1) Wer sexuelle Handlungen an einer Person unter vierzehn Jahren (Kind) vornimmt oder an sich von dem Kind vornehmen lässt, wird mit Freiheitsstrafe von sechs Monaten bis zu zehn Jahren, in minder schweren Fällen mit Freiheitsstrafe bis zu fünf Jahren oder mit Geldstrafe bestraft.

(2) Ebenso wird bestraft, wer ein Kind dazu bestimmt, dass es sexuelle Handlungen an einem Dritten vornimmt oder von einem Dritten an sich vornehmen lässt.

(3) Mit Freiheitsstrafe bis zu fünf Jahren oder mit Geldstrafe wird bestraft, wer
1. sexuelle Handlungen vor einem Kind vornimmt,
2. ein Kind dazu bestimmt, dass es sexuelle Handlungen an sich vornimmt, oder
3. auf ein Kind durch Vorzeigen pornographischer Abbildungen oder Darstellungen, durch Abspielen von Tonträgern pornographischen Inhalts oder durch entsprechende Reden einwirkt, um sich, das Kind oder einen anderen hierdurch sexuell zu erregen.

(4) Der Versuch ist strafbar; dies gilt nicht für Taten nach Absatz 3 Nr. 3.

§ 176a Schwerer sexueller Missbrauch von Kindern

(1) Der sexuelle Missbrauch von Kindern wird in den Fällen des § 176 Abs. 1 und 2 mit Freiheitsstrafe nicht unter einem Jahr bestraft, wenn

1. eine Person über achtzehn Jahren mit dem Kind den Beischlaf vollzieht oder ähnliche sexuelle Handlungen an ihm vornimmt oder an sich von ihm vornehmen lässt, die mit einem Eindringen in den Körper verbunden sind,
2. die Tat von mehreren gemeinschaftlich begangen wird,
3. der Täter das Kind durch die Tat in die Gefahr einer schweren Gesundheitsschädigung oder einer erheblichen Schädigung der körperlichen oder seelischen Entwicklung bringt oder
4. der Täter innerhalb der letzten fünf Jahre wegen einer solchen Straftat rechtskräftig verurteilt worden ist.

(2) In minder schweren Fällen des Absatzes 1 ist auf Freiheitsstrafe von drei Monaten bis zu fünf Jahren, in minder schweren Fällen des Absatzes 2 auf Freiheitsstrafe von einem Jahr bis zehn Jahren zu erkennen.

(3) Mit Freiheitsstrafe nicht unter fünf Jahren wird bestraft, wer das Kind in den Fällen des § 176 Abs. 1 und 2

1. bei der Tat körperlich schwer misshandelt oder
2. durch die Tat in die Gefahr des Todes bringt.

§ 176b Sexueller Missbrauch von Kindern mit Todesfolge

Verursacht der Täter durch den sexuellen Missbrauch (§§ 176 und 176a) wenigstens leichtfertig den Tod des Kindes, so ist die Strafe lebenslange Freiheitsstrafe oder Freiheitsstrafe nicht unter zehn Jahren.

§ 177 Sexuelle Nötigung; Vergewaltigung

(1) Wer eine andere Person

1. mit Gewalt,
2. durch Drohung mit gegenwärtiger Gefahr für Leib oder Leben oder
3. unter Ausnutzung einer Lage, in der das Opfer der Einwirkung des Täters schutzlos ausgeliefert ist, nötigt, sexuelle Handlungen des Täters oder eines Dritten an sich zu dulden oder an dem Täter oder einem Dritten vorzunehmen, wird mit Freiheitsstrafe nicht unter einem Jahr bestraft.

(2) In besonders schweren Fällen ist die Strafe Freiheitsstrafe nicht unter zwei Jahren. Ein besonders schwerer Fall liegt in der Regel vor, wenn

1. der Täter mit dem Opfer den Beischlaf vollzieht oder ähnliche sexuelle Handlungen an dem Opfer vornimmt oder an sich von ihm vornehmen lässt, die dieses besonders erniedrigen, insbesondere, wenn sie mit einem Eindringen in den Körper verbunden sind (Vergewaltigung), oder
2. die Tat von mehreren gemeinschaftlich begangen wird.

(3) Auf Freiheitsstrafe nicht unter drei Jahren ist zu erkennen, wenn der Täter

1. eine Waffe oder ein anderes gefährliches Werkzeug bei sich führt,
2. sonst ein Werkzeug oder Mittel bei sich führt, um den Widerstand einer anderen Person durch Gewalt oder Drohung mit Gewalt zu verhindern oder zu überwinden, oder
3. das Opfer durch die Tat in die Gefahr einer schweren Gesundheitsschädigung bringt.

(4) Auf Freiheitsstrafe nicht unter fünf Jahren ist zu erkennen, wenn der Täter

1. bei der Tat eine Waffe oder ein anderes gefährliches Werkzeug verwendet oder
2. das Opfer
a) bei der Tat körperlich schwer misshandelt oder
b) durch die Tat in die Gefahr des Todes bringt.

(5) In minder schweren Fällen des Absatzes 1 ist auf Freiheitsstrafe von sechs Monaten bis zu fünf Jahren, in minder schweren Fällen der Absätze 3 und 4 auf Freiheitsstrafe von einem Jahr bis zu zehn Jahren zu erkennen.

§ 178 Sexuelle Nötigung und Vergewaltigung mit Todesfolge

Verursacht der Täter durch sexuelle Nötigung oder Vergewaltigung (§ 177) wenigstens leichtfertig den Tod des Opfers, so ist die Strafe lebenslange Freiheitsstrafe oder Freiheitsstrafe nicht unter zehn Jahren.

§179 Sexueller Missbrauch widerstandsunfähiger Personen

(1) Wer eine andere Person, die

1. wegen einer geistigen oder seelischen Krankheit oder Behinderung einschließlich einer Suchtkrankheit oder wegen einer tiefgreifenden Bewusstseinsstörung oder
2. körperlich zum Widerstand unfähig ist, dadurch missbraucht, dass er unter Ausnutzung der Widerstandsunfähigkeit sexuelle Handlungen an ihr vornimmt oder an sich von ihr vornehmen lässt, wird mit Freiheitsstrafe von sechs Monaten bis zu zehn Jahren bestraft.

(2) Ebenso wird bestraft, wer eine widerstandsunfähige Person (Absatz 1) dadurch missbraucht, dass er sie unter Ausnutzung der Widerstandsfähigkeit dazu bestimmt, sexuelle Handlungen an einem Dritten vorzunehmen oder von einem Dritten vornehmen zu lassen.

(3) Der Versuch ist strafbar.

(4) Auf Freiheitsstrafe nicht unter einem Jahr ist zu erkennen, wenn

1. der Täter mit dem Opfer den Beischlaf vollzieht oder ähnliche sexuelle Handlungen an ihm vornimmt oder an sich von ihm vornehmen lässt, die mit einem Eindringen in den Körper verbunden sind,
2. die Tat von mehreren gemeinschaftlich begangen wird oder
3. der Täter das Opfer durch die Tat in die Gefahr einer schweren Gesundheitsschädigung oder einer erheblichen Schädigung der körperlichen oder seelischen Entwicklung bringt.

(5) In minder schweren Fällen der Absätze 1, 2 und 4 ist auf Freiheitsstrafe von drei Monaten bis zu fünf Jahren zu erkennen.

(6) § 176a Abs. 4 und § 176b gelten entsprechend.

§ 180 Förderung sexueller Handlungen Minderjähriger

(1) Wer sexuellen Handlungen einer Person unter sechzehn Jahren an oder vor einem Dritten oder sexuellen Handlungen eines Dritten an einer Person unter sechzehn Jahren

1. durch Vermittlung oder
2. durch Gewähren oder Verschaffen von Gelegenheit Vorschub leistet, wird mit Freiheitsstrafe bis zu drei Jahren oder mit Geldstrafe bestraft. Satz 1 Nr. 2 ist nicht anzuwenden,

wenn der zur Sorge für die Person Berechtigte handelt; dies gilt nicht, wenn der Sorgeberechtigte durch das Vorschubleisten seine Erziehungspflicht gröblich verletzt.

(2) Wer eine Person unter achtzehn Jahren bestimmt, sexuelle Handlungen gegen Entgelt an oder vor einem Dritten vorzunehmen oder von einem Dritten an sich vornehmen zu lassen, oder wer solchen Handlungen durch seine Vermittlung Vorschub leistet, wird mit Freiheitsstrafe bis zu fünf Jahren oder mit Geldstrafe bestraft.

(3) Wer eine Person unter achtzehn Jahren, die ihm zur Erziehung, zur Ausbildung oder zur Betreuung in der Lebensführung anvertraut oder im Rahmen eines Dienst- oder Arbeitsverhältnisses untergeordnet ist, unter Missbrauch einer mit dem Erziehungs-, Ausbildungs-, Betreuungs-, Dienst- oder Arbeitsverhältnis verbundenen Abhängigkeit bestimmt, sexuelle Handlungen an oder vor einem Dritten vorzunehmen oder von einem Dritten an sich vornehmen zu lassen, wird mit Freiheitsstrafe bis zu fünf Jahren oder mit Geldstrafe bestraft.

(4) In den Fällen der Absätze 2 und 3 ist der Versuch strafbar.

§ 182 Sexueller Missbrauch von Jugendlichen

(1) Eine Person über achtzehn Jahre, die eine Person unter sechzehn Jahren dadurch missbraucht, dass sie

1. unter Ausnutzung einer Zwangslage oder gegen Entgelt sexuelle Handlungen an ihr vornimmt oder an sich vornehmen lässt oder

2. diese unter Ausnutzung einer Zwangslage dazu bestimmt, sexuelle Handlungen an einem Dritten vorzunehmen oder von einem Dritten an sich vornehmen zu lassen, wird mit einer Freiheitsstrafe bis zu fünf Jahren oder mit Geldstrafe bestraft.

(2) Eine Person über einundzwanzig Jahre, die eine Person unter sechzehn Jahren dadurch missbraucht, dass sie

1. sexuelle Handlungen an ihr vornimmt oder an sich von ihr vornehmen lässt oder

2. diese dazu bestimmt, sexuelle Handlungen an einem Dritten vorzunehmen oder von einem Dritten an sich vornehmen zu lassen, und dabei die fehlende Fähigkeit des Opfers zur sexuellen Selbstbestimmung ausnutzt, wird mit Freiheitsstrafe bis zu drei Jahren oder mit Geldstrafe bestraft.

(3) In den Fällen des Absatzes 2 wird die Tat nur auf Antrag verfolgt, es sei denn, dass die Strafverfolgungsbehörde wegen des besonderen öffentlichen Interesses an der Strafverfolgung ein Einschreiten von Amts wegen für geboten hält.

(4) In den Fällen der Absätze 1 und 2 kann das Gericht von der Strafe nach diesen Vorschriften absehen, wenn bei Berücksichtigung des Verhaltens der Person, gegen die sich die Tat richtet, das Unrecht der Tat gering ist.

§ 183 Exhibitionistische Handlungen

(1) Ein Mann, der eine andere Person durch eine exhibitionistische Handlung belästigt, wird mit Freiheitsstrafe bis zu einem Jahr oder mit Geldstrafe bestraft.

(2) Die Tat wird nur auf Antrag verfolgt, es sei denn, dass die Strafverfolgungsbehörde wegen des besonderen öffentlichen Interesses an der Strafverfolgung ein Einschreiten von Amts wegen für geboten hält.

(3) Das Gericht kann die Vollstreckung einer Freiheitsstrafe auch dann zur Bewährung aussetzen, wenn zu erwarten ist, dass der Täter erst nach einer längeren Heilbehandlung keine exhibitionistischen Handlungen mehr vornehmen wird.

(4) Absatz 3 gilt auch, wenn ein Mann oder eine Frau wegen einer exhibitionistischen Handlung

1. nach einer anderen Vorschrift, die im Höchstmaß Freiheitsstrafe bis zu einem Jahr oder Geldstrafe androht, oder

2. nach § 174 Abs. 2 Nr. 1 oder § 176 Abs. 3 Nr. 1 bestraft wird.

§ 183a Erregung öffentlichen Ärgernisses

Wer öffentlich sexuelle Handlungen vornimmt und dadurch absichtlich oder wissentlich ein Ärgernis erregt, wird mit Freiheitsstrafe bis zu einem Jahr oder mit Geldstrafe bestraft, wenn die Tat nicht in § 183 mit Strafe bedroht ist.

§ 203 Verletzung von Privatgeheimnissen

(1) Wer unbefugt ein fremdes Geheimnis, namentlich ein zum persönlichen Lebensbereich gehörendes Geheimnis oder ein Betriebs- oder Geschäftsgeheimnis, offenbart, das ihm als

1. Arzt, Zahnarzt, Tierarzt, Apotheker oder Angehörigen eines anderen Heilberufs, der für die Berufsausübung oder die Führung der Berufsbezeichnung eine staatlich geregelte Ausbildung erfordert,

2. Berufspsychologen mit staatlich anerkannter wissenschaftlicher Abschlussprüfung,

3. Rechtsanwalt, Patentanwalt, Notar, Verteidiger in einem gesetzlich geordneten Verfahren, Wirtschaftsprüfer, vereidigtem Buchführer, Steuerberater, Steuerbevollmächtigten oder Organ oder Mitglied eines Organs einer Wirtschaftsprüfungs-, Buchprüfungs- oder Steuerberatungsgesellschaft,

4. Ehe-, Familien-, Erziehungs- oder Jugendberatungsstelle sowie Berater für Suchtfragen in einer Beratungsstelle, die von einer Behörde oder Körperschaft, Anstalt oder Stiftung des öffentlichen Rechts anerkannt ist,

4a. Mitglied oder Beauftragten einer anerkannten Beratungsstelle nach §§ 3 und 8 des Schwangerschaftskonfliktgesetzes,

5. staatlich anerkanntem Sozialarbeiter oder staatlich anerkanntem Sozialpädagogen oder

6. Angehörigen eines Unternehmens der privaten Kranken-, Unfall- oder Lebensversicherung oder einer privatärztlichen Verrechnungsstelle anvertraut worden oder sonst bekanntgeworden ist, wird mit Freiheitsstrafe bis zu einem Jahr oder mit Geldstrafe bestraft.

§ 211 Mord

(1) Der Mörder wird mit lebenslanger Freiheitsstrafe bestraft.

(2) Mörder ist, wer aus Mordlust, zur Befriedigung des Geschlechtstriebs, aus Habgier oder sonst aus niedrigen Beweggründen, heimtückisch oder grausam oder mit gemeingefährlichen Mitteln oder um eine andere Straftat zu ermöglichen oder zu verdecken, einen Menschen tötet.

§ 212 Totschlag

(1) Wer einen Menschen tötet, ohne Mörder zu sein, wird als Totschläger mit Freiheitsstrafe nicht unter fünf Jahren bestraft.

(2) In besonders schweren Fällen ist auf lebenslange Freiheitsstrafe zu erkennen.

§ 213 Minder schwerer Fall des Totschlags

War der Totschläger ohne eigene Schuld durch eine ihm oder einem Angehörigen zugefügte Misshandlung oder schwere Beleidigung von dem getöteten Menschen zum Zorn gereizt und hierdurch auf der Stelle zur Tat hingerissen worden oder liegt sonst ein minder schwerer Fall vor, so ist die Strafe Freiheitsstrafe von einem Jahr bis zu zehn Jahren.

Jugendgerichtsgesetz (JGG)

§ 3 Verantwortlichkeit

Ein Jugendlicher ist strafrechtlich verantwortlich, wenn er zur Zeit der Tat nach seiner sittlichen und geistigen Entwicklung reif genug ist, das Unrecht der Tat einzusehen und nach dieser Einsicht zu handeln. Zur Erziehung eines Jugendlichen, der mangels Reife strafrechtlich nicht verantwortlich ist, kann der Richter dieselben Maßnahmen anordnen wie der Familien- oder Vormundschaftsrichter.

§ 13 Arten und Anwendung

(1) Der Richter ahndet die Straftat mit Zuchtmitteln, wenn Jugendstrafe nicht geboten ist, dem Jugendlichen aber eindringlich zum Bewusstsein gebracht werden muss, dass er für das von ihm begangene Unrecht einzustehen hat.
(2) Zuchtmittel sind
1. die Verwarnung,
2. die Erteilung von Auflagen,
3. der Jugendarrest.
(3) Zuchtmittel haben nicht die Rechtswirkungen einer Strafe.

§ 17 Form und Voraussetzungen

(1) Die Jugendstrafe ist Freiheitsentzug in einer Jugendstrafanstalt.
(2) Der Richter verhängt Jugendstrafe, wenn wegen der schädlichen Neigungen des Jugendlichen, die in der Tat hervorgetreten sind, Erziehungsmaßregeln oder Zuchtmittel zur Erziehung nicht ausreichen oder wenn wegen der Schwere der Schuld Strafe erforderlich ist.

§ 21 Strafaussetzung

(1) Bei der Verurteilung zu einer Jugendstrafe von nicht mehr als einem Jahr setzt der Richter die Vollstreckung der Strafe zur Bewährung aus, wenn zu erwarten ist, dass der Jugendliche sich schon die Verurteilung zur Warnung dienen lassen und auch ohne die Einwirkung des Strafvollzugs unter der erzieherischen Einwirkung in der Bewährungszeit künftig einen rechtschaffenen Lebenswandel führen wird. Dabei sind namentlich die Persönlichkeit des Jugendlichen, sein Vorleben, die Umstände seiner Tat, sein Verhalten nach der Tat, seine Lebensverhältnisse und die Wirkungen zu berücksichtigen, die von der Aussetzung für ihn zu erwarten sind.
(2) Der Richter setzt unter den Voraussetzungen des Absatzes 1 auch die Vollstreckung einer höheren Jugendstrafe, die zwei Jahre nicht übersteigt, zur Bewährung aus, wenn nicht

die Vollstreckung im Hinblick auf die Entwicklung des Jugendlichen geboten ist.
(3) Die Strafaussetzung kann nicht auf einen Teil der Jugendstrafe beschränkt werden. Sie wird durch eine Anrechnung von Untersuchungshaft oder einer anderen Freiheitsentziehung nicht ausgeschlossen.

§ 105 Anwendung des Jugendstrafrechts auf Heranwachsende

Begeht ein Heranwachsender eine Verfehlung, die nach den allgemeinen Vorschriften mit Strafe bedroht ist, so wendet der Richter die für einen Jugendlichen geltenden Vorschriften der §§ 4 bis 8, § 9 Nr. 1, §§ 10, 11 und 13 bis 32 entsprechend an, wenn
(1) die Gesamtwürdigung der Persönlichkeit des Täters bei Berücksichtigung auch der Umweltbedingungen ergibt, dass er zur Zeit der Tat nach seiner sittlichen und geistigen Entwicklung noch einem Jugendlichen gleichstand, oder
(2) es sich nach der Art, den Umständen oder den Beweggründen der Tat um eine Jugendverfehlung handelt.

Strafprozessordnung (StPO)

§ 53 (Zeugnisverweigerungsrecht aus beruflichen Gründen)

(1) Zur Verweigerung des Zeugnisses sind ferner berechtigt
1. Geistliche über das, was ihnen in ihrer Eigenschaft als Seelsorger anvertraut worden oder bekanntgeworden ist;
2. Verteidiger des Beschuldigten über das, was ihnen in dieser Eigenschaft anvertraut worden oder bekanntgeworden ist;
3. Rechtsanwälte, Patentanwälte, Notare, Wirtschaftsprüfer, vereidigte Buchprüfer, Steuerberater und Steuerbevollmächtigte, Ärzte, Zahnärzte, Apotheker und Hebammen über das, was ihnen in dieser Eigenschaft anvertraut worden oder bekanntgeworden ist.
3a. Mitglieder oder Beauftragte einer anerkannten Beratungsstelle nach den §§ 3 und 8 des Schwangerschaftskonfliktgesetzes über das, was ihnen in dieser Eigenschaft anvertraut worden oder bekanntgeworden ist;
3b. Berater für Fragen der Betäubungsmittelabhängigkeit in einer Beratungsstelle, die eine Behörde oder eine Körperschaft, Anstalt oder Stiftung des öffentlichen Rechts anerkannt oder bei sich eingerichtet hat, über das, was ihnen in dieser Eigenschaft anvertraut worden oder bekanntgeworden ist
(2) Die im Absatz 1 Nr. 2 bis 3b Genannten dürfen das Zeugnis nicht verweigern, wenn sie von der Verpflichtung zur Verschwiegenheit entbunden sind.

§ 73 (Auswahl)

(1) Die Auswahl der zuzuziehenden Sachverständigen und die Bestimmung ihrer Anzahl erfolgt durch den Richter. Er soll mit diesen eine Absprache treffen, innerhalb welcher Frist die Gutachten erstattet werden können.
(2) Sind für gewisse Arten von Gutachten Sachverständige öffentlich bestellt, so sollen andere Personen nur dann gewählt werden, wenn besondere Umstände es fordern.

§ 74 (Ablehnung)

(1) Ein Sachverständiger kann aus denselben Gründen, die zur Ablehnung eines Richters berechtigen, abgelehnt werden. Ein Ablehnungsgrund kann jedoch nicht daraus entnommen werden, dass der Sachverständige als Zeuge vernommen worden ist.

(2) Das Ablehnungsrecht steht der Staatsanwaltschaft, dem Privatkläger und dem Beschuldigten zu. Die ernannten Sachverständigen sind den zur Ablehnung Berechtigten namhaft zu machen, wenn nicht besondere Umstände entgegenstehen.

(3) Der Ablehnungsgrund ist glaubhaft zu machen; der Eid ist als Mittel der Glaubhaftmachung ausgeschlossen.

§ 75 (Pflicht zur Erstattung des Gutachtens)

(1) Der zum Sachverständigen Ernannte hat der Ernennung Folge zu leisten, wenn er zur Erstattung von Gutachten der erforderten Art öffentlich bestellt ist oder wenn er die Wissenschaft, die Kunst oder das Gewerbe, deren Kenntnis Voraussetzung der Begutachtung ist, öffentlich zum Erwerb ausübt oder wenn er zu ihrer Ausübung öffentlich bestellt oder ermächtigt ist.

(2) Zur Erstattung des Gutachtens ist auch der verpflichtet, welcher sich hierzu vor Gericht bereit erklärt hat.

§ 76 (Gutachtenverweigerungsrecht)

(1) Dieselben Gründe, die einen Zeugen berechtigen, das Zeugnis zu verweigern, berechtigen einen Sachverständigen zur Verweigerung des Gutachtens. Auch aus anderen Gründen kann ein Sachverständiger von der Verpflichtung zur Erstattung des Gutachtens entbunden werden.

(2) Für die Vernehmung von Richtern, Beamten und anderen Personen des öffentlichen Dienstes als Sachverständige gelten die besonderen beamtenrechtlichen Vorschriften. Für die Mitglieder der Bundes- oder einer Landesregierung gelten die für sie maßgebenden besonderen Vorschriften.

§ 80 (Vorbereitung des Gutachtens)

(1) Dem Sachverständigen kann auf sein Verlangen zur Vorbereitung des Gutachtens durch Vernehmung von Zeugen oder des Beschuldigten weitere Aufklärung verschafft werden.

(2) Zu demselben Zweck kann ihm gestattet werden, die Akten einzusehen, der Vernehmung von Zeugen oder des Beschuldigten beizuwohnen und an sie unmittelbar Fragen zu stellen.

§ 80 a (Zuziehung im Vorverfahren)

Ist damit zu rechnen, dass die Unterbringung des Beschuldigten in einem psychiatrischen Krankenhaus, einer Entziehungsanstalt oder in der Sicherungsverwahrung angeordnet werden wird, so soll schon im Vorverfahren einem Sachverständigen Gelegenheit zur Vorbereitung des in der Hauptverhandlung zu erstattenden Gutachtens gegeben werden.

Strafvollzugsgesetz (StVollzG)

§ 7 Vollzugsplan

(1) Auf Grund der Behandlungsuntersuchung (§ 6) wird ein Vollzugsplan erstellt.

(2) Der Vollzugsplan enthält Angaben mindestens über folgende Behandlungsmaßnahmen:

1. die Unterbringung im geschlossenen oder offenen Vollzug,
2. die Verlegung in eine sozialtherapeutische Anstalt,
3. die Zuweisung zu Wohngruppen und Behandlungsgruppen,
4. den Arbeitseinsatz sowie Maßnahmen der beruflichen Ausbildung oder Weiterbildung,
5. die Teilnahme an Veranstaltungen der Weiterbildung,
6. besondere Hilfs- und Behandlungsmaßnahmen,
7. Lockerungen des Vollzuges und
8. notwendige Maßnahmen zur Vorbereitung der Entlassung,

(3) Der Vollzugsplan ist mit der Entwicklung des Gefangenen und weiteren Ergebnissen der Persönlichkeitsforschung in Einklang zu halten. Hierfür sind im Vollzugsplan angemessene Fristen vorzusehen.

(4) Bei Gefangenen, die wegen einer Straftat nach den §§ 174 bis 180 oder 182 des Strafgesetzbuches zu Freiheitsstrafe von mehr als zwei Jahren verurteilt worden sind, ist über eine Verlegung in eine sozialtherapeutische Anstalt jeweils nach Ablauf von sechs Monaten neu zu entscheiden.

§ 182 Schutz besonderer Daten

(1) Das religiöse oder weltanschauliche Bekenntnis eines Gefangenen und personenbezogene Daten, die anlässlich ärztlicher Untersuchungen erhoben worden sind, dürfen in der Anstalt nicht allgemein kenntlich gemacht werden. Andere personenbezogene Daten über den Gefangenen dürfen innerhalb der Anstalt allgemein kenntlich gemacht werden, soweit dies für ein geordnetes Zusammenleben in der Anstalt erforderlich ist; § 180 Abs. 8 bis 10 bleibt unberührt.

(2) Personenbezogene Daten, die den in § 203 Abs. 1 Nr. 1, 2 und 5 des Strafgesetzbuchs genannten Personen von einem Gefangenen als Geheimnis anvertraut oder über einen Gefangenen sonst bekanntgeworden sind, unterliegen auch gegenüber der Vollzugsbehörde der Schweigepflicht. Die in § 203 Abs. 1 Nr. 1, 2 und 5 des Strafgesetzbuchs genannten Personen haben sich gegenüber dem Anstaltsleiter zu offenbaren, soweit dies für die Aufgabenerfüllung der Vollzugsbehörde oder zur Abwehr von erheblichen Gefahren für Leib oder Leben des Gefangenen oder Dritter erforderlich ist. Der Arzt ist zur Offenbarung ihm im Rahmen der allgemeinen Gesundheitsfürsorge bekanntgewordener Geheimnisse befugt, soweit dies für die Aufgabenerfüllung der Vollzugsbehörde unerlässlich oder zur Abwehr von erheblichen Gefahren für Leib oder Leben des Gefangenen oder Dritter erforderlich ist. Sonstige Offenbarungsbefugnisse bleiben unberührt. Der Gefangene ist vor der Erhebung über die nach den Sätzen 2 und 3 bestehenden Offenbarungsbefugnisse zu unterrichten.

(3) Die nach Absatz 2 offenbarten Daten dürften nur für den Zweck, für den sie offenbart wurden oder für den eine Offenbarung zulässig gewesen wäre, und nur unter denselben Voraussetzungen vereinbart oder genutzt werden, unter denen eine in § 203 Abs. 1 Nr. 1, 2 und 5 des Strafgesetz-

buchs genannte Person selbst hierzu befugt wäre. Der Anstaltsleiter kann unter diesen Voraussetzungen die unmittelbare Offenbarung gegenüber bestimmten Anstaltsbediensteten allgemein zulassen.

(4) Sofern Ärzte oder Psychologen außerhalb des Vollzuges mit der Untersuchung oder Behandlung eines Gefangenen beauftragt werden, gilt Absatz 2 mit der Maßgabe entsprechend, dass der beauftragte Arzt oder Psychologe auch zur Unterrichtung des Anstaltsarztes oder des in der Anstalt mit der Behandlung des Gefangenen betrauten Psychologen befugt ist.

Transsexuellengesetz (TSG v. 10.Sept. 1980)
(Gesetz über die Änderung der Vornamen und die Feststellung der Geschlechtszugehörigkeit in besonderen Fällen)

Änderung der Vornamen
§ 1 Voraussetzungen
(1) Die Vornamen einer Person, die sich aufgrund ihrer transsexuellen Prägung nicht mehr dem in ihrem Geburtseintrag angegebenen, sofern dem anderen Geschlecht als zugehörig empfindet und die seit mindestens 3 Jahren unter dem Zwang steht, ihren Vorstellungen entsprechend zu leben, sind auf ihren Antrag vom Gericht zu ändern, wenn

1. sie Deutscher im Sinne des GG ist oder wenn sie als Staatenloser oder Asylberechtigter oder ausländischer Flüchtling ihrem Wohnsitz im Geltungsbereich dieses Gesetzes hat,
2. mit hoher Wahrscheinlichkeit anzunehmen ist, dass sich ihr Zugehörigkeitsempfinden zum anderen Geschlecht nicht mehr ändern wird,
3. sie mindestens 25 Jahre alt ist. (aufgehoben)

(2) In dem Antrag sind die Vornamen anzugeben, die der Antragsteller künftig führen will.

§ 4 Gerichtliche Verfahren
(1) Auf das gerichtliche Verfahren sind die Vorschriften des Gesetzes über die Angelegenheiten der freiwilligen Gerichtsbarkeit anzuwenden, soweit in diesem Gesetz nichts anderes bestimmt ist.
(2) Das Gericht hört den Antragsteller persönlich an.
(3) Das Gericht darf einem Antrag nach § 1 nur stattgeben, nachdem es die Gutachten von zwei Sachverständigen eingeholt hat, die aufgrund ihrer Ausbildung und ihrer beruflichen Erfahrung mit den besonderen Problemen des Transsexualismus ausreichend vertraut sind. Die Sachverständigen müssen unabhängig voneinander tätig werden; in ihrem Gutachten haben sie auch dazu Stellung zu nehmen, ob sich nach den Erkenntnissen der medizinischen Wissenschaft das Zugehörigkeitsempfinden des Antragstellers mit hoher Wahrscheinlichkeit nicht mehr ändern wird.
(4) Gegen die Entscheidung, durch die einem Antrag nach § 1 stattgegeben wird, steht den Beteiligten die sofortige Beschwerde zu. Die Entscheidung wird erst mit Rechtskraft wirksam.

Feststellung der Geschlechtszugehörigkeit
§ 8 Voraussetzungen
(1) Auf Antrag einer Person, die sich auf Grund ihrer transsexuellen Prägung nicht mehr dem in ihrem Geburtseintrag an-

gegeben, sondern dem anderen Geschlecht als zugehörig empfindet und die seit mindestens drei Jahren unter dem Zwang steht, ihren Vorstellungen entsprechend zu leben, ist vom Gericht festzustellen, dass sie als dem anderen Geschlecht zugehörig anzusehen ist, wenn sie

1. die Voraussetzungen des § 1 Abs. 1 Nr. 1 bis 3 erfüllt,
2. nicht verheiratet ist,
3. dauernd fortpflanzungsunfähig ist und
4. sich einem ihre äußeren Geschlechtsmerkmale verändernden operativen Eingriff unterzogen hat, durch den eine deutliche Annäherung an das Erscheinungsbild des anderen Geschlechts erreicht worden ist.

(1) In dem Antrag sind die Vornamen anzugeben, die der Antragsteller künftig führen will; dies ist nicht erforderlich, wenn seine Vornamen bereits auf Grund von § 1 geändert worden sind.

Bürgerliches Gesetzbuch (BGB)

§ 1905 Sterilisation
(1) Besteht der ärztliche Eingriff in einer Sterilisation des Betreuten, in die dieser nicht einwilligen kann, so kann der Betreuer nur einwilligen, wenn

1. die Sterilisation dem Willen des Betreuten nicht widerspricht,
2. der Betreute auf Dauer einwilligungsunfähig bleiben wird,
3. anzunehmen ist, dass es ohne die Sterilisation zu einer Schwangerschaft kommen würde,
4. infolge dieser Schwangerschaft eine Gefahr für das Leben oder die Gefahr einer schwerwiegenden Beeinträchtigung des körperlichen oder seelischen Gesundheitszustandes der Schwangeren zu erwarten wäre, die nicht auf zumutbare Weise abgewendet werden könnte, und
5. die Schwangerschaft nicht durch andere zumutbare Mittel verhindert werden kann.
Als schwerwiegende Gefahr für den seelischen Gesundheitszustand der Schwangeren gilt auch die Gefahr eines schweren und nachhaltigen Leides, das ihr drohen würde, weil vormundschaftsgerichtliche Maßnahmen, die mit ihrer Trennung vom Kind verbunden wären (§§ 1666, 1666a), gegen sie ergriffen werden müssten.

(2) Die Einwilligung bedarf der Genehmigung des Vormundschaftsgerichts. Die Sterilisation darf erst zwei Wochen nach Wirksamkeit der Genehmigung durchgeführt werden. Bei der Sterilisation ist stets der Methode der Vorzug zu geben, die eine Refertilisierung zulässt.

Kastrationsgesetz
(Gesetz über die freiwillige Kastration und andere Behandlungsmethoden)

§ 1. Begriffsbestimmung
Kastration im Sinne dieses Gesetzes ist eine gegen die Auswirkungen eines abnormen Geschlechtstriebes gerichtete Behandlung, durch welche die Keimdrüsen eines Mannes absichtlich entfernt oder dauernd funktionsunfähig gemacht werden.

§ 2. Voraussetzungen der Kastration
(1) Die Kastration durch den Arzt ist nicht als Körperverletzung strafbar, wenn

1. der Betroffene einwilligt,
2. die Behandlung nach den Erkenntnissen der medizinischen Wissenschaft angezeigt ist, um bei dem Betroffenen schwerwiegende Krankheiten, seelische Störungen oder Leiden, die mit seinem abnormen Geschlechtstrieb zusammenhängen, zu verhüten, zu heilen oder zu lindern,
3. der Betroffene das fünfundzwanzigste Lebensjahr vollendet hat,
4. für ihn körperlich oder seelisch durch die Kastration keine Nachteile zu erwarten sind, die zu dem mit der Behandlung angestrebten Erfolg außer Verhältnis stehen, und
5. die Behandlung nach den Erkenntnissen der medizinischen Wissenschaft vorgenommen wird.

(2) Unter den Voraussetzungen des Absatzes 1 Nr. 1, 3 bis 5 ist die Kastration durch einen Arzt auch dann nicht als Körperverletzung strafbar, wenn bei dem Betroffenen ein abnormer Geschlechtstrieb gegeben ist, der nach seiner Persönlichkeit und bisherigen Lebensführung die Begehung rechtswidriger Taten im Sinne der §§ 175 bis 179, 183, 211, 212, 223 bis 223 des Strafgesetzbuches erwarten lässt, und die Kastration nach den Erkenntnissen der medizinischen Wissenschaft angezeigt ist, um dieser Gefahr zu begegnen und damit dem Betroffenen bei seiner künftigen Lebensführung zu helfen.

§ 3. Einwilligung

(1) Die Einwilligung ist unwirksam, wenn der Betroffene nicht vorher über Grund, Bedeutung und Nachwirkungen der Kastration, über andere in Betracht kommende Behandlungsmöglichkeiten sowie über sonstige Umstände aufgeklärt worden ist, denen er erkennbar eine Bedeutung für die Einwilligung beimisst.

(2) Die Einwilligung des Betroffenen ist nicht deshalb unwirksam, weil er zur Zeit der Einwilligung auf richterliche Anordnung in einer Anstalt verwahrt wird.

(3) Ist der Betroffene nicht fähig, Grund und Bedeutung der Kastration voll einzusehen und seinen Willen hiernach zu bestimmen, so ist die Kastration nur dann zulässig, wenn

1. der Betroffene mit ihr einverstanden ist, nachdem er in einer seinem Zustand entsprechenden Weise aufgeklärt worden ist und wenigstens verstanden hat, welche unmittelbaren Folgen eine Kastration hat, und
2. der Betroffene einen Vormund oder Pfleger erhalten hat, zu dessen Aufgabenbereich die Angelegenheit gehört, und dieser in die Behandlung einwilligt, nachdem er im Sinne des Absatzes 1 aufgeklärt worden ist.

(4) Ist der Betroffene unfähig, die unmittelbaren Folgen einer Kastration zu verstehen, so ist die Kastration durch einen Arzt unter den Voraussetzungen des Absatzes 3 Nr. 2 zulässig, wenn sie nach den Erkenntnissen der medizinischen Wissenschaft angezeigt ist und vorgenommen wird, um eine lebensbedrohende Krankheit des Betroffenen zu verhüten, zu heilen oder zu lindern. § 2 Abs. 1 Nr. 3 ist nicht anzuwenden.

§ 4. Andere Behandlungsmethoden

(1) Die §§ 2 und 3 Abs. 1 bis 3 gelten entsprechend für eine gegen die Auswirkungen eines abnormen Geschlechtstriebes gerichtete ärztliche Behandlung eines Mannes oder einer Frau, mit der nicht beabsichtigt ist, die Keimdrüsen dauernd funktionsunfähig zu machen, die aber eine solche Folge haben kann. Die Behandlung ist auch zulässig, wenn der Betroffene noch nicht fünfundzwanzig Jahre alt ist.

(2) Ist der Betroffene unfähig, die unmittelbaren Folgen der Behandlung und einer etwaigen Funktionsunfähigkeit der Keimdrüsen einzusehen, so ist die Behandlung im Sinne des Absatzes 1 unter den Voraussetzungen des § 3 Abs. 3 Nr. 2 zulässig, wenn sie nach den Erkenntnissen der medizinischen Wissenschaft angezeigt ist und vorgenommen wird, um eine schwerwiegende Krankheit des Betroffenen zu verhüten, zu heilen oder zu lindern.

(3) Ist der Betroffene minderjährig, so ist die Einwilligung seines gesetzlichen Vertreters in jedem Falle erforderlich. § 3 Abs. 3 Nr. 2 ist nicht anzuwenden. Steht dem gesetzlichen Vertreter eines Minderjährigen nicht gleichzeitig die Sorge für die Person des Minderjährigen zu oder ist neben ihm noch ein anderer sorgeberechtigt, so ist auch die Einwilligung des Sorgeberechtigten erforderlich. Die Einwilligung ist unwirksam, wenn der Einwilligende nicht im Sinne des § 3 Abs. 1 aufgeklärt worden ist.

§ 5. Gutachten

(1) Die Kastration darf erst vorgenommen werden, nachdem eine Gutachterstelle bestätigt hat, dass

1. ein ärztliches Mitglied der Gutachterstelle den Betroffenen untersucht sowie die in diesem Gesetzt vorgeschriebene Aufklärung des Betroffenen und anderer Personen vorgenommen hat und
2. die Voraussetzungen der §§ 2 und 3 vorliegen.

(2) Absatz 1 ist bei einer Behandlung nach § 4 entsprechend anzuwenden, wenn der Betroffene nicht fähig ist, Grund und Bedeutung der Behandlung voll einzusehen und seinen Willen hiernach zu bestimmen, oder das einundzwanzigste Lebensjahr noch nicht vollendet hat.

(3) Einrichtung und Verfahren der Gutachterstelle bestimmen sich nach dem Landesrecht.

§ 6. Genehmigung des Vormundschaftsgerichts

In den Fällen des § 3 Abs. 3 und 4 sowie des § 4 Abs. 2 bedarf die Einwilligung der Genehmigung des Vormundschaftsgerichts. Das Vormundschaftsgericht hat den Betroffenen persönlich zu hören. Die Verfügung, durch die es die Genehmigung erteilt, wird erst mit der Rechtskraft wirksam.

§ 7. Strafvorschrift

Wer als Arzt unter den Voraussetzungen der §§ 2 und 3 einen anderen kastriert oder im Sinne des § 4 handelt, ohne dass

1. die Gutachterstelle die nach § 5 notwendige Bestätigung oder
2. das Vormundschaftsgericht die nach § 6 erforderliche Genehmigung erteilt hat, wird mit Gefängnis bis zu einem Jahr oder mit Geldstrafe bestraft.

Literaturverzeichnis

Abel, G. G. et al. (1970): Adversion therapy applied to taped sequences of deviant behavior in exhibitionism and other sexual deviations: A preliminary report. J Behav Therap Exp Psychiat 1: 59 – 66.

Abel, G.G.; Blanchard, E.B.; Ebcker, J.V. (1976): Psychological treatment of rapists. In: Walker, M.J.; Brodsky, S.L. (Eds): Sexual Assault. Lexington, Mass: Lexington Books.

Adaikan, P.G.; Kottegoda, S.R.; Ratnam, S.S. (1986): Is vasoactive intestinal polypeptide the principal transmitter involved in human penile erection? J Urol 135: 638 – 640.

Adamopoulos, D.A.; Kamplyi, S.; Georgiacodis, F.; Kapolla, N.; Abrahamis-Michalakis, A. (1988): Effects of antiandrogen-estrogen treatment on sexual and endocrine parameters in hirsute women. Arch Sex Behav 17: 421 – 429.

Adkins-Regan, E. (1988): Sex hormones and sexual orientation in animals. Psychobiology 16: 335 – 47.

Adler, R.; Loewit, K. (1998): Against all odds – Lebensgeschichte eines Schwulen, vom Coming out bis ins hohe Alter. Sexuologie 5: 156 – 61.

Alfermann, D. (1992): Maskulinität/Femininität versus Androgynie. In: Wessel & Bosinski (Hg.): 284 – 94.

Allen, C. (1962): A Textbook of Psycho-Sexual Disorders; London: Oxford Univ Press.

Allen, L.S.; Hines, M.; Shryne, J.E.; Gorski, R.A. (1989): Two sexually dimorphic cell groups in the human brain. J Neuroscience 9: 497 – 506.

Allen, L.S.; Gorski, R.A. (1990): Sex difference in the bed nucleus of the stria terminalis of the human brain. J Comp Neurol 302: 697 – 706.

Alroe, J.C. (1988): AIDS paranoia. Med J Aust 148: 369.

Althof, S.E. (1989): Psychogenic impotence: treatment of men and Couples. In: Leiblum & Rosen (Eds).

Amann, G.; Wipplinger, R. (Hg) (1997): Sexueller Missbrauch. Überblick zu Forschung, Beratung und Therapie. Tübingen: DGVT.

Amendt, P.; Stahl, F.; Kalz, M.; Dörner, G. (1979): Testosteronkonzentration im Plasma bei männlichen Neugeborenen und Säuglingen. Kinderärztl Praxis 47: 513 – 17.

Amir, M. (1971): Patterns in Forcible Rape. Chicago: Univ of Chicago Press.

Ammini, A.C.; Sunderaraman, P.G.; Gupta, R.; Karmarkar, M.G.; Buckshee, K.; Ahuja, M.M. (1992): Congenital adrenal hyperplasia among peripubertal girls with hyperandrogenism. Indian Pediatrics 29: 79 – 83.

Anderson, T.P.; Cole, T.M. (1975): Sexual counseling of the physically disabled. Postgrad Med 58: 117 – 123.

Annon, J. (1974): The Behavioral Treatment of Sexual Problems. Vol. 1: Brief Therapy. Honolulu: Enabling Systems.

Antoszewski, B.; Kruk-Jeronim, J.; Malinowski, A. (1998): Body structure of female-to-male transsexuals. Acta Chirurgiae Plasticae 40: 54 – 58.

APA (American Psychiatric Association) (1994): Diagnostic and Statistical Manual of Mental Disorders. Fourth edition (DSM-IV). Washington DC: APA-Press (dt. 1996: Diagnostisches und Statistisches Manual Psychischer Störungen – DSM-IV. Dt. Bearb. u. Einf. v. Saß, H.; Wittchen, H.-U.; Zaudig, M. Göttingen: Hogrefe).

Apfelbaum, B. (1985): Masters and Johnson's contribution: A response to the interview with Harold Lief and Arnold Lazarus. J Sex Educ Therap 11: 5 – 11.

Apfelbaum, B. (1988): An ego-analytic perspective on desire disorders. In: Leiblum & Rosen (Eds).

Apfelbaum, B. (1989): Retarded ejaculation: A much-misunderstood syndrome. In: Leiblum & Rosen (Eds).

Arentewicz, G.; Schmidt, G. (1993): Sexuell gestörte Beziehungen. Konzept und Technik der Paartherapie (1980). Stuttgart: Enke (3. Aufl).

Artner, J. (1982): Funktionelle Unterleibsschmerzen der Frauen. Med Klinik 77: 683.

Babinsky, S.: Partnerschaft und Sexualität bei Multipler Sklerose: Ergebnisse einer empirischen Studie bei betroffenen Frauen und ihren Partnern. Med Diss (i.Vorb.), Humboldt-Univ Berlin.

Bachmann, G.A.; Leiblum S.R. (1991): Sexuality in sexagenarian women. Maturitas 13: 43 – 50.

Bachmann, G. A. (1993): Sexual Function in the Perimenopause. Obstet. Gynecol. Clin North Am 20: 379 – 389.

Badell, J.E.B. (1982): Testosteron-, Gonadotropin- und Prolaktinspiegel in der Ontogenese des Menschen. Med Diss A, Humboldt Univ Berlin (unveröff).

Bagatell, C.J.; Heiman, J.R.; Rivier, J.E.; Bremner, W.J. (1994): Effects of endogenous testosterone and estradiol on sexual behavior in normal young men. J Endocrinol Metab 78: 711 – 16.

Bagemihl, B. (1999): Biological exuberance: animal homosexuality and natural diversity. New York: St. Martin´s Press.

Bailey, J.M.; Miller, J.S.; Willermann, L. (1993): Maternally rated childhood gender nonconformity in homosexuals and heterosexuals. Arch Sex Behav 22: 461 – 469.

Bailey, J.M.; Zucker, K.J. (1995): Childhood sex-typed behavior and sexual orientation: A conceptual analysis and quantitative review. Develop Psychol 31: 43 – 55.

Bak, R.C. (1953): Fetishism. J Am Psychoanal Ass 1: 285 – 298.

Baker, R. (1999): Sex in the Future. Zit.n. Profil 26: 100 – 102.

Baker, S.W.; Ehrhardt, A.A. (1974): Prenatal androgen, intelligence, and cognitive sex differences. In: Friedman et al (Eds): 53 – 76.

Balen, A.H.; Schachter, M.E.; Montgomery, D.; Reid, R.W.; Jacobs, H.S. (1993): Polycystic ovaries are a common finding in untreated female to male transsexuals. Clin Endocrinol Oxf 38: 325 – 329.

Balen, F. van (1995): The parent-child relationship after I.V.F. In: Bitzer & Stauber (Eds): 309 – 314.

Balint, M. (1968): The Basic Fault. London: Tavistock.

Balon, R. (1996): Antidepressants in the treatment of premature ejaculation. J Sex Marit Therap 22: 85 – 96.

Bancroft, J. (1989): Human Sexuality and its Problems. Edinburgh, New York: Churchill Livingstone (2nd ed).

Bancroft, J. (1994): What is psychogenic erectile dysfunction? Paper presented at the 2nd Conference of the European Federation of Sexology. Kopenhagen.

Bancroft, J. (1995): The menstrual cycle and the well being of women. Soc Sci Med 41: 785 – 91.

Baqi, S.; Shah, S.A.; Baig, M.A.; Mujeeb, S.A.; Memon, A. (1999): Seroprevalence of HIV, HBV, and syphilis and associated risk behaviours in male transvestites (Hijras) in Karachi, Pakistan. Int J Std Aids 10: 300 – 304.

Barbach, J. (1974): Group treatment of preorgasmic women. J Sex Marit Therap 1: 139 – 145.

Barbach, J. (1980): Group treatment of anorgasmic women. In: Leiblum, S.; Pervin, L. (Eds): Principles and Practice of Sex Therapy. New York: Guilford.

Barbach, L.G. (1977): For Yourself. Frankfurt/M: Ullstein.

Barlow, D.H. (1986): Causes of sexual dysfunction: The role of anxiety and cognitive interference. J Consult Clin Psychol 54: 140 – 148.

Barnes, R.B.; Rosenfield, R.L.; Ehrmann, D.A.; Cara, J.F.; Cuttler, L.; Levitsky, L.L.; Rosenthal, I.M. (1994): Ovarian hyperandrogynism as a result of congenital adrenal virilizing disorders: Evidence for perinatal masculinization of neuroendocrine function in women. J Clin Endocrinol Metab 79: 1328 – 1333.

Basson, R. (1996): Sexuality and Parkinson's Disease. Parkinsonism and Related Disorders 2(4): 177 – 185.

Basson, R. (2000): The female sexual response: a different. J Sex Marit Therap 26: 51 – 65.

Bauermeister, M. (1993): Die Tötung Neugeborener unter der Geburt (Kindestötung § 217 StGB). Eine bundesweite Verbundstudie für die Jahre 1980 bis 1989. Med Diss Univ Kiel.

Baum, M.J.; Carroll, R.S.; Erskine, M.S.; Tobet, S.A. (1985): Neuroendocrine response to estrogen and sexual orientation. Science 230: 960 – 61.

Baumeister, R.F. (1988): Gender differences in masochistic scripts. J Sex Res 25: 28 – 59.

Baumeister, R.F. (1989): Masochism and the self. Hillsdale, NJ: Erlbaum.

Baumeister, R.F. (1991): Escaping the Self: Alcoholism, Spirituality, Masochism, and other Flights from the Burden of Selfhood. New York: Basic Books.

Baumeister, R.F.; Butler, J.L. (1997): Sexual Masochism – Deviance without Pathology. In: Laws & O´Donohue (Eds): 225 – 239.

Baurmann, M.C. (1996): Sexualität, Gewalt und psychische Folgen. BKA-Forschungsreihe 15. Wiesbaden: BKA (2. Aufl).

Bayer, R. (1981): Homosexuality and American psychiatry: The politics of diagnosis. New York: Basic Books.

Beauvoir, S. de (1951): Das andere Geschlecht. Sitte und Sexus der Frau. Reinbek: Rowohlt.

Beck, J.G.; Barlow; D.H. (1984): Current conceptualizations of sexual dysfunctions: a review and an alternative perspective. Clin Psychol Rev 4: 363 – 378.

Beck, J.G. (1993): Vaginismus. In: O'Donohue & Geer (Eds).

Becker, H.; Gast, U.; Hartmann, U.; Weiß-Plumeyer, M. (1999): Zum Zusammenhang von transsexuellem Empfinden und Dissoziativer Identitätsstörung. Diagnostische Überlegungen anhand eines Fallberichts. Sexuologie 6: 129 – 145.

Becker, J.V.; Skinner, L.; Abel, G.; Treacy, E. (1982): Incidence and types of sexual dysfunctions in rape and incest victims. J Sex Marit Therap 8: 65 – 74.

Becker, N. (1996): Psychoanalytische Theorie sexueller Perversionen. In: Sigusch (Hg): 222 – 240.

Becker, S.; Bosinski, H.A.G.; Clement, U.; Eicher, W.; Goerlich, T.; Hartmann, U.; Kockott, G.; Langer, D.; Preuss, W.; Schmidt, G.; Springer, A.; Wille, R. (1997): Standards der Behandlung und Begutachtung von Transsexuellen. Sexuologie 4: 130 – 138.

Beier, K.M. (1989): Wilhelm Wundt und das erste „psychologische Laboratorium" der Welt. Psychomed 1: 63 – 65.

Beier, K.M. (1994a): Weiblichkeit und Perversion – Von der Reproduktion zur Reproversion. Stuttgart, Jena: G.Fischer.

Beier, K.M. (1994b): Gibt es eine weibliche Analogie zur Perversion? Zs Psychother med Psychol 44: 137 – 143.

Beier, K.M. (1995): Dissexualität im Lebenslängsschnitt. Theoretische und empirische Untersuchungen zu Phänomenologie und Prognose begutachteter Sexualstraftäter. Berlin etc: Springer.

Beier, K.M.; Hinrichs, G. (1995): Psychotherapie mit Straffälligen. Standort und Thesen zum Verhältnis Patient – Therapeut – Justiz. Stuttgart: G.Fischer.

Beier, K.M. (1996): Die scheinbare Konvergenz klinischer Befunde: Forensische Begutachtung und Psychotherapie. Recht & Psychiatrie 14: 2 – 8.

Beier, K.M. (1998): Differential typology and prognosis for dissexual behavior – a follow-up study of previously expert-appraised child molesters. Intern J Leg Med 111: 133 – 141.

Beier, K.M. (1999): Sexualmedizin - Berufsbegleitende Fortbildung mit Zertifikat. Dt Ärztebl 96 (33): A - 2075 – 77.

Beier, K.M. (2000a): Female Analogies to Perversion. J Sex Marit Therap 26: 79 – 93.

Beier, K.M. (2000b): Sexualität und Partnerschaft bei Morbus Parkinson – ein Leitfaden für Betroffene und ihre Partner. Potsdam: Pairdata.

Beier, K.M.; Wille, R.; Ahlers, Ch.J. (2000): Modul „Sexualdelinquenz". In: Nedopil, N.; Dittmann, V. (Hg): Dokumentation in der forensischen Psychiatrie. Bern: Huber.

Beitchman, J.H.; Zucker, K.J.; Hood, J.E.; DaCosta, G.; Akman, D. (1991): A review of the short-term effects of child sexual abuse. Child Abuse & Neglect 15: 537 – 556.

Beitchman, J.H.; Zucker, K.J.; Hood, J.E.; DaCosta, G.; Akman, D.; Cassavia, E. (1992): A review of the long-term effects of child sexual abuse. Child Abuse & Neglect 16: 101 – 118.

Bell, A.P.; Weinberg, M.S.; Hammersmith, S.K. (1978): Der Kinsey-Institut-Report über sexuelle Orientierung und Partnerwahl. München: Bertelsmann.

Bem, S.L. (1985): Androgeny and gender schemata theory: A conceptual and empirical integration. In: Sonderegger, T.B. (Ed): Psychology and gender. Lincoln: Univ of Nebraska Press.

Benet, A.E.; Melman, A. (1995): The Epidemiology of Erectile Dysfunction. Urol Clin N Am 22(4).

Benjamin, H. (1953): Transvestitism and transsexualism. Int J Sex 7: 12 – 14.

Benjamin, H. (1966): The Transsexual Phenomenon. New York: Julian Press.

Benjamin, H. (1967): Transvestism and transsexualism in the male and female. J Sex Res 3: 107 – 127.

Benjamin, J. (1994): Die Fesseln der Liebe. Basel, Frankfurt/M: Stroemfeld/Roter Stern.

Bennett, A.H.; Carpenter, A.J.; Barada, J.H. (1991): An improved vasoactive drug combination for pharmacological erection program. J Urol 146: 1564 – 1568.

Berenbaum, S.A.; Hines, M. (1992): Early androgens are related to childhood sex-typed toy preference. Psychol Sci 3: 203 – 206.

Berkovitz, G.D.; Fechner, P.Y.; Zacur, H.W.; Rock, J.A.; Snyder, H.M.; Migeon, C.J.; Perlman, E.J. (1991): Clinical and pathological spectrum of 46,XY gonadal dysgenesis: Its relevance to the understanding of sex differentiation. Medicine 70: 375 – 83.

Bettencourt, B.A.; Miller, N. (1996): Gender differences in aggression as a function of provocation: A meta-analysis. Psychol Bull 119: 422 – 47.

Beutler, L.E. et al. (1975): MMPI and MIT discriminators of biogenic and psychogenic impotence. J Consult Clin Psychol 43: 899 – 903.

Bierhoff-Alfermann, D. (1989): Androgynie. Möglichkeiten und Grenzen der Geschlechterrollen. Opladen: Westdt Vlg.

Bierich, J.R. (1981): Pubertät. Klin Wschr 59: 985 – 94.

Biermann, C.W.; Schmidt C.; Küchler, T. (1997): Lebensqualität beim lokalisierten Prostatakarzinom. In: Biermann, C.W. (Hrsg): Derzeitiger Stand und Aspekte der Lebensqualitätsforschung in der urologischen Onkologie. München: Zuckschwerdt.

Biermann-Ratjen, E.M.; Eckert, J.; Schwartz, H.J. (1979): Gesprächspsychotherapie. Stuttgart: Kohlhammer.

Biermann-Ratjen, E.M.; Eckert, J. (1985): Gesprächspsychotherapie nach C.R. Rogers. In: Toman, W.; Egg, R. (Hg): Psychotherapie. Bd.1. Stuttgart: Kohlhammer.

Bischof, N. (1972): Inzuchtbarrieren in Säugetiersozietäten. Homo 23: 330 – 351.

Bitzer, J.; Stauber, M. (Eds) (1995): Psychosomatic Obstetrics and Gynaecology. Bologna: Monduzzi.

Bitzer, J.; Schwendtke, A.; Hösli, I.; Koller, A. (1995): Fertility consultation between birth control and wish for a child. In: Bitzer & Stauber (Eds): 263 – 267.

Bitzer, J. (1999): Psychosomatik der Miktionsstörung der Frau. In: Stauber et al (Hg): 522 – 531.

Blackless, M.; Charuvastra, A.; Derryck, A.; Fausto-Sterling, A.; Lauzanne, K.; Lee, E. (2000): How sexually dimorphic are we? Review and synthesis. Am J Hum Biol 12: 151 – 166.

Blake, D.J.; Masiak, R.; Brown, S.; Koplan, A. (1986): Acceptance by arthritis patients of clinical inquiry into their sexual adjustment. Psychosomatics 27: 576 – 579.

Blanchard, R.; Freund, K. (1983): Measuring masculine gender identity in females. J Consult Clin Psychol 51: 205 – 214.

Blanchard, R. (1985): Typology of male-to-female transsexualism. Arch Sex Behav 14: 247 – 261.

Blanchard, R. (1989): The concept of autogynephilia and the typology of male gender dysphoria. J Nerv Ment Dis 177: 616 – 623.

Blanchard, R.; Steiner, B.W.; Clemmensen, L.H.; Dickey, R. (1989): Prediction of regrets in postoperative transsexuals. Can J Psychiat 34: 43 – 45.

Blanchard, R.; Sheridan, P.M. (1990): Gender reorientation and psychosocial adjustment. In: Blanchard, R.; Steiner, B.W. (Eds) Clinical management of gender identity disorders in children and adults. Washington, DC: Am Psychiat Press: 159 – 189.

Blanchard, R. (1993): Varieties of autogynephilia and their relationship to gender dysphoria. Arch Sex Behav 22: 241 – 251.

Blanchard, R.; Zucker, K.J.; Bradley, S.J.; Hume, C.S. (1995): Birth order and sibling sex ratio in homosexual male adolescents and probably prehomosexual feminine boys. Develop Psychol 31: 22 – 30.

Blanchard, R.; Bogaert, A.F. (1997a): The relation of closed birth intervals to the sex of the preceding child and the sexual orientation of the succeding child. J Biosoc Sci 29: 111 – 18.

Blanchard, R.; Bogaert, A.F. (1997b): Additive effects of older brothers and homosexual brothers in the prediction of marriage and cohabitation. Behav Gen 27: 45 – 54.

Bleibtreu-Ehrenberg, G. (1981): Homosexualität. Die Geschichte eines Vorurteils. Frankfurt/M: S.Fischer.

Bloch, I. (1907): Das Sexualleben unserer Zeit. Berlin: Marcus (1. Aufl. 1906).

Bloch, I. (1912): Die Prostitution. Bd. I. Berlin: Marcus.

Boczkowski, K. (1985): Geschlechtsanomalien des Menschen. Berlin/DDR: Akademie Vlg.

Bodden-Heidrich, R. (1999a): Chronisches Unterbauchschmerzsyndrom. In: Neiser & Ditz (Hg): 55 – 61.

Bodden-Heidrich, R. (1999b): Psychosomatische Aspekte bei Erkrankungen an der Vulva. In: Neiser & Ditz (Hg): 61 – 65.

Boolell, M.; Allen M.J.; Ballard, S.A. et al. (1996): Sildenafil: An orally active type V cyclic GMP-specific phosphodiesterase inhibitor for the treatment of penile erectile dysfunction. Int J Impot Res 8: 47 – 52.

Boolell, M.; Pearson, J.; Gingell, J.C.; Gepi-Attee, S.; Wareham, K.; Price, D. (1996): Sildenafil (Viagra) is an efficacious oral therapy in diabetic patients with erectile dysfunction. Int J Impot Res, Suppl 14.

Borneman, E. (1981): Reifungsphasen der Kindheit. Sexuelle Entwicklungspsychologie. Bd. 1. Wien: Jugend und Volk.

Borruto, F.; For a, F.; Manubens, M.; Jakob, D.; Rubio R.; Fistarol, M. (1996): Sexualität in der Menopause. Gynäkol Geburtsh Rundsch 36: 101 – 104.

Bosinski, H.A.G. (1986): Zum Stand der Geschlechtserziehung im Vorschulalter. Ergebnisse einer Befragung zum Sexualwissen und zu geschlechtstypischen Einstellungen bei Vorschulkindern. Med Diss A, Humboldt-Univ Berlin.

Bosinski, H.A.G. (1989): Zum aktuellen Stand der Geschlechtserziehung im Vorschulalter. Zs Ärztl Jugendkde 80: 290 – 297.

Bosinski, H.A.G. (1992a): Zur Geschlechtersozialisation im Vorschulalter in der DDR – Ein Nachtrag. Wiss Zs Humboldt-Univ, R Geistes- u Sozialwiss 41: 39 – 49.

Bosinski, H.A.G. (1992b): Geschlechtlichkeit und Sexualität unter dem Aspekt der Biopsychosozialität des Menschen – Ein Versuch. In: Wessel & Bosinski (Hg.): 121 – 42.

Bosinski, H.A.G. (1994): Zur Klassifikation von Geschlechtsidentitätsstörungen bei Männern. Sexuologie 1: 195 – 212.

Bosinski, H.A.G. (1996a): Nosologie der Geschlechtsidentitätsstörungen – Historischer Hintergrund u aktuelle Klassifikationssysteme. Sexuologie 3: 92 – 105.

Bosinski, H.A.G. (1996b): Sexualmedizinische Untersuchungen zu Ursachen und Verlauf transsexueller Geschlechtsidentitätsstörungen. Med Habil Univ Kiel.

Bosinski, H.A.G.; Arndt, R.; Sippell, W. G.; Wille, R. (1996): Geschlechtsidentitätsstörungen bei Kindern und Jugendlichen: Nosologie und Epidemiologie. Mschr Kinderheilkd 144: 1235 – 1241.

Bosinski, H.A.G. (1997): Sexueller Kindesmißbrauch: Opfer, Täter und Sanktionen. Sexuologie 2(4): 67 – 88.

Bosinski, H.A.G.; Peter, M.; Bonatz, G.; Arndt, R.; Heidenreich, M.; Sippell, W.G.; Wille, R. (1997a): A higher rate of hyperandrogenic disorders in female-to-male transsexuals. Psychoneuroendocrinology 22: 361 – 380.

Bosinski, H.A.G.; Schröder, I.; Peter, M.; Arndt, R.; Wille, R.; Sippell, W.G. (1997b): Anthropometrical measures and androgen levels in males, females, and hormonally untreated female-to-male transsexuals. Arch Sex Behav 26: 143 – 157.

Bosinski, H.A.G.; Wille, R. (1999): Two cases of biological males erroneously raised as females: Follow-up after 34 and 70 years. Poster presented at the 25th Annual Meeting of the Intern Acad of Sex Research, Stony Brooks.

Bosinski, H.A.G. (2000a): Frau-zu-Mann Transsexualismus – Ein biopsychosozialer Erklärungsansatz. Zs Humanontogenetik 3: 69 – 86.

Bosinski, H.A.G. (2000b): Geschlechtsidentitätsstörungen im Kindesalter. In: Lauth, G.W.; Brack, U.; Linderkamp, F. (Hg) Praxishandbuch: Verhaltenstherapie bei Kindern und Jugendlichen. Weinheim: Beltz Psychologie Verlagsunion.

Boss, M. (1947): Sinn und Gehalt der sexuellen Perversionen. Bern: Huber.

Boswell, J. (1981): Christianity, Social Tolerance, and Homosexuality: Gay People in Western Europe from the Beginning of the Christian Era to the Fourteenth Century. Univ of Chicago Press.

Boswell, J. (1995): Same-Sex Unions in Premodern Europe. Vancouver: Vintage Books (Repr.).

Bowlby, J. (1959): Über das Wesen der Mutter-Kind-Beziehung. In: Psyche 13: 415 – 456.

Bowlby, J. (1969, 1973, 1980): Attachment and loss. Vol. 1, 2, 3. New York: Basic Books.

Boxdorfer, S.A.: Partnerschaft und Sexualität bei Morbus Parkinson: Ergebnisse einer empirischen Studie bei betroffenen Männern und ihren Partnerinnen. Med Diss (i.Vorb.) Humboldt-Univ Berlin.

Bradford, J. (1991): The role of serotonin re-uptake inhibitors in forensic psychiatry. Paper presented at the fourth Congress of European College of Neuropsychopharmacology: The Role of Serotonin in Psychiatric Illness. Monte Carlo.

Bradford, J. (1994): Can pedophilia be treated? Harvard Mental Health Letter 10 (8).

Bradford, J. (1997) Medical Interventions in Sexual Deviance. In: Laws & O´Donohue (Eds): 449 – 464.

Bradley, S.J.; Oliver, G.D.; Chernick, A.B.; Zucker, K.J. (1998): Experiment of nurture: Ablatio penis at 2 months, sex reassignment at 7 months, and a psychosexual follow-up in young adulthood. Pediatrics 102: 1 – 5.

Brähler, E.; Klapp, B.F.; Scheer, J.W. (Hg) (1991): Jahrbuch der medizinischen Psychologie 5: Psychologische Probleme in der Reproduktionsmedizin. Berlin, Heidelberg: Springer.

Bräutigam, W. (1966): Indikation und Prognose bei analytisch nicht behandelbaren Krankheitsbildern. Zs Psychother med Psychol 16: 105 – 113.

Bräutigam, W.; Clement, U. (1989): Sexualmedizin im Grundriß. Stuttgart: Thieme (3. Aufl).

Brand, T.; Houtsmuller, E.J.; Slob, A.K. (1993): Neonatal programming of adult partner preference in male rats. In: Haug et al (Eds): 33 – 49.

Brandenburg, U. (1998): Systemisch-verhaltenstherapeutisch orientiertes Paargruppenkonzept zur Behandlung des Vaginismus. In: Strauß (Hg).

Braun, P.M.; Jünemann, P. (1998): Physiologie der Ejakulation. In: Krause, W.; Weidner, W. (Hg): Andrologie. Stuttgart: Enke (3. Aufl).

Brechard, N.; Galca, P.; Silvy, F. et al. (1997) Study of HIV localization in sperm. Contracept Fertil Sex 25: 389 – 391.

Brems, C.; Adams, R.L.; Skillman, G.D. (1993): Person drawings by transsexual clients, psychiatric clients, and nonclients compared: Indicators of sextyping and pathology. Arch Sex Behav 22: 253 – 264.

Brener, N.D.; McMahon, P.M.; Warren, C.W.; Douglas, K.A. (1999): Forced sexual intercourse and associated health-risk behaviors among female college students in the United States. J Consult Clin Psychol 67: 252 – 259.

Brenner, Ch. (1976): Grundzüge der Psychoanalyse. Frankfurt/M: S.Fischer.

Brenner, Ch. (1994): Elemente des seelischen Konflikts. Theorie und Praxis der modernen Psychoanalyse. Frankfurt/M: S.Fischer.

Breslow, N. (1989): Sources of confusion in the study and treatment of Sadomasochism. J Soc Behav Pers 4 (3): 263 – 274.

Breza, J.; Aboseif, S.R.; Orvis, B.R.; Lue, T.F.; Tanagho, E.A. (1989): Detailed anatomy of penile vascular structures. J Urol 141: 437.

Brezinka, Ch.; Biebel, W.; Kinzl, J.; Huter, O. (1991): Spät erkannte und negierte Schwangerschaft – Psychopathologie der Verdrängungsmechanismen und Auswirkungen auf die Geburt. Arch Gyn Obstetrics 250: 1039 – 1041.

Brewer, M; Stacy, M. (1998): Sildenafil citrate therapy in men with Parkinson's disease. PSG/HSG/MDS 12th annual symposia abstracts. Movement Disorders 13(5): 860.

Bridges, C.; Critelli, J.; Loos, V. (1985): Hypnotic susceptibility, inhibitory control, and orgasmic consistency. Arch Sex Behav 14: 373 – 376.

Brindley, G.S. (1983): Cavernosal alpha-blockade and human penile erection. J Physiol 342: 24.

Brockmeyer, N.H. (1999): German-Austrian Guidelines for HIV-therapy during pregnancy – status: May/June 1998. Common statement of the Deutsche AIDS-Gesellschaft (DAIG) and the Oesterreichische AIDS-Gesellschaft (OAG). Eur J Med Res 4: 35 – 42.

Broude, G.; Greene, S. (1976): Crosscultural codes on twenty sexual attitudes and practices. Ethnology 15: 409 – 29.

Brown, M.; Jahanshahi, M.; Quinn, N.; Marsden, C.D. (1990): Sexual function in patients with Parkinson's disease and their partners. J Neurol Neurosurg Psychiatry 55: 480 – 486.

Browne, A.; Finkelhor, D. (1986): Impact of child sexual abuse: A review of the research. Psychol Bull 99: 66 – 77.

Brückner, H. (1968): Das Sexualwissen unserer Jugend. Berlin/DDR: Dt Vlg d Wiss.

Brych, Ch. (1992): Verdrängte Schwangerschaft. Die Hebamme 5: 124 – 125.

Buddeberg, C.; Hess, D.; Merz, J. (1984): Sexuelle Probleme in der Allgemeinpraxis. Schweiz Rundsch Med (Praxis) 73: 1113 – 1118.

Buddeberg, C.; Willi, J.; Sieber, M.; Furrer, H.J. (1988): 10 Jahre Sexualmedizin am Universitätsspital Zürich. Schweiz Ärzteztg 69: 388 – 394.

Buddeberg, D.; Strasser-Peter, B.; Wolf, C. (1991): Sexualmedizin in der Allgemeinpraxis – Entwicklungstendenzen 1980–1990. Schweiz Ärzteztg 72: 1270 – 1275.

Buddeberg, C.; Bass, B.; Gnirss-Bormet, R. (1994): Die lustlose Frau – der impotente Mann. Zur sexuellen Beziehungsdynamik in ehelichen Zweierbeziehungen. Familiendynamik 19: 266 – 280.

Buddeberg, C. (1996): Sexualberatung. Eine Einführung für Ärzte, Psychotherapeuten und Familienberater. Stuttgart: Enke (3. erw Aufl).

Buffum, J. (1982): Pharmacosexology: The effects of drugs on sexual function. A review. J Psychoact Drugs 14: 5 – 44.

Burnett, A.L.; Lowenstein, C.J.; Bredt, D.S.; Chang, T.S.K.; Snyder, S.H.(1992): Nitric oxide: a physiologic mediator of penile erection. Science 257: 401 – 403.

Burt, J.E.; Burt, J.C. (1975): The Surgery of Love. New York: Carlton Press.

Buvat, J.; Lemaire, A.; Buvat-Herbaut, M.; Marcolin, G. (1989): Safety of intracavernous injection using an alpha-blocking agent. J Urol 141: 1364 – 1367.

Buvat, J.; Lemaire, A.; Ratajczyk, J. (1996): Which hormonal screening in erectile dysfunction? Int J Impot Res 8(3): D52.

Buvat, J.; Gingell, C.J.; Jardin, A. et al. (1997): Sildenafil (Viagra), an oral treatment for erectile dysfunction: A 1-year, open-label, extension study. J Urol 157 (supp): A793.

Byne, W.; Lasco, M.S.; Kemether, E.; Shinwari, A.; Jones, L.; Tobet, S. (2000): The interstitial nuclei of the human anterior hypothalamus: assessment for sexual variation in volume and neuronal size, density and number. Brain Res 856: 254 – 58.

Cabanis, D.; Phillip, E. (1977): Sexologie und Recht. In: Eisen, G. (Hg): Handwörterbuch der Rechtsmedizin II. Stuttgart: Enke.

Calderone, M.S. (1985): Adolescent sexology: elements and genesis. Pediatrics Suppl: 699 – 703.

Callahan, E.J.; Leitenberg, H. (1973): Adversion therapy for sexual deviation: Contingent shock and covert sensitization. J Abnorm Psychol 81: 60 – 73.

Camic, P.M. (1983): Differentiating organic and psychogenic erectile dysfunction with the Millon Behavioral Health Inventory. Sex Disabil 6: 145–9.

Carrier, J.M. (1980): Homosexual behavior in cross-cultural perspective. In: Marmor, J. (Ed): Homosexual behavior. A modern reappraisal. New York: Basic Books: 100 – 122.

Carrier, S.; Brock, G.; Kour, N.W.; Lue, T.F. (1993): Pathophysiology of erectile dysfunction. Urology 42: 468 – 481.

Castilla, J.; Barrio, G.; de la Fuente, L.; Belza, M.J. (1998): Sexual behaviour and condom use in the general population of Spain. Aids Care 10: 667 – 76.

Catalan, J.; Hawton, K.; Day, A. (1990): Couples referred to a sexual dysfunction clinic. Psychological and physical morbidity. Brit J Psychiat 156: 61 – 67.

Cawood, E.H.H.; Bancroft, J. (1996): Steroid hormones, the menopause, sexuality and well-being of women. Psychol Med 26: 925 – 936.

Chalkley, A.J.; Powell, G.E. (1983): The clinical description of forty-eight cases of sexual fetishism. Brit J Psychiat 142: 292 – 295.

Charney, D.S.; Heninger, G.R. (1986): Alpha 2-adrenergic and opiate receptor blockade. Arch Gen Psychiat 43: 1037 – 1041.

Chase, C. (1999a): Rethinking treatment for ambiguous genitalia. Pediatric Nursing 25: 451 – 55.

Chase, C. (1999b): Letter to the editor (re. Slijper et al. 1998, Intersex development). Arch Sex Behav 28: 103 – 105.

Chivers, M.L.; Bailey, J.M. (2000): Sexual orientation of female-to-male transsexuals: A comparison of homosexual and nonhomosexual types. Arch Sex Behav 29 (i.Druck).

Chodorow, N. (1985): Das Erbe der Mütter. Frauenoffensive. München.

Christmann, F.; Hoyndorf, S. (1988): Psychotherapie funktioneller Sexualstörungen. In: Christmann, F. (Hg): Heterosexualität: Ein Leitfaden für Therapeuten. Berlin: Springer.

Clark, R. D.; Hatfield, E. (1989): Gender differences in receptivity to sexual offers. J Psychol Hum Sex 2: 39 – 50.

Clayton, R.N.; Ogden, V.; Hodgkinson, J.; Worswick, L.; Rodin, D.A.; Dyer, S.; Meade, T.W. (1992): How common are polycystic ovaries in normal women and what is their significance for the fertility of the population? Clin Endocrinol Oxf 37: 127 – 134.

Clement, U. (1985): Männergruppen – Frauengruppen. Zur therapeutischen Relevanz eines großen Unterschieds. Sexualmed 14: 504 – 511.

Cohen, M.L.; Garafalo, R.; Boucher, R.B.; Seghorn, T. (1971): The Psychology of Rapist. Semin Psychiat 3: 307 – 327.

Cohen-Kettenis, P.T. (1994): Die Behandlung von Kindern und Jugendlichen mit Geschlechtsidentitätsstörungen an der Universität Utrecht. Zs Sexualforsch 7: 231 – 239.

Cohen-Kettenis, P.T. (1995): Replik auf Bernd Meyenburgs „Kritik der Behandlung von Kindern und Jugendlichen mit Geschlechtsidentitätsstörungen". Zs Sexualforsch 8: 165 – 167.

Colapinto, J. (2000): As nature made him: The boy who was raised as a girl. New York: HarperCollins.

Collins, J.; Thijssen, A. (1993): Experience with intracorporal prostaglandin E1, papaverine and phentolamine in patients with erectile dysfunction. J Urol 149: 345A.

Condry, J.; Condry, S. (1976): Sex differences: A study of the eye of the beholder. Child Develop 47: 812 – 19.

Conn, H. (1949): Brief psychotherapy of the sex offender. J Clin Psychopath 10: 347 – 372 (Ref. in: Zentralbl ges Psychiatr Neurol 1951, 112: 239).

Cooper, C.S.; MacIndoe, J.H.; Perry, P.J.; Yates, W.R.; Williams, R.D. (1996): The effect of exogenous testosterone on total and free prostate specific antigen levels in healthy young men. J Urol 156: 438 – 442.

Cosentino, C.E.; Meyer-Bahlburg, H.F.L.; Alpert, J.L.; Gaines, R. (1993): Cross-gender behavior and gender conflict in sexually abused girls. J Am Acad Child Adolesc Psychiat 32: 940 – 947.

Courty, E.; Durif, F.; Zenut, M.; Courty, P.; Lavarenne, J. (1997): Psychiatric and sexual disorders induced by apomorphine in Parkinson´s disease. Clin Neuropharmacol 20 (2): 140 – 147.

Cramer, P. (1991): Phantasien männlicher Collegestudenten: Früher und heute. In: Friedman, R.M.; Lerner, L. (Hg): Zur Psychoanalyse des Mannes. Berlin etc: Springer.

Creatsas, G. (1995): Adolescent sexual behaviour. In: Bitzer & Stauber (Eds): 405 – 410.

Crombach-Seeber, B.; Crombach G. (1977): Sexual Interaction Inventory – Fragebogen zur sexuellen Interaktion. Tübingen: DGVT.

Cruikshank, M. (1990): Lavender and gray: A brief survey of lesbian and gay aging studies. J Homosex 20: 77 – 87 (zit.n. Zank 1999).

Culley, S. (1996): Beratung als Prozeß. Weinheim: Beltz.

Curry, S. L.; Levine, S.B.; Corty, E.; Jones, P.K.; Korit, D.M. (1994): The impact of systemic Lupus erythematosus on women's sexual functioning. J Rheumatol 21 (12): 2254 – 2260.

Cyran, W.; Halhuber, M.J. (1990): Der ältere Patient und seine Sexualität. Köln: Echo Vlg.

Cyranowski, J.M.; Frank, E.; Young, E.; Shear, M.K. (2000): Adolescent onset of the gender difference in lifetime rates of major depression: a theoretical model. Arch Gen Psychiat 57: 21 – 27.

Dail, W.G.; Galloway, B.; Bordegaray, J. (1993): NADPH diaphorase innervation of the rat anococcygeus and retractor penis muscles. Neuroscience Letters 160: 17 – 20.

Dale, B.; Elder, K. (1997): In vitro fertilization. Cambridge Univ Press.

Dancey, C.P. (1990): Sexual orientation in women: an investigation of hormonal and personality variables. Biol Psychol 30: 251 – 64.

Dansky, B.S.; Brewerton, T.D.; Kilpatrick, D.G.; O'Neil, P.M. (1997): The National Women's Study: Relationship of victimization and posttraumatic stress disorder to bulimia nervosa. Intern J Eating Disord 21: 213 – 228.

Darling, C., Davidson, J. (1986): Enhancing relationships: understanding the feminine mystique of pretending orgasm. J Sex Marit Therap 12: 182 – 196.

Davidson, J.M. (1980): The Psychobiology of sexual experience. In: Davidson, J.M.; Davidson, R.J. (Eds): The Psychobiology of consciousness. New York: Plenum Press.

Davidson, J.M.; Smith, E.R.; Damassa, D.A. (1977): Comparative analysis of the roles of androgen in the feedback mechanisms and sexual behavior. In: Martini & Motta (Eds): 137 – 149.

Davis, D.L.; Whitten, R.G. (1987): The cross-cultural study of human sexuality. Ann Rev Anthropol 16: 69 – 98.

Davis, M.S. (1983): Smut. Erotic Reality/Obscene Ideology. Univ of Chicago Press.

Day, S.; Ward, H.; Ghani, A.; Bell, G.; Goan, U.; Parker, M.; Claydon, E.; Ison, C.; Kinghorn, G.; Weber, J. (1998): Sexual histories, partnerships and networks associated with the transmission of gonorrhoea. Intern J Std Aids 9: 666 – 71.

De Amicis, L.A.; Goldberg, D.C.; LoPiccolo, J.; Friedman, J.; Davies, L. (1985): Clinical follow-up of couples treated for sexual dysfunction. Arch Sex Behav 14: 467 – 489.

De Santa Barbara, P.; Berta, P.; Bonneaud, N.; Boizet, B.; Desclozeaux, M.; Moniot, B.; Sudbeck, P.; Scherer, G.; Poulat, F. (1998): Direct interaction of SRY-related protein SOX9 and steroidogenic factor 1 regulates transcription of the human anti-Mullerian hormone gene. Mol Cell Biol 18: 6653ff.

Degenhardt, A. (1980): Über die primäre Sexualproportion beim Menschen. Homo 31: 112 – 16.

Dekker, J. (1993): Inhibited male orgasm. In: O'Donohue & Geer (Eds).

Delbrück, H. (1996): Umgang mit dem künstlichen Darmausgang. Eine Aufgabe der onkologischen Rehabilitation. Onkologe 2: 614 – 623.

Delk, J.L.; Madden, R.B.; Livingston, M.; Ryan, T.T. (1986): Adult perceptions of the infant as a function of gender labeling and observer gender. Sex Roles 15: 527 – 34.

Deneke, F.W. (1999): Psychische Struktur und Gehirn. Die Gestaltung subjektiver Wirklichkeiten. Stuttgart: Schattauer.

Dennerstein, L.; Dudley, E.C.; Hopper, J.L.; Burger, H. (1997): Sexuality, hormones and the menopausal transition. Maturitas 26: 83 – 93.

Denzler, G. (1991): Die verbotene Lust. München, Zürich: Piper.

Deputte, B.L.; Quris, R. (1997): Socialization processes in primates: Use of multivariate analyses II. Influence of sex on social development of captive rhesus monkeys. Behav Proc 40: 85 – 96.

Derogatis, L.R.; Melisaratos, N. (1979): The DSFI: A multidimensional measure of sexual functioning. J Sex Marit Therap 5: 244–281.

Devor, H. (1994): Transsexualism, dissociation, and child abuse: An initial discussion based on nonclinical data. J Psychol Hum Sex 6: 49 – 72.

Dewaraja, R.; Sasaki, Y. (1991): Semen-loss syndrome: A comparison between Sri Lanka and Japan. Am J Psychotherap 45: 14 – 20.

Diamond, J. (1998): Der Dritte Schimpanse. Evolution und Zukunft des Menschen. Frankfurt/M: S.Fischer.

Diamond, M. (1982): Sexual identity, monozygotic twins reared in discordant sex roles and a BBC follow-up. Brief communication. Arch Sex Behav 11: 181 – 86.

Diamond, M. (1993): Homosexuality and bisexuality in different populations. Arch Sex Behav 22: 291 – 310.

Diamond, M. (1996): Prenatal predispositions and the clinical management of some pediatric conditions. J Sex Marital Therap 22: 139 – 47.

Diamond, M. (1997): Sexual identity and sexual orientation in children with traumatized or ambiguous genitalia. J Sex Res 34: 199 – 211.

Diamond, M.; Sigmundson, K. (1997): Management of intersexuality. Guidelines for dealing with persons with ambiguous genitalia. Arch Pediat Adolesc Med 151: 1046 – 1050.

Diaz, Th.; Schable, P.; Chu S.Y. et al. (1995): Relationship Between Use of Condoms and Other Forms of Contraception Among Human Immunodeficiency Virus-Infected Women. Obstet Gynecol 86: 277ff.

Dickinson, R.L. (1933): Human Sex anatomy. Baltimore: Williams & Wilkins.

Dieckmann, G.; Hassler, R.; Horn, H.-J.; Schneider, H.; Schneider-Jonietz, B. (1975): Die Behandlung sexueller Gewalttäter. Sexualmed 9: 545 – 551.

Diederichs, P. (1999): Transsexualität: Über einen Fall von Rückumwandlung. Sexuologie 6: 99 – 105.

Diederichs, P. (2000): Urologische Psychosomatik. Bern: Huber.

Diemont, W.; Vruggink, P.A.; Doesburg, W.; Meuleman, E. (1996): Prevalence of sexual problems in the

Dutch population. Poster presented at the 22nd Annual Meeting of the International Academy of Sex Research. Rotterdam.

Dietrich, G. (1983): Allgemeine Beratungspsychologie. Göttingen: Hogrefe.

Dilling, H.; Reimer, C. (1996): Psychiatrie und Psychotherapie. Berlin etc: Springer (3. Aufl).

Dilworth, J.P.; Lewis, R.W. (1991): The use of multi-component injection agents in the diagnosis and treatment of impotence. J Urol 145: 232A.

Diniz, S.G.; d'Oliveira, A.F. (1998): Gender violence and reproductive health. Int J Gynaecol Obstet 63 Suppl 1: S33 – 42.

Dittmann, R.W.; Kappes, M.H.; Kappes, M.E.; Börger, D.; Stegner, H.; Willig, R.H.; Wallis, H. (1990a): Congenital adrenal hyperplasia I: Gender-related behavior and attitudes in female patients and sisters. Psychoneuroendocrinology 15: 401 – 20.

Dixson, A.F. (1998): Primate sexuality. Comparative studies of the prosimians, monkeys, apes, and human beings. Oxford Univ Press.

Docter, R.F. (1988): Transvestites and Transsexuals. Toward a theory of cross-gender behavior. New York, London: Plenum Press.

Does, J.V.S. van der; Duyvis, D.J. (1989): Psychological adjustment of spouses of cervical carcinoma patients. J Psychosom Obstet Gynecol 10(2): 163 – 171.

Doorn, C.D.; Poortinga, J.; Verschoor, A.M. (1994): Cross-gender identity in transvestites and male transsexuals. Arch Sex Behav 23: 185 – 201.

Dreger, A.D. (1998a): Hermaphrodites and the medical invention of sex. Harvard Univ Press.

Dreger, A.D. (1998b): „Ambiguous sex" – or ambivalent medicine? Ethical issues in the treatment of intersexuality. Hastings Center Report 28: 24 – 36.

Dreger, A.D. (1999): Intersex in the Age of Ethics. Hagerstown/Maryland: Univ Publ Grp.

DSM-IV: s. APA 1994 (dt. 1996).

Duncan, C.; Howard, C.; Taylor, H.C. (1952): Psychosomatic study of pelvic congestion. Am J Obstet Gynaecol 64: 1.

Dörner, G. (1972): Sexualhormonabhängige Gehirndifferenzierung und Sexualität. Jena: G.Fischer.

Dörner, G. (1988): Neuroendocrine response to estrogen and brain differentiation in heterosexuals, homosexuals, and transsexuals. Arch Sex Behav 17: 57 – 75.

Dörner, G.; Poppe, I.; Stahl, F.; Kölzsch, J.; Uebelhack, R. (1991): Gene and environment – dependent neuroendocrine etiogenesis of homosexuality and transsexualism. Exp Clin Endocrinol 98: 141 – 150.

Dörner, G. (1995): Zur Bedeutung pränataler Sexualhormonspiegel für die Entwicklung der sexuellen Orientierung, Geschlechtsidentität und der Gonadenfunktion. Sexuologie 2: 18 – 31.

Eagle, M. (1988): Neuere Entwicklungen in der Psychoanalyse. Eine kritische Würdigung. München: Vlg Int Psychoanalyse.

Eagly, A.H. (1993): Sex differences in human social behavior: Meta-analytic studies of social psychological research. In: Haug et al (Eds).

Egle, U.T.; Hoffmann S.O.; Steffens M. (1997a): Psychosoziale Risiko- und Schutzfaktoren in Kindkeit und Jugend als Prädisposition für psychische Störungen im Erwachsenenalter. Nervenarzt 68: 683 – 695.

Egle, U.T.; Hoffmann, S.O.; Joraschky, P. (Hg) (1997b): Sexueller Mißbrauch, Mißhandlung, Vernachlässigung. Stuttgart, New York: Schattauer.

Ehrhardt, A.A.; Baker, S.W. (1974): Fetal androgens, human central nervous system differentiation, and behavior sex differences. In: Friedman et al (Eds): 33 – 51.

Ehrhardt, A.A.; Meyer-Bahlburg, H.F.L. (1981): Effects of prenatal sex hormones on gender-related behavior. Science 211: 1312 – 18.

Ehrmann, D.A.; Barnes, R.B.; Rosenfield, R.L. (1995): Polycystic ovary syndrome as a form of functional ovarian hyperandrogenism due to dysregulation of androgen secretion. Endocrine Rev 16: 322 – 353.

Eibl-Eibesfeldt, I. (1983): Stammesgeschichtliche Anpassungen im sozialen Verhalten des Menschen. Nova Acta Leopoldina NF 55(253): 21 – 46.

Eibl-Eibesfeldt, I. (1984): Die Biologie des menschlichen Verhaltens. München, Zürich: Piper.

Eibl-Eibesfeldt, I. (1991): Der Mensch, das riskierte Wesen. Zur Naturgeschichte menschlicher Urgewalt. München, Zürich: Piper.

Eicher, W.; Herms, V.; Repschläger, C. (1975): Psychosomatik der Hysterektomie. Sexualmed 4: 351.

Eicher, W. (Hg) (1980): Sexualmedizin in der Praxis. Stuttgart: G.Fischer

Eicher, W. (1980): Sexualstörungen als Folge gynäkologischer Erkrankungen und Operationen. In: Eicher (Hg): 78 – 84.

Eicher, W. (1991): Orgasmus und Orgasmusstörungen bei der Frau. Weinheim: VCH.

Eicher, W. (1992): Transsexualismus. Möglichkeiten und Grenzen der Geschlechtsumwandlung. Stuttgart: G.Fischer (2. Aufl).

Eicher, W. (1993): Zur Frage der sexuellen Funktion und sexuellen Störung nach Hysterektomie. Geburtsh Frauenheilk 53: 519 – 524.

Eicher, W. (1995): Transsexualität – Standards of Care. Zentralbl Gyn 117: 61 – 66.

Ellis, H. (1903): Das Geschlechtsgefühl. Leipzig: Kabitzsch.

Ellis, L.; Ebertz, L. (Eds) (1997): Sexual orientation: toward biological understanding. Westport: Praeger.

Engelhardt, L.; Willers, B.; Pelz, L. (1995): Sexual maturation in East German girls. Acta Paediat 84: 1362 – 65.

Erikson, E.H. (1976): Identität und Lebenszyklus. Frankfurt/M: Suhrkamp.

Ernst, C. (1997): Zu den Problemen der epidemiologischen Erforschung des sexuellen Mißbrauchs. In: Amann & Wipplinger (Hg): 55 – 71.

Essers, M.; Diederichs, P. (1996): Katamnestische Untersuchung operierter und nichtoperierter Transsexueller. In: Kentenich, H.; Rauchfuß, M.; Bitzer, J. (Hg): Mythos Geburt und weitere Beiträge der Jahrestagung Psychosomatische Gynäkologie und Geburtshilfe 1995. Berlin: Ed Psychosozial.

Evans, D.R. (1970): Subjective variables and treatment effects in aversion therapy. Behav Res Therap 8: 147 – 152.

Exner, K. (1992): Penile reconstruction in female-to-male transsexualism: a new method of phalloplasty. In: Hinderer, U.T. (Ed): Plastic Surgery. Vol. 1. Amsterdam: Elsevier: 347 – 351.

Exton, M.S.; Bindert, A.; Krüger, T.; Scheller, F.; Hartmann, U.; Schedlowski, M. (1999): Cardiovas-cular and endocrine alterations after masturbation-incluced orgasm in women. Psychosom Med 61: 280 – 289.

Falck, H.R. (1999): Besonderheiten in der gynäkologisch-psychosomatischen Arzt-Patienten-Beziehung. In: Stauber et al (Hg).

Fang, R.H.; Kao, Y.S.; Ma, S. et al. (1999): Phalloplasty in female-to-male transsexuals using free radial osteocutaneous flap: a series of 22 cases. Brit J Plast Surg 52: 217 – 222.

Faustini-Fustini, M.; Rochira, V.; Carani, C. (1999): Oestrogen deficiency in men: where are we today? Eur J Endocrinol 140: 111 – 29.

FBI (Federal Bureau of Investigation) (1997): Crime in the United States: 1996. Washington DC: US Government Printing Office.

Feige, A. et al. (1997): Frauenheilkunde. München etc: Urban & Schwarzenberg.

Felder, H.; Brähler, E. (1995): Effects and stress as a result of diagnosis and medical treatment of couples with unfullfilled wish of a child. In: Bitzer & Stauber (Eds): 269 – 276.

Feldmann, H. (1992): Vergewaltigung und ihre psychischen Folgen. Forum der Psychiatrie. Stuttgart: Enke.

Feldmann, H.A.; Goldstein, I.; Hatzichristou, D.G.; Krane, R.J.; McKinlay, J.B. (1994): Impotence and its medical and psychosocial correlates: results of the Massachusetts male aging study. J Urol 151: 54ff.

Fenichel, O. (1997): Psychoanalytische Neurosenlehre (1945). Gießen: Psychosozial Vlg.

Fervers-Schorre, B. (1996): Seelisches Erleben und Sexualität im Alter. Gynäkologe 29: 775 – 779.

Finegan, J.A.K.; Niccols, G.A.; Zacher, J.E.; Hood, J.E. (1991): The play activity questionnaire: A parent report measure of children's play preferences. Arch Sex Behav 20: 393 – 408.

Finkelhor, D. (1997): Zur internationalen Epidemiologie von sexuellem Mißbrauch an Kindern. In: Amann & Wipplinger (Hg): 72 – 85.

Fishbain, D.A.; Vilasuso, A. (1980): Exclusive adult lesbianism associated with Turner's Syndrome mosaicism. Arch Sex Behav 9: 349 – 53.

Fisher, S. (1973): The female orgasm. New York: Basic Books (dt.: Der Orgasmus der Frau. München: Goldmann o.J.).

Flay, L.D.; Matthews, J.H.L. (1995): The effects of radiotherapy and surgery on the sexual function of women treated for cervical cancer. Int J Rad Oncol Biol Phys 31(2): 399 – 404.

Fleming, M.Z.; Koocher, G.; Nathans, J. (1979): Draw-a-person test: Implications for gender identification. Arch Sex Behav 8: 55 – 61.

Forti, G.; Falchetti, A.; Santoro, S.; Davis, D.L.;, Wilson, J.D.; Russell, D.W. (1996): Steroid 5 alpha-reductase 2 deficiency: virilization in early infancy may be due to partial function of mutant enzyme. Clin Endocrinol 44: 477 – 482.

Foucault, M. (1976): Sexualität und Wahrheit. Bd. I: Der Wille zum Wissen. Frankfurt/M: Suhrkamp.

Fournier, G.R.; Juenemann K.P.; Lue, T.F.; Tanagho, E.A. (1987): Mechanisms of venous occlusion during canine penile erection. J Urol 137: 163.

Frank, E.; Anderson, C.; Kupfer, D.J. (1976): Profiles of couples seeking sex therapy and marital therapy. Am J Psychiatry 133: 559 – 562.

Frank, E.; Anderson, C.; Rubinstein, D. (1978): Frequency of sexual dysfunction in „normal" couples. N Engl J Med 299: 111 – 115.

Franks, S.; White D.M. (1993): Prevalence of and etiological factors in polycystic ovarian syndrome. Ann NY Acad Sciences 687: 112 – 114.

Freeman, E.W.; Halbreich, U. (1998): Premenstrual syndromes. Psychopharmacol Bull 34: 291 – 95.

Frenken, J. (Hg) (1980): Seksuologie. Deventer: Van Loghum Slaterus.

Freud, S. (1905): Drei Abhandlungen zur Sexualtheorie. Leipzig, Wien: Deuticke (Ges Werke VIII, Frankfurt/M: S. Fischer 1964).

Freud, S. (1912): Über die allgemeinste Erniedrigung des Liebeslebens. Jb psychoanal psychopath For 4 (Ges Werke VIII).

Freund, K. (1963): Die Homosexualität beim Mann. Leipzig: Hirzel.

Freund, K.; Blanchard, R. (1988): Gender identity and erotic preferences in males. In: Davis, C.M.; Yarber, W.L.; Davis, S.L. (Eds): Sexually-related measures: A compendium. Lake Mills, Iowa: Graphic Publ Comp.

Freyberger, H.J.; Stieglitz, R.D. (1996): Krankheitsbilder, Klassifikation, Dokumentation. In: Senf, W.; Broda, M. (Hg): Praxis der Psychotherapie. Stuttgart: Thieme.

Frick-Bruder, V. (1995): Betreuung des infertilen Paares unter Einbeziehung psychodynamischer und psychosomatischer Aspekte. In: Schirren et al: 233 – 255.

Friday, N. (1980). Men in love. New York: Dell.

Friedman, R.C.; Richart, R.M.; Van de Whiele, R.L. (Eds) (1974): Sex differences in behavior. New York: Wiley.

Frost, J.A.; Binder, J.R.; Springer, J.A.; Hammeke, T.A.; Bellgowan, P.S.F.; Rao, S.M.; Cox, R.W. (1999): Language processing is strongly left lateralized in both sexes. Evidence from functional MRI. Brain 122: 199 – 208.

Fröhlich, G. (1998): Psychosomatik männlicher Sexualität. Sexuologie 5(4): 203–211.

Fröhlich, G. (2000): Somatopsychische Aspekte bei urologischer Erkrankung und Behandlung. Sexuologie 7: 41 – 59.

Fugl-Meyer, A.R.; Lodnert, G.; Bränholm, I.B; Fugl-Meyer, K.S. (1997): On life satisfaction in male erectile dysfunction. Int J Impot Res 9: 141 – 148.

Fulgham, P.F.; Cochran, J.S.; Denman, J.L.; Feagins, B.A.; Gross, M.B.; Kadesky, M.C.; Clark, A.; Roehrborn, C.G. (1998): Disappointing results with transurethral alprostadil in men with erectile dysfunction (ED) in a urology practice setting. J Urol 159(5): Suppl A905.

Furby, L.; Weinrott, M. R.; Blackshaw, L. (1989): Sex offender recidivism: A review. Psychol Bull 1: 3 – 30.

Futterweit, W.; Weiss, R.A.; Fagerstrom, R.M. (1986): Endocrine evaluation of 40 female-to-male transsexuals: Increased frequency of polycystic ovarian disease in female transsexualism. Arch Sex Behav 15: 69 – 78.

Galea, G.; Britanico, J.; Vapnek, J.M. (1998): Disappointing results for transurethral alprostadil in a V.A. impotence clinic. J Urol 159(5): suppl. A903.

Garcia, P.M.; Kalish, L.A.; Pitt, J. et al. (1999): Maternal levels of plasma human immunodeficiency virus type 1 RNA and the risk of perinatal transmission. New Engl J Med 341: 394 – 402.

Gavey, N. (1991): Sexual victimization prevalence among New Zealand university students. J Consult Clin Psychol 59: 464 – 466.

Gearhart, J.P.; Rock, J.A. (1989): Total ablatio of the penis after circumcision with electrocautery: a method of management and long-term followup. J Urol 142: 799 – 801.

Gebhard, P.H.; Gagnon, J.H.; Pomeroy, W.B.; Christenson, C.V. (1965): Sex Offenders. New York: Harper & Row.

Gebhard, P.H. (1973): Sexual Behavior of the Mentally Retarded. In: F.F. de la Cruz; G.A. La Veck (Eds): Human Sexuality and the Mentally Retarded. New York: Brunner & Mazel: 29 – 49.

Gebhard, P.H.; Johnson, A.B. (1979): The Kinsey Data: Marginal Tabulations of 1938 – 1963. Interviews Conducted by the Institute for Sex Research. Philadelphia: W.B.Saunders.

Genel, M. (2000): Gender Verification No More? Medscape Women's Health 5(3): http://womens-health.medscape.com/Medscape/womenshealth/journal/public/archive/2000/toc-0503.html.

Gerchow, J. (1954): Die Bedeutung der reaktiven Abnormisierung für die Beurteilung von Kindesmörderinnen. Med Habil Univ Kiel.

Gerchow, J. (1965): Die Inzestsituation. Beitr Sexualf 33: 38 – 50.

Gerstenberg, T.C.; Metz, P.; Ottesen, B.; Fahrenkrug, J. (1992): Intracavernous self-injection with vasoactive intestinal polypeptide and phentolamine in the management of erectile failure. J Urol 147: 1277 – 1279.

Giese, H. (1962): Psychopathologie der Sexualität. Stuttgart: Enke.

Gijs, L.; Gooren, L. (1996): Hormonal and Psychopharmacological Interventions in the Treatment of Paraphilias: An Update. J Sex Res 33: 273 – 290.

Gillespie, W.H. (1956): The general theory of sexual perversion. Int J Psychoanal 37: 396 – 403.

Gingell, C.J.C.; Jardin, A.; Olsson, A.M. et al. (1996): UK-92480, a new oral treatment for erectile dysfunction: A double-blind, placebo-controlled, once daily dose response study. J Urol 155: 495A.

Giraldi A.; Wagner, G. (1990): Effect of pinacidil upon penile erectile tissue in vitro and in vivo. Pharmacol Toxicol 67: 235 – 238.

Gladue, B.A.; Green, R.; Hellmann, R.E. (1984): Neuroendocrine response to estrogen and sexual orientation. Science 225: 1496 – 99.

Gladue, B.A. (1990): Hormones and neuroendocrine factors in atypical human sexual behavior. In: Feierman, J.R. (Ed): Pedophilia. Biosocial dimensions. Berlin etc: Springer: 274 – 98.

Gnirss-Bormet, R.; Sieber, M.; Buddeberg, C. (1995): Erektionsstörungen in einer Spezialsprechstunde. Zs Sexualf 8: 12 – 23.

Goecker, D.; Babinsky, S.; Beier, K.M. (1998): Sexualität und Partnerschaft bei Multipler Sklerose. Sexuologie 5(4): 193 – 202.

Goecker, D.: Partnerschaft und Sexualität bei Multipler Sklerose: Ergebnisse einer empirischen Studie bei betroffenen Männern und ihren Partnerinnen. Med Diss (i.Vorb.), Humboldt-Univ Berlin.

Göretzlehner, G.; Scholz, B.; Wodrig, W.; Nehmzow, M.; Weber, M. (1986): Positive estrogen feedback of estrogens on LH-release in patients with androgen insensitivity syndrome. In: Dörner, G.; Mc Cann, S.M.; Martini, L. (Eds): Systemic hormones, neurotransmitters and brain development. Monogr Neural Sci 12: 207.

Görres, H.J.; Ziegeler, G.; Friedrich, H.; Lücke, G. (1988): Krankheit und Bedrohung. Formen psychosozialer Bewältigung der Multiplen Sklerose. Zs Psychosom Med 34: 274 – 290.

Goh, H.H.; Ratnam, S.S.; London, D.R. (1984): The feminisation of gonadotropin responses in intact male transsexuals. Clin Endocrinol 20: 591 – 96.

Gold, S.R.; Gold R.G. (1993): Sexual aversions: A hidden disorder. In: O'Donohue & Geer (Eds).

Goldschmidt, O.; Boor, C. de (1976): Psychoanalytische Untersuchung funktionell steriler Paare. Psyche 61(10): 899 – 923.

Goldstein, I.; Borges, F.D.; Fitch, W.P.; Kaufman, J.; Damron, K.; Moreno, J.; Payton, T.; Yingst, J.;

Krane, R.J. (1990): Rescuing the failed papaverine/phentolamine erection: a proposed synergistic action of papaverine, phentolamine and prostaglandin E1. J Urol 143: 304A.

Golombok, S.; Cook, R.; Bish, A.; Murray, C. (1995): The European study of assisted reproduction families: findings from the UK. In: Bitzer & Stauber (Eds): 283 – 286.

Golsch, S.; Vogt, H.-J. (1996): Seltene Geschlechtskrankheiten kommen oft aus den Tropen. Forschung Praxis 15: 14 – 16.

Goodman, N. (1984): Weisen der Welterzeugung. Frankfurt/M: Suhrkamp.

Goodman, R.E.; Anderson, D.C.; Bullock, D.E.; Sheffield, B.; Lynch, S.S.; Butt, W.R. (1985): Study of the effect of estradiol on gonadotrophin levels in untreated male-to-female transsexuals. Arch Sex Behav 14: 141 – 46.

Gooren, L.J.G. (1984): Estrogen positive feedback on LH secretion in transsexuality. Psychoneuroendocrinology 9: 249 – 59.

Gooren, L.J.G. (1986a): The neuroendocrine response of luteinizing hormon to estrogen administration in heterosexual, homosexual, and transsexual subjects. J Endocrinol Metab 63: 583 – 88.

Gooren, L.J.G. (1986b): The neuroendocrine response of luteinizing hormon to estrogen administration in the human is not sex specific but dependent on the hormonal environment. J Endocrinol Metab 63: 589 – 93.

Gooren, L.J.G. (1990): The endocrinology of transsexualism: A review and commentary. Psychoneuroendocrinology 15: 3 – 14.

Goozen, S.H.M. van; Wiegant, V.M.; Endert, E.; Helmont, F.A.; Van de Poll, N.E. (1997): Psychoendocrinological assessment of the menstrual cycle: The relationship between hormones, sexuality, and mood. Arch Sex Behav 26: 359 – 82.

Gordon, R. (1989): A critical review of the physics and statistics of condoms and their role in individual versus societal survival of the AIDS epidemic. J Sex Marit Therap 15: 5 – 30.

Gorski, R.A. (1984): Sexual differentiation of brain structure in rodents. In: Serio, M.; Motta, M.; Zanissi, M.; Martini, L. (Eds): Sexual differentiation. Basic and clinical aspects. New York: Raven Press.

Gorski, R.A. (1987): Sex differences in the rodent brain: Their nature and origin. In: Reinisch, J.M.; Rosenblum, L.A.; Sanders, S.A. (Eds): Masculinity, Femininity - Basic perspectives. Oxford Univ Press: 37–67.

Goy, R.W.; Deputte, B.L. (1996): The effects of diethylstilbestrol (DES) before birth on the development of masculine behavior in juvenile female rhesus monkeys. Hormones & Behavior 30: 379 – 86.

Gräfenberg, E. (1950): The role of the urethra in female orgasm. Int J Sex 111: 145 – 148.

Grammer, K. (1993): Signale der Liebe. Die biologischen Gesetze der Partnerschaft. München: dtv (3. Aufl).

Grawe, K. et al. (1994): Psychotherapie im Wandel. Göttingen: Hogrefe.

Green, R. (1987): The „Sissy Boy Syndrom" and the development of homosexuality. New York: Yale Univ Press.

Greuel, L. (1997): Anatomische Puppen – Zur Kontroverse um ein diagnostisches Hilfsmittel. In: Amann & Wipplinger (Hg): 370 – 384.

Griffiths, A.W.; Richards, B.W.; Zaremba, J.; Abramowicz, T.; Stewart, A. (1970): Psychological and sociological investigation of XYY prisoners. Nature 227: 290 – 92.

Grimm, H. (1966): Grundriß der Konstitutionsbiologie und Anthropometrie. Berlin/DDR: Volk & Gesundheit (3. Aufl).

Groat, W.C. de; Steers, W.D. (1988): Neuroanatomy and neurophysiology of penile erection. In: Tanagho, E.A. (Ed): Contemporary management of impotence and infertility. Baltimore: Williams & Wilkins.

Grön, G.; Wunderlich, A.P.; Spitzer, M.; Tomczak, R.; Riepe, M.W. (2000): Brain activation during human navigation: gender-different neural networks as substrate of performance. Nature Neuroscience 3: 404 – 408.

Grozynski, G.; Katz, J.L. (1977): The polycystic ovary syndrome: Psychosexual correlates. Arch Sex Behav 6: 215 – 222.

Groth, A.N. (1979): Men Who Rape. New York: Plenum Press.

Grubin, D. (1997): Inferring predictors of risk: Sex offenders. Int Rev Psychiatry 9: 225 – 231.

Grubin, D.; Mason, D. (1997): Medical Models of Sexual Deviance. In: Laws & O'Donohue (Eds): 434 – 448.

Grumbach, M.M.; Conte, F.A. (1998): Disorders of sex differentiation. In: Wilson, J.D.; Foster, D.W.; Kronenberg, H.M.; Larsen, P.R. (Eds): Williams Textbook of Endocrinology. 9th edit. Philadelphia: W.B. Saunders: 1303 – 1425 (9th ed).

Günthert, E.A.; Diederichs, P. (1990): Psychosomatische Aspekte in der Urologie. In: Uexküll (Hg): 1052.

Günthert, E.A. (1992): Eine urologische Praxis. In: Uexküll, Th. von (Hg): Integrierte psychosomatische Medizin in Praxis und Klinik. Stuttgart: Schattauer: 135 (2. Aufl).

Guerra Jr., G.; de Mello, M.P.; Assumpcao, J.G.; Morcillo, A.M.; Marini, S.H.; Baptista, M.T.; Paiva-e-Silva, R.B.; Marques de Faria, A.P.; Maciel Guerra, A.T. (1998): True hermaphrodites in the southeastern region of Brazil: A different cytogenetic and gonadal profile. J Pediat Endocrinol Metab 11: 519 – 24.

Guttmacher, M.S.; Weihofen, H. (1952): Psychiatry and the Law. New York: Norton.

Hackett, Th.P. (1971): The psychotherapy of exhibitionists in a court clinic setting. Semin Psychiat 3: 297.

Hage, J.J.; Bloem, J.J.; Bloem, A.M.; Suliman, H.H. (1993a): Review of the literature on techniques for phalloplasty with emphasis on the applicability in female-to-male transsexuals. J Urol 150: 1093 – 1098.

Hage, J.J.; Bout, C.H.; Bloem-Jjam et al. (1993b): Phalloplasty in female-to-male transsexuals: What do our patients ask for? Ann Plast Surg 31: 30 – 33.

Hage, J.J. (1995): Discussion re Cheng, K.: Analysis of 136 cases of reconstructed penis using various methods. Plast Reconst Surg 95: 1083 – 1084.

Halhuber, C. (1982): Partnerprobleme nach Herzinfarkt oder „eine Krankheit – zwei Patienten". In: Köhle, K. (Hrsg) Zur Psychosomatik von Herz-Kreislauf-Erkrankungen. Berlin: Springer.

Hall, I.P. (1993): Isoenzyme selective phosphodiesterase inhibitors: potential clinical uses. Br J Clin Pharmacol 35: 1 – 7.

Halpern, C.T.; Udry, J.R.; Suchindran, C. (1997): Testosterone predicts initiation of coitus in adolescent females. Psychosom Med 59: 161 – 71.

Halpern, C.T.; Udry, J.R.; Suchindran, C. (1998): Monthly measures of salivary testosterone predict sexual activity in adolescent males. Arch Sex Behav 27: 445 – 65.

Halpern, D.F. (1992): Sex differences in cognitive abilities. Hillsdale, NJ: Erlbaum (2nd ed).

Hamer, D.H.; Hu, S.; Magnuson, V.L.; Hu, N.; Pattatucci, A.M.L. (1993): A linkage between DNA markers on the X chromosome and male sexual orientation. Science 261: 321 – 27.

Hamill, J.A. (1995): Dexterity and sexuality: Is there a relationship? J Homosex 28: 375 – 96.

Hammerstein, J.; Kuhl, H. (1989): Hormonale Kontrazeption. In: Schneider (Hg): 171 – 282.

Hanson, R. K.; Bussiere, M. T. (1996): Predictors of sexual offender recidivism: A meta-analysis. User Report. Ottawa: Dept of the Solicitor General of Canada.

Hartmann, K. (1970): Theoretische und empirische Beiträge zur Verwahrlosungsforschung. Berlin: Springer.

Hartmann, U. (1989): Inhalte und Funktionen sexueller Phantasien. Stuttgart: Enke.

Hartmann, U. (1992): Quo vadis, Sexualtherapie? Die Medizinalisierung sexueller Störungen und ihre Konsequenzen. In: ProFamilia (Hg): Zwischen Lust und Unlust: UnSicherheiten mit dem Sexuellen. Frankfurt/M: ProFamilia.

Hartmann, U. (1994): Diagnostik und Therapie der erektilen Dysfunktion. Theoretische Grundlagen und Praxisempfehlungen aus einer multidisziplinären Spezialsprechstunde. Bern, Frankfurt/M: Lang.

Hartmann, U. (1995): Die kombinierte psycho-somatische Behandlung erektiler Dysfunktionen. Psycho 21: 651 – 657.

Hartmann, U.; Uhlemann, H. (1995): Phänomenologische und psychophysiologische Merkmale der Ejaculatio praecox: Ergebnisse einer empirischen Vergleichsstudie. Sexuologie 3: 131 – 147.

Hartmann, U. (1996a): Spritze und Gespräch: Integrative Therapie sexueller Funktionsstörungen beim Mann. Sexualmed 18: 302 – 305.

Hartmann, U. (1996b): The PEQUEST: A multidimensional instrument for the assessment of premature ejaculation. Int J Impot Res 8: 119.

Hartmann, U. (1997): Pyschological subtypes of erectile dysfunction: results of statistical analyses and clinical practice. World J Urol 15: 256 – 64.

Hartmann, U. (1998): Erektile Dysfunktionen: Psychologische Aspekte in Verursachung, Diagnostik und Therapie. Therap Umsch 55 (6).

Hartmann, U.; Heiser, K.: Der Kurzfragebogen für sexuelle Probleme (unveröff).

Hauch, M. (1994): Gewalt in der Liebe. Zs Sexualf 7: 121 – 145.

Hauch, M. (1998): Paartherapie bei sexuellen Funktionsstörungen und sogenannter sexueller Lustlosigkeit. Das Hamburger Modell. In: Strauß (Hg).

Haug, M.; Whalen, R.E.; Aron, C.; Olsen, K.L. (1993) (Eds): The development of sex differences and similarities in behavior. Dordrecht etc: Kluwer.

Hawton, K.; Catalan, J.; Martin, P.; Fagg, J. (1986): Prognostic factors in sex therapy. Behav Res Therap 24: 377 – 385.

Hawton, K.; Catalan, J.; Fagg, J. (1992): Sex therapy for erectile dysfunction: characteristics of couples, treatment outcome, and prognostic factors. Arch Sex Behav 21: 161 – 175.

Heath, R.G. (1972): Pleasure and brain activity in man. J Nerv ment Dis 154: 3 – 18.

Heaton, J.P.; Adams, M.A.; Morales, A.; Brock, G.; Shabsigh, R.; Lue, T.F. (1996): Apomorphine SL is effective in the treatment of non-organic erectile dysfunction. Int J Impot Res 8: 115.

Heiman, J.R.; Grafton-Becker, V. (1989): Orgasmic disorders in women. In: Leiblum & Rosen (Eds).

Heiman, J.R., Meston, C.M. (1997): Empirically validated treatment for sexual dysfunction. Ann Rev Sex Res 8: 148 – 194.

Heinze, M. (1996): Gynäkologische Diagnostik bei sexuellem Kindesmißbrauch. Vortrag auf der 3. Jahrestagung der Akademie für Sexualmedizin, Bad Reichenhall, 6.-8.6.

Heiser, K.; Christoff, N. (1994): Keine Lust (I). Sexualmed 16: 44 – 45.

Hellerstein, H.K; Friedmann, E.H. (1969): Sexual activity and the postcoronary patient. Med Aspects Human Sex 3: 70 – 96.

Hellstrom, W.J.G.; Wang, R.; Kadowitz, P.J.; Domer, F.R. (1992): Potassium channel agonists cause penile erection in cats. Int J Impot Res 4: 35 – 43.

Henderson, B.J.; Whissell, C. (1997): Changes in women's emotions as a function of emotion valence, self-determined category of premenstrual distress, and day in the menstrual cycle. Psychol Rep 80: 1272 – 74.

Hendricks, S.E.; Graber, B.; Rodriguez-Sierra, J.F. (1989): Neuroendocrine response to exogenous estrogen: No differences between homosexual and heterosexual men. Psychoneuroendocrinology 14: 177 – 85.

Herdt, G.H. (Ed) (1984): Ritualized homosexuality in Melanesia. Berkeley: Univ of California Press.

Herdt, G.H.; Davidson, J. (1988): The „Sambia Turnim Man": Sociocultural and clinical aspects of gender formation in male pseudohermaphrodites with 5alpha-reductase deficiency in Papua New Guinea. Arch Sex Behav 17: 33 – 56.

Herdt, G.H. (1990): Mistaken gender: 5alpha-reductase hermaphroditism and biological reductionism in sexual identity reconsidered. Am Anthropol 92: 433 – 46.

Herdt, G.H. (Ed) (1994): Third sex, third gender. Beyond sexual dimorphism in culture and history. New York: Zone Books.

Herdt, G.H. (1997): Same sex, different cultures: Gays and lesbians across cultures. Boulder: Westview Press.

Herschbach, P. (1985): Psychosoziale Probleme und Bewältigungsmöglichkeiten von Brust- und Genitalkrebspatientinnen. München: Röttger.

Herstein, A.; Hill, R.H.; Walters, K. (1977): Adult sexuality and juvenile rheumatoid arthritis. J Rheumatol 4: 35 – 39.

Hertoft, P. (1989): Klinische Sexologie. Köln: Dt Ärzte-Verlag.

Herzer, M. (1992): Magnus Hirschfeld. Leben und Werk eines jüdischen, schwulen und sozialistischen Sexologen. Frankfurt/M: Campus.

Hines, M. (1982): Prenatal gonadal hormones and sex differences in human behavior. Psychol Bull 92: 56ff.

Hines, M.; Shipley, C. (1984): Prenatal exposure to Diethylstilbestrol (DES) and the development of sexually dimorphic cognitive abilities and cerebral lateralization. Develop Psychol 20: 81 – 94.

Hines, M.; Kaufman, F.R. (1994): Androgen and the development of human sex-typical behavior: Rough-and-tumble play and sex of preferred playmates in children with congenital adrenal hyperplasia (CAH). Child Develop 65: 1042 – 53.

Hiort, O.; Holterhus, P.M.; Sinnecker, G.H.G.; Krus, K. (1999): Androgenresistenzsyndrome – klinische und molekulare Grundlagen. Dt Ärztebl 96, H 11: A-686 – 92.

Hirsch, G.E. (1995): Juristische Aspekte in der Reproduktionsmedizin. In: Schirren et al.

Hirsch, H.A.; Keller, E. (1989): Operative Kontrazeption der Frau. In: Schneider (Hg): 311 – 334.

Hirsch, M. (1987): Realer Inzest. Psychodynamik des sexuellen Mißbrauchs in der Familie. Berlin: Springer.

Hirschfeld, A.J.; Fleshman, J.K. (1969): An unusually high incidence of salt-losing congenital adrenal hyperplasia in the Alaskan Eskimo. J Pediat 75: 492 – 94.

Hite, S. (1977): Hite Report. Das sexuelle Erleben der Frau. München: Bertelsmann.

Hoffmann, K.O.K. (1989): Traditionelle Methoden der Kontrazeption bei Frau und Mann. In: Schneider (Hg): 141 – 170.

Hoffmann, N. (1996): Therapeutische Beziehung und Gesprächsführung. In: Margraf (Hg) Bd 1.

l'Hoir, M.P.; Engelberts, A.C.; van Well, G.T.; Westers, P.; Mellenbergh, G.J.; Wolters, W.H.; Huber, J. (1998): Case-control study of current validity of previously described risk factors for SIDS in The Netherlands. Arch Dis Child 79: 386 – 93.

Holmquist, F.; Stief, C.G.; Jonas, U.; Andersson, K.E. (1991): Effect of the nitric oxide synthase inhibitor NG-nitro-L-arginine on the erectile response to cavernous nerve stimulation in the rabbit. Acta Physiol Scand 143: 299 – 304.

Hooker, E. (1957): The adjustment of the male overt homosexual. J Proj Techn 21: 18 – 31.

Horn, E. (1997): Straftaten gegen die sexuelle Selbstbestimmung. In: Rudolphi, H.-J.; Horn, E.; Günther, H.-L. (Hg): Systematischer Kommentar zum Strafgesetzbuch (StGB). Bd.II, Besonderer Teil (§§ 80 – 358). Neuwied: Luchterhand.

Hoyndorf, S.; Reinhold, M.; Christmann, F. (1995): Behandlung sexueller Störungen. Weinheim: Beltz Psychologie Verlags-Union.

Hu, S.; Pattatucci, A.M.; Patterson, C.; Li, L.; Fulker, D.W.; Cherny, S.S.; Kruglyak, L.; Hamer, D.H. (1995): Linkage between sexual orientation and chromosome Xq28 in males but not in females. Nat Genet 11: 248 – 56.

Humboldt, W.v. (1795a): Ueber den Geschlechtsunterschied und dessen Einfluss auf die organische Natur. In: Ges Schriften, hgg. v.d. Kgl.Preuss. Akad.d.Wiss. Berlin: Behr's 1903 – 1936, 1.Bd (1903): 311 – 34.

Humboldt, W.v. (1795b): Ueber die männliche und weibliche Form. In: Ges. Schriften, 1.Bd. (1903): 335ff.

Humboldt, W.v. (1827/28): Geschichte der Abhängigkeit im Menschengeschlechte. In: Ges. Schriften, 7.Bd. (1907): 653 – 55.

Hunger, H. (1954): Das Sexualwissen der Jugend. Sexualpäd Schriftenr H 1. München.

Hunger, H. (1984): Die Heilige Hochzeit. Wiesbaden.

Hunter, J.A.; Mathews, R. (1997): Sexual Deviance in Femals. In: Laws & O'Donohue (Eds): 465 – 480.

Hutner, G.; Zemann, R. (1988): Erfahrungen mit AIDS-Phobikern in Beratungsstellen. In: Jäger, H. (Hg): AIDS-Phobie. Krankheitsbild und Behandlungsmöglichkeiten. Stuttgart: Thieme: 49 – 52.

Hwang, T.I.; Yang, C.R.; Wang, S.J.; Chang, C.L.; Tzai, T.S.; Chang, C.H.; Wu, H.C. (1989): Impotence evaluated by the use of prostaglandin E1. J Urol 141: 1357 – 1359.

Hyde, J.S.; Frost, L.A. (1993): Meta-analysis in the psychology of women. In: Denmark, F.L.; Paludi, M.A. (Eds): Psychology of women. Westport: Greenwood Press: 67 – 103.

Hyde, J.S.; Linn, M.C. (1988): Gender differences in verbal ability: A meta-analysis. Psychol Bull 104: 53 – 69.

Hyyppa, M.; Rinne, U.K.; Sonninen, V. (1970): The activating effect of L-dopa treatment on sexual functions and its experimental backgrounds. Acta Neurol Scand 46 (Suppl 43): 223.

ICD-10: s. WHO 1994

Ignarro, L.J.; Bush, P.A.; Buga, G.M.; Woods, K.S.; Fukuto, J.M.; Rajfer, J. (1990): Nitric oxide and cyclic GMP formation upon electrical field stimulation cause relaxation of corpus cavernosum smooth muscle. Biochem Biophys Res Comm 170: 843ff.

Illchmann-Christ, A. (1959): Eine Studie zum Klinefelter-Syndrom unter besonderer Berücksichtigung seiner Psychopathologie. Beitr Sexualforsch, H. 18: 21 – 69.

Imai, A.; Horibe, S.; Fuseya, T.; Takagi, H.; Tamaya, T. (1997): Detection of SRY in a 46,XY female (Swyer's syndrome). J Med 28: 49 – 54.

Imperato-McGinley, J.; Peterson, R.E.; Gautier, T.; Sturla, E. (1974): Steroid 5alpha-reductase deficiency in man: An inherited form of male pseudohermaphroditism. Science 186: 1213 – 43.

Imperato-McGinley, J.; Peterson, R.E.; Gautier, T.; Sturla, E. (1979): Androgens and the evolution of male gender identity among male pseudohermaphrodites with 5alpha-reductase deficiency. N Engl J Med 300: 1233 – 37.

Insel, T.R. (1992): Oxytocin – A Neuropeptide For Affiliation: Evidence from Behavioral, Receptor Autoradiographic, and Comparative Studies. Psychoneuroendocrinology (17)1: 3 – 35.

Ishii, N.; Watanabe, H.; Irisawa, C.; Kikushi, Y. (1986): Therapeutic trial with prostaglandin E1 for organic impotence. Second World Meeting on Impotence. Prag.

Jakobs, G. (1983): Die juristische Perspektive zum Aussagewert der Handlungsanalyse einer Tat. In: Gerchow, J. (Hg): Zur Handlungsanalyse einer Tat. Berlin: Springer: 21 – 34.

Janssen, E.; Bancroft, J. (1999): The dual control model of male sexual response: a theoretical approach to psychogenic erectile dysfunction. Neuroscience and Biobehavioral Reviews. Submitted for publication.

Janus, S.; Bess, B.; Saltus, C. (1977): A sexual profile of men in power. Englewood Cliffs, NJ: Prentice Hall.

Jarrar, K.; Wolff, E.; Weidner, W. (1996): Langzeitergebnisse nach Geschlechtsangleichung bei männlichen Transsexuellen. Urologe A, 35: 33 – 337

Jefferson, T. W. et al. (1989): An evaluation of the Minnesota Multiphasic Personality Inventory as a discriminator of primary organic and primary psychogenic impotence in diabetic males. Arch Sex Behav 18: 117–26.

Jehu, D. (1988): Beyond sexual abuse: Therapy with women who were childhood victims. New York: Wiley.

Jellouschek, H. (1991): Im Irrgarten der Liebe. Zürich: Kreuz Vlg.

Jensen, S.B. (1981): Diabetic Sexual Dysfunction: A Comparative Study of 160 Insulin treated Diabetic Men and Women and an Aged-Matched Control Group. Arch Sex Behav 10: 493 – 504.

Johnson, A.M.; Wadsworth, J.; Wellings, K.; Field, J. (1994): Sexual attitudes and lifestyles. Oxford: Blackwell.

Jordan, G.H. (1999): Penile reconstruction, phallic construction and urethral reconstruction. Urol Cl N Am 26: 1 – 13

Juenemann, K.P.; Alken, P. (1989): Pharmacotherapy of erectile dysfunction: a review. Int J Impot Res 1: 71 – 93.

Jürgensen, O.; Richter, D. (1985): Psychosomatische Probleme in der Gynäkologie und Geburtshilfe. Berlin, Heidelberg: Springer.

Junginger, J. (1997): Fetishism – Assessment and Treatment. In: Laws & O´Donohue (Eds): 92 – 110.

Kaefer, M.; Diamond, D.; Hendren, W.H.; Vemulapalli, S.; Bauer, S.B.; Peters, C.A.; Atala, A.; Retik, A.B. (1999): The incidence of intersexuality in children with cryptorchidism and hypospadias: stratification based on gonadal palpability and meatal position. J Urol 162: 1003 – 1006

Kaiser, J.; Gruzelier, J.H. (1999): Timing of puberty and syndromes of schizotypy: a replication. Int J Psychophysiol 34: 237 – 47.

Kan, A.K.; Abdalla, H.I.; Oskarsson, T. (1997): Two successful pregnancies in a 46,XY patient. Hum Reprod 12: 1434 – 35.

Kanfer, F.H.; Reinecker, H.; Schmelzer, D. (1996): Selbstmanagement-Therapie. Berlin: Springer (2. Aufl).

Kanitscheider, B. (1998): Sexualität und Philosophie. In: Kanitscheider, B. (Hg.): Liebe, Lust und Leidenschaft, Sexualität im Spiegel der Wissenschaft. Stuttgart, Leipzig: Hirzel: 37 – 60.

Kaplan, H.S. (1974): The New Sex Therapy. New York: Brunner & Mazel.

Kaplan, H.S. (1979): Disorders of Sexual Desire and Other New Concepts and Techniques in Sex Therapy. New York: Brunner & Mazel (zit.n. dt. Ausg.: Hemmungen der Lust: neue Konzepte der Psychosexualtherapie. Stuttgart: Enke 1981).

Kaplan, H.S. (1983): The Evaluation of Sexual Disorders. New York: Brunner & Mazel.

Kaplan, H.S. (1987): The Illustrated Manual of Sex Therapy. New York: Brunner & Mazel (zit.n. dt. Ausg.: Sexualtherapie. Ein bewährter Weg für die Praxis. Stuttgart: Enke 1995, 4. Aufl).

Kaplan, H.S. (1990): Sex, intimacy, and the aging process. J Am Acad Psychoanal 18: 185 – 205.

Kaplan, H.S. (1995a): The Sexual Desire Disorders. New York: Brunner & Mazel (zit.n. dt. Ausg.:

Sexualtherapie bei Störungen des sexuellen Verlangens. Stuttgart: Thieme 2000).

Kaplan, H.S. (1995b): Sexual aversion disorder: the case of the phobic virgin, or an abused child grows up. In: Rosen & Leiblum (Eds).

Kaplan, M.S.; Krueger, R.B. (1997): Voyeurism – Psychopathology and Theory. In: Laws & O'Donohue (Eds): 297 – 310.

Karsch, F.J.; Dierschke, D.E.; Knobil, E. (1973): Sexual differentiation of pituitary function: Apparent difference between primates and rodents. Science 179: 484 – 86.

Karsch-Haack, F. (1911): Das gleichgeschlechtliche Leben der Naturvölker. München: Reinhardt.

Kast, V. (1994): Vater-Töchter, Mutter-Söhne. Zürich: Kreuzverlag.

Kavemann, B.; Lohstöter, I. (1984): Väter als Täter. Reinbek: Rowohlt.

Kegel, A.A. (1952): Sexual function of the pubococcygeus muscle. West. J Surg 60: 521 – 524.

Kelly, M.; Strassberg, D.; Kircher, J. (1990): Attitudinal and experiential correlates of anorgasmia. Arch Sex Behav 19: 165 – 177.

Kemeter, P. (1996): Reproduktionsmedizin aus psychosomatischer Sicht. In: Mixa, E.; Malleier, E.; Springer-Kremser, M.; Birkhan, I.(Hg): Körper-Geschlecht-Geschichte: Historische und aktuelle Debatten in der Medizin. Wien: Studien-Vlg.

Kemeter, P.; Fiegl, J. (1999): Das psychosomatisch orientierte Gespräch im Rahmen der Sterilitätsbehandlung – Eine Quantifizierung der Gesprächsschwerpunkte und der therapeutischen Strategien. J Fert Repr 9: 23 – 31.

Kemper, T. (1990): Social Structure and Testosterone. New Brunswick, London: Rutgers Univ Press.

Kendall-Tacket, K.A.; Meyer-Williams, L.; Finkelhor, D. (1997): Die Folgen von sexuellem Mißbrauch bei Kindern: Review und Synthese neuerer empirischer Studien. In: Amann & Wipplinger (Hg): 151 – 186.

Kentenich, H. (1989): Die IVF im Rahmen einer Kinderwunschsprechstunde unter besonderer Berücksichtigung psychosozialer Gesichtspunkte. Habil, Freie Univ Berlin.

Khan, M.M.R. (1983): Entfremdung bei Perversionen. Frankfurt/M: Suhrkamp.

Kiely, E.A.; Bloom, S.R.; Williams, G. (1989): Penile response to intracavernosal VIP alone and in combination with other vasoactive agents. Br J Urol 64: 191.

Kimura, D. (1987): Are men's and women's brain really different? Can Psychol 28: 133 – 47.

Kimura, D. (1992): Sex differences in the brain. Scient Am, Sept: 119 – 25.

Kinsey, A.C.; Pomeroy, W.; Martin, C. (1948): Sexual Behavior in the Human Male. Philadelphia: W.B. Saunders.

Kinsey, A.C.; Pomeroy, W.B.; Martin, C.E.; Gebhard, P.H. (1953): Sexual behavior in the human female. Philadelphia: W.B. Saunders.

Kinzl, H. (1997): Die Bedeutung der Familienstruktur für die Langzeitfolgen von sexuellem Mißbrauch. In: Amann & Wipplinger (Hg): 140 – 148.

Kipnis, K.; Diamond, M. (1998): Pediatric ethics and the surgical assignment of sex. J Clin Ethics 9: 398 – 410.

Kirchengast, S.; Hartmann, B.; Gruber, D.; Huber, J. (1996): Decreased sexual interest and its relationship to body build in postmenopausal women. Maturitas 23: 63 – 71.

Kite, M.E.; Whitley, B.E., Jr. (1998). Do heterosexual women and men differ in their attitudes toward homosexuality? A conceptual and methodological analysis. In: Herek, G.M. (Ed): Stigma and sexual orientation: Understanding prejudice against lesbians, gay men, and bisexuals: Psychological perspectives on lesbian and gay issues (Vol. 4). Thousand Oaks, CA: Sage: 39 – 61.

Klein, J. (1991): Inzest: Kulturelles Verbot und natürliche Scheu. Opladen: Westdt Vlg.

Klein, J. (1999): Die neuen Differenzen genießen. Juni '49: „Das andere Geschlecht" von Simone de Beauvoir erscheint. Südd Ztg, 13./14.6.

Klippel, K.F.; Weißbach, L. (1976): Sexualleben semikastrierter Hodentumorpatienten. Sexualmed 5: 331 – 333.

Kluge, N. (1998): Sexualverhalten Jugendlicher heute. Weinheim, München: Juventa.

Knight, G.P.; Fabes, R.A.; Higgins, D.A. (1996): Concerns about drawing causal inferences from meta-analyses: An example in the study of gender differences in aggression. Psychol Bull 119: 410 – 21.

Knight, R.A.; Prentky, R.A. (1990): Classifiying Sexual Offenders: The Development and Corrobaration of Taxonomic Models. In: Marshall & Barbaree (Eds): 23 – 54.

Knussmann, R. (1965): Konstitution und Geschlecht. Anthrop Anz 29: 146 – 162.

Knussmann, R.; Christiansen, K.; Couwenberg, C. (1986): Relations between sex hormone levels and sexual behavior in men. Arch Sex Behav 15: 429 – 45.

Knussmann, R. (1992): Zusammenhänge zwischen Sexualhormonspiegel und geschlechtsdifferenten morphologischen und physiologischen Merkmalen. In: Wessel & Bosinski (Hg): 62 – 82.

Knuth, U.A.; Nieschlag, E. (1989): Kontrazeption beim Mann. In: Schneider (Hg): 335 – 355.

Kockott, G. (1988a): Männliche Sexualität. Weibliche Sexualität. Sexuelle Variationen. 3 Bde. Stuttgart: Hippokrates.

Kockott, G. (1988b): Männliche Sexualität. Funktionsstörungen. Erkennen – Beraten – Behandeln. Stuttgart: Hippokrates.

Kockott, G. (1991): Typologie und Therapie von Sexualdelinquenten. In: Beier, K.M. (Hg): Sexualität zwischen Medizin und Recht. Stuttgart: G.Fischer: 75 – 92.

Kockott, G. (1996): Die klinische Koordination der

Behandlung und Begutachtung. In: Clement, U.; Senf, W. (Hg) Transsexualität. Behandlung und Begutachtung. Stuttgart: Schattauer: 8 – 17.

Kockott, G. (1997): Die Sexualität des älteren Mannes. In: Wiegand, M.H.; Kockott, G. (Hg): Partnerschaft und Sexualität im höheren Lebensalter. Wien, New York: Springer: 9 – 13.

Kockott, G. (1998): Sexuelles Erleben und Verhalten psychotisch Erkrankter. Psycho 24 (Sonderausgabe): 24–83.

Köhler, L.; Helle, G.; Troidl, H. (1989): Lebensqualität und Colostoma. Ilco-Praxis 16(4): 6 – 10.

König, I. (1992): Vom Ursprung des Geistes aus der Geschlechtlichkeit. Zur chronologischen und systematischen Entwicklung der Ästhetik Wilhelm von Humboldts. Egelsbach: Hänsel-Hohenhausen.

Koesters, J.; Koesters, P.-H. (1992): Die verborgene Art zu lieben. Hamburg: Rasch & Röhring.

Kohlberg, L. (1966): A cognitive-developmental analysis of childrens sex-role concepts and attitudes. In: Maccoby (Ed): 82 – 173.

Kohlberg, L.; Ullian, D.Z. (1974): Stages in the development of psychosexual concepts and attitudes. In: Friedman et al (Eds): 209 – 222.

Koller, W.C.; Vetere-Overfield, B.; Williamson, A.; Busenbark, K.; Nash, J.; Parrish, D. (1990): Sexual dysfunction in Parkinson´s disease. Clin neuropharmacol 13(5): 461 – 463.

Kolodny, R.C.; Masters, W.H., Johnson, V.E. (1979): Textbook of Sexual Medicine. Boston: Little, Brown & Co.

Kolodny, R.C. (1981): Evaluating sex therapy: Process and outcome at the Masters & Johnson Institute. J Sex Res 17: 301 – 318.

Korpelainen, J.T., Hiltunen, P., Myllyla, V.V. (1998): Moclobemide-induced hypersexuality in patients with stroke and Parkinson´s disease. Clin Neuropharmacol 21(4): 251 – 4.

Koss, M.P.; Gidycz, K.A.; Wisniewski, N. (1987): The scope of rape: Incidence and prevalence of sexual aggression and victimization in a national sample of higher education students. J Consult Clin Psychol 55: 162 – 170.

Koss, M.P. (1993): Detecting the scope of rape: A review of prevalence research methods. J Interpers Viol 8: 198 – 222.

Kracke, B. (1996): Pubertäre Retardierung und psychosoziale Anpassung bei Jungen. Sexuologie 3: 9ff.

Krafft-Ebing, R.v. (1886): Psychopathia sexualis mit besonderer Berücksichtigung der conträren Sexualempfindung. Stuttgart: Enke.

Krahe, B. (1998): Sexual aggression among adolescents: Prevalence and predictors in a German sample. Psychol Wom Quart 22: 537 – 554.

Kröhn, W. (1983): Mythos und kriminalpsychologische Realität der Vergewaltigung. Praktische Sexualmedizin, Bd.7. Wiesbaden: Medical Tribune: 11 – 24.

Krüger, T.; Exton, M.S.; Pawlak, C.; zur Mühlen, A. von; Hartmann, U.; Schedlowski, M. (1998): Neuro-

endocrine and cardiovascular response to sexual arousal and orgasm in men. Psychoneuroendocrinology 23 (4): 401 – 411.

Küchenhoff J. (1995): Psychic conflicts and their somatic manifestation. In: Bitzer & Stauber (Eds): 41 – 47.

Künsebeck, H.W. (1990): Die Lebenssituation von Stomaträgern. Ergebnisse einer Ilso-Untersuchung. Ilco-Praxis 17(3): 18 – 30.

Kuhlmey, A. (1997): Alter und Gesundheit: Über die Chancen und Risiken des langen Lebens. Psychomed 9: 68 – 70.

Kula, K.; Pawlikowski, M. (1986): Gonadotropins and gonadal function in transsexualism and hypospadia. In: Dörner, G.; McCann, S.M.; Martini, L. (Eds): Systemic hormones, neurotransmitters and brain development. Monogr Neural Sci 12: 69 – 74.

Laan, E. (1994): Determinants of sexual arousal in women. Univ Amsterdam, Fac der Psychologie.

Labrie, F.; Sugimoto, Y.; Luu-The, V.; Simard, J.; Lachance, Y.; Bachvarov, D.; Leblanc, G.; Durocher, F.; Paquet, N. (1992): Structure of human type II 5 alpha-reductase gene. Endocrinology 131: 1571 – 73.

Laitinen-Krispijn, S.; Van der Ende, J.; Hazebroek-Kampschreur, A.A.; Verhulst, F.C. (1999): Pubertal maturation and the development of behavioural and emotional problems in early adolescence. Acta Psychiat Scand 99: 16 – 25.

Lamcke, B. (1969): Erhebungen und Katamnesen an Inzesttätern. Med Diss Univ Kiel.

Landerer-Hock, Ch. (1997a): Verhaltenstherapie bei älteren Paaren. In: Wiegand M.H.; Kockott, G. (Hg): Partnerschaft und Sexualität im höheren Lebensalter. Wien, New York: Springer: 45 – 52.

Landerer-Hock, Ch. (1997b): Sexualität in Altenheimen – ein Tabu thematisieren. In: Wiegand M.H.; Kockott, G. (Hg): Partnerschaft und Sexualität im höheren Lebensalter. Wien, New York: Springer: 29 – 36.

Landesman, S.H.; Kalish, L.A.; Burns, D.N. et al. (1996): Obstetrical factors and the transmission of human immunodeficieny virus type 1 from mother to child. The women and Infants Transmission Study. N Engl J Med 334: 1617 – 1623.

Lang, S. (1991): Männer als Frauen – Frauen als Männer: Geschlechtsrollenwechsel bei den Indianern Nordamerikas. Hamburg: Wayasbah.

Lang, S. (1995): Two-spirit People. Geschlechterkonstruktionen und homosexuelle Identitäten in indigenen Kulturen Nordamerikas. Zs Sexualf 8: 295 – 328.

Lange, C. (1992): Lust, Macht und Gewalt in ganz alltäglichen Beziehungen. Verhaltenstherap psychosoz Praxis 24: 287 – 295.

Lange, C. (1994): Das Gleiche ist nicht dasselbe. Subversive Elemente des Paartherapie-Settings im Hinblick auf das Geschlechterverhältnis am Beispiel „Lustlosigkeit". Zs Sexualf 7: 52 – 61.

Lange, C.; Rethemeier, A. (1997): Zur Behandlung des Vaginismus. Zs Sexualf 10: 37 – 47.

Lange, C. (1998): Sexuelle Gewalt gegen Mädchen. Ergebnisse einer Studie zur Jugendsexualität. Beitr Sexualf, H 75.

Langer, D. (1985): Der Transsexuelle: Eine Herausforderung für Kooperation zwischen psychologischer und chirurgischer Medizin. Fortschr Neurol Psychiat 53: 67 – 84.

Langer, D. (1988a): Erektionssprechstunde für Soma und Psyche. Sexualmed 17: 672 – 76.

Langer, D. (1988b): Ein integriertes Konzept zur Behandlung von Erektionsstörungen. Nieders Ärztebl, H.7.

Langer, D.; Langer, S. (1988): Sexuell gestörte und sexuell zufriedene Frauen. Bern: Huber.

Langer, D. (1991): Psychologische Sexualmedizin. In: Kisker, K.P. et al. (Hg): Psychiatrie, Psychosomatik, Psychotherapie. Stuttgart: Thieme.

Langer, D.; Hartmann, U. (1992): Psychosomatik der Impotenz. Stuttgart: Enke.

Langer, D. (1995): Psychiatrische Gedanken zur Verselbständigung des Prozesses der Geschlechtsumwandlung und zur Rolle der Begutachtung. Sexuologie 2: 263 – 275.

Langevin, R. (1990): Sexual Anomalies and the Brain. In: Marshall & Barbaree (Eds): 103 – 113.

Lantinga, L.J. et al. (1988): Differentiating the etiology of male erectile dysfunction using the Millon Behavioral Health Inventory and Self-Report Measures. J Sex Marit Therap 14: 263–268.

Laschet, U. (1990): Zur Therapie mit Cyproteronacetat. In: Wille, R.; Schumacher, W.; Andrzejak, N. (Hg): Zur Therapie von sexuell Devianten. Berlin: Diesbach: 36 – 42.

Laufer, M.; Laufer, M.E. (1994): Adoleszenz und Entwicklungskrise. Stuttgart: Klett-Cotta (2. Aufl).

Laumann, E.O.; Gagnon, J.H.; Michael, R.T.; Michaels, S. (1994): The Social Organization of Sexuality. Sexual Practices in the United States. Univ of Chicago Press.

Lautmann, R. (1992): Konstruktionismus und Sexualwissenschaft. Zs Sexualf 5: 219–44.

Lautmann, R. (1995): Die Eltern als Begleiter beim Homosexuellwerden. Sexuologie 2: 218 – 34.

Laws, J.L.; Schwartz, P. (1997): Sexual scripts. Hinsdale: Dryden.

Laws, D.R.; O'Donohue, W. (Eds) (1997): Sexual Deviance Theory. Assessment and Treatment. New York: Guilford Press.

Lazarus, A.A. (1988): A multimodal perspective on problems of sexual desire. In: Leiblum & Rosen (Eds).

Le Vay, S. (1991): A difference in hypothalamic structure between heterosexual and homosexual men. Science 253: 1034 – 37.

Le Vay, S. (1996): Queer science. The use and abuse of research into homosexuality. Cambridge, London: MIT Press.

Lehr, U. (1969): Die Frau im Beruf. Eine psychologische Analyse der weiblichen Berufsrolle. Frankfurt/M: Athenäum.

Leiblum, S.R.; Rosen, R.C. (Eds) (1988): Sexual desire disorders. New York: Guilford.

Leiblum, S.R.; Rosen, R.C. (Eds) (1989): Principles and practice of sex therapy: Update for the 1990's. New York: Guilford Press.

Leiblum, S.R.; Rosen, R.C. (1991): Couples Therapy for Erectile Disorders: Conceptual and Clinical Considerations. J Sex Marit Therap 17(2).

Leiblum, S.R. (1998): Definition and classification of female sexual disorders. Int J Impot Res 10, Suppl 2: 104 – 106.

Leidenberger, F. (1995): Fruchtbarkeit und Infertilität. In: Schirren et al.

Leidenberger, F.; Graf, M. (1995): Diagnostik und Therapie bei Störungen der weiblichen Fertilität. Funktionsstörungen des Corpus und der Cervix uteri. In: Schirren et al.

Leitenberg, H.; Greenwald, E.; Tarran, M.J. (1989): The relation between sexual activity among children during preadolescence and/or early adolescence and sexual behavior and sexual adjustment in young adulthood. Arch Sex Behav 18: 299 – 313.

Lendorf, A.; Juncker, L.; Rosenkilde, P. (1994): Frequency of erectile dysfunction in a Danish subpopulation. Nordisk Sexologi 12: 118 – 124.

Lerner, H.E. (1977): Parental mislabeling of female genitalias as a determinant of penis envy and learning inhibitions in women. In: Blum, H.P. (Ed): Female Psychology. New York: Int Univ Press.

Levenson, H. et al. (1986): MMPI evaluation of erectile dysfunction: failure of organic vs. psychogenic decision rules. J Clin Psychol 42: 752–754.

Levine, S.B. (1992): Sexual Life. A clinician's guide. New York: Plenum Press.

Levine, S.B. (1995): The vagaries of sexual desire. In: Rosen & Leiblum (Eds).

Levine, S.B.; Brown, G. et al.: The standards of care for gender identity disorders : Revision by Committee, Draft Nine B2, June 15, 1998 Harry Benjamin International Gender Dysphoria Association Home page: http/www: tc.umn.edu/nlhome/m201/colem001/hbigda/

Leygraf, N. (1999): Probleme der Begutachtung und Prognose bei Sexualstraftätern. In: Egg, R. (Hg): Sexueller Mißbrauch von Kindern. Wiesbaden: Kriminol Zentralstelle: 125 – 136.

Liang, T. et al. (1977): Androgen action Receptors and rapids responses. In: Martini & Motta (Eds): 77 – 89.

Lichtenberg, J. (1989): Psychoanalysis and Motivation. Hillsdale, NJ: Analytic Press.

Lief, H.I. (1988): Integrative therapy in a woman with secondary low sex desire. In: Leiblum & Rosen (Eds).

Linden, M.; Hautzinger, M. (Hg) (1993): Verhaltenstherapie. Berlin, Heidelberg: Springer (2. Aufl).

Linet, O.I.; Neff, L.L. (1994): Intracavernous prostaglandin E1 in erectile dysfunction. Clin Investig 72: 139 – 149.

Linsenhoff, A. (1990): „Übungen" in der Psychotherapie sexueller Funktionsstörungen. Zs Sexualf 3: 231 – 241.

Lish, J.D.; Meyer-Bahlburg, H.F.L.; Ehrhardt, A.A.; Travis, B.G.; Veridiano, N.P. (1992): Prenatal exposure to Diethylstilbestrol (DES): Childhood play behavior and adult gender-role behavior in women. Arch Sex Behav 21: 423 – 41.

Lizza, E.F.; Rosen, R.C. (1999): Definition and classification of erectile dysfunction: Report of the nomenclature committee of the International Society of Impotence Research. Int J Impot Res 11: 141 – 145.

Litwin, M.S.; Nied, R.J.; Dhanani, N.; (1998): Health-Related Quality of Life in Men with Erectile Dysfunction. J Gen Int Med 13: 159 – 166.

Lloyd, B.; Archer, J. (Eds) (1976): Exploring sex differences. London, New York, San Francisco: Academic Press.

Loewit, K. (1980): The communicative function of human sexuality: A neglected dimension. In: Forleo, R.; Pasini, W. (Eds): Medical Sexology. Littleton, Ma: PSG Publ: 234 – 237.

Loewit, K. (1990a): Auch mit Sexualität zufrieden älter werden. Sexualmed 19: 578 – 583.

Loewit, K. (1990b): Sexuelle Störungen. In: Uexküll (Hg): 635 – 643.

Loewit, K. (1992): Die Sprache der Sexualität. Frankfurt/M: S.Fischer.

Loewit, K. (1994): Kommunikationszentrierte Sexualtherapie: Theorie und Umsetzung. Sexuologie 2(1): 101 – 112.

Loewit, K. (1998): Damit Beziehung gelingt – eine realistische Sexualerziehung. Graz, Wien, Köln: Styria.

Loewit, K.; Beier, K.M. (1998): Standortbestimmung der Sexualmedizin. Sexuologie 5 (2): 49 – 64.

Loftus, E.; Ketcham, K. (1995): Die therapierte Erinnerung. Vom Mythos der Verdrängung bei Anklagen wegen sexuellen Mißbrauchs. Hamburg: Klein.

Longcope, C.; Jaffee, W.; Griffing, G. (1981): Production rates of androgens and oestrogens in postmenopausal women. Maturitas 3: 215 – 23.

Lopau, I.; Verres, R. (1995): Die Behandlung des fortgeschrittenen Prostatakarzinoms aus der Sicht der Patienten. In: Schwarz, R.; Bernhard, J.; Flechtner, H.; Küchler, T.; Hürny, C. (Hg): Lebensqualität in der Onkologie. Bd 2. München: Zuckschwerdt: 257 – 262.

Lopez-Lopez, M.; Zenteno, J.C.; Mendez, J.P.; Kofman-Alfaro, S. (1998): Genetic heterogeneity and phenotypic variability in 46,XY sex reversal. Rev Invest Clin 50: 171 – 76.

LoPiccolo, J.; Lobitz, W.C. (1972): The role of masturbation in the treatment of orgasmic dysfunction. Arch Sex Behav 2: 163 – 171.

LoPiccolo, J.; LoPiccolo, L. (1978): Handbook of sex therapy. New York: Plenum.

LoPiccolo, J.; Friedman, J.M. (1988): Broad-spectrum treatment of low sexual desire: Integration of cognitive, behavioral, and systemic therapy. In: Leiblum & Rosen (Eds).

LoPiccolo, J. (1991a): Counseling and Therapy for Sexual Problems in the Elderly. Clin Geriatr Med 7: 161 – 179.

LoPiccolo, J. (1991b): Post-modern sex therapy for erectile failure. Nordisk Sexologi 9: 205 – 225.

Lotze, K.W. (1992): Befriedigende Beziehung trotz Tumoroperation? Sexuelle Rehabilitation sollte nicht nur Nebensache sein. Sexualmed 9: 502 – 510.

Lucky, A.W.; Rosenfield, R.L.; McGuire, J.; Rudy, S.; Helke, J. (1986): Adrenal androgen hyperresponsiveness to adrenocorticotropin in women with acne and/or hirsutism. J Endocrinol Metab 62: 840 – 48.

Lue, T.F. (1997): A study of sildenafil (Viagra), a new oral agent for the treatment of male erectile dysfunction. J Urol 157 suppl: A 701.

Lüders, M.; Boxdorfer, S.; Beier K.M. (1999): Partnerschaft und Sexualität bei Morbus Parkinson. Sexuologie 6(1): 18 – 29.

Lüders, M.: Partnerschaft und Sexualität bei Morbus Parkinson: Ergebnisse einer empirischen Studie bei betroffenen Frauen und ihren Partnern. Med Diss (i.Vorb.) Humboldt-Univ Berlin.

Maccoby, E.E. (Ed) (1966): The development of sex differences. Stanford Univ Press.

Maccoby, E.E.; Jacklin, C.N. (1974): The psychology of sex differences. Oxford Univ Press.

Maccoby, E.E.; Jacklin, C.N. (1980): Sex differences in aggression. A rejoinder and reprise. Child Develop 51: 964 – 80.

Maccoby, E.E. (1998): The two sexes. Growing up apart, coming together. Cambridge: Harvard Univ Press.

MacIntyre, T. (1997): Gender differences in cognition: A minefield of research issues. Irish J Psychol 18: 386 – 96.

Mackey, F.G. (1978): Sexuality and Heart Disease. In: Comfort, A.: Sexual Consequences of Disability. Philadelphia: Stickley: 107 – 119.

Maisch, H. (1968): Inzest. Reinbek: Rowohlt.

Malas, S.; Duthie, S.M.; Mohri, F.; Lovell-Badge, R.; Episkopou, V. (1997): Cloning and mapping of the human SOX1: a highly conserved gene expressed in the developing brain. Mamm Genome 8: 866 – 68.

Margraf, J. (Hg) (1996): Lehrbuch der Verhaltenstherapie. Bd.1: Grundlagen, Diagnostik, Verfahren, Rahmenbedingungen. Bd.2: Störungen, Glossar. Berlin etc: Springer.

Marina, S.; Marina, F.; Alcolea, R. et al (1998): Human immunodeficiency virus type 1 - serodiscordant couples can bear healthy children after undergoing intrauterine insemination. Fertil Steril 70: 35 – 39.

Marshall, P. et al. (1980): Differentiation of organic and psychogenic impotence on the basis of MMPI decision rules. J Consult Clin Psychol 48: 407–408.

Marshall, W.L.; Barbaree, H.E. (Eds) (1990): Handbook of Sexual Assault. New York: Plenum Press.

Marshall, W.L.; Barbaree, H.E. (1990): Outcome of Comprehensive Cognitive-Behavioral Treatment Programs. In: Marshall & Barbaree (Eds): 363 – 388.

Marshall, W.L. et al. (1998): Sourcebook of Treatment Programs for Sexual Offenders. New York: Plenum Press.

Martin, L.M. et al. (1983): Psychometric differentiation of biogenic and psychogenic impotence. Arch Sex Behav 12: 475–485.

Martinez-Ayala, H.; Villanueva, L.A.; Torres, C.; Garcia-Lara, E. (1999): Sexual aggression in adolescents. Epidemiologic study. Ginecol Obstet Mex 67: 449 – 453.

Martini, L.; Motta, M. (Eds) (1977): Androgens and antiandrogens. New York: Raven Press.

Masters, W.H., Johnson, V.E. (1966): Human sexual response. Boston: Little, Brown & Co. (dt.: Die sexuelle Reaktion. Reinbek: Rowohlt 1970).

Masters, W. H.; Johnson, V.E. (1970): Human sexual inadequacy. Boston: Little, Brown & Co. (dt.: Impotenz und Anorgasmie. Zur Therapie funktioneller Sexualstörung. Frankfurt/M: Goverts-Krüger-Stahlberg 1973).

Masters, W.H.; Johnson, V.E.; Kolodny, R.C. (1996): Heterosexualität. Die Liebe zwischen Mann und Frau. Wien: Ueberreuter.

Maticka, T.E.; Herold, E.S.; Mewhinney, D. (1998): Casual sex on spring break: Intentions and behaviors of Canadian students. J Sex Res 35: 254 – 64.

Mattson, D.; Petrie, M.; Srivastava, D.K.; McDermott, M. (1995): Sexual dysfunction and its response to medication. Arch Neurol 52: 862 – 868.

Matuszczyk, J.V.; Larsson, K. (1991): Role of androgen, estrogen and sexual experience on the female rat's partner preference. Physiol Behav 50: 139 – 42.

Mauthe, I.; Laspe, H.; Knorr, D. (1977): Zur Häufigkeit des kongenitalen adrenogenitalen Syndroms (AGS): München 1963 – 1972. Klin Pädiat 189: 172 – 76.

Mayer, K.U.; Baltes, P.B. (1996): Die Berliner Altersstudie. Berlin: Akademie Vlg.

McCabe, M.P. (1992): A Program for the Treatment of Inhibited sexual Desire in Males. Psychotherapy 29(2).

McCabe, M.P.; McDonald, E.; Deeks A.A.; Vowels, L.M.; Cobian, M.J. (1996): The Impact of Multiple Sclerosis on Sexuality and Relationships. J Sex Res 33(3): 241 – 248.

McCabe, M.P. (1997): Intimacy and Quality of Life Among Sexually Dysfunctional Men and Women. J Sex Marit Therap 23(4).

McCarthy, B. (1993): Relapse prevention strategies and techniques in sex therapy. J Sex Marit Therap 19: 142 – 153.

McCarthy, B.; McCarthy, E. (1998): Couple sexual awareness. New York: Rowohlt.

McConaghy, N. (1999): Unresolved issues in scientific sexology. Arch Sex Behav 28: 285 – 318.

McCoy, N.L. (1997): Sexual issues for postmenopausal women. Top Geriatr Rehabil 12: 28 – 39.

McDonald, M.T.; Flejter, W.; Sheldon, S.; Putzi, M.J.; Gorski, J.L. (1997): XY sex reversal and gonadal dysgenesis due to 9p24 monosomy. Am J Med Genet 73: 321 – 26.

McKinlay, J.B.; Longcope, Ch.; Gray, A. (1989): The questionable physiologic and epidemiologic basis for a male climacteric syndrome: preliminary results from the Massachusetts Male Aging Study. Maturitas 11: 103 – 115.

McMahon, C.G. (1996): A pilot study of the role of intracavernous injection of vasoactive intestinal peptide (VIP) and phentolamine mesylate in the treatment of erectile dysfunction. Int J Impot Res 8(4): 233 – 236.

Mead, M. (1979): Mann und Weib. Das Verhältnis der Geschlechter in einer sich wandelnden Welt. Reinbek: Rowohlt (12. Aufl).

Medical Letter (1987): Drugs that cause sexual dysfunction. Med Lett Drugs Therap 29(744): 65 – 70.

Medical Letter (1992): Drugs that cause sexual dysfunction: An update. Med Lett Drugs Therap 34(876): 73 – 78.

Mendonca, B.B.; Inacio, M.; Costa, E.M.; Arnhold, I.J.; Silva, F.A.; Nicolau, W.; Bloise, W.; Russel, D.W.; Wilson, J.D. (1996): Male pseudohermaphroditism due to steroid 5alpha-reductase 2 deficiency. Diagnosis, psychological evaluation, and management. Medicine (Baltimore) 75: 64 – 76.

Menne, K.; Moersch, E. (1980): Psychoanalytische Erfahrungen aus der Supervision von Schwangerschaftskonflikt-Beratungen. Psyche 34: 121 – 151.

Mentzos, S. (1990): Neurotische Konfliktverarbeitung. Einführung in die psychoanalytische Neurosenlehre unter Berücksichtigung neuer Perspektiven. Frankfurt/M: S.Fischer.

Merkel, Ch. (1972): Prägung bei sexuellen Deviationen. Med Diss Univ Kiel.

Merrill, L.L.; Newell, Carol E.; Thomsen, C.J.; Gold, S.R.; Milner, J.S.; Koss, M.P.; Rosswork, S.G. (1999): Childhood abuse and sexual revictimization in a female Navy recruit sample. J Traumatic Stress 12: 211 – 225.

Mertens, W. (1996): Entwicklung der Psychosexualität und der Geschlechtsidentität. 2 Bde. Stuttgart: Kohlhammer (2. Aufl).

Metz, M.; Pryor, J.; Nesvacil, L.; Abuzzahab, F.; Koznar, J. (1997): Premature ejaculation: A psychophysiological review. J Sex Marit Therap 23: 3 – 23.

Meuwissen, I.; Over, R. (1993): Female sexual arousal and the law of initial value: Assessment at several phases of the menstrual cycle. Arch Sex Behav 22: 403 – 12.

Meyenburg, B. (1994): Kritik der hormonellen

Behandlung Jugendlicher mit Geschlechtsidentitäts-störungen. Z Sexualf 7: 343 – 349.

Meyer, A.E. (1963): Zur Endokrinologie und Psychologie intersexueller Frauen. Psychosomatische Beiträge zum nicht-symptomatischen Hirsutismus. Beitr Sexualf 27.

Meyer, R.; Keelring, U.K. (1980): One stage reconstruction of the vagina with penile skin as an island flap in male transsexuals. Plast Reconst Surg 66: 401 – 405.

Meyer, R.; Daverio, P.J. (1987): One stage phalloplasty without sensory deprivation in female transsexuals. World J Urol 5: 9 – 14.

Meyer-Bahlburg, H.F.L. (1974): Aggression, androgens, and the XYY-syndrome. In: Friedman et al (Eds).

Meyer-Bahlburg, H.F.L.; McCauley, E.; Schenck, C.; Aceto, T.jr.; Pinch, L. (1974): Cryptorchism, development of gender identity, and sex behavior. In: Friedman et al (Eds).

Meyer-Bahlburg, H.F.L. (1977): Sex hormones and male homosexuality in comparative perspective. Arch Sex Behav 6: 297 – 325.

Meyer-Bahlburg, H.F.L. (1979): Sex hormones and female homosexuality: A critical examination. Arch Sex Behav 8: 101 – 19.

Meyer-Bahlburg, H.F.L. (1984): Psychoendocrine research on sexual orientation. Current status and future options. Prog Brain Res, 61: 375 – 98.

Meyer-Bahlburg, H.F.L. (1992): Möglichkeiten und Grenzen psychoendokrinologischer Erklärungsansätze für die menschliche Geschlechtertypik. In: Wessel & Bosinski (Hg): 103 – 20.

Meyer-Bahlburg, H.F.L.; Ehrhardt, A.A.; Rosen, L.R.; Gruen, R.S.; Veridiano, N.P.; Vann, F.H.; Neuwalder, H.F. (1995): Prenatal estrogens and the development of homosexual orientation. Develop Psychol 31: 12 – 21.

Meyer-Bahlburg, H.F.L. (1996): Gender change from female to male in classical CAH. Hormones & Behavior 30: 319 – 32.

Meyer-Bahlburg, H.F.L. (1997): The role of prenatal estrogens in sexual orientation. In: Ellis & Ebertz (Eds): 41 – 51.

Meyer-Bahlburg, H.F.L. (1998): Gender assignment in intersexuality. J Psychol Hum Sex 10: 1 – 21.

Meyer-Bahlburg, H.F.L. (1999a): Variants of gender differentiation. In: Steinhausen, H.-C.; Verhulst, F.C. (Eds): Risks and outcomes in developmental psychopathology. Oxford Univ Press.

Meyer-Bahlburg, H.F.L. (1999b): Commentary: Gender assignment and reassignment in 46,XY pseudohermaphroditism and related conditions. J Clin Endocrinol Metab 84: 3455 – 3458.

Meyers-Wallen, V.N.; Schlafer, D.; Barr, I.; Lovell-Badge, R.; Keyzner, A. (1999): Sry-negative XX sex reversal in purebred dogs. Mol Reprod Dev 53: 266 – 73.

Michael, R.T.; Gagnon, J.H.; Laumann, E.O. et al. (1994): Sex in America. Boston: Little/Brown (zit.n.

dt. Ausg.: Sexwende. Liebe in den 90ern – Der Report. München: Droemer Knaur 1994).

Miller, E.M. (2000): Homosexuality, birth order, and evolution: Towards an equilibrium economics of homosexuality. Arch Sex Behav 29.

Miller, M.E.; Sulkes, S. (1988): Fire-setting behavior in individuals with Klinefelter syndrome. Pediatrics 82: 115 – 17.

Milner, J.S.; Dopke, C.A. (1997): Paraphilia not otherwise specified – Psychopathology and Theory. In: Laws & O'Donohue (Eds): 394 – 423.

Mitchell, E.S.; Woods, N.F. (1996): Symptom experiences of midlife women: observations from the Seattle Midlife Women's Health Study. Maturitas 25: 1 – 10.

Mitchell, J.N.; Zucker, K.J. (1991): The Recalled Childhood Gender Identity Scale: Psychometric properties. Poster presented at the 17th Annual Meeting of the IASR, Barrie/Ontario, August 1991.

Mitscherlich-Nielsen, M. (1980): Theorien und Probleme der psychosexuellen Entwicklung der Frau. In: Sigusch (Hg): 54 – 73.

Mohr, D.C.; Beutler, L.E. (1990): Erectile dysfunction: a review of diagnostic and treatment procedures. Clin Psychol Rev 10: 894 – 896.

Molinski, H. (1969): Bilder der Weiblichkeit und Kontrazeption. In: Kepp, R.; Koester, H. (Hg): Empfängnisregelung und Gesellschaft. Stuttgart: Thieme.

Molinski, H. (1975): Gesprächsführung beim Schwangerschaftskonflikt. Dt Ärztebl: 3183 – 3186.

Moll, A. (1896): Untersuchungen über die Libido sexualis. Berlin: Fischer.

Money, J.; Hampson, J.G.; Hampson, J.L. (1955): An examination of some basic sexual concepts: The evidence of human hermaphroditism. Bull Johns Hopkins Hosp 97: 301 – 319.

Money, J.; Ehrhardt, A.A. (1972): Man and woman, boy and girl: The differentiation and dimorphism of gender identity from conception to maturity. Baltimore: Johns Hopkins Press (zit.n. der dt. Ausg.: Männlich – Weiblich: Die Entstehung der Geschlechtsunterschiede. Reinbek: Rowohlt 1975).

Money, J. (1975): Ablatio penis: Normal male infant sex-reassigned as a girl. Arch Sex Behav 4: 65 – 71.

Money, J. (1985): The destroying angel. Buffalo: Prometheus.

Money, J. (1986): Lovemaps: Clinical concepts of sexual/erotic health and pathology, paraphilia, and gender transposition in childhood, adolescence, and maturity. New York: Irvington.

Money, J. (1987): Psychological considerations in patients with ambisexual development. Semin Reprod Endocrinol 5: 307 – 313.

Money, J. (1988a): Gay, straight, and In-between. The sexology of erotic orientation. Oxford Univ Press.

Money, J. (1988b): The Skoptic syndrome: Castration and genital self-mutilation as an example of sexual body-image pathology. J Psychol Hum Sex 1: 113 – 29.

Money, J. (1989): Vandalized lovemaps. New York: Prometheus Books.

Money, J. (1991): Biographies of gender and hermaphroditism in paired comparison. Clinical supplement to the Handbook of Sexology. Amsterdam: Elsevier.

Money, J. (1994): Zur Geschichte des Konzepts „Gender Identity Disorder". Zs Sexualf 7: 20 – 34.

Montagu, A. (1987): Körperkontakt. Stuttgart: Klett-Cotta.

Montague, D.K.; Barada, J.H.; Belker, A.M.; Levine, A.M.; Nadig, P.W.; Roehrborn, C.G.; Sharlip, I.D.; Bennett, I.D. (1996): Clinical guidelines panel on erectile dysfunction: summary report on the treatment of organic erectile dysfunction. J Urol 156: 2007 – 11.

Monti-Bloch, L., Jennings-White, C., Dolberg, D.S., Berliner, D.L. (1994): The Human Vomeronasal System. Psychoneuroendocrinology 19: 673 – 86.

Montorsi, F.; Guazzoni, G.; Bergamaschi, F.; Dodesini, F.; Rigatti, P.; Pizzini, G.; Miani, A. (1993): Effectiveness and safety of multidrug intracavernous therapy for vasculogenic impotence. Urology 42: 554 – 558.

Morabia, A.; Costanza, M.C. (1998): International variability in ages at menarche, first livebirth, and menopause. Am J Epidemiol 148: 1195 – 1205.

Morgenthaler, F. (1987): Homosexualität – Heterosexualität – Perversion. Frankfurt/M: S.Fischer.

Morokoff, P.J. (1985): Effects of sex guilt, repression, sexual „arousability", and sex experience on female sexual arousal during erotica and fantasy. J Pers Soc Psychol 49: 177 – 187.

Morokoff, P.J. (1993): Female sexual arousal disorder. In: O'Donohue & Geer (Eds).

Morris, D. (1978): Der Mensch, mit dem wir leben. München, Zürich: Droemer Knaur.

Mosier, H.D.; Scott, L.W.; Dingman, H. (1960): Sexually deviant behavior in Klinefelter's syndrome. J Pediatrics 57: 479 – 83.

Mulhall, J.P.; Daller, M.; Traish, A.M.; Gupta, S.; Park, K.; Salimpour, P; Payton, T.R.; Krane, R.J.; Goldstein, I. (1997): Intracavernosal forskolin: role in management of vasculogenic impotence resistant to standard 3-agent pharmacotherapy. J Urol 158: 1572 – 1579.

Mullen, P.E. (1997): Der Einfluß von sexuellem Kindesmißbrauch auf die soziale, interpersonelle und sexuelle Funktion im Leben des Erwachsenen und seine Bedeutung in der Entstehung psychischer Probleme. In: Amann & Wipplinger (Hg): 246 – 259.

Mulugeta, E.; Kassaye, M.; Berhane, Y. (1998): Prevalence and outcomes of sexual violence among high school students. Ethiop Med J 36: 167 – 174.

Mumford, S.D. (1987): Vasektomie und Vasektomie-Beratung. In: Swanson, J.M.; Forrest, K.A. (Hg): Die Sexualität des Mannes. Köln: Dt Ärzte-Vlg: 211 – 222.

Murphy, G.P.; Mettin, C.; Menck, H.; Winchester, D.P.; Davidson, A.M. (1994): National patterns of prostate cancer treatment by radical prostatectomy: results of a survey by the american college of surgeons commission of cancer. J Urol 152: 1817 – 1819.

Mutke, H.G. (1984): Befriedigung der Frau im Orgasmus. Sexualmed 10: 604 – 607.

Mutoh, A.; Sasagawa, I.; Tateno, T.; Sawamura, T.; Nakada, T. (1999): Long arm deletion of chromosome 10 in a boy with monorchidism. Scand J Urol Nephrol 33: 77 – 78.

Naftolin, F.; Ryan, K. J.; Petro, Z. (1972): Aromatization of androstenediol in the anterior hypothalamus of adult male and female rats. Endocrinology 90: 295 – 298.

Nanda, S. (1994): Hijras: An alternative sex and gender role in India. In: Herdt (Ed): 373 – 417.

Nass, R.; Baker, S. (1991): Androgen effects on cognition: congenital adrenal hyperplasia. Psychoneuroendocrinology 16: 189 – 201.

Nathan, S.G. (1986): The Epidemiology of the DSM-III Psychosexual Dysfunctions. J Sex Marit Therap 12 (4).

Nedopil, N.; Graßl, P. (1988): Das Forensisch-Psychiatrische Dokumentationssystem (FPDS). Forensia 9: 139 – 147.

Nedopil, N. (1996): Forensische Psychiatrie. Stuttgart: Thieme.

Nedopil, N. (1999): Änderungen bei der Inhaftierung und Unterbringung bei Sexualstraftätern – Vorläufer einer Gesetzesänderung oder ihre Folge? Sexuologie 6: 119 – 122.

Nedopil, N.; Dittmann, V. (2000): Dokumentation in der forensischen Psychiatrie. Göttingen: Hogrefe.

Neises, M.; Ditz, S. (Hg) (1999): Psychosomatische Gynäkologie. Stuttgart: Thieme.

Neumann, F.; Kalmus, J. (1991): Hormonelle Behandlung von Sexualdeviationen. Berlin: Diesbach.

New, M.I. (1993): Nonclassical congenital adrenal hyperplasia and the polycystic ovarian syndrome. Ann NY Acad Sciences 687: 193 – 205.

Nieden, S. zur (1994): Weibliche Ejakulation. Stuttgart: Enke.

NIH (1993): NIH consensus conference impotence. JAMA 270: 83 – 90.

Nijs, P. (1997): Zur Behandlung langfristiger Folgen sexuellen Kindesmissbrauchs. Sexuologie 4: 124ff.

Noonan, J.D. (1965): Contraception – a history of its treatment by the Catholic theologians and canonists. Cambridge: Harvard Univ Press.

North, M. (1970): The outer fringe of sex: A study of sexual fetishism. London: Odyssey Press.

Oates, I.K.; Gomez, J. (1984): Venereophobia. Br J Hosp Med 31: 435 – 436.

Ochoa, B. (1998): Trauma of the external genitalia in children: Amputation of the penis and emasculation. J Urol 160: 1116 – 19.

O'Donohue, W.; Geer, J.H. (Eds) (1993): Handbook

of sexual dysfunctions. Assessment and treatment. Boston: Allyn & Bacon.

Oliver, M.B.; Hyde, J.S. (1993): Gender differences in sexuality: A meta-analysis. Psychol Bull 114: 29 – 51.

Olivier, C. (1989): Jokastes Kinder. München.

Onken, J. (1993): Vatermänner. Ein Bericht über die Vater-Tochter-Beziehung und ihren Einfluß auf die Partnerschaft. München: Beck.

Oranz, M. (1996): Not even wrong. Magaret Mead, Derek Freeman, and the Samoans. Novato: Chandler & Sharp.

Ornish, D. (1999): Die Liebe heilt. Psychologie Heute, Nr. 10.

Osburg, S.; Weitze, C. (1993): Betrachtungen über zehn Jahre Transsexuellengesetz. Recht & Psychiatrie 11: 2 – 26.

Padma-Nathan, H.; Fromm-Freeck, S.; Ruff, D.; McMurray, R.; Rosen, J. (1998): Efficacy and safety of apomorphine SL vs placebo for male erectile dysfunction. J Urol 159: A920.

Padma-Nathan, H.; Hellstrom, W.; Kaiser, F.E. et al. (1997): Treatment of men with erectile dysfunction with transurethral alprostadil. N Eng J Med 336: 1.

Paick, J.S.; Göldsmith, P.C.; Barta, A.K.; Nunes, L.; Padula, C.A.; Lue, T.F. (1991): Relationship between venous incompetence and cavernous nerve injury: ultrastructural alteration of cavernous smooth muscle in the neurotomized dog. Int J Impot Res 3: 185.

Parker, K.L.; Schimmer, B.P.; Schedl, A. (1999): Genes essential for early events in gonadal development. Cell Mol Life Sci 55: 831 – 38.

Parry, B.L. (1997): Psychobiology of premenstrual dysphoric disorder. Semin Reprod Endocrinol 15: 55 – 68.

Paul, R. (1999): Schrille Fanfare. Drei Psychologen behaupten, die psychischen Folgen sexuellen Missbrauchs würden weit überschätzt. Der US-Kongress verdammte ihre Forschungsarbeit. Der Spiegel 31: 190 – 191.

Pauly, I.B. (1974): Female transsexualism: Part I. Arch Sex Behav 3: 487 – 507.

Pearce, J.; Hawton, K.; Blake, F. (1995): Psychological and Sexual Symptoms Associated with the Menopause and the Effects of Hormone Replacement Therapy. Brit J Psychiat 167: 163 – 173.

Pearcy, S.M.; Docherty, K.J.; Dabbs, J.M. Jr (1996): Testosterone and sex role identification in lesbian couples. Physiol Behav 60: 1033 – 35.

Perez-Gay, B. (1983): Fluorgenitales et Cervices aus psychosomatischer Sicht. In: Prill, H.J.; Langen, D. (Hg): Der psychosomatische Weg zur gynäkologischen Praxis. Stuttgart: Schattauer.

Perkins, A.; Fitzgerald, J.A. (1997): Sexual orientation in domestic rams: Some biological and social correlates. In: Ellis & Ebertz (Eds): 107 – 27.

Perkins, D.E. (1987): A psychological treatment programe for sex offenders. In: McGurks, B.; Thornton, D.; Williams, M. (Eds): Applying psychology to imprisonment. London: Her Majesty´s Stationary Office 191 – 217.

Perkins, R.P. (1979): Sexual Behavior and Response in Relation to Complications of Pregnancy. Am J Obstet Gynecol 134: 498 – 505.

Perrett, D.I.; Lee, K.J.; Penton-Voak, I.; Rowland, D.; Yoshikawa, S.; Burt, D.M.; Henzi, S.P.; Castles, D.L.; Akamatsu, S. (1998): Effects of sexual dimorphism on facial attractiveness. Nature 394: 884 – 87.

Persky, H. (1974): Reproductive hormones, moods, and the menstrual cycle. In: Friedman et al (Eds).

Person, E.S.; Ovesey, L. (1974): Psychodynamics of male transsexualism. In: Friedman et al (Eds): 315 – 25.

Person, E.S.; Ovesey, L. (1993): Psychoanalytische Theorien zur Geschlechtsidentität. Psyche 47: 505 – 529.

Persson, C.; Diederichs, W.; Lue, T.F.; Yen, T.S.; Fishman I.; McLin, P.H.; Tanagho, E.T. (1989): Correlation of altered ultrastructure with clinical arterial evaluation. J Urol 142, 1462 – 1469.

Pert, C. (1999): Moleküle der Gefühle. Körper, Geist und Emotion. Reinbek: Rowohlt.

Petersen, M.E.; Dickey, R. (1995): Surgical sex reassignement: A comparative survey of international centers. Arch Sex Behav 24: 135 – 156.

Petersen, P. (1976): „Chirurgische Kontrazeption" statt „Sterilisation". Sexualmed 5: 279 – 286.

Petri, H. (1980): Analytische Kurztherapie bei sexuellen Perversionen. Mit Bemerkungen zur Antiandrogentherapie. In: Sigusch (Hg): 187 – 219.

Pfeiffer, W.; G. Kockott (1992): Sexualituat unter Psychopharmaka. Sexualmedizin 21: 108 – 116.

Pfeiffer, R.A.; Rauch, A.; Trautmann, U.; Dorr, H.G.; Hiort, O.; Scherer, G.; Rosch, G.; Papadopoulos, T.; v.d. Hardt, K.; Lachmann, E. (1999): Defective sexual development in an infant with 46,XY, der(9)t(8;9) (q23.1;p23)mat. Eur J Pediat 158: 213 – 216.

Pfäfflin, F.; Junge, A. (1992): Nachuntersuchungen nach Geschlechtsumwandlung. Eine kommentierte Literaturübersicht 1961 – 1991. In: Pfäfflin, F.; Junge, A. (Hg) Geschlechtsumwandlung. Abhandlungen zur Transsexualität. Stuttgart, New York: Schattauer (149 – 457).

Pfäfflin, F. (1993): Zu den somatischen Voraussetzungen für Personenstandsänderungen bei Frau-zu-Mann-Transsexuellen. Recht & Psychiatrie 11: 108ff.

Pickles, A.; Pickering, K.; Simonoff, E.; Silberg, J.; Meyer, J.; Maes, H. (1998): Genetic „clocks" and „soft" events: a twin model for pubertal development and other recalled sequences of developmental milestones, transitions, or ages at onset. Behav Genet 28: 243 – 53.

Pingsten, K. (1997): Weibliche Ejakulation zwischen Lust, Scham und Verleugnung. Sexuologie 4: 53 – 58.

Platner, E. (1772): Anthropologie für Aerzte und Weltweise. Leipzig: Dyckische Buchhdlg.

Pöppel, E. (1995): Lust und Schmerz. München: Goldmann.

Poettgen, H. (1986): Der Frauenarzt und seine Patientin. In: Ververs-Schorre, D. et al. (Hg): Psychosomatische Probleme in der Gynäkologie und Geburtshilfe. Berlin: Springer: 22 – 29.

Pope, H.G., Jr.; Kouri, E.M.; Hudson, J.I. (2000): Effects of supraphysiologic doses of testosterone on mood and aggression in normal men: a randomized controlled trial. Arch Gen Psychiatry 57: 133 – 40.

Porst, H. (1988): Value of prostaglandin El in the diagnosis of erectile dysfunction in comparison with papaverine and papaverine/phentolamine in 61 patients with erectile dysfunction. Urology A 27: 22 – 26.

Porst, H.; Buvat, J.; Hauri, D.; Krotovsky, G.S.; Meulemann, E.J.H.; Michal, V.; Wagner, V.; Wespes, E. (1994): Self-injection therapy with prostaglandin E1 - Long-term results of an international multicenter study according to the GCP-standard. Int J Impot Res 6: D108.

Porst, H. (1996): The rationale for prostaglandin E1 in erectile failure: a survey of worldwide experience. J Urol 155: 802 – 815.

Porst, H; Derouet, H.; Idzikowski, M.; Hess, H.; Knispel, H.H.; Moll, V.K.G.; Netzer, M.; Six, G.; Stief, C.G.; Vradelis, V.; Wetterauer, U. (1996): Oral phentolamin in erectile dysfunction. Int J Impot Res 8: 117.

Prader, A. (1954): Der Genitalbefund beim Pseudohermaphroditismus femininus des kongenitalen adrenogenitalen Syndroms. Helv Paed Acta 9: 231ff.

Prill, H. J. (1964): Psychosomatische Gynäkologie. München, Berlin: Urban & Schwarzenberg: 65 – 66.

Pufahl, B. (1996): Sexualverhalten von Männern vor und nach radikaler Prostatektomie und Cystoprostatektomie. Med Diss Humboldt-Univ Berlin.

Puterbaugh, G. (Ed) (1990): Twins and homosexuality. New York, London: Garland.

Quevillon, R.P. (1993): Dyspareunia. In: O'Donohue & Geer (Eds).

Quinn, N.P.; Toone, B.; Lang, A.E.; Marsden, C.D.; Parkes, J.D. (1983): Dopa dose-dependent sexual deviation. Brit J Psychiat 142: 296 – 298.

Quinsey, V.L. (1984): Sexual aggression: Studies of offenders against women. In: D. Weisstub (Ed) Law and Mental Health – International perspectives. Vol I. New York: Pergamon Press.

Quinton, N.D.; Smith, R.F.; Clayton, P.E.; Gill, M.S.; Shalet, S.; Justice, S.K.; Simon, S.A.; Walters, S.; Postel-Vinay, M.C.; Blakemore, A.I.; Ross, R.J. (1999): Leptin binding activity changes with age: the link between leptin and puberty. J Endocrinol Metab 84: 2336 – 41.

Rabe, T.; Diedrich, K.; Runnebaum, B. (1997): Manual on Assisted Reproduction. Berlin, Heidelberg, New York: Springer.

Raboch, J.; Starka, L. (1979): Klinefelter's syndrome: Sexual development and activity. Arch Sex Behav 8: 333 – 39.

Raboch, J.; Kobilkova, J.; Raboch, J.; Starka, L. (1985): Sexual life of women with Stein-Leventhal Syndrome. Arch Sex Behav 14: 263 – 270.

Raboch, J.; Kobilkova, J.; Horejsi, J.; Starka, L.; Raboch, J. (1987): Sexual development and life of women with gonadal dysgenesis. J Sex Marit Therap 13: 117 – 27.

Rachman, S. (1966): Sexual fetishism: an experimental analogue. Psychol Rev 16: 293 – 296.

Rada, R.T. (1978): Classification of the Rapist. In: Rada, R.T. (Ed): Clinical Aspects of the Rapist. New York: Grune & Stratton.

Radin, M. M. (1989): Preoedipal factors in relation to psychogenic inhibited sexual desire. J Sex Marit Therap 15: 255 – 268.

Raja, S.; Stokes, J.P. (1998): Assessing attitudes towards lesbians and gay men: The modern homophobia scale. J Gay Lesb Bisex Ident 3: 113 – 134.

Rajchel, Z.; Medras, M.; Gruszka, S.; Winowski, J. (1985): Analiza cech antropometrycznych osób transseksualnych. Polski Tygodnik Lekarski T. XL 49: 1363 – 1364.

Ramani, P.; Yeung, C.K.; Habeebu, S.S. (1993): Testicular intratubular germ cell neoplasia in children and adolescents with intersex. Am J Surg Pathol 17: 1124 – 1133.

Ranke-Heinemann, U. (1988): Eunuchen für das Himmelreich. Hamburg: Hoffmann & Campe.

Rappaport, R.; Pomarede, R.; Thibauld, E. (1985): Congenital adrenal hyperplasia [CAH] with 21-hydroxylase deficiency: Diagnosis, therapeutic management, clinical heterogeneous and genetics. Exper Clin Endocrinol 86: 105.

Rasch, W. (1959): Exhibitionistisches Verhalten bei Klinefelter-Syndrom. Beitr Sexualf 18: 70 – 75.

Rasch, W. (1986): Forensische Psychiatrie. Stuttgart: Kohlhammer.

Rauchfleisch, U. (1981): Dissozial. Entwicklung, Struktur und Psychodynamik dissozialer Persönlichkeiten. Göttingen: Vandenhoeck.

Rauchfleisch, U. (1994): Die ambulante Behandlung von Straffälligen – eine Herausforderung für den Psychotherapeuten. In: Leygraf, N.; Volbert, R.; Horstkotte, H.; Fried, S. (Hg): Die Sprache des Verbrechens. Festschrift für Wilfried Rasch. Köln: Kohlhammer: 284 – 289.

Raymond, C.S.; Parker, E.D.; Kettlewell, J.R.; Brown, L.G.; Page, D.C.; Kusz, K.; Jaruzelska, J.; Reinberg, Y.; Flejter, W.L.; Bardwell, V.J.; Hirsch, B.; Zarkower, D. (1999): A region of human chromosome 9p required for testis development contains two genes related to known sexual regulators. Hum Mol Genet 8: 989 – 96.

Raymond, J.; Buttyan, R.; Olsson, C.; Shabsigh, R. (1994): Androgen-induced proliferation of cells in the erectile tissue of the adult rat penis. Abstract of

8th meeting of the Society of Basic Urologic Research. San Francisco.

Reese, J.; Wille, R. (1988): Sozialrechtliche Aspekte des Transsexualismus. Mitt Ges Prakt Sexualmed 9: 7 – 8.

Regan, P.C. (1998): What if you can't get what you want? Willingness to compromise ideal mate selection standards as a function of sex, mate value, and relationship context. Pers Soc Psychol Bull 24: 1294 – 1303.

Rehder, U. (1984): Diagnostik und Behandlung von Sexualdelinquenten im Strafvollzug. Referat gehalten am 20.10.84 auf der Fortbildungstagung der Psychologen und Soziologen im niedersächsischen Justizvollzug Hameln.

Rehder, U. (1990): Aggressive Sexualdelinquenten. Linden: Kriminalpäd Vlg.

Reiche, R. (1990): Geschlechterspannung. Frankfurt/M: S.Fischer.

Reiner, W.G. (1997): Sex assignment in the neonate with intersex or inadequate genitalia. Arch Pediat Adolesc Med 151: 1044 – 1045.

Reiner, W.G. (2000): Androgen exposure in utero and the development of male gender identity in genetic males reassigned female at birth. Presentation at the 2nd International behavioral development Symposium "Biological basis of sexual orientation, gender identity, and gender-typical behavior". Minot, North Dakota, 25.-27.5.2000 (Abstractband).

Reiter, R.C.; Gambone, J.C. (1990): Demographic and historical variables in women with ideopathic chronic pelvic pain. Obstet Gynecol 75: 428 – 32.

Rekers, G.A.; Rosen, A.C.; Morey, S.M. (1990): Projective test findings for boys with gender disturbance: Draw-a-person test, it-scale, and make-a-picture-story test. Percept Motor Skills 71: 771 – 779.

Resko, J.A.; Perkins, A.; Roselli, C.E.; Fitzgerald, J.A.; Choate, J.V.; Stormshak, F. (1996): Endocrine correlates of partner preference behavior in rams. Biol Reprod 55: 120 – 26.

Resnick, S.M.; Berenbaum, S.A.; Gottesman, I.I.; Bouchard jr., T.J. (1986): Early hormonal influences on cognitive functioning in congenital adrenal hyperplasia (CAH). Develop Psychol 22: 191 – 98.

Rey, R.; Picard, J.Y. (1998): Embryology and endocrinology of genital development. Baillieres Clin Endocrinol Metab 12: 17 – 33.

Riccio, M.; Thompson, C. (1987) Pseudo-AIDS, AIDS panic or AIDS-Phobia? Br J Psych 151: 803.

Rice, G.; Anderson, C.; Risch, N.; Ebers, G. (1999): Male homosexuality: absence of linkage to microsatellite markers at Xq28. Science 284: 665 – 67.

Richardson, J.P.; Lazur, A. (1995): Sexuality in the Nursing Home Patient. Am Fam Physician: 121 – 124.

Richter, D. (1999a): Unterbauchschmerz. In: Stauber et al (Hg): 511 – 521.

Richter, D. (1999b): Chronischer Pruritus genitalis – psychosomatischer Fluor. In: Stauber et al (Hg): 500 – 510.

Richter, H.E. (1969): Eltern, Kind und Neurose. Reinbek: Rowohlt.

Rieder, J.; Coupey, S.M. (1999): Update on pubertal development. Curr Opin Obstet Gynecol 11: 457ff.

Rind, B.; Tromovitch, P.; Bauserman, R. (1998): A meta-analytic examination of assumed properties of child sexual abuse using college samples. Psychol Bull 124: 22 – 53.

Robert-Koch-Institut (1998): AIDS-HIV-Quartalsbericht des AIDS-Zentrums. Berlin

Rocco, A.; Falaschi, P.; Perrone, G.; Pancheri, P.; Rosa, M.; Zichella, L. (1988): Psychoneuroendocrine aspects of polycystic ovary syndrome (PCOS). Abstr Publ Neuroendocrinol Lett 10: 270.

Rooth, F.G.; Marks, I.M. (1974): Persistent exhibitionism: Short-term response to aversion, self-regulation and relaxation treatments. Arch Sex Behav 3: 227 – 248.

Roscoe, W. (1994): How to become a Berdache: toward a unified analysis of gender diversity. In: Herdt (Ed): 329 – 72.

Rosen, R.C.; Leiblum, S.R. (1987): Current approaches to the evaluation of sexual desire disorders. J Sex Res 50: 141 – 163.

Rosen, R.C.; Leiblum, S.R.; Hall, K.S. (1987): Etiological and predictive factors in sex therapy. Paper presented at the annual meeting of the Society for Sex Therapy and Research. New Orleans.

Rosen, R.C. (1991a): Sleep and Sexual Function in the Elderly Male. Biol Psychiat 30: 1 – 3.

Rosen, R.C. (1991b): Alcohol and drugs effects on sexual response: Human experimental and clinical studies. Ann Rev Sex Res 2: 119 – 179.

Rosen, R.C.; Taylor, J.F.; Leiblum, S.R.; Bachmann, G.A. (1993): Prevalence of Sexual Dysfunction in Women: Results of a Survey Study of 329 Women in an Outpatient Gynecological Clinic. J Sex Marit Therap 19(3).

Rosen, R.C.; Leiblum, S.R.; Spector, I.P. (1994): Psychologically based treatment for male erectile disorder: a cognitive-interpersonal model. J Sex Marit Therap 20: 67 – 85.

Rosen, R.C.; Leiblum, S.R. (Eds) (1995): Case Studies in Sex Therapy. New York: Guilford.

Rosen, R.C. (1996): Erectile dysfunction: the medicalization of male sexuality. Clin Psychol Rev 16: 497 – 519.

Rosen, R.C.; Riley, A.; Wagner, G.; Osterloh, I.; Kirkpatrick, J.; Mishra, A. (1996): The International Index of Erectile Function (IIEF): A linguistically and culturally validated multi-dimensional scale for assessment of male erectile dysfunction. Int J Impot Res 8: A37.

Rossi, A.S.; Rossi, P.E. (1980): Body time and social time: Mood patterns by menstrual cycle phase and day of week. In: Parsons, J.E. (Ed): The psychobiology of sex differences and sex roles. Washington, New York, London: Hemisphere Publ Corp: 269 – 304.

Rowland, D.L.; Slob, A.K. (1997): Premature ejaculation. Psychophysiological considerations in theory, research, and treatment. Ann Rev Sex Res 8: 224ff.

Rowland, D.L.; Morrissette, D.L.; Goldstein, M.K.; Raskin, D.B. (1999): Finger and penile tactile sensitivity in sexually functional and dysfunctional diabetic men. Diabetologia 42: 336 – 342.

Rubenzahl, S.A.; Corcoran, K.J. (1998): The prevalence and characteristics of male perpetrators of acquaintance rape: New research methodology reveals new findings. Violence Against Women 4: 713 – 725.

Ruble, D.N.; Martin, C.L. (1997): Gender Development. In: Damon, W. (Ed): Handbook of child psychology. Vol 3: Social, emotional, and personality development. New York: Wiley: 933 – 1016 (5th ed).

Ruegg, J.C. (1995): Muskel. In: Physiologie des Menschen. Heidelberg: Springer: 67 – 87.

Ruse, M. (1990): Are there gay genes? In: Puterbaugh (Ed).

Rutschky, K.; Wolff, R. (Hg) (1994): Handbuch sexueller Mißbrauch. Hamburg: Klein.

Sachs, H. (1923): Zur Genese der Perversionen. Int Zs Psychoanal 9: 172 – 182.

Sbresny, H. (1976): Die Spiele der Iko-Buschleute. München, Zürich: Piper.

Schedlowski, M.; Tewes, U. (Hg) (1997): Psychoneuroimmunologie. Heidelberg: Spektrum.

Schein, M.; Zyzanski, S.J.; Levine, S.; Medalie, J.H.; Dickman, R.L.; Alemagno, S.A. (1988): The Frequency of Sexual Problems Among Family Practice Patients. Fam Pract Res J 7(3).

Scherer, G.; Held, M.; Erdel, M.; Meschede, D.; Horst, J.; Lesniewicz, R.; Midro, A.T. (1998): Three novel SRY mutations in XY gonadal dysgenesis and the enigma of XY gonadal dysgenesis cases without SRY mutations. Cytogenet Cell Genet 80: 188 – 92.

Schiavi, R.C.; Theilgaard, A.; Owen, D.R.; White, D. (1988): Sex chromosome anomalies, hormones, and sexuality. Arch Gen Psychiat 45: 19 – 24.

Schiavi, R.C.; Schreiner-Engel, P.; Mandeli, J.; Schanzer, H.; Cohen, E. (1990): Healthy aging and male sexual function. Am J Psychiat 147 (6): 766 – 71.

Schiavi, R.C.; Mandeli, J.; Schreiner-Engel, P.; Chambers A. (1991): Aging, Sleep Disorders, and Sexual Function. Biol Psychiat 30: 15 – 24.

Schiavi, R.C.; Rehman, J. (1995): Sexuality and aging. Urol Clin North Am 22: 711 – 26.

Schiavi, R.C. (1996): Sex therapy with aging men. In: Matsumoto, S. (Ed): Sexuality and Human Bonding. Amsterdam: Elsevier: 41 – 44.

Schiefenhövel, W. (1988): Geburtsverhalten und reproduktive Strategien der Eipo. Ergebnisse humanethologischer und ethnomedizinischer Untersuchungen im zentralen Bergland von Irian Jaya (West-Neuguinea). Berlin: Reimer 1988.

Schiefenhövel, W.; Uher, J.; Krell, R. (1993): Eibl-Eibesfeldt. Sein Schlüssel zur Verhaltensforschung. München: Langen Müller.

Schill, W.-B.; Przybilla, B. (1983): Arzneimittelnebenwirkungen auf Sexualverhalten und Fertilität des Mannes. Internist 24: 346 – 355.

Schirren, C. (1995): Interdisziplinäre Kooperation in der Reproduktionsmedizin. In: Schirren et al.

Schirren, C.; Leidenberger F.; Frick-Bruder, V.; Hirsch, G.E.; Rudolf K.; Schütte B. (1995): Unerfüllter Kinderwunsch. Köln: Dt Ärzte-Vlg (2. Aufl).

Schmauch, U. (1996): Probleme der männlichen sexuellen Entwicklung. In: Sigusch (Hg).

Schmidt, G. (1984): Helfer und Verfolger. Die Rolle von Wissenschaft und Medizin in der Homosexuellenfrage. Mitt d Magnus-Hirschfeld-Ges 3: 21 – 32.

Schmidt, G.; Klusmann, D.; Zeitschel, U. (1992): Veränderungen der Jugendsexualität zwischen 1970 und 1990. Zs Sexualf 5 (3): 191 – 218.

Schmidt, G. (Hg) (1993): Jugendsexualität. Sozialer Wandel, Gruppenunterschiede, Konfliktfelder. Stuttgart: Enke.

Schmidt, G. (1996): Paartherapie bei sexuellen Funktionsstörungen. In: Sigusch (Hg).

Schmidt, G.; Klusmann, D.; Matthiesen, S.; Dekker, A. (1998): Veränderungen des Sexualverhaltens von Studentinnen und Studenten 1966 – 1981 – 1996. Beitr Sexualf, H. 76: 118 – 36.

Schmidt, H.D. (1970): Allgemeine Entwicklungspsychologie. Berlin/DDR: Dt Vlg d Wissenschaften.

Schnabl, C. (1983): Untersuchungen zur möglichen neuroendokrinen Prädisposition der Transsexualität. Med Diss A, Humboldt-Univ Berlin (unveröff).

Schneider, H.P.G. (Hg) (1989): Klinik der Frauenheilkunde und Geburtshilfe. Bd. 2: Sexualmedizin – Infertilität – Familienplanung. München etc: Urban & Schwarzenberg.

Schorsch, E. (1971): Sexualstraftäter. Stuttgart: Enke.

Schorsch, E.; Galedary, G.; Haag, A.; Hauch, M.; Lohse, H. (1985): Perversion als Straftat. Dynamik und Psychotherapie. Berlin, Heidelberg: Springer.

Schorsch, E. (1989): Versuch über Sexualität und Aggression. Zs Sexualf 2: 14 – 28.

Schover, L.R.; Evans, R.B.; von Eschenbach, A.C. (1987): Sexual rehabilitation in a cancer center: Diagnosis and outcome in 384 consultations. Arch Sex Behav 16: 445 – 461.

Schover, L.R.; Leiblum, S.R. (1994): The stagnation of sex therapy. J Psychol Hum Sex 6: 5 – 30.

Schover, L.R. (1995): It's not all in your head: integrating sex therapy and surgery in treating a case of chronic vulvar pain. In: Rosen & Leiblum (Eds).

Schover, L.R.; Yetman, R.J.; Tuason, L.J. et al. (1995): Partial mastectomy and breast reconstruction. A comparison of their effects on psychosocial adjustment, body image, and sexuality. Cancer 75 (1): 54 – 64.

Schreiner-Engel, P.; Schiavi, R. C. (1986): Lifetime Psychopathology in Individuals with Low Sexual Desire. J Nerv Ment Disease 174(11).

Schubart, W. (1978): Religion und Eros (1941). München: Beck.

Schüßler, G. (1995): Psychosomatik/Psychotherapie systematisch. Lorch: Uni-Med Vlg.

Schultheiss, D.; Jonas, U. (1997): Penisimplantate („Penisprothesen"). In: Stief, C.G.; Hartmann, U.; Höfner, K.; Jonas, U. (Hg) (1997).

Schumacher, G.H. (1986): Embryonale Entwicklung des Menschen. Berlin/DDR: Volk & Gesundheit (7. überarb Aufl).

Schumann, H.-J. v. (1980).: Erotik und Sexualität in der zweiten Lebenshälfte. Stuttgart: Hippokrates.

Schuth, W.; Neulen, J.; Breckwoldt, M. (1989): Ein Kind um jeden Preis? Psychologische Untersuchungen an Teilnehmern eines in-vitro-Fertilisations-Programms. Ethik in der Medizin 1: 206 – 221.

Scott, G.G. (1983): Erotic power: An exploration of dominance and submission. Seaucus, NJ: Citadel Press.

Segraves, K.B.; Segraves, R.T. (1986): Differentiation of biogenic and psychogenic impotence with the Eysenck Personality Questionnaire and the Inventory of Sexual Attidudes. Person Individ Diff 7: 423–425.

Segraves, R.T. et al. (1982): Spontaneous remission in erectile impotence. Behav Res Therap 20: 89 – 91.

Segraves, R.T. (1989): Effects on psychotropic drugs on human erection and ejaculation. Arch Gen Psychiat 46: 275 – 284.

Segraves, R.T.; Segraves, K.B. (1991): Hypoactive Sexual Desire Disorder: Prevalence and Comorbidity in 906 Subjects. J Sex Marit Therap 17(1).

Segraves, R.T.; Segraves, K.B. (1993): Medical aspects of orgasm disorders. In: O´Donohue & Geer (Eds).

Seifert, D. (2000): LHRH-Analoga bei der Behandlung von Sexualstraftätern. Sexuologie 7: 1 – 11.

Semans, J. (1956): Premature ejaculation. South Med J 49: 352 – 358.

Semprini, A.E.; Castagna, C.; Fiore, S. et al. (1999): Assisted conception in fertile and infertile HIV-discordant couples. In: Jäger, H. (Hg): Mit AIDS leben. Prävention, Therapie, Behandlungsalternativen, psychosoziale Aspekte. Landsberg: Ecomed: 317 – 319.

Sevely, J.L. (1987): Eve's secrets. A new theory of female sexuality. New York: Random House (dt. Evas Geheimnisse. Neue Erkenntnisse zur Sexualität der Frau. München: Droemer Knaur 1988).

Shabsigh, R. (1996): Impotence on the rise as a urological subspecialty. J Urol 155: 924 – 925.

Shabsigh, R. (1997): The effects of testosterone on the cavernous tissue and erectile function. World J Urol 15: 21 – 26.

Shankman, P. (1996): The history of Samoan sexual conduct and the Mead-Freeman controversy. Am Anthropol 98: 555 – 67.

Shaywitz, B.A.; Shaywitz, S.E.; Pugh, K.R.; Constable, R.T.; Skudlarski, P.; Fulbright, R.K.; Bronen, R.A.; Fletcher, J.M.; Shankweller, D.P.; Katz, L.; Gore, J.C. (1995): Sex differences in the functional organization of the brain for language. Nature 373: 607ff.

Shepher, J. (1971): Mate Selection among Second-Generation Kibbutz Adolescents and Adults: Incest Avoidance and Negative Imprinting. Arch Sex Behav 1: 293 – 307.

Shepher, J. (1983): Incest – A Biopsychosocial View. New York, London: Academic Press.

Sichtermann, B. (1986): Weiblichkeit. Zur Politik des Privaten. Berlin: Wagenbach.

Siegel, J.M.; Yancey, A.K.; Aneshensel, C.S.; Schuler, R. (1999): Body image, perceived pubertal timing, and adolescent mental health. J Adolesc Health 25: 155 – 65.

Siegel, S.F.; Finegold, D.N.; Lanes, R.; Lee, P.A. (1990): ACTH stimulation tests and plasma dehydroepiandrostenedione sulfate levels in woman with hirsutism. N Engl J Med 323: 849 – 54.

Sievers, S. (1977): Psychische und sexuelle Reaktionen nach Hysterektomie. Fortschr Med 95: 1146.

Sigusch, V.; Meyenburg, B.; Reiche, R. (1979): Transsexualität. In: Sigusch, V. (Hg) Sexualität und Medizin. Köln: Kiepenheuer: 249 – 311.

Sigusch, V. (Hg) (1980): Therapie sexueller Störungen. Stuttgart: Thieme (2. Aufl).

Sigusch, V.; Reiche, R. (1980): Die Untersuchung und Behandlung transsexueller Patienten. In: Sigusch (Hg): 293 – 326.

Sigusch, V.; Schorsch, E.; Dannecker, M.; Schmidt, G. (1982): Official statement by the German Society for Sex Research on the research of Prof. Dr. Günter Dörner on the subject of homosexuality. Guest Editorial. Arch Sex Behav 11: 445 – 49.

Sigusch, V. (Hg) (1996): Sexuelle Störungen und ihre Behandlung. Stuttgart: Thieme.

Sikora, R.; Sohn, M.; Bosshardt, R.; Jakse, G. (1992): Trazodone in diagnosis and therapy of erectile dysfunction. Int J Impot Res 4: A100.

Silverstein, C. (1984): The ethical and moral implications of secual classification: A commentary. J Homosex 9: 29 – 38.

Simon, W. (1990): Die Postmodernisierung der Sexualität. Zs Sexualf 3: 99 – 114.

Sinclair, A.H.; Berta, P.; Palmer, M.S.; Hawkins, J.R.; Griffiths, B.L.; Smith, M.J.; Foster, J.W.; Frischauf, A.M.; Lovell-Badge, R.; Goodfellow, P.N. (1990): A gene from the human sex-determining region encodes a protein with homology to a conserved DNA-binding motif. Nature 346: 240 – 44.

Singer, C.; Weiner, W.J.; Sanchez-Ramos, J.R.; Ackerman, M. (1989): Sexual Dysfunction in Men with Parkinson's Disease. J Neur Rehab 3: 199 – 204.

Singh, D.; Luis, S. (1995): Ethnic and gender consensus for the effect of waist-to-hip ratio on judgment of women´s attractiveness. Human Nature 6: 51 – 65.

Singh, D.; Vidaurri M.; Zambarano, R.J.; Dabbs J.M. Jr. (1999): Lesbian erotic role identification: behavioral, morphological, and hormonal correlates. J Pers Soc Psychol 76: 1035 – 49.

Sinnecker, G.H.G. (1999): Störungen der Keimdrüsen und der sexuellen Entwicklung. In: Kruse, K. (Hg):

Pädiatrische Endokrinologie. Stuttgart: Thieme: 167 – 226 (2. Aufl).

Sipova, I.; Starka, L. (1977): Plasma testosterone values in transsexual women. Arch Sex Behav 6: 477 – 81.

Sippell, W.G.; Knorr, D. (1991): Erkrankungen der endokrinen Drüsen. In: Betke, K.; Künzer, W.; Schaub, J. (Hg.): Lehrbuch der Kinderheilkunde. Stuttgart, New York: Thieme: 649 – 99 (6. Aufl).

Sitsen, J.M.A. (Ed) (1988): The pharmacology and endocrinology of sexual function. Handbook of sexology. Vol VI. Amsterdam: Elsevier.

Slijper, F.M.E.; Drop, S.L.S.; Molenaar, J.C.; de Muinck Keizer-Schrama, S.M.P.F. (1998): Long-term psychological evaluation of intersex children. Arch Sex Behav 27: 125 – 44.

Smith, A.D. (1981): Causes and classification of impotence. Urol Clin N Am 8: 79.

Sökeland, J. (1993): Urologie. Stuttgart: Thieme (11. Aufl).

Sohn, M.; Bosinski, H.A.G.; Gonzoulis-Mayfrank, E.; Ebel, H.; von Saldern, S.; Löffler, D.; Jakse, G. (1996): Interdisziplinäre Konzepte zur operativen Geschlechtstransformation bei Transsexuellen. Urologe A 35: 26 – 34.

Sohn, M. (1998): OP-Techniken und Ergebnisse bei Geschlechtsumwandlungen. Psycho 24, Sonderausg II/98: 94 – 99.

Solstad, K.; Hertoft, P. (1993): Frequency of sexual problems and sexual dysfunction in middle-aged Danish men. Arch Sex Behav 22: 51.

Somlyo, A.P.; Somlyo, A.V. (1994) Signal transduction and regulation in smooth muscle. Nature 372: 231 – 236.

Sommer, V. (1990): Wider die Natur? Homosexualität und Evolution. München: Beck.

Sonnenberg-Schwan, U. (1999): Der Kinderwunsch HIV-positiver Frauen und Möglichkeiten der Verwirklichung. In: Jäger, H. (Hg): Mit AIDS leben. Prävention, Therapie, Behandlungsalternativen, psychosoziale Aspekte. Landsberg: Ecomed: 304 – 312.

Sorensen, K.; Nielsen, J. (1977): Twenty psychotic males with Klinefelter´s syndrome. Acta Psychiat Scand 56: 249 – 55.

Sorensen, K. (1992): Physical and mental development of adolescent males with Klinefelter´s Syndrome. Horm Res 37 (Suppl): 55 – 61.

Spector, I.P.; Carey, M. P. (1990): Incidence and Prevalence of the Sexual Dysfunctions: A Critical Review of the Empirical Literature. Arch Sex Behav 19(4).

Spector, I.P.; Fremeth, Sh.M. (1996): Sexual Behaviors and Attitudes of Geriatric Residents in Long-Term Care Facilities. J Sex Marit Therap 22: 235 – 246.

Speidel, H. (1996): Urologische Erkrankungen. In: Jores, A. (Hg): Praktische Psychosomatik. Bern: Huber: 314 – 324 (3. Aufl).

Speiser, P.W.; Dupont, B.; Rubinstein, P.; Piazza, A.; Kastelan, A.; New, M.I. (1985): High frequency of nonclassical steroid 21-hydroxylase deficiency. Am J Hum Genet 37: 650 – 67.

Speiser, P.W.; New, M.I.; Tannin, G.M.; Pickering, D.; Yang, S.Y.; White, P.C. (1992): Genotype of Yupik Eskimos with congenital adrenal hyperplasia due to 21-hydroxylase deficiency. Human Genetics 88: 647 – 48.

Spence, J.T.; Helmreich, R.L. (1978): Masculinity and femininity: Their psychological dimensions, correlates and antecedents. Austin: Univ of Texas Press.

Spengler, A. (1977). Manifest sadomasochism of males: Results of an empirical study. Arch Sex Behav 6: 441 – 456.

Spiro, M.E. (1958): Children of the Kibbutz. Cambridge: Harvard Univ Press.

Spitz, R.A. (1985): Vom Säugling zum Kleinkind. Stuttgart: Klett-Cotta.

Spivack, A.P.; Peterson, C.A.; Cowley C. et al (1997): Long-term safety profile of transurethral alprostadil for the treatment of erectile dysfunction. J Urol 157: 203A.

Springer-Kremser, M.; Leithner, K. (1997): Die Sexualität der älteren Frau. In: Wiegand M.H.; Kockott, G. (Hg): Partnerschaft und Sexualität im höheren Lebensalter. Wien, New York: Springer: 1 – 8.

Stackl, W.; Hasun, R.; Marberger, M. (1988): Intracavernous injection of prostaglandin E1 in impotent men. J Urol 140: 66 – 68.

Staples, R. et al. (1980): A reevaluation of MMPI discriminators of biogenic and psychogenic impotence. J Consult Clin Psychol 48: 543–545.

Starke, K. (1997): Epidemiologische und demographische Aspekte erektiler Dysfunktionen. In: Knispel, H.H.; Schmedemann, R. (Hg): Erektile Dysfunktion. Bad Wörishofen: Blickpunkt Medizin.

Starr, B.D. (1985): Sexuality and aging. Ann Rev Geront Geriat 5: 97 – 126.

Stauber, M. (1988): Psychosomatik der sterilen Ehe. In: Schirren, C.; Semm, K. (Hg): Fortschritte der Fertilitätsforschung 17. Berlin: Grosse.

Stauber, M. (1989): Psychosoziale Aspekte der Infertilität. In: Schneider (Hg): 475 – 482.

Stauber, M. (1995): Psychosomatic Gynaecology and Obstetrics. An international survey. In: Bitzer & Stauber (Eds): 3 – 10.

Stauber, M.; Kentenich, A.; Richter, D. (Hg) (1999): Psychosomatische Geburtshilfe und Gynäkologie. Berlin etc: Springer.

Steers, W.D. (1998): Meta-analysis of the efficacy of sildenafil (Viagra) in the treatment of severe erectile dysfunction. J Urol 159(5) Suppl A910.

Stegemann, C.; Knussmann, R. (1984): Empirische Untersuchung zur Paarungssiebung geschlechtsspezifischer Körpermerkmale. Homo 35: 273 – 285.

Stein, D.J.; Hollander, E.; Anthony, D.T.; Schneider, F.R.; Fallon, B.A.; Liebowitz, M.R. (1992): Serotonergic medications for sexual obsessions, sexual addictions, and paraphilias. J Clin Psychiat 53: 267 – 271.

Stenager, E.; Stenager, E.L.; Jensen, K. (1992): Sexual Aspects of Multiple Sclerosis. Semin Neurol 12: 120 – 124.

Stief, C.G.; Holmquist, F.; Allhoff, E.P.; Andersson, K.E.; Jonas, U. (1991): Preliminary report on the effect of the nitric oxide donor SIN-1 on human cavernous tissue in vivo. World J Urol 9: 237.

Stief, C.G.; Benard, F.; Bosch, R.; Aboseif, S.; Wetterauer, U.; Lue, T.F.; Tanagho, E.A. (1993): Calcitonin gene-related peptide: possibly neurotransmitter contributes to penile erection in monkeys. Urology 41: 397 – 401.

Stief, C.G.; Hartmann, U.; Höfner, K.; Jonas, U. (Hg) (1997): Erektile Dysfunktion. Diagnostik und Therapie. Berlin etc: Springer.

Stief, C.G.; Hartmann, U.; Truss, M.C.; Jonas, U. (Hg) (1999): Zeitgemäße Therapie der erektilen Dysfunktion. Berlin etc: Springer.

Stiver, I. (1984): The meanings of dependency in female-male relationships. Work in Progress: 83 – 07.

Stock, W. (1984): Sex roles and sexual dysfunction. In Widom, C. (Ed): Sex roles and psychopathology. New York: Plenum.

Stoller, R.J. (1968): Sex and gender. New York: Science House.

Stoller, R.J. (1972): Etiological factors in female transsexualism: A first approximation. Arch Sex Behav 2: 47 – 64.

Stone, K.M.; Grimes, D.A.; Magder, L.S. (1986): Primary prevention of sexually transmitted diseases. J Amer Med Ass 13: 255.

Strauss, B. (1991): Psychosomatik der Sterilität und Sterilitätsbehandlung. Stuttgart: Enke.

Strauß, B. (Hg) (1998): Psychotherapie der Sexualstörungen. Stuttgart: Thieme.

Street, M. (1989): Jäger und Schamanen. Mainz: Röm.-German. Zentralmuseum.

Su, H.; Lau, Y.F. (1993): Identification of the transcriptional unit, structural organization, and promotor sequence of the human sex-determining region Y (SRY) gene, using a reverse genetic approach. Am J Hum Genet 52: 24 – 38.

Supp, B. (1998): Mars schlägt Venus. Der Spiegel, Nr. 9: 128 – 31.

Suzuki, Y.; Sasagawa, I.; Nakada, T.; Onmura, Y. (1999): Bilateral cryptorchidism associated with terminal deletion of 10q. Urol Int 61: 186 – 87.

Swaab, D.F.; Fliers, E. (1985): A sexually dimorphic nucleus in the human brain. Science 228: 1112 – 15.

Swaab, D.F.; Roozendaal, B.; Ravid, R.; Velis, D.N.; Gooren, L.; Williams, R.S. (1987): Suprachiasmatic nucleus in aging, Alzheimer's disease, transsexuality and Prader-Willi syndrome. Prog Brain Res 72: 301 – 10.

Swaab, D.F.; Hofmann, M.A. (1988a): Sexual differentiation of the human brain. Neuroendocrinol Lett 10: 222.

Swaab, D.F.; Hofmann, M.A. (1988b): Sexual differentiation of the human hypothalamus: Ontogeny of the sexually dimorphic nucleus of the preoptic area. DEV Brain Res 44: 314 – 18.

Swaab, D.F.; Hofmann, M.A. (1990): An enlarged suprachiasmatic nucleus in homosexual men. Brain Res 537: 141 – 48.

Swaab, D.F.; Hofmann, M.A.; Lucassen, P.J.; Purba, J.S.; Raadsheer, F.C.; Van de Neus, J.A.P. (1993): Functional neuroanatomy and neuropathology of the human hypothalamus. Anat Embryol 187: 317ff.

Sydow, K.v. (1993): Lebenslust. Weibliche Sexualität von der frühen Kindheit bis ins hohe Alter. Bern: Huber.

Sydow, K.v. (1997): Partnerschaften älterer Menschen. In: Wiegand M.H.; Kockott, G. (Hg): Partnerschaft und Sexualität im höheren Lebensalter. Wien, New York: Springer: 15 – 28.

Szasz, G.; Paty, D.; Maurice, W.L. (1984): Sexual Dysfunction in Multiple Sclerosis. Ann N.Y. Acad of Sciences 436: 443 – 452.

Szasz, G. (1989): Sexuality in persons with severe physical disability: A guide to the physician. Can Fam Physician 35: 345 – 351.

Talmon, G.Y. (1964): Mate Selection in Collective Settlements. Am Social View 29: 408 – 491.

Tanner, J.M. (1962): Wachstum und Reifung des Menschen. Stuttgart: Thieme.

Taylor, G.R. (1977): Kulturgeschichte der Sexualität. Frankfurt/M: S.Fischer.

Temeck, J.W.; Pang, S.Y.; Nelson, C.; New, M.I. (1987): Genetic defects of steroidogenesis in premature pubarche. J Endocrinol Metab 64: 609 – 17.

Terhorst, B. (1992): Erektile Dysfunktion und ihre andrologisch-urologischen Grundlagen. In: Diabetes-Akademie Bad Mergentheim (Hg): Erektile Dysfunktion bei Diabetes mellitus. Traunstein: Chiemgau-Druck: 6 – 30.

Theilgaard, A. (1984): A psychological study of the personalities of XYY- and XXY-men. Acta Psychiat Scand Suppl. 315: 1 – 133.

Thom, A. (1992): Langfristige psychosoziale Folgen bei Vergewaltigungsopfern. Med Diss Univ Kiel.

Thomsen, H.; Bauermeister, M.; Wille, R. (1992): Zur Kindestötung unter der Geburt. Eine Verbundstudie über die Jahre 1980 – 1989. Rechtsmed 2: 135 – 142.

Tiefer, L. (1988): A feminist critique of the sexual dysfunction nomenclature. Women & Therapy 7: 5 – 21.

Tissot, S.A.D. (1760/1905): L´onanisme. Dissertation sur les maladies produites par la masturbation. Paris: Bossange, Masson & Besson. Zit.n. Giese, H. (Hg) (1967): Die sexuelle Perversion. Frankfurt/M: Akad Verlagsges: 10 – 18.

Tobin, M.; Mortimer, P.S.; Meyer, L.; Lacey, J.H. (1993): The psychological morbidity of brest cancer related arm swelling. Cancer 72 (11): 3348 – 3352.

Trabant, J. (1986): Apeliotes oder Der Sinn der Sprache. München: Fink.

Traish, A.M., Carson, M.P.; Kim, N.; Goldstein, I.; de Tejada, I.S. (1990): Characterization of muscarinic acetylcholine receptors in human penile corpus cavernosum: studies on whole tissue and cultured endothelium. J Urol 144: 1036 – 1040.

Truss, M.C.; Becker, A.J.; Thon, W.F.; Kuczyk, M.; Djamilian, M.H.; Stief, C.G.; Jonas, U. (1994a): Intracavernous calcitonin gene-related peptide plus prostaglandin E1: possible alternative to penile implants in selected patients. Eur Urol 26: 40 – 45.

Truss, M.C.; Becker, A.J.; Djamilian, M.H.; Stief, C.G.; Jonas, U. (1994b): The role of the nitric oxide donor linsidomine chlorhydrate (SIN-1) in the diagnosis and treatment of erectile dysfunction. Urology 44 (4): 553 – 556.

Truss, M.C.; Becker A.J.; Schultheiss, D.; Jonas, U. (1997): Intracavernous Pharmacotherapy. World J Urol 15(1): 71 – 77.

Tuiten, A.; Van Honk, J.; Koppeschaar, G.; Bernaards, C.; Thijssen, J.; Verbaten, R. (2000): Time course of effects of testosterone administration on sexual arousal in women. Arch Gen Psychiat 57: 149 – 53.

Turner, W.J. (1995): Homosexuality, Type 1: An Xq28 phenomenon. Arch Sex Behav 24: 109 – 34.

Ueno, M. (1963): The so called coital death. Jpn J Leg Med: 17 – 535.

Uexküll, Th.v. (Hg) (1990): Psychosomatische Medizin. München: Urban & Schwarzenberg (4. Aufl).

Uitti, R.J.; Tanner, C.M.; Rajput, A.H.; Goetz, C.G.; Klawans, H.L.; Thiessen, B. (1989): Hypersexuality with Antiparkinson Therapy. Clin Neuropharmacol 12(5): 375 – 383.

Uva, J. L. (1995): Review autoerotic asphyxiation in the United States. J Forensic Sciences 40: 574 – 581.

Vaih-Koch, S. R.; Bosinski, H. A. G. (1999): Childhood Attention-Deficit Hyperactivity Disorder and Conduct Disorder in 121 Sex Offenders. Poster presented at the 25th Annual Meeting of the International Academy of Sex Research. Stony Brook, NY, 23 – 26.6.

Vandereycken, W. (1996): Verhaltenstherapie bei sexuellen Funktionsstörungen. In: Meermann, R.; Vandereycken, W. (Hg): Verhaltenstherapeutische Psychosomatik. Stuttgart: Schattauer.

Varon, J.; Laufer, M.D.; Sternbach, G.L. (1991): Recurrent Pneumoperitoneum following vaginal insufflation. Am J Emerg Med 9: 447 – 448.

Ventegodt, S. (1998): Sex and the Quality of Life in Denmark. Arch Sex Behav 27(3).

Vincent, C.E. (Hg) (1964): Human sexuality in medical education and practice. Springfield Ill: Thomas.

Virag, R. (1982): Intracavernous injection of papaverine for erectile failure. Lancet 2: 938.

Vogt, H.-J. (1980): Andrologie. In: Eicher (Hg): 117ff.

Vogt, H.-J.; Loewit, K.; Wille, R.; Beier, K.M.; Bosinski, H.A.G. (1995): Zusatzbezeichnung „Sexualmedizin" – Bedarfsanalyse und Vorschläge für einen Gegenstandskatalog. Sexuologie 2(2): 65 – 89.

Vogt, H.-J.; Hutner, G. (1997): HIV-/AIDS-Phobie. In: Brockmeyer, N.H.; Mertins, L. (Hg): HIV-Infekt. Berlin etc: Springer: 152 – 158.

Volbert, R. (1995): Zum Sexualverhalten und Sexualwissen von Kindern. Sexuologie 2: 166 – 78.

Volbert, R. (1997): Sexuelles Verhalten von Kindern: Normale Entwicklung oder Indikator für sexuellen Mißbrauch. In: Amann & Wipplinger (Hg): 385 – 398.

Volckart, B. (1990): Maßregelvollzug und Schweigepflicht. Recht & Psychiatrie 8: 158 – 165.

Volk, P.; Hilgarth, M.; Kolter, J. (1979): Zur Viktimologie des Sexualverbrechens. Nachuntersuchungen der Opfer und Konsequenzen für Verhalten, Prophylaxe und Therapie. MMW 121: 1279 – 1284.

Volk, P.; Hilgarth, M.; Lange-Joest, Ch.; Birmelin, G.; Boesken, S.; Schempp, W.; Diebold, W. (1985): Vergewaltigungstäter – Versuche einer Typologie nach pychischen und kriminologischen Kriterien. Genetische und endokrinologische Untersuchungen. In: Walther, G.; Haffner, H.T. (Hg): Festschrift für Horst Leithoff. Heidelberg: Kriminalistik Vlg: 469 – 485.

Vollmoller, W.v. (1988): Zum Thema AIDS in der Psychiatrie und Psychotherapie: Spezielle psychodynamische und psychopathologische Aspekte anhand eines Falles mit „AIDS-Phobie". Psychosom Med Psychoanal 34: 351 – 360.

Voyer, D.; Voyer, S.; Bryden, M.P. (1995): Magnitude of sex differences spatial abilities: A meta-analysis and consideration of critical variables. Psychol Bull 117: 250 – 70.

Waal, F.B.M. de (1987): Tension regulation and non-reproductive functions of sex in captive bonobos (pan paniscus). Nat Geogr Res 3: 318 – 35.

Waal, F.B.M. de (1991): Wilde Diplomaten. Versöhnung und Entspannungspolitik bei Affen und Menschen. München: Hanser.

Wabrek, A.J.; Burchell, R.C. (1980): Male sexual dysfunction associated with coronary heart disease. Arch Sex Behav 9: 69 – 75.

Wachter, I. (1999): Gynäkologische Befunde bei sexuell mißbrauchten Mädchen. Vortrag auf der 6. Jahrestagung der Akademie für Sexualmedizin, Kiel, 13.–15.5.

Wacke, A. (1989): Vom Hermaphroditismus zum Transsexuellen. In: Eyrich, H.; Odersky, W.; Säcker, F. (Hg): Festschrift für Kurt Rebmann zum 65. Geburtstag. München: Beck: 861 – 903.

Wagener, R.; Winkelhausen, E. (1999): Psychologische Tests in der Psychiatrie. Teil II: Störungsspezifische klinische Tests. Spektr Psychiat Psychother Nervenheilk 28(2): 30–42.

Wagner, G.; Gerstenberg, T. (1987): Intracavernous injection of vasoactive intestinal polypeptide (VIP) does not induce erection in men per se. World J Urol 5: 171 – 177.

Wagner, G.; Gerstenberg, T. (1988): Vasoactive intestinal polypeptide facilitates normal erection. Third Biennial World Meeting on Impotence, Boston: 146.

Wagner, H. (1989): Intrauterine Kontrazeption. In: Schneider (Hg): 283 – 310.

Waldhauser, M.; Schramek, P. (1988): Efficiency and side effects of prostaglandin E1 in the treatment of erectile dysfunction. J Urol 140: 525 – 527.

Walfish, S.; Myerson, M. (1980): Sex role identity and attitudes toward sexuality. Arch Sex Behav 9: 199ff.

Wallen, K. (1996): Nature needs nurture: The interaction of hormonal and social influences on the development of behavioral sex differences in rhesus monkeys. Hormones & Behavior 30: 364 – 78.

Walsh, M.P. (1993): Regulation of vascular smooth muscle. Can J Physiol Pharmacol 72: 919 – 936.

Warne, G.L. (1998): Advances and challenges with intersex disorders. Reprod Fertil Dev 10: 79 – 85.

Watzlawick, P.; Beavin, J.H.; Jackson, D.D. (1969): Menschliche Kommunikation. Bern etc: Huber.

Weigel, M; Beichert, M.; Melchert, F. (1999): Assistierte Reproduktion bei HIV-Infektion des Ehepartners. Reproduktionsmed 15: 410 – 418.

Weinberg, S. (1955): Incest behavior. New York: Citadel Press.

Weinrich, J.D. (1987): A new sociobiological theory of homosexuality applicable to societies with universal marriage. Ethology & Sociobiology 8: 37 – 47.

Weinrich, J.D. (1990): The Kinsey Scale in biology, with a note on Kinsey as biologist. In: McWhirter, D.P.; Sanders, S.A.; Reinisch, J.M. (Eds): Homosexuality – Heterosexuality. Concepts of sexual orientation. Oxford Univ Press.

Weinrich, J.D. (1995): Biological research on sexual orientation: A critique of the critics. J Homosex 28: 197 – 213

Weis, K. (1982): Die Vergewaltigung und ihre Opfer. Eine viktimologische Untersuchung zur gesellschaftlichen Bewertung und individuellen Betroffenheit. Stuttgart: Enke.

Weller, U.; Jorch, G. (1993): Aktuelle Perzentilenkurven für Körpergewicht, Körperlänge und Kopfumfang von Neugeborenen ab 25 SSW. Mschr Kinderheilkd 141: 665 – 669.

Wellisch, D.K.; Jamison, K.R.; Pasnau, R.O. (1978): Psychosocial aspects of mastectomy. II: The man´s perspective. Am J Psychiat 135(5): 543 – 546.

Wermuth, L.; Stenager, E. (1992): Sexual Aspects of Parkinson's disease. Semin Neurol 12(2): 125 – 126.

Wesiack, W. (1984): Psychosomatische Medizin in der ärztlichen Praxis. München etc: Urban & Schwarzenberg.

Wesiack, W. (1990): Das ärztliche Gespräch – Versuch einer Strukturanalyse. In: Uexküll (Hg): 258–264.

Wessel, J. (1998): Die nicht wahrgenommene (verdrängte) Schwangerschaft. Eine prospektive Untersuchung aus geburtsmedizinischer Sicht unter Berücksichtigung endokrinologischer, psychosomatischer und epidemiologischer Aspekte. Med Habil Humboldt-Univ Berlin.

Wessel, J.; Dudenhausen, J.; Schönegg, W.; Schmidt-Gollwitzer, K. (1990): Abgewehrte Schwangerschaftswahrnehmung. Zum Bild der Schwangerschaftsverdrängung. Münch Med Wschr 132: 376ff.

Wessel, K.F.; Bosinski, H.A.G. (Hg.) (1992): Interdisziplinäre Aspekte der Geschlechterverhältnisse in einer sich wandelnden Zeit. Bielefeld: Kleine.

West, D.J.; Roy, C.; Nichols, F.L. (1978): Understanding Sexual Attacks. London: Heinemann.

Westermarck, E. (1891): The History of Human Marriage. London 1921 (5. erw Aufl).

Wetzels, P. (1997): Prävalenz und familiäre Hintergründe sexuellen Kindesmißbrauchs in Deutschland: Ergebnisse einer repräsentativen Befragung. Sexuologie 4(2): 89 – 107.

Wetterauer, U. (1991): Intracavernous pharmacotherapy for erectile dysfunction. In: Jonas, U., Thon, W. F.; Stief, C. G.: Erectile Dysfunction. Berlin etc: Springer: 221 – 235.

Whitam, F.L. (1980): The prehomosexual male child in three societies: The United States, Guatemala, Brazil. Arch Sex Behav 9: 87 – 99.

Whitam, F.L. (1983): Culturally invariable properties of male homosexuality: Tentative conclusions from cross-cultural research. Arch Sex Behav 12: 207 – 20.

Whitam, F.L.; Mathy, R.M. (1991): Childhood cross-gender behavior of homosexual females in Brazil, Peru, the Philippines, and the United States. Arch Sex Behav 20: 151 – 70.

Whitam, F.L.; Daskalos, C.; Sobolewski, C.G.; Padilla, P. (1998): The emergence of lesbian sexuality and identity cross-culturally: Brazil, Peru, the Philippines, and the United States. Arch Sex Behav 27: 31ff.

Whiting, B.B.; Whiting, J.W.M. (1975): Children of six cultures. Cambridge: Harvard Univ Press.

Whiting, B.B. (1979): Contributions of anthropology to the study of gender identity, gender role, and sexual behavior. In: Katchadourian, H.A. (Ed.): Human sexuality. A comparative and developmental perspective. Berkeley: Univ of California Press: 320 – 31.

WHO (Weltgesundheitsorganisation) (1975): Technical Report Series Nr. 572. Education and Treatment in Human Sexuality: The Training of Health Professionals.

WHO (1993): Internationale Klassifikation psychischer Störungen: ICD-10, Kapitel V (F): Klinisch-diagnostische Leitlinien. Bern: Huber.

WHO (1994): Internationale Klassifikation psychischer Störungen: ICD-10, Kapitel V (F): Forschungskriterien. Bern: Huber.

Wickler, W. (1969): Sind wir Sünder? Naturgesetze der Ehe. München: Droemer.

Wickler, W.; Seibt, O. (1984): Männlich-weiblich. Der große Unterschied und seine Folgen. München: Piper (2. Aufl).

Wieacker, P.; Flecken, U.; Breckwoldt, M. (1992): Ein Fall von pseudovaginaler, perineoskrotaler Hypospadie mit 5alpha-Reduktase Defizienz. Geburtsh & Frauenheilkde 52: 126 – 28.

Wilcox, A.J.; Baird, D.D.; Weinberg, C.R.; Hornsby, P.P.; Herbst, A.L. (1995): Fertility in men exposed prenatally to diethylstilbestrol (DES). N Engl J Med 332: 1411 – 16.

Wille, R. (1968): Die forensisch-psychopathologische Beurteilung der Exhibitionisten, Pädophilen, Inzest- und Notzuchttäter. Med Habil Univ Kiel.

Wille, R.; Beier, K.M. (1989): Castration in Germany. Ann Sex Res 2: 103 – 133.

Wille, R. (1990): Cyproteronacetat: Rechtliche und ethische Aspekte. In: Wille, R.; Schumacher, W.; Andrzejak, N. (Hg): Zur Therapie von sexuell Devianten. Berlin: Diesbach: 91 – 99.

Wille, R.; Kröhn, W. (1990): Der sexuelle Gewalttäter: Persönlichkeitsstruktur und Therapiemöglichkeiten. In: Deutsche Richterakademie (Hg): Gewalt an Frauen – Gewalt in der Familie. Heidelberg: Müller: 87ff.

Wille, R.; Beier, K.M. (1994): "Verdrängte" Schwangerschaft und Kindestötung: Theorie-Forensik-Klinik. Sexuologie 2: 75 – 100.

Wille, R.; Beier, K.M. (1997): Nachuntersuchungen von kastrierten Sexualstraftätern. Sexuologie 4(1): 1ff.

Willers, B.; Engelhardt, L.; Pelz, L. (1996): Sexual maturation in East German boys. Acta Paediatr 85: 785 – 88.

Willi, J. (1975): Die Zweierbeziehung. Reinbek: Rowohlt.

Williams, J.M.; Dunlop, L.C. (1999): Pubertal timing and self-reported delinquency among male adolescents. J Adolesc 22: 157 – 71.

Wilson, E.O. (1975): Sociobiology: The new synthesis. Cambridge: Harvard Univ Press.

Wilson, E.O. (1979): Gay as normal: Homosexuality and human nature: A sociobiological view. Advocate, May 3: 15 – 18.

Wilson, G.D. (1997): Gender differences in sexual fantasy: An evolutionary analysis. Pers Indiv Diff 22: 27ff.

Wilson, J.D.; Foster, D.W. (Eds) (1983): Textbook of endocrinology. Philadelphia: W.B. Saunders.

Wipplinger, R.; Amann, G. (1997): Zur Bedeutung der Bezeichnungen und Definitionen von sexuellem Mißbrauch. In: Amann & Wipplinger (Hg): 13 – 38.

Wirz, Chr. (1997): Kondom und orale Kontrazeption. Vortrag: 7th European Congress on Pediatric and Adolescent Gynecology, Wien 12.-15.3.

Wise, T.N.; Meyer, J.K. (1980): The border area between transvestism and gender dysphoria: Transvestitic applicants for sex reassignment. Arch Sex Behav 9: 327 – 342.

Witter, H. (1972): Typologie der pädophilen Delikte. In: Göppinger, H.; Witter, H. (Hg): Handbuch der forensischen Psychiatrie. Bd II. Berlin: Springer: 1060 – 1064.

Wulf, J.; Flentje, M. (1998): Strahlentherapie des Zervixkarzinoms. Onkologe 4(2): 153 – 166.

Wundt, W. (1900 – 1920): Völkerpsychologie. Eine Untersuchung der Entwicklungsgesetze von Sprache, Mythos und Sitte. 10 Bde. Leipzig: Kröner.

Wyler, J.; Battegay, R.; Krupp, S.; Rist, M.; Rauchfleisch, U. (1979): Der Transsexualismus und dessen Therapie. Schweizer Arch Neurol Neurochir Psychiat 124: 43 – 58.

Xu, S.; Xie, L.; Chen, M. (1998): A survey of sexual victimization among 178 Chinese female college students. Int Med J 5: 113 – 117.

Zank, S.; Baltes, P.B. (1997): Sexualität. In: Lauritzen, C. (Hg): Altersgynäkologie. Die ältere Frau in der gynäkologischen Sprechstunde: Prävention, Therapie und Beratung. Stuttgart: Thieme: 103 – 111.

Zank, S. (1999): Sexualität im Alter. Sexuologie 6(2): 65 – 87.

Zeller, W. (1952): Konstitution und Entwicklung. Göttingen: Hogrefe.

Zerah, M.; Ueshiba, H.; Wood, E.; Speiser, P.W.; Crawford, C.; McDonald, T.; Pareira, J.; Gruen, D.; New, M.I. (1990): Prevalence of nonclassical steroid 21-hydroxylase deficiency based on a morning salivary 17-hydroxyprogesterone screening test. J Clin Endocrinol Metab 70: 1662 – 67.

Zettl, S.; Hartlapp, J. (1997): Sexualstörungen durch Krankheit und Therapie. Ein Kompendium für die ärztliche Praxis. Berlin etc: Springer.

Zhou, J.N.; Hofman, M.A.; Gooren, L.J.; Swaab, D.F. (1995): A sex difference in the human brain and its relation to transsexuality. Nature 378: 68 – 70.

Zilbergeld, B. (1978): Männliche Sexualität. Tübingen: DGVT-Verlag.

Zilbergeld, B.; Evans, M. (1980): The inadequacies of Masters and Johnson. Psychology Today 8: 29 – 43.

Zilbergeld, B. (1994): Die neue Sexualität der Männer. Tübingen: DGVT.

Zorgniotti, A.W.; Lefleur, R.S. (1985): Auto-injection of the corpus cavernosum with a vasoactive drug combination for vasculogenic impotence. J Urol 133: 39 – 41.

Zorgniotti, A.W. (1994): Experience with buccal phentolamine mesylate for impotence. Int J Impot Res 6: 37 – 41.

Zucker, K.J.; Wild, J.; Bradley, S.J.; Lowry, C.B. (1993): Physical attractiveness of boys with gender identity disorders. Arch Sex Behav 22: 23 – 36.

Zucker, K.J.; Bradley, S.J. (1995): Gender identity disorders and psychosexual problems in children and adolescents. New York, London: Guilford Press.

Zucker, K.J.; Bradley, S.J.; Oliver, G.; Blake, J.; Fleming, S.; Hood, J. (1996): Psychosexual development of women with congenital adrenal hyperplasia. Hormones & Behavior 30: 300 – 18.

Zumkley, H. (1994): The stability of aggressive behavior: A meta-analysis. German J Psychol 18: 273ff.

Sachregister